常用中药材与中药饮片商品鉴别

名誉主编　刘宝林　詹亚华　吴和珍　刘登攀

主　　编　朱志国　杨红兵　刘艳菊　吴卫刚　张　怀

主　　审　詹亚华　刘合刚　聂　晶

副主编　徐智斌　马　卓　王汉明　王光中　刘　霞　纪少波　李德秀　余　坤　宋金春　张义生　张小梅　陈树和　柯贤炳　胡志刚　钟淑梅　徐惠芳　崔月曦　康四和

参　　编　（按姓氏笔画排序）

王　剑　王志平　尤　园　邓　娟　甘启良　石世贵　石新华　叶从进　吕　盼　朱春阳　朱思密　刘　迪　刘　勇　孙　洋　孙婉瑾　孙雄杰　严绪华　苏文炀　李　光　李　昊　李春华　李路杨　杨　柳　杨　群　杨寅芳　肖　凌　吴　杰　汪　波　汪文杰　汪乐原　张　飞　张　欢　张　鹏　张秀桥　张宏伟　张明智　陈　辉　陈绍文　范荫荫　周　枫　周从辉　郑丽慧　孟　勇　赵　丽　侯俊杰　费毅琴　桂　春　徐　玲　徐　雷　徐玉婷　殷　丹　高　越　郭　剑　涂俊一　涂济源　黄　帅　黄　倩　黄　鹤　黄丹丹　黄正德　黄本锐　黄亚佳　黄雯昕　梅　凌　彭　方　蒋　濛　程传联　谢周涛　赖余芬　詹　磊　黎志兵　潘宏林　魏　蒙

華中科技大學出版社
http://www.hustp.com
中国·武汉

内容简介

本书是一部资料齐全、内容翔实、系统分类的常用中药材、中药饮片工具书。

本书分总论与各论两大部分，总论系统概述了中药材的采收与加工，中药炮制，中药材及中药饮片质量标准、鉴别、贮藏与养护和经营管理。各论收载中药材及中药饮片近400种，包含根及根茎类，茎木类，皮类，叶类，花类，果实种子类，全草类，菌、藻、树脂类，动物类，矿物类和其他类共十一大类。

本书论述的品种齐全、图文并茂、通俗易懂，可作为从事中药教学、科研、检验、生产、收购、营销管理等方面人员的重要参考书，并可作为爱好中医药的广大人民群众的科普读物。

图书在版编目 (CIP) 数据

常用中药材与中药饮片商品鉴别 / 朱志国等主编 . —武汉 : 华中科技大学出版社 , 2021.6
ISBN 978-7-5680-7141-3

Ⅰ . ①常… Ⅱ . ①朱… Ⅲ . ①中药材－中药鉴定学 ②饮片－识别 Ⅳ . ① R282.5 ② R283.3

中国版本图书馆CIP数据核字(2021)第091169号

常用中药材与中药饮片商品鉴别
Changyong Zhongyaocai yu Zhongyao Yinpian Shangpin Jianbie

朱志国 杨红兵 刘艳菊 吴卫刚 张 怀 主编

策划编辑：周 琳
责任编辑：丁 平 曾奇峰 余 琼
封面设计：刘 婷
责任校对：李 琴
责任监印：周治超
出版发行：华中科技大学出版社 (中国 · 武汉) 电话：(027)81321913
武汉市东湖新技术开发区华工科技园 邮编：430223
录 排：华中科技大学惠友文印中心
印 刷：湖北新华印务有限公司
开 本：889mm×1194mm 1/16
印 张：41
字 数：1102 千字
版 次：2021 年 6 月第 1 版第 1 次印刷
定 价：388.00 元

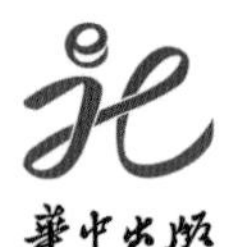

\前　言\

中医药学是我国劳动人民在长期防治疾病、强身健体的实践中形成并不断发展起来的医药科学，保障了中华民族的繁荣昌盛，是中华民族璀璨文化的重要组成部分，为世界医药文化做出了重要贡献。在科学技术高度发展的今天，世界范围内掀起了回归自然的热潮，中医药学备受世人瞩目。

中药是中医用以防病治病、强身健体的有力武器，是用于医疗保健的特殊商品。它直接取自植物、动物和矿物，来源复杂，品种繁多，由于历史、文化、地域等诸多方面原因，中药长期存在着同名异物、同物异名等现象。人们为了准确识别和使用中药，在长期的使用过程中逐步积累了丰富、科学而便捷的鉴别经验，即传统鉴别方法（经验鉴别），这奠定了中药鉴定学的基础。

中药材的真伪优劣关系到用药的安全和有效，中药材和中药饮片的鉴别是非常复杂的技术和永无止境的研究课题，新技术和新手段不断出现并应用于中药材及中药饮片的鉴定，保证了其质量的真实可靠。

2016 年 12 月 25 日第十二届全国人民代表大会常务委员会第二十五次会议通过了《中华人民共和国中医药法》（以下简称《中医药法》），这使得现代中医药人的梦想成真。《中医药法》指出，中医药是包括汉族和少数民族医药在内的我国各民族医药的统称，是反映中华民族对生命、健康和疾病的认识，具有悠久历史传统和独特理论及技术方法的医药学体系。《中医药法》是发展中医药产业和制定中药材及中药饮片质量标准应遵循的法规，要求在传承的基础上创新，对中药材和中药饮片质量，生产流通过程，中药材的规范化种植、养殖，对道地中药材、中药材质量监测，中药材流通追溯体系建设，野生药材资源保护，中药饮片炮制技术和工艺的保护、传承和创新等诸多方面均做了明确的规定，对确保中药材及中药饮片商品质量具有针对性很强的实践指导意义。

本书收载中药材及中药饮片近 400 种，注重基础理论和实用性的结合，图文并茂，重点突出，具有较高的学术价值和较强的实用性，可作为从事中药教学、科研、检验、生产、收购、营销、管理等方面人员的重要参考书，并可作为爱好中医药的广大人民群众的科普读物。

\编写说明\

一、本书是在湖北省卫生健康委员会及其下属机构湖北省中医药管理局的指导下，由九州通医药集团股份有限公司、湖北中医药大学、湖北省药品监督检验研究院共同组织湖北地区长期从事中药材、中药饮片鉴定与检验工作的部分专业人员，在二十世纪八十年代出版的《湖北中药鉴别手册》、二十一世纪初出版的《现代中药材鉴别手册》基础上，按照《中华人民共和国中医药法》对中药材、中药饮片的要求，编写而成。参编的主要单位有九州通医药集团股份有限公司、湖北中医药大学、湖北省药品监督检验研究院、武汉生物工程学院、湖北省中医院、武汉市中医医院、武汉市第一医院、湖北省中西医结合医院、武汉市药品医疗器械检验所、湖北省妇幼保健院、武汉立新中医院等。

二、本书收载品种近400种，每一品种按顺序可列有以下条目。

中文名，汉语拼音，拉丁名，别名，来源，产销，采收加工，炮制，商品特征，主要成分，鉴别，检查，浸出物，含量测定，商品规格，性味功能，用法用量，贮藏，附注（伪品、地区习用品等）。

三、本书收载的药名和涉及的学名，以《中华人民共和国药典》（2020年版）、《中药志》的正名和学名为依据，采用法定的计量单位，含量的测定单位及植物药材的显微特征及理化鉴别方法等均参考《中华人民共和国药典》（2020年版）一部和四部中的有关规定执行。

四、药用部位系指已除去非药用部分的商品药材，药用全草指整个植株，药用地上部分指不含地下部分的植株。性状鉴别中的气味指鼻闻、口尝的气与味。

五、为保护野生濒危动植物，凡禁止使用的国家重点保护野生动物、毒性很大的植物药材、近几版药典已不收载或不使用的品种，如虎骨、犀角、豹骨、穿山甲、广防己、关木通、天仙藤、马兜铃、青木香等，均不在本书中记述。

六、本书收载的中药材与中药饮片名称是按照传统中药材分类习惯进行排列的，如根及根茎类，茎木类，皮类，叶类，花类，果实种子类，全草类，菌、藻、树脂类，动物类，矿物类，其他类。

七、本书的编写得到了湖北省卫生健康委员会及其下属机构湖北省中医药管理局和各参编单位领导的关心和支持，特别是得到了湖北中医药大学的校领导，以及药学院、科研处相关人员的指导，在此对他们深表感谢。

编委会

\ 目录 \

总论

各论

总　论

Zonglun

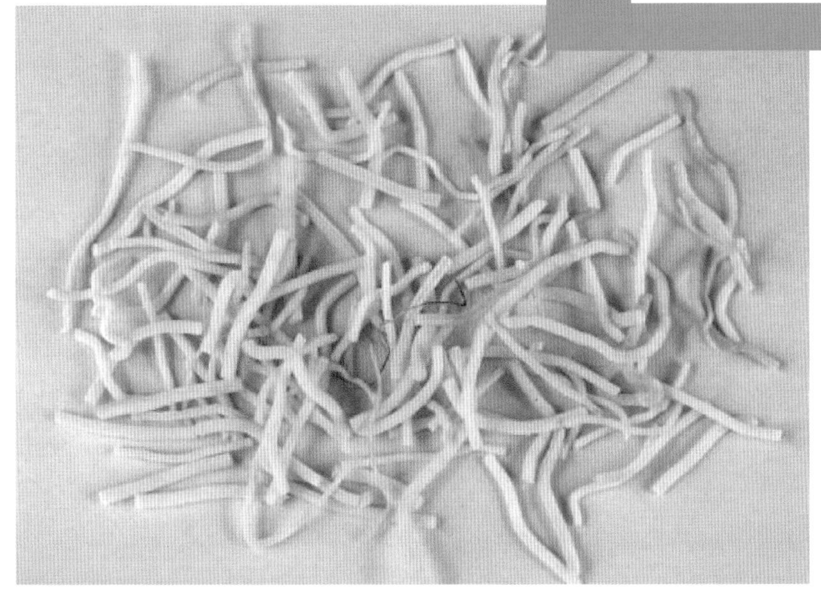

第一章 概 述

中药是指在中医药理论指导下，用于临床防治疾病、康复保健的药物，它包括汉族和少数民族所用药物。广义的中药包含中药材、中药饮片及制剂（中成药）。中药依其来源可分为植物药、动物药和矿物药。中药商品是指在医药市场流通、交换和经营的中药，包括国家及有关药品标准中规定使用的中药。中药商品是一种特殊的商品，只有合格与不合格两种，不合格的中药商品不能作为药品使用。中药商品的经营活动与医疗卫生工作密切相关，对中药商品的经营活动，社会效益应重于经济效益。经营的品种和数量应根据临床的需要确定，应根据医疗和保健的需求信息组织货源、生产和储备。对每一个中药商品必须了解其名称、来源、产地、采制或生产工艺、商品特征、主要成分、鉴别与检查、质量要求、贮藏等。了解中药商品在流通和使用过程中质量的变化规律，有利于对中药商品的全面质量管理。

由于中药的名称比较复杂，了解中药命名原则有助于对中药的理解。中药商品的命名一般有以下几种情况：根据药材的产地或集散地命名，如潞党（产于山西东南地区的长治、晋城，河南焦作、新乡等地的党参），台党（产于山西五台山地区的党参），巴豆（产于四川），秦艽（产于古代秦国，今陕西、甘肃）等；根据药材的形状命名（如钩藤、乌头）；根据颜色命名（如丹参、玄参、黄柏）；根据气味命名（如五味子、甘草、苦参）；根据生长特性命名（如夏枯草、款冬花、半夏）；根据药用部位命名（如桂枝、桑枝、鹿茸）；根据功效命名（如远志、防风、伸筋草）；根据人名命名（如何首乌、杜仲、使君子）；根据进口药材名的谐音命名（如诃子原名诃黎勒，因原产于印度、缅甸，音译而来）。

商品药材依其来源可分为三大类，即植物药、动物药和矿物药。植物药：取某类植物或植物的某部分器官入药，如根及根茎类、茎木类、皮类、叶类、花类、果实种子类、全草类、菌类、藻类、地衣类、树脂类等。动物药：取动物全体或动物的某一部分器官入药，如蜈蚣、全蝎、龟甲、海螵蛸、望月砂、麝香。矿物类：取某类矿物或动物化石入药，如石膏、龙骨、芒硝、朱砂、硫黄、硼砂等。

商品药材很重视药材的产地。道地药材是指经过中医临床长期应用优选出来的，产在特定地域，与其他地区所产同种中药材相比，品质和疗效更好，且质量稳定，具有较高知名度的药材。我国的道地药材约 160 种，如茯苓、黄连、续断等，具有明确的道地产区。

第二章　中药材采收与加工

药用动物、植物、矿物须经过采收加工形成商品药材，才能作为中药进入流通环节。为了获得高质量中药，且有效保护中药资源，合理采收与科学加工至关重要。

第一节　中药材采收的原则与方法

采收是中药材生产的关键技术环节之一，直接影响中药材的产量与质量。不同季节、不同时间采收，药材的质量、疗效和毒副作用都有很大差异。因此，为了保障药材优质、高产，应当根据药用动植物的生长发育状况和有效成分的变化规律，矿物类药材特点，以及地区差异等因素，确定适宜的采收期和采收方法。就植物类药材而言，由于入药部位不同，采收的时间也各不相同。

一、中药材的传统采收原则

（一）植物类药材

1. 根及根茎类药材　根及根茎类药材在中药材商品中占比较大，它是植物贮藏营养的器官，当植株地上部分开始生长时，往往会消耗根中贮藏的养分。这类药材，如天麻、牛膝、党参、黄连、大黄、防风等，一般是春季生长发育，秋季成熟。采收时间应是深秋或次年早春时节，即在秋、冬季节植物地上部分将枯萎时，以及初春发芽前或刚露芽时采收最为适宜。

这类药材采收方法多用掘取法，通常选雨后的阴天或晴天在土壤较松软或湿润时进行。一般用锄头或特制的工具从地的一端挖沟，然后依次掘起。采收时，药用部位要力求完整，避免受伤破损而影响药材质量。

2. 茎木类药材　茎木类药材包括木类、藤茎类、茎枝类和茎刺类等，藤茎类药材一般在秋、冬季落叶后或初春萌芽前采收，如大血藤、鸡血藤等。茎枝类则应在植物生长旺盛的花前期或盛花期采收，如槲寄生、忍冬藤等。木类药材一般全年可采，如苏木、降香、沉香等。

3. 皮类药材　皮类药材包括树皮类和根皮类。多数树皮类药材通常在春末夏初（一般在清明至夏至之间）时采收最好。因为这时的树皮养料丰富，植物的汁液较多，形成层细胞生长活跃，分裂较快，树皮与木质纤维部分容易剥离，剥离后的伤口较易愈合，有利于植物的再生长，如杜仲、黄柏、厚朴、秦皮等。根皮类药材则以秋末冬初采收为宜，并趁鲜抽去木心。此时养分贮藏于根部，采收后的皮中有效成分含量较高，如牡丹皮、地骨皮等。

另外，皮类药材多为木本植物的树干皮或根皮，一般生长年限较长，如肉桂、牡丹皮、地骨皮等生长 5 年左右，厚朴、杜仲要生长 15 ～ 20 年才能采收。

这类药材采收方法多用剥取法，目前有砍树采皮法与活立树采皮法。

4. 叶类药材 叶类药材的采收时间，一般为药用植物地上部分生长的旺盛时期，即在开花前盛叶期或盛花期采收或开花后而果实成熟前采收。此时，植物枝叶生长茂盛，养料丰富，植物光合作用旺盛，叶片最健壮，有效成分含量最高，如枇杷叶、荷叶、艾叶、大青叶等。某些药材宜在秋、冬二季采收，如功劳叶于8—10月采收，桑叶应在经过霜冻后采收。有些药材可在主要药用部位的采收期同时进行采收，如人参叶、三七叶等。

这类药材采收方法多用摘取、剪取、割取或拾取等，可分批进行采收，以增加其产量。

5. 花类药材 作为药用的花类药材，有的用其花蕾，有的用其花。对花蕾的采收，由于其采收时间性较强，一般多在花蕾期（含苞待放时）或花朵初开时采收。这时花蕾中水分少、香气足，如金银花、槐花、辛夷、款冬花、芫花、丁香等要求在花蕾期采收；而月季花、腊梅花等则要求在采收时有一定大小的花蕾。若采收开放过久接近凋谢的花朵，不仅药材的颜色和气味差，有效成分含量也显著减少，而且容易散瓣与变色；若过早采花蕾则花蕾不饱满，气味不足。

对于以花入药的药材，其采收时间一般为开花时或花朵盛开时，如菊花、红花、凌霄花、旋覆花、番红花等。有些药材采收时间性很强，如红花宜在花冠由黄色变橙红色时采收；以花的某一部分入药的药材，如蒲黄、松花粉等，则须于花朵开放时采收，不宜迟收，过迟则花粉会自然脱落，影响产量。对于花期较长、花朵陆续开放的植物，应分批采摘以保证质量。

花类药材采收方法多用摘取法。采收时应选择晴天分批进行，下雨天不宜采收。采收后应散放在器具中，以防挤压损坏。采收后应尽快摊开晾晒在竹席上，撒铺要适中，过厚不易晒干，过薄易散碎。晒时宜在较弱的阳光下晒干或在干燥通风处阴干。在强烈阳光下暴晒会使花朵破碎、变色。如遇阴雨天，切忌堆积，以免发热、变色、腐烂，阴雨天时最好用无烟炭火烘干。

6. 果实类药材 果实类药材多在果实成熟或将成熟时采收，如瓜蒌、山楂、薏苡仁等。亦有少数宜在果实未成熟时采收，如枳实、枳壳、乌梅等。也有的需在果实成熟后经霜变色时采收，如山茱萸宜经霜变红后采摘，川楝子宜经霜变黄时采摘等。多浆果实宜在近成熟时的清晨或傍晚采收，采摘时避免挤压、翻动，以免碰伤，如枸杞子、女贞子等。有些干果或蒴果成熟后会散落或开裂，则须在果实成熟前适时采收，如茴香、急性子等。若果实成熟期不一致，则可随熟随采，如木瓜等。

果实类药材采收方法多用摘取法。

7. 种子类药材 种子类药材一般在其种子完全成熟后采收。此时种子内物质积累已停止，达到一定硬度，并且呈现固有的色泽。种子成熟期不一致时，宜分批采收。如果同一果序的果实成熟期相近，可以割取整个果序，悬挂在干燥通风处，以待果实全部成熟。若同一果实次第成熟，则应分次摘取成熟果实。有些干果成熟后很快脱落，或果壳裂开，种子散失，如补骨脂、千金子、白豆蔻、牵牛子等，宜在近成熟时采收。

种子类药材采收方法可用割取或摘取后脱粒法。干果类一般在干燥后取出种子；蒴果类通常敲打脱粒后收集；果皮可作药用的，应先剥取果皮，留下种子和果核；对于核果，可压碎种壳取出种仁。

8. 全草类药材 全草类药材多在植物充分生长、茎叶茂盛或花蕾初放而未开花前割取，此时枝、叶均得以充分生长，有效成分含量高，如益母草于5—6月、紫苏于7—9月、紫花地丁于夏季果实成熟时采收。又如薄荷的采收，最好一年进行两次。在华东地区，第一次在小暑后大暑前（7月中下旬），主要提供薄荷脑；第二次在霜降之前（10月中下旬），主要以叶作药材用。薄荷在花蕾期时，叶片中含油量最高，原油中薄荷脑的含量在盛花期最高，而叶的产量又在花后期最高。

全草类药材采收方法一般用割取法，可一次割取或分批割取。有的割取地上部分，如薄荷、益母草等；有的则采全株，如金钱草等；但亦有少数在开花后采收，如马鞭草等；也有春初在其开花前采收嫩苗的，如茵陈蒿；连根入药的，则可拔起全株，如车前草、紫花地丁、大蓟、小蓟等；有的带叶、花梢，如夏枯草等。

9. 藻、菌、地衣类药材　藻、菌、地衣类药材采收情况各不相同。如：茯苓在立秋后采收质量较好；马勃宜在子实体刚成熟时采收；冬虫夏草在夏初子实体出土孢子未发散时采挖；海藻在夏、秋二季采捞；松萝全年均能采收等。

10. 树脂或以植物汁液入药的其他类药材　此类药材可根据植物的不同采收时间和不同药用部位决定采收期和采收方法。如：安息香多在4—10月，于树干上割成“S”形切口，其汁液顺切口流出，凝固成香后采收；新疆阿魏由植株茎上部往下切割，收集分泌出的白色胶状乳液等。

（二）动物类药材

1. 哺乳动物类药材　哺乳动物类药材由于品种不一，采收季节也有所不同，但既要注意季节，又要采取适当方法，如鹿茸须在清明后45～60天锯取（5月中旬至7月下旬），过时则骨化。

2. 两栖动物类药材　两栖动物类药材应根据季节的变化适时采收，如哈蟆油是雌性林蛙的输卵管，应在白露前后捕捉，此时雌性林蛙体壮肉肥，输卵管发育成熟；又如蟾酥是蟾蜍耳后腺或皮肤腺的腺液经干燥而成，宜在夏、秋二季捕捉，此时蟾蜍集结，而且腺液充足，收率高。

3. 贝壳动物类药材　贝壳动物类药材一般是以该动物的贝壳入药。采收多在夏、秋二季进行，此时是动物发育最旺盛的时节，贝壳钙质足，如石决明、牡蛎等。

4. 蜕化皮壳类药材　蜕化皮壳类药材一般在春末夏初之际拾取。该类动物每年在此季节反复蜕化皮壳，以利于其生长发育。该类药材必须及时拾取，过期则遭风袭雨淋，药材受损，药力下降，如蝉蜕、蛇蜕等。

5. 昆虫类药材　昆虫类药材必须掌握其孵化发育活动季节，随季节变化采收，因为昆虫的孵化发育都有定时。以卵鞘或窝巢入药的，多在秋季虫卵形成后或窝巢建成后摘取，采后必须立即采取加热、水烫、蒸制等方法杀死虫卵，以免虫卵孵化成虫，卵鞘遭损，影响其药效，如桑螵蛸、露蜂房等。以成虫入药的，均应在活动期捕捉，如土鳖虫等。有翅昆虫，宜在清晨露水未干时捕捉，因此时其不易起飞，如斑蝥等。

6. 生理产物和病理产物类药材　生理产物和病理产物类药材在捕捉后或在屠宰厂采收，如麝香、熊胆、牛黄、马宝等。有的可以在合适的时间进行人工采集和精制加工，如虫白蜡、蜂蜜等。

动物类药材除了要根据其种类的不同选择适宜的采收期外，还需要根据各种药用动物的生长习性、活动规律而采取不同的捕获和采收方法，如诱捕、网捕等。

（三）矿物类药材

矿物类药材的采收一般没有季节性限制，古籍多记载矿物类药材“采无时”，实际上是说此类无生命的矿物类药材的采收“不拘时节”。大多数与矿藏的采掘相结合进行收集和选取，如石膏、滑石、雄黄、自然铜等。矿物类药材质量的优劣在于选矿，一般应选择杂质少的矿石作药用。如来自盐湖的大青盐，多系天然结晶而成，不需要加工。有些矿物类药材在开山、掘地中获得，如龙骨、龙齿等；有些系采用人工冶炼或升华方法制得，如密陀僧、轻粉、红粉等。

二、中药材的现代采收原则

中药材采收时不但要考虑中药材单位面积产量，还要考虑有效成分的含量，力求获得高产优质的中药材。为了获得高产优质的中药材，中药材的现代采收一般应遵循下列原则。

第一，有效成分的含量有一定显著的高峰期，而药用部位的产量变化不显著，或毒性成分的含量最低时，则以有效成分含量的高峰期为适宜的采收期。

第二，当有效成分含量高峰期与药用部位的产量不一致时，要考虑有效成分的总含量。

第三，当有效成分含量高峰期与药用部位的产量不一致，且含一定量的毒性成分时，要考虑有效成分的总含量及毒性成分的含量，当有效成分的总含量为最大值，毒性成分的含量为最小值时，即为适宜采收期。可根据公式有效成分的总含量 = 药材单产量 × 有效成分百分含量，分别计算出不同发育阶段药材的单产量、有效成分百分含量及总含量、毒性成分的含量，采用列表法或图像法进行分析，从中找出适宜的采收期。

第二节　中药材的产地加工

中药材质量好坏直接关系到中药饮片质量，进而关系到中药汤剂和制剂的疗效。由于中药材品种繁多，来源不一，其形、色、气、味、质地以及含有的物质不完全相同，因此对其进行加工的要求也不一样。一般都应达到形体完整、含水量适度、色泽好、香气散失少、不改变味道（特殊除外）、有效成分破坏少等要求。产地加工对中药商品的形成、中药饮片和中成药等产品的深加工以及市场流通和临床使用等方面具有重要意义。

一、除去杂质和非药用部位

中药材在采收过程中，常混有沙土、杂质、霉烂品及非药用部位，因此，必须通过净选、清洗等加工处理，使其达到一定的净度。如种子类药材要去沙土、杂质；根类药材要去芦头；皮类药材要去粗皮；动物类药材要去头、足、翅等。其他如五倍子煮后杀死内部蚜虫，虫白蜡水煮则是利用蜡、水密度不同和热熔冷凝的性质，达到纯化蜡质的目的。

二、分离不同的药用部位

中药材中同一植物的不同部位功效可能不同，如紫苏在临床应用中，苏子化痰止咳、下气通便，苏叶发表散寒，苏梗理气安胎；又如莲子心养心安神，莲子肉补脾止泻。也有可能功效截然相反，如麻黄与麻黄根，麻黄发汗解表，宣肺平喘，利水消肿，用于外感风寒表证、风寒外束、肺气壅遏的咳喘症、水肿兼有表证者；麻黄根能收敛止汗，主要用于自汗、盗汗。两者功效相反，不得误用。因此，使用植物类药材要分清部位，一般在产地加工时，通过净选将其分离。

三、进行初步处理，利于中药材干燥

中药材采收后都是鲜品，含水量大，易于霉烂变质，药效成分亦易分解散失，影响质量和疗效，所以在产地通过初加工（初步处理和干燥），可防止霉烂、腐败，保证中药材效用。对一些含水量较高的

肉质茎，如马齿苋、垂盆草等，采收后在产地需用开水稍烫一下，再捞出，易于干燥。

四、保护有效成分，保证药效

含苷类成分的中药材，由于酶的存在，在一定温度、湿度下易酶解破坏苷，采收后应及时干燥（晒干或烘干等），使酶活性被抑制。如槐米通过加热破坏其所含的酶，从而使有效成分稳定，不受其破坏。又如桑螵蛸采收后常含大量虫卵，及时加热蒸制，可有效杀死虫卵而防孵化，从而防止失效。

五、整形、分等，利于按质论价

中药材的等级是按加工后部位、形态、色泽、大小等性状要点制定出的若干标准，通常以品质最佳者为一等，较佳者为二等，最次者为末等，不分等级者称为统货。

中药材规格划分的常用方法如下：①按加工方法不同划分。如丹皮带表皮的称为“连丹皮”，除去外皮的称为“刮丹皮”。②按入药部分划分。如当归分为“全当归”“归头”“归尾”。③按分布和产地划分。如白芷，产于浙江的称为“杭白芷”，产于四川的称为“川白芷”。又如甘草，主产于内蒙古西部等地的称为“西草”，主产于内蒙古东部等地的称为“东草”。④按成熟程度划分。如连翘分为“青翘”和“老翘”，鹿茸分为“初生茸”和“再生茸”等。⑤按采收季节划分。如三七分为“春三七”和“冬三七”。⑥按药材基源划分。如麻黄分为“草麻黄”“中麻黄”和“木贼麻黄”。

挑选分等是对加工后的中药材，按中药商品区分规格等级的方法，是产地加工的最后一道工序。中药材的规格等级是中药材的质量标准，由于各地传统划分方法不一，目前仅有部分中药商品有全国统一的规格等级标准，也有综合以上各种指标进行分等的情况。这些规格、等级标准是在传统习惯的基础上，结合产地现状制定的。中药材通过其产地加工，从而形成一定的商品性状及规格等级，利于按质论价。

第三节　产地加工的一般原则

一、根及根茎类药材的加工

这类药材采收后，一般须先洗净泥土，除去非药用部分，如须根、芦头等，然后按大小不同分级，趁鲜切片、切块、切段、晒干或烘干，便于加工，如白芷、丹参、牛膝、前胡、射干等。对于一些肉质性、含水量较高的块根、鳞茎类及粉性较强的药材，如天冬、百部、薤白、北沙参、明党参等，干燥前应先用沸水稍烫一下，然后切成片晒干或烘烤，容易干燥。对于质坚难以干燥的粗大根类药材，如玄参、葛根等应趁鲜切片，再进行干燥。对于干燥后难以去皮的药材，如丹皮、桔梗、芍药等应趁鲜刮去栓皮。对含淀粉、浆汁较多的药材，如天麻、地黄、玉竹、黄精、何首乌等应趁鲜蒸制，然后切片晒干或烘干。此外，有些药材需进行特殊产地加工，如浙贝母采收后，要擦破鳞茎外皮，加石灰吸出内部水分才易干燥；白芍要先经沸水煮一下，去皮，再通过反复“发汗”晾晒，才能完全干燥；元胡采收后先分大小，置箩筐中擦去外皮，洗净，沥干后转入沸水中煮至内芯黄色，晒干，才能保证药材的色泽及质量要求。还有些药材，如山药、贝母等须用硫黄熏制才能较快干燥，并保持色泽洁白，粉性足，且能消毒、杀虫、防霉，有利于药材的贮藏。但对于用硫黄熏制的加工操作，还需要进行进一步研究改进，以避免因硫黄使药材出现不良反应。

二、皮类药材的加工

皮类药材，包括药用部位为木本植物茎、干或根皮部的一类药材，需除去外皮或粗皮，不但可提高药材的纯净度，且能提高有效成分或主要成分的相对含量。有些采收后要立即去栓皮部分，然后晒干，如黄柏等。有些抽去木心直接晒干，不需加工，如粗丹皮等。有些树皮类药材采收后应先用沸水略烫，加码叠放，使其“发汗”，待内皮变成紫褐色时，蒸软刮去栓皮，如厚朴等。

三、全草及叶类药材的加工

这类药材采收后应立即摊开、晒干，或放在通风处阴干或晾干。对于含挥发油类成分的药材，如薄荷、荆芥、藿香等忌晒，采后应置通风处阴干，以避免有效成分损失。一些含水量较高的肉质叶类药材，如马齿苋、垂盆草等，应先用沸水略烫后再进行干燥。

四、花类药材的加工

为了保持花类药材颜色鲜艳、花朵完整，采收后应放置在竹席上，于较弱的阳光下晒干或通风处摊开阴干，或在低温下迅速烘干。摊开撒铺要适中，过厚不易晒干，过薄花易散碎。晾晒时要使花类药材颜色鲜艳，应注意控制烘晒时间，避免有效成分的散失，以保持浓郁的香气，如红花、芫花、金银花、玫瑰花、月季花等。极少数花类药材需先蒸后干燥，如杭白菊等。又如红花不可暴晒，应放通风遮光处晾干。

五、果实类药材的加工

果实类药材外表都带有一层外壳（果皮或种皮），外壳比较容易干燥，但内部果仁却不易干透，易出现发霉、变色、走油等质量变化的现象。因此，晾晒时一定要晒至内部干透为止。一般果实类药材采收后直接晒干或烘干即可，但果实大又不易干透的药材，如佛手、酸橙、木瓜等应先切开后干燥。以果肉或果皮入药的药材，如瓜蒌、陈皮、山茱萸等，应先除去瓤、核或剥去皮后干燥。此外，有极少数药材还需经烘烤、烟熏等方法加工，如乌梅采摘后分档，用火烘或焙干，然后闷 2 ～ 3 天，使其色变黑。又如山茱萸采摘后，放入沸水中煮 5 ～ 10 min，捞出，捏出籽仁，然后将果肉洗净晒干。宣木瓜采摘后，趁鲜纵剖成两半，置笼屉蒸 10 ～ 20 min 取出，切面向上反复晾晒至干。此外，有些药材不能直接晒干而需阴干，如瓜蒌等。

六、种子类药材的加工

种子类药材一般将果实采收后直接晒干、脱粒、收集。有些药材带果壳一起干燥贮藏，以保证质量，如砂仁等；有些药材要去种皮或果皮，如薏苡仁、决明子等；有些要击碎果核取出种仁供药用，如杏仁、酸枣仁等；有些则需蒸制，以破坏易使药材变质变色的酵素，如五味子、女贞子等。

七、动物类药材的加工

动物类药材是指入药部位为动物的全体或其某一部分的一类药材。这类药材的来源和入药部位比较复杂，形体、质地等差异很大，所以药用动物捕获后进行产地加工的方法多种多样，往往因动物种类不同而不同。而相同动物因产地、时间的不同，其产地加工方法也有差异。但就药用动物的特性而言，一般要求加工处理必须及时得当，特别是干燥处理要及时。常用的方法有洗涤、净选、干燥、冷冻等，有些还需加入适宜防腐剂。此类药材多数捕捉后用沸水烫死并晒干，如斑蝥、土鳖虫等。具体药材在加工过程中有些还需进行特殊处理，如全蝎在产地加工时，通常用10%食盐水浸泡后加热煮沸至全蝎脊背抽沟、全身僵挺、色泽光亮时取出，置通风干燥处晾干即得。又如蜈蚣在捕后烫死，及时选用与虫体长宽相近的竹签，将虫体撑直，然后暴晒使其干燥，若遇阴雨天，可用无烟炭火烘干，温度一般不宜超过 80 ℃。一般动物鳞甲、骨骼等必须在干燥前去筋肉，如鳖甲、龟甲等。对于药用虫卵或虫瘿者，则需经过蒸煮后，杀死内部虫体，以免来年春暖花开时孵化成虫，破坏药材，影响疗效，如桑螵蛸、五倍子等。此外，部分动物类药材还需分别进行去头、尾、足、翅、鳞片、内脏、残肉、皮膜等的加工，如乌梢蛇、蕲蛇等。

第四节　中药材的其他加工方法

一、蒸、煮、烫

某些含淀粉、糖类或黏液质较多的药材，不易干燥，经蒸、煮或烫制处理后则易干燥。有些药材同时含有使自身某些成分分解和转化的酶，只有经加热处理，使酶失去活性，才能保持药材不变质。也有些药材需要通过蒸煮方法进行加工，如黄精、百合、天麻、白及、天冬、薤白等。此外，桑螵蛸、五倍子之类，蒸煮后杀死内部虫卵及蚜虫，才能保持药性；有的蒸煮后不易散瓣，如菊花。

蒸、煮或烫制药材时应注意掌握火候、水温和加工时间。加热时间的长短及采取何种加热方法，应视药材的性质而定。一般以刚熟透为度，蒸烫过度会使药材软烂，有损质量。如白芍、明党参煮至透心，天麻、红参蒸透，红大戟、太子参置沸水中略烫等。

1. 蒸　一般用于含浆汁、淀粉或糖分多的药材，如黄精、玉竹、天麻、红参、郁金等。

此外，有些药材在产地采集后需经蒸制，主要目的是能杀死虫卵、防止孵化，以利于保持药效，如桑螵蛸、五倍子等。

2. 烫　肉质根和含水分多的地下茎药材，采收后，放入沸水中烫制片刻，可使细胞内蛋白质凝固，淀粉糊化，破坏酶的活性，促进水分蒸发，利于干燥，保持药效，如天冬、百部、百合等。

3. 煮　根据药材性质及产地加工情况，药材煮制可分为清水煮、盐水煮、加萝卜煮、碱水煮等。具体煮制时间的长短，因药材性质而异。

4. 浸、煮、蒸并用　如黑顺片（附子），取泥附子，大小分档，洗净，浸入食用胆巴的水溶液中数日，连同浸液煮至透心，捞出，水漂，纵切成厚片，再用水浸漂，用调色液使附片染成浓茶色，取出，蒸至附片表面油润、光亮后，烘至半干，再干燥或继续烘干，所得附片习称“黑顺片”。

二、发汗

有些药材在产地加工时，通常将药材在晒、微火烘至干或微煮（蒸）后，堆置起来发热、“回潮”，内部水分向外发散，从而使其内部水分析出的方法习称“发汗”。药材通过“发汗”，可使其变软、变色、增加香味或减少刺激性，有利于干燥。如玄参秋末冬初采挖，除去茎叶及须根，暴晒至半干后，堆闷 3 ～ 4 天（发汗），反复暴晒至八九成干，再堆闷至内芯发黑油润，晒干。其“质坚实，不易折断，断面黑色，微有光泽”。倘若不反复堆闷发汗、暴晒，断面不会变黑。丹参的产地加工也应“发汗”，断面才能显褐色并可见到放射状的木质部花纹。其他在产地加工时需“发汗”的药材还有厚朴、茯苓等。

三、自然发酵

如神曲、芜荑、百药煎等。

神曲的制备方法：取杏仁、赤小豆研成粉末，与面粉混匀，加入鲜青蒿、鲜辣蓼、鲜苍耳草药汁，揉搓，使之成为捏之成团、掷之即散的粗颗粒状软材，置模具中压制成扁平方块（33 cm × 20 cm × 6.6 cm），用鲜苘麻叶包严，放入箱内，按品字形堆放，上面覆盖鲜青蒿。置 30 ～ 37 ℃，经 4 ～ 6 天即能发酵，待药面生出黄白色霉衣时取出，除去苘麻叶，切成 2.5 cm 见方的小块，干燥。每 100 kg 面粉，用杏仁、赤小豆各 4 kg，鲜青蒿、鲜辣蓼、鲜苍耳草各 7 kg。药汁为鲜草汁和其药渣煎出液。

四、煎汁浓缩

如儿茶膏（忌用铁锅、铁器）、阿胶、鳖甲胶、龟甲胶等。

儿茶膏：割取带叶小枝，放入铜锅中，加水煎煮 6 ～ 8 h，并经常搅拌，使叶破碎，待叶变黄色时，取出枝叶，将药液滤过，浓缩，干燥。

阿胶：将驴皮用水浸软，除毛，切成小块，再用水浸泡使之白净，放入沸水中，皮蜷缩时捞出，再放入熬胶锅内进行熬炼。熬好后倾入容器凝固，切小块晾干。

五、搓揉

一些中药材为了达到特有的形状要求，提高内在质量，加工时常进行揉搓。三七采挖后洗净，将主根上的支根、茎基及须根分别剪下，分类干燥。支根习称“筋条”，茎基（芦头）习称“剪口”，须根习称“绒根”，主根称“头子”。将“头子”暴晒 1 天后进行第一次揉搓，使其紧实，暴晒至半干，反复搓揉，以后每日边晒边搓，直到全干，即为“毛货”。将“毛货”置麻袋中加粗糠或稻谷往返冲撞，使外表呈棕黑色光亮，即为成品。如遇阴雨，可搭烤架，在 50 ℃以下烘干，烘烤时要勤检查，并不断揉搓。

玉竹采挖后洗净，将不同等级玉竹分别摊晒，一般晒 2 ～ 3 天至玉竹既柔软又不易折断时，放入箩筐内撞去须根和泥沙，再取出根茎放在石板或木板上揉搓。揉搓时要先慢后快，由轻到重，至粗皮去净、内无硬心、色泽金黄、呈半透明、手感有糖汁黏附时为止，晒干即成商品玉竹。

六、石灰拌

如川贝母、浙贝母、僵蚕等拌入一定量石灰，可将药材内部水分吸出，便于干燥，有的还起到防腐和减轻腥臭气的作用。

第三章　中药炮制

第一节　中药炮制基础理论

中药炮制是按照中医药理论，根据药材自身性质以及调剂、制剂和临床应用的需要，将药材制成生熟饮片所采取的一项独特的制药技术。中药炮制是中医临床用药的一个特点，也是中医药学的一大特色，它在发展过程中形成了一套独特的理论，即中药炮制基础理论。

一、中药炮制的基础理论

中药炮制基础理论属于中医药理论体系范畴，是对所有中药的自然属性、炮制辅料的性质、临床疾病的辨证以及炮制品在疾病治疗中出现的作用特点进行总结，并将中药的配伍、药性、五行学说等中医药理论融入中药炮制，经过中医临床的不断实践和发展，总结出炮制技术、炮制作用与临床疾病之间的内在规律，经凝练、提升而形成的中药炮制自身独特的理论体系。主要包括炮制药性理论、生熟异用理论、辅料作用理论、炮制适度理论、炭药止血理论等。

（一）炮制药性理论

炮制药性理论是指采用的炮制技术、方法和辅料一方面可以改变药物的偏颇之性、升降浮沉、归经等，另一方面可以利用药物不同的特性通过方法或辅料相互制约或相互协同，以求达到炮制增效、缓和药性、降低毒副作用等目的。

1. 炮制对四气五味的影响　四气五味是中药的基本性能之一，它是按照中医理论体系，将临床实践中所得到的经验进行系统的归纳，以说明各种药物的性能。性（气）和味是每味药物所固有的，并且各有所偏，中医就是借助它的偏性治疗阴阳偏胜偏衰的病变。性和味是一个不可分割的整体，不同的性和味相配合，就造成了药物作用的差异，既能反映某些药物的共性，又能反映各药的个性。炮制常常通过对药物性味的影响，达到调整药物治疗作用的目的。

通过相资为制或者相反为制，炮制可以改变或调整药物的性味，从而达到调整药物治疗作用的目的。主要有以下三种情况。

（1）纠正药物过偏之性味　在“相反为制”的原则下，通过加入辅料或者采取一定的炮制方法，纠正药物过偏之性，也称“反制”。如栀子苦寒之性甚强，经过辛温的姜汁制后，能降低苦寒之性，以免伤中，即所谓“以热制寒”。若用咸寒的盐水炮制辛温的巴戟天、茴香等，可以缓和辛温之性，即所谓“以寒制热”。这也是中医治则理论“寒者热之，热者寒之”的具体运用。

（2）增强药物不足之性味　属“从制法”，即“相资为制”。一种情况是药性本偏，但用于实证或重证仍嫌药力不足，通过炮制进一步增强药力。如以苦寒的胆汁制黄连，更增强黄连苦寒之性，所谓寒者益寒，用于泻肝胆实火，以求速效。以辛热的酒制仙茅，更增强仙茅温肾壮阳作用，所谓热者益热，常用于命门火衰、阴寒偏盛的阴痿精冷、宫寒不孕或寒湿痹痛。另一种情况是药性较缓和，临床嫌其药效不强，取效太慢，通过炮制增强药性，从而增强药物的作用。如辛温的当归用辛热的酒制可增强辛散温通作用，常用于血瘀痛经或血瘀经闭，以及跌损所致的瘀滞肿痛。

（3）改变药性，扩大药物用途　同一来源和相同药用部位的药材经过不同方法炮制成不同饮片品种后，其药性可能发生不同变化，适用于临床不同病症，如大黄、黄连等。药物性味发生根本性的转变，炮制前后功效也迥然不同。例如，生地甘寒，具有清热凉血、养阴生津作用；制成熟地后，则转为甘温之品，具有滋阴补血的功效。又如，天南星性本辛温，善于燥湿化痰，祛风止痉；加胆汁制成胆南星，则性味转为苦凉，具有清热化痰、息风定惊的功效。可见天南星经炮制后不但性（气）向相反的方向转化，而且味也发生了根本性的转变。

2. 炮制对升降浮沉的影响　升降浮沉是指药物作用于机体的趋向，它是中医临床用药应当遵循的规律之一。升降浮沉与性味有密切的关系。一般而言，性温热、味辛甘的药，属阳，作用升浮；性寒凉、味酸苦咸的药，属阴，作用沉降。升降浮沉还与气味厚薄有关。清代《本草备要》云："气厚味薄者浮而升，味厚气薄者沉而降，气味俱厚者能浮能沉，气味俱薄者可升可降。"药物经炮制后，由于性味的变化，其作用趋向可以发生改变，尤其对具有双向性能的药物更为明显。明代《本草纲目》云："升者引之以咸寒，则沉而直达下焦；沉者引之以酒，则浮而上至巅顶。"药物大凡生升熟降，辅料的影响更明显，通常酒炒性升，姜汁炒则散，醋炒能收敛，盐水炒则下行。如：黄柏原系清下焦湿热之药，经酒制后作用向上，兼能清上焦之热；砂仁为行气开胃、化湿醒脾之品，作用于中焦，经盐炙后，可以下行温肾，治小便频数等。由此可见，药物升降浮沉的性能并非固定不变的，而是可以通过炮制改变其作用趋向，适应临床辨证施治的需要。

3. 炮制对归经的影响　药物作用的部位常以归经来表示，它是以脏腑经络理论为基础的。所谓归经就是指药物有选择性地对某些脏腑或经络表现出明显的作用，而对其他脏腑或经络的作用不明显或无作用。如生姜能发汗解表，故入肺经，又能和胃止呕，故入胃经。中药炮制很多是以归经理论作为指导的，特别是用某些辅料炮制药物，如醋制入肝经、蜜制入脾经、盐制入肾经等，很多中药能归几条经，可以治疗几个脏腑或几条经络的疾病。临床上为了使药物更准确地针对主证，作用于主脏，发挥其疗效，需通过炮制来达到目的。药物经炮制后，对其中某一脏腑或某条经络的作用增强，而对其他脏腑或经络的作用相应地减弱，使其功效更加专一。如益智仁入脾、肾经，具有温脾止泻、摄涎唾、固精、缩尿等功效；盐炙后则主入肾经，专用于涩精、缩尿。知母入肺、胃、肾经，具有清肺、凉胃、泻相火的作用；盐水炒制可加强其入肾降火滋阴的作用。

4. 炮制对药物毒性的影响　在古代医药文献中，早期的"毒药"通常是药物的总称。所谓"毒"主要是指药物的偏性。利用"毒"来纠正脏腑的偏胜偏衰。后世医药著作中所称的"毒"则是具有一定毒性和副作用的药物，用之不当，可导致中毒，与现代"毒"的概念是一致的。药物通过炮制，可以达到去毒的目的。去毒常用的炮制方法有分离除去毒性部位、水处理、加热、辅料处理、去油制霜等。这些方法可以单独运用，也可以几种方法联合运用。如蕲蛇去头，朱砂、雄黄水飞，川乌、草乌蒸制或煮制，甘遂、芫花醋制，巴豆制霜等，均可去毒。

炮制有毒药物时一定要注意去毒与存效并重，不可偏废，并且应根据药物的性质和毒性表现，选用恰当的炮制方法，才能收到良好的效果。否则，顾此失彼，可能造成毒去效失，甚至效失毒存的结果，达不到炮制目的。中药炮制降低药物毒性的主要途径分为三个方面：①使毒性成分发生改变，如川乌、草乌等；②使毒性成分含量减少，如巴豆等；③利用辅料的解毒作用，如白矾制天南星、半夏等。

（二）生熟异用理论

生熟异用理论是指中药生饮片炮制为熟饮片后，产生与生饮片不同的功效，在临床应用中，依据不同病症选择生品或熟品，达到不同临床治疗效果的理论学说。应用生熟异用理论指导药物炮制，可以扩大药物临床用途，同时也可以达到降低毒性、增强疗效的目的。

“饮片入药，生熟异治”是中医用药的鲜明特色和一大优势。如张仲景《金匮玉函经》：“有须烧炼炮炙，生熟有定。”王好古《汤液本草》:“大凡生升、熟降。大黄须煨，恐寒则损胃气。”李梴《医学入门》：“蒲黄生通血，熟补血运通……附子救阴症，生用走皮风。草乌解风痹，生用使人蒙……川芎炒去油，生用痹痛攻。”傅仁宇《审视瑶函》：“药之生熟，补泻在焉，剂之补泻，利害存焉。”生熟异用理论主要内容：生泻熟补、生峻熟缓、生毒熟减、生行熟止、生升熟降等。

（1）生泻（清）熟补　一些中药生品寒凉清泻，通过炮制加热或加辅料制成熟品以后，药性偏于甘温，作用偏于补益。如何首乌性平味苦，具有解毒、消痈、润肠通便的功效，经过蒸制成制首乌，药性由平转温，味由苦涩转甘厚，功能由清泻转为温补，具有补肝肾、益精血、乌须发的作用。

（2）生峻熟缓　一些中药生品药性峻烈，炮制成熟品后作用缓和。如大黄生品苦寒沉降，泻下作用峻烈，炮制成熟大黄可明显缓和泄泻作用，泻下作用、腹痛之副作用消失，并增强活血祛瘀之功。

（3）生毒熟减　一些中药生品毒性或刺激性大，炮制后毒性降低或缓和。如马钱子、巴豆、乌头、肉豆蔻、半夏、天南星等，经炮制成熟品后均可减低毒性。

（4）生行熟止　一些中药生品行气散结、活血化瘀作用强，炮制成熟品后偏于收敛，止血、止泻。如木香生品行气，煨制后行气作用大减，增强止泻作用，“煨熟又能实大肠，止泻痢”，长于实肠止泻。

（5）生升（降）熟降（升）　中药生熟与其升降浮沉有一定的关系。炮制辅料的影响更明显。砂仁为行气开胃、化湿醒脾之品，主要作用于中焦，经咸寒的盐炙后，以下行温肾为主，治小便频数。莱菔子辛甘平（偏温），从性味看主升浮，但因是种子类药物，质重沉，故应沉降，综合来看，能升能降。黄柏苦寒沉降走下，为清下焦湿热之品，经辛热升散的酒制后则苦寒之性大减，借酒升腾之力，引药上行，善于清上焦头面之热。这与“生降熟升”的观点一致。中药饮片究竟是“生降熟升”还是“生升熟降”，不具有普遍规律性，故不应偏执一面，生升熟降理论与饮片气味厚薄有关。一般来说，气厚味薄者，如砂仁、莱菔子是生升熟降；而味厚气薄者，如大黄、黄连、黄芩是生降熟升。

除此之外，有的中药生品药性寒凉，加热、加辅料炮制后药性改变为温热，即“生凉熟温”，如地黄、何首乌等。生熟理论主要概括了中药炮制的多数常态，有些“变态”则难以概括于其中，如“诸花皆升，旋覆独降”之类。

（三）辅料作用理论

辅料作用理论指在炮制药物过程中，加入不同性味的辅料，利用辅料的性味与药物的性味相辅或相制，达到调整药性、引药入经、影响药物的作用趋向、增强临床疗效的目的。

（1）酒制升提　升提是上浮、行散的意思，酒甘、辛，药物经酒制后，能使其作用向上、向外，可治上焦头面病邪及皮肤手梢的疾病。

（2）姜制发散　生姜辛、温，能散寒解表，降逆止呕，化痰止咳。药物经姜制后发散作用增强，具有发表、祛痰、通膈、止呕等作用。

（3）入盐走肾脏，仍仗软坚　盐咸寒，具有清热泻火、软坚散结的功效。盐制药物，能引药下行，引药入肾，增强补肝肾、滋阴降火、清热凉血、软坚润燥的作用。

（4）用醋注肝经且资住痛　醋酸、苦、温，主入肝经血分，具有收敛、散瘀、止痛等作用。药物经醋制后，可以引药入肝经，且能协同增强活血疏肝止痛的功效。

（5）米泔制去燥性和中　米泔水甘、凉、平，具有清热、止烦渴、利水、解毒的功效。米泔水制后能降低药物辛燥之性，增强健脾和胃作用。

（6）乳制滋润回枯，助生阴血　乳汁甘、咸、平，具有益气补血、滋阴润燥、养血调经的功效。药物经乳制后能增强滋生阴血、润燥、补脾益气等作用。

（7）蜜炙甘缓难化增益元阳　蜜性平、味甘，具有滋阴润燥、补虚润肺、解毒、调和诸药的作用。药物经蜜炙之后，能调和脾胃、补中益气、缓和对脾胃的刺激作用。熟蜜味甘、性温，具有益气补中的作用，甘能缓急，温能祛寒，故能健脾和胃、补益三焦元气。

（8）陈壁土制，窃真气骤补中焦　陈壁土甘、苦、平，无毒，具燥湿补脾、温中和胃、止呕止泻的功效。陈壁土炮制药物，能够补益中焦脾胃，降低药物对脾胃的刺激性。除陈壁土以外，还可以用灶心土，现代总结为“土制补中”。

（9）麦麸皮制抑酷性勿伤上膈　麦麸皮甘、淡，具有和中益脾功效。麦麸皮炮制药物能缓和药物燥性，除去药物不快的气味，缓和药物对胃肠道的刺激，增强和中益脾的功能。

（10）吴茱萸汁制抑苦寒而扶胃气　吴茱萸辛、热，具温中、止痛、理气、燥湿的功效。吴茱萸汁炮制药物可抑制其苦寒之性，如吴茱萸制黄连，是利用吴茱萸的性热味辛之性制黄连之苦寒，使得黄连苦寒之性下降，又可清气分湿热，散肝胆郁火，用来治疗湿热内阻，嘈杂吞酸之证。

（四）炮制适度理论

炮制适度理论是指应用炮制技术对药物进行炮制时，药物的炮制程度不可太过或不及，必须达到适中的程度，才可获得需要的炮制作用，满足临床的需求。

历代医药书籍中对于中药炮制程度的论述较多，如陈嘉谟《本草蒙筌》中写道，“凡药制造，贵在适中，不及则功效难求，太过则气味反失”；陈师文《太平惠民和剂局方》中写道，“凡有修合，依法炮制，分两无亏，胜也”；李中梓《本草通玄》中写道，“煅则通红，炮则烟起，炒则黄而不焦，烘则燥而不黄”；张仲景认为“烧灰存性，勿令太过”等。对于临床治疗疾病，应用的炮制品炮制程度不及，可能导致毒性不降或降低幅度较小，药性过于偏盛而损伤机体且达不到治疗效果；如果炮制太过则可能药效丧失起不到治疗作用，因此在炮制适度理论指导下，运用炮制技术炮制药物时，只有适度掌控炮制程度，才能使炮制的药物发挥最大疗效。

（五）炭药止血理论

炭药止血理论是采用炒炭或煅炭的方法制备炭药，使其表面为黑色，部分炭化，可产生或增强止血作用。很多炭药的炮制都基于炭药止血理论的指导。

金元时期，炭药品种已十分丰富，医家开始总结炭药与止血之间的关系。元代葛可久《十药神书》首次明确提出炒炭止血的炮制理论，认为“大抵血热则行，血冷则凝……见黑则止”“夫血者，心之色也，血见黑则止者，由肾水能止心火，故也”，“黑”指的就是炭药。该书还推出了著名的十灰散，由大蓟、小蓟、荷叶、柏叶、白茅根、茜草、山栀、大黄、丹皮、棕榈十味炭药组方，功效凉血止血，是治疗火热灼伤血络、血热妄行而离经外溢的良方。自此之后在炭药止血理论影响下，明、清制炭药止血的品种大大增加。经过临床应用实践和现代研究发现，炭药止血理论并非适用于所有中药，也并非所有止血药均需炒炭后应用。

中药炮制的这些基础理论都是历代医药学家在长期的中医临床实践过程中总结归纳所得，具有较好的临床指导意义，为今后中药炮制理论的进一步发展奠定了基础。

二、中药炮制的传统制药原则

中药炮制的传统制药原则是运用中药的药性相制理论和七情和合的配伍理论，依据“寒者热之，热者寒之，虚则补之，实则泻之”的基本治则，选择合适的炮制方法和辅料，用来制约药物偏颇之性，增强药物疗效，达到临床用药的要求。

清代徐灵胎在《医学源流论》的“制药论”中专门论述中药炮制的制药原则：凡物气厚力大者，无有不偏，偏则有利必有害，欲取其利，而去其害，则用法以制之，则药性之偏者醇矣。其制之义，又各不同，或以相反为制，或以相资为制，或以相恶为制，或以相畏为制，或以相喜为制，而制法又复不同，或制其形，或制其性，或制其味，或制其质，此皆巧于用药之法也。

1. 制则

（1）相反为制　相反为制是指用药性相反的辅料或药物来制约被炮制药物的偏颇之性或改变其药性。如以辛热之性的吴茱萸炮制苦寒之性的黄连，以缓和黄连苦寒败胃的偏颇之性；胆汁制天南星可以改变天南星的温燥之性，使其转为寒凉等。

（2）相资为制　相资为制是指用药性相似的辅料或药物来增强被炮制药物的疗效。如温润之蜜炙甘温之百合，增强百合的润肺止咳作用；咸寒之盐水制寒凉之知母，引药入肾，增强知母滋阴降火作用。

（3）相畏为制　相畏为制是利用中药药性的相畏相杀理论，采用药性互相制约的药物或辅料进行炮制，降低被炮制药物的毒副作用。如半夏畏生姜，用生姜以制其毒，因此采用生姜炮制半夏可以减缓半夏的毒性；白矾性寒、味酸涩，天南星性温、味辛辣，用白矾炮制天南星，降低天南星的毒性；另外，如甘草、皂角、黑大豆制川乌，童便、豆腐、甘草制马钱子等，均属于相畏为制的内容。

（4）相恶为制　相恶为制是中药配伍中药性“相恶”理论在炮制中的延伸应用。药性“相恶”本指在配伍中两种药物合用，一种药物会导致另一种药物功效降低甚至产生毒副作用，属于配伍禁忌的范畴。但在炮制中应用，可以利用某种辅料或药物进行炮制，减弱被炮制药物的峻烈之性，使之趋于平缓，是减缓毒副作用的一种炮制法则。如麸炒苍术，可以减缓苍术的辛燥之性；醋制甘遂、狼毒、大戟，可以减弱这些药物的峻下逐水作用，免伤机体之正气。

（5）相喜为制　相喜为制是利用某种辅料或药物，改善被炮制药物的形、色、气、味，提高患者的喜好信任和接受度，便于患者服用。如紫河车腥味极重，采用漂洗、酒制，可起到矫臭矫味的作用，利于服用。

2. 制法

（1）制其形　利用净制、切制和其他炮制技术，改变药物的外观形状或分开药用部位。“形”是指中药的形状、部位，中药来源于自然界，形态各异，大小不一，不利于临床配方调剂以及煎煮，必须通过净制、切制，将药物炮制成饮片。根及根茎类药物须根据质地不同切制成薄片或厚片，方可配伍煎煮。种子类药物一般炒黄后入药，“逢子必炒”“逢子必破”，种皮破裂，药力方出；不同的药用部位，药效不尽相同，须分开使用。

（2）制其性　制其性是通过炮制缓和或改变药物的药性，抑制过偏之性，免伤正气或缓和药物过寒、过热之性或改变升、降、浮、沉之性，以满足临床对药物的不同需要。

（3）制其味　制其味是通过炮制调整中药的五味或矫正不良气味，增强临床疗效。如果实种子类药物通过炒制，产生炒香气，增加“炒香健脾”或“焦香醒脾”的作用；生山楂炒制后纠正其过酸之味。在炮制过程中，特别是用辅料炮制时，根据中医“五味入五脏”的理论，采用不同性味的辅料炮制药物，能够改变或增强药物固有的性味，达到“制其太过，扶其不足”的作用，如延胡索以醋制，增强入肝止痛的作用；山茱萸酒蒸后，味由酸涩转甘，性由寒凉转温，增强补肝肾的作用。

（4）制其质　制其质是通过炮制改变药物的性质或质地。主要适用于质地坚硬的药物，通过改变其质地，便于调剂制剂，利用有效成分的溶出，最大限度地发挥药物的作用。如甲壳类药物龟甲、鳖甲之类，砂炒至发泡鼓起，利于粉碎；矿石类药物自然铜、磁石等火煅醋淬，改变药物坚硬的质地，便于粉碎和有效成分的煎出。改变药物的性质，拓宽用药范围，或降低药物的毒性，或增加新的疗效。如草乌煎煮至透心，毒性降低，保留疗效；发酵发芽法炮制的药物，如六神曲、大豆黄卷、麦芽等，可以增加新的疗效；煅炭、炒炭产生止血作用，例如，人的头发煅制成黑色发亮酥脆的血余炭后具有止血作用。

第二节　中药炮制方法

中医辨证施治，运用复方治病，以多种饮片综合作用来发挥疗效。中药组成复杂，含多种成分，故常显示出一药多效或呈双向调节作用。诊治时要考虑病情的性质、患者的体质以及气候、环境的不同，对方药提出具体的要求及进行固有性味的取舍，使某些作用突出、某些作用减弱，力求符合疾病的实际治疗需要，这就要通过炮制来调整药性。

中药经过净制、软化切制、湿热炮制、干热炮制及制霜、发芽、发酵等不同方法和用不同辅料炮制后，可以从不同途径，以不同方式，趋利避害，提高疗效。中药炮制方法分为净制、切制和炙法等。

一、净制

净制是指在切制、炮炙或调配、制剂前，选取规定的药用部位，除去非药用部位、杂质及霉变品、虫蛀品、灰屑等，使其达到药用的纯度标准的方法。

1. 净制目的

（1）分离药用部位　如麻黄去根、莲子去心、扁豆去皮，使作用不同的部位区分开来，以便更好地发挥疗效。

（2）进行分档　在水处理和加热过程中分别处理，使其均匀一致。如半夏、白术、川芎、川乌、附子等。

（3）除去非药用部位　使调配时剂量准确或减少服用时的副作用。如去粗皮、去瓤、去心、去芦等。

（4）除去泥砂杂质及虫蛀霉变品　主要是除去产地采集、加工、贮藏、运输过程中混入的泥沙杂质、虫蛀品及霉变品。

2. 净制方法

（1）除去杂质　杂质一般分为性状与规定不符、来源与规定不符和无机杂质三类。除去杂质的传统方法有挑选、筛选、风选、水选和磁选，现在都用现代化生产设备，如振荡筛、风选机、除尘机和磁选机等。

（2）分离药用部位或除去非药用部位　根据药材的性质，结合临床要求，净制方法主要有去根、去茎、去皮壳、去毛、去心、去芦、去核、去瓤、去枝梗、去头尾足翅、去残肉等。分离药用部位已有相应设备用于大生产，如去皮机、去心机等。

二、切制

切制是指将净选后的药材进行软化后，切成一定规格的片、丝、段、块的炮制工艺。

1. 切制目的

（1）便于有效成分煎出　按其质地不同而采取“质坚宜薄”“质松宜厚”的切制原则，以利于煎出药物的有效成分。切制成饮片可增大与溶媒的接触面积，提高有效成分的煎出率；也可避免药材细粉在煎煮过程中出现糊化、粘锅等现象。显示出饮片“细而不粉”的特色。

（2）利于炮炙　药材切制成饮片后，便于炮炙时控制火候，使药物受热均匀。有利于各种辅料的均匀接触和吸收，提高炮炙效果。

（3）利于调配和制剂　药材切制成饮片后，体积适中，方便配方；在制备液体剂型时，药材切制后能增强浸出效果；制备固体剂型时，切制品便于粉碎。

（4）便于鉴别　切制后饮片显露其组织结构特征，可防止混淆。

（5）利于贮藏　切制后含水量降低，减少了霉变、虫蛀等因素影响而利于贮藏，也便于包装保存。

2. 软化方法　在切制前需对药材进行软化处理，软化方法包括常水软化和特殊软化两种。常水软化以“少泡多润，药透水尽”为原则，需控制水量、浸润时间和温度，防止有效成分损失。

（1）常水软化处理方法　常水软化处理方法包括淋法、淘洗法、泡法、漂法、润法等。

①淋法是用清水喷淋或浇淋药材的方法。适用于气味芳香、质地疏松的全草类、叶类、果皮类和有效成分容易流失的药材，如薄荷、荆芥、佩兰、陈皮等。

②淘洗法是用清水快速洗涤的方法，也称抢水洗。适用于质地松软，水分易渗入及有效成分易溶于水的药材，如五加皮、瓜蒌皮、南沙参、石斛、防风等。

③泡法是将药材用清水浸泡一定时间，使清水浸入药材内部。该法适用于质地坚硬、水分难以渗入的药材，如天花粉、乌药、泽泻、姜黄等。一般春、冬季浸泡时间较长，夏、秋季浸泡时间较短。

④漂法是指药材用大量水、多次漂洗的方法。适用于毒性、用盐腌制过或具腥臭味的药材。如川乌、天南星、昆布、海藻、紫河车。

⑤润法是指经过淋、洗、泡过的药材，仍达不到软化标准时，进一步放在容器或润药台上，盖上覆盖物使水分徐徐渗入药材组织内部，达到软化要求的方法。有“七分润工，三分切工”之说。润法包括浸润、露润和伏润。

（2）特殊软化处理方法　对于采用常水软化处理难以软化、软化时间长或有效成分易损失的药材可采用特殊软化法。主要有湿热软化法和砂润法等。如黄芩蒸后趁热切片。现已有现代设备用于湿热软化生产，如真空加热润药机和减压润药机等。

3. 片形规格

片：按片形有横片、纵片、斜片之分。按厚度有薄片、厚片之分。极薄片厚度在 0.5 mm 以下，薄片厚度为 1 ～ 2 mm，厚片厚度为 3 ～ 4 mm。

丝：细丝宽为 2 ～ 3 mm，宽丝宽为 5 ～ 10 mm。适合于皮类、叶类或果皮类药材。

段：长度为 10 ～ 15 mm。长段称为“节”，短段称为“咀”。一般为细长或全草类药材。

块：边长为 8 ～ 12 mm 的立方块。如阿胶丁。

4. 切制方法

（1）机器切制　目前切药设备主要有剁刀式切药机、气压式切药机、往复式切药机，适用于长条状根茎类、全草类药材的切制；旋转式切药机，适用于颗粒状药材的切制；还有多功能切药机，可以切成多种片形。

（2）手工切制　分为“把活”和“个活”。“把活”是将药材整理成把进行切制，“个活”是指颗粒状药材一个一个切制。切制工具主要包括铡刀和片刀，还有镑、刨、锉、劈、碾、捣、制绒等。

三、炒法

将净饮片按大小分档，置炒制容器内，加辅料或不加辅料，用不同火力连续加热，并不断翻动或转动，使之达到一定程度，这种炮制方法称为炒法。其目的是增强药效，缓和或改变药性，降低毒性或减少刺激，矫臭矫味，利于贮藏和制剂。

炒制过程中有两个关键因素，分别是火力和火候。根据临床需要及药物自身性质的不同，炒制时需控制不同的火力和火候。

火力，指加热过程中所用热源释放热量的大小或温度的高低，一般分为文火、中火和武火，也有文武火交替使用。

火候，是指药物炮制的温度、时间和程度，即炮制标准。

炒法可分为清炒法和加辅料炒法。炒制的一般步骤为预热、投药、翻炒、出锅。

（一）清炒法

清炒法（单炒）是指不加辅料的炒法。包括炒黄、炒焦、炒炭。

1. 炒黄　炒黄是指将净饮片，置文火或中火预热好的炒制容器内，继续加热，不断翻动或转动，至饮片表面呈黄色或较原色稍深，或发泡鼓起，或爆裂，并透出药材固有的气味的方法。

火候判断方法主要有对比看、听爆鸣声、闻气味、看断面。

适用药物：有“逢子必炒”（“诸子皆炒”）之说，炒黄主要适用于子类中药，如薏苡仁、王不留行、牵牛子、芥子、莱菔子、酸枣仁、苍耳子等。也有部分非子类中药可炒黄，如九香虫、海螵蛸、赤芍、槐花。

炮制目的：

①增强疗效，如酸枣仁、王不留行等。

②降低毒性或副作用，如牵牛子、莱菔子等。

③缓和药性，如葶苈子、川楝子等。

④保存疗效，利于贮藏，如槐米、芥子等。

2. 炒焦　炒焦是指将净饮片，置用中火或武火预热好的炒制容器内，继续加热，至饮片表面成焦黄或焦褐色，内部颜色加深，并具有焦香气味的方法。

出锅标准：药材表面呈焦黄色或焦褐色，内部颜色加深，有焦斑及焦香气味。

炮制目的：炒焦主要是增强药物消食健脾的功效或减少药物的刺激性，如山楂、栀子等。

3. 炒炭　炒炭是指将净饮片，置用武火或中火预热好的炒制容器内，继续加热，炒至饮片表面焦黑色，内部呈棕褐色或棕黄色的方法。炒炭的传统标准为“炒炭存性”。

炒炭存性：炒炭时饮片只能部分炭化，不能灰化，未炭化部分仍应保存药材的固有气味；花、叶、草等炒炭后仍可清晰辨别饮片原形，如槐花、侧柏叶、荆芥等。

炮制目的：炒炭使药物作用增强或产生止血、止泻作用。如地榆、大蓟、小蓟、白茅根炒炭后增强止血作用；干姜、荆芥炒炭后可产生止血作用等。

注意事项：

①火力选择：质地坚实的饮片宜用武火，质地疏松的饮片可用中火，视具体饮片灵活掌握。

②在炒炭过程中，饮片炒至一定程度时，因温度很高，易出现火星，特别是质地疏松的饮片，须喷淋少量清水熄灭，以免引起燃烧。

③取出后必须摊开晾凉，经检查确无余热后再收贮，避免复燃。

（二）加辅料炒法

将净饮片与固体辅料同炒的方法，称加辅料炒法。其目的是降低毒性，缓和药性，增强疗效和矫臭矫味等。同时，辅料具有中间传热作用，能使药材受热均匀。

分类：根据所加辅料种类不同，加辅料炒可分为麸炒、米炒、土炒、砂炒、蛤粉炒、滑石粉炒。

1. 麸炒　将净饮片加麸皮熏炒的方法，称为麸炒法。

（1）炮制目的

①增强疗效，如山药、白术，增强补脾健胃的作用。

②缓和药性，如枳实、苍术。

③矫臭矫味，如僵蚕。

（2）操作方法　先用中火或武火将锅烧热，再将麸皮均匀撒入热锅中，至起烟时投入饮片，不断翻动并适当控制火力，炒至饮片表面呈黄色或深黄色时取出，筛去麸皮，放凉。每 100 kg 饮片，用麸皮 10 ～ 15 kg。

（3）注意事项

①辅料用量要适当。麸皮量少，烟气不足，达不到熏炒要求；麸皮量多，造成浪费。

②麸炒一般用中火，并要求火力均匀，可取少量麸皮投锅预试。将麸皮均匀撒布热锅中，待起烟再投药。

③麸炒药物达到标准时要求迅速出锅，以免造成炮制品发黑、火斑过重等现象。

2. 米炒　将净饮片与米同炒的方法，称为米炒。

（1）炮制目的

①增强健脾止泻作用。用于补脾益胃的饮片，如党参。

②降低毒性，矫正不良气味。用于昆虫类饮片，如斑蝥、红娘子。

（2）操作方法

①先将锅烧热，撒上浸湿的米，使其平贴锅上，用中火加热炒至米冒烟时投入饮片，轻轻翻动米上的饮片，至所需程度取出，去米，放凉。

②先将米置热锅内，炒至冒烟时投入药材，炒拌至一定程度，取出，去米，放凉。每 100 kg 饮片，

用米 20 kg。

（3）出锅标准

①昆虫类药材，以米的色泽变化观察火候，炒至米变焦黄色或焦褐色为度，如斑蝥。

②植物类药材，观察药材色泽变化，炒至黄色为度，如党参。

3. 土炒 将净饮片与灶心土（伏龙肝）拌炒的方法，称为土炒。

（1）炮制目的 增强补脾止泻作用，如山药。

（2）操作方法 将研细过筛后的灶心土细粉置锅内，用中火加热至土呈灵活状态时投入净饮片，翻炒至饮片表面挂土色，并透出香气时取出，筛去土，放凉。每 100 kg 饮片，用灶心土 25 ～ 30 kg。

（3）注意事项

①注意火力，一般用中火，灶心土加热至呈灵活状态时投入饮片。

②炒制同种饮片时，灶心土可连续使用，若土色变深，则应及时更换。

4. 砂炒 将净饮片与热砂共同拌炒的方法，称为砂炒，亦称砂烫。主要适用于炒制质地坚硬的饮片。

（1）炮制目的

①增强疗效，便于调剂和制剂，如狗脊、穿山甲、鳖甲。

②降低毒性，如马钱子。

③便于去毛，如骨碎补。

④矫臭矫味，如鸡内金、脐带。

（2）操作方法 取制过的砂置锅内，用武火加热至滑利、容易翻动时，投入饮片，不断用砂掩埋、翻动，至质地酥脆或鼓起，外表呈黄色或较原色加深时取出，筛去砂，放凉，或趁热投入醋中略浸，取出，干燥即得。砂的用量以能掩盖药物为度。

（3）注意事项

①用过的河砂可反复使用，但需将残留在其中的杂质除去。炒过毒性药物的砂不可再炒其他药物。

②若反复使用油砂，每次用前均需添加适量食用植物油拌炒后再用。

③砂炒温度要适中。温度过高时可通过添加冷砂或减小火力等方法调节。砂量应适宜，量过大容易产生积热使砂温过高；反之砂量过少，药物受热不均匀，也会影响炮制品质量。

④砂炒时一般用武火，温度较高，操作时翻动要勤，成品出锅要快，并立即将砂筛去。有需醋浸淬的药物，砂炒后应趁热浸淬、干燥。

5. 蛤粉炒 将净饮片与蛤粉共同拌炒的方法，称为蛤粉炒。主要适用于胶类中药，如阿胶、鹿角胶等。

（1）炮制目的

①使药材质地酥脆，便于制剂和调剂。

②降低药物的滋腻之性，矫正不良气味。

③增强疗效。

（2）操作方法 将研细过筛后的蛤粉置热锅内，中火加热至蛤粉滑利易翻动时减小火力，投入饮片，翻炒至膨胀鼓起、内部疏松、外部黄色时取出，筛去蛤粉，放凉。每 100 kg 饮片，用蛤粉 30 ～ 50 kg。

6. 滑石粉炒 将净饮片与滑石粉共同拌炒的方法，称为滑石粉炒或滑石粉烫。适用于韧性较大的动物类药材，如刺猬皮、象皮、鱼鳔胶、水蛭等。

（1）炮制目的

①使药材质地酥脆，便于粉碎和煎煮，如象皮、黄狗肾等。

②降低毒性及矫正不良气味，如水蛭、刺猬皮等。

（2）操作方法 将滑石粉置热锅内，用中火加热至灵活状态时，投入经处理后的饮片，不断翻动，至饮片质酥或鼓起或颜色加深时取出，筛去滑石粉，放凉。每 100 kg 饮片，用滑石粉 40 ～ 50 kg。

（3）注意事项

①一般用中火，操作时适当调节火力，防止饮片生熟不均或焦化。如温度过高时，可酌加冷滑石粉调节。

②滑石粉可反复使用，色泽变灰暗时及时更换。

四、炙法

将净饮片加入一定量的液体辅料拌炒，使辅料逐渐渗入饮片组织内部的炮制方法。具有降低毒性、抑制偏性、增强疗效、矫臭矫味、使有效成分易于溶出等作用。

炙法的操作方法分为先拌辅料后炒药和先炒药后拌辅料两种。

先拌辅料后炒药，即将定量液体辅料与饮片拌匀吸收后拌炒，大多数饮片采用这种方法。

先炒药后拌辅料，是先将饮片炒至一定程度，再喷洒液体辅料，拌匀后文火炒干。主要是由于饮片质地、成分等因素影响，直接拌匀不能使辅料渗入饮片内部或影响饮片的性状，如醋乳香、盐炙车前子等。

1. 酒炙法 将净饮片加入一定量黄酒拌炒的方法。

（1）炮制目的

①改变药性，引药上行，如酒黄连。

②增强活血通络作用，如酒丹参。

③矫臭去腥，如酒蕲蛇。

（2）注意事项

①若酒的用量较少，不易与饮片拌匀，可先将酒加适量水稀释后，再与饮片拌匀。一般每 100 kg 饮片，用黄酒 10 ～ 20 kg。

②闷润时，容器上面应加盖，以免酒迅速挥发。

③用文火炒，炒至近干，即可取出。

④粪便类药材较松散，宜采用先炒药后拌酒的方法，如酒五灵脂。

2. 醋炙法 将净饮片加入一定量的米醋拌炒的方法。

（1）炮制目的

①引药入肝，增强活血止痛的作用，如柴胡、延胡索、莪术等。

②降低毒性，缓和药性，如大戟、甘遂、芫花、商陆等。

③矫臭矫味，如五灵脂、乳香、没药等。

（2）注意事项

①若醋的用量较少，不能与饮片拌匀时，可加适量水稀释后再与饮片拌匀。一般每 100 kg 饮片，用米醋 20 ～ 30 kg。

②先炒药后加醋时，宜边喷醋，边翻动药物，使之均匀。

③火力不宜过大，一般用文火，勤翻动。

④树脂类和动物粪便类药材，不能先用醋拌，否则黏结成块，或呈松散碎块，炒制时受热不均匀，而炒不透或易炒焦。

⑤树脂类药材出锅要快，摊晾时勤翻动，以防粘锅或结块。

3. 盐炙法 将净饮片加入一定量的食盐溶液拌炒的方法。

（1）炮制目的

①引药下行，增强疗效。补肝肾药，如杜仲、巴戟天等；疗疝药，如小茴香、橘核、荔枝核等；利尿药，如车前子等；固精药，如益智仁等。

②缓和药物辛燥之性，如补骨脂、益智仁等。

③增强滋阴降火作用，泻相火药，如知母、黄柏等。

（2）注意事项

①盐水制备，溶解食盐的水量应视药材的吸水情况而定，一般以食盐的 4 ～ 5 倍量为宜。一般每 100 kg 饮片，用盐 2 kg。

②含黏液质多的车前子、知母等药材，需先将药材加热炒去部分水分，并使药材质地变疏松，再喷洒盐水，以利于盐水渗入。

③多用文火。

4. 姜炙法 将净饮片加入一定量的姜汁拌炒的方法。

（1）炮制目的

①制约药物寒凉之性，增强和胃止呕作用，如黄连、竹茹等。

②缓和副作用，增强疗效，如厚朴等。

（2）注意事项

①姜汁制备，若用生姜宜采用压榨取汁法，干姜则宜采用煎煮取汁法。制备姜汁时，水的用量不宜过多，以所得姜汁与生姜比为 1 ∶ 1 为宜。一般每 100 kg 饮片，用生姜 10 kg（干姜为生姜的 1/3）。

②饮片与姜汁拌匀后，需充分闷润，待姜汁完全被吸收后，再用文火炒干。

③有的中药既可以采用姜汁炙法也可以采用姜汁煮法，如厚朴等。

5. 蜜炙法 将净饮片加入一定量的炼蜜拌炒的方法。

（1）炮制目的

①增强润肺止咳的作用，如百部、款冬花、紫菀、枇杷叶等。

②增强补脾益气的作用，如黄芪、甘草、党参等。

③缓和药性，如麻黄等。

④矫味和消除副作用。

（2）注意事项

①所用辅料为炼蜜。炼蜜时，火力不宜过大，防止溢出。一般每 100 kg 饮片，用炼蜜 25 kg。

②所用的炼蜜不宜过老，否则黏性太强，不易与药材拌匀。炼蜜过老可用开水稀释，一般控制水量为炼蜜量的 1/3 ～ 1/2。

③文火炒制，尽量除尽水分，避免发霉。

④生产量较大时，饮片拌炼蜜后宜闷润 4 ～ 5 h。

⑤质地坚硬的中药，难以吸收炼蜜，宜采用先炒后拌炼蜜的方法，如百合、槐角等，用炼蜜量需适

当减少。

6. 油炙法　将净饮片与定量的食用油脂共同加热处理的方法，又称酥炙法。油包括植物油、羊脂油等。

（1）炮制目的

①增强疗效，如淫羊藿等。

②利于粉碎、制剂和服用，如豹骨、三七、蛤蚧等。

（2）注意事项

①油炸时，油沸后改用文火，避免将药材炸焦，致使药效降低或者丧失药效。

②油炒、油脂涂酥，均应用文火，以免药材炒焦或烤焦，使有效成分被破坏而降低疗效；油脂涂酥药材时，需反复操作直至酥脆为度。

③一般每 100 kg 饮片，用油 20 kg。

五、煅法

将药材直接放于无烟炉中或适当的耐火容器内煅烧的一种方法，称煅法。

煅法可分为以下三类：①明煅法：适合于质地较坚硬的矿物类、贝壳类、动物化石类药材。②煅淬法：适合于质地非常坚硬的矿物类药材。③扣锅煅（闷煅、暗煅、密闭煅）法：适合某些质轻的植物类和动物类药材制备成炭药。

1. 明煅法　不隔绝空气煅制药材的方法称明煅法，又称直火煅法。适用于所有矿物类、贝壳类、动物化石类药材。

（1）炮制目的

①使药材质地酥脆，如石决明、阳起石等。

②除去结晶水，如白矾、硼砂等。

③使药物有效成分易于煎出，如钟乳石、花蕊石、蛤壳等。

（2）操作方法　包括敞锅煅、炉膛煅、平炉煅和反射炉煅。敞锅煅一般适用于含结晶水的矿物药；质地坚实的矿物药一般采用炉膛煅或反射炉煅。

（3）注意事项

①煅制时药材大小分档。

②宜一次煅透，中途不得停火。

③煅制温度、时间应适度。

④在容器上加盖（但不密闭）以防爆溅。

2. 煅淬法　将药材按明煅法煅烧至红透后，立即投入规定的液体辅料中骤然冷却的方法。煅后在液体辅料中短时浸泡的过程称为淬，所用的液体辅料称为淬液。包括醋、酒、药汁、水等。适用于质地坚硬，经过高温煅制仍不能酥松的矿物药。

（1）炮制目的

①使药材质地酥脆，易粉碎，利于有效成分的煎出，如赭石、磁石等。

②改变药物的物理性质，减少副作用，增强疗效，如自然铜等。

③洁净药物，如炉甘石等。

（2）注意事项

①一般需反复煅制数次。

②煅至淬液吸尽、药材酥脆为度。

③根据药物性质及煅制目的选择适宜淬液。

3. 扣锅煅法 在高温缺氧条件下将药材煅烧成炭的方法，又称为密闭煅、闷煅、暗煅法。适用于质地疏松、炒炭易灰化及某些中成药在制备过程中需要综合制炭的药材。

（1）炮制目的

①产生或增强止血作用，如血余炭、棕榈炭、丝瓜络等。

②降低毒性，如干漆等。

（2）操作方法 将药材置于煅锅内，上扣一较小盖锅，两锅衔接处用盐泥或细砂封严，盖锅上加一重物，防止锅内气体膨胀而冲开盖锅。盖锅底部贴一白纸条或放几粒大米。用武火加热，煅至白纸或大米呈深黄色，药材全部炭化为度。或在两锅封闭处留一小孔，用筷子塞住，时时观察小孔处的烟雾，当烟雾由白变黄再转为青烟，烟量减少时，降低火力，煅至基本无烟时，离火，待完全冷却后，取出药物。

（3）注意事项

①煅制时，防止空气进入煅锅，注意封严两锅接口处。

②煅制完成后需等完全冷却再打开盖锅，防止燃烧灰化。

③锅内装药料时，不宜过多、过紧，以免煅制不透。

④判断火候可以综合多种方法，如纸、米指示法，烟雾观察法，也可以用滴水即沸法（水滴在盖锅上立即沸腾）。

六、蒸、煮、焯法

蒸、煮、焯法均离不开水与火，属于水火共制炮制方法。

1. 蒸法 将饮片加辅料或不加辅料装入蒸制容器内，隔水加热至一定程度的方法，称为蒸法。

（1）炮制目的

①改变药物性能，扩大用药范围。如地黄生品性寒，清热凉血；蒸制后药性转温，功能由清变补。

②增强疗效。如肉苁蓉蒸制后温肾助阳作用增强，女贞子酒蒸后滋补肝肾作用增强。

③缓和药性，减少副作用。如大黄生用泻下作用峻烈，易伤胃气，酒蒸后泻下作用缓和，能减轻腹痛等副作用。黄精生品刺激咽喉，蒸制后其副作用减弱。

④保存药效，利于贮藏。如桑螵蛸生品经蒸制后虫卵被杀死，便于贮藏。黄芩蒸制后酶被破坏，苷类有效成分得以保存。

⑤便于软化切片。如木瓜、天麻、玄参等中药质地坚硬且含糖较多，若用水浸润则水分不易渗入，久泡则损失有效成分，蒸制既能软化药材，又可防止成分流失。

（2）操作方法

①清蒸（单蒸）。取净药材或饮片，大小分档，置适宜的蒸制容器内，用蒸汽加热至所需程度，取出，干燥，或及时切片后干燥。

蒸制时间视中药的不同要求而定，一般仅要求蒸热或蒸软者所需时间较短，如黄芩、天麻等；要求蒸熟或蒸黑者所需时间长，如红参、地黄等。

②加辅料蒸。取净药材或饮片，加入定量的液体辅料拌匀，润透，置适宜的蒸制容器内，用蒸汽蒸至所需程度，取出，干燥，或切片后干燥。

蒸制时间一般视中药性质和炮制要求而有所不同，短者 1 ～ 2 h，长者数十小时，有的还需反复蒸制，直至达到炮制要求。如黑豆汁蒸何首乌，九蒸九晒熟地等。

③炖法。取净药材或饮片，加入定量的液体辅料拌匀，润透，置适宜的蒸制容器内，密闭，隔水或隔蒸汽加热至所需程度，取出，干燥。

（3）注意事项

①蒸制前药材需洗净，大小分档。质坚硬者，先浸润 1 ～ 2 h，改善蒸制效果。

②须用液体辅料拌蒸的药材应待辅料被吸尽后再蒸制。

③蒸制过程中一般先用武火，待“圆汽”后改为文火，保持锅内有足够的蒸汽即可。

④蒸制时要注意火候，若时间太短则达不到炮制目的，若蒸得过久则影响药效，有的药物可能“上水”，难以干燥。

⑤须长时间蒸制的药材宜添加开水，以免蒸汽中断，特别注意不要将水煮干而影响药材质量。现已有蒸药机。

⑥加辅料蒸制完毕后，若有多的辅料，应吸尽后再干燥。

2. 煮法 将净饮片加辅料或不加辅料放入容器内（固体辅料需先捣碎或切制），加适量清水同煮的方法称为煮法。

（1）炮制目的

①清除或降低药物的毒性。如草乌生品有毒，经煮制后毒性显著降低。

②缓和药性、增强疗效。如远志用甘草水煮可减其燥性，增强安神益智的作用。

③清洁药物。如珍珠经豆腐煮后可去其油腻。

（2）操作方法

①清水煮：有毒药材（先浸泡至无干心）加适量水用武火煮沸后改文火，煮至内无白心，弃去水液捞出药材，如乌头。

②药汁或醋煮：先将药汁或醋与药材拌匀，再加水没过药面，武火煮沸后改文火，煮至药透汁尽，取出，切片，如甘草水煮远志。

③豆腐煮：药物先置豆腐中，一起置容器内，加水没过豆腐，煮至规定程度，弃去豆腐，如豆腐煮珍珠、藤黄等。

（3）注意事项

①大小分档。

②火力：先武火煮沸，再文火保持沸腾状态。

③加水量应适宜，在煮制过程中若须加水补充，应加开水。清水煮：煮制时间较长，需加大量的水。加辅料煮：煮制时间较短，加水量以没过药面 2 ～ 3 cm 为宜，煮至药透汁尽为度。

3. 焯法 将药材置沸水中短时间煮制，取出，分离种仁和种皮的方法称为焯法。

（1）炮制目的

①在保留有效成分的前提下，除去非药用部分。如杏仁、桃仁通过焯制分离种仁而除去非药用部位

种皮。

②分离不同的药用部分。如白扁豆通过燀制分离药用部位扁豆仁和扁豆衣。

（2）操作方法　将大量清水加热至沸后，将药材置具孔盛器中一起投入沸水中，稍微翻烫（5～10 min），烫至种皮由皱缩到膨胀，易于挤脱时，立即取出，浸漂于冷水中，捞起，搓开种皮与种仁，晒干，簸去或筛去种皮。

（3）注意事项

①煮制水量在药材量的 10 倍以上。

②煮制时间一般为 5～10 min。

③必须水沸时投药。

④去皮后，宜当天晒干或低温烘干。

七、复制法

将净选后的药材或饮片加入一种或数种辅料，按规定操作程序，反复炮制的方法，称为复制法。目前，复制法主要用于天南星、半夏、白附子等有毒中药的炮制。

（1）炮制目的

①降低或消除药物的毒性，如半夏。

②改变药性，如天南星。

③增强疗效，如白附子。

④矫臭矫味，如紫河车。

（2）操作方法　复制法没有统一的方法，具体方法和辅料的选择可视药物而定。一般将净选后的药材或饮片置一定容器内，加入一种或数种辅料，按工艺程序，或浸、泡、漂，或蒸、煮，或数法并用，反复炮制以达到规定的质量要求为度。

（3）注意事项

①复制最好选择在春、秋季，或选择在阴凉处，避免暴晒，以免腐烂。

②如要加热处理，火力要均匀，水量要多，以免糊汤，并可加入适量明矾防腐。

八、发酵、发芽法

发芽与发酵的共同点在于均须借助酶的作用，不同点在于发芽是在一定的温度和湿度下，激活种子内的酶来发挥作用；发酵则是借助外来的微生物和酶而实现的。通过发芽与发酵过程，改变其原有性能，增强或产生新的功效，扩大用药品种，以适应临床用药和制药工业的需要。

1. 发酵法　经净制或处理后的药物，在一定的温度和湿度条件下，由于霉菌和酶的催化分解作用，使药物发泡、生衣的方法称为发酵法。

（1）炮制目的

①改变原有药物性能，产生新的治疗作用，扩大用药品种，如六神曲。

②增强疗效，如半夏曲。

（2）操作方法　根据不同品种，采用不同的方法进行加工处理后，置于温度、湿度适宜的环境中进行发酵。操作方法分为两类：药料与面粉混合发酵法，如六神曲、建神曲、半夏曲等；直接用药料进行发酵法，如淡豆豉、百药煎等。

（3）主要条件

①菌种：主要是利用空气中的微生物自然发酵，但有时因菌种不纯，影响发酵的质量。

②培养基：主要为水，含氮、碳物质，无机盐类等。如六神曲中面粉为菌种提供了碳源，赤小豆为菌种提供了氮源。

③温度：一般适宜温度为 30 ～ 37 ℃。

④湿度：一般相对湿度应控制在 70% ～ 80%。

⑤其他方面：pH 为 4 ～ 7.6，在有充足的氧或二氧化碳条件下进行。

（4）注意事项　发酵制品以曲块表面霉衣黄白色、内部有斑点为佳，同时应有酵香气味。不应出现黑色、霉味及酸败味。还应注意以下问题。

①原料在发酵前应进行杀菌、杀虫处理，以免杂菌污染，影响发酵质量。

②发酵过程须一次完成，不中断，不停顿。

③温度和湿度对发酵的速度影响很大。温度过低或过分干燥，发酵速度慢甚至不能发酵；而温度过高则能杀死霉菌，不能发酵。

2. 发芽法　将净选后的新鲜成熟的果实或种子，在一定的温度或湿度条件下，促使萌发幼芽的方法称为发芽法。

（1）炮制目的　通过发芽，淀粉被分解为糊精、葡萄糖及果糖，蛋白质被分解成氨基酸，脂肪被分解成甘油和脂肪酸，并产生各种消化酶、维生素，使其具有新的功效，扩大用药品种。

（2）操作方法　选择新鲜、粒大、饱满、无病虫害、色泽鲜艳的种子或果实，用清水浸泡适度，捞出，置于能透气漏水的容器中，或已垫好竹席的地面上，用湿物盖严，每日喷淋清水 2 ～ 3 次，保持湿润，经 2 ～ 3 天即可萌发幼芽，待幼芽长出 0.2 ～ 1 cm 时，取出干燥。

（3）注意事项

①发芽温度一般以 18 ～ 25 ℃为宜，浸渍后含水量控制在 42% ～ 45%。

②种子在春、秋季一般宜浸泡 4 ～ 6 h，冬季 8 h，夏季 4 h。

③选用新鲜成熟的种子或果实，在发芽前应先测定种子发芽率，要求种子发芽率在 85% 以上。

④适当避光并选择有充足氧气、通风良好的场地或容器进行发芽。

⑤以芽长至 0.2 ～ 1 cm 为标准，发芽过长则影响药效。

⑥在发芽过程中要勤加检查、勤淋水，以保持所需湿度，并防止发热霉烂。

九、制霜法

药物经去油制成松散粉末或析出细小结晶或升华的方法称为制霜法。根据操作方法不同分为去油制霜法（如千金子、巴豆）、渗析制霜法（如西瓜霜）、升华制霜法（如砒霜）。

1. 去油制霜法　种子类中药经过适当加热去油制成松散粉末的方法。

（1）炮制目的

①降低毒性，缓和药性，如千金子。

②降低副作用，如柏子仁。

（2）操作方法　取原药材去壳取仁，研成细末或捣烂如泥，以多层吸油纸包裹，蒸热，或置炉边烤热，或暴晒后，压榨，反复换纸吸去油，至松散成粉，不再黏结。

（3）注意事项

①及时处理操作中用过的材料或工具。有毒药物去油制霜用过的布或纸要及时烧毁，以免误用。工具需清洗干净。

②要加热处理。药材加热时所含油质易于渗出，故去油制霜时要加热处理。

2. 渗析制霜法 药材与物料经过加工析出细小结晶的方法。其炮制目的是制造新药，扩大品种，增强疗效。如西瓜霜是西瓜与芒硝共同作用，通过溶解再结晶的产物。

3. 升华制霜法 药材经过高温加工处理，升华成结晶或细粉的方法。其炮制目的是使药材纯净，例如砒霜，是用类似扣锅煅法，在密闭条件下加热，使药材升华而制得的。

十、其他制法

1. 烘焙法 将饮片用文火直接或间接加热，使之充分干燥的方法，称为烘焙法。

（1）炮制目的

①使饮片干燥便于贮存。

②使药材酥脆，便于粉碎，如蜈蚣。

③降低毒性，如虻虫。

（2）操作方法

烘：将药材置于近火处或利用烘箱、干燥室等设备，使药材所含水分徐徐蒸发，从而使药材充分干燥。

焙：将药材置于金属容器或锅内，用文火经较短时间加热，并不断翻动，焙至药材颜色加深，质地酥脆为度。

（3）注意事项 烘焙法不同于炒法。烘焙必须用文火，并要勤加翻动，以免药材焦化。

2. 煨法 将净饮片用湿面或湿纸包裹，置于加热的滑石粉中，或将饮片直接置于加热的麸皮中，或将药材铺摊在吸油纸上，层层隔纸加热，以除去部分油质，这些炮制方法统称为煨法。

炮制目的：除去药材中部分挥发性及刺激性成分，从而降低副作用或缓和药性，增强疗效。

3. 提净法 某些矿物药，特别是一些可溶性无机盐类药物，经过溶解、滤过、除尽杂质后，再进行重结晶，以进一步洁净药物，这种方法称为提净法。

（1）炮制目的

①使药物纯净，提高疗效。

②缓和药性，如芒硝。

③降低毒性，如硇砂。

（2）操作方法

①降温结晶法（冷结晶）：药材加辅料与水共煮，滤去杂质，将滤液置阴凉处，冷却重新结晶，如芒硝。

②蒸发结晶法（热结晶）：药材加水加热溶化后，滤去杂质，将滤液加米醋共同加热至液面析出结晶物，随析随捞取，至析尽。或药材加醋共煮至溶解，滤去杂质，将滤液加热蒸发至一定体积，自然干燥。如硇砂。

4. 水飞法 利用粗细粉末在水中悬浮性不同，将不溶于水的矿物类、贝壳类药材经反复研磨，而分离制备极细粉末的方法，称为水飞法。

（1）炮制目的

①除去可溶于水的杂质或毒性成分，洁净药物，降低毒性。

②使药物质地细腻，便于内服和外用，提高其生物利用度。

③防止药物在研磨过程中粉尘飞扬，污染环境。

（2）操作方法

①将药材适当破碎，加入清水，研磨至糊状，加大量水，静置，倾出混悬液；残渣继续研磨产生细粉，再加大量水，倾出混悬液，反复数次，合并混悬液，静置，取沉淀，干燥后研成极细粉。

②大生产多采用球磨机湿法粉碎。

（3）注意事项

①在研磨过程中，水量宜少，增加摩擦力。

②搅拌混悬时加水量宜大，以除去溶解度小的有毒物质或杂质。

③干燥时温度不宜过高，以晾干为宜。

④朱砂和雄黄粉碎要忌铁器，并要注意温度。

5. 干馏法　将药材置于容器内，以火烤灼，使其产生汁液的方法称为干馏法。

（1）炮制目的　制备有别于原药材的干馏物，产生新的功效，以适合临床需要。

（2）操作方法

①上部收集：采用冷凝法从上端收集汁液，如黑豆馏油。

②下部收集：上部加热，下端收集馏出液，如竹沥油。

③炒制收集：炒制出馏出液，随即取出，如蛋黄油。

干馏法温度一般较高，多在 120 ～ 450 ℃进行，但由于原料不同，各干馏物裂解温度也不一样：蛋黄油在 280 ℃左右，竹沥油在 350 ～ 400 ℃，豆类的干馏物一般在 400 ～ 450 ℃制成。

第四章　中药材及中药饮片质量标准

中药材及中药饮片的质量直接关系到中医临床的疗效。为此，国家建立、实施了相关法律法规与质量标准来保证中药的质量。

中药（包括中药材、中药饮片、提取物和中成药）质量标准是国家对中药质量及其检验方法所制定的技术规定，是中药生产、经营、使用、检验和监督管理部门共同遵循的法定依据。

现行中药质量标准大体可分为三类：国家药品标准，省、自治区、直辖市药品标准，企业药品标准。

1. 国家药品标准

《中华人民共和国药典》是国家监督管理药品质量的法定技术标准，是全国性药品标准，从1985年开始，每五年修订一次，现行版本是2020年版。

《中华人民共和国卫生部药品标准》中药材第一册于1991年颁布，涉及101种中药材。

《中华人民共和国卫生部进口药材标准》于1987年颁布并实施，涉及31种进口药材。

《七十六种药材商品规格标准》于1984年由国家医药管理局与卫生部联合制定。

《药用植物及制剂进出口绿色行业标准》由原中华人民共和国对外贸易经济合作部（现中华人民共和国商务部）于2001年发布实施，是对外经济贸易活动中，药用植物及其制剂进出口的重要质量标准之一，适用于药用植物原料及制剂的进出口品质检验。其规定了重金属及砷盐、黄曲霉素、农药残留等限量指标。

2. 省、自治区、直辖市药品标准（中药材、中药饮片）　在各省、自治区、直辖市范围内适用。

3. 企业药品标准　由药品生产、企业自行制定并用于控制其药品原料生产、中间体和成品质量的标准，称为企业标准或企业内部标准，属于非法定标准，仅在本企业内部或本系统药品质量管理上具有约束力。

中药材及中药饮片质量标准的具体内容包括名称、来源、性状、鉴别（含特征图谱或指纹图谱等）、检查、浸出物测定、含量测定、炮制、性味与归经、功能与主治、用法与用量、注意、贮藏等。质量标准中的各项内容对中药材及中药饮片的质量控制和保障临床用药安全有效均有其特有的目的和意义。市场上流通的中药材及中药饮片商品必须符合药品标准中规定的各项内容。

由于我国中药材资源极为丰富，品种繁多，其中多数品种尚未被国家和地方标准所收载，没有法定依据，可参照国内有关专著或学术论文等进行鉴别。

第五章　中药材及中药饮片鉴别

第一节　中药鉴别和检测的主要任务

一、确定中药品种来源，保证来源真实正确

中药品种众多，来源复杂，同名异物、同物异名现象严重。通常确保中药质量的第一关就是确定中药品种，保证其来源符合《中华人民共和国药典》或相关药品标准中规定的要求。一般通过基源鉴别（原植物、原动物、原矿物鉴别）确定中药的品种，确定学名，以保证中药来源真实、正确。

二、检查中药质量，确保用药有效

中药的品种明确后，如果仅符合药品标准规定的品种来源要求，但不符合药用质量要求时，同样不能药用。因此，必须注意检查中药质量。中药的质量检查主要包括有效成分及其含量的检测、浸出物检查、有害物质检查等方面。对一些有效成分尚不明了或无准确的含量测定方法的中药或含量测定不能反映药材质量时，可用浸出物含量测定法来帮助考察其质量。对于药材商品通常还应进行水分测定，有些中药材还应进行灰分测定、外来杂质和异源有机物的检查，如对某些有害重金属离子和农药残留等的检查。随着中药走出国门，与国际市场接轨的不断深入，今后可能还将采用药效学、化学等检测手段相结合的模式，对中药质量进行评价，以确保中药的有效性和安全性。

三、检查中成药，并不断提高检测水平

中成药中的丸、散、丹、片等剂型，是将有关中药饮片研成细粉后加工而成，因此，粉末生药（中药）的研究技术早已被广泛运用于中成药的鉴别上。我国近几版的国家药典对中药和中成药都收载了组织粉末的鉴别（显微鉴别）项，并在不断扩大品种与数量，如《中华人民共和国药典》（1990 年版）收载中药制剂显微鉴别的中药有 179 种，1995 年版增至 215 种，约占整个制剂的 54%。此外，采用显微鉴别的剂型也在逐渐增多，除可用于上述的丸、散、锭、丹、片外，还可用于某些硬胶囊剂、浓缩丸及含有药材细粉的颗粒剂等。目前中成药的显微鉴定还很难检测品种投入的数量，但正在进行显微定量方法的研究，如选用海金沙孢子和蒲黄花粉粒作为参比物，对中成药贝羚散中的羚羊角、疏风活络丸中的马钱子及蛇胆川贝散中的川贝母进行显微定量分析。亦有报道利用牛黄解毒片中的大黄具有多而大的草酸钙簇晶这一特征来控制中成药的投料。但这些研究目前仅是有益的尝试。

中成药的显微鉴别如能配合理化分析则结果更为可靠，据报道，安宫牛黄丸除显微鉴别外，还用胆酸、盐酸小檗碱、黄芩苷等对照品，分别进行薄层色谱检查，同时用麝香酮对照品，利用气相色谱法进行含量测定控制。

我国的中成药品种有 5000 余种，其中丸剂和片剂约各占一半。因此将显微鉴别和理化分析技术用于中成药的质量控制是大有作为的。

第二节　中药鉴别的一般方法

一、中药鉴别的一般方法

中药鉴别的方法很多，概括起来，可分为基源（原植物、原动物和原矿物）鉴别、性状鉴别、显微鉴别和理化鉴别四种方法，即通常所说的四大鉴别法。各种方法均有它的特点和适用范围，且往往需要几种方法配合进行，得出的结论才更正确。

1. 基源鉴别　基源鉴别又称来源鉴别，主要是用植物分类学、动物分类学和矿物学的有关知识和方法，对中药进行鉴别，鉴定品种来源，定出学名。基源鉴别的程序一般如下。

（1）观察药材标本　对较完整的药材标本，应注意观察其各部分的形态，特别是具鉴别特征的形态，如植物的繁殖器官（花、果、孢子囊、子实体等）更要仔细观察，必要时可借助于放大镜和解剖显微镜来观察，并做好记录。

（2）核对有关文献　根据已观察到的标本特征和检品产地、别名、功效等，查阅和核对全国性或地方性的中药材专著、图鉴或手册等工具书，必要时可核对原始文献，明确其科属或类别来源。

（3）核对标本室标本　当知道其科属后，可到标本室核对已定学名的该科属或类别的标本，或根据文献核对已定学名的某种标本。核对标本应到具有权威性的有关标本馆（室）进行，如国家级、省级、著名高等院校、科研院所的植物、动物和矿物标本馆（室），必要时可请教全国或省内有关的知名专家。

基源鉴别是中药鉴别的第一步，是其他质量鉴别的基础。

2. 性状鉴别　性状鉴别又叫经验鉴别、外观鉴别。这是一种传统的鉴别方法，几千年来鉴别中药都是用“眼看、口尝、手摸、鼻闻”或水泡火烧等简便易行的方法，非常适用，直至现在，这仍是鉴定中药普遍使用的方法。现在，利用植物、动物形态，解剖学及矿物学的有关知识与传统鉴别经验相结合，以提高鉴别的准确性和科学性。

性状鉴别的内容一般包括下面十个方面。

（1）形状　药材的形状与药用部位有关，每种药材的形状一般比较固定。如根类、皮类、叶类、花类、果实类、种子类等，因它是植物的某个器官，故都有一定的外形特征，在此基础上，再找出个别药材的特点，这样就容易鉴别和评价。此外，老药工有些经验鉴别术语，形象生动，易懂易记，应予重视。如野生人参为“芦长碗密枣核芋，紧皮细纹珍珠须”，三七为“铜皮铁骨狮子头”，海马为“马头蛇尾瓦楞身”等。

对于干燥、皱缩的花、叶、全草类药材，在观察外形前，应先用温水浸泡，待其展平时再仔细观察。

（2）大小　药材的大小指药材的长短、粗细、厚薄。如测量的大小与规定有差异时，应测量较多的样品，可允许有少量高于或低于规定的数值。测量时可用毫米刻度尺，对于细小的种子，可放在有毫米方格线的纸上，在放大镜下测量。表示药材的大小一般应有一定的幅度。

（3）颜色　各种药材的颜色虽不尽相同，但均有一定的颜色，这与该药材的品种和炮制方法有关。有时因加工、贮藏不当，其固有的色泽亦会改变。药材的颜色是衡量药材质量好坏的重要因素之一。很多药材的颜色不是单一的，而是复合的色调。如有两种及以上色调复合描述时，应以后种色调为主，如黄棕色，即以棕色为主。观察色泽时，一般应在日光下进行。

（4）表面特征　药材表面特征是指药材表面所具有的特征，如光滑或粗糙，有无皱纹、毛绒、刺等。双子叶植物根类药材顶部有的带有根茎；单子叶植物类药材常有膜质鳞叶；蕨类植物根茎多有叶柄残基和鳞片。药材的表面特征常常是鉴别药材的重要依据之一。

（5）质地　药材质地指药材软硬、坚韧、疏松、致密、黏性、粉性、纤维性等。这与药材的加工方法也有关，如含淀粉多的药材，经蒸煮则淀粉糊化，干燥后质地坚实；盐制品如盐附子易吸潮变软；富含淀粉的，质地粉性；富含挥发油而润泽的，质地油润等。

（6）折断面　药材折断面指药材折断时的现象，如易折断或不易折断、有无粉尘（淀粉）、折断面特征等。折断面的特征反映药材组织构造的特点。自然折断的断面应注意其断面是否平坦，或显纤维性、裂片状、颗粒性或可层层剥离，有无胶丝等。折断面特征是鉴别中药的重要依据之一，并有很多术语，如茅苍术"起霜"（断面析出白毛状苍术醇结晶）、牛膝的"筋脉小点"（同心性异型维管束）、何首乌的"云锦花纹"（复合性异型维管束）、大黄的"星点""锦纹"（异型维管束和射线），还有黄芪的"菊花心"、粉防已的"车轮纹"、苍术的"朱砂点"等。对于不易折断或断面很不平坦的药材，可用刀切成横切面，以观察断面的特征。

（7）气　有些药材有特殊的气味，这是由于其含有挥发性物质，这也是鉴别中药的主要依据之一。如薄荷、紫苏的香气，阿魏特异的蒜臭气以及云木香、甘松、檀香、麝香、肉桂、当归、独活等具有的特殊的气味。对于气味不很明显的药材，可切碎或用热水浸泡后再闻。

（8）味　每种药材的味感是比较固定的。有些药材的味感是衡量品质的标准之一。如甘草、党参以味甜为好，黄连、鸦胆子以味苦为好，乌梅、山楂以味酸为好，何首乌、五倍子以味涩为好。这均与药材所含化学成分及其含量有关。口尝药材时要注意取样的代表性，如果皮与种子、根、根茎、树皮的外侧和内侧。同时对有剧毒或刺激性强的药材要特别小心，如草乌、半夏、天南星等，取量要小，尝后立即吐出，并漱口和洗手或嚼食甘草。

（9）水试　有些药材在水中或遇水能产生特殊的现象，而作为重要鉴别特征。如秦皮的水浸液在日光下显碧蓝色荧光；番红花的水浸液显黄色；车前子、葶苈子遇水则体积膨胀、种皮黏滑；熊胆粉末投入清水杯中，在水面旋转并呈现黄线下沉而不扩散。这均与其所含化学成分有关。水试对某些药材是行之有效的鉴别方法。

（10）火试　有些药材用火烧，能产生特殊的气味、颜色、烟雾和响声等，可作为鉴别的特征。如海金沙易点燃而爆鸣、有闪光；少许麝香火烧有轻微爆鸣声，起油点如珠，似烧毛发但无臭气，灰为白色；乳香燃烧微有香气，不冒黑烟，最后留有残渣。

上述鉴别方法对中药饮片亦适用，特别是折断面、气、味、水试、火试等，中药饮片的外形和表面特征常被破坏，但只要注意观察和比较，中药饮片的鉴别也是容易掌握的。

3. 显微鉴别　显微鉴别又称为组织粉末鉴别。它是利用植物或动物细胞学、解剖学及矿物学的有关知识和技术，在显微镜下以组织结构特征、细胞形态或结晶形状及各种内含物等作为鉴别依据，进行中药鉴别的方法。此方法较难掌握，目前多用于鉴别难以鉴别的中药和粉末状中药及中成药。

进行显微鉴别时可根据样品的完整性，尽量选用具有代表性的样品，制作不同的显微制片。一般需做横切片或粉末制片。鉴别叶、花或其他器官的表面特征时，可制作表面片。为观察某些细胞、组织，还可制作纵切片或组织解离片。中成药的丸、散、颗粒剂等剂型则按粉末特征进行鉴别。

在进行显微鉴别时，须认真观察各类组织的结构特点以及细胞、内含物的形状特征。细胞和后含物的直径、长短，也是中药显微鉴别的重要依据之一，特别是中成药的鉴别。中成药的剂型很多，能进行显微鉴别的成方制剂主要有散剂、丸剂、片（锭）剂、丹剂，投入有药材细粉的浸膏剂、浓缩丸剂、颗粒剂和胶囊剂等也可进行显微鉴别。因为它们含有药材的细胞、组织碎片、后含物和其他细微特征。

中成药显微鉴别时，一般须根据处方，明确品种和药用部位，对各组成药材粉末特征进行分析比较，排除共性的特征，选取各个中药在该成药中较具专属性的显微特征，作为鉴别依据。

中成药显微鉴别的制片，一般同单味药粉末，不同的是对不同剂型制片的处理不同。

矿物药的显微鉴别除直接粉碎成细粉观察外，还可进行磨片观察。如对透明矿物可以磨成薄片在偏光显微镜下，根据光投射到矿物晶体内部所发生的折射、反射、干涉等现象进行鉴定；对于不透明矿物可磨成光片，在矿相显微镜下，根据光在磨片上反射所产生的现象，观察测定其反射力、反射色、偏光图等进行鉴别。此外还可利用电子显微镜、电子探针，及 X 射线衍射分析、差热分析、光谱分析等现代分析方法。例如青礞石，过去误认为其来源是绿泥石片岩，近年来经运用偏光显微镜和红外光谱等现代分析方法已检清青礞石的商品种类，绿泥石片岩在药用青礞石中并不存在，而当前所用青礞石是以黑云母片岩为主，其次尚有绿泥石化云母碳酸盐片岩。

在进行中成药粉末鉴别时，须详细记载具有特征性的细胞、组织及细胞内含物的形状和性质，以及矿物晶体、碎片的特征，测量其大小，并绘图。辅以必要的显微化学反应，以确定细胞壁、细胞内含物及结晶、碎片的性质。

近年来，随着现代科技的发展，中药材显微鉴别的手段和方法也有很大的发展，透射电镜、扫描电镜 +X 射线能谱分析等新设备和技术均已用于药材的显微鉴别上。其中运用较广的是扫描电子显微镜，它能使物质的图像呈现表面立体结构，放大倍数在 10 ～ 20000 倍之间连续可调。且样品制备简单，不需超薄切片，有的粉末和新鲜材料可直接送去观察，样品最大尺寸为直径 2.5 cm、高 2 cm。对难以区别的同属多种药材的表面细微特征，如种皮和果皮的纹饰，花粉粒，茎、叶表皮组织如毛、腺体、分泌物、气孔、角质层、蜡质等的结构及管胞、导管、纤维、石细胞、后含物、晶体等。有的动物药材的体壁、鳞片及毛等均具重要鉴别价值。扫描电镜 +X 射线能谱分析技术近年来已越来越多地用于药材的分析上。

4. 理化鉴别　运用中药化学知识和有关物理学知识，包括使用各种简便的分析仪器来鉴别中药的真伪。较常用的方法有如下几种。

（1）化学定性反应　利用中药中的某种成分能与有的化学试剂发生特殊的颜色、沉淀、结晶或气味等反应来进行鉴别，一般在试管或比色板中进行。目前此种方法多为某类化合物共有的反应，专属性一般较差。

（2）显微化学反应　性质和原理同上，但结果需在显微镜下观察。取中药的干粉、切片或浸出液少量，置于载玻片上，滴加某些化学试剂，使产生沉淀或结晶，或产生特殊的颜色，置于显微镜下观察。如：黄连粉末滴加稀硝酸，可见针簇状小檗碱硝酸盐结晶析出；槟榔粉末 0.5 g 加水 3 ～ 4 mL 及稀盐酸 1 滴，微热数分钟，取滤液于玻片上，加碘化铋钾试液 1 滴，即发生浑浊，放置后取 1 ～ 2 滴于载玻片上，加盖玻片于显微镜下观察，可见石榴红色球形或方形的槟榔碱结晶。

（3）微量升华　利用中药中含有升华成分，根据升华物的结晶形状、性质、色泽和加试剂后的变化，在显微镜下进行观察并记录其反应来进行鉴别，如大黄粉末的升华物在低温时为黄色针晶，高温时则为片状或羽状结晶，在其上加碱液则呈红色。

（4）荧光反应　利用中药的某些成分能在可见光或紫外光下产生荧光的性质来进行鉴别的方法。通常可直接取中药材片块、粉末或浸出物在紫外光下进行荧光分析。如：黄连折断面在紫外光下的小檗碱成分显金黄色荧光，木质部尤为显著；秦皮的水浸出液在日光下显淡蓝色荧光等。有的药材本身不产生荧光，但用某种试剂处理后可使有效成分产生荧光，如芦荟水溶液加硼砂共热则产生绿色荧光。

（5）蛋白质电泳法　中药材特别是动物类和种子、果实类药材中常含有蛋白质和氨基酸。近年来采用聚丙烯酰胺凝胶电泳法鉴别含蛋白质、多肽的中药材，操作简便、重现性好，电泳谱稳定可靠。据报道，已做蛋白质电泳的中药材有哈蟆油、蟾酥、地龙等20余种动物类药材和紫苏子等20余种果实种子类药材，并有望通过分析种子蛋白来解决植物种的分类问题。

二、中药的检测（查）

为确保中药质量，还需根据中药种类，选做以下有关项目的检查或检测。

1. 物理常数的测定　物理常数的测定包括对密度、旋光度、折光率、硬度、黏稠度、沸点、凝固点、熔点等的测定。这对挥发油（如薄荷油等）、树脂类（如乳香等）、液体类（如蜂蜜等）和加工品类（如阿胶等）药材的真实性和纯度的鉴定具有很重要的意义。如药材中掺有其他物质，其物理常数就会随之改变，如蜂蜜中掺水就会使其相对密度降低，而影响黏稠度。对于油、脂、蜡等，还需要进行物理常数测定，如羟值、酸值、皂化值和碘值等，以表示其品种优劣度。

2. 膨胀度的测定　有些药材中含有黏液、果胶、树脂等成分，有吸水膨胀的性质，如葶苈子、车前子、亚麻子等果实种子类药材，其种皮含有丰富的黏液，吸水膨胀的程度与其所含的黏液成正比。这一性质可用于药材的检测，如《中华人民共和国药典》规定，北葶苈子膨胀度不低于12，南葶苈子膨胀度不低于3，哈蟆油膨胀度不低于55。

3. 色度检查　含挥发油类成分的中药，在贮藏的过程中常易发生氧化、聚合等化学变化而致变质、变色，习称“走油”。《中华人民共和国药典》规定检查白术的色度就是利用比色鉴定法，检查有色杂质的限量，以了解和控制药材变质走油的程度。

4. 泡沫指数检查　中药材含皂素类成分则可用泡沫指数作为质量标准。因为皂素的水溶液振摇后能产生持久的泡沫，此性质可作为鉴别含皂素类成分的中药的指标。如《中华人民共和国药典》对三七、远志等的鉴别均利用了泡沫反应。

5. 水分测定　《中华人民共和国药典》对某些中药材的水分含量限度有明确的规定，如牛黄不得过9.0%，红花不得过13.0%，阿胶不得过15.0%等。这是因为如果药材中的水分含量过高，会促使其霉烂变质和有效成分分解而降低疗效。《中华人民共和国药典》规定，测定中药水分的方法有烘干法、甲苯法、减压干燥法、气相色谱法等。

6. 灰分测定　中药的灰分包括中药本身经过灰化后遗留的不挥发性无机盐类，以及中药表面附着的不挥发性无机盐类，即总灰分。测定中药灰分的目的是限制药材中泥沙等杂质，因为各种中药的灰分在一定的范围内，如果在加工和运输等环节中有其他无机物质如泥土、沙石等的污染或掺杂，则其总灰分将高于或大大高于其正常范围。《中华人民共和国药典》规定了中药总灰分的最高限量，如阿魏不得过5.0%、安息香不得过0.50%等，这对保证中药的纯度有重要意义。

灰分测定中，还有酸不溶性灰分和硫酸化灰分的测定。如中药大黄的组织中含有大量草酸钙簇晶，因而其总灰分含量高，此时就应测其不溶性灰分，即加10%盐酸处理而得到不溶于10%盐酸的灰分，即溶去了总灰分中的钙盐，而残留的都是泥土、砂石等硅酸盐，从而能较精确地反应药材的质量。所谓硫酸化灰分是样品在灼烧前加一定浓度的硫酸适当处理，然后升温至600 ℃，灼烧灰化后所得的数据。

7. 浸出物的测定　对于某些有效成分尚不清楚或有效成分尚无精确定量方法的中药，通常可根据已知成分的溶解性质，进行浸出物的测定，这也是最常用的确定质量标准的方法。中药的有效成分通常在水和不同浓度的乙醇中，在一定的条件下其浸出物的含量有一定的范围。因此以浸出物的含量测定控制中药质量具有实际意义。常用的溶剂是水和不同浓度的乙醇，少有用乙醚和氯仿的。《中华人民共和国药典》规定，枇杷叶的 75% 乙醇浸出物不得少于 18.0%，板蓝根的 45% 乙醇浸出物不得少于 25.0%。

8. 杂质检查法 杂质分类如下：①来源虽与规定相同，但其性状或部位与规定不符的物质；②来源与规定不符的物质；③无机杂质，如砂石、泥块、尘土等。如《中华人民共和国药典》规定，番泻叶杂质不得过 6%。

9. 灰屑检查法 检查中药饮片中灰屑的含量，即清洁度检查。

10. 有害物质的检查 有害物质是指中药中对人体有害、有毒的无机、有机成分，主要是指有机氯、有机磷农药，黄曲霉素及铅、砷等重金属。中药的有效和无害是同等重要的，中药要进入国际市场则其有害物质的含量一定要低于国际有关规定。

（1）农药残留量的测定 有机氯类农药中的二二三（DDT）和六六六（BHC）是使用久、数量大的农药。此外有机磷农药如敌百虫等，以及拟除虫菊酯类使用亦很广泛。由于它们在使用后会在土壤里或生物体中长期残留和累积而危害人体，因此世界各国都非常重视食品和药品中有机氯、有机磷农药残留量的检测和限量问题。

（2）黄曲霉素的检查 由于黄曲霉素的危害极大，世界各国对食品和药品中黄曲霉素的限量做了严格的限定。目前，黄曲霉素污染中药的研究报道较多。

（3）重金属的检查 重金属指在实验室条件下能与硫代乙酰胺或硫化钠作用显色的金属杂质，如铅等。《中华人民共和国药典》中收载重金属、砷盐限量及其他金属盐检查的中药主要是矿物类药材，如石膏中重金属不得过 10 mg/kg，砷盐不得过 2 mg/kg。并对植物类、动物类药材中重金属检查做出明确规定，如地龙重金属不得过 30 mg/kg 等。

（4）二氧化硫残留检查 中药熏硫除具有漂白作用外，还可杀虫、防霉，利于干燥和贮藏，但是残留太高，对中药化学成分产生影响。《中华人民共和国药典》（2020 年版）规定：除另有规定外，中药材及中药饮片（除矿物类外）的二氧化硫残留量不得过 150 mg/kg。常用硫黄熏蒸的药材包括粉葛、白术、白芍、牛膝、白及、天麻、党参、天冬、天花粉等。

三、中药有效成分定性、定量分析

中药的疗效主要取决于其有效成分的种类及含量，因而以其作为指标所进行的检测对保证中药治疗的好坏至关重要。

1. 有效成分的定性分析 生物碱、蛋白质、氨基酸、黄酮、皂苷、糖和苷类、香豆素、蒽醌类、三萜类、挥发油等天然化合物的定性分析，主要采用理化鉴别的方法进行。

2. 有效成分的定量分析

（1）重量法 分析化学的基础分析方法，无需基准物质对照，结果较为可靠，但操作烦琐费时。

（2）中和法 又称酸碱中和法，是利用酸碱中和反应的容量分析法。

（3）非水溶解滴定法 在非水溶剂中进行滴定的方法，使有些在水溶液中进行不完全的反应，在非水溶液中能进行完全。

（4）络合量法 利用络合反应来进行定量的容量分析方法，常用的有银氨络离子法、汞量法及氨羧络合法。

（5）银量法 根据滴定液与待测物能生成难溶物的沉淀反应来进行定量的一种定量分析法，亦是容量沉淀法的一种。

（6）氧化还原法　以氧化还原反应为基础的一种容量分析方法，应用较为广泛。

（7）重氮化滴定法　利用 $NaNO_2$ 溶液在酸性环境下发生重氮反应测定芳香族伯胺化合物含量的方法。

（8）挥发油测定法　挥发油的含量是衡量药材质量好坏的主要依据之一。《中华人民共和国药典》对有关药材挥发油的含量均做了明确规定。

（9）色谱法　又称层析法，是进行中药化学成分分离和鉴别的重要方法。其基本原理是利用不同物质在两相中所表现出的物理化学性质上的差异，当一相固定，另一相流动时，这些物质在两相间产生差速移动，从而使不同组分得到充分分离。常用的有薄层色谱法、气相色谱法、高效液相色谱法等。

（10）分光光度法　通过测定物质在特定波长处或一定波长范围内的吸光度，对该物质进行定性和定量的分析方法。一般常用波长为紫外光区（200 ～ 400 nm）、可见光区（400 ～ 850 nm）、红外光区（2.5 ～ 115 μm）。所用仪器为紫外 – 可见分光光度计、红外分光光度计和原子吸收分光光度计。

（11）色谱光谱联用分析法　各种色谱仪器和光谱仪器发展迅速，它们各有自己的优点和缺点，为使检测手段更加快速、灵敏、准确，样品需要量少，仪器种类简化，常采用相关仪器联机，结合微机分析技术，以达到取长补短、协同发挥功效的目的，色谱光谱联机技术应运而生。如气相色谱 – 质谱联用（GC–MS）、红外色谱 – 质谱联用（IR–MS）、液相色谱 – 质谱联用（HPLC–MS）、串联质谱（MS–MS）等。

第三节　中药材检定通则

中药材的检定包括鉴别和检测。其主要项目有“性状”“鉴别”“检查”“浸出物测定”“含量测定”等项目。按《中华人民共和国药典》的规定，应遵守下列有关的各项规定。

①取样：药材取样法指选取供鉴别和检测药材样品的方法。所取样品理论上应能完全反映大样的情况，取样的代表性直接影响鉴别和检测的正确性。取样的基本原则是随机，各环节有一些技术性要求。必须重视取样及取样的各个环节。

②为了正确检定药材，必要时可用符合《中华人民共和国药典》（2020 年版）规定的相应药材标本作为对照。

③供检定的药材如已切碎，除“性状”项不完全相同外，其他各项应符合规定。

④“性状”指药材的形状、大小、色泽、表面特征、质地、断面（包括折断面或切断面）特征及气味等。

⑤“鉴别”指检定药材真实性的方法，包括经验鉴别、显微鉴别及理化鉴别。

a. 经验鉴别指用简便易行的传统方法观察颜色变化、浮沉情况以及爆鸣、色焰等特征。

b. 显微鉴别指用显微镜观察药材切片、粉末或表面等组织、细胞特征。

c. 理化鉴别指用化学或物理的方法，对药材中所含某些化学成分所进行的鉴别试验。

⑥“检查”是指对药材的纯度进行测定的方法，包括水分、灰分、杂质、毒性成分、重金属及有害元素、二氧化硫等。

⑦“浸出物测定”指用水或其他溶剂对药材中可溶性物质进行测定的方法。

⑧“含量测定”指用化学、物理或生物的方法，对药材质量进行检定的方法，包括挥发油及主要成分的含量、生物效价测定等。

第六章　中药材及中药饮片的贮藏与养护

经加工后的药材与炮制后的饮片，通常情况下，不会立即使用，往往要置于仓库中贮藏一段时间，待需要时使用。在贮藏过程中，因受周围环境和贮藏条件等因素的影响，常会发生霉烂、虫蛀、变色、走油等变质现象，从而导致药材和饮片的化学成分、性状、性味等发生变化，影响临床疗效，严重者失去疗效或产生新的毒副作用。因此，必须十分重视中药材及中药饮片的贮藏与养护，注重将传统的贮藏保管经验与现代科学养护技术相结合，以达到科学贮藏、保证中药材与中药饮片质量，以及用药安全有效的目的。

第一节　影响中药材及中药饮片在贮藏过程中变质的主要因素

导致中药材及中药饮片在贮藏过程中变质的因素主要有外在因素（即自然条件）和内在因素（即中药材及中药饮片自身特性）。此外，贮藏的时间因素对中药材及中药饮片的质量也有一定的影响。

一、外在因素

外在因素指自然环境条件，直接或间接影响中药材及中药饮片的质量。外在因素主要有以下几种。

1. 日光　日光有防霉、杀菌或干燥的积极作用，但若日光直射，热能过高也能引起或促进中药材或中药饮片中的化学成分发生变化，导致中药材及中药饮片变色、走油、干枯、粘连等现象发生。

2. 空气　空气中的氧气能直接使中药材及中药饮片中的某些成分发生氧化作用而影响其质量。如皂矾的主要成分为硫酸亚铁，在湿空气中能迅速氧化，变成黄棕色的碱式硫酸铁。若中药材及中药饮片长期与空气接触，则会出现颜色变深、质地变脆、气味变淡或丧失等现象。

3. 温度　温度过高对含挥发性成分的中药材及中药饮片影响较大，能使其成分流失。此外，温度与中药材及中药饮片的发霉、生虫、粘连、干枯、走油、变色等现象的发生有较密切的关系。当温度在 20 ～ 25 ℃时，害虫、霉菌容易繁殖、滋生；当温度在 35 ℃以上时，含脂肪多的中药材及中药饮片容易发生走油现象；含树脂多的中药材及中药饮片容易变软、粘连、结块、熔化、变形。所以在仓储中应根据不同种类中药材、中药饮片的特性，选择适宜的温度。

4. 湿度　贮藏中药材及中药饮片适宜的相对湿度为 60% ～ 70%。湿度过高，含淀粉、糖、脂肪多的中药材及中药饮片容易发霉、变色、走油、潮解等。湿度过低，滋润型、含油质多的中药材及中药饮片就会出现失润，结晶性中药材就会失水而加速风化，如芒硝等。因此，仓储中应严格控制湿度，这对防止中药材及中药饮片的变质具有十分重要的意义。

5. 微生物　中药材及中药饮片大多含有脂肪、蛋白质、碳水化合物和水分等，故在贮藏过程中易受微生物的侵袭，而发生霉变、腐烂、粘连、走油、变味、变色等现象，影响中药材及中药饮片质量。

微生物种类繁多，引起中药材及中药饮片变质的微生物主要有曲霉、青霉、毛霉、根霉、木霉等。它们通过分解（异化作用）、吸收（同化作用）而实现其营养代谢过程，引起中药材及中药饮片的质量变化。在中药材及中药饮片的贮藏过程中，应根据不同的种类特性及不同微生物的生活特征，选择适宜的贮藏条件，尤其是温度和湿度，尽量控制微生物的侵袭，保证中药材及中药饮片质量。

二、内在因素

内在因素指中药材及中药饮片本身所含的成分，常因受外在因素的影响而发生变异。

1. 淀粉　富含淀粉的中药材及中药饮片，其质地较疏松，易吸收外界水分、受霉菌感染，也有利于害虫汲取养料赖以生存。

2. 糖类　含有糖类的中药材及中药饮片，遇水或受潮后膨胀发热，引起发酵、霉变。同时，糖类也是害虫、微生物的养料，有利于其繁衍。

3. 挥发油　含挥发油的中药材及中药饮片，在气温为 20 ℃左右时，其挥发性成分就会挥发散失，气温越高，其损失程度越高。

4. 油脂　含油脂的中药材及中药饮片，若保管不当，油脂就会发生水解和氧化，产生腐败现象，导致质量发生变异。

5. 水分　中药材及中药饮片均含有水分，若含水量过高，则发生发热腐烂或生霉；若含水量过少，则出现失润、干裂现象。

6. 色素　中药材及中药饮片中所含的色素，因受温度、湿度、日光、空气的影响而发生变色，从而影响质量。

三、时间因素

中药材及中药饮片中含有多种不同的成分，即使贮藏条件适宜，若贮藏时间过久，也会或多或少受到外界环境影响，逐渐发生变质而影响疗效。故一般情况下贮藏时间不宜太长。

第二节　中药材及中药饮片贮藏中常见的变质现象及其防治措施

中药材及中药饮片在贮藏过程中常见的变质现象有虫蛀、生霉、走油、变色等。

一、虫蛀

虫蛀是指害虫侵入中药材及中药饮片内部所引起的破坏作用。虫蛀对中药材及中药饮片的质量影响甚大，经虫蛀后的中药材或中药饮片，有的形成孔洞，有的变成蛀粉，完全失去药用价值。

含脂肪油、淀粉、蛋白质及糖类的中药材及中药饮片易被害虫蛀蚀，在贮藏中应注意防治。一般情况下，温度在 16 ～ 35 ℃，相对湿度在 60% 以上，中药材及中药饮片含水量在 11% 以上，易生虫害。

（一）害虫的来源

害虫的来源主要有下列几种渠道：中药材在采收中受到污染；在加工炮制过程中未能有效地将

害虫或虫卵杀灭；在贮藏过程中，害虫由外界侵入并繁殖；贮藏的地方或容器本身不洁净，内有害虫生成。

（二）常见的有害昆虫种类与危害情况

①药材甲 *Stegobium paniceum* L.，主要蛀蚀根及根茎类、芳香性中药材及中药饮片。

②大谷盗 *Tenebroides mauritanicus* L.、谷象 *Sitophilus granarius* L.、米象 *Sitophilus oryzae* L.，主要蛀蚀果实种子类中药材及中药饮片。

③赤毛皮蠹 *Dermestes tesselatocollis Mots.*、黑皮蠹 *Attagenus piceus oliv.*，主要危害动物类及含油脂的植物类药材。

④日本蛛甲 *Ptinus japonicus Reitter*，主要蛀蚀芳香性和粉性中药材及中药饮片。

⑤谷蛾 *Tinea granella* L.、印度谷螟 *Plodia interpunctella Hbn.*，主要蛀蚀花、叶及含糖类中药材及中药饮片，其中印度谷螟亦为种子类中药材的重要害虫。

⑥螨类：常见的有粉螨 *Tyroglyphus farinae* L.、干酪螨 *Tyroglyphus sino* L.、等钳蠊螨 *Blattisocius dentriticus*（*Berlese*）等。这些螨类不仅使中药材及中药饮片在短期内发霉变质，而且患者服药后会引起多种疾病。

（三）虫蛀的防治方法

1. 控制贮藏的温度和湿度 害虫生长繁育的适宜温度一般在 16 ～ 35 ℃，相对湿度在 60% 以上，其中螨类生长相对湿度在 80% 以上。控制湿度可根据中药材及中药饮片的性质与实际情况，选择冷藏法和变温处理法，常用的变温处理法有暴晒法、烘烤法、热蒸法及远红外变温法等。冷藏法可采用冷窖、冷库等干燥冷藏。

控制湿度主要是控制空气中的湿度，可采取通风降潮和吸湿干燥的方法。通风降潮是在仓库内安装排风扇，当库内相对湿度高于库外时，开扇排出潮气。阴雨天库外湿度高于库内，不要通风；吸湿干燥是在库内放置若干石灰箱，吸收空气中的水蒸气。

此外，控制湿度还可以采用密封法（将贮藏中药材或中药饮片的容器用蜡或塑料封固）、埋藏法（利用干砂、谷糠、稻壳、锯末等与中药材或中药饮片混装），这两种方法也可降低空气湿度。

2. 药剂熏蒸杀虫法 利用某些化学药剂产生的有毒气体驱杀害虫的方法。要求使用的药剂挥发性强，有强烈的渗透性，作用迅速，可在短时间内杀灭害虫和虫卵，杀灭后能自动挥发而不附着在中药材及中药饮片上，并且对人体健康没有影响。常用的化学剂有磷化铝、氯化苦（三氯硝甲基甲烷）、溴甲烷、二氧化硫等。

3. 对抗贮藏法 这是一种常用的传统养护方法。它是利用害虫、微生物对某些物质的特殊成分或特殊气味所具有的趋避作用，达到防虫、防霉的目的，如泽泻与牡丹皮同贮，泽泻不生虫，牡丹皮不变色；蕲蛇、海马放入花椒或樟脑，可防虫蛀；瓜蒌、哈蟆油喷洒酒可防虫、防霉等。

4. 气调养护法 气调为空气组成的调整管理，国外称为“CA 储藏”。密闭库或特制的塑料帐罩中，抽出其中的空气，充入氮气或二氧化碳，害虫、霉菌因缺氧而不能生长繁殖或窒息死亡。本法的优点是既能保持中药材及中药饮片的原有品质，又能杀虫、防霉，是近年来应用的一种科学方法。

此外，尚有气幕防潮技术、机械吸潮技术、核辐射灭菌技术等用于中药材及中药饮片的防虫、灭菌。

二、生霉

（一）生霉的原因

生霉是霉菌在中药材及中药饮片表面或内部滋生的现象。大气中存在大量的霉菌孢子，散落在中药材或中药饮片表面，在适宜的温度（25 ℃左右）、适宜的湿度（空气中的相对湿度在 80% 以上，或中药材含水率超过 15%）环境及足够的营养条件下，即萌发出菌丝，分泌酵素，分解和溶蚀中药材或中药饮片，促使中药材及中药饮片腐败变质，甚者失去药效。

（二）常见霉菌的种类

霉菌的种类很多，常见的有毛霉属（*Mucor*）、根霉属（*Rhizopus*）、曲霉属（*Aspergillus*）等多种霉菌。有些霉菌可产生毒素，如黄曲霉菌（*Aspergillus flavus Lk.*），其代谢产物为黄曲霉素，对肝脏有强烈的毒性。

（三）生霉的防治方法

1. 水分控制法　中药材及中药饮片中所含水分过高是霉菌生长繁殖的重要条件之一。为了防止生霉，库存中药材及中药饮片应干燥，含水率一般应控制在 9% ～ 13%，使霉菌难以生存，从而达到防霉的目的。在贮藏过程中，可采取通风散潮，施用吸湿剂、吸湿机除湿等方法控制水分。

2. 温、湿度控制法　温度和湿度均是霉菌生长繁殖的条件。采用制冷设备和建造低温库，将库温调节至 15 ℃以下，相对湿度低于 70%，具有较好的防霉效果。

3. 密封法　利用严密的包装或其他方法，使中药材及中药饮片与外界环境隔绝，阻止了霉菌生长所需的氧气的进入，从而达到防止霉菌生长的目的。值得注意的是，密封前的中药材或中药饮片的含水率应在安全范围内，且无变味变质等现象，否则反而促进中药材或中药饮片霉变腐烂。密封的方式可依据中药材或中药饮片的性质和数量，采用密封库、密封跺、密封货架、密封包装等。亦可采用密封与吸湿相结合的方法，其防止霉变的效果更佳。

此外，防霉的方法还有化学防霉法、气调法、冷藏法等。

三、走油

走油又称泛油，指含油脂类的中药材在贮藏不当时油分泌于中药材表面或因受潮、变色、变质后表面呈现油样物质的变化现象。一般含挥发油、脂肪油或糖类成分高的中药材，容易产生走油现象。其主要原因与贮藏的温度、时间、日晒及暴露在空气中有关。药材走油时，常伴有发霉、虫蛀现象发生。防止走油的方法包括置于低温、低湿环境和减少与空气接触等，可选用密封法、气调法、吸潮法、低温法等。易走油的药材，应选择阴凉干燥的库房，堆码不宜过高、过大。

四、变色

各种中药材及中药饮片均有固定的颜色，它是鉴别中药材及中药饮片品质的标志之一。如贮藏不当，可致颜色改变及质量下降。引起变色的原因主要与所含水分、温度过高、日照时间长、使用杀虫剂不当、贮藏时间过久等有关。防止变色的措施是干燥、冷藏与避光贮藏。

中药材及中药饮片在贮藏过程中发生的变质现象，除上述几种外，尚有自燃、挥发、分解、风化等。应根据具体情况采取不同的措施进行养护。

第三节 中药材及中药饮片贮藏保管方法

一、一般中药材及中药饮片的贮藏与保管

中药材及中药饮片的种类繁多，加工炮制方法各异，除本身所含成分不同外，在加工炮制过程中，有的还添加了辅料，更增加了成分的复杂性，给贮藏、保管带来了更多的困难。在贮藏过程中，应注意以下几个方面。

（一）选择适宜的贮藏容器

中药材及中药饮片干燥后，可选择纤维制的袋、箱，竹木制的篓、筐、箱，陶瓷罐，缸，瓮等容器。应根据中药材及中药饮片本身的特性，以及各地区的实际情况，选择合适的容器进行包装和贮藏。

（二）贮藏场所及贮藏过程中的要求

中药材及中药饮片的贮藏场所（仓库）应洁净、通风、干燥、阴凉，并有遮光、阻鼠、除湿等设施。保持通风、干燥，避免日光直射，室温应控制在 30 ℃以下，相对湿度保持在 75% 以下为宜。在贮藏期间，应勤检查，勤翻晒，发现问题及时处理。并不宜贮藏过久。

（三）根据中药材及中药饮片的不同性质，采取适宜的贮藏方法

要根据中药材及中药饮片的不同性质，不同加工炮制方法，以及不同辅料种类，进行分类保管，采取不同的贮藏方法。

含淀粉多的品种，如山药、葛根、泽泻、白芍等，可用透气性良好的麻袋、编织袋等包装，贮藏于通风、阴凉、干燥的库房，勤检查、常翻晒，并注意防潮、防虫蛀。

含挥发油多的品种，如当归、川芎、荆芥、薄荷、广藿香、木香等，贮藏时应注意控制温度、湿度，注意防潮，尤其在梅雨季节，应勤加检查，发现问题，及时处理。

含糖分多及黏液质多的品种，如黄精、玉竹、熟地黄、天冬、党参等，在贮藏过程中易生霉、虫蛀，应注意控制库房的温、湿度，保持室内通风、干燥。若长时间贮藏，应勤翻晒。

易吸潮风化的品种，如玄明粉、芒硝、西瓜霜等，应贮藏于密封的缸、罐中，以防风化、潮解。

某些种子类药材经炒制后，增加了香气。如莱菔子、薏苡仁、紫苏子、扁豆等，若贮藏不当，极易受虫害、鼠害，应置于缸、罐内密封贮藏。

经酒制或醋制的中药饮片，如大黄、当归、常山、黄芩、大戟、芫花、香附子等，应贮藏于密封的容器内，置阴凉处存放。

盐炙的品种，如车前子、知母、巴戟天、益智仁等，应在药物充分干燥后再装入木箱或缸等密封容器中，置阴凉干燥处，以防吸潮而变质。

蜜炙的品种，如甘草、款冬花、紫菀、百部、枇杷叶等，易软化或黏结成团，也易发生霉变、虫蛀现象，应装入缸、罐等中密封贮藏，并做好防鼠管理工作。此类品种贮藏时间不宜过久，应根据实际用量，控制好饮片炮制量。

经炮制成炭的品种，如蒲黄、侧柏叶、艾叶、荆芥等，炮制后应凉透，贮藏前应仔细检查，防止复燃。并应装于缸或适当容器内贮藏。

总之，在中药材及中药饮片的贮藏保管中，要加强仓库的科学管理，严格执行相关规章制度，注意温、

湿度的调控，做好药物变质现象的预防与防治工作。

二、特殊中药材的贮藏与保管

特殊中药材是指除具有中药材一般性质之外，还具有特殊性质的中药材。主要包括贵细类中药和毒麻类中药。贵细类中药如冬虫夏草、牛黄、人参、西洋参、西红花等，其因价格昂贵，保管具有一定的经济责任；毒麻类中药如乌头、马钱子、砒霜、芒硝等，因具有使用危险性，保管具有极强的安全责任。这些特殊的中药材，必须单独贮藏在安全可靠的库房内，专人专柜保管。在贮藏期内，应由各自的来源、特性、库存数量的多少来决定其养护的方法。

综上所述，中药材及中药饮片的贮藏与养护是一项细致复杂而技术性较强的工作，也是保证中药质量的重要环节，必须予以高度重视。

第七章　中药材及中药饮片经营管理

中药是特殊商品，中药质量是中医临床用药安全有效的保障，质量的优劣直接关系到人们生命健康。近年来，随着产业化和市场化程度的不断提高，中药材已形成一套完整的产业链，包括中药材产地种植、采收和加工，饮片炮制、包装、贮藏、养护，以及终端的流通使用等环节。但随着中药产业规模的持续扩大，中药材市场以次充好、以假乱真、掺杂使假的现象时有发生。中药材及中药饮片流通环节的监管比较薄弱，仓储、物流方式普遍落后，仍没有摆脱传统农产品的产销模式。部分饮片经营、使用单位缺乏道德和诚信意识，没有充分认识到中药饮片对保障群众用药安全的意义，违法违规销售牟取暴利，造成中药饮片市场混乱不规范。由于种种原因，中药材及中药饮片经营管理制度还不完善，制约了中药产业和中医药事业的可持续健康发展。为了保证中药的安全性和有效性，制定完善的经营管理制度，提高中药产业从业人员的基本素养和管理水平显得尤为重要。

本章主要针对中药材及中药饮片经营管理人员制度，共分为 4 个环节，包括采购环节、收货环节、贮藏环节、销售环节。采购环节从源头把控，审查供货单位或个人的经营资质，记录供应商信息和采购信息；收货环节严把中药材质量，对中药材、中药饮片批批检验，不合格者拒收；贮藏环节分库、分类、分垛贮藏，根据中药材及中药饮片的特性和养护原则，采取合理有效的养护方法；销售环节严格执行公司相关规定，审核购货单位的资质证照，生成相应的销售记录。配送时单独封箱装车，按单发货，将中药材、中药饮片配送至客户处。

一、采购环节

（一）采购环节的目的和作用

采购，指企业在一定的条件下从供应市场获取产品或服务作为企业资源，以保证企业生产及经营活动正常开展的一项企业经营活动。采购是保证企业生产经营正常进行的必要前提，是保证质量的重要环节，是控制成本的主要手段之一，还是科学管理的开端。采购决定企业产品周转的速度，做好采购工作可以合理利用物质资源。

（二）采购环节的要求及操作流程

采购人员要审查供货单位的经营范围是否涵盖中药材、中药饮片。若从农户收购，要留存采购单复印件，建立有药农签字确认的档案资料。质管人员需要审核供货单位信息，并给予采购授权。采购人员依需求应在信息系统中建立采购订单和采购记录，内容包括药品的品名、规格、供货单位、产地、数量、价格、购货日期等内容。

二、收货环节

（一）收货环节的目的和作用

目前，中药材的品种比较复杂，中药材的质量也受到栽种、产地、采收加工、药用部位、采收时间、运输和贮藏等影响。在经营中常有以假充真，以次充好、掺假的现象发生。在使用上各地的用药习惯不同，有的异物同名，有的同物异名。由于以上种种现象的存在，中药材、中药饮片的验收对保证药品的质量，确保人们用药的安全有效显得尤为重要。

（二）收货环节的要求及操作流程

收货人员应核实到货的中药材、中药饮片等随货相关信息，合格即交质量验收人员进行质量验收，不合格则予以拒收。质量验收人员应当具有中药学专业中专以上学历或者具有中药学中级以上专业技术职称。直接收购农户中药材时，质量验收人员应进行检查验收，合格则验收入库，不合格则拒收。对供货企业的中药材、中药饮片检验合格后方可入库，中药材、中药饮片应有包装和标签，包装应完整、无水迹、霉变及其他污染情况，并附有质量合格标志，标签上应标明品名、产地、供货单位、生产企业、产品批号、生产日期。实施批准文号管理的中药饮片还必须注明批准文号。

三、贮藏环节

（一）贮藏环节的目的和作用

中药材和中药饮片在临床应用的过程中，若贮藏保管不当，容易由空气、温度、湿度、贮藏方法等因素造成质量和疗效下降，出现走油、变色、气味散失等现象。因此，中药材和中药饮片的贮藏方法对保证药材质量关系重大，根据不同中药材、中药饮片特性，选择合适的贮藏方法，能够提高贮藏效果，保障中药材和中药饮片的质量。

（二）贮藏环节的要求及操作流程

中药材、中药饮片设置不同专库存放，不同品种的中药材或同一品种不同规格的中药材应分垛存放；同一品种、不同规格或批号的中药饮片应分垛存放。不得与其他类药品混存于同一库房内。应根据中药材、中药饮片的自然属性和特性，分类存放于阴凉库、常温库等。从事养护的工作人员，应当具有中药学专业中专以上学历或者具有中药学初级以上专业技术职称。根据中药材、中药饮片的不同性质，进行定期或不定期检查，并针对重点养护品种，分别采取合理有效的养护方法。养护方法介绍如下。

干燥法：干燥可以除去中药材、中药饮片中过多的水分，同时可杀死霉菌、害虫及虫卵，起到防止虫蛀、霉变的效果。

摊晾（阴干）法：适用于芳香叶类、花类、皮类等不宜暴晒的中药材、中药饮片。将中药材、中药饮片置于室内或阴凉处，使其借湿热空气流动，吹去水分而干燥。

日晒法：适用于不怕融化、不易变色的根及根茎类的中药材及中药饮片。将中药材或中药饮片置于晒场上暴晒，并时时翻动，充分利用太阳的热能及紫外线杀死害虫及霉菌。

吸潮法：主要采用吸潮剂或除湿机，使空气中的水分或中药材及中药饮片中的水分减少，创造不利于虫、霉生长的干燥环境。

低温冷藏法：夏季梅雨季来临之前，将中药材及中药饮片贮藏于阴凉库中，可以有效防止不宜日晒、药物熏蒸的中药材及中药饮片的生虫、发霉、变色等变质现象发生。

四、销售环节

（一）销售环节的目的和作用

目前，中药材、中药饮片在销售中存在一些违法违规行为，需要加强中药材、中药饮片流通使用环节的监督检查。这些违法违规行为包括：违规为他人经营中药材、中药饮片提供场所、资质证明文件、票据等条件；对购货方资质审查不严格，或从非法渠道购进中药材、中药饮片并销售；非法分装、加工或贴签销售外购中药材、中药饮片；超范围经营毒性中药材、中药饮片等。因此，需要加强销售环节的监督管理，减少流通环节的违法违规行为。

（二）销售环节的要求及操作流程

销售人员应严格执行公司规定，收集购货单位的合法资质证照等材料，药品批发、零售企业提供的有效证件。质管人员根据审核合格的证照经营范围，在信息系统中给予销售企业相应的中药材、中药饮片销售权限。销售人员按购货企业的品种需求，依系统给予销售范围开票。信息系统中应自动生成相应的销售记录。中药材销售记录应当包括品名、规格、产地、购货单位、销售数量、单价、金额、销售日期等内容；中药饮片销售记录应当包括品名、规格、批号、产地、生产厂商、购货单位、销售数量、单价、金额、销售日期等内容。保管人员对信息系统中确认销售的中药材、中药饮片按单发货、复核。单独封箱装车，不得与其他药品混箱。配送人员将装车中药材、中药饮片配送至客户。

中药材、中药饮片是中药的重要组成部分，既可以用于中医临床配方使用，也可以用于中成药生产，其质量关乎人民群众用药安全有效。近年来，中药材、中药饮片总体质量状况有所好转，但存在的问题仍不容乐观。质量问题是中药行业面临的最大制约问题，未来要采取多种举措提高质量，规范企业的经营管理，进一步加强中药监督管理，提高中药质量。

各论

Gelun

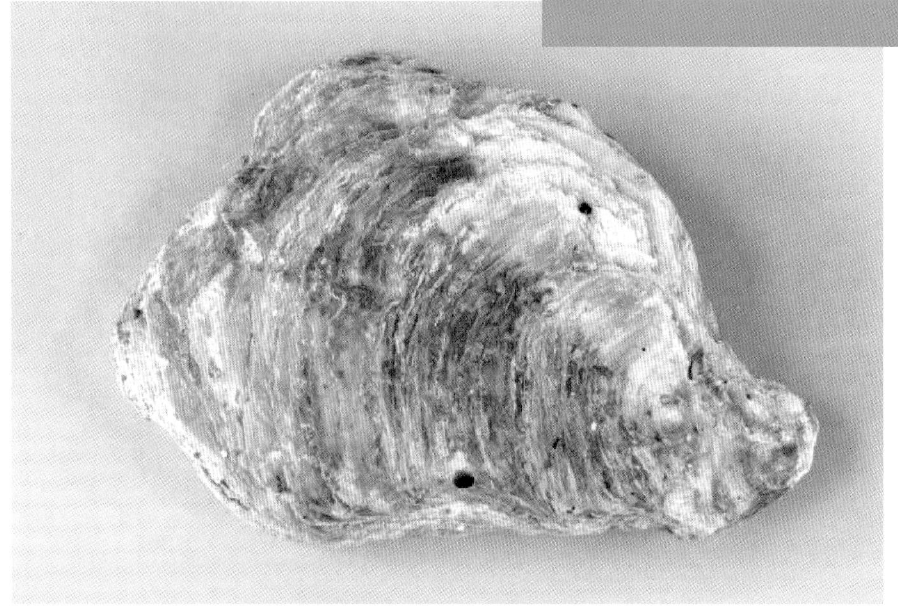

第八章　根及根茎类

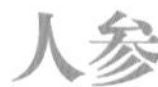

人参

Renshen

Ginseng Radix et Rhizoma

本品为常用中药，始载于《神农本草经》，列为上品。

【别名】生晒参、园参、山参、棒槌。

【来源】五加科植物人参 *Panax ginseng* C. A. Mey. 的干燥根和根茎。

【产销】主产于吉林、辽宁、黑龙江等地。销全国。

【采收加工】多于秋季采挖，去茎叶及泥土，洗净，常置沸水中微烫后，晒干或烘干。栽培的俗称“园参”；播种在山林野生状态下自然生长的称“林下山参”，习称“籽海”。完全为野生者称为“山参”，现已少见，为国家一级保护野生植物。

【炮制】取原药材，润透，切薄片，干燥。或用时粉碎、捣碎。

【商品特征】

1. 药材　园参（生晒参）：主根呈纺锤形或圆柱形，长3～15 cm，直径1～2 cm。表面灰黄色，上部或全体有疏浅断续的粗横纹及明显的纵纹，下部有支根2～3条，并着生多数细长的须根，须根上常有不明显的细小疣状凸起（珍珠点）。根茎（芦头）长1～4 cm，直径0.3～1.5 cm，多拘挛而弯曲，具不定根（艼）和稀疏的凹窝状茎痕（称芦碗）。质较硬，断面淡黄白色，显粉性，形成层环纹棕黄色，皮部有黄棕色的点状树脂道及放射状裂隙。香气特异，味微苦、甘。（图8–1）

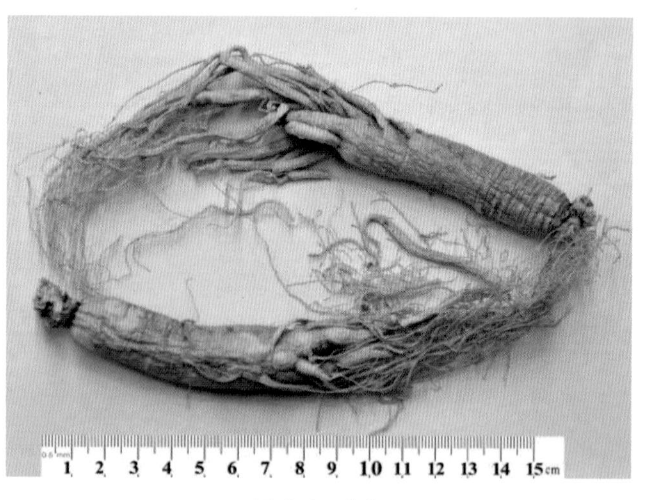

图8-1　人参

林下山参（生晒山参）：主根与根茎近等长或较短，呈圆柱形、菱角形或人字形，长1～6 cm。表面灰黄色，具纵皱纹，上部或中下部有环纹，支根多为2～3条，须根少而细长，清晰不乱，有较明显的疣状凸起。根茎细长，少数粗短，中上部具稀疏或密集而深陷的茎痕。不定根较细，多下垂。

均以条粗、色灰黄、完整者为佳。

本品特征可概括如下。

人参多呈圆柱形，芦头艼须珍珠点。

环纹明显纵皱多，表面灰黄质较硬。

断面黄白参味足，大补元气复脉血。

山参特征可概括如下。

芦长碗密枣核艼，紧皮细纹珍珠须。

2. 饮片　呈圆形或类圆形薄片。外表皮灰黄色。切面淡黄白色或类白色，显粉性，形成层环纹棕黄色，皮部有黄棕色的点状树脂道及放射状裂隙。体轻，质脆。香气特异，味微苦、甘。（图 8-2）

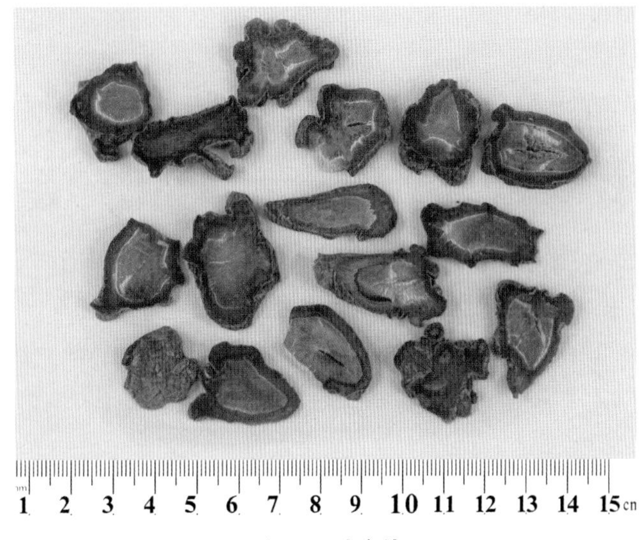

图 8-2　人参片

【主要成分】主含三萜皂苷，分别为五环三萜齐墩果烷系、四环三萜达玛脂烷系、原人参二醇组和原人参三醇组，分别有人参皂苷（ginsenoside）R*x*（x = 0、a_1、a_2、a_3、b_1、b_2、b_3、c、d、e、f、g_1、g_2、g_3、h_1、h_2、h_3、s_1、s_2）等。另含糖类、少量挥发油、氨基酸、微量元素、有机酸及酯类、维生素等成分。

【鉴别】

1. 根横切面　木栓层为数列细胞，栓内层窄。韧皮部外侧有裂隙，内侧薄壁细胞排列较紧密，有树脂道散在，内含黄色分泌物。形成层成环。木质部射线宽广，导管单个散在或数个相聚，断续排列成放射状，导管旁偶有非木化的纤维。薄壁细胞含草酸钙簇晶。

2. 粉末　呈淡黄白色。树脂道碎片含黄色块状分泌物。草酸钙簇晶直径 20 ～ 68 μm，棱角锐尖。木栓细胞表面观类方形或多角形，壁细波状弯曲。网纹导管和梯纹导管直径 10 ～ 56 μm。淀粉粒甚多，单粒类球形、半圆形或不规则多角形，直径 4 ～ 20 μm，脐点点状或裂缝状；复粒由 2 ～ 6 分粒组成。

3. 化学鉴别　取本品粉末 0.5 g，加乙醇 5 mL，振摇 5 min，滤过。取滤液少量，置蒸发皿中蒸干，滴加三氯化锑的氯仿饱和溶液，再蒸干，显紫色。

4. 薄层色谱　供试品色谱中，在与人参对照药材色谱和人参皂苷 Rb_1、人参皂苷 Re、人参皂苷 Rf 及人参皂苷 Rg_1 对照品色谱相应位置上，分别显相同颜色的斑点或荧光斑点。

【检查】水分不得过 12.0%。总灰分不得过 5.0%。

重金属及有害元素：铅不得过 5 mg/kg，镉不得过 1 mg/kg，砷不得过 2 mg/kg，汞不得过 0.2 mg/kg，铜不得过 20 mg/kg。

其他有机氯类农药残留量　五氯硝基苯不得过 0.1 mg/kg；六氯苯不得过 0.1 mg/kg；七氯（七氯、环氧七氯之和）不得过 0.05 mg/kg；氯丹（顺式氯丹、反式氯丹、氧化氯丹之和）不得过 0.1 mg/kg。

【含量测定】高效液相色谱法。按干燥品计，本品含人参皂苷 Rg_1（$C_{42}H_{72}O_{14}$）和人参皂苷 Re（$C_{48}H_{82}O_{18}$）的总量，药材不得少于 0.30%，饮片不得少于 0.27%。

含人参皂苷 Rb_1（$C_{54}H_{92}O_{23}$），药材不得少于 0.20%，饮片不得少于 0.18%。

【商品规格】人参的传统规格等级复杂多样，有“野山参”与“园参”两大品别。野山参分八个等级。园参分边条鲜参、普通鲜参，干浆参，全须生晒参、生晒参，白干参、皮尾参，白混须、白直须，白糖参、轻糖直须等规格；再各分若干等级或混货（统货）。举例如下。

生晒参：

一等 干货。根呈圆柱形，体轻有抽沟，去净艼须。表面黄白色，断面黄白色。气香味苦。每 500 g 60 支以内。无破疤、杂质、虫蛀、霉变。

二等 干货。每 500 g 80 支以内。余同一等。

三等 干货。每 500 g 100 支以内。余同一等。

四等 干货。体轻有抽沟、死皮。每 500 g 130 支以内。余同一等。

五等 干货。体轻有抽沟、死皮。每 500 g 130 支以上。余同一等。

【性味功能】（根）性微温，味甘、微苦。归脾、肺、心、肾经。大补元气，复脉固脱，补脾益肺，生津养血，安神益智。用于体虚欲脱，肢冷脉微，脾虚食少，肺虚喘咳，津伤口渴，内热消渴，气血亏虚，久病虚羸，惊悸失眠，阳痿宫冷。（根茎 / 人参芦）性温，味甘、微苦。涌吐，升阳。

【用法用量】3 ～ 9 g，另煎兑服；也可研粉吞服，一次 2 g，一日 2 次。不宜与藜芦、五灵脂同用。

【贮藏】置阴凉干燥处，密闭保存，防蛀。

【附注】

（1）目前市场上生晒山参主要来自林下山参。纯野生的“野山参”很稀少，而且早已列入国家《珍稀濒危保护植物名录》，为一级保护植物。

（2）园参中，“边条参”是家种人参的一种，生长年限较长，一般 8 ～ 9 年；其中倒栽二、三次，并“整形下须”，使呈人形；其特点是三长，即芦长、身长、腿长，体形优美；主产于吉林省集安市。普通参是指栽种时间较短，一般六年收获，参皮较嫩，肩部不显横皱纹的人参；特点是芦短，身短而粗胖，支根不限。

（3）近年来，有将人参花用作茶饮。本品为人参（*Panax ginseng* C. A. Mey.）的干燥花序。6—7 月采下花序，除去杂质，烘干。本品特征是伞形花序单一顶生，每花序 10 ～ 80 朵花，集成伞形或圆球形；花小，直径 2 ～ 3 mm，花瓣多脱落；花萼绿色，5 齿裂；未开放花冠呈半球形，花瓣 5，淡黄绿色，卵形，有残存花梗；雄蕊 5，花丝甚短；子房下位，花柱 2，基部合生，上部分离。气清香，特异，味苦、微甜。

（4）产于朝鲜的人参称朝鲜人参，又称高丽参、别直参。植物来源同人参。商品有朝鲜红参、朝鲜白参。以朝鲜红参质量为好。

（5）常见伪品主要有野豇豆、商陆、桔梗、华山参、山莴苣等植物的根。

野豇豆：豆科植物野豇豆的根。呈圆柱形或长纺锤形，顶端有残留草质茎痕，表面黄棕色，有纵皱纹及横向皮孔样疤痕。气微，味淡，微有豆腥气。

商陆：商陆科植物商陆或垂序商陆的根。呈圆锥形或圆柱形，顶端有残留的茎基，折断面可见数层同心性环纹。无臭，味淡稍麻舌。

桔梗：桔梗科植物桔梗的根。呈圆锥形或圆柱形，根茎及表面栓皮多已去除，不分枝或少分枝，常扭曲皱缩。表面灰黄色，有明显的纵皱纹，质硬脆，易折断，断面可见明显的形成层环。气微，味微苦。

华山参：茄科植物华山参的根。呈圆锥形或圆柱形，顶端常有残留的短根茎。根头有细横环纹，表面棕色，可见横向皮孔状疤痕，栓皮脱落处呈黄色。气微，味甘而微苦，稍麻舌。

山莴苣：菊科植物山莴苣的根。呈圆锥形，多自顶端分枝，顶端有圆形的芽或芽痕。表面灰色或灰褐色，具细纵皱纹及横向点状须根痕。气微，味微甜而后苦。

红参

Hongshen

Ginseng Radix et Rhizome Rubra

本品为常用中药，始载于《神农本草经》，列为上品。

【别名】紫参、红根。

【来源】五加科植物人参 *Panax ginseng* C. A. Mey. 的栽培品经蒸制后的干燥根及根茎。

【产销】主产于吉林、辽宁、黑龙江等地。销全国。

【采收加工】秋季采挖，洗净，蒸制后，干燥。

【炮制】润透，切薄片，干燥，用时粉碎或捣碎。

【商品特征】

1. 药材　主根呈纺锤形、圆柱形或扁方柱形，长 3 ～ 10 cm，直径 1 ～ 2 cm。表面半透明，红棕色，偶有不透明的暗黄褐色斑块，具纵沟、皱纹及细根痕；上部有时具断续的不明显环纹；下部有 2 ～ 3 条扭曲交叉的支根，并带弯曲的须根或仅具须根残迹。根茎（芦头）长 1 ～ 2 cm，上有数个凹窝状茎痕（芦碗），有的带有 1 ～ 2 条完整或折断的不定根（艼）。质硬而脆，断面平坦，角质样。气微香而特异，味甘、微苦。（图 8-3）

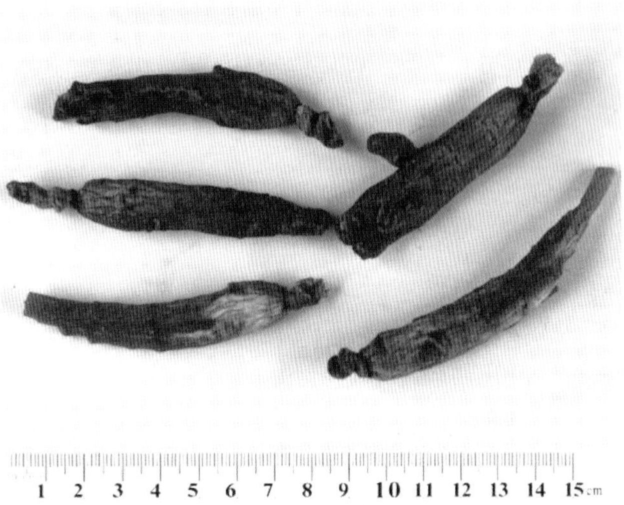

图 8-3　红参

本品特征可概括如下。

红参主根纺锤形，表面红棕半透明。

上部环纹欠明显，下部支根二三条。

2. 饮片　类圆形或椭圆形薄片。外表皮红棕色，半透明。切面平坦，角质样。质硬而脆。气微香而特异，味甘、微苦。（图 8-4）

【主要成分】含三萜皂苷、挥发油、脂肪酸、黄酮、糖类等。如人参皂苷 Rb_1、人参皂苷 Re、人参皂苷 Rf、人参皂苷 Rg_1、人参皂苷 Rh_1、人参皂苷 Rs_1、麦芽酚（maltol）、2,6- 二叔丁基对苯二酚、人参萜醇、苹果酸、人参多糖、山柰酚等。

【鉴别】

1. 粉末　红棕色。树脂道碎片含黄色块状分泌物。草酸钙簇晶直径 20 ～ 68 μm，棱角尖锐。木栓细胞表面观呈类方形或多角形，壁微波状弯曲。网纹导管和梯纹导管，直径 10 ～ 56 μm。淀粉粒糊化成团，轮廓模糊。

2. 薄层色谱 供试品色谱中，在与人参对照药材色谱和人参皂苷 Rb_1、人参皂苷 Re、人参皂苷 Rf 及人参皂苷 Rg_1 对照品色谱相应位置上，分别显相同颜色的斑点或荧光斑点。

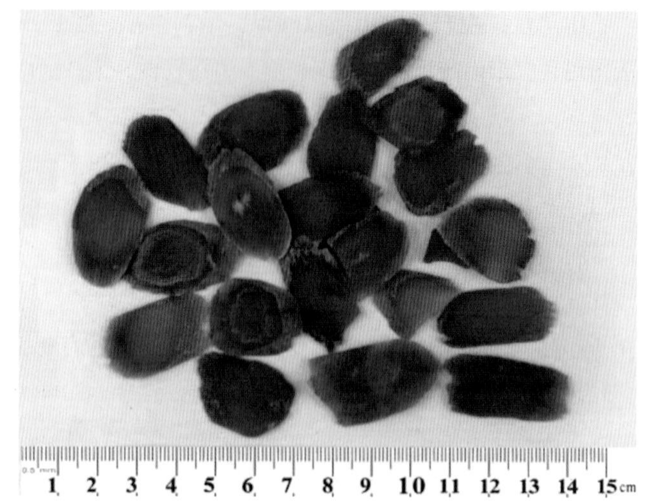

图 8-4 红参片

【检查】水分不得过 12.0%。

其他有机氯类农药残留量 五氯硝基苯不得过 0.1 mg/kg，七氯（七氯、环氧七氯之和）不得过 0.05 mg/kg，氯丹（顺式氯丹、反式氯丹和氧化氯丹之和）不得过 0.1 mg/kg。

【含量测定】高效液相色谱法。按干燥品计，含人参皂苷 Rg_1（$C_{42}H_{72}O_{14}$）和人参皂苷 Re（$C_{48}H_{82}O_{18}$）的总量，药材不得少于 0.25%，饮片不得少于 0.22%。

含人参皂苷 Rb_1（$C_{54}H_{92}O_{23}$）的含量，药材不得少于 0.20%，饮片不得少于 0.18%。

【商品规格】传统规格等级划分较复杂，规格有 16（支）边条红参、25 边条红参、35 边条红参、45 边条红参、55 边条红参、80 边条红参、小货边条红参，20（支）普通红参、32 普通红参、48 普通红参、64 普通红参、80 普通红参、小货普通红参，红混须、红直须、红弯须等。在此基础上再各分若干等级或统货（混货）。

例如 20（支）普通红参：

一等 干货，根呈圆柱形。表面棕红色或淡棕色，有光泽，质坚实。无细腿、破疤、黄皮、虫蛀。断面角质样。气香、味苦。每 500 g 20 支以内。每支 25 g 以上。

二等 干货，根呈圆柱形。表面棕红色或淡棕色。稍有干疤、黄皮、抽沟、无细腿、虫蛀。断面角质样。每 500 g 20 支以内，每支 25 g 以上。

三等 干货，呈圆柱形。色泽较差。有黄皮、干疤、抽沟、红腿。无虫蛀。断面角质样。每 500 g 20 支以内，每支 25 g 以上。

【性味功能】（根）性温，味甘、微苦。归脾、肺、心、肾经。大补元气，复脉固脱，益气摄血。用于体虚欲脱，肢冷脉微，气不摄血，崩漏下血。

【用法用量】3 ～ 9 g，另煎兑服。不宜与藜芦、五灵脂同用。

【贮藏】置阴凉干燥处，密闭，防蛀。

三七

Sanqi

Notoginseng Radix et Rhizoma

本品为常用中药，始载于《本草纲目》。

【别名】田七、参三七、金不换、滇三七。

【来源】五加科植物三七 *Panax notoginseng*（Burk.）F. H. Chen 的干燥根和根茎。

【产销】主产于广西田阳、靖西、百色及云南文山、红河等地。多系栽培品。广西产称田七，种植历史悠久，云南产称滇三七，产量大。销全国并出口。

【采收加工】秋季花开前或打去花蕾，采挖，洗净，分开主根、支根及根茎，主根暴晒至半干，反复揉搓，以后每日边晒边搓，待至全干放入麻袋内撞至表面光滑，习称“春三七”，体重色好，产量、质量均佳。其支根习称“筋条”，根茎习称“剪口”。11 月至次年 1 月结籽后采收的三七，习称“冬三七”，外皮多皱纹抽沟，体大质松，质量较差。

【炮制】

1. 三七粉　取三七，洗净，干燥，研成细粉。

2. 熟三七　取净三七，打碎，分开大小块，用食用油炸至表面棕黄色，取出，沥去油，研粉。或取三七，洗净，蒸透，取出切薄片，干燥。

【商品特征】

1. 药材

（1）主根　呈类圆锥形或圆柱形，长 1 ～ 6 cm，直径 1 ～ 4 cm。表面灰褐色或灰黄色，有断续的纵皱纹及支根痕。顶端有茎痕，周围有瘤状凸起。体重、质坚，断面灰绿色、黄绿色或灰白色，木部呈放射状排列。气微、味苦回甜。以个大、体重、质坚实、表面黄褐色、断面灰绿者为佳。（图 8–5）

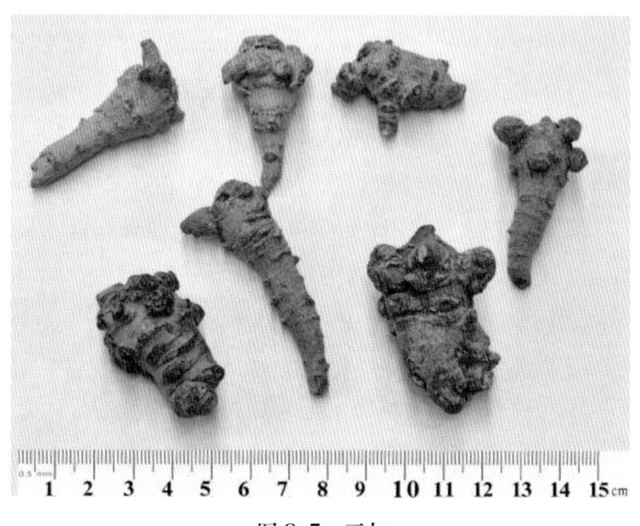

图 8–5　三七

（2）筋条（支根）　呈圆柱形或圆锥形，长 2 ～ 6 cm，上端直径约 0.8 cm，下端直径约 0.5 cm。

（3）剪口（根茎）　呈不规则的皱缩块状或条状，表面有数个明显的茎痕及环纹，断面中心灰绿色或白色，边缘深绿色或灰色。

本品特征可概括如下。

三七根为圆锥形，铜皮铁骨狮子头。

皮孔横长质坚重，断面灰绿放射纹。

2. 饮片

（1）三七粉　灰黄色粉末。味苦回甜。

（2）熟三七　油炸熟三七为淡黄色粉末，略带油气，味微苦。蒸熟三七片为类圆形薄片，表面棕黄色，角质样，有光泽，质坚硬，易折断，气微，味苦回甜。（图 8–6）

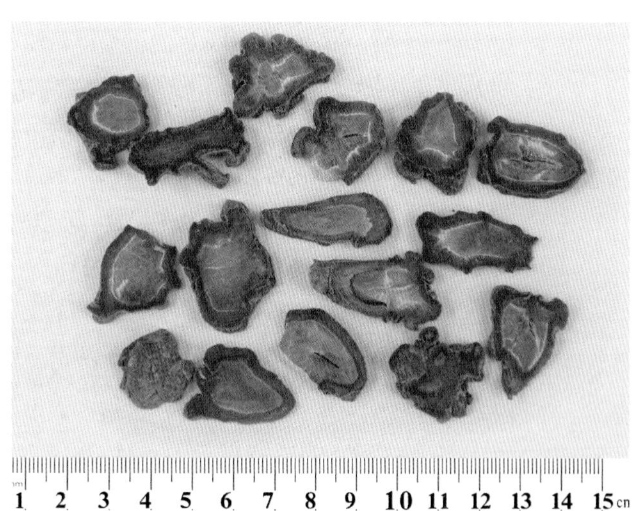

图 8–6　三七片

【主要成分】含多种皂苷，与人参所含皂苷类似，但主要为达玛脂烷系皂苷，有人参皂苷 Rb_1、人参皂苷 Re、人参皂苷 Rg_1、三七皂苷 R_1 等。还含有田七氨酸

（dencichine，三七素，止血活性成分），多糖，挥发油，以及三七黄酮 B、槲皮素等黄酮类成分。

【鉴别】

1. 根横切面 木栓层为数列细胞。栓内层不明显。韧皮部有树脂道散在。形成层成环。木质部导管 1 ～ 2 列径向排列。射线宽广。薄壁细胞含淀粉粒。草酸钙簇晶稀少。

2. 粉末 灰黄色。淀粉粒甚多，单粒圆形、半圆形或圆多角形，直径 4 ～ 30 μm；复粒由 2 ～ 10 粒组成。树脂道碎片含黄色分泌物。梯纹导管、网纹导管及螺纹导管直径 15 ～ 55 μm。草酸钙簇晶少见，直径 50 ～ 80 μm。

3. 荧光鉴别 取本品甲醇浸出液点于滤纸上，干后置紫外灯下观察，显淡蓝色荧光。

4. 化学鉴别 取本品粗粉少许，加水适量，温浸 30 min，滤过，取滤液约 1 mL，置试管中，塞紧，用力振摇，产生持久性泡沫。

5. 薄层色谱 供试品色谱中，在与人参皂苷 Rb_1、人参皂苷 Re、人参皂苷 Rg_1 对照品及三七皂苷 R_1 对照品色谱相应的位置上，显相同颜色的斑点；置紫外灯（365 nm）下检视，显相同的荧光斑点。

【检查】水分不得过 14.0%。总灰分不得过 6.0%。酸不溶性灰分不得过 3.0%。

重金属及有害元素 铅不得过 5 mg/kg，镉不得过 1 mg/kg，砷不得过 2 mg/kg，汞不得过 0.2 mg/kg，铜不得过 20 mg/kg。

【浸出物】热浸法。甲醇浸出物不得少于 8.0%。

【含量测定】高效液相色谱法。按干燥品计，本品含人参皂苷 Rg_1（$C_{42}H_{72}O_{14}$）、人参皂苷 Rb_1（$C_{54}H_{92}O_{23}$）及三七皂苷 R_1（$C_{47}H_{80}O_{18}$）的总量不得少于 5.0%。

【商品规格】一般分为春三七和冬三七两种规格。

1. 春三七 分为十三个等级。

一等（20 头）干货。呈圆锥形或圆柱形。表面灰黄色或黄褐色。质坚实、体重。断面灰褐色或灰绿色。味苦、微甜。每 500 g 20 头以内。长不超过 6 cm。无杂质、虫蛀、霉变。

二等（30 头）干货。每 500 g 30 头以内。余同一等。

三等（40 头）干货。每 500 g 40 头以内。长不超过 5 cm。余同一等。

四等（60 头）干货。每 500 g 60 头以内。长不超过 4 cm。余同一等。

五等（80 头）干货。每 500 g 80 头以内。长不超过 3 cm。余同一等。

六等（120 头）干货。每 500 g 120 头以内。长不超过 2 cm 余同一等。

七等（160 头）干货。每 500 g 160 头以内。长不超过 2 cm。余同一等。

八等（200 头）干货。每 500 g 200 头以内。长不超过 2 cm。余同一等。

九等（大二外）干货。每 500 g 250 头以内。长不超过 1.5 cm。余同一等。

十等（小二外）干货。每 500 g 300 头以内。长不超过 1.5 cm。余同一等。

十一等（无数头）干货。每 500 g 450 头以内。长不超过 1.5 cm。余同一等。

十二等（筋条）干货。每 500 g 在 600 头以内。呈圆锥形或圆柱形。间有从主根上剪下的细支根（筋条），不分春三七、冬三七。支根上端直径不小于 0.8 cm，下端直径不小于 0.5 cm。无杂质、虫蛀、霉变。

十三等（剪口）干货。不分春三七、冬三七，主要是三七的芦头（羊肠头）及糊七（未烤焦的），均称为剪口。无杂质、虫蛀、霉变。

2. 冬三七 各等头数与春三七相同，但表面呈灰黄色，有皱纹或抽沟（拉槽）。不饱满，体稍轻。断面黄绿色。无杂质、虫蛀、霉变。

【性味功能】性温，味甘、微苦。归肝、胃经。散瘀止血，消肿止痛。用于咯血、吐血、衄血、便血、崩漏、外伤出血、胸腹刺痛、跌打肿痛。

熟三七，以滋补力胜，可用于身体虚弱、气血不足。

【用法用量】3～9 g，内服煎汤；研粉吞服，一次 1～3 g；或入丸、散。外用适量，磨汁涂、研末撒或调敷。少数患者服药后有恶心、呕吐、药疹等副作用。孕妇慎用。

【贮藏】置阴凉干燥处，防蛀。

【附注】

1. 三七 一般栽种 3～4 年采收。从三七根上剪下的须根习称绒根，亦供药用。

2. 三七片 有的是将新鲜三七切片、晒干制得；有的是将干燥药材分开大小，淋水、润软，切片，干燥而成。

3. 常见伪品

（1）菊三七 菊科植物菊三七 *Gynura japonica*（Thunb.）Juel. 的根茎。民间习称“土三七”。鲜用或晒干用。根茎呈拳形团块状，表面灰棕色或棕黄色（鲜品常带紫红色），多瘤状凸起。味淡而后微苦。根茎横切面中心有显著髓部，韧皮部有分泌道，薄壁细胞中可见菊糖，无淀粉粒及草酸钙结晶。有散瘀止血、解毒消肿的功效。孕妇慎用。不宜长期或过量服用。

（2）景天三七 景天科植物景天三七 *Sedum aizoon* L. 或堪察加景天 *Sedum kamtschaticum* Fisch. 的根茎及根或全草，多鲜用。能散瘀止血、安神镇痛。

（3）落葵薯 落葵科植物落葵薯 *Anredera cordifolia*（Tenore）Steenis 的块茎（珠芽），习称“藤三七”。珠芽呈块状球形，表面灰绿色或灰褐色，无纵皱纹或支根痕，周围有瘤状凸起的芽痕。质硬，击碎面紫黑色。气微香，味微苦。

（4）莪术 姜科植物莪术的根茎，经加工后，形似三七，外表光滑，呈灰褐色或灰黄色，具瘤状凸起。但断面浅棕色，角质状，内皮层纹浅棕色，可见深色的点状筋脉散在，有姜气味，味苦微辣。

（5）高良姜 姜科植物高良姜 *Alpinia officinarum* Hance 的根茎，经加工混充三七。但质坚韧，不易折断，断面暗褐色，纤维性，气微香，味辛辣。捣后皮部与木部不分离，水浸后溶液呈血褐色，水面散有细小的类黄色油粒；取滤液 1 mL 置试管中，振摇后，不产生持久泡沫。

三棱

Sanleng

Sparganii Rhizoma

本品为常用中药，始载于《本草拾遗》。

【别名】荆三棱、京三棱。

【来源】黑三棱科植物黑三棱 *Sparganium stoloniferum* Buch.-Ham. 的干燥块茎。

【产销】主产于江苏、河南、山东、江西等地。辽宁、安徽、浙江、四川、湖北等地亦产。销全国。

【采收加工】冬季至次年春采挖，除去茎叶及须根，洗净，削去外皮，晒干或烘干。

【炮制】

1. 三棱 取原药材，除去杂质，大小分档，浸泡，润透，切薄片，干燥。

2. 醋三棱 取净三棱片，拌醋，醋吸尽后置锅内，用文火炒至色变深，取出放凉。每 100 kg 三棱，用醋 15 kg。

【商品特征】

1. 药材 呈圆锥形，略扁，长 2～6 cm，直径 2～4 cm。表面黄白色或灰黄色，有刀削痕，须根痕小点状，略呈横向环状排列。体重，质坚实。气微，味淡。嚼之微有麻辣感。（图 8-7）

以体重、质坚实、去净外皮、色黄白色者为佳。

本品特征可概括为如下。

三棱圆锥倒卵形，表面灰黄刀削痕。
点状须根呈环形，断面黄白筋脉明。
味稍麻辣体坚硬，破瘀行气又止痛。

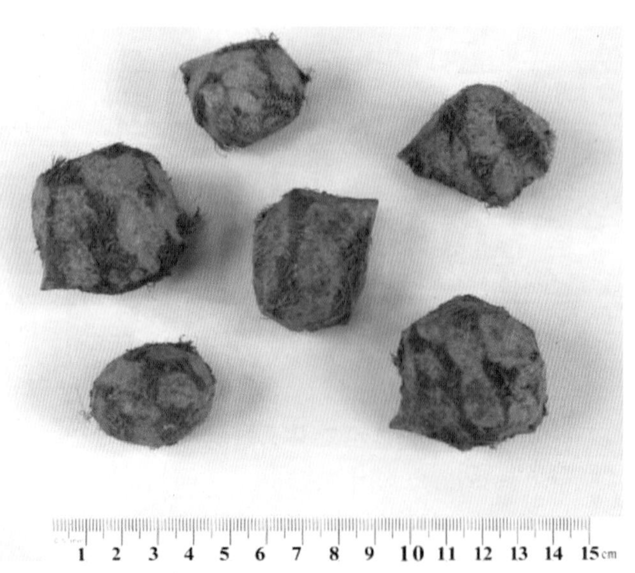

图 8-7 三棱

2. 饮片

（1）三棱 类圆形的薄片。外表皮灰棕色。切面灰白色或黄白色，粗糙，有多数明显的细筋脉点。气微，味淡，嚼之微有麻辣感。（图 8-8）

（2）醋三棱 形如三棱片，切面黄色至黄棕色，偶尔见焦黄斑，微有醋香气。（图 8-9）。

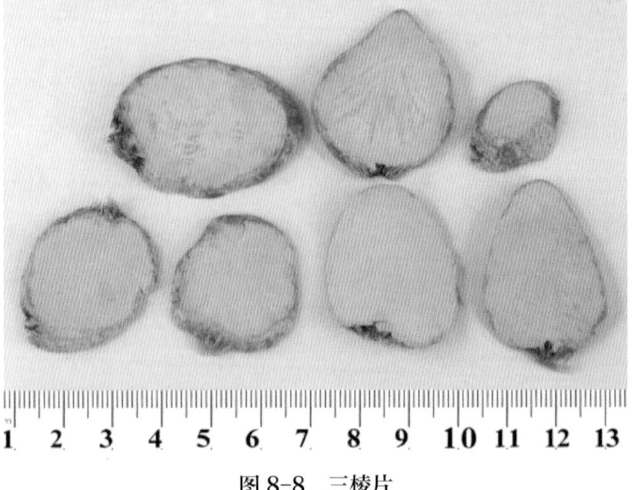

图 8-8 三棱片

【主要成分】含挥发油、有机酸、黄酮、甾体及多种微量元素等。如棕榈酸、亚油酸、十八烯酸、山柰酚、5，7，3′，5′- 四羟基双氢黄酮醇 -3-*O*-*D*- 葡萄糖苷、谷甾醇、丁二醇、胡萝卜苷等。

【鉴别】

1. 横切面 皮层为通气组织，薄壁细胞不规则形，细胞间有大的腔隙；内皮层细胞排列紧密。中柱薄壁细胞类圆形，壁略厚，内含淀粉粒；维管束外韧型及周木型，散在，导管非木化。皮层及中柱均散有分泌细胞，内含棕红色分泌物。

2. 粉末 黄白色。淀粉粒甚多，单粒类圆形、类多角形或椭圆形，直径 2～10 μm，较大粒隐约可见点状或裂缝状脐点。分泌细胞内含红棕色分泌物。纤维多成束，壁较厚，微木化或木化，有稀疏单斜纹孔。木化薄壁细胞呈类长方形、长椭圆形或不规则形，壁呈连珠状，微木化。

3. 薄层色谱 供试品色谱中，在与三棱对照药材色谱相应的位置上，显相同颜色的荧光斑点。

【检查】水分：药材不得过 15.0%，饮片不得过 13.0%。总灰分：药材不得过 6.0%，饮片不得过 5.0%。

【浸出物】热浸法。稀乙醇浸出物，不得少于 7.5%。

【商品规格】统货。

【性味功能】性平，味辛、苦。归肝、脾经。破血行气，消积止痛。用于症瘕痞块，痛经，瘀血经闭，胸痹心痛，食积胀痛。

【用法用量】5 ～ 10 g。内服煎汤；或入丸、散。孕妇禁用。不宜与芒硝、玄明粉同用。

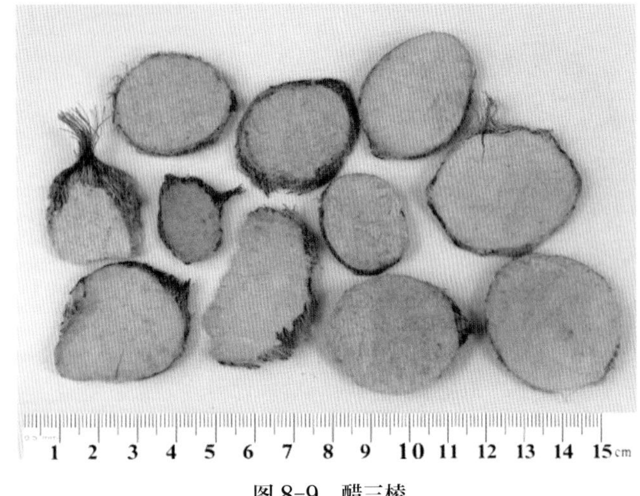

图 8-9　醋三棱

【贮藏】置通风干燥处，防蛀。

【附注】常见混伪品有以下两种。

（1）同属植物小黑三棱 *Sparganium simplex* Huds. 和狭叶黑三棱 *Sparganium stenophyllum* Maxim. ex Meinsh. 的块茎。前者主产于东北地区，后者主产于东北地区和河北地区。其性状与三棱相似，但块茎较小，呈扁长卵形。

（2）黑三棱：莎草科植物荆三棱 *Scirpus yagara* Ohwi 的块茎，主产于吉林、安徽、江苏。药材近圆形，长 2 ～ 3 cm，多带有黑色外皮。体轻而坚硬，入水漂浮。

干姜

Ganjiang

Zingiberis Rhizoma

本品为常用中药，始载于《神农本草经》，列为中品。

【别名】白姜、均姜、干生姜。

【来源】姜科植物姜 *Zingiber officinale* Rosc. 的干燥根茎。

【产销】主产于四川、贵州。浙江、山东、湖北、陕西等地亦产。销全国并出口。

【采收加工】冬季采挖，除去须根和泥沙，晒干或低温干燥。趁鲜切片晒干或低温干燥者称为“干姜片”。

【炮制】

1. 干姜　取原药材，除去杂质，洗净，润透，切厚片或块，干燥。

2. 姜炭　取干姜块，置炒制容器内，用武火加热，炒至表面焦黑色，内部棕褐色，喷淋少许清水，灭尽火星，略炒，取出晾干，筛去碎屑。

3. 炮姜　先将净河砂置炒制容器内，用武火加热至灵活状态时，再加干姜片或块，不断翻动，至鼓起，表面棕褐色，取出，筛去砂，晾凉。

【商品特征】

1. 药材

（1）干姜　呈扁平块状，具指状分枝，长3～7 cm，厚1～2 cm。表面灰黄色或浅灰棕色，粗糙，具纵皱纹和明显的环节。分枝处常有鳞叶残存，分枝顶端有茎痕或芽。质坚实，断面黄白色或灰白色，粉性或颗粒性，内皮层环纹明显，维管束及黄色油点散在。气香、特异，味辛辣。

（2）干姜片　呈不规则纵切片或斜切片，具指状分枝，长1～6 cm，宽1～2 cm，厚0.2～0.4 cm。外皮灰黄色或浅黄棕色，粗糙，具纵皱纹及明显的环节。切面灰黄色或灰白色，略显粉性，可见较多的纵向纤维，有的呈毛状。质坚实，断面纤维性。气香、特异，味辛辣。

均以质坚实、断面色黄白、粉性足、气味浓者为佳。

2. 饮片

（1）干姜　呈不规则片块状，厚0.2～0.4 cm。余同药材性状特征。（图8-10）

（2）姜炭　形如干姜片块，表面焦黑色，内部棕褐色，体轻，质松脆。味微苦、微辣。（图8-11）

（3）炮姜　呈不规则膨胀的块状，具指状分枝。表面棕黑色或棕褐色。质轻，断面边缘处显棕黑色，中心呈棕黄色，细颗粒性，维管束散在。气香、特异，味微辛、辣。

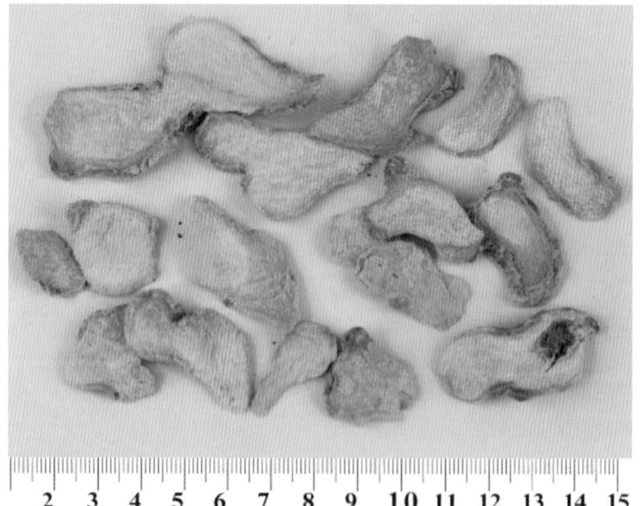

图8-10　干姜片

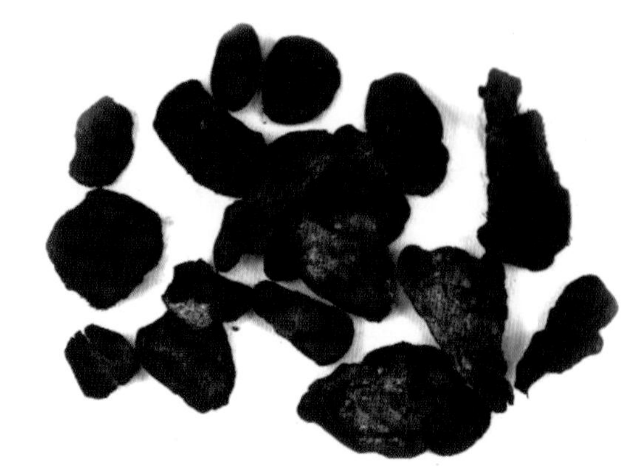

图8-11　姜炭

【主要成分】主含挥发油，油中主要成分为姜醇（zingiberol）、姜烯（zingiberene）、6-姜辣素（6-gingerol）、芳樟醇、柠檬烯、对伞花素等。

【鉴别】

1. 粉末　淡黄棕色。淀粉粒众多，长卵圆形、三角状卵形、椭圆形、类圆形或不规则形，直径5～40 μm，脐点点状，位于较小端，也有呈裂缝状者，层纹有的明显。油细胞及树脂细胞散在于薄壁组织中，内含淡黄色油滴或暗红棕色物质。纤维成束或散在，先端钝尖，少数分叉，有的一边呈波纹状或锯齿状，直径15～40 μm，壁稍厚，非木化，具斜细纹孔，常可见菲薄的横隔。梯纹导管、螺纹导管及网纹导管多见，少数为环纹导管，直径15～70 μm。导管或纤维旁有时可见内含暗红棕色物的管状细胞，直径12～20 μm。

2. 薄层色谱

（1）干姜供试品色谱中，在与干姜对照药材色谱和 6– 姜辣素对照品色谱相应的位置上，显相同颜色的斑点。

（2）姜炭供试品色谱中，在与 6– 姜辣素对照品、姜酮对照品色谱相应的位置上，显相同颜色的斑点。

（3）炮姜供试品色谱中，在与 6– 姜辣素对照品色谱相应的位置上，显相同颜色的斑点。

【检查】水分：药材不得过 19.0%，饮片及炮姜不得过 12.0%。总灰分：药材不得过 6.0%，饮片及炮姜不得过 7.0%。

【浸出物】热浸法。水溶性浸出物，药材不得少于 22.0%, 饮片及炮姜均不得少于 26.0%。

【含量测定】挥发油不得少于 0.8%（mL/g）。

高效液相色谱法。按干燥品计，本品含 6– 姜辣素（$C_{17}H_{26}O_4$），药材不得少于 0.60%；饮片、姜炭不得少于 0.050%，炮姜不得少于 0.30%。

【商品规格】统货。

【性味功能】性热，味辛。归脾、胃、肾、心、肺经。温中散寒，回阳通脉，温肺化饮。用于脘腹冷痛，呕吐泄泻，肢冷脉微，寒饮喘咳。

炮姜：归脾、胃、肾经。温经止血，温中止痛。用于阳虚失血，吐衄崩漏，脾胃虚寒，腹痛吐泻。

【用量用法】3 ～ 10 g。内服煎汤。

【贮藏】置阴凉干燥处，防蛀。

【附注】炮姜在 2020 年版《中国药典》中单独收载。

生姜

Shengjiang

Zingiberis Rhizoma Recens

【来源】姜科植物姜 *Zingiber officinale* Rosc. 的新鲜根茎。

【采收加工】秋、冬二季采挖，除去须根和泥沙。

【炮制】除去杂质，洗净。用时切厚片。

【商品特征】

1. 药材　呈不规则块状，略扁，具指状分枝，长 4 ～ 18 cm，厚 1 ～ 3 cm。表面黄褐色或灰棕色，有环节，分枝顶端有茎痕或芽。质脆，易折断，断面浅黄色，内皮层环纹明显，维管束散在。气香特异，味辛辣。

2. 饮片　呈不规则的厚片，可见指状分枝。切面浅黄色，内皮层环纹明显，维管束散在。气香特异，味辛辣。

【鉴别】横切面：木栓层为多列木栓细胞。皮层中散有外韧型叶迹维管束；内皮层明显，可见凯氏带。中柱占根茎大部分，有多数外韧型维管束散在，近中柱鞘部位维管束形小，排列紧密，木质部内侧或周围有非木化的纤维束。薄壁组织中散有多数油细胞，并含淀粉粒。

【检查】总灰分不得过 2.0%。

【含量测定】挥发油不得少于 0.12%（mL/g）。

6- 姜辣素、8- 姜酚、10- 姜酚 高效液相色谱法。本品含 6- 姜辣素（$C_{17}H_{26}O_4$）不得少于 0.050%，含 8- 姜酚（$C_{19}H_{30}O_4$）与 10- 姜酚（$C_{21}H_{34}O_4$）总量不得少于 0.040%。饮片含 6- 姜辣素（$C_{17}H_{26}O_4$）不得少于 0.050%。

【性味功能】性微温，味辛。归肺、脾、胃经。解表散寒，温中止呕，化痰止咳，解鱼蟹毒。用于风寒感冒，胃寒呕吐，寒痰咳嗽，鱼蟹中毒。

【用法用量】3 ～ 10 g。内服，煎汤。

【贮藏】置阴凉潮湿处，或埋入湿砂内，防冻。

土茯苓

Tufuling

Smilacis Glabrae Rhizoma

本品为常用中药，始载于《本草经集注》。

【别名】革禹余粮、仙遗粮。

【来源】百合科植物土茯苓（光叶菝葜）*Smilax glabra* Roxb. 的干燥根茎。

【产销】主产于安徽、浙江、广东、湖南、湖北、四川等地。销全国。

【采收加工】夏、秋二季采挖，除去须根，洗净，干燥；或趁鲜切成薄片，干燥。

【炮制】切片者，除去杂质；未切片者，浸泡，洗净，润透，切薄片，干燥。

【商品特征】

1. 药材 略呈圆柱形，稍扁或呈不规则条块状，有结节状隆起，具短分枝，长 5 ～ 22 cm，直径 2 ～ 5 cm。表面黄棕色或灰褐色，凹凸不平，有坚硬的须根残基，分枝顶端有圆形芽痕，有的外皮具不规则裂纹，并有残留的鳞叶。质坚硬。切片呈长圆形或不规则形，边缘不整齐。切面类白色至淡红棕色，粉性，可见点状维管束及多数小亮点。质略韧，折断时有粉尘飞扬，以水湿润后有黏滑感。气微，味微甘、涩。

以断面色淡褐、粉性足者为佳。

本品特征可概括如下。

土茯苓块不规则，切面类白淡褐色。

亮点众多粉性大，水湿黏滑味甘涩。

2. 饮片 长圆形或不规则形薄片，边缘不整齐。切面黄白色或红棕色，粉性，可见点状维管束及多数小亮点。折断时有粉尘飞扬；以水湿润后有黏滑感。气微，味微甘、涩。（图 8–12）

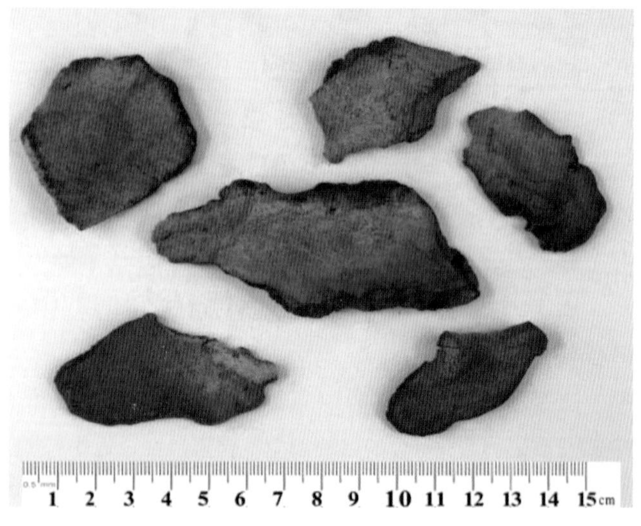

图 8–12 土茯苓片

【主要成分】含黄酮、酚酸类、皂苷、甾醇、蛋白质等。如落新妇苷（astilbin）、花旗松素（taxifolin）、槲皮素、柚皮素、丁香酸（syringic acid）、薯蓣皂苷、胡萝卜苷、β- 谷甾醇、豆甾醇、甘露糖结合血凝素（mannose-binding lectin）等。

【鉴别】

1. 粉末　淡棕色。淀粉粒甚多，单粒类球形、多角形或类方形，直径 8 ～ 48 μm，脐点裂缝状、星状、三叉状或点状，大粒可见层纹；复粒由 2 ～ 4 分粒组成。草酸钙针晶束存在于黏液细胞中或散在，针晶长 40 ～ 144 μm，直径约 5 μm。石细胞类椭圆形、类方形或三角形，直径 25 ～ 128 μm，孔沟细密。纤维成束或散在，直径 22 ～ 67 μm。具缘纹孔导管及管胞多见，具缘纹孔大多横向延长。

2. 荧光检查　取粉末 1 g，加乙醇 5 mL，水浴煮沸 2 min，滤过，取滤液适量滴于滤纸上，干后置紫外灯下观察，显黄绿色荧光。

3. 化学鉴别　取上述滤液 1 mL，加浓盐酸 4 滴，再置水浴上煮沸 1 min，溶液呈橙黄色至棕黄色。

4. 薄层色谱　供试品色谱中，在与落新妇苷对照品色谱相应的位置上，显相同颜色的荧光斑点。

【检查】水分不得过 15.0%。总灰分不得过 5.0%。

【浸出物】热浸法。稀乙醇浸出物，药材不得少于 15.0%，饮片不得少于 10.0%。

【含量测定】高效液相色谱法。按干燥品计，本品含落新妇苷（$C_{21}H_{22}O_{11}$）不得少于 0.45%。

【商品规格】统货。

【性味功能】性平，味甘、淡。归肝、胃经。解毒，除湿，通利关节。用于梅毒及汞中毒所致的肢体拘挛，筋骨疼痛；湿热淋浊，带下，痈肿，瘰疬，疥癣。

【用法用量】15 ～ 60 g。内服煎汤。

【贮藏】置通风干燥处。

【附注】本品的混淆品较多，主要有如下几种。

1. 菝葜　百合科植物菝葜 *Smilax china* L. 的根茎。呈不规则圆柱形，弯曲，结节状。外表暗紫色，结节膨大处有粗大的须根残基，质较坚硬，难折断，断面棕红色，粉性少，木质纤维较多。粉末呈红棕色。淀粉粒较少而小；石细胞极多，以厚壁者为多，胞腔狭窄，孔沟极明显。

2. 白土茯苓　百合科植物肖菝葜 *Heterosmilax japonica* Kunth 的根茎。呈不规则块状，长 10 ～ 30 cm，直径 5 ～ 8 cm，表面黄褐色、粗糙，有坚硬的须根残基。断面周围类白色，中央淡黄色，略显粉性。

大黄

Dahuang

Rhei Radix et Rhizoma

本品为常用中药，始载于《神农本草经》，列为下品。

【别名】将军、生军、川军、锦纹、香大黄。

【来源】蓼科植物掌叶大黄 *Rheum palmatum* L.、唐古特大黄 *Rheum tanguticum* Maxim. ex Balf. 或药用大黄 *Rheum officinale* Baill. 的干燥根和根茎。

【产销】掌叶大黄主产于甘肃、陕西、青海、西藏、四川西部、云南西北部等地，产量占大黄的大部分。唐古特大黄主产于青海、甘肃、西藏东北部等地区。药用大黄主产于湖北西部、四川、贵州、云南等地，产量较少。销全国并出口。

【采收加工】秋末茎叶枯萎或次春发芽前采挖，除去细根，刮去外皮，切瓣或段，用绳穿成串干燥或直接干燥。

【炮制】

1. 大黄 取原药材，除去杂质，洗净，润透，切厚片或块，晾干。

2. 酒大黄 取净大黄片，用黄酒拌匀，闷透，置热锅内，文火炒干，取出放凉。每 100 kg 大黄，用黄酒 30 kg。

3. 熟大黄 取净大黄块，用黄酒拌匀，稍闷，装入适宜容器内，炖或蒸至内外均呈黑色为度，取出，干燥。每 100 kg 大黄，用黄酒 30 kg。

4. 大黄炭 取净大黄片，置热锅内，用武火炒至表面焦黑色，内部焦褐色，喷淋少许清水，灭尽火星，取出晾凉。

【商品特征】

1. 药材 呈类圆柱形、圆锥形、卵圆形或不规则块状，长 3 ～ 17 cm，直径 3 ～ 10 cm。除尽外皮者表面呈黄棕色至红棕色，有的可见类白色网状纹理及星点（异型维管束）散在，残留的外皮棕褐色，多具绳孔及粗皱纹。质坚实，有的中心稍松软，断面淡红棕色或黄棕色，显颗粒性；根茎髓部宽广，有星点环列或散在；根木部发达，具放射状纹理，形成层环明显，无星点。气清香，味苦而微涩，嚼之黏牙，有沙粒感。（图 8-13）

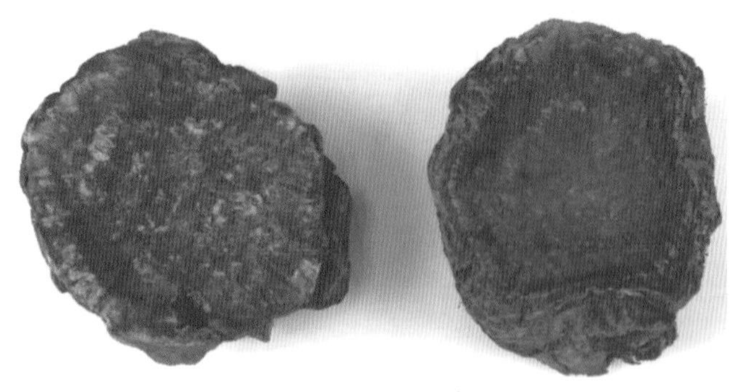

图 8-13 大黄

以质坚实、气清香、味苦而微涩者为佳。

本品特征可概括如下。

大黄圆柱石鼓形，槟榔花纹是特征。

断面多有星点在，清香味苦有黏性。

2. 饮片

（1）大黄 呈不规则类圆形厚片或块，大小不等。外表皮黄棕色或棕褐色，有纵皱纹及疙瘩状隆起。切面黄棕色至淡红棕色，较平坦，有明显散在或排列成环的星点，有的可见裂隙。（图 8-14）

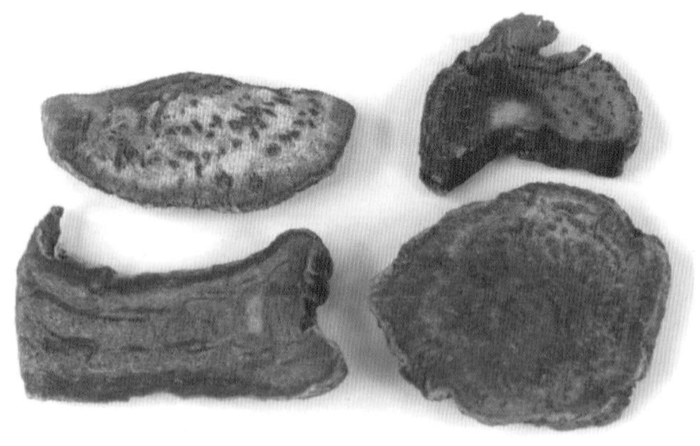

图 8-14 大黄片

（2）酒大黄 形如大黄片，表面深棕黄色，有的可见焦斑。微有酒香气。（图 8-15）

（3）熟大黄 呈不规则的块片，表面黑色，断面中间隐约可见放射状纹理，质坚硬，气微香。

（4）大黄炭　形如大黄片，表面焦黑色，内部深棕色或焦褐色，具焦香气。（图 8-16）

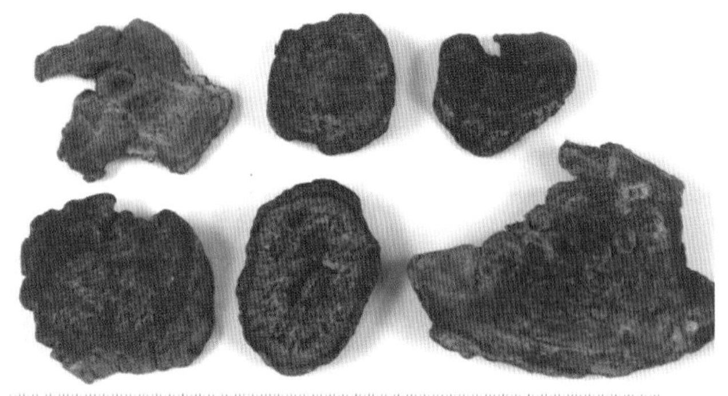

图 8-15　酒大黄

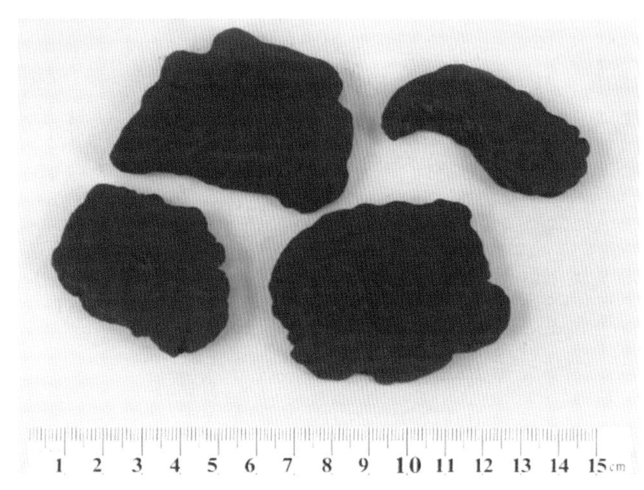

图 8-16　大黄炭

【主要成分】游离蒽醌衍生物（抗菌成分），如大黄素（emodin）、大黄酸（rhein）、大黄酚（chrysophanol）、芦荟大黄素（aloe-emodin）、大黄素甲醚（physcion）等。

结合性蒽醌衍生物（致泻成分），包括双蒽酮苷，如番泻苷（sennoside）A、B、C、D、E、F，大黄素、芦荟大黄素及大黄酚的双葡萄糖苷；单糖苷，如大黄酸-8-葡萄糖苷（rhein-8-mono-β-D-glucoside）、大黄素葡萄糖苷（emodin monoglucoside）、大黄酚葡萄糖苷（chrysophanol monoglucoside）、芦荟大黄素葡萄糖苷（aloe-emodin monoglucoside）、大黄素甲醚葡萄糖苷（physcion monoglucoside）等。以双蒽酮苷致泻作用最强，单糖苷亦有一定泻下作用。

尚含有鞣质类物质（收敛成分），如没食子酰葡萄糖、没食子酸、D-儿茶素及大黄四聚素等。

【鉴别】

1. 横切面　根木栓层及栓内层大多已除去。韧皮部筛管群明显；薄壁组织发达。形成层成环。木质部射线较密，宽 2 ～ 4 列细胞，内含棕色物；导管非木化，常一至数个相聚，稀疏排列。薄壁细胞含草酸钙簇晶，并含多数淀粉粒。

根茎髓部宽广，其中常见黏液腔，内有红棕色物。异型维管束散在，形成层成环，木质部位于形成层外方，韧皮部位于形成层内方，射线呈星状射出。

2. 粉末　黄棕色。草酸钙簇晶直径 20 ～ 160 ～ 190 μm。具缘纹孔导管、网纹导管、螺纹导管及环纹导管非木化。淀粉粒甚多，单粒类球形或多角形，直径 3 ～ 45 μm，脐点星状；复粒由 2 ～ 8 分粒组成。

3. 荧光鉴别　取本品横切面，置紫外灯下检视，显棕色荧光，不得显亮蓝紫色荧光。

4. 化学鉴别　取本品粉末少量，进行微量升华，可见菱状针晶或羽状结晶。

5. 薄层色谱　供试品色谱中，在与大黄对照药材色谱相应位置上，显相同的五个橙黄色荧光主斑点；在与大黄酸对照品色谱相应的位置上，显相同的橙黄色荧光斑点，置氨蒸气中熏后，斑点变为红色。

【检查】土大黄苷：薄层色谱法。供试品色谱中，在与土大黄苷对照品色谱相应的位置上，不得显相同的亮蓝色荧光斑点。

水分：药材不得过 15.0%，饮片不得过 13.0%。总灰分：不得过 10.0%。

【浸出物】热浸法。水溶性浸出物不得少于 25.0%。

【含量测定】高效液相色谱法。按干燥品计：

含总蒽醌，以芦荟大黄素（$C_{15}H_{10}O_5$）、大黄酸（$C_{15}H_8O_6$）、大黄素（$C_{15}H_{10}O_5$）、大黄酚（$C_{15}H_{10}O_4$）和大黄素甲醚（$C_{16}H_{12}O_5$）的总量计，药材不得少于 1.5%；大黄炭不得少于 0.90%。

含游离蒽醌，以芦荟大黄素（$C_{15}H_{10}O_5$）、大黄酸（$C_{15}H_8O_6$）、大黄素（$C_{15}H_{10}O_5$）、大黄酚（$C_{15}H_{10}O_4$）和大黄素甲醚（$C_{16}H_{12}O_5$）的总量计，药材不得少于 0.20%；大黄片不得少于 0.35%；酒大黄不得少于 0.50%；熟大黄不得少于 0.50%；大黄炭不得少于 0.90%。

【商品规格】传统分为西大黄、雅黄、南大黄三个品别，再细分若干规格等级。西大黄的原植物为掌叶大黄及唐古特大黄，雅黄、南大黄的原植物为药用大黄。雅黄指四川甘孜、阿坝、凉山州及青海（德格）、云南等地的产品。南大黄指四川东部、湖北、贵州及陕西毗邻地区的栽培品。

1. 西大黄

（1）蛋片吉

一等　干货。去净粗皮，纵切成瓣。表面黄棕色，体重质坚，断面淡红棕色或黄棕色，具放射状纹理及明显环纹，红肉白筋。髓部有星点环列或散在颗粒，气清香，味苦、微涩。每 1000 g 8 个以内，糠心不超过 15%。无杂质、虫蛀、霉变。

二等　每 1000 g 12 个以内。余同一等。

三等　每 1000 g 18 个以内。余同一等。

（2）苏吉

一等　干货。去净粗皮，横切成段，呈不规则圆柱形，表面黄棕色，体重质坚，断面淡红棕色或黄棕色，具放射状纹理及明显环纹，红肉白筋。髓部有星点环列或散在颗粒。气清香，味苦微涩。每 1000 g 20 个以内。糠心不超过 15%。无杂质、虫蛀、霉变。

二等　每 1000 g 30 个以内。余同一等。

三等　每 1000 g 40 个以内。余同一等。

（3）水根　统货。干货。掌叶大黄或唐古特大黄的主根尾部及支根的加工品，呈长条状，表面棕色或黄褐色，间有未去净的栓皮。体重质坚，断面淡红色或黄褐色，具放射状纹理。气清香，味苦微涩，长短不限，小头直径不小于 1.3 cm。无杂质、虫蛀、霉变。

（4）原大黄　统货。干货。去粗皮，纵切或横切成瓣、段、块、片，大小不分。表面黄褐色，断面具放射状纹理及明显环纹。髓部有星点或散在颗粒。气清香，味苦、微涩，中部直径在 2 cm 以上，糠心不超过 15%。无杂质、虫蛀、霉变。

2. 雅黄

一等　干货。切成不规则块状，似马蹄形，去净粗皮，表面黄色或棕褐色，体重质坚，断面黄色或棕褐色。气微香，味苦。每只 150 ～ 250 g。无枯糠、焦煳、水根、杂质、虫蛀、霉变。

二等　每只 100 ～ 200 g。余同一等。

三等　未去粗皮。苦味较淡，大小不分，间有直径 3.5 cm 以上的根黄。余同一等。

3. 南大黄

一等　干货。横切成段，去净粗皮，表面黄褐色，体结实，断面黄色或黄绿色，气微香，味涩而苦。长 7 cm 以上，直径 5 cm 以上。无枯糠、煳黑、水根、杂质、虫蛀、霉变。

二等　大小不分，间有水根，最小头直径不小于 1.2 cm。余同一等。

【性味功能】性寒，味苦。归脾、胃、大肠、肝、心包经。泻下攻积，清热泻火，凉血解毒，逐瘀通经，利湿退黄。用于实热积滞便秘，血热吐衄，目赤咽肿，痈肿疔疮，肠痈腹痛，瘀血经闭，产后瘀阻，跌打损伤，湿热痢疾，黄疸尿赤，淋证，水肿，外伤、烧伤、烫伤。

酒大黄善清上焦血分热毒。用于目赤咽肿、齿龈肿痛。

熟大黄泻下力缓，泻火解毒。用于火毒疮疡。

大黄炭凉血化瘀止血。用于血热有瘀的出血症。

【用法用量】3 ～ 15 g。内服煎汤，用于泻下时不宜久煎。外用适量，研末敷于患处。孕妇及月经期、哺乳期妇女慎用。

【贮藏】置通风干燥处，防蛀。

【附注】常见伪品有以下几种。

1. 藏边大黄　蓼科植物藏边大黄 *Rheum australe* D. Don 的根及根茎。又称山大黄或土大黄。常呈不规则圆柱形，或一端稍粗，另一端较细，表面常皱缩，外表面红褐色而黄。质坚而轻，断面淡棕灰色至灰紫色，偶有星点。气浊，味苦涩。

2. 华北大黄　蓼科植物华北大黄 *Rheum franzenbachii* Münt. 的根及根茎。断面有红棕色射线，无星点。

3. 河套大黄　蓼科植物河套大黄 *Rheum hotaoense* C. Y. Cheng et Kao 的根及根茎。断面淡黄红色，无星点。

4. 天山大黄　蓼科植物天山大黄 *Rheun wittrochii* Lundstr. 的根及根茎。断面黄色，无星点。

以上伪品一般均含土大黄苷，在紫外灯下显亮蓝紫色荧光。

山豆根

Shandougen

Sophorae Tonkinensis Radix et Rhizoma

本品为常用中药，始载于《开宝本草》。

【别名】广豆根、豆根。

【来源】豆科植物越南槐 *Sophora tonkinensis* Gagnep. 的干燥根及根茎。

【产销】主产于江西、广东、广西、云南等地。销全国。

【采收加工】秋季采挖，除去杂质及泥沙，洗净，干燥。

【炮制】取原药材除去杂质及残茎，浸泡洗净，润透，切厚片，干燥，筛去灰屑。

【主要成分】含多种生物碱，以苦参碱（matrine）、氧化苦参碱（oxymatrine）为主；尚含山豆根查尔酮（sophoradin）、山豆根素（sophoranone）、山豆根色烯查尔酮（sophoradochromene）、紫檀素

（pterocarpin）等。

【鉴别】

1. 药材 根茎呈不规则的结节状，顶端常残存茎基，其下着生数条根。根呈长圆柱形，常有分枝，长短不等，直径 0.7 ～ 1.5 cm。表面棕色至棕褐色，具不规则的纵皱纹及凸起的横长皮孔。质坚硬，难折断，断面皮部浅棕色，木部黄棕色。有豆腥气，味极苦。（图 8–17）

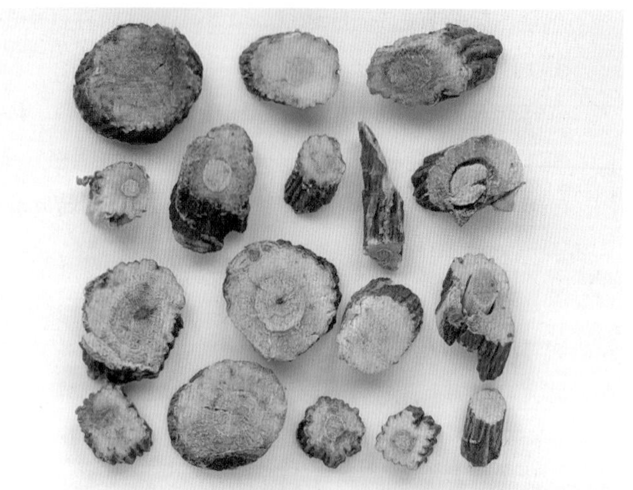

图 8–17 山豆根

以条粗、质硬、味苦者为佳。

2. 粉末 淡黄色或黄棕色。①纤维及晶纤维成松散的束或单个散在，无色或黄棕色。纤维细长，常扭曲，末端钝圆，壁厚，非木化，初生壁明显，易与次生壁分离，表面有不规则纵裂纹，断端纵裂纹常成帚状，胞腔微细。纤维束周围细胞含草酸钙方晶，形成晶纤维。②含结晶的厚壁细胞常成群存在于薄壁组织间或单个散在，无色或淡黄色。呈类圆形、类长方形或稍不规则形，壁极厚，木化，内含草酸钙方晶。③草酸钙方晶众多，类方形、双锥形、多面体形或菱形。④石细胞少数，类圆形、椭圆形或长方形，单个散在或两个相聚，有的与纤维连接。⑤木栓细胞淡棕色或黄棕色。表面观呈多角形，垂周壁薄或稍厚，有的具纹孔呈断续状。

3. 饮片 呈类圆形或斜切厚片，直径 0.2 ～ 1.5 cm。表面灰黄色或黄棕色，切面黄白色或淡黄色，皮部纤维状，中央无髓。有豆腥气，味极苦。

4. 理化鉴别

（1）取 10% NaOH 溶液滴于药材表面，表面颜色由橙红色变为血红色，久置不褪。

（2）取粉末 2 g，加 20% 乙醇 20 mL 回流 30 min，滤过，滤液置水浴上蒸干，残渣用 1% HCl 溶液 5 mL 溶解，滤过，取滤液 1 mL，加碘化铋钾溶液 1 滴，产生淡黄色沉淀。

【性味功能】性寒，味苦。清热解毒，消肿止痛。用于咽喉肿痛，齿龈肿痛，虫咬伤。

【用法用量】3 ～ 6 g。

【附注】因药用习惯不同，多地将不同来源品种的根及根茎称为“山豆根”或“豆根”，造成药用名称混乱，应注意鉴别。

（1）土豆根：蝶形花科木蓝属的多种植物如华东木蓝 *Indigofera fortunei* Craib、宜昌木蓝 *Indigofera decora* var. *ichangensis*（Craib）Y.Y Fang et C. Z. Zheng、苏木蓝等在江苏、陕西、湖北、河南等地作为山豆根入药。根茎呈不规则块状，其上有茎痕，其下生有多数细长的根。根呈圆柱状，多弯曲，长可达 30 cm，直径 0.4 ～ 1.5 cm。表面灰黄色或黄棕色，有横长的皮孔样疤痕及细纵纹，有的栓皮呈鳞片状剥落或掀起。质坚实，易折断。断面黄白色或淡黄色，略呈纤维性。气微弱，味苦。

（2）滇豆根：毛茛科植物铁破锣 *Beesia calthifolia*（Maxim.）Ulbr. 的根茎。根茎呈圆柱形，有分枝，并有多数凸起的节，节间长 0.5 ～ 2.5 cm。质坚脆，易折断。气微，味苦。

（3）北豆根：防己科植物蝙蝠葛 *Menispermum dauricum* DC. 的干燥根茎。呈细长圆柱形，弯曲，表面黄棕色至暗棕色，具凸起的根痕及纵皱纹，外皮易剥落。质韧，不易折，断面不整齐，木质部淡黄色，中心有类白色的髓。

（4）昆明地区使用豆科植物野豇豆 *Vigna vexillata*（Linn.）Rich. 的根，呈长圆锥形，有少数分枝，根皮黄棕色。

北豆根

Beidougen

Menispermi Rhizoma

本品为较常用中药。

【来源】防己科植物蝙蝠葛 *Menispermum dauricum* DC. 的干燥根茎。春、秋两季采挖，除去须根及泥沙，干燥。

【产销】主产于西北、华北、东北等地区。

【炮制】除去杂质，洗净，润透，切厚片，干燥。

【商品特征】

1. 根茎　细长圆柱形，常弯曲或有分枝，长可达 50 cm，直径 0.3 ～ 0.8 cm。表面黄棕色至暗棕色，有细纵条纹及多数弯曲的细根，并可见凸起的根痕，外皮易成片脱落。质坚韧，难折断，断面纤维性，黄白色，中央有髓。气微弱，味苦。

2. 饮片　不规则的圆形厚片。表面淡黄色至棕褐色，木部淡黄色，呈放射状排列，纤维性，中心有髓，白色。气微，味苦。

【主要成分】含山豆根碱、蝙蝠葛苏林碱和蝙蝠葛碱、蝙蝠葛新诺林碱、青藤碱、青藤防己碱、N-去甲青藤防己碱、蝙蝠葛任碱、木兰花碱、光千金藤碱、光千金藤定碱、粉防己碱等。

【鉴别】

1. 粉末　淡棕黄色。石细胞单个散在，淡黄色，分枝状或不规则状，直径 43 ～ 147 μm（200 μm），胞腔较大。中柱鞘纤维多成束，淡黄色，直径 18 ～ 34 μm，常具分隔。木质纤维成束，直径 10 ～ 26 μm，壁具斜纹孔或交叉纹孔。有具缘纹孔导管。草酸钙结晶细小。淀粉粒单粒直径 3 ～ 12 μm，复粒由 2 ～ 8 分粒组成。

2. 理化鉴别　取粉末约 5 g，加氨试液 5 mL 搅匀，放置 20 min，加氯仿 50 mL 振摇，放置 1 h，滤过，滤液置分液漏斗中，加 10% HCl 溶液 5 mL 振摇萃取，分取酸液置两支试管中，一管加碘化铋钾试液，产生橙红色沉淀，另一管加碘试液，产生棕色沉淀。

【性味功能】性寒，味苦。清热解毒，消肿止痛。用于牙龈肿痛、咳嗽、咽喉肿痛、湿热黄疸。

【用法用量】3 ～ 9 g。

附：苦豆根

苦豆根

Kudougen

Sophorae Radix Amara

本品为较常用中药。

【别名】西豆根、苦甘草。

【来源】本品为豆科植物苦豆子 *Sophora alopecuroides* L. 的干燥根。

【产销】主产于甘肃、内蒙古及新疆等地。自产自销及少量外销，武汉习用。

【采收加工】秋季采挖，除去泥土，晒干，或趁鲜切片，晒干。

【商品特征】根呈圆柱形，多分枝，弯曲，有细根，长短不一。直径 0.5 ～ 1.5 cm。表面红棕色，具深纵皱纹，栓皮反卷或脱落。质脆，易折断，断面纤维性，皮部较薄，木部黄色。微有豆腥味，味苦。

【主要成分】含有槐定碱（sophoridine）、脱氢苦参碱（sophocarpine）、槐胺（sophoramine）等生物碱。

【鉴别】取本品横切片，加氢氧化钾试液数滴，栓皮部呈鲜红色，久置不褪。

【性味功能】清热解毒，燥湿杀虫。用于痢疾、腹泻。

【用法用量】3 ～ 10 g。

山柰

Shannai

Kaempferiae Rhizoma

本品为少常用中药，始载于《本草品汇精要》，列为中品。

【别名】沙姜、山辣、三柰。

【来源】姜科植物山柰 *Kaempferia galanga* L. 的干燥根茎。

【产销】主产于云南、广西、广东、台湾等地。主要为栽培品。原产于印度。销全国并出口。

【采收加工】12 月至次年 3 月间，当地上茎枯萎时，即可挖取二年生的根茎，洗去泥土，剪去须根，横切成薄片，晒干。切忌火烘，否则变成黑色，缺乏香气。

【炮制】除去杂质，筛去灰土。

【商品特征】药材多为圆形或近圆形的横切片，直径 1 ～ 2 cm，厚 0.3 ～ 0.5 cm。外皮浅褐色或黄褐色，皱缩，有的有根痕或残存须根；切面类白色，粉性，常鼓凸。质脆，易折断，气香特异，味辛辣。（图 8–18）

以饱满、粉性足、气香浓而辣味足者为佳。

本品特征可概括如下。

山柰切成圆片状，切面色白皮褐黄。

缩皮突肉气芳香，质脆易断粉性强。

【主要成分】主要含挥发油，如对甲氧基肉桂酸乙酯、肉桂酸乙酯、龙脑（borneol）等，还含有山柰酚（keampferol）等。

【鉴别】

1. 粉末　类黄白色。淀粉粒众多，主要为单粒，圆形、椭圆形或类三角形，多数扁平，直径 5 ～ 30 μm，脐点、层纹均不明显。油细胞类圆形或椭圆形，直径 40 ～ 130 μm，壁较薄，胞腔内含浅黄绿色或浅紫红色油滴。螺纹导管直径 18 ～ 37 μm。色素块呈不规则形，黄色或黄棕色。

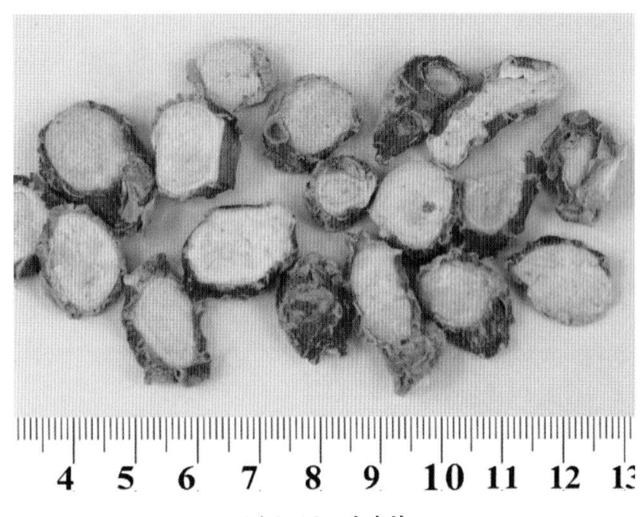

图 8-18　山柰片

2. 化学鉴别　取本品粉末 2 g，加乙醚 10 mL，浸渍 15 ～ 20 min，时时振摇，滤过。滤液挥去乙醚，残渣加 5% 香荚兰醛硫酸液 1 ～ 2 滴，显紫色。

3. 薄层色谱　供试品色谱中，与对甲氧基肉桂酸乙酯对照品色谱相应的位置上，显相同颜色的斑点。

【检查】水分不得过 13.0%。总灰分不得过 8.0%。酸不溶性灰分不得过 3.0%。

【浸出物】热浸法。乙醇浸出物不得少于 6.0%。

【含量测定】挥发油不得少于 4.5%（mL/g）。

高效液相色谱法。按干燥品计，本品含对甲氧基肉桂酸乙酯（$C_{12}H_{14}O_3$）不得少于 3.0%。

【商品规格】统货。

【性味功能】性温，味辛。归胃经。行气温中，消食，止痛。用于胸膈胀满，脘腹冷痛，饮食不消。

【用法用量】6 ～ 9 g。内服煎汤；或入丸、散。外用捣末调敷，或含漱。阴虚血亏及胃有郁火者禁服。

【贮藏】置阴凉干燥处。

【附注】常见伪品为苦山柰，其为姜科植物苦山柰 *Kaempferia marginata* Carey ex Roscoe 的干燥根茎。表皮为黄褐色。质地稍韧。断面黄棕色，粉性弱，显纤维性；切面中部凸起不明显。气微香，味苦、微辛。

山药

Shanyao

Dioscoreae Rhizoma

本品为常用中药，始载于《神农本草经》，列为上品。

【别名】淮山药、怀山药、薯蓣。

【来源】薯蓣科植物薯蓣 *Dioscorea opposita* Thunb. 的干燥根茎。

【产销】主产于河南博爱、武陟、温县等地。广西、河北、湖南、湖北、四川、云南等地也有栽培。以河南产的铁棍山药质量佳。销全国并出口。

【采收加工】冬季茎叶枯萎后采挖，切去根头，洗净，除去外皮和须根，干燥，习称“毛山药”；

或除去外皮，趁鲜切厚片，干燥，称为“山药片”；也有选择肥大顺直的干燥山药，置清水中，浸至无干心，闷透，切齐两端，用木板搓成圆柱形，晒干，打光，习称“光山药”。

【炮制】

1. 山药 取净山药，大小分档，浸泡至透，切成厚片，干燥。

2. 麸炒山药 取净山药片，将锅烧热，撒入麸皮，待其冒烟时，投入山药片，用中火加热，不断翻动至山药表面呈黄色时，取出，筛去麸皮，晾凉。每 100 kg 山药片，用麸皮 10 kg。

3. 土炒山药 取净山药片，先将灶心土置锅内，用中火加热至灵活状态，再投入山药片拌炒，炒至表面挂土色时，取出，筛去泥土，晾凉。每 100 kg 山药片，用灶心土 30 kg。

【商品特征】

1. 药材

（1）毛山药 略呈圆柱形，弯曲而稍扁，长 15 ～ 30 cm，直径 1.5 ～ 6 cm。表面黄白色或淡黄色，有纵沟、纵皱纹及须根痕，偶有浅棕色外皮残留。体重，质坚实，不易折断，断面白色，粉性。气微，味淡、微酸，嚼之发黏。

（2）山药片 不规则的厚片，皱缩不平，切面白色或黄白色，质坚脆，粉性。

（3）光山药 呈圆柱形，两端平齐，长 9 ～ 18 cm，直径 1.5 ～ 3 cm。表面光滑，白色或黄白色，粉性足。

以条粗、质坚实、粉性足、色白者为佳。

本品特征可概括如下。

山药稍扁圆柱形，表面黄白质坚硬。

断面色白颗粒状，味甘微酸带黏性。

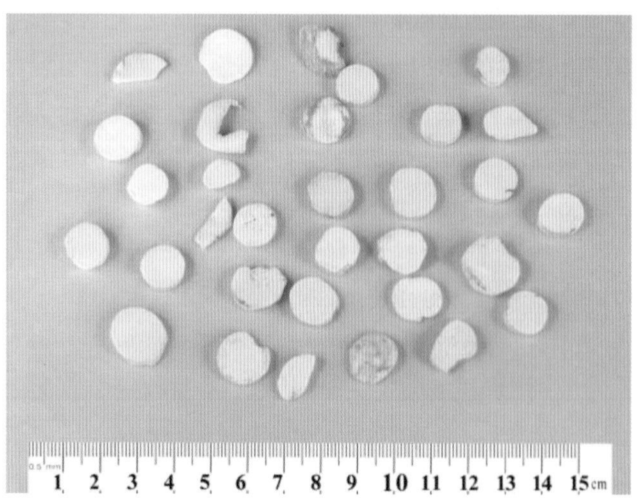

图 8-19 山药片

2. 饮片

（1）山药 不规则形厚片，皱缩不平，切面白色或黄白色，质坚脆，粉性。（图 8-19）

（2）麸炒山药 形如山药片，切面黄白色或微黄色，偶见焦斑，略有焦香气。（图 8-20）

（3）土炒山药 形如山药片，表面土黄色，沾有土粉，偶见焦斑，略具焦香气。

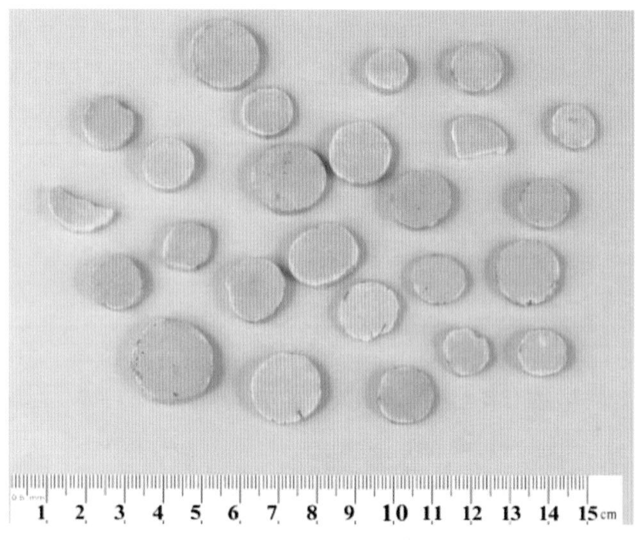

图 8-20 麸炒山药

【主要成分】主含薯蓣皂苷元（diosgenin）、多巴胺（dopamine）、止杈素（abscisin）Ⅱ。还含有淀粉，糖蛋白，16 种氨基酸，微量元素钡、铍、铬、钴、铜、铈、镓、镧、锂、锰、铌、镍、锶等。黏液中含植酸（phytic acid）、甘露聚糖（mannan）等。

【鉴别】

1. 粉末　类白色。淀粉粒单粒呈扁卵形、三角状卵形、类圆形或矩圆形，直径 8 ～ 35 μm，脐点点状、人字状、十字状或短缝状，可见层纹；复粒稀少，由 2 ～ 3 分粒组成。草酸钙针晶束存在于黏液细胞中，长约 240 μm，针晶粗 2 ～ 5 μm。有具缘纹孔导管、网纹导管、螺纹导管以及环纹导管，直径 12 ～ 48 μm。

2. 化学鉴别

（1）取粗粉 5 g，加水煮沸，滤过，滤液供下列实验。取滤液 1 mL，加斐林试剂 1 mL，水浴加热，产生红色沉淀。

（2）取上述滤液滴于滤纸上，滴加 1% 茚三酮丙酮溶液，加热后立即显紫色。

（3）取上述滤液 1 mL，加 5% 氢氧化钠溶液 2 滴，再加稀硫酸铜溶液 2 滴，呈蓝紫色。取粉末或切片少许，加浓硫酸 1 mL，显鲜黄色。

3. 紫外吸收　取粉末 0.2 g，加乙醇 20 mL，放置 12 h，滤过，滤液在（310 ± 2）nm、（283 ± 2）nm、（275 ± 2）nm、（266 ± 2）nm、（218 ± 2）nm 处有最大吸收。

4. 薄层色谱　供试品色谱中，在与山药对照药材色谱相应的位置上，显相同颜色的荧光斑点。

【检查】水分：光山药、毛山药不得过 16.0%，山药片、麸炒山药不得过 12.0%。总灰分：光山药、毛山药、麸炒山药不得过 4.0%，山药片不得过 5.0%。二氧化硫残留量：毛山药、光山药不得过 400 mg/kg，山药片、麸炒山药不得过 10 mg/kg。

【浸出物】冷浸法。对于水溶性浸出物，毛山药和光山药不得少于 7.0%，山药片、麸炒山药不得少于 4.0%。

【商品规格】可分为光山药和毛山药两种规格。

1. 光山药

一等　干货，圆柱形，条匀挺直，光滑圆润，两头平齐，内外均为白色。质坚实，粉性足。味淡。长 15 cm 以上，直径 2.3 cm 以上，无裂痕、空心、炸头、杂质、虫蛀、霉变。

二等　长 13 cm 以上，直径 1.7 cm 以上，余同一等。

三等　长 10 cm 以上，直径 1 cm 以上，余同一等。

四等　直径 0.8 cm 以上，长短不分，间有碎块。

2. 毛山药

一等　干货，长条形，弯曲稍扁，有顺皱纹或抽沟，去净外皮。内外均为白色或黄白色，有粉性。味淡。长 15 cm 以上，中部周长 10 cm 以上。无破裂、空心、黄筋、杂质、虫蛀、霉变。

二等　长 10 cm 以上，中部周长 6 cm 以上，余同一等。

三等　长 7 cm 以上，中部周长 3 cm 以上，间有碎块，余同一等。

【性味功能】性平，味甘。归脾、肺、肾经。补脾养胃，生津益肺，补肾涩精。用于脾虚食少、久泻不止、肺虚喘咳、肾虚遗精、带下、尿频、虚热消渴。

麸炒山药：补脾健胃，用于脾虚食少、泄泻便溏、白带过多。

【用法用量】15 ～ 30 g。内服，煎汤，或入丸、散。外用捣敷。补阴，宜生用；健脾止泻，宜炒黄用。湿盛中满或有实邪、积滞者禁服。

【贮藏】置通风干燥处，防蛀。

【附注】常见的伪品有如下几种。

1. 褐苞薯蓣（广山药） 薯蓣科植物褐苞薯蓣 *Dioscarea persimilis* Prain et Burkill 的根茎。呈圆柱状，长 25 ～ 60 cm，直径 2.4 ～ 5 cm，有纵沟及未刮净的黑褐色或浅棕色栓皮。断面白色，粉性足，易刮出粉，筋脉点不明显。

2. 参薯 薯蓣科植物参薯 *Dioscorea alata* L. 的根茎。呈不规则圆柱形、扁圆形、纺锤形、扁块状，有分枝，长 8 ～ 15 cm，直径 1.5 ～ 4.5 cm。表面粗糙，淡黄色至棕黄色，有残留的栓皮（红褐色、棕黄色、浅黄色或黄白色），有纵皱纹或网状皱纹。断面白色或黄白色，富含粉性，筋脉点不明显。气微，味淡，嚼之发黏。

3. 山薯 薯蓣科植物山薯 *Dioscorea fordii* Prain et Burkill 的根茎。不规则圆柱状或块状，稍弯曲，有的稍扁，长 15 ～ 30 cm，直径 1.5 ～ 6 cm，偶见残留的棕色栓皮，有纵沟。断面淡黄色，富粉性，散有少量浅棕色点状物。无臭，味微甘、微酸。

4. 日本薯蓣 薯蓣科植物日本薯蓣 *Dioscorea japonica* Thunb. 的根茎。呈圆柱状或者分枝团块状，长 8 ～ 20 cm，直径 1.5 ～ 5 cm，与正品山药极其相似。偶见浅棕色残留栓皮，断面白色，富粉性，筋脉点不明显。

5. 木薯 大戟科植物木薯 *Manihot esculenta* Crantz 的根茎。呈圆柱形，长 10 ～ 40 cm，直径 2.5 ～ 6 cm。表面有残留的棕色或棕褐色栓皮。断面白色，富粉性，中央有裂隙以及木心，可见淡黄色放射性维管束点，近边缘有一明显圆环。伪品多为去除木心的斜切片或者纵切片，多呈条片状，一边直，另一边呈弓形弯曲。不易折断，略显纤维性。

6. 番薯 旋花科植物番薯 *Ipomoea batatas*（L.）Poir. 的块根。呈类圆锥形，表面具淡红棕色或灰褐色外皮。断面白色或淡黄白色，粉性，可见淡黄棕色的“筋脉”点，近皮部可见淡黄色的环纹。略具香气，味甘甜。

川贝母

Chuanbeimu

Fritillariae Cirrhosae Bulbus

本品为常用中药，始载于《神农本草经》，列为中品。

【别名】青贝、炉贝、松贝、贝母、川贝。

【来源】百合科植物川贝母 *Fritillaria cirrhosa* D. Don、暗紫贝母 *Fritillaria unibracteata* Hsiao et K. C. Hsia、甘肃贝母 *Fritillaria przewalskii* Maxim.、梭砂贝母 *Fritillaria delavayi* Franch.、太白贝母 *Fritillaria taipaiensis* P. Y. Li 或瓦布贝母 *Fritillaria unibracteata* Hsiao et K. C. Hsia var. *wabuensis*（S. Y. Tang et S. C. Yue）Z. D. Liu, S. Wang et S. C. Chen 的干燥鳞茎。按性状不同分别习称“松贝”“青贝”“炉贝”和“栽培品”。

【产销】主产于西南、西北地区，以四川产者为道地药材。销全国并出口。

【采收加工】夏、秋二季或积雪融化后采挖，除去须根、粗皮和泥沙，晒干或低温干燥。

【商品特征】

1. 松贝　类圆锥形或近球形，高 0.3 ～ 0.8 cm，直径 0.3 ～ 0.9 cm。表面类白色。外层鳞叶 2 瓣，大小悬殊，大瓣紧抱小瓣，未抱部分呈新月形，习称“怀中抱月”；顶部闭合，内有类圆柱形、顶端稍尖的心芽和小鳞叶 1 ～ 2 枚；先端钝圆或稍尖，底部平，微凹入，中心有 1 灰褐色的鳞茎盘，偶有残存须根。质硬而脆，断面白色，富粉性。气微，味微苦。（图 8–21）

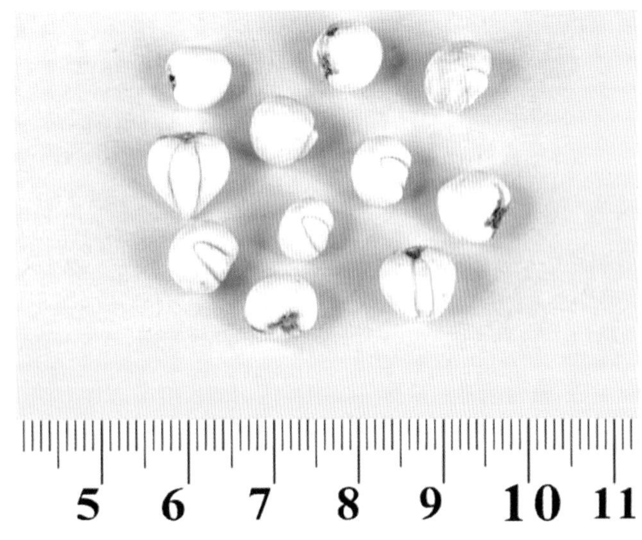

图 8–21　川贝母（松贝）

2. 青贝　类扁球形，高 0.4 ～ 1.4 cm，直径 0.4 ～ 1.6 cm。外层鳞叶 2 瓣，大小相近，相对抱合（习称观音合掌），顶部开裂，内有心芽和小鳞叶 2 ～ 3 枚及细圆柱形的残茎。（图 8–22）

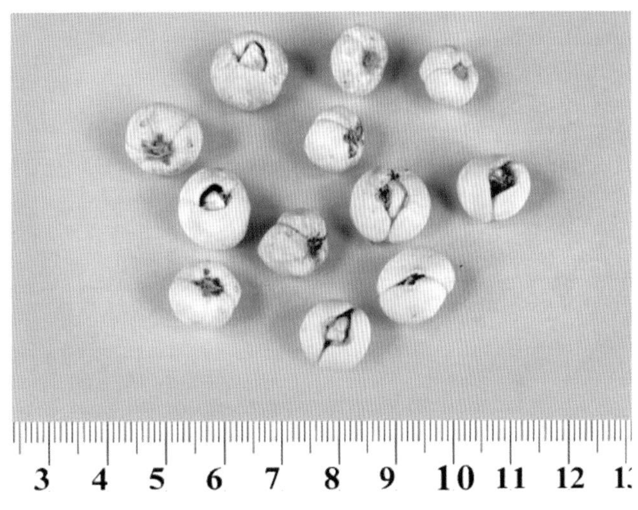

图 8–22　川贝母（青贝）

3. 炉贝　长圆锥形，高 0.7 ～ 2.5 cm，直径 0.5 ～ 2.5 cm。表面类白色或浅棕黄色，有的具棕色斑点（习称虎皮斑）。外层鳞叶 2 瓣，大小相近，顶部开裂而略尖，基部稍尖或较钝。（图 8–23）

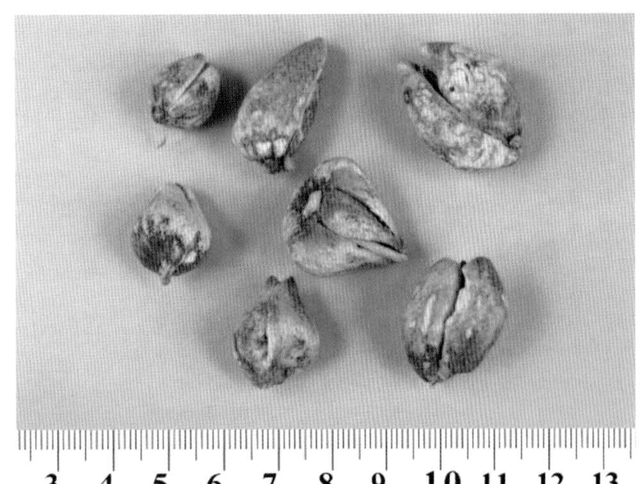

图 8–23　川贝母（炉贝）

4. 栽培品　类扁球形或短圆柱形，高 0.5 ～ 2 cm，直径 1 ～ 2.5 cm。表面类白色或浅棕黄色，稍粗糙，有的具浅黄色斑点。外层鳞叶 2 瓣，大小相近，顶部多开裂而较平。

以质坚实、粉性足、色白者为佳。

本品特征可概括如下。

川贝锥形类扁球，粒小色白质地坚。
外层鳞叶均二瓣，内有心芽小鳞叶。
观音合掌怀抱子，润肺止咳又化痰。

【主要成分】均含多种甾体生物碱，如西贝母碱（sipeimine）、贝母素乙（peiminine）、川贝碱（fritimine）等。

暗紫贝母尚含松贝辛（songbeisine）、松贝甲素（sonbeinine）等。

甘肃贝母尚含岷贝碱甲（minpeimine）、岷贝碱乙（minpeiminine）等。

梭砂贝母尚含梭砂贝母碱（delavine）、梭砂贝母酮碱（delavinone）等。

【鉴别】

1. 粉末 类白色或浅黄色。

（1）松贝、青贝及栽培品 淀粉粒甚多，广卵形、长圆形或不规则圆形，有的边缘不平整或略呈分枝状。直径 5 ～ 64 μm，脐点短缝状、点状、人字状或马蹄状，层纹隐约可见。表皮细胞类长方形，垂周壁微波状弯曲，偶见圆形或扁圆形不定式气孔。螺纹导管直径 5 ～ 26 μm。

（2）炉贝 淀粉粒广卵形、肾形、贝壳形或椭圆形，直径约 60 μm。脐点人字状、星状或点状，层纹明显。螺纹导管及网纹导管直径可达 64 μm。

2. 聚合酶链式反应 - 限制性内切酶长度多态性方法 供试品凝胶电泳图谱中，在与对照药材凝胶电泳图谱相应的位置上，在 100 ～ 250 bp 应有两条 DNA 条带，空白对照无条带。

3. 薄层色谱 供试品色谱中，在与贝母素乙对照品色谱相应的位置上，显相同颜色的荧光斑点。

【检查】水分不得过 15.0%。总灰分不得过 5.0%。

【浸出物】热浸法。稀乙醇浸出物不得少于 9.0% 。

【含量测定】紫外 – 可见分光光度法。按干燥品计，本品含总生物碱以西贝母碱（$C_{27}H_{43}NO_3$）计，不得少于 0.050%。

【商品规格】传统将川贝母分为松贝、青贝和炉贝三个品别，对应三种规格，再各分若干等级。

松贝：

一等 干货。每 50 g 240 粒以上，无黄贝、油贝、碎贝、破贝、杂质、虫蛀、霉变。

二等 干货。每 50 g 240 粒以下。间有黄贝、油贝、碎贝、破贝。余同一等。

青贝：

一等 干货。每 50 g 190 粒以上。对开瓣不超过 20%。无黄贝、油贝、碎贝、杂质、虫蛀、霉变。

二等 干货。每 50 g 130 粒以上。对开瓣不超过 25%。间有花油贝、花黄贝，不超过 5%。余同一等。

三等 干货。每 50 g 100 粒以上。对开瓣不超过 30%。间有油贝、碎贝、黄贝，不超过 5%。余同一等。

四等 干货。大小粒不分。间有油粒、碎贝、黄贝。余同一等。

炉贝：

一等 干货。大小粒不分。间有油贝及白色破瓣。无杂质、虫蛀、霉变。

二等 干货。大小粒不分。间有油贝、破瓣。余同一等。

【性味功能】性微寒，味苦、甘。归肺、心经。清热润肺，化痰止咳，散结消痈。用于肺热燥咳，干咳少痰，阴虚劳嗽，痰中带血，瘰疬，乳痈，肺痈。

【用法用量】3 ～ 10 g。研粉冲服，一次 1 ～ 2 g。不宜与川乌、制川乌、草乌、制草乌、附子同用。

【贮藏】置通风干燥处，防蛀。

【附注】贝母类植物种类较多，除几种常见药用品种外，在不同地区还分布有多个种类，如东贝、彭泽贝母、砂贝母、一轮贝母、鄂北贝母等。不同种类在形态上存在一定差别，需要注意区分。

常见伪品 草贝母，为百合科植物丽江山慈姑（山慈菇、益辟坚）*Iphigenia indica* Kunth 的干燥鳞茎。产于四川和云南。本品呈短圆锥形，高 1 ～ 1.5 cm，直径 0.7 ～ 2 cm。顶端渐尖，基部呈脐状凹入或平截，表面黄白色或黄棕色，光滑。一侧有自基部伸至顶端的纵沟。质坚硬，断面角质或略带粉质，类白色或黄白色。味苦而微麻舌。本品有毒。

浙贝母

Zhebeimu

Fritillariae Thunbergii Bulbus

本品为常用中药，始载于《本草纲目拾遗》。

【别名】浙贝、象贝母、大贝母、元宝贝。

【来源】百合科植物浙贝母 *Fritillaria thunbergii* Miq. 的干燥鳞茎。

【产销】主产于浙江宁波、金华、丽水，江苏南通、苏州、泰州，以及江西、湖南等地。浙江宁波为道地产区。销全国并有出口。

【采收加工】初夏植株枯萎时采挖，洗净。大小分开，大者除去芯芽，习称“大贝”；小者不去芯芽，习称“珠贝”。将大小贝母分别置于撞笼内撞擦，除去外皮，拌以煅过的贝壳粉，继续撞擦至贝母均匀沾满贝壳粉，吸去撞出的浆汁，干燥，即得。取大小分开的鳞茎，洗净，除去芯芽，趁鲜切厚片，洗净，干燥，习称“浙贝片”。

【炮制】除去杂质，洗净，润透，切厚片，干燥；或用时捣碎。

【商品特征】

1. 大贝　鳞茎外层的单瓣鳞叶，略呈新月形，高 1 ～ 2 cm，直径 2 ～ 3.5 cm。外表面类白色至淡黄色，内表面白色或淡棕色，被有白色粉末。质硬而脆，易折断，断面白色至黄白色，富粉性。气微，味微苦。

2. 珠贝　完整鳞茎，呈扁圆形，高 1 ～ 1.5 cm，直径 1 ～ 2.5 cm。表面黄棕色至黄褐色，有不规则皱纹；或表面类白色至淡黄色，被有白粉或光滑。外层鳞叶多为 2 瓣，肥厚，略似肾形，互相抱合，内有小鳞叶 2 ～ 3 枚和干缩的残茎。

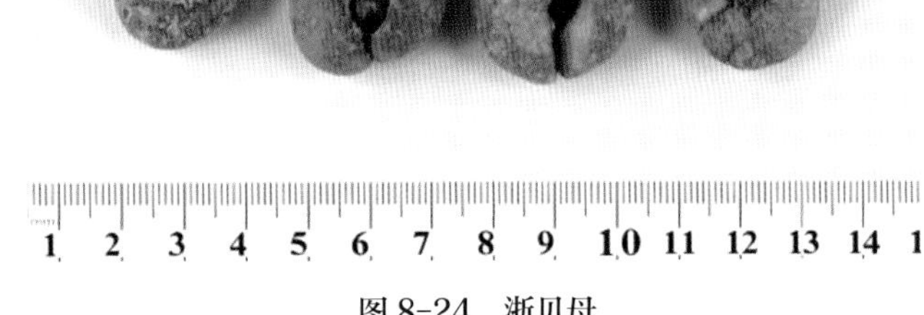

图 8-24　浙贝母

3. 浙贝片　椭圆形或类圆形片，大小不一，长 1 ～ 3.5 cm，宽 1 ～ 2 cm，厚 0.2 ～ 0.4 cm。外皮黄褐色或灰褐色，略皱缩；或淡黄色，较光滑。切面微鼓起或平坦，粉白色。质脆，易折断，富粉性。

以鳞叶肥厚、质坚实、粉性足、断面色白者为佳。（图 8-24）

本品特征可概括如下。

大贝珠贝属浙贝，大贝单瓣似元宝。

珠贝鳞茎半圆形，色白粉性味微苦。

【主要成分】主含贝母素甲（peimine）、贝母素乙（peiminine）、浙贝宁（zhebeinine）、浙贝酮（zhebeinone）、浙贝丙素（zhebeirine）、异浙贝母碱（isoverticine）、贝母辛（peimisine）等多种生物碱。

【鉴别】

1. 粉末　淡黄白色。淀粉粒甚多，单粒卵形、广卵形或椭圆形，直径 6 ～ 56 μm，层纹明显。表皮细胞类多角形或长方形，垂周壁连珠状增厚；气孔少见，副卫细胞 4 ～ 5 个；草酸钙结晶少见，细小，多呈颗粒状，有的呈梭形、方形或细杆形。导管多为螺纹，直径约 18 μm。

2. 荧光鉴别 取本品粉末，置紫外灯（365 nm）下观察，呈亮淡绿色荧光。

3. 化学鉴别

（1）取本品横切片，加碘液 2 ～ 3 滴，即显蓝紫色，但边缘一圈仍为类白色。

（2）取本品粗粉 1 g，加 70% 乙醇 20 mL，加热回流 30 min，滤过，滤液蒸干，残渣加 1% 盐酸 5 mL 使溶解，滤过，取滤液分置两试管中，一管中加碘化铋钾 3 滴，生成橘红色沉淀；另一管中加硅钨酸试液 1 ～ 3 滴，生成白色絮状沉淀。

4. 薄层色谱 供试品色谱中，在与贝母素甲和贝母素乙对照品色谱相应的位置上，显相同颜色的斑点。

【检查】水分不得过 18.0%。总灰分不得过 6.0%。

【浸出物】热浸法。稀乙醇浸出物不得少于 8.0%。

【含量测定】高效液相色谱法。按干燥品计，本品含贝母素甲（$C_{27}H_{45}NO_3$）和贝母素乙（$C_{27}H_{43}NO_3$）的总量不得少于 0.080%。

【商品规格】一般分为大贝、珠贝、浙贝片三种规格。

大贝一般为统货。珠贝按直径大小分为三个等级，浙贝片相应地也分为三个等级。

1. 大贝 统货。干货。略呈新月形（半圆形）。表面类白色或黄白色，质坚实，断面粉白色。味甘、微苦。无僵个、杂质、虫蛀、霉变。

2. 珠贝

一等 干货。呈扁圆形。表面白色或黄白色，质坚实，断面粉白色。味甘、微苦。直径 2 cm 以上。无僵个、杂质、虫蛀、霉变。

二等 直径 1 cm 以上。余同一等。

三等 大小不分。余同一等。

3. 浙贝片

一等 呈椭圆形或类圆形，边缘表面淡黄色，切面平坦，粉白色。质脆，易折断，断面富粉性。直径 2 cm 以上。

二等 直径 1 cm 以上。余同一等。

三等 大小不分。余同一等。

【性味功能】性寒，味苦。归肺、心经。清热化痰止咳，解毒散结消痈。用于风热咳嗽，痰火咳嗽，肺痈，乳痈，瘰疬，疮毒。

【用法用量】5 ～ 10 g。内服煎汤，或入丸、散。外用研末敷。寒痰、湿痰及脾胃虚寒者慎服。不宜与川乌、制川乌、草乌、制草乌、附子同用。

【贮藏】置干燥处，防蛀。

【附注】

1. 浙贝母加工 用撞笼撞擦、拌以煅过的贝壳粉吸去擦出的浆汁，干燥，此传统方法，随着时代的变迁，加工器具的更新，几乎不再使用了。目前，多用滚筒毛刷机刷洗，干燥也分为晒干、烘干、微波、红外等不同方式。有的还要用硫熏等。由于方法、时间、操作强度等各异，最终产品的外形、表面的光滑程度与色泽等均不尽相同。比如，大贝表面平滑或粗糙，很少“被有白色粉末”；浙贝片切面有的平坦，有的则略凹陷或外凸。

2. 湖北贝母　湖北贝母与浙贝母外形相似，前者外层鳞片边缘常较薄，苦味较重，指标（活性）成分含量较高。

3. 常见伪品

（1）鸢尾科植物唐菖蒲 *Gladiolus gandavensis* Vaniot Houtte 的球茎，又称“驼贝”。球茎扁圆球形，直径约 3.5 cm，高约 1.5 cm。表面未去皮者为棕褐色，皱缩不平，有多数凹陷圆形芽痕，节明显，常有残留鳞叶，节间长 1 cm。基部有凹陷疤痕及细小的根痕或残根。质坚硬，不易折断，切面黄白色，粉性。气微香，味淡。

（2）百合科植物大百合 *Cardiocrinum giganteum*（Wall.）Makino 的鳞茎。单瓣鳞叶呈长椭圆形，肥厚肉质，中心厚，边缘薄，略向内卷曲，长 3.5 ～ 7 cm，宽 1 ～ 4 cm。外表面棕黄色，皱缩，有不规则纵皱纹；内表面颜色较浅，有纵直纹理。质坚硬，断面纤维性，并有粉质。味淡。

伊贝母

Yibeimu

Fritillariae Pallidiflorae Bulbus

【来源】本品为百合科植物新疆贝母 *Fritillaria walujewii* Regel 或伊犁贝母 *Fritillaria pallidiflora* Schrenk 的干燥鳞茎。

【采收加工】5—7 月间采挖，除去泥沙，晒干，再去须根和外皮。

【商品特征】

新疆贝母　呈扁球形，高 0.5 ～ 1.5 cm。表面类白色，光滑。外层鳞叶 2 瓣，月牙形，肥厚，大小相近而紧靠。顶端平展而开裂，基部圆钝，内有较大的鳞片和残盏、心芽各 1 枚。质硬而脆，断面白色，富粉性。气微，味微苦。

伊犁贝母　呈圆锥形，较大。表面稍粗糙，淡黄白色。外层鳞叶两瓣，心脏形，肥大，一片较大或近等大，抱合。顶端稍尖，少有开裂，基部微凹陷。

【鉴别】

1. 粉末　类白色。

新疆贝母　淀粉粒单粒广卵形、卵形或贝壳形，直径 5 ～ 54 μm，脐点点状、人字状或短缝状，层纹明显；复粒少，由 2 分粒组成。表皮细胞类长方形，垂周壁微波状弯曲，细胞内含细小草酸钙方晶。气孔不定式，副卫细胞 4 ～ 6 个。螺纹导管和环纹导管直径 9 ～ 56 μm。

伊犁贝母　淀粉粒单粒广卵形、三角状卵形、贝壳形或不规则圆形，直径约 60 μm，脐点点状、人字状或十字状。导管直径约 50 μm。

2. 薄层色谱　供试品色谱中，在与伊贝母对照药材色谱相应的位置上，显相同颜色的斑点；在与西贝母碱对照品色谱相应的位置上，显相同的棕色斑点。

【检查】水分不得过 15.0%。总灰分不得过 4.5%。

【浸出物】冷浸法。70% 乙醇浸出物不得少于 9.0%。

【性味功能】性微寒，味苦、甘。归肺、心经。清热润肺，化痰止咳。用于肺热燥咳，干咳少痰，阴虚劳嗽，咳痰带血。

【用法用量】3～9 g。不宜与川乌、制川乌、草乌、制草乌、附子同用。

【贮藏】置通风干燥处，防蛀。

湖北贝母

Hubeibeimu

Fritillariae Hupehensis Bulbus

【来源】百合科植物湖北贝母 *Fritillaria hupehensis* Hsiao et K. C. Hsia 的干燥鳞茎。

【采收加工】夏初植株枯萎后采挖，用石灰水或清水浸泡，干燥。

【炮制】洗净，干燥。

【商品特征】本品呈扁圆球形，高 0.8～2.2 cm，直径 0.8～3.5 cm。表面类白色至淡棕色。外层鳞叶 2 瓣，肥厚，略呈肾形，或大小悬殊，大瓣紧抱小瓣，顶端闭合或开裂。内有鳞叶 2～6 枚及干缩的残茎。内表面淡黄色至类白色，基部凹陷呈窝状，残留有淡棕色表皮及少数须根。单瓣鳞叶呈元宝状，长 2.5～3.2 cm，直径 1.8～2 cm。质脆，断面类白色，富粉性。气微，味苦。

【鉴别】

1. 粉末 淡棕黄色。淀粉粒甚多，广卵形、长椭圆形或类圆形，直径 7～54 μm，脐点点状、人字状、裂缝状层纹明显，细密；偶见复粒，由 2～3 分粒组成，形小。表皮细胞方形或多角形，垂周壁呈不整齐连珠状增厚；有时可见气孔，扁圆形，直径 54～62 μm，副卫细胞 4～5 个。草酸钙结晶棱形、方形、颗粒状或簇状，直径可达 5 μm。导管螺纹或环纹，直径 6～20 μm。

2. 薄层色谱 供试品色谱中，在与湖北贝母对照药材色谱和湖贝甲素对照品色谱相应的位置上，显相同颜色的斑点。

【检查】水分不得过 14.0%。总灰分不得过 6.0%。

【浸出物】热浸法。稀乙醇浸出物不得少于 7.0%。

【性味功能】性凉，味微苦。归肺、心经。清热化痰，止咳，散结。用于热痰咳嗽，瘰疬痰核，痈肿疮毒。

【用法用量】3～9 g，研粉冲服。不宜与川乌、制川乌、草乌、制草乌、附子同用。

【贮藏】置通风干燥处，防蛀。

平贝母

Pingbeimu

Fritillariae Ussuriensis Bulbus

本品为常用中药，始载于《神农本草经》，列为中品。

【别名】平贝。

【来源】百合科植物平贝母 *Fritillaria ussuriensis* Maxim. 的干燥鳞茎。

【产销】主产于黑龙江、吉林、辽宁等地。销全国。

【采收加工】春季采挖，除去外皮、须根及泥沙，晒干或低温干燥。

【炮制】除去杂质，用时捣碎。

【商品特征】呈扁球形，高 0.5 ～ 1 cm，直径 0.6 ～ 2 cm。表面黄白色或浅棕色，外层鳞叶 2 瓣，肥厚，大小相近或一片稍大抱合。顶端略平或微凹入，常稍开裂；中央鳞片小。质坚实而脆。断面粉性。气微，味苦。（图 8–25）

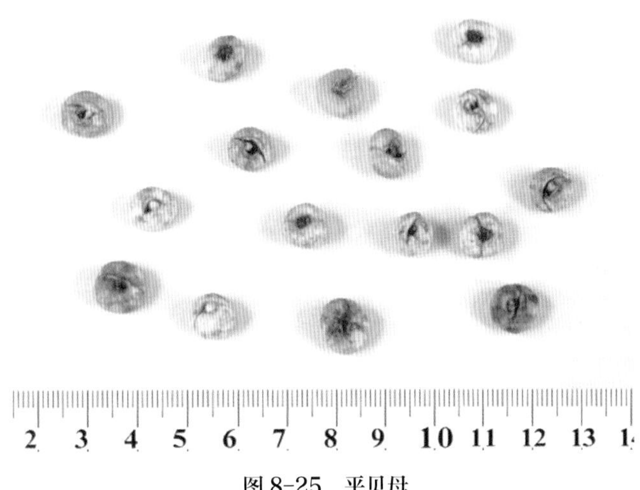

图 8–25　平贝母

以个均匀、饱满、色白、粉性足者为佳。

本品特征可概括如下。

平贝母呈扁球形，顶端略平或微凹。

外层鳞叶有两瓣，大小相近或抱合。

【主要成分】含西贝母碱 –3–β–D– 葡萄糖苷（sipeimine–3–β–D–glucoside）、西贝母碱（sipeimine）、平贝碱甲（pingbeimine A）、贝母辛碱（peimisine）等。

【鉴别】

1. 粉末　类白色。淀粉粒单粒多为圆三角形、卵形、圆贝壳形、三角状卵形、长茧形，直径 6 ～ 58（74）μm。脐点裂缝状、点状或人字状，多位于较小端，层纹细密；半复粒稀少，脐点 2 个；多脐点单粒可见，脐点 2 ～ 4 个。气孔类圆形或扁圆形，直径 40 ～ 48（50）μm，副卫细胞 4 ～ 6 个。

2. 化学鉴别　取粉末 5 g，加入 0.5% 盐酸乙醇溶液 35 mL，加热回流 10 min，趁热滤过。取滤液 15 mL，加入 5% 氨溶液使成中性，蒸干，残渣加 5% 硫酸溶液 3 mL 使溶解，滤过。取滤液分别置于 3 支试管中：一管加硅钨酸试液 2 滴，生成灰白色沉淀；一管加碘化铋钾试液 2 滴，生成红棕色沉淀；一管加碘化汞钾试液 2 滴，生成类白色沉淀。

3. 薄层色谱　供试品色谱中，在与平贝母对照药材色谱相应的位置上，显相同颜色的斑点。

【检查】水分不得过 15.0%。总灰分不得过 4.0 %。

【浸出物】热浸法。50% 乙醇浸出物不得少于 8.0%。

【含量测定】紫外 – 可见分光光度法。按干燥品计，本品含总生物碱以贝母素乙（$C_{27}H_{43}NO_3$）计，不得少于 0.050%。

【商品规格】统货。

【性味功能】性微寒，味苦、甘。归肺、心经。清热润肺，化痰止咳。用于肺热燥咳，干咳少痰，阴虚劳嗽，咳痰带血。

【用法用量】3 ～ 9 g。研粉冲服，一次 1 ～ 2 g。不宜与川乌、制川乌、草乌、制草乌、附子同用。

【贮藏】置通风干燥处，防蛀。

皖贝母
Wanbeimu

Fritillariae Anhuiensis Bulbus

【来源】百合科植物安徽贝母 *Fritillaria anhuiensis* S. C. Chen et S. F. Yin 的干燥鳞茎。

【产销】主产于安徽霍山、金寨等地。

【采收加工】5—6 月间采收，除去须根及泥土，干燥。

【商品特征】完整的鳞茎莲座状，由 6 ～ 9（12）瓣鳞叶集生，高 0.8 ～ 2.2 cm，直径 2 ～ 3 cm。表面类白色，鳞叶大小不等，外层较大，多呈矩圆形，内部多呈狭卵状披针形。质坚而脆，断面粉性。气微，味苦。

【主要成分】主含生物碱、皂苷等。生物碱有皖贝母素（wanpeinine A）、浙贝乙素（verticinone）、贝母辛（peimisine）及异浙贝甲素（isoverticine）等。

【鉴别】粉末类白色。淀粉粒众多，单粒贝壳形、三角形或不规则形，直径 1 ～ 55 μm，长 15 ～ 70 μm，有的可见点状、飞鸟状脐点，层纹隐约可见；草酸钙方晶直径 5 ～ 10 μm；偶见不定式气孔。

【性味功能】清热，化痰，止咳。用于痰热咳嗽，支气管发炎。

【用法用量】3 ～ 6 g。不宜与乌头类药同用。

土贝母
Tubeimu

Bolbostemmatis Rhizoma

【来源】葫芦科植物土贝母 *Bolbostemma paniculatum*（Maxim.）Franquet 的干燥块茎。

【采收加工】秋季采挖，洗净，掰开，煮至无白心，取出，晒干。

【商品特征】为不规则的块状，大小不等。表面淡红棕色或暗棕色，凹凸不平。质坚硬，不易折断，断面角质样，气微，味微苦。（图 8-26）

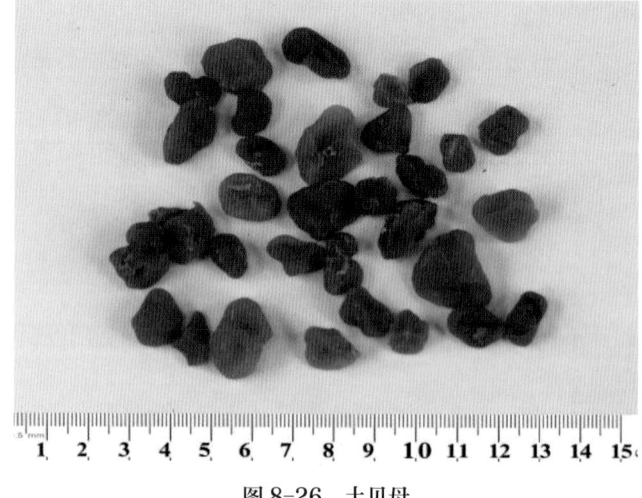

图 8-26　土贝母

【鉴别】

薄层色谱　供试品色谱中，在与土贝母苷甲对照品色谱相应的位置上，显相同颜色的斑点。

【检查】水分不得过 12.0%。总灰分不得过 5.0%。

【浸出物】热浸法。乙醇浸出物不得少于 17.0%。

【含量测定】高效液相色谱法。按干燥品计，本品含土贝母苷甲（$C_{63}H_{98}O_{29}$）不得少于 1.0%。

【性味功能】味苦，性微寒。归肺、脾经。解毒，散结，消肿。用于乳痈，瘰疬，痰核。

【用法用量】5 ～ 10 g。不宜与川乌、制川乌、草乌、制草乌、附子同用。

【贮藏】置通风干燥处。

川牛膝

Chuanniuxi

Cyathulae Radix

本品为常用中药，始载于《神农本草经》，列为上品。

【别名】甜牛膝、大牛膝、拐膝。

【来源】苋科植物川牛膝 *Cyathula officinalis* Kuan 的干燥根。

【产销】主产于四川天全、金口河、宝兴、乐山、峨眉，云南邵通、丽江、大理、楚雄、下关，贵州毕节、盘县，重庆奉节等地。销全国各地。

【采收加工】秋、冬二季采挖，除去芦头、须根及泥沙，烘或晒至半干，堆放回润，再烘干或晒干。

【炮制】

1. 川牛膝　除去杂质及芦头，洗净，润透，切薄片，干燥。

2. 酒川牛膝　取川牛膝片，加入定量黄酒拌匀，稍闷润，待黄酒被吸尽后，置炒制容器内，用文火加热，炒干，取出，晾凉。每 100 kg 川牛膝片，用 10 kg 黄酒。

3. 盐牛膝　取川牛膝片，用盐水润透，150 ℃炒制 15 min。每 100 kg 川牛膝片，用 2 kg 盐。

【商品特征】

1. 药材　近圆柱形，微扭曲，向下略细或有少数分枝，长 30 ～ 60 cm，直径 0.5 ～ 3 cm。表面黄棕色或灰褐色，具纵皱纹、支根痕和多数横长的皮孔样凸起。质韧，不易折断，断面浅黄色或棕黄色，维管束点状，排列成数轮同心环。气微，味甜。（图 8-27）

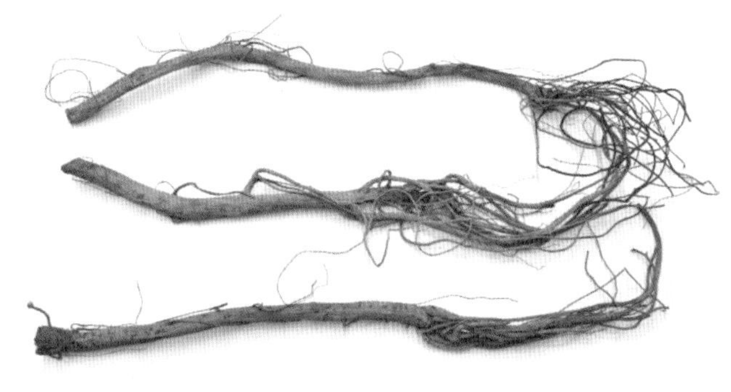

图 8-27　川牛膝

以根粗壮、质柔韧、分枝少、断面颜色浅黄者为佳。

本品特征可概括如下。

川牛膝根圆柱形，表面灰褐或黄棕。

断面圆环有数层，大者形与拐杖同。

2. 饮片

（1）川牛膝　圆形或椭圆形薄片。外表皮黄棕色或灰褐色。切面浅黄色至棕黄色。可见多数排列成数轮同心环的黄色点状维管束。气微，味甜。

（2）酒川牛膝　形如川牛膝片，表面棕黑色。微有酒香气，味甜。

（3）盐川牛膝　形如川牛膝片，表面暗褐色，味咸。

【主要成分】含 β- 蜕皮甾酮（β-ecdysterone）、杯苋甾酮（cyasterone）、2,4- 羟基杯苋甾酮、苯基 -β-D- 吡喃葡萄糖苷，以及微量元素钛（12.5 μg/g）等。

【鉴别】

1. 横切面　木栓细胞数列，栓内层窄，中柱大，三生维管束外韧型，断续排列成 4 ～ 11 轮，内侧维管束的束内形成层可见；木质部导管多单个，常径向排列，木化；木纤维较发达，有的切向延伸或断续连接成环。中央次生构造维管系统常分成 2 ～ 9 股，有的根中心可见导管稀疏分布。薄壁细胞含草酸钙砂晶、方晶。

2. 粉末　棕色。草酸钙砂晶、方晶散在，或充塞于薄壁细胞中。具缘纹孔导管直径 10 ～ 80 μm，纹孔圆形或横向延长呈长圆形，互列，排列紧密，有的导管分子末端呈梭形。纤维长条形，弯曲，末端渐尖，直径 8 ～ 25 μm，壁厚 3 ～ 5 μm，纹孔呈单斜纹孔或人字形，也可见具缘纹孔，纹孔口交叉成十字形，孔沟明显，疏密不一。

3. 荧光鉴别　本品断面置紫外灯（365 nm）下观察，显淡绿色荧光；滴加 1% 氨水后显绿黄色荧光。

4. 化学鉴别　取粉末少量，加 10 倍水，充分振摇，无泡沫产生。

5. 溶血试验　取用生理盐水稀释的 1% 新鲜兔血 1 mL，沿管壁加入本品的生理盐水浸液（1 ∶ 10）若干，不产生溶血现象。

6. 薄层色谱　供试品色谱中，在与川牛膝对照药材色谱、杯苋甾酮对照品色谱相应的位置上，显相同颜色的荧光斑点。

【检查】水分：药材不得过 16.0%，饮片不得过 12.0%。总灰分：药材、饮片均不得过 8.0%。

【浸出物】冷浸法。水溶性浸出物，药材不得少于 65.0%，饮片不得少于 60.0%。

【含量测定】高效液相色谱法。按干燥品计，本品含杯苋甾酮（$C_{29}H_{44}O_8$）不得少于 0.030%。

【商品规格】一般可分为三个等级。

一等　干货。呈曲直不一的长圆柱形、单支。表面灰黄色或灰褐色。质柔。断面棕色或黄白色，有筋脉点。味甘、微苦。上中部直径 1.8 cm 以上。无芦头、须毛、杂质、虫蛀、霉变。

二等　干货。上中部直径 1 cm 以上。余同一等。

三等　干货。上中部直径 1 cm 以下，但不小于 0.5 cm。余同一等。

【性味功能】性平，味甘、微苦。归肝、肾经。逐瘀通经，通利关节，利尿通淋。用于经闭症瘕，胞衣不下，跌扑损伤，风湿痹痛，足痿筋挛，尿血血淋。

【用法用量】5 ～ 10 g。内服煎汤；或入丸、散；或泡酒。孕妇慎用。

【贮藏】置阴凉干燥处，防潮。

【附注】常见伪品有如下几种。

（1）苋科植物柳叶牛膝 *Achyranthes longifolia*（Makino）Makino 的根。根外形与川牛膝相似，唯外皮为红棕色，断面微带粉红色，有麻舌感。

（2）苋科植物头花杯苋 *Cyathula capitata*（Wall.）Moq. 的根，习称“麻牛膝”，常混入川牛膝中。外形与川牛膝相似，唯根条粗短，扭曲度不大，外皮为灰褐色或棕红色。质脆，易折断，断面灰褐色，略呈角质样，纤维性较强，味甜后苦、刺舌。

（3）爵床科植物腺毛马蓝 *Pteracanthus forrestii*（Diels）C. Y. Wu 的根茎及根。习称“味牛膝”。其根茎粗大，呈不规则块状，多分枝，顶端有圆形凹陷的茎痕，细根丛生如马尾状。根呈圆柱形，长约 40 cm，直径 1 ～ 4 mm；表面暗灰色，光滑；横断面皮部占木部的 1/3，皮部灰白色，常剥落而露出木部，木部不易折断，暗灰色。味淡。

牛膝

Niuxi

Achyranthis Bidentatae Radix

本品为常用中药，始载于《神农本草经》，列为上品。

【别名】怀牛膝。

【来源】苋科植物牛膝 *Achyranthes bidentata* Bl. 的干燥根。

【产销】主产于河南。河北、山西、山东、江苏等地亦产。以河南栽培的怀牛膝质量佳。销全国各地。

【采收加工】冬季茎叶枯萎时采挖，除去须根和泥沙，捆成小把，晒至干皱后，将顶端切齐，晒干。

【炮制】

1. 牛膝段　除去杂质，洗净，润透，除去残留芦头，切段，干燥。

2. 酒牛膝　取牛膝段，加入定量黄酒拌匀，稍闷润，待黄酒被吸尽后，置炒制容器内，用文火加热，炒干，取出，晾凉。每 100 kg 牛膝段，用 10 kg 黄酒。

3. 盐牛膝　取牛膝段，加入定量食盐水拌匀，稍闷润，待盐水被吸尽后，置炒制容器内，用文火加热，炒干，取出，晾凉。每 100 kg 牛膝段，用 2 kg 食盐。

【商品特征】

1. 药材　呈细长圆柱形，挺直或稍弯曲，长 15 ～ 70 cm，直径 0.4 ～ 1 cm。表面灰黄色或淡棕色，有微扭曲的细纵皱纹、排列稀疏的侧根痕和横长皮孔样的凸起。质硬脆，易折断，受潮后变软，断面平坦，淡棕色，略呈角质样而油润，中心维管束木质部较大，黄白色，其外周散有多数黄白色点状维管束，断续排列成 2 ～ 4 轮。气微，味微甜而稍苦涩。（图 8-28）

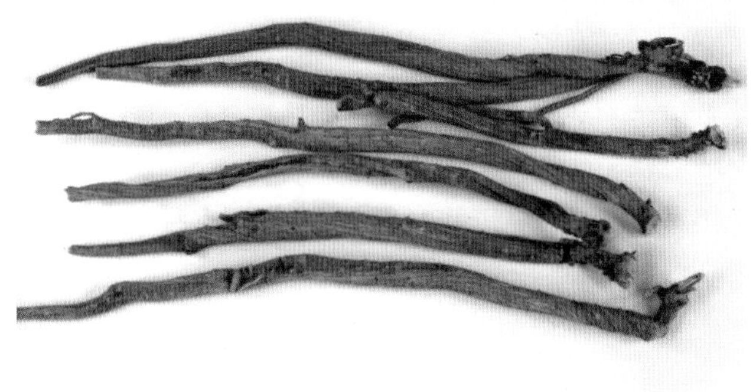

图 8-28　牛膝

以条长、皮细、色灰黄者为佳。

本品特征可概括如下。

牛膝细长圆柱形，表面灰黄或淡棕。

表面纵皱根痕显，质硬脆来易折断。

断面平坦角质样，木部维管呈点状。

久嚼无渣稍苦涩，补益肝肾能强筋。

2. 饮片

（1）牛膝段 呈圆柱形的段。外表皮灰黄色或淡棕色，有微细的纵皱纹及横长皮孔。质硬脆，易折断，受潮变软。切面平坦，淡棕色或棕色，略呈角质样而油润，中心维管束木部较大，黄白色，其外围散有多数黄白色点状维管束，断续排列成 2 ～ 4 轮。气微，味微甜而稍苦涩。（图 8-29）

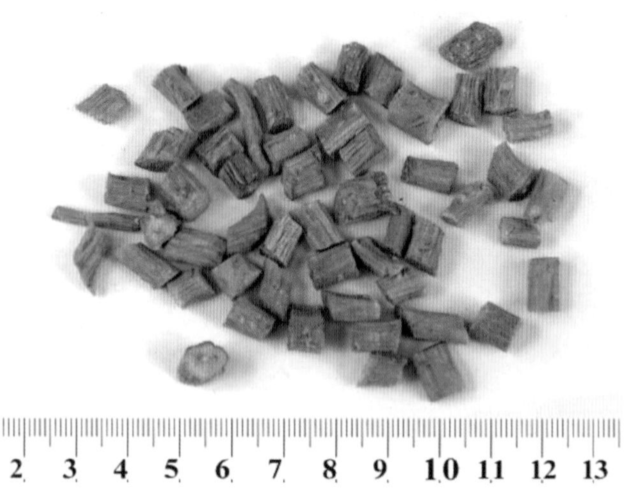

图 8-29 牛膝段

（2）酒牛膝 形如牛膝段，表面色略深，偶见焦斑。微有酒香气。

（3）盐牛膝 形如牛膝段，偶见焦斑，味咸。

【主要成分】皂苷类：人参皂苷 R_0、竹节参苷Ⅳ a、牛膝皂苷Ⅱ、牛膝皂苷Ⅲ等。

甾酮类：β- 蜕皮甾酮（β-ecdysterone）、牛膝甾酮（inokosterone）等。

微量元素：镍、铁、铜、锰、铬等。

【鉴别】

1. 横切面 木栓层为数列扁平细胞，切向延伸。栓内层较窄。异型维管束外韧型，断续排列成 2 ～ 4 轮，最外轮的维管束较小，有的仅一至数个导管，束间形成层连接成环，向内维管束较大；木质部主要由导管及小的木纤维组成，根中心木质部集成 2 ～ 3 群。薄壁细胞含有草酸钙砂晶。

2. 化学鉴别

（1）取本品粉末少量，加 10 倍量水充分振摇，产生大量泡沫，经久不消。

（2）取切片或粉末置试管内，滴加醋酐 0.5 mL，沿管壁缓缓加入硫酸 2 滴，接触面即显红棕色。15 min 后，上层液显暗红棕色，1 h 后显褐色。

（3）取粉末少许，滴加冰醋酸及浓硫酸，显紫红色。

3. 荧光鉴别 取切片置紫外灯下观察，显黄白色荧光。滴加 1% 氨水，显淡黄绿色荧光。

4. 紫外吸收 取粉末 0.4 g，加入乙醇 20 mL，放置 12 h，滤过，滤液在（279 ± 2）nm 波长处有最大吸收。

5. 薄层色谱 供试品色谱中，在与牛膝对照药材色谱和 β- 蜕皮甾酮对照品色谱相应的位置上，显相同颜色的斑点。

【检查】水分不得过 15.0%。总灰分不得过 9.0%。二氧化硫残留量不得过 400 mg/kg。

【浸出物】热浸法。用水饱和正丁醇作为溶剂，药材不得少于 6.5%，饮片不得少于 5.0%。

【含量测定】高效液相色谱法。按干燥品计，本品含 β- 蜕皮甾酮（$C_{27}H_{44}O_7$），不得少于 0.030%。

【商品规格】一般分为三个等级。

一等（头肥） 干货。呈长条圆柱形。内外黄白色或浅棕色。味淡、微甜。中部直径 0.6 cm 以上。长

50 cm 以上。根条均匀。无冻条、油条、破条、杂质、虫蛀、霉变。

二等（二肥）干货。中部直径 0.4 cm 以上，长 35 cm 以上。余同一等。

三等（平条）干货。中部直径 0.4 cm 以下，但不小于 0.2 cm，长短不分，间有冻条、油条、破条。余同一等。

【性味功能】性平，味苦、甘、酸。归肝、肾经。逐瘀通经，补肝肾，强筋骨，利尿通淋，引血下行。用于经闭，痛经，腰膝酸痛，筋骨无力，淋证，水肿，头痛，眩晕，牙痛，口疮，吐血，衄血。

【用法用量】5 ～ 12 g。内服煎汤；或浸酒；或入丸、散。外用捣敷；捣汁滴鼻；或研末撒入牙缝。孕妇慎用。

【贮藏】置阴凉干燥处，防潮。

【附注】常见伪品有白牛膝，为石竹科植物狗筋蔓 *Cucubalus baccifer* L. 的干燥根。主产于东北及四川等地。呈细长圆柱形，稍扭曲，长短不等，直径 3 ～ 6 mm。表面灰黄色，有纵皱纹，有时有分枝，并有少数须根痕。质脆，易折断。断面皮部灰白色，木部淡黄色，皮部较宽，为木部的 1/3 ～ 1/2。气微，味甜、微苦。

味牛膝

Weiniuxi

Strobilanthis Forrestii Radix et Rhizoma

【别名】窝牛膝、杜牛膝、未牛膝、味膝。

【来源】爵床科植物腺毛马蓝 *Pteracanthus forrestii*（Diels）C. Y. Wu 的根及根茎。

【产销】主产于湖北省巴东、恩施及四川等地，除自产自销外，还有部分出口。

【鉴别】根茎块状，其下簇生多数细根如马尾状，长可至 40 cm，直径 0.2 ～ 0.5 cm。表面暗灰色，光滑，有环状裂隙，常露出白色木心。质韧，不易折断，横断面皮部灰白色。味淡。

【性味功能】行瘀血，消肿痛，强筋骨。用于经闭症瘕，腰膝酸痛，跌打损伤。

【用法用量】3 ～ 9 g。内服煎汤或浸酒。

【贮藏】置阴凉干燥处。防潮。

川乌

Chuanwu

Aconiti Radix

本品为常用中药，以乌头之名，始载于《神农本草经》，列为下品。

【别名】乌头。

【来源】毛茛科植物乌头 *Aconitum carmichaelii* Debx. 的干燥母根。

【产销】主产于四川江油、平武，陕西城固、南郑等地。其他地区也有栽培。销全国并出口。

【采收加工】6 月下旬至 8 月上旬采挖，除去子根、须根及泥沙，晒干。

【炮制】

1. 生川乌 除去杂质。用时捣碎。

2. 制川乌 取川乌，大小个分开，用水浸泡至内无干心，取出，加水煮沸 4 ～ 6 h（或蒸 6 ～ 8 h）至取大个、实心者切开内无白心，口尝微有麻舌感时，取出，晾至六成干，切片，干燥。

【商品特征】

1. 药材 呈不规则圆锥形，稍弯曲，长 2 ～ 7 cm，直径 1.2 ～ 2.5 cm。表面呈灰棕色或褐色，有细皱纹，顶端常有茎基残留，一侧有子根脱离后的疤痕，周围有数个瘤状凸起，习称“钉角”。质坚，断面灰白色，粉性，可见多角形环纹（形成层）。气微，味辛辣而麻舌。（图 8–30）

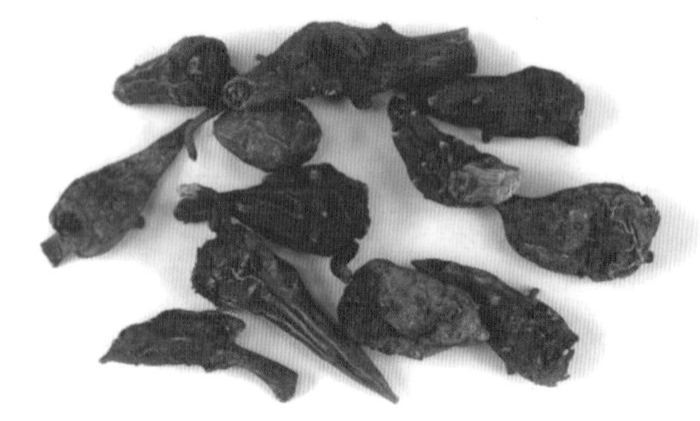

图 8–30 川乌

以个匀、肥满、坚实、断面粉性足者为佳。

本品特征可概括如下。

圆锥形根是乌头，外表灰褐皱纹留。

周围凸起似钉角，质坚断面粉性足。

多角环纹较明显，辛辣麻舌有大毒。

2. 饮片 制川乌为不规则形或长三角形的片。表面呈黑褐色或黄褐色，灰棕色形成层环纹隐约可见。体轻，质脆，断面有光泽。气微，微有麻舌感。

【主要成分】主含多种生物碱。其中主要为有剧毒的双酯型生物碱，如乌头碱（aconitine）、新乌头碱（mesaconitine，中乌头碱）、次乌头碱（hypaconitine）。

制川乌尚含苯甲酰乌头原碱（benzoylaconitine）、苯甲酰次乌头原碱、苯甲酰新乌头原碱等。

【鉴别】

1. 横切面 后生皮层为棕色木栓化细胞；皮层薄壁组织偶见石细胞，单个散在或数个成群，类长方形、方形或长椭圆形，胞腔较大；内皮层不甚明显。韧皮部散有筛管群；内侧偶见纤维束。形成层类多角形。其内外侧偶有一至数个异型维管束。木质部导管多列，呈径向或略呈“V”形排列。髓部明显。薄壁细胞充满淀粉粒。

2. 粉末 灰黄色。淀粉粒单粒球形、长圆形或肾形，直径 3 ～ 22 μm；复粒由 2 ～ 15 分粒组成。石细胞近无色或淡黄绿色，呈类长方形、类方形、多角形或一边斜尖，直径 49 ～ 117 μm，长 113 ～ 280 μm，壁厚 4 ～ 13 μm，壁厚者层纹明显，纹孔较稀疏。后生皮层细胞棕色，有的壁呈瘤状增厚突入细胞腔。导管淡黄色，主为具缘纹孔，直径 29 ～ 70 μm，末端平截或短尖，穿孔位于端壁或侧壁，有的导管分子粗短拐曲或纵横连接。

3. 薄层色谱

（1）生川乌供试品色谱中，在与乌头碱、次乌头碱、新乌头碱对照品色谱相应的位置上，显相同颜色的斑点。

（2）制川乌供试品色谱中，在与苯甲酰乌头原碱、苯甲酰次乌头原碱及苯甲酰新乌头原碱对照品色谱相应的位置上，显相同颜色的斑点。

【检查】生川乌：水分不得过 12.0%；总灰分不得过 9.0%；酸不溶性灰分不得过 2.0%。

制川乌：水分不得过 11.0%。双酯型生物碱含量以乌头碱（$C_{34}H_{47}NO_{11}$）、次乌头碱（$C_{33}H_{45}NO_{10}$）及新乌头碱（$C_{33}H_{45}NO_{11}$）的总量计，不得过 0.040%。

【含量测定】高效液相色谱法。

生川乌　按干燥品计，本品含乌头碱（$C_{34}H_{47}NO_{11}$）、次乌头碱（$C_{33}H_{45}NO_{10}$）和新乌头碱（$C_{33}H_{45}NO_{11}$）的总量应为 0.050% ～ 0.17%。

制川乌　按干燥品计，本品含苯甲酰乌头原碱（$C_{32}H_{45}NO_{10}$）、苯甲酰次乌头原碱（$C_{31}H_{43}NO_9$）及苯甲酰新乌头原碱（$C_{31}H_{43}NO_{10}$）的总量应为 0.070% ～ 0.15%。

【商品规格】市场上将川乌分为选货和统货两个等级。

选货　干货。呈不规则的圆锥形，稍弯曲，中部多向一侧膨大，顶端残茎不超过 1 cm，大小均匀。表面棕褐色或灰棕色，皱缩，有小瘤状侧根及子根脱离后的痕迹。质坚实，断面浅黄白色或灰黄色，具粉性。气微，味辛辣、麻舌。每 1 kg 200 个以内，含空心和破碎者不超过 10%。

统货　大小不分，或者每 1 kg 200 个以上。

选货中也可根据需要再分出选一、选二等级别。

选一　每 1 kg 120 个或 120 个以内。无空心、破碎者。

选二　每 1 kg 121 ～ 200 个，含空心和破碎者不超过 10%。

【性味功能】性热，味辛、苦；有大毒。归心、肝、肾、脾经。祛风除湿，温经止痛。用于风寒湿痹，关节疼痛，心腹冷痛，寒疝作痛及麻醉止痛。

【用法用量】一般炮制后用。本品有剧毒，内服应慎用。不宜与贝母、半夏、白及、白蔹、天花粉、瓜蒌同用。

【贮藏】置通风干燥处，防蛀。本品有剧毒，应按《医疗用毒性药品管理办法》保管。

【附注】当前市场上，附子和川乌混用情况比较普通，经常将小附子晒干当作川乌销售和使用，应予纠正。

另外，有的将多种同属植物，如瓜叶乌头 *Aconitum hemsleyanum* Pritz. 等的块根，伪充川乌，应注意鉴别。

川芎

Chuanxiong

Chuanxiong Rhizoma

本品为常用中药，原名“芎䓖”，始载于《神农本草经》，列为上品。

【别名】芎䓖、抚芎。

【来源】伞形科植物川芎 *Ligusticum chuanxiong* Hort. 的干燥根茎。

【产销】主产于四川灌县、崇庆等地。销全国并出口。湖北、湖南、山西、江西、甘肃等地都有引种栽培。多自产自销。

【采收加工】夏季当茎上的节盘显著凸起，并略带紫色时采挖，除去泥沙，晒后烘干，再去须根。

【炮制】除去杂质，大小分档，洗净，润透，切厚片，干燥。

【商品特征】

1. 药材 不规则结节状拳形团块，直径2～7 cm。表面灰褐色或褐色，粗糙皱缩，有多数平行隆起的轮节，顶端有凹陷的类圆形茎痕，下侧及轮节上有多数小瘤状根痕。质坚实，不易折断，断面黄白色或灰黄色，散有黄棕色的油室，形成层环呈波状。气浓香，味苦、辛，稍有麻舌感，微回甜。（图8-31）

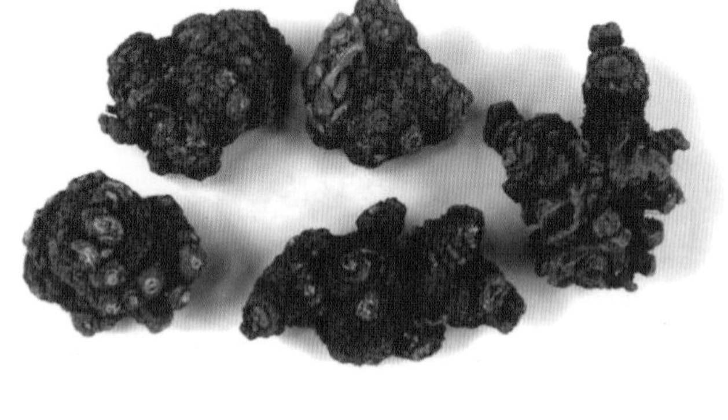

图8-31 川芎

以个大、质坚、外皮黄褐、断面黄白色、香气浓、油性大者为佳。

本品特征可概括如下。

川芎团块多拳形，结节起伏色黄褐。

茎痕圆形多凹陷，味苦而辛气香浓。

2. 饮片 不规则厚片，外表皮灰褐色或褐色，有皱缩纹。切面黄白色或灰黄色，具有明显波状环纹或多角形纹理，散生黄棕色油点。质坚实。气浓香，味苦、辛，微甜。（图8-32）

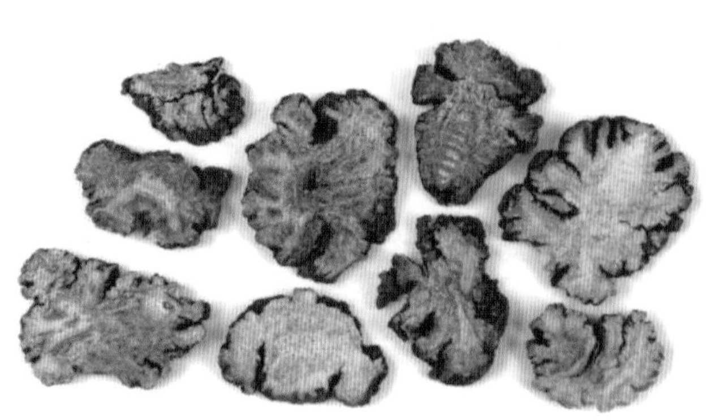

图8-32 川芎片

【主要成分】含挥发油、内酯、酚酸等。如川芎嗪（chuanxiongzine）、藁本内酯（ligustilide）、欧当归内酯A（levistilide A）、丁基苯酞、阿魏酸、大黄酚等。

【鉴别】

1. 横切面 木栓层为多列细胞。皮层狭窄，散有根迹维管束。韧皮部宽广，形成层环波状或不规则多角形。木质部导管多角形或类圆形，大多单列或排成“V”形，偶有木纤维束。髓部较大。薄壁组织中散有多数油室，类圆形、椭圆形或不规则形，淡黄棕色，靠近形成层的油室小，向外渐大；薄壁细胞中富含淀粉粒，有的薄壁细胞中含草酸钙晶体，呈类圆形团块或类簇晶状。

2. 粉末 淡黄棕色或灰棕色。淀粉粒较多，单粒椭圆形、长圆形、类圆形、卵圆形或肾形，直径5～16 μm，长约21 μm，脐点点状、长缝状或人字状；偶见复粒，由2～4分粒组成。草酸钙晶体存在于薄壁细胞中，呈类圆形团块或类簇晶状，直径10～25 μm。木栓细胞深黄棕色，表面观呈多角形，微波状弯曲。油室多已破碎，偶可见油室碎片，分泌细胞壁薄，含有较多的油滴。导管主为螺纹导管，亦有网纹导管及梯纹导管，直径14～50 μm。

3. 化学鉴别 取本品粉末1 g，加石油醚（30～60 ℃）5 mL，放置10 h，时时振摇，静置，取上清液1 mL，挥干后，残渣加甲醇1 mL使溶解，再加2% 3,5-二硝基苯甲酸的甲醇溶液2～3滴与甲醇饱和的氢氧化钾溶液 2 滴，显红紫色。

4. 薄层色谱 供试品色谱中，在与川芎对照药材色谱和欧当归内酯 A 对照品色谱相应的位置上，显相同颜色的斑点。

【检查】水分不得过 12.0%。总灰分不得过 6.0%。酸不溶性灰分不得过 2.0%。

【浸出物】热浸法。乙醇浸出物不得少于 12.0%。

【含量测定】高效液相色谱法。按干燥品计，本品含阿魏酸（$C_{10}H_{10}O_4$）不得少于 0.10%。

【商品规格】川芎药材一般可分为三个等级。

一等 每 1 kg 44 个以下，单个重量不低于 20 g，无山川芎、空心、焦枯、杂质、虫蛀、霉变。

二等 每 1 kg 70 个以下，余同一等。

三等 每 1 kg 70 个以上，个大而空心者属此等，余同一等。

另有山川芎（采收川芎“苓子”后的地下根茎部分），为统货。干货。呈绳结状，体枯瘦欠坚实。表面褐色。断面灰白色。有特异香气。味苦辛、麻舌。大小不分。无苓珠、苓盘、焦枯、杂质、虫蛀、霉变。

【性味功能】性温，味辛。归肝、胆、心包经。活血行气，祛风止痛。用于胸痹心痛，胸胁刺痛，跌扑肿痛，月经不调，经闭痛经，症瘕腹痛，头痛，风湿痹痛。

【用法用量】3 ～ 10 g。内服煎汤。

【贮藏】置阴凉干燥处，防蛀。

【附注】地区习惯用药如下。

（1）在江西、湖南、湖北等省栽培的抚芎，又称茶芎，系川芎的栽培变种抚芎 *Ligusticum sinense* ‘*Fuxiong*’ S. M. Fang et H. D. Zhang 的根茎。本品性状与川芎的主要区别是根茎呈结节状团块，表面灰黄色至黄棕色，有数个瘤状凸起，顶部中央有凸起的圆形茎痕，并有疣状凸起的根痕，气味稍有不同。

（2）在吉林省延边朝鲜族自治州栽培的东川芎，系伞形科蛇床属植物东川芎 *Cnidium officinale* Makino 的根茎。本品为朝鲜族民族药，产量小，多自产自销。其药材形状与川芎相似，为不规则团块状，上部具多个圆锥形或圆柱形小块茎，块茎顶端凸起显著。表面灰棕色或灰褐色，有皱缩的结节状轮环。质坚实，切面类白色或淡褐色，油室少见。有特异香气，味微苦、辛。

天冬

Tiandong

Asparagi Radix

本品为常用中药，始载于《神农本草经》，列为上品。

【别名】天门冬。

【来源】百合科植物天冬 *Asparagus cochinchinensis*（Lour.）Merr. 的干燥块根。

【产销】主产于贵州、四川、浙江等地，以贵州产量大，质量好。销全国并出口。湖北、湖南、广西等地亦产。多自产自销。

【采收加工】秋、冬二季采挖，洗净，除去茎基和须根，置沸水中煮或蒸至透心，趁热除去外皮，洗净，干燥。

【炮制】除去杂质，迅速洗净，切片，干燥。

【商品特征】

1. 药材 长纺锤形，略弯曲，长5～18 cm，直径0.5～2 cm。表面黄白色或浅黄棕色，半透明，光滑或具深浅不等的纵皱纹，偶有残存的灰棕色外皮。质坚硬或柔润，有黏性，断面角质样。中柱黄白色。气微，味甜，微苦。（图8–33）

以条粗、色黄白、半透明者为佳。

2. 饮片 类圆形或斜长形片，直径0.5～2 cm，厚2～4 cm。切面角质样，中心黄白色。表面淡黄色或淡黄棕色，略呈半透明，有纵沟纹。质坚韧或柔润，有黏性。气微，味甜、微苦。

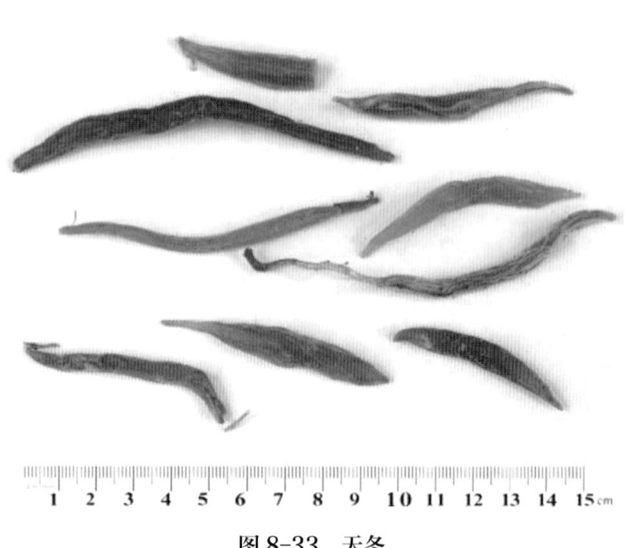

图8–33 天冬

【主要成分】含天冬酰胺、瓜氨酸、丝氨酸等十数种氨基酸及多种低聚糖类。尚含菝葜皂苷、菝葜皂苷元、薯蓣皂苷元、β–谷甾醇等。

【鉴定】

1. 横切面 根被有时残存。皮层宽广，外侧有石细胞散在或连续排列成环，石细胞浅黄棕色，长条形、长椭圆形或类圆形，直径32～110 μm，壁厚，纹孔及孔沟极细密；黏液细胞散在，草酸钙针晶束存在于椭圆形黏液细胞中，针晶长40～99 μm。内皮层明显。中柱韧皮部束和木质部束各31～135个，相互间隔排列，少数导管深入髓部，髓细胞亦含草酸钙针晶束。

2. 粉末 淡黄色或淡黄棕色。石细胞众多，淡橙黄色或无色，类长方形、类圆形或长条形，常破碎，长80～450 μm，直径30～90 μm，壁薄或厚，纹孔及孔沟细密。草酸钙簇晶成束或散在，有些存在于黏液细胞中，针晶长40～100 μm。导管多为具缘纹孔导管，纹孔较大，排列成纵行，其旁的木栓薄壁细胞呈长方形，壁稍厚，有多数较大的类圆形纹孔。

3. 化学鉴别 取粗粉约5 g，加50%乙醇50 mL回流1 h，冷后滤过，分取滤液各2 mL，分置两支试管中，一管加茚三酮试液1 mL，水浴加热，溶液显紫色；另一管加碱性酒石酸铜试液1 mL，水浴中加热，生成砖红色沉淀。

【检查】水分不得过16.0%。总灰分不得过5.0%。

二氧化硫残留量，不得过400 mg/kg。

【浸出物】热浸法。稀乙醇浸出物不得少于80.0%。

【商品规格】一般分为三个等级。

一等 干货。长纺锤形，去净外皮。表面黄白色或淡棕黄色，半透明，条肥大，有糖质。断面黄白色，角质状，中央有白色中柱（白心）。气微，味甜、微苦。中部直径1.2 cm以上。无硬皮，杂质，虫蛀，霉变。

二等 干货。间有纵沟纹，中部直径0.8 cm以上。间有未剥净硬皮，但不得过5%。余同一等。

三等　干货。表面红棕色或红褐色，断面红棕色，中部直径 0.5 cm 以上。残留有未去净硬皮，但不得过 15%。余同一等。

【性味功能】性寒，味甘、苦。归肺、肾经。养阴润燥，清肺生津。用于肺燥干咳，顿咳痰黏，腰膝酸痛，骨蒸潮热，内热消渴，热病津伤，咽干口渴，肠燥便秘。

【用法用量】6 ～ 12 g。内服煎汤。

【贮藏】置通风干燥处，防霉，防蛀。

【附注】地区习惯用药：同属植物多刺天门冬 *Asparagus myriacanthus* Wang et S. C. Chen 的块根在西藏作为天冬入药。块根呈纺锤形，长 6 ～ 12 cm，直径 1 ～ 2 cm。

此外，有的地区还将同属多种植物的块根误作为天冬药用，应注意鉴别。

天花粉

Tianhuafen

Trichosanthis Radix

本品为常用中药，以栝楼根之名始载于《神农本草经》，列为中品。天花粉之名始见于《图经本草》。

【别名】栝楼根、花粉、瓜蒌根。

【来源】葫芦科植物栝楼 *Trichosanthes kirilowii* Maxim. 或双边栝楼 *Trichosanthes rosthornii* Harms 的干燥根。

【产销】全国大部分地区有产。主产于河南、贵州、河北、广西、山东、安徽等地。以河南产量大、质量优。销全国。

【采收加工】秋、冬二季采挖，洗净，除去外皮，切段或纵剖成瓣，干燥。

【炮制】取原药材，除去杂质，略泡，洗净，润透，切横片或斜片，干燥。

【商品特征】

1. 药材　不规则圆柱形，纺锤形或瓣块状，长 8 ～ 16 cm，直径 1.5 ～ 5.5 cm。表面黄白色或淡棕黄色，有纵皱纹、细根痕及略凹陷的横长皮孔，有的有黄棕色外皮残留。质坚实，断面白色或淡黄色，富粉性（折断时有粉尘飞扬），横切面可见黄色木质部，略呈放射状排列，纵切面可见黄色条纹状木质部。气微，味微苦。（图 8–34）

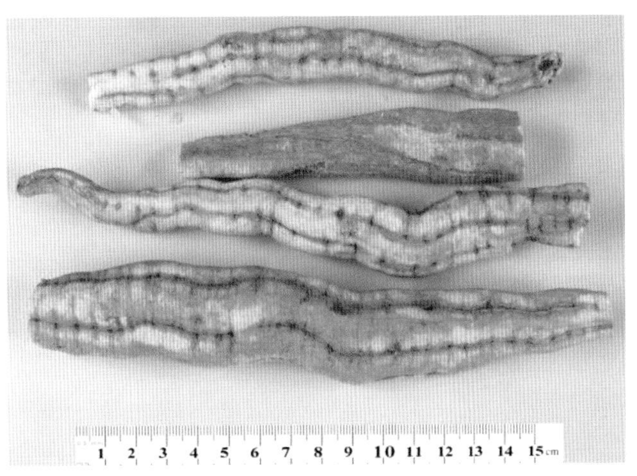

图 8–34　天花粉

以色白、质坚、粉性足者为佳。

本品特征可概括如下。

花粉圆柱纺锤形，断面色白富粉性。

横切小孔较明显，纵切可见筋脉纹。

质坚气微味微苦，生津止渴又排脓。

2. 饮片 类圆形、半圆形或不规则形的厚片。外表皮黄白色或淡棕黄色，切面可见黄色木质部小孔，略呈放射状排列。气微，味微苦。（图 8-35）

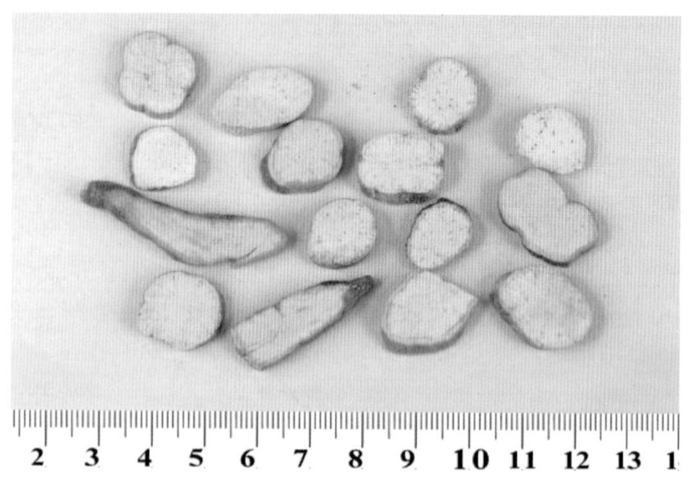

图 8-35 天花粉片

【主要成分】主含天花粉蛋白（trichosanthin）、天花粉多糖。尚含皂苷，天花粉凝血素（TKA），Ca、Mg 等矿物质元素，瓜氨酸、谷氨酸、精氨酸等多种氨基酸。

【鉴定】

1. 粉末 类白色。淀粉粒甚多，单粒类球形、半圆形或盔帽形，直径 6 ～ 48 μm，脐点点状、短缝状或人字状，层纹隐约可见；复粒由 2 ～ 14 分粒组成，常由一个大的分粒与几个小分粒复合。具缘纹孔导管大，多破碎，有的具缘纹孔呈六角形或方形，排列紧密。石细胞黄绿色，长方形、椭圆形、类方形、多角形或纺锤形，直径 27 ～ 72 μm，壁较厚，纹孔细密。

2. 化学鉴别 取本品适量，炽灼灰化后，残渣加盐酸与硝酸（1 ∶ 1）混合液，滤过，滤液加钼酸铵试液，振摇后再加硫酸亚铁试液，显蓝色。

3. 薄层色谱 供试品色谱中，在与天花粉对照药材色谱和瓜氨酸对照品色谱相应的位置上，显相同颜色的斑点。

【检查】水分：药材不得过 15.0%。总灰分：药材不得过 5.0%，饮片不得过 4.0%。二氧化硫残留量：药材不得过 400 mg/kg。

【浸出物】冷浸法。水溶性浸出物，药材不得少于 15.0%，饮片不得少于 12.0%。

【商品规格】一般分为三个等级。

一等 干货。类圆柱形、纺锤形或纵切成两瓣，长 15 cm 以上，中部直径 3.5 cm 以上。刮去外皮，条均匀。表面白色或黄白色，光洁。质坚实，体重。断面白色，粉性足。味淡、微苦。无黄筋、粗皮、抽沟，无糠心、杂质、虫蛀、霉变。

二等 中部直径 2.5 cm 以上。余同一等。

三等 扭曲不直，表面粉白色，淡黄白色或灰白色，有纵皱纹。断面灰白色，有粉性，可见少量筋脉，中部直径不少于 1 cm。余同一等。

【性味功能】性微寒，味甘、微苦。归肺、胃经。清热泻火，生津止渴，消肿排脓。用于热病烦渴，肺热燥咳，内热消渴，疮疡肿毒。

【用法用量】10 ～ 15 g。内服煎汤。孕妇慎用；不宜与川乌、制川乌、草乌、制草乌、附子同用。

【贮藏】置于干燥处，防蛀。

天麻

Tianma

Gastrodiae Rhizoma

本品为常用中药，始载于《神农本草经》，列为上品。

【别名】赤箭、明天麻、定风草。

【来源】兰科植物天麻 *Gastrodia elata* Bl. 的干燥块茎。

【产销】主产于云南、四川、贵州、湖北、陕西等地。现多为栽培品。销全国并出口。

【采收加工】立冬后至次年清明前采挖，冬至前采挖者称“冬麻”，质佳。立夏前采挖者称“春麻”，质次。采挖后立即洗净，蒸透，敞开低温干燥。

【炮制】洗净，润透或蒸软，切薄片，干燥。

【商品特征】

1. 药材 椭圆形或长条形，略扁，皱缩而稍弯曲，长 3 ～ 15 cm，宽 1.5 ～ 6 cm，厚 0.5 ～ 2 cm。表面黄白色至黄棕色，有纵皱纹及由潜伏芽排列而成的横环纹多轮。顶端有红棕色至深棕色鹦嘴状的芽（习称“鹦哥嘴”“红小辫”）或残留茎基；另一端有圆脐形疤痕（习称“凹肚脐”）。质坚硬，不易折断，断面较平坦，黄白色至淡棕色，角质样（习称“起镜”“松香面”）。气微，味甘。（图 8-36）

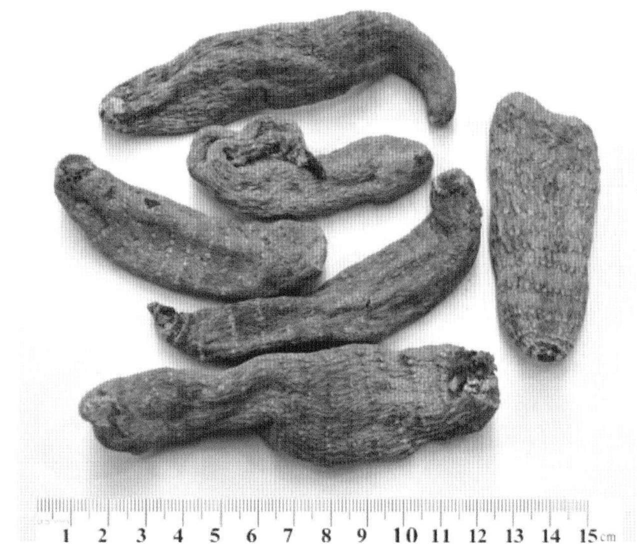

图 8-36 天麻

以质地坚实沉重、有鹦哥嘴、断面明亮、无空心者（冬麻）为佳；质地轻泡、有残留茎基、断面色晦暗、空心者（春麻）为次。

本品特征可概括如下。

天麻多长椭圆形，表面黄白环节显。

质坚断面角质样，前端芽痕后脐眼。

2. 饮片 不规则形的薄片。外表皮淡黄色至黄棕色，有时可见点状排列的横环纹。切面黄白色至淡棕色。角质样，半透明。气微，味甘。（图 8-37）

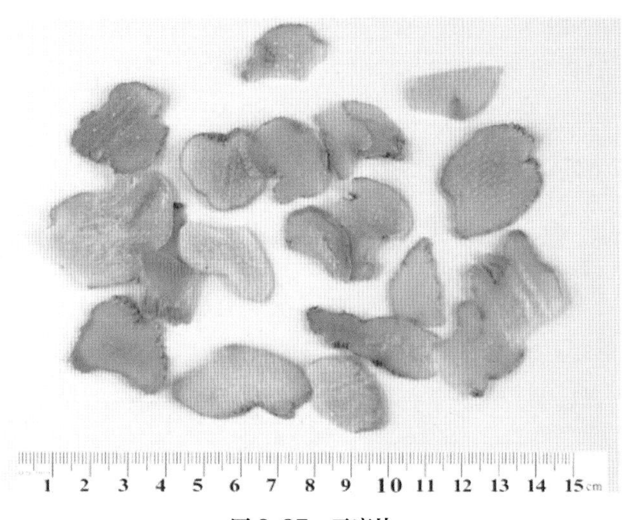

图 8-37 天麻片

【主要成分】含天麻素（gastrodin）、赤箭苷、对羟苄基甲醚、4-（4′-羟苄氧基）苄基甲醚、双（4-羟苄基）醚、对羟基苯甲醇、柠檬酸及其单甲酯、琥珀酸、胡萝卜苷等。

【鉴别】

1. 横切面 表皮有残留，下皮由 2 ～ 3 列切向延长的栓化细胞组成。皮层为 10 多列多角形细胞，有的含草酸钙针晶束。较老块茎皮层与下皮相接处有 2 ～ 3 列椭圆形厚壁细胞，木化，纹孔明显。中柱占绝大部分，有小型周韧维管束散在；薄壁细胞亦含草酸钙针晶束。

2. 粉末 黄白色至黄棕色。厚壁细胞椭圆形或类多角形，直径 70 ～ 180 μm，壁厚 3 ～ 8 μm，木化，纹孔明显。草酸钙针晶成束或散在，长 25 ～ 75 ～ 93 μm。用醋酸甘油水装片观察含糊化多糖类物的薄壁细胞无色，有的细胞可见长卵形、长椭圆形或类圆形颗粒，遇碘液显棕色或淡棕紫色。螺纹导管、网纹导管及环纹导管直径 8 ～ 30 μm。

3. 化学鉴别

（1）取本品粉末 1 g，加水 10 mL，浸泡 4 h，随时振摇，滤过。滤液加碘试液 2 ～ 4 滴，显紫红色至酒红色。

（2）取本品粉末 1 g，加 45% 乙醇 10 mL，浸泡 4 h，随时振摇，滤过。滤液加硝酸汞溶液（取汞 1 份，加发烟硝酸 1 份溶解后，加水 2 份稀释制成）0.5 mL，加热，溶液显玫瑰红色，并产生黄色沉淀。

4. 薄层色谱 供试品色谱中，在与天麻对照药材色谱和天麻素对照品色谱相应的位置上，显相同颜色的斑点。

【检查】水分：药材不得过 15.0%，饮片不得过 12.0%。总灰分：药材不得过 4.5%。二氧化硫残留量：药材不得过 400 mg/kg。

【浸出物】热浸法。稀乙醇浸出物不得少于 15.0%。

【含量测定】高效液相色谱法。按干燥品计，本品含天麻素（$C_{13}H_{18}O_7$）和对羟基苯甲醇（$C_7H_8O_2$）的总量不得少于 0.25%。

【商品规格】传统分为四个等级。

一等 干货。每 1 kg 26 支以下。无空心、枯炕、杂质、虫蛀、霉变。

二等 干货。每 1 kg 46 支以下。余同一等。

三等 干货。每 1 kg 90 支以下。大小均匀。无枯炕、杂质、虫蛀、霉变。

四等 干货。每 1 kg 90 支以上。凡不合一、二、三等的碎块、空心及未去皮者均属此等。无芦茎、杂质、虫蛀、霉变。

【性味功能】性平，味甘。归肝经。息风止痉，平抑肝阳，祛风通络。用于小儿惊风，癫痫抽搐，破伤风，头痛眩晕，手足不遂，肢体麻木，风湿痹痛。

【用法用量】3 ～ 10 g。内服煎汤。

【贮藏】置通风干燥处，防蛀。

【附注】常见的伪品有以下几种。

（1）茄科植物马铃薯（洋芋、阳芋）*Solanum tuberosum* Linn. 的块茎。本品类球形，扁缩。表面黄白色、淡红色或紫色。无疤痕及点状环纹。顶端无鹦哥嘴或残留茎基。

（2）菊科植物大丽花 *Dahlia pinnata* Cav. 的块根。本品呈纺缍形，类白色。质坚硬，味淡。

（3）紫茉莉科植物紫茉莉 *Mirabilis jalapa* Linn. 的根。本品呈长圆锥形；表面淡黄色，具细皱纹。顶端有茎痕或残基。味淡，有刺喉感。

（4）菊科植物华蟹甲（羽裂蟹甲草）*Sinacalia tangutica*（Maxim.）B. Nord. 的块茎。本品外形似天麻，点状横环纹明显，但无鹦哥嘴，质坚。表面有疣状须根痕，顶端具残留茎基。

（5）美人蕉科植物蕉芋 *Canna indica Edulis*'Ker-Gawl. 的块茎。本品呈圆锥形，顶端有残留茎基，其外包有叶鞘。表面黄色有粉霜，未去皮的可见轮状环节。质坚，断面半角质状，带粉性。

木香
Muxiang
Aucklandiae Radix

本品为常用中药，始载于《神农本草经》，列为上品。

【别名】云木香、广木香、蜜香。

【来源】菊科植物木香 *Aucklandia lappa* Decne. 的干燥根。

【产销】原产于印度。我国云南、湖北、广西、四川、甘肃均有栽培。销全国。

【采收加工】秋、冬二季采挖，除去泥沙及须根，切段，大的纵剖成瓣，干燥后撞去粗皮。

【炮制】

1. 木香　除去杂质，洗净，闷透，切厚片，干燥。

2. 煨木香　取未干燥的木香片，在铁丝匾中，一层草纸，一层木香片，间隔平铺数层，置炉火旁或烘干房内，烘煨至木香中所含的挥发油渗至纸上，取出。

【商品特征】

1. 药材　圆柱形或半圆柱形，长 5 ～ 10 cm，直径 0.5 ～ 5 cm。表面黄棕色至灰褐色，有明显的皱纹、纵沟及侧根痕。质坚，不易折断，断面灰褐色至暗褐色，周边灰黄色或浅棕黄色，形成层环棕色，有放射状纹理及散在的褐色点状油室。气香特异，味微苦。（图 8-38）

以质坚实、油性足、香气浓者为佳。

本品特征可概括如下。

云木香似鳝鱼筒，表面多皱色黄棕。

断面散生朱砂点，味苦香异质坚重。

2. 饮片

（1）木香　类圆形或不规则的厚片。外表皮黄棕色至灰褐色，有纵皱纹。切面棕黄色至棕褐色，中部有明显菊花心状的放射状纹理，形成层环棕色，褐色油点（油室）散在。气香特异，味微苦。（图 8-39）

（2）煨木香　形如木香片。气微香，味微苦。

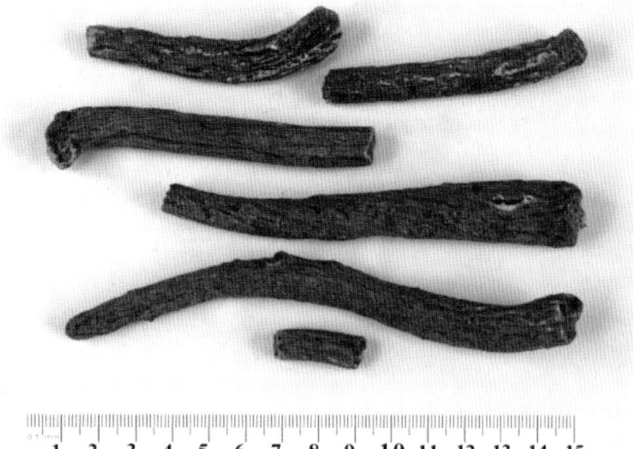

图 8-38　木香

【主要成分】主含挥发油，油中主要有去氢木香内酯（dehydrocostus

lactone）、木香烃内酯（costunolide）。另含白桦脂醇（betulin）、木香碱（saussurine）、菊糖等。

【鉴别】

1. 粉末 棕色。菊糖多见，表面具放射状纹理。木纤维多成束，长梭形，直径16～24 μm，纹孔口横裂缝状、十字状或人字状。网纹导管多见，也有具缘纹孔导管，直径30～90 μm。油室碎片有时可见，内含黄色或棕色分泌物。

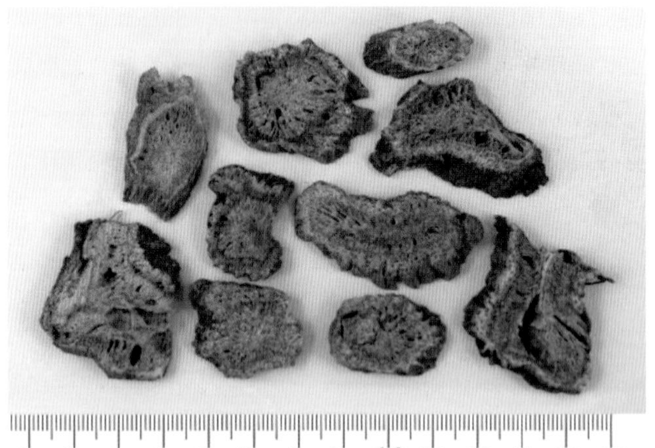

图 8-39 木香片

2. 化学鉴别

（1）取本品切片，经70%乙醇浸软后，加5% α-萘酚溶液与硫酸各1滴，即显紫色。

（2）取木香挥发油少许于试管中，加入异羟肟酸铁试剂2～3滴，呈橙红色。

3. 薄层色谱 供试品色谱中，在与去氢木香内酯、木香烃内酯对照品色谱相应的位置上，显相同颜色的斑点。

【检查】水分：木香片不得过14.0%。总灰分：药材不得过4.0%，煨木香不得过4.5%。

【浸出物】热浸法。乙醇浸出物，木香片不得少于12.0%。

【含量测定】高效液相色谱法。按干燥品计，药材含木香烃内酯（$C_{15}H_{20}O_2$）和去氢木香内酯（$C_{15}H_{18}O_2$）的总量不得少于1.8%，木香片不得少于1.5%。

【商品规格】一般分为两个等级。

一等 干货。呈圆柱形或半圆柱形。表面棕黄色或灰棕色。体实。断面黄棕色或黄绿色，具油性。气香浓，味苦而辣。根条均匀，最细的一端直径在2 cm以上。不空、不泡、不朽。无芦头、根尾、须根、焦枯、油条、杂质、虫蛀、霉变。

二等 干货。最细的一端直径在0.5 cm以上。间有根头、根尾、碎节、破块。余同一等。

【性味功能】性温，味辛、苦。归脾、胃、大肠、三焦、胆经。行气止痛，健脾消食。用于胸胁、脘腹胀痛，泻痢后重，食积不消，不思饮食。

煨木香，实肠止泻。用于泄泻腹痛。

【用法用量】3～6 g。内服煎汤；或入丸、散。脏腑燥热、阴虚津亏者禁服。

【贮藏】置干燥处，防潮。

【附注】越西木香，为菊科植物越嶲川木香 *Dolomiaea denticulata*（Ling）C. Shih 及同属几种植物的根。曾在部分地区作为木香用，现已不用。其根呈类圆柱形，形似鸡骨，或对剖两半，直径不及1.5 cm。表面黄褐色或灰褐色，具纵皱纹。质坚硬，较易折断，断面棕黄色，多有偏心性放射状纹理及油点（油室）。油质较重，气香，味微甜而苦辣，嚼之黏牙。

川木香

Chuanmuxiang

Vladimiriae Radix

本品为常用中药，始载于《神农本草经》，列为上品。

【别名】铁杆木香、槽子木香。

【来源】菊科植物川木香 *Vladimiria souliei*（Franch.）Ling 或灰毛川木香 *Vladimiria souliei*（Franch.）Ling var. *cinerea* Ling 的干燥根。

【产销】主产于四川阿坝、甘孜、凉山、雅安等地。西藏亦产。销全国并少量出口。

【采收加工】秋季采挖，除去须根、泥沙及根头上的胶状物，干燥。

【炮制】

1. 川木香　除去根头部的黑色“油头”和杂质，洗净，润透，切厚片，晾干或低温干燥。

2. 煨川木香　取净川木香片，在铁丝匾中，用一层草纸，一层川木香片，间隔平铺数层，置炉火旁或烘干房内，烘至川木香中所含的挥发油渗至纸上，取出，放凉，除去草纸，即得。

【商品特征】

1. 药材　圆柱形或有纵槽的半圆柱形，稍弯曲，长 10 ～ 30 cm，直径 1 ～ 3 cm。表面黄褐色或棕褐色，具皱纵纹，外皮脱落处可见丝瓜络状细筋脉；根头偶有黑色发黏的胶状物，习称“油头”（糊头）。体较轻，质硬脆，易折断，断面黄白色或黄色，有深黄色稀疏油点及裂隙，木部宽广，有放射状纹理；有的中心呈枯朽状。气微香，味苦，嚼之黏牙。（图 8-40）

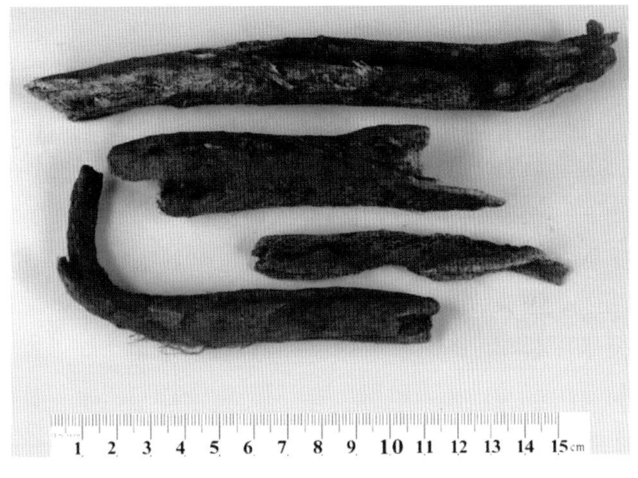

图 8-40　川木香

以条粗、质硬、气香浓者为佳。

本品特征可概括如下。

体轻味苦川木香，顶有油头色褐黄。

筋脉细纹瓜络状，嚼之黏牙气微香。

2. 饮片

（1）川木香　类圆形切片，直径 1 ～ 3 cm。外表面黄褐色至棕褐色。切面黄白色至黄棕色，有深棕色稀疏油点，木部呈放射状纹理，有的中心呈枯朽状，体较轻，质硬脆。气微香，味苦，嚼之黏牙。

（2）煨川木香　形如川木香片，气微香，味苦，嚼之黏牙。

【主要成分】主含挥发油及菊糖。挥发油中含木香烃内酯（costunolide）、去氢木香内酯（dehydrocostus lactone）、木香内酯（costuslactone）、土木香内酯。

【鉴别】

1. 横切面　木栓层为数列棕色细胞。韧皮射线较宽；筛管群与纤维束以及木质部的导管群与纤维束均呈交互径向排列，呈整齐的放射状。形成层环波状弯曲，纤维束黄色，木化，并伴有石细胞。髓完好或已破裂。油室散在于射线及髓部薄壁组织中。薄壁细胞可见菊糖。

2. 化学鉴别

（1）取本品切片，经 70% 乙醇浸软后，加 5% α– 萘酚溶液与硫酸各 1 滴，即显紫色。

（2）取川木香挥发油少许于试管中，加入异羟肟酸铁试剂 2 ～ 3 滴，呈橙红色反应。

3. 薄层色谱 供试品色谱中，在与川木香对照药材色谱相应的位置上，显相同颜色的斑点。

【检查】水分不得过 12.0%。总灰分不得过 4.0%。

【含量测定】高效液相色谱法。按干燥品计，本品含木香烃内酯（$C_{15}H_{20}O_2$）和去氢木香内酯（$C_{15}H_{18}O_2$）的总量，不得少于 3.2%。

【商品规格】统货。

【性味功能】性温，味辛、苦。归脾、胃、大肠、胆经。行气止痛。用于胸胁、脘腹胀痛，肠鸣腹泻，里急后重。

【用法用量】3 ～ 9 g。内服煎汤，宜后下；研末。

【贮藏】置阴凉干燥处。

土木香

Tumuxiang

Inulae Radix

【来源】菊科植物土木香 *Inula helenium* L. 的干燥根。

【采收加工】秋季采挖，除去泥沙，晒干。

【炮制】除去杂质，洗净，润透，切片，干燥。

【商品特征】

1. 药材 本品呈圆锥形，略弯曲，长 5 ～ 20 cm。表面黄棕色或暗棕色，有纵皱纹及须根痕。根头粗大，顶端有凹陷的茎痕及叶鞘残基，周围有圆柱形支根。质坚硬，不易折断，断面略平坦，黄白色至浅灰黄色，有凹点状油室。气微香，味苦、辛。

2. 饮片 本品呈类圆形或不规则形。外表皮黄棕色至暗棕色，可见纵皱纹和纵沟。切面灰褐色至暗褐色，有放射状纹理，散在褐色油点，中间有棕色环纹。气微香，味苦、辛。

【鉴别】

1. 横切面 木栓层为数列木栓细胞。韧皮部宽广。形成层环不甚明显。木质部射线宽 6 ～ 25 列细胞；导管少，单个或数个成群，径向排列；木纤维少数，成束存在于木质部中心的导管周围。薄壁细胞含菊糖。油室分布于韧皮部与木质部，直径 80 ～ 300 μm。

2. 粉末 淡黄棕色。菊糖众多，无色，呈不规则碎块状。网纹导管直径 30 ～ 100 μm。木栓细胞多角形，黄棕色。木纤维长梭形，末端倾斜，具斜纹孔。

3. 薄层色谱 供试品色谱中，在与土木香对照药材色谱和土木香内酯及异土木香内酯对照品色谱相应的位置上，显相同颜色的斑点。

【检查】水分不得过 14.0%。总灰分不得过 7.0%。

【浸出物】热浸法。30% 乙醇浸出物不得少于 55.0%。

【含量测定】气相色谱法。按干燥品计，本品含土木香内酯（$C_{15}H_{20}O_2$）和异土木香内酯（$C_{15}H_{20}O_2$）的总量不得少于 2.2%。

【性味功能】性温，味辛、苦。归肝、脾经。健脾和胃，行气止痛，安胎。用于胸胁、脘腹胀痛，呕吐泻痢，胸胁挫伤，岔气作痛，胎动不安。

【用法用量】3 ～ 9 g，多入丸、散。

【贮藏】置阴凉干燥处。

太子参

Taizishen

Pseudostellariae Radix

本品为常用中药，始载于《中国药用植物志》，原为云南、山东、安徽等地民间草药，自 20 世纪 50 年代开始大量栽培，形成商品。《本草从新》中的太子参实为幼小的人参。

【别名】孩儿参、童参。

【来源】石竹科植物孩儿参 *Pseudostellaria heterophylla*（Miq.）Pax ex Pax et Hoffm. 的干燥块根。

【产销】主产于福建、江苏、山东、安徽等地。销全国。

【采收加工】夏季茎叶大部分枯萎时采挖，洗净，除去须根，置沸水中略烫后晒干或直接晒干。

【炮制】取原药材，拣去杂质，筛去灰屑。

【商品特征】细长纺锤形或细长条形，稍弯曲，长 3 ～ 10 cm，直径 0.2 ～ 0.6 cm。表面灰黄色至黄棕色，较光滑，微有纵皱纹，凹陷处有须根痕。顶端有茎痕。质硬而脆，断面较平坦，周边淡黄棕色，中心淡黄白色，角质样，有的可见十字形条纹。气微，味微甘。（图 8-41）

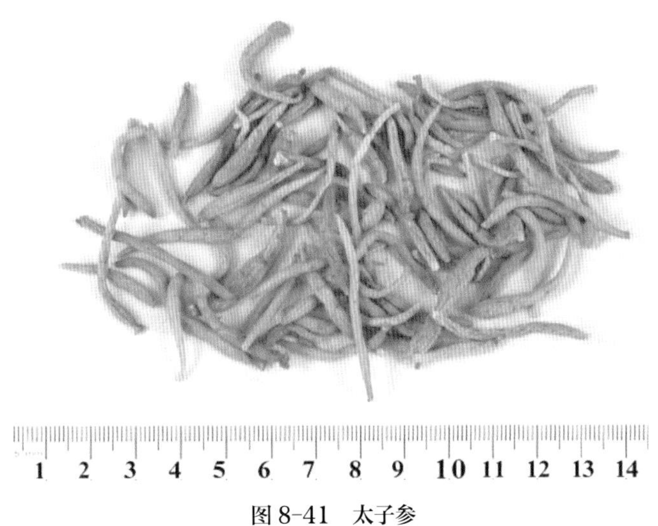

图 8-41　太子参

以条粗肥润、色黄白、有粉性、无须根者为佳。

本品特征可概括如下。

童参根细如鼠尾，外表光滑色黄白。

断面平坦显条纹，细嚼微咸有甜味。

【主要成分】含氨基酸、多糖、皂苷、淀粉、葡萄糖、黄酮、鞣质、香豆素、甾醇、三萜及多种微量元素等。如太子参环肽 B、3- 呋喃甲醇 α-D- 吡喃半乳糖苷（3-furanmethanol α-D-galactopyranoside）、云杉新苷（piceid）、二氢阿魏酸甲酯、苯甲酸、咖啡因、腺苷等。

【鉴别】

1. 根横切面 木栓细胞多列。韧皮部较窄，射线宽广。形成层成环。木质部占根的大部分，导管较稀疏，放射状排列，初生木质部 3 ～ 4 原型。薄壁细胞充满淀粉粒，有的可见草酸钙簇晶。

2. 荧光检查

（1）取折断面，置紫外灯（365 nm）下观察，显淡蓝色荧光。

（2）取粉末 1 g，置 2 支试管中，一管加盐酸（3 → 100）10 mL，另一管加水 10 mL，浸渍 1 h，时时振摇，滤过。取滤液滴于试纸上，晾干，置紫外灯（365 nm）下观察，盐酸液显蓝白色荧光，水浸液显灰蓝色荧光。

3. 薄层色谱 供试品色谱中，在与太子参对照药材色谱相应的位置上，显相同颜色的斑点。

【检查】水分不得过 14.0%。总灰分不得过 4.0%。

【浸出物】冷浸法。水溶性浸出物不得少于 25.0%。

【商品规格】一般分为选货和统货两种规格，选货一般分为两个等级。

1. 选货

一等 干货。长纺锤形，较短，直立。表面黄白色，少有纵皱纹，饱满，凹陷处有须根痕。质硬，断面平坦，淡黄白色或类白色。气微，味微甘。无须根。个体较短，上中部直径 ≥ 0.4 cm，单个重量 ≥ 0.4 g，每 50 g 块根个数 ≤ 130，个头均匀。

二等 干货。个体较长，上中部直径 ≥ 0.3 cm，单个重量 ≥ 0.2 g，每 50 g 块根个数 ≤ 250。余同一等。

2. 统货 干货。细长纺锤形或长条形，弯曲明显。表面黄白色或棕黄色，纵皱纹明显，凹陷处有须根痕。质硬，断面平坦，淡黄白色或类白色。气微，味微甘。上中部直径 ≤ 0.3 cm，单个重量 ≤ 0.2 g，每 50 g 块根个数 ≥ 250。有须根，长短不均一。

【性味功能】性平，味甘、微苦。归脾、肺经。益气健脾，生津润肺。用于脾虚体倦，食欲不振，病后虚弱，气阴不足，自汗口渴，肺燥干咳。

【用法用量】9 ～ 30 g。内服煎汤。

【贮藏】置通风干燥处，防潮，防蛀。

【附注】伪品主要有石竹科植物石生蝇子草（山女娄菜）*Silene tatarinowii* Regel 的干燥根和白花紫萼女娄菜 *Melandrium tatarinowii*（Regel）Y. W. Tsui var. albiflorum（Franch.）Z. Cheng 的干燥块根，百合科植物宝铎草 *Disporum sessile*（Thunb.）D. Don ex Schult. & Schult. f.、禾本科植物淡竹叶 *Lophatherum gracile* Brongn. 的块根以及爵床科植物菜头肾 *Strobilanthes sarcorrhiza*（C.Ling）C. Z. Cheng ex Y. F. Deng et N. H. Xia 的干燥根。

石生蝇子草根：多单个或数个簇生，呈长纺锤形或类圆柱形，多弯曲或稍弯曲，有时具分枝。顶端常具疣状凸起的茎残基或茎痕。表面类白色、淡黄白色或黄褐色，有纵沟或棱，散在横长皮孔或点状细根痕。质硬而脆，易折断，断面断白色或淡黄白色，角质状，气无，味淡，嚼之有渣及刺喉感。

白花紫萼女娄菜块根：性状与太子参相似，主要区别为顶端有多数疣状凸起的芽痕，表面纵皱纹明显或有抽沟，有棕黑色横向凹陷，其中有凸起的细根痕，味微甘、苦。

宝铎草块根：根多为数个簇生，分散成单个者与太子参相似，但顶端有疙瘩状茎基，表面灰黄色，有细密纵皱纹，断面有白色细木心。

淡竹叶块根：纺锤形或细长条形，略弯曲，两端细长，丝状开裂。表面黄色或黄白色，有细密扭曲的纵皱纹和残留须根，质硬而脆，角质，断面黄白色或黄褐色，有黄白色木心。气微，味微甘。

菜头肾根：细长纺锤形，多弯曲。表面深黄褐色，具细纵皱纹，有时可见须状支根痕，质坚脆，易折断，断面木质部黄色，气微，味淡、微甘。

升麻

Shengma

Cimicifugae Rhizoma

本品为常用中药，始载于《名医别录》。

【别名】绿升麻、关升麻、北升麻、川升麻。

【来源】毛茛科植物大三叶升麻 *Cimicifuga heracleifolia* Kom.、兴安升麻 *Cimicifuga dahurica*（Turcz.）Maxim. 或升麻 *Cimicifuga foetida* L. 的干燥根茎。

【产销】大三叶升麻主产于东北各地，称为“关升麻”。兴安升麻主产于辽宁、黑龙江、河北、山西等地，称为“北升麻”。升麻主产于四川、陕西、青海等地，以四川较为道地产地，称为“川升麻”“西升麻”。销全国。

【采收加工】秋季采挖，除去泥沙，晒至须根干时，燎去或除去须根，晒干。

【炮制】

1. 升麻片　除去杂质，略泡，洗净，润透，切厚片，干燥。

2. 蜜升麻　取蜂蜜置锅内，以文火加热至沸，投入净升麻片，炒至药片疏散不粘连，取出，稍冷，置缸内，密闭。每 100 kg 升麻，用蜂蜜 25 kg。

3. 升麻炭　取净升麻片，置热锅内，以武火炒至表面微黑，取出，筛去灰屑，冷后收藏。

【商品特征】

1. 药材　不规则的长形块状，多分枝，呈结节状，长 10 ～ 20 cm，直径 2 ～ 4 mm。表面黑褐色或棕褐色，粗糙不平，有坚硬的细须根残留，上面有数个圆形空洞的茎基痕，洞内壁显网状沟纹；下面凹凸不平，具须根痕。体轻，质坚硬，不易折断，断面不平坦，有裂隙，纤维性。黄绿色或淡黄白色。气微，味微苦而涩。（图 8-42）

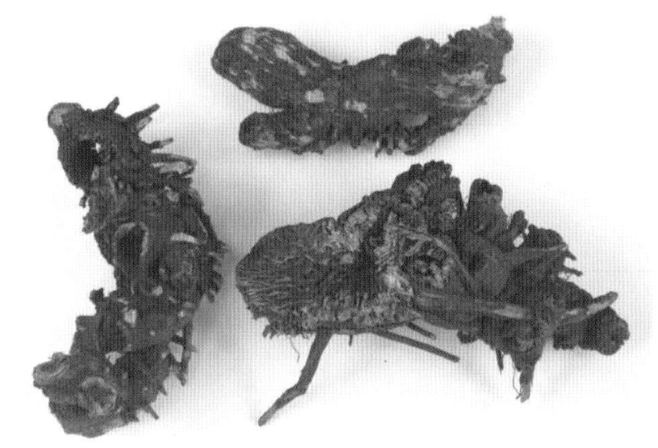

图 8-42　升麻

以个大、质坚、表面色黑者为佳。

本品特征可概括如下。

升麻分枝结节形，圆形空洞有网纹。

断面不平纤维性，须根残留质坚硬。

2. 饮片

（1）升麻片　不规则长圆形片，直径 2 ～ 4 cm，厚 0.2 ～ 0.4 cm。表面黑褐色或棕褐色，粗糙不平，有坚硬的细须根残迹及不规则凹痕，凹痕内壁显网状沟纹。切面黄绿色或淡黄白色，有裂隙，纤维性，皮部薄，木部放射状；纵切面呈网状条纹。体轻、质坚硬，不易折断。气微，味微苦而涩。（图 8-43）

（2）蜜升麻　形同升麻。表面黑褐色或焦黄色。质地较松脆，久置后黏性较大。气香，味甜。

（3）升麻炭　形同升麻。表面焦黑色。体轻，质较脆，易折断。气微香，味微苦。

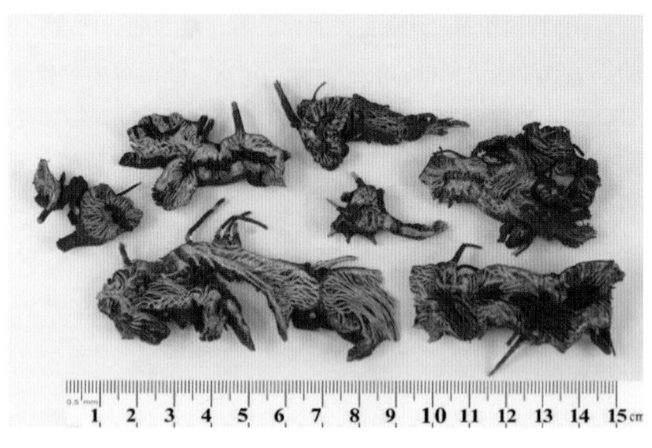

图 8-43　升麻片

【主要成分】含升麻碱（cimicifugine）、阿魏酸、异阿魏酸、水杨酸等。兴安升麻根茎尚含升麻环氧醇（cimigenol）及其木糖苷、兴安升麻醇（dahurinol）、齿阿米素（visnagin）、齿阿米醇（visamminol）等。

【鉴别】

1. 横切面

（1）西升麻　外层为 1 列棕色后生表皮，细胞长方形或类圆形，壁增厚，有明显的纹理。皮层外侧有 1 列类方形石细胞，单个或者成群，壁较厚，壁孔明显。韧皮部外侧有木化纤维束。木质部由导管和木纤维组成。髓部宽广。薄壁组织中有大量树脂块。

（2）关升麻　后生表皮细胞类方形，壁薄，无纹理。皮层石细胞长圆形或类方形，壁薄，纹孔少。薄壁组织中树脂块多见。

（3）北升麻　后生表皮细胞稍增厚，无纹理。皮层石细胞长条形或不规则形，壁较薄，纹孔较少，薄壁组织中树脂块少。

2. 粉末　黄棕色。后生皮层细胞黄棕色，表面观呈类多角形，有的垂周壁及平周壁瘤状增厚，突入胞腔。木纤维多散在，细长，纹孔口斜裂缝状或相交成人字形或十字形。韧皮纤维多散在或成束，呈长梭形，孔沟明显。

3. 薄层色谱　供试品色谱中，在与升麻对照药材色谱和阿魏酸、异阿魏酸对照品色谱相应的位置上，显相同颜色的荧光斑点。

【检查】杂质不得过 5%。水分不得过 13.0%。总灰分不得过 8.0%。酸不溶性灰分不得过 4.0%。

【浸出物】热浸法。稀乙醇浸出物，不得少于 17.0%。

【含量测定】高效液相色谱法。按干燥品计，本品含异阿魏酸（$C_{10}H_{10}O_4$）不得少于 0.10%。

【商品规格】商品可按来源和产地分为川升麻、关升麻、北升麻三种规格，均为统货。

【性味功能】性微寒，味辛、微甘。归肺、脾、胃、大肠经。发表透疹，清热解毒，升举阳气。用于风热头痛，齿痛，口疮，咽喉肿痛，麻疹不透，阳毒发斑，脱肛，子宫脱垂。

【用法用量】3 ～ 10 g。内服煎汤。

【贮藏】置于通风干燥处。

【附注】常见习用品有以下几种。

1. 单穗升麻　同属植物单穗升麻 *Cimicifuga simplex* Wormsk. 的根茎。该种植物花序通常单一不分枝。根茎较小，长 8 ～ 15 cm，直径 1 ～ 1.5 cm。表面棕黑色或棕黄色，有多数须根痕。本品在东北及四川等地曾作为升麻用。

2. 广东升麻　菊科植物华麻花头 *Serratula chinensis* S. Moore. 的根。根呈圆柱形，稍扭曲，长 5 ～ 15 cm，直径 0.5 ～ 1 cm，表面灰黄色或浅灰色。质脆，易折断，断面灰白色或浅棕色。在广东、广西、福建等地曾作为升麻用。

3. 红升麻　虎耳草科植物落新妇 *Astilbe chinensis*（Maxim.）Franch. et Savat. 的根茎。根茎呈不规则长块状，有数个圆形茎痕及棕褐色鳞片状毛，外皮棕色或黑棕色，凹凸不平，有多数须根痕。断面白色，微带红色。在陕西、甘肃部分地区曾作为升麻用。

片姜黄

Pianjianghuang

Wenyujin Rhizoma Concisum

【别名】片子姜黄、毛姜黄。

【来源】姜科植物温郁金 *Curcuma wenyujin* Y. H. Chen et C. Ling 的干燥根茎。

【产销】主产于浙江、福建等地。浙江瑞安是其道地产区。主销江苏、浙江、上海、天津、北京等地。

【采收加工】冬季茎叶枯萎时采挖，洗净，除去须根，趁鲜纵切厚片，晒干。

【商品特征】

药材　长圆形或不规则形的片，大小不一，长 3 ～ 6 cm，宽 1 ～ 3 cm，厚 2 ～ 4 mm。外皮灰黄色，粗糙皱缩，有时可见环节和须根痕。切面黄白色至棕黄色，有一圈环纹及多数筋脉小点。质脆而坚实。断面灰白色至棕黄色，略粉质。气香特异，味微苦而辛，性凉。（图 8-44）

以片大、厚薄均一、土黄色、质脆且坚实、富粉性者为佳。

本品特征可概括如下。

片姜黄呈长圆形，灰黄粗糙有环节。

筋脉小点香气浓，辛凉行气兼止痛。

【主要成分】含姜黄素（curcumin）、莪术二酮（curdione）、莪术醇（curcumol）、吉马酮（germacrone）、β-榄香烯（β-elemene）、柚皮素（naringenin）等。

【鉴别】

1. 横切面　表皮有残留，外壁略厚。木栓细胞多列。皮层散有叶迹维管束；内皮层明显。中柱大，维管束外韧型，靠外侧的较小，排列紧密，有的木质部仅 1 ～ 2 个导管。皮层及中柱薄壁组织中散有油细

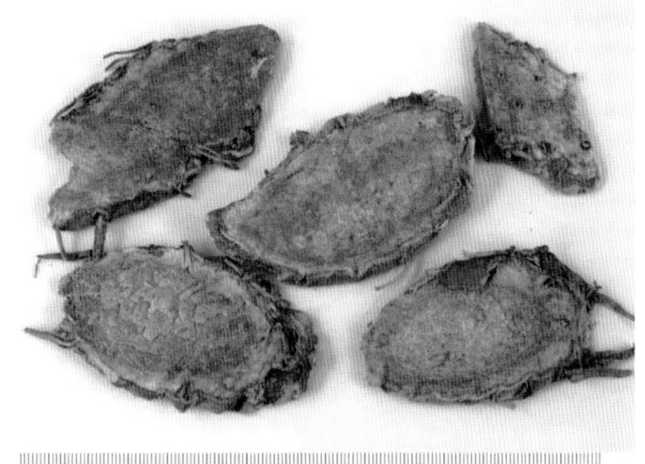

图 8-44　片姜黄

胞；薄壁细胞含淀粉粒。

2. 薄层色谱 供试品色谱中，在与片姜黄对照药材色谱相应的位置上，显相同颜色的斑点。

【含量测定】挥发油不得少于 1.0%（mL/g）。

【商品规格】统货。

【性味功能】性温，味辛、苦。归脾、肝经。破血行气，通经止痛。用于胸胁刺痛，胸痹心痛，痛经经闭，症瘕，风湿肩臂疼痛，跌扑肿痛。

【用法用量】3 ～ 9 g。内服煎汤。外用适量研末调敷。孕妇慎用。

【贮藏】置阴凉干燥处，防蛀。

【附注】温郁金的根茎或块根经过不同炮制后可分别制成“温莪术”“温郁金”“片姜黄”三种中药。

“片姜黄”与“姜黄”名称相近，但二者差别较远。主要差别如下：①来源不同；②加工方法不同；③主产地不同。

丹参

Danshen

Salviae Miltiorrhizae Radix et Rhizoma

本品为常用中药，始载于《神农本草经》，列为上品。

【别名】紫丹参、红丹参。

【来源】唇形科植物丹参 *Salvia miltiorrhiza* Bge. 的干燥根和根茎。

【产销】主产于河北、山西、陕西、四川、河南、山东、江苏、安徽、江西等地。销全国并出口。

【采收加工】春、秋二季采挖，除去泥沙，干燥。

【炮制】

1. 丹参 除去杂质和残茎，洗净，润透，切厚片，干燥。

2. 酒丹参 取丹参片，加入黄酒拌匀，稍闷润，待黄酒被吸尽后，置炒制容器内，用文火加热，炒干，取出晾凉。每 100 kg 丹参片，用黄酒 10 kg。

【商品特征】

1. 药材 根茎短粗，顶端有时残留茎基。根数条，长圆柱形，略弯曲，有的分枝并具须状细根，长 10 ～ 20 cm，直径 0.3 ～ 1 cm。表面棕红色或暗棕红色，粗糙，具纵皱纹。老根外皮疏松，多显紫棕色，常呈鳞片状剥落。质硬而脆，断面疏松，有裂隙或略平整而致密，皮部棕红色，木部灰黄色或紫褐色，导管束黄白色，呈放射状排列。气微，味微苦、涩。（图 8–45）

2. 栽培品 较粗壮，直径 0.5 ～ 1.5 cm。表面红棕色，具纵皱纹，外皮紧贴不易剥落。质坚实，断面较平整，略呈角质样。

本品特征可概括如下。

丹参根呈圆柱形，外皮棕红或暗棕。

断面小点黄白色，活血去瘀又止痛。

3. 饮片

（1）丹参　类圆形或椭圆形的厚片。余同药材性状特征。（图 8-46）

（2）酒丹参　形如丹参片，表面红褐色，略具酒香气。（图 8-47）

【主要成分】含酚酸、结晶性菲醌等。如丹参酮（tanshinone）Ⅰ、Ⅱ$_A$、Ⅱ$_B$，隐丹参酮（cryptotanshinone），羟基丹参酮，丹参酸内酯，丹参酸甲（salvianic acid A，丹参素），丹酚酸（salvianolic acid）A、B。尚含原儿茶醛、原儿茶酸等。

【鉴别】

1. 粉末　红棕色。石细胞类圆形、类三角形、类长方形或不规则形，也有延长呈纤维状，边缘不平整，直径 14 ～ 70 μm，长可达 257 μm，孔沟明显，有的胞腔内含黄棕色物。木纤维多为纤维管胞，长梭形，末端斜尖或钝圆，直径 12 ～ 27 μm，具缘纹孔点状，纹孔斜裂缝状或十字形，孔沟稀疏。网纹导管和具缘纹孔导管直径 11 ～ 60 μm。

2. 薄层色谱　供试品色谱中，在与丹参对照药材色谱和丹参酮Ⅱ$_A$ 对照品、丹酚酸 B 对照品色谱相应的位置上，显相同颜色的斑点或荧光斑点。

【检查】水分：药材、丹参片不得过 13.0%；酒丹参不得过 10.0%。总灰分：药材和饮片均不得过 10.0%。酸不溶性灰分：药材、酒丹参不得过 3.0%；丹参片不得过 2.0%。

重金属及有害元素　铅不得过 5 mg/kg；镉不得过 1 mg/kg；砷不得过 2 mg/kg；汞不得过 0.2 mg/kg；铜不得过 20 mg/kg。

【浸出物】冷浸法。水溶性浸出物不得少于 35.0%。

热浸法。乙醇浸出物，药材不得少于 15.0%，饮片不得少于 11.0%。

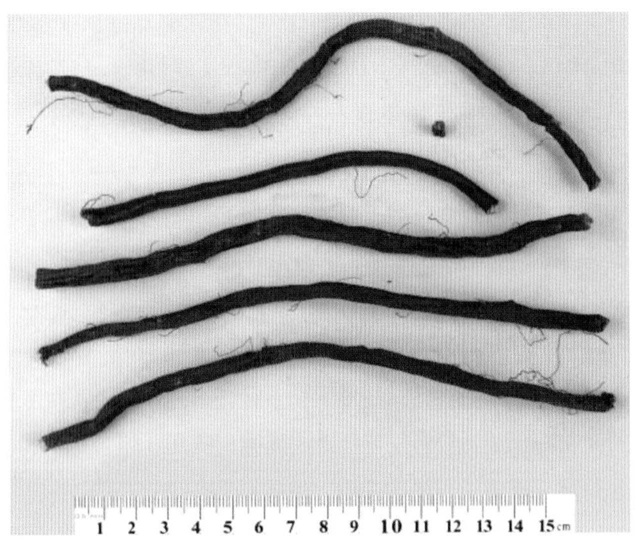

图 8-45　丹参

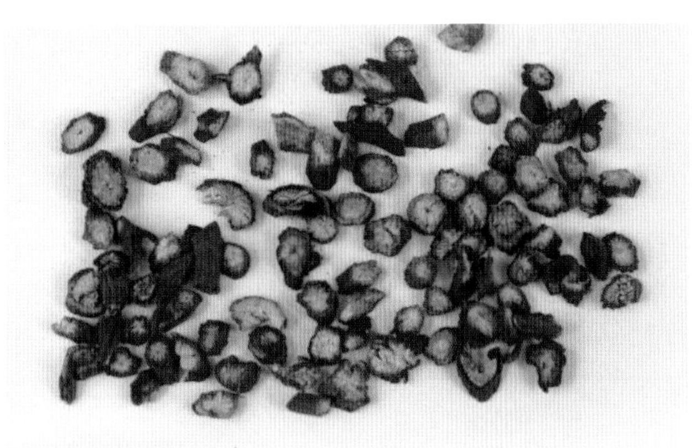

图 8-46　丹参片

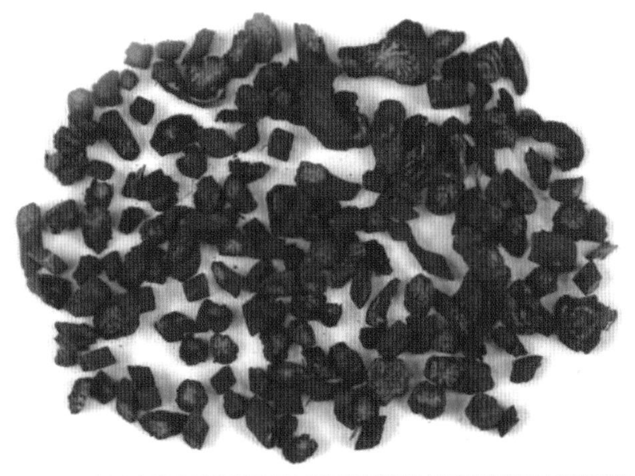

图 8-47　酒丹参

【含量测定】高效液相色谱法。按干燥品计，本品含丹参酮Ⅱ$_A$（$C_{19}H_{18}O_3$）、隐丹参酮（$C_{19}H_{20}O_3$）和丹参酮Ⅰ（$C_{18}H_{12}O_3$）的总量不得少于0.25%；含丹酚酸B（$C_{36}H_{30}O_{16}$）不得少于3.0%。

【商品规格】传统分为丹参（野生）和川丹参（家种）两个品别。丹参为统货；川丹参分为两个等级。

1. 丹参 统货。干货。呈圆柱形，条短粗，有分枝，多扭曲。表面红棕色或深浅不一的红黄色，皮粗糙，多鳞片状，易剥落。体轻而脆。断面红黄色或棕色，疏松有裂隙，显筋脉白点。气微，味甘、微苦。无芦头、毛须、杂质、霉变。

2. 川丹参

一等 干货。呈圆柱形或长条状，偶有分枝。表面紫红色或黄红色，有纵皱纹。质坚实，皮细而肥壮。断面灰白色或黄棕色。无纤维。气微，味甜、微苦。多为整枝，头尾齐全，主根上中部直径在1 cm以上。无芦茎、碎节、须根、杂质、虫蛀、霉变。

二等 干货。主根上中部直径在1 cm以下，但不得低于0.4 cm。有单枝及撞断的碎节。余同一等。

【性味功能】性微寒，味苦。归心、肝经。活血祛瘀，通经止痛，清心除烦，凉血消痈。用于胸痹心痛，脘腹胁痛，症瘕积聚，热痹疼痛，心烦不眠，月经不调，痛经经闭，疮疡肿痛。

【用法用量】10～15 g。内服煎汤，或入丸、散。不宜与藜芦同用。

【贮藏】置干燥处。

【附注】

混伪品 同属多种植物的根，在不同地区亦作为丹参药用。

（1）南丹参 *Salvia bowleyana* Dunn 的根及根茎，在湖南、浙江、江西、福建等地作为丹参使用，多自产自销。根呈圆柱形，长5～8 cm，直径约0.5 cm。表面橘红色，质较硬，易折断，断面不平坦。气微，味微苦。

（2）甘西鼠尾草 *Salvia przewalskii* Maxim. 的根及根茎，又名甘肃丹参、红秦艽。在北京、上海、宁夏、青海等地作为丹参使用（在个别地区也混作秦艽使用）。根呈长圆锥形，上粗下细，长10～20 cm，直径1～4 cm。表面暗棕红色，根头部常有一至数个茎基丛生，根扭曲呈辫子状，外皮常有部分脱落而显红褐色。质疏松而脆，易折断，断面不平坦，可见浅黄色维管束。气微，味微苦。

（3）褐毛甘西鼠尾草 *Salvia przewalskii* var. *mandarinorum*（Diels）Stib. 的根及根茎。性状与甘肃丹参相似，多与甘肃丹参混用。

（4）云南鼠尾草（滇丹参）*Salvia yunnanensis* C. H. Wright 的根及根茎，又名云南丹参、小红参。在云南部分地区作为丹参使用。根茎短，根纺锤形，呈红色。

（5）三叶鼠尾草 *Salvia trijuga* Diels 的根及根茎，在云南部分地区作为丹参使用。根茎短，下生数条圆形的根，呈砖红色。

（6）长冠鼠尾草（紫参）*Salvia plectranthoides* Griff. 的根及根茎。根茎短而近木质，根呈圆柱形，灰红色。在云南部分地区作为丹参使用。

（7）毛地黄鼠尾草 *Salvia digitaloides* Diels 的根及根茎。根粗壮，圆锥形，红色。在云南部分地区作丹参使用。

（8）黄花鼠尾草 *Salvia flava* Forrest ex Diels 的根及根茎。主产于云南。根黑褐色，直径0.6～1.0 cm，长9～28 cm，质较松泡，易碎。余同甘西鼠尾草。

（9）白花丹参 *Salvia miltiorrhiza f. alba* C. Y. Wu et H. W. Li 的根及根茎。主产于安徽。根茎较短粗，下有数根。根呈长圆柱形，直径 0.1 ～ 0.7 cm，有的有分枝，须根多。其外表颜色、纹理、断面、气味同丹参。

乌药
Wuyao
Linderae Radix

本品为常用中药，始载于《本草拾遗》。

【别名】天台乌药、台乌药、台乌。

【来源】樟科植物乌药 *Lindera aggregata*（Sims）Kosterm. 的干燥块根。

【产销】主产于浙江、湖北、湖南、广东等地。产自浙江天台者，品质佳，故称“天台乌药”或“台乌药”。销全国。

【采收加工】全年均可采挖，除去细根，洗净，趁鲜切片，晒干，为“乌药片”；或直接晒干，为“乌药个”。

【炮制】未切片者，除去细根，大小分开，洗净，润透，切薄片，干燥。

【商品特征】

1. 乌药个　根呈纺锤形或圆形，略弯曲，有的中部收缩呈连珠状，长 6 ～ 15 cm，直径 1 ～ 3 cm。表面黄棕色或黄褐色，有纵皱纹及稀疏的细根痕。质坚硬，不易折断。气芳香，味微苦、辛，有清凉感。

2. 乌药片　横切圆形薄片，厚 0.2 ～ 2 mm，切面黄白色或淡棕黄色，射线放射状，可见年轮环纹，中心颜色较深。质脆，气香，味微苦、辛，有清凉感。（图 8–48）

以片圆、厚薄均匀、色黄白或微红、气香、有粉性者为佳。质老、不呈纺锤形的直根，不可供药用。

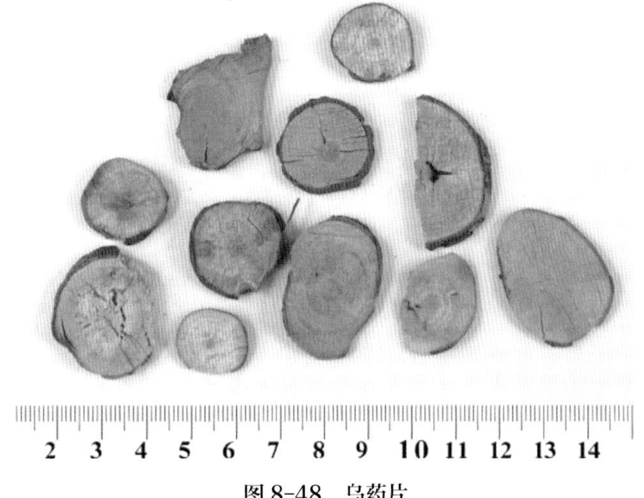

图 8–48　乌药片

【主要成分】含挥发油、异喹啉生物碱类、呋喃倍半萜及其内酯等。如乌药醚内酯（linderane）、去甲异波尔定（norisoboldine）、乌药醚、异乌药醚、香樟内酯等。

【鉴别】

1. 横切面　木栓层为多列细胞。皮层薄壁细胞 4 ～ 5 列。韧皮部纤维常单个散在。形成层成环。木质部宽广，导管稀少，单列呈断续放射状排列，木射线宽 1 ～ 2 列细胞，不甚明显。皮层、韧皮部散有椭圆形油细胞，内含黄色油滴，木质部油细胞少见。

2. 粉末　黄白色。淀粉粒甚多，单粒类球形、长圆形或卵圆形，直径 4 ～ 39 μm，脐点叉状、人字状或裂缝状；复粒由 2 ～ 4 分粒组成。木纤维淡黄色，多成束，直径 20 ～ 30 μm，壁厚约 5 μm，有单纹孔，胞腔含淀粉粒。韧皮纤维近无色，长梭形，多单个散在，直径 15 ～ 17 μm，壁极厚，孔沟不明显。具缘纹孔导管直径约至 68 μm，具缘纹孔排列紧密。木射线细胞壁稍增厚，纹孔较密。油细胞长圆形，含棕色分泌物。

3. 荧光检查 取本品，置于紫外灯（365 nm）下观察，显乌灰色荧光。

4. 化学鉴别 取粉末 2 g，加乙醚 10 mL，振摇浸渍 15 min，滤过。分取滤液 2 份，每份 2.5 mL，分别置蒸发皿中，待乙醚挥尽后，于其中一蒸发皿中加浓硫酸 2 滴，显深棕色；另一蒸发皿中加浓盐酸 2 滴，显淡红色。

5. 薄层色谱 供试品色谱中，在与乌药对照药材色谱和乌药醚内酯对照品色谱相应的位置上，显相同颜色的斑点。

【检查】水分不得过 11.0%。总灰分不得过 4.0%。酸不溶性灰分不得过 2.0%。

【浸出物】热浸法。70% 乙醇浸出物不得少于 12.0%。

【含量测定】高效液相色谱法。按干燥品计，本品含乌药醚内酯（$C_{15}H_{16}O_4$）不得少于 0.030%；含去甲异波尔定（$C_{18}H_{19}NO_4$）不得少于 0.40%。

【商品规格】统货。

【性味功能】性温，味辛。归肺、脾、肾、膀胱经。行气止痛，温肾散寒。用于寒凝气滞，胸腹胀痛，气逆喘急，膀胱虚冷，遗尿尿频，疝气疼痛，经寒腹痛。

【用法用量】6 ～ 10 g。内服煎汤。

【贮藏】置阴凉干燥处，防蛀。

巴戟天

Bajitian

Morindae Officinalis Radix

本品为常用中药，始载于《神农本草经》，列为上品。

【别名】巴戟、鸡肠风。

【来源】茜草科植物巴戟天 *Morinda officinalis* How 的干燥根。

【产销】主产于福建、广东、广西等地。销全国并出口。

【采收加工】全年均可采挖，洗净，除去须根，晒至六七成干，轻轻捶扁，晒干。

【炮制】

1. 巴戟天 取原药材，除去杂质。

2. 巴戟肉 取净巴戟天，置蒸制容器内蒸透，趁热除去木心，切段，干燥。

3. 盐巴戟天 取净巴戟天，加盐水拌匀，待盐水被吸尽后，置蒸制容器内蒸透，趁热除去木心，切段，干燥。每 100 kg 巴戟天，用食盐 2 kg。

4. 制巴戟天 取净甘草捣碎，加水煎汤，去渣；取甘草汤加入净巴戟天拌匀，置锅内，用文火煮至药透汁尽，取出，趁热除去木心，切段，干燥。每 100 kg 巴戟天，用甘草 6 kg。

【商品特征】

1. 药材　扁圆柱形，略弯曲，长短不等，直径 0.5 ～ 2 cm。表面灰黄色或暗灰色，具纵纹和横裂纹，有的皮部横向断离露出木部，略呈连珠状。质韧，断面皮部厚，紫色或淡紫色，易与木部剥离。木部坚硬，黄棕色或黄白色，直径 1 ～ 5 mm。气微，味甘而微涩。（图 8-49）

以条粗壮、肉厚、色紫、略呈连珠状者为佳。

本品特征可概括如下。

巴戟弯扁圆柱形，外皮灰黄皱纹生。

皮部断裂连珠状，肉厚色紫木心黄。

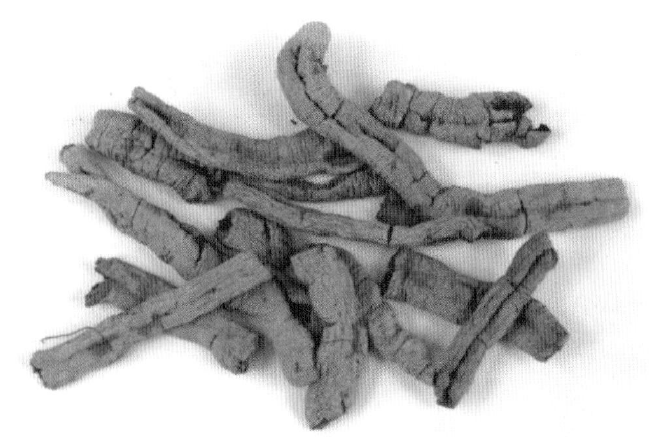

图 8-49　巴戟天

2. 饮片

（1）巴戟天　同药材性状特征。

（2）巴戟肉　呈扁圆柱形短段或不规则块。表面灰黄色或暗灰色，具纵纹和横裂纹。切面皮部厚，紫色或淡紫色，中空。气微，味甘而微涩。

（3）盐巴戟天　味甘、咸而微涩。余同巴戟肉性状特征。

（4）制巴戟天　味甘而微涩。余同巴戟肉性状特征。（图 8-50）

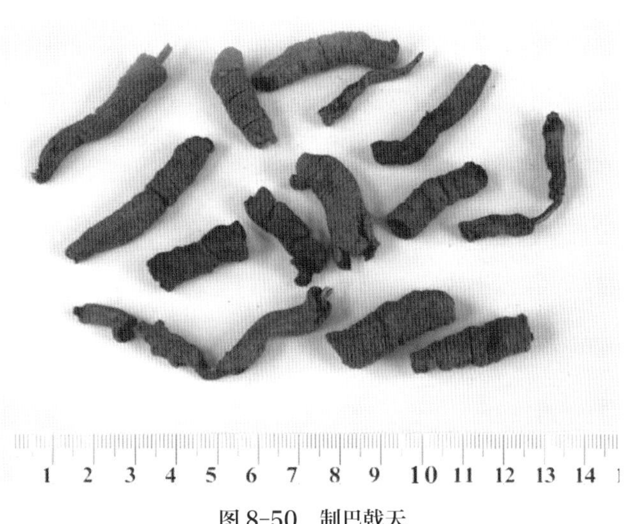

图 8-50　制巴戟天

【主要成分】含蒽醌、植物甾醇、糖类、维生素以及树脂等。如甲基异茜草素（rubiadin）、甲基异茜草素 -1- 甲醚（rubiadin-1-methylether）、大黄素甲醚（physcion）、水晶兰苷（monotropein）、耐斯糖（nystose）、维生素 C 等。

【鉴别】

1. 横切面　木栓层为数列细胞。栓内层外侧石细胞单个或数个成群，断续排列成环。韧皮部宽广。形成层明显。木质部导管单个散在或 2 ～ 3 个相聚，呈放射状排列，直径约 105 μm；木纤维较多；木射线宽 1 ～ 3 列细胞。薄壁细胞含有草酸钙针晶束。

2. 粉末　淡紫色或紫褐色。石细胞淡黄色，类圆形、类方形、类长方形、长条形或不规则形，有的一端尖，直径 21 ～ 96 μm，壁厚约 39 μm，有的层纹明显，纹孔和孔沟明显，有的石细胞形大，壁稍厚。草酸钙针晶多成束存在于薄壁细胞中，针晶长约 184 μm。具缘纹孔导管淡黄色，直径约 105 μm，具缘纹孔细密。纤维管胞长梭形，具缘纹孔较大，纹孔口斜缝状或相交成人字形、十字形。

3. 薄层色谱　供试品色谱中，在与巴戟天对照药材色谱相应的位置上，显相同颜色的斑点。

【检查】水分不得过 15.0%。总灰分：药材不得过 6.0%，盐巴戟天不得过 8.0%。

【浸出物】冷浸法。水溶性浸出物不得少于 50.0%。

【含量测定】高效液相色谱法。按干燥品计，本品含耐斯糖（$C_{24}H_{42}O_{21}$）不得少于 2.0%。

【商品规格】市场有根据切制与否将巴戟天药材分为长条（条子）和短段（剪片）两种规格，各规格可按中部直径和长度划分为若干等级。

1. 长条（条子）

一等　干货。本品为扁圆柱形，略弯曲，中部直径 1.5 cm 以上；长度 20 cm 以上。表面灰黄色或暗灰色，具纵纹和横裂纹，有的皮部横向断离露出木部；质韧，断面皮部厚，紫色或淡紫色，易与木部剥离；木部黄棕色或黄白色。气微，味甘而微涩。

二等　中部直径 1 cm 以上；长度 10 cm 以上。余同一等。

统货　中部直径 0.5 cm 以上。余同一等。

2. 短段（剪片）

一等　中部直径 1.5 cm 以上；长度约 10 cm。余同长条（条子）一等。

二等　直径 1 cm 以上。余同一等。

统货　直径 0.5 cm 以上；长短不分。余同一等。

【性味功能】性微温，味甘、辛。归肾、肝经。补肾阳，强筋骨，祛风湿。用于阳痿遗精，宫冷不孕，月经不调，少腹冷痛，风湿痹痛，筋骨痿软。

【用法用量】3 ～ 10 g。内服煎汤。

【贮藏】置通风干燥处，防霉，防蛀。

【附注】常见伪品有以下几种。

（1）恩施巴戟：同科植物四川虎刺 *Damnacanthus officinarum* Huang 的干燥根，湖北地区曾作为巴戟天使用，习称“恩施巴戟”。根呈短圆柱形或连珠状，多折断。表面灰褐色至棕黑褐色，具不规则纵纹或细的横皱纹。断面肉质，黄白色或略呈淡紫色，中心具一圆形小孔（抽去木心者）。质坚脆，易折断。气微，味微甜。

（2）同属植物羊角藤 *Morinda umbellata* subsp. *obovata* Y. Z. Ruan 的干燥根。本品呈圆柱形，外表面具少数横缢纹。断面皮部较薄，木部占直径 60% ～ 70%。

（3）同属植物假巴戟 *Morinda shuanghuaensis* C. Y. Chen et M. S. Huang 的干燥根。本品呈圆柱形，外表面具少数横缢纹。断面皮部薄，易脱落，木部占直径 80% 以上。

（4）木兰科植物铁箍散（香巴戟）*Schisandra propinqua* subsp. *sinensis*（Oliver）R. M. K. Saunders 的干燥根及根茎。本品细长，有分枝；外表面横裂深者露出木部。断面皮部薄，木部约占直径的 80%。

玉竹

Yuzhu

Polygonati Odorati Rhizoma

本品为常用中药，以萎蕤之名，始载于《神农本草经》，列为上品。《名医别录》称为玉竹。

【别名】玉参、尾参、萎蕤、竹根七。

【来源】百合科植物玉竹 *Polygonatum odoratum*（Mill.）Druce 的干燥根茎。

【产销】主产于湖南、河南、安徽、江苏、浙江、湖北等地。销全国。

【采收加工】秋季采挖，除去须根，洗净，晒至柔软后，反复揉搓、晾晒至无硬心，晒干；或蒸透后，揉至半透明，晒干。

【炮制】除去杂质，洗净，润透，切厚片或段，干燥。

【商品特征】

1. 药材 长圆柱形，略扁，少有分枝，长 4 ～ 18 cm，直径 0.3 ～ 1.6 cm。表面黄白色或淡黄棕色，半透明，具纵皱纹和微隆起的环节，有白色圆点状的须根痕和圆盘状茎痕。质硬而脆或稍软，易折断，断面角质样或显颗粒性。气微，味甘，嚼之发黏。（图 8-51）

以条长、肥壮、色黄白、光润、半透明、味甜者为佳。

本品特征可概括如下。

玉竹细长圆柱形，外表黄白半透明。

环节明显微隆起，圆盘茎痕须根点。

断面角质显筋脉，气微味甘有黏性。

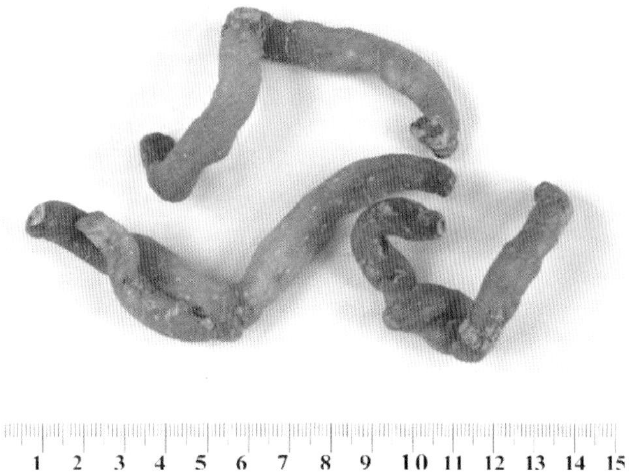

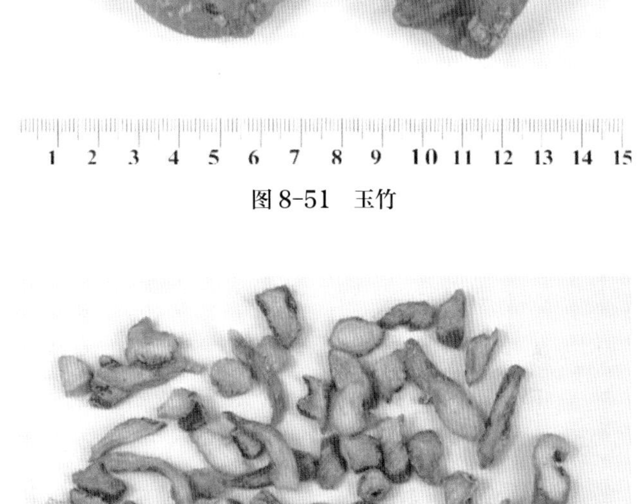

图 8-51 玉竹

图 8-52 玉竹片

2. 饮片 不规则厚片或段。外表皮黄白色至淡黄棕色，半透明，有时可见环节。切面角质样或显颗粒性。气微，味甘，嚼之发黏。（图 8-52）

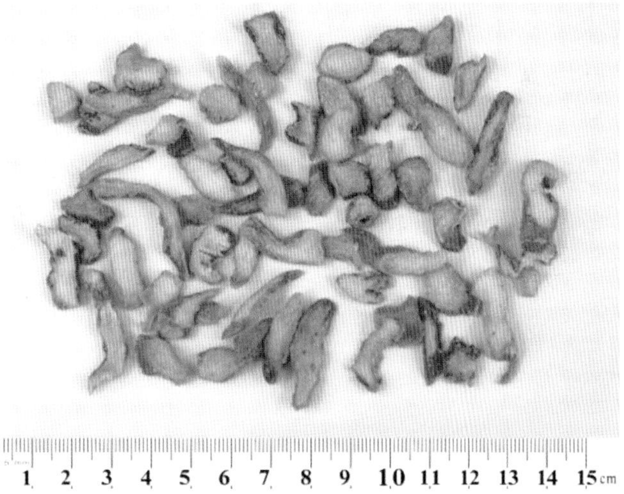

【主要成分】含玉竹黏多糖，玉竹果聚糖 A、B、C、D，山柰酚酸，槲皮素苷，以及黄精螺甾醇、黄精螺甾醇苷等甾类化合物。

【鉴别】

1. 横切面 表皮细胞扁圆形或扁长方形，外壁稍厚，角质化。薄壁组织中散有多数黏液细胞，直径 80 ～ 140 μm，内含草酸钙针晶束。维管束外韧型，稀有周木型，散列。

2. 化学鉴别 取粗粉约 1 g，加水 10 mL，水浴温热约 30 min，滤过。取滤液进行下列试验。

①取滤液 2 mL 置试管中，加 α- 萘酚 1 ～ 2 滴，摇匀，沿管壁加硫酸 1 mL，两液面交界处显红色。

②取滤液 2 mL，加混合的费林试液 3 mL，水浴加热片刻，有砖红色沉淀产生。

3. 纸色谱 供试液色谱在与半乳糖醛酸、甘露糖、葡萄糖对照品色谱相应的位置上，显相同的色斑。

【检查】水分不得过 16.0%。总灰分不得过 3.0%。

【浸出物】冷浸法。70% 乙醇浸出物不得少于 50.0%。

【含量测定】紫外 – 可见分光光度法。按干燥品计，本品含玉竹多糖以葡萄糖（$C_6H_{12}O_6$）计，不得少于 6.0%。

【商品规格】市场上有依据产地分为湘玉竹、关玉竹、东玉竹、南玉竹等规格。湘玉竹系湖南产品，关玉竹系东北产品，东玉竹系江苏产品，南玉竹系安徽产品。均为统货。

【性味功能】性微寒，味甘。归肺、胃经。养阴润燥，生津止咳。用于肺胃阴伤，燥热咳嗽，咽干口渴，内热消渴。

【用法用量】6 ～ 12 g。内服煎汤、熬膏、浸酒，或入丸、散。外用适量，鲜品捣敷，或熬膏涂。

【贮藏】置通风干燥处，防霉，防蛀。

【附注】

1. 地区习惯用药

（1）同属植物毛筒玉竹 *Polygonatum inflatum* Kom. 的根茎，在东北地区曾作为玉竹药用。本品长 5 ～ 10 cm，有的弯曲，直径约 1 cm，表面黄棕色至深棕色，节呈环状，须根脱落或残存。横切面显微特征与玉竹相同。

（2）同属植物热河黄精 *Polygonatum macropodum* Turcz. 的根茎，在东北南部和华北部分地区曾作为玉竹药用，称“大玉竹”。根茎圆柱形，长 5 ～ 10 cm，直径 1 ～ 2 cm，一端稍尖，有时分叉。表面深棕色。节呈环状隆起，疏密不一。横切面显微特征与玉竹相似。

（3）同属植物新疆黄精 *Polygonatum roseum*（Ledeb.）Kunth 的根茎，在新疆曾作为玉竹药用。根茎细圆柱形，长 5 ～ 15 cm，直径 0.3 ～ 0.5 cm，粗细较均匀，表面深棕色，节间较长，须根少。横切面维管束多为周木型；黏液细胞及草酸钙针晶束稀少。

2. 伪品 同科植物深裂竹根七 *Disporopsis pernyi*（Hua）Diels 的根茎。根茎略扁而弯曲，长 5 ～ 10 cm，表面棕色至棕褐色，每隔 2 ～ 4 cm 有一个圆形的地上茎痕，两个地上茎痕之间有隆起的浅棕色环节，节间疏密不一。横切面内皮层明显，维管束均为外韧型。

甘草

Gancao

Glycyrrhizae Radix et Rhizoma

本品为常用中药，始载于《神农本草经》，列为上品。

【别名】国老、粉草、甜草、条草。

【来源】豆科植物甘草 *Glycyrrhiza uralensis* Fisch.、胀果甘草 *Glycyrrhiza inflata* Bat. 或光果甘草 *Glycyrrhiza glabra* L. 的干燥根和根茎。

【产销】甘草主产于内蒙古、甘肃、新疆等地，其中内蒙古杭锦旗和甘肃金塔县为道地产地。光果甘草和胀果甘草主产于新疆、甘肃等地。销全国并出口。

【采收加工】栽培甘草一般生长 3 ～ 4 年后采收。春、秋二季采挖，以秋季为主，除去芦头、茎基、须根，切断，晒至半干，扎成小捆，再晒干。采收加工后刮去栓皮者，称“粉甘草”。

【炮制】

1. 甘草片　除去杂质，洗净，润透，切厚片，干燥。

2. 炒甘草　取净甘草片，置热锅内，文火炒至表面深黄色，取出晾凉。

3. 炙甘草（蜜甘草）取净甘草片，加入炼蜜拌匀，待炼蜜吸尽，置热锅内，文火炒至深黄色，不黏手，取出晾凉。每 100 kg 甘草片，用炼蜜 25 kg。

【商品特征】

1. 药材

（1）甘草　根呈圆柱形，长 25 ～ 100 cm，直径 0.6 ～ 3.5 cm。外皮松紧不一。表面红棕色至灰棕色，具显著的纵皱纹、沟纹、皮孔及稀疏的细根痕。质坚实，断面略显纤维性，黄白色，粉性，形成层环明显，射线放射状，有的有裂隙。根茎呈圆柱形，表面有芽痕，断面中部有髓。气微，味甜而特殊。（图 8–53）

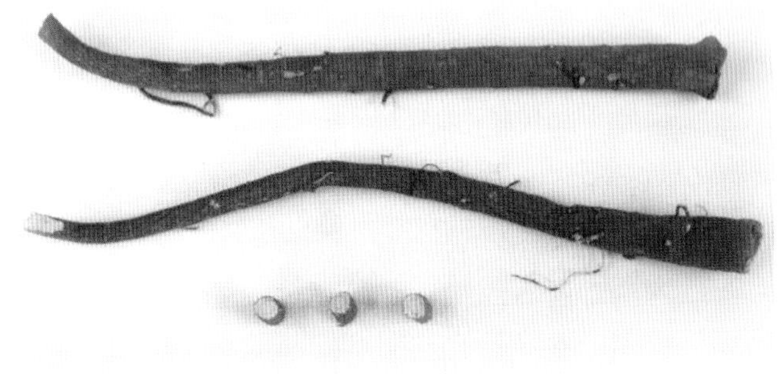

图 8–53　甘草

（2）胀果甘草　根和根茎木质粗壮，有的有分枝，外皮粗糙，多灰棕色或灰褐色。质坚硬，木质纤维多，粉性小。根茎不定芽多而粗大。

（3）光果甘草　根和根茎质地较坚实，有的有分枝，外皮不粗糙，多为灰棕色，皮孔细而不明显。

以皮细紧、色红棕、断面黄白色、粉性足、甜味浓、干燥无杂质者为佳。

本品特征可概括如下。

甘草根呈圆柱形，外皮红棕或灰棕。

断面黄白富粉性，味道甘甜是特征。

2. 饮片

（1）甘草片　类圆形或椭圆形的厚片。外表皮红棕色或灰棕色，具纵皱纹。切面略显纤维性，中心黄白色，有明显放射状纹理及形成层环。质坚实，具粉性。气微，味甜而特殊。（图 8–54）

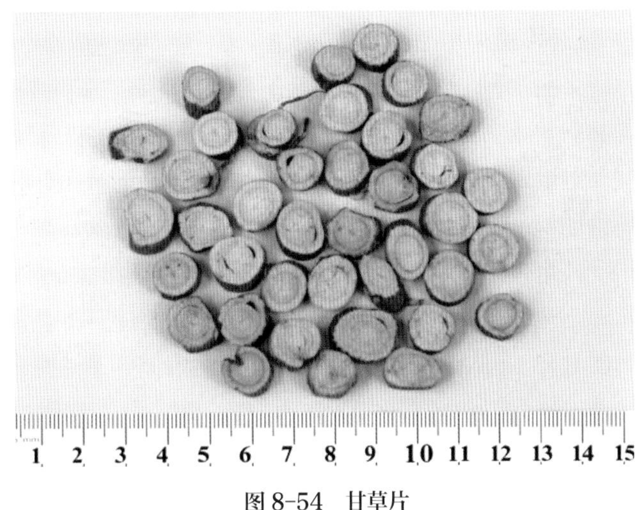

图 8–54　甘草片

（2）炒甘草　形如甘草片。色泽加深。切面黄色至深黄色，有明显放射状纹理及形成层环。无黏性。具焦香气，味甜。

（3）炙甘草　形如甘草片。外表皮红棕色或灰棕色，微有光泽。切面黄色至深黄色，形成层环明显，射线放射状。略有黏性。具焦香气，味甜。（图 8–55）

【主要成分】

1. 甘草　三萜皂苷类，如甘草酸（glycyrrhizic acid，甘草甜素，为甘草的甜味成分）、甘草次酸

（glycyrrhetinic acid，由甘草酸水解脱去糖酸链而得）；黄酮类，如甘草苷（liquiritin）；香豆素类及多糖类等。

2. 光果甘草 主要成分与甘草相似，另含内酯类，如光果甘草内酯（glabrolide）、异光果甘草内酯（isoglabrolide）、去氧光果甘草内酯（deoxyglabrolide）等。

3. 胀果甘草 主要成分与甘草相似，另含二芳基丙二酮类，如胀果甘草二酮（glycyrdione）A、B，5′-异戊烯基甘草二酮（5′-prenyllicodione）等。

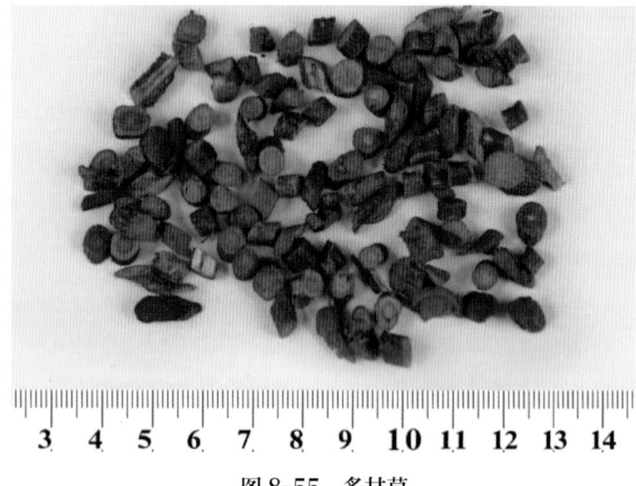

图 8-55 炙甘草

【鉴别】

1. 横切面 木栓层为数列棕色细胞。栓内层较窄。韧皮射线宽广，多弯曲，常现裂隙；纤维多成束，非木化或微木化，周围薄壁细胞常含草酸钙方晶；筛管群常因压缩而变形。束内形成层明显。木质部射线宽 3 ～ 5 列细胞；导管较多，直径约 160 μm；木纤维成束，周围薄壁细胞亦含草酸钙方晶。根中心无髓；根茎中心有髓。

2. 粉末 淡棕黄色。纤维成束，直径 8 ～ 14 mm，壁厚，微木化，周围薄壁细胞含草酸钙方晶，形成晶纤维。草酸钙方晶多见。具缘纹孔导管较大，稀有网纹导管。木栓细胞红棕色，多角形，微木化。

3. 化学鉴别 取本品粉末少量，置白瓷盘上，加 80% 硫酸溶液数滴，即显黄色，渐变为橙黄色。

4. 薄层色谱 供试品色谱中，在与甘草对照药材色谱相应的位置上，显相同颜色的荧光斑点；在与甘草酸单铵盐对照品色谱相应的位置上，显相同的橙黄色荧光斑点。

【检查】水分：甘草、甘草片不得过 12.0%，炙甘草不得过 10.0%。总灰分：甘草不得过 7.0%，甘草片、炙甘草不得过 5.0%。酸不溶性灰分：甘草不得过 2.0%。

重金属及有害元素 照铅、镉、砷、汞、铜测定法测定，铅不得过 5 mg/kg；镉不得过 1 mg/kg；砷不得过 2 mg/kg；汞不得过 0.2 mg/kg；铜不得过 20 mg/kg。

其他有机氯类农药残留量 照农药残留量测定法测定。含五氯硝基苯不得过 0.1 mg/kg。

【含量测定】高效液相色谱法。按干燥品计，甘草，含甘草苷（$C_{21}H_{22}O_9$）不得少于 0.50%，甘草酸（$C_{42}H_{62}O_{16}$）不得少于 2.0%；甘草片，含甘草苷不得少于 0.45%，甘草酸不得少于 1.8%；炙甘草，含甘草苷不得少于 0.50%，甘草酸不得少于 1.0%。

【商品规格】一般以品质区分为西草和东草两种，不受地区限制。西草：内蒙古西部及陕西、甘肃、青海、新疆等地所产皮细、色红、粉足的优质草，不符合此标准者可列为东草。东草：内蒙古东部及东北、河北、山西等地所产，一般未斩去头尾。如皮色好，又能斩去头尾，可列为西草。

1. 西草

（1）大草 统货。干货。呈圆柱形。表面红棕色、棕黄色或灰棕色，皮细紧，有纵纹，斩去头尾，切口整齐。质坚实、体重。断面黄白色，粉性足。味甜。长 25 ～ 50 cm，顶端直径 2.5 ～ 4 cm，黑心草不超过总重量的 5%。无须根、杂质、虫蛀、霉变。

（2）条草

一等　干货。呈圆柱形，单枝顺直。表面红棕色、棕黄色或灰棕色，皮拉紧，有纵纹，斩去头尾，口面整齐。质坚实、体重。断面黄白色，粉性足。味甜。长 25 ～ 50 cm，顶端直径 1.5 cm 以上。间有黑心。无须根、杂质、虫蛀、霉变。

二等　顶端直径 1 cm 以上。余同一等。

三等　顶端直径 0.7 cm 以上。余同一等。

（3）毛草　统货。干货。呈圆柱形弯曲的小草，去净残茎，不分长短。表面红棕色、棕黄色或灰棕色。断面黄白色，味甜。顶端直径 0.5 cm 以上。无杂质、虫蛀、霉变。

（4）草节

一等　干货。圆柱形，单枝条。表面红棕色、棕黄色或灰棕色，皮细，有纵纹。质坚实、体重。断面黄白色，粉性足。味甜。长 6 cm 以上，顶端直径 1.5 cm 以上。无须根、疙瘩头、杂质、虫蛀、霉变。

二等　干货。顶端直径 0.7 cm 以上。余同一等。

（5）疙瘩头　统货。干货。系加工条草砍下的根头，呈疙瘩头状。去净残茎及须根。表面黄白色。味甜。大小、长短不分，间有黑心。

2. 东草

（1）条草

一等　干货。圆柱形，上粗下细。表面紫红色或灰褐色，皮粗糙。不斩头尾。质松体轻。断面黄白色，有粉性。味甜。长 60 cm 以上。芦下 3 cm 处直径 1.5 cm 以上。间有 5% 的 20 cm 以上的草头。无杂质、虫蛀、霉变。

二等　长 50 cm 以上，芦下 3 cm 处直径 1 cm 以上。余同一等。

三等　圆柱形，间有弯曲，有分叉细根。长 40 cm 以上，芦下 3 cm 处直径 0.5 cm 以上。无细小须子、杂质、虫蛀、霉变。余同一等。

（2）毛草　统货。干货。呈圆柱形弯曲。去净残茎，间有疙瘩头。表面紫红色或灰褐色。质松体轻。断面黄白色。味甜。不分长短，芦下 3 cm 处直径 0.5 cm 以上。无杂质、虫蛀、霉变。

【性味功能】性平，味甘。归心、肺、脾、胃经。补脾益气，清热解毒，祛痰止咳，缓急止痛，调和诸药。用于脾胃虚弱，倦怠乏力，心悸气短，咳嗽痰多，脘腹、四肢挛急疼痛，痈肿疮毒，缓解药物毒性、烈性。

炙甘草，补脾和胃，益气复脉。用于脾胃虚弱，倦怠乏力，心动悸，脉结代。

【用法用量】2 ～ 10 g。内服煎汤，调和诸药用量宜小，作为主药用量宜大；中毒抢救可用至 60 g。外用煎水，洗、渍；研末，敷。不宜与海藻、京大戟、红大戟、甘遂、芫花同用。

【贮藏】置通风干燥处，防蛀。

【附注】

1. 甘草的不同部位功效和应用不同

（1）甘草头，又称疙瘩草，为豆科植物甘草 *Glycyrrhiza uralensis* Fisch. 根茎的上端芦头部分。主治小儿遗尿，上部痈肿。

（2）甘草梢，豆科植物甘草 *Glycyrrhiza uralensis* Fisch. 根的末梢部分或细根。主治阴茎中疼痛，淋浊。

2. 主要伪品

（1）刺果甘草：豆科植物刺果甘草 *Glycyrrhiza pallidiflora* Maxim. 的根及根茎。根呈圆柱形，顶端有多数精残基，表面灰棕色，有纵皱纹及横向皮孔，质坚硬，横断面灰白色，木部浅黄色，中央有小型的髓。气微，味苦涩。根茎具芽痕及髓。

（2）苦豆子：豆科植物苦豆子 *Sophora alopecuroides* L. 的根及根茎。根呈圆柱形，外表棕黑色或土棕色，具明显的纵沟纹、皮孔及稀疏的细根痕，质坚实，断面略呈纤维性。根茎表面具芽痕，断面中部有髓。气微，味极苦。

石菖蒲

Shichangpu

Acori Tatarinowii Rhizoma

本品为常用中药，始载于《神农本草经》，列为上品。

【别名】菖蒲、剑叶菖蒲、石蜈蚣。

【来源】天南星科植物石菖蒲 *Acorus tatarinowii* Schott 的干燥根茎。

【产销】主产于四川、浙江、江西、江苏、福建等地，以四川、浙江产量大。销全国各地。

【采收加工】秋、冬二季采挖，剪去叶片及须根，洗净晒干，撞去毛须。

【炮制】取原药材，除去杂质，洗净，润透，切厚片，干燥。

【商品特征】

1. 药材 呈扁圆柱形，多弯曲，常有分枝，长 3 ～ 20 cm，直径 0.3 ～ 1 cm。表面棕褐色或灰棕色，粗糙，有疏密不均的环节，节间长 0.2 ～ 0.8 cm，具细纵纹，可见圆点状根痕；叶痕呈三角形，左右交互排列，有的其上有毛鳞状的叶基残余。质硬，断面呈纤维性，类白色或微红色，内皮层环明显，可见多数维管束小点及棕色油点。气芳香，味苦、微辛。（图 8–56）

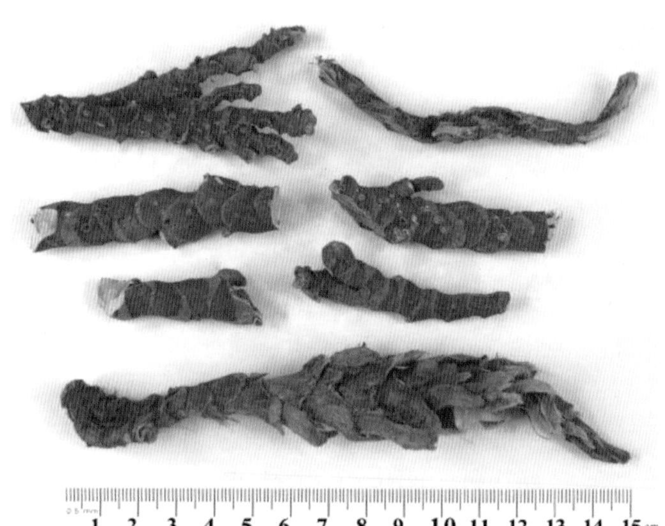

图 8–56 石菖蒲

以条粗、断面类白色、香气浓者为佳。

本品特征可概括如下。

石菖蒲扁圆柱形，根茎环节密密生。
棕色油点常可见，芳香味苦又微辛。

2. 饮片 扁圆形或长条形的厚片。外表皮棕褐色或灰棕色，有的可见环节及根痕。切面纤维性，类白色或微红色，有明显环纹及油点。气芳香，味苦、微辛。（图 8–57）

【主要成分】主含挥发油，主要有α-细辛脑(asarone)、β-细辛脑及γ-细辛脑，欧细辛脑(euasarone)，顺式-甲基异丁香油酚(cis-methylisoeugenol)，榄香脂素(elemicin)，细辛醛(asarylaldehde)，δ-杜松烯(δ-cadinene)，百里香酚(thymol)，肉豆蔻酸(myristic acid)等。还含氨基酸、有机酸和糖类。

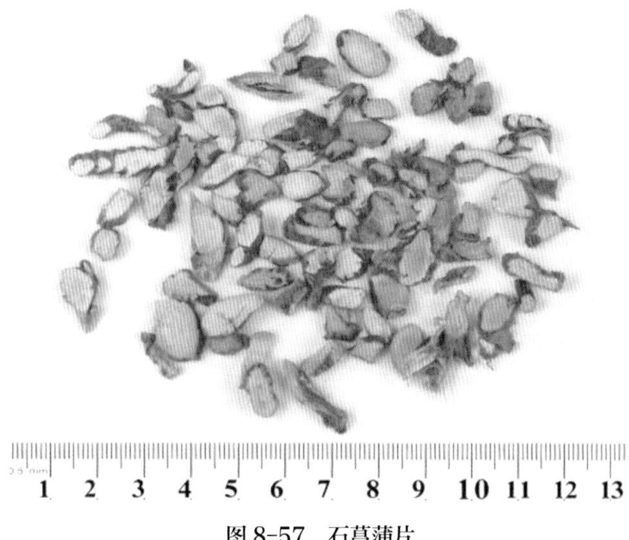

图 8-57　石菖蒲片

【鉴别】

1. 横切面　表皮细胞外壁增厚，棕色，有的含红棕色物。皮层宽广，散有纤维束和叶迹维管束；叶迹维管束外韧型，维管束鞘纤维成环，木化；内皮层明显。中柱维管束周木型及外韧型，维管束鞘纤维较少。纤维束和维管束鞘纤维周围细胞中含草酸钙方晶，形成晶纤维。薄壁组织中散有类圆形油细胞，并含淀粉粒。

2. 粉末　黄棕色。淀粉粒多单粒球形、椭圆形或长卵形，直径 2 ～ 9 μm；复粒由 2 ～ 20 分粒组成。纤维束周围细胞中含草酸钙方晶，形成晶纤维。草酸钙方晶呈多面形、类多角形或双锥形，直径 4 ～ 16 μm。分泌细胞黄棕色，充满分泌物。

3. 薄层色谱　供试品色谱中，在与石菖蒲对照药材色谱相应的位置上，显相同颜色的斑点。

【检查】水分不得过 13.0%。总灰分不得过 10.0%。

【浸出物】冷浸法。稀乙醇浸出物，药材不得少于 12.0%，饮片不得少于 10.0%。

【含量测定】挥发油。药材不得少于 1.0%(mL/g)，饮片不得少于 0.70%(mL/g)。

【商品规格】一般分为统货和选货两种规格。

1. 选货　干货。扁圆柱形，多弯曲。表面棕褐色或灰棕色，粗糙，有环节，具细纵纹，可见圆点状根痕；叶痕呈三角形。质硬，断面纤维性，内皮层环明显，可见多数维管束小点及棕色油点。气芳香，味苦、微辛。直径在 0.7 cm 以上。无须根。

2. 统货　干货。直径在 0.3 cm 以上。余同选货。

【性味功能】性温，味辛、苦。归心、胃经。开窍豁痰，醒神益智，化湿开胃。用于神昏癫痫，健忘失眠，耳鸣耳聋，脘痞不饥，噤口下痢。

【用法用量】3 ～ 10 g。内服煎汤；或入丸、散。阴虚阳亢，汗多、精滑者慎服。

【贮藏】置干燥处，防霉。

【附注】

(1) 据《名医别录》记载，“以一寸九节者良，露根不可用”。故又有“九节菖蒲”之名。曾以毛茛科植物阿尔泰银莲花 *Anemone altaica* Fisch. 的干燥根茎称九节菖蒲，在 20 世纪广泛使用。其根茎呈短小纺锤形，稍弯曲，有时具短分枝，长 1 ～ 4 cm，直径 0.3 ～ 0.7 cm。表面淡棕色至暗棕色，具多数半环状凸起的节，其上有鳞叶痕，斜向交互排列，节上可见点状凸起的小根痕。质坚脆，断面

平坦，类白色至淡黄色，粉性，可见淡黄色筋脉小点（维管束）6～9个环列。气微，味淡、微酸。（图 8-58）

（2）常见伪品如下。

两头尖　毛茛科植物多被银莲花 *Anemone raddeana* Regel 的干燥根茎。又称竹节香附。呈略弯曲的长纺锤形，两端较长细尖，长 1～3 cm，直径 0.2～0.7 cm，表面棕灰色至棕黑色，具细纵皱纹和半环节纹，有的一端有一至数个短的分枝或凸起。质坚硬，断面角质样，边缘棕黑色，中间淡灰白色至淡棕褐色。气微，味涩、略麻辣。

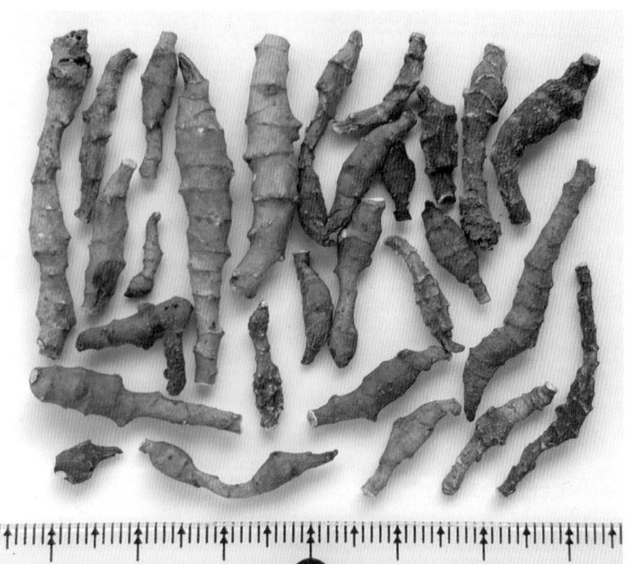

图 8-58　九节菖蒲

水菖蒲

Shuichangpu

Rhizoma Acori Calami

【别名】白菖蒲、臭菖蒲、大菖蒲。

【来源】菖蒲科植物菖蒲 *Acorus calamus* L. 的干燥根茎。

【产销】主产于湖北、湖南、辽宁、四川等地。销华北、东北、中南部分地区。

【采收加工】春、秋二季采挖，除去须根，洗净、晒干。

【主要成分】含挥发油，油中含 α- 细辛醚、β- 细辛醚等。

【商品特征】根茎较粗大，扁圆柱形，少有分枝，长 5～15 cm，直径 1～1.5 cm。表面黄棕色，具环节，节间长 0.2～2 cm，上侧有较大的新月形叶痕，左右交互排列，下侧有多数凹陷的圆点状根痕。质硬，断面海绵样，略具粉性，类白色或淡棕色，环纹（内皮层）明显，有多数小空洞及筋脉小点，气较浓烈特异，味辛（图 8-59、图 8-60）。

以身干粗壮、条长、坚实、香气浓者为佳。

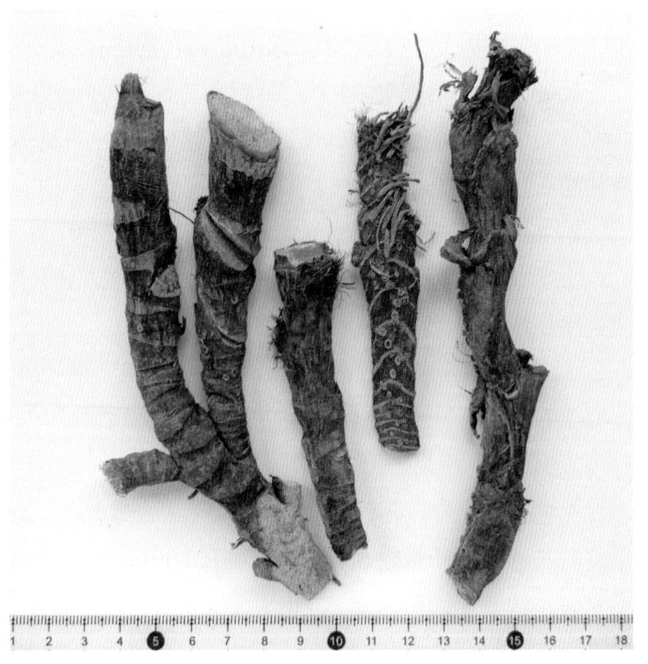

图 8-59　水菖蒲

【鉴别】

根茎横切面　最外层木栓细胞排列不整齐。皮层薄壁细胞呈圈链状排列，有大的细胞间隙，每圈交链处为一较大的橙黄色油细胞。皮层散有纤维束及少数外韧型维管束，内皮层为一列整齐的细胞，凯氏带明显。中柱维管束为周木型及外韧型（少数），中柱无纤维束。纤维束及其周围的一圈细胞通常不含草酸钙方晶。

【性味功能】芳香开窍，和中辟浊。用于癫痫，惊悸健忘，神志不清，湿滞痞胀，泄泻痢疾，风湿疼痛，痈肿疥疮。

【用法用量】3 ～ 9 g。

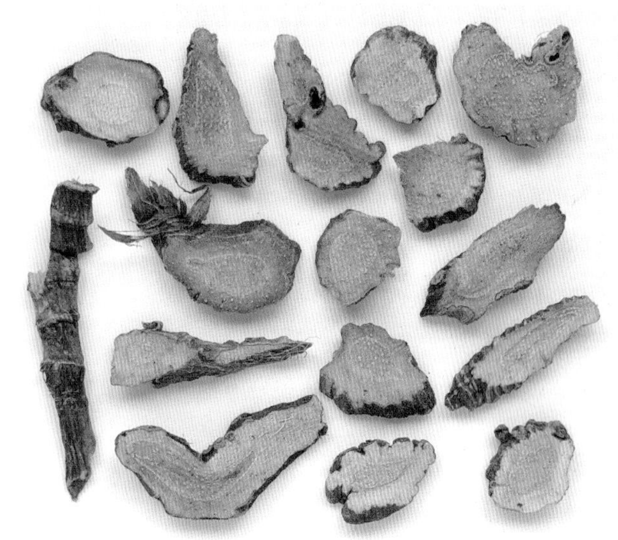

图 8-60　水菖蒲饮片

龙胆

Longdan

Gentianae Radix et Rhizoma

本品为常用中药，始载于《神农本草经》，列为中品。

【别名】龙胆草、苦胆草、胆草。

【来源】龙胆科植物条叶龙胆 *Gentiana manshurica* Kitag.、龙胆 *Gentiana scabra* Bge.、三花龙胆 *Gentiana triflora* Pall. 或坚龙胆 *Gentiana rigescens* Franch. 的干燥根和根茎。前三种习称“龙胆”或“关龙胆”“北龙胆”，后一种习称“坚龙胆”或“南龙胆”。

【产销】商品按产地可分为以下几种。

1. 龙胆（关龙胆）　原植物包括条叶龙胆、龙胆和三花龙胆。主产于东北和内蒙古，产量大，为主流商品。销全国并出口。

2. 苏龙胆　原植物为条叶龙胆。主产于江苏，产量小。多自产自销。

3. 坚龙胆（滇龙胆）　原植物为坚龙胆。主产于云南、贵州，产量大。销全国。

【采收加工】春、秋二季采挖，洗净，干燥。

【炮制】除去杂质，洗净，润透，切段，干燥。

【商品特征】

1. 药材

（1）龙胆　根茎呈不规则的块状，长 1 ～ 3 cm，直径 0.3 ～ 1 cm；表面暗灰棕色或深棕色，上端有茎痕或残留茎基，周围和下端着生多数细长的根。根呈圆柱形，略扭曲，长 10 ～ 20 cm，直径 0.2 ～ 0.5 cm；表面淡黄色或黄棕色，上部多有显著的横皱纹，下部较细，有纵皱纹及支根痕。质脆，易折断，断面略平坦，皮部黄白色或淡黄棕色，木部颜色较浅，呈点状环列。气微，味甚苦。（图 8-61）

（2）坚龙胆　表面无横皱纹，外皮膜质，易脱落，木部黄白色，易与皮部分离。（图 8-62）

以条粗长、色黄或黄棕、味苦者为佳。

本品特征可概括如下。

龙胆簇生马尾状，根条细长色棕黄。

质脆易断味极苦，龙胆坚否看木心。

2. 饮片 不规则形的段。余同药材性状特征。（图 8-63）

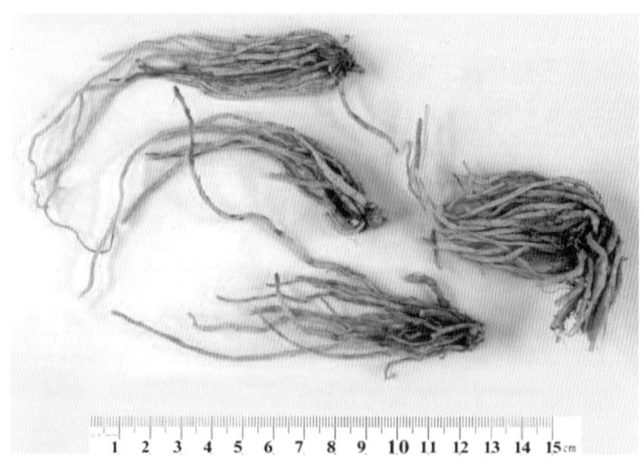

图 8-61 龙胆

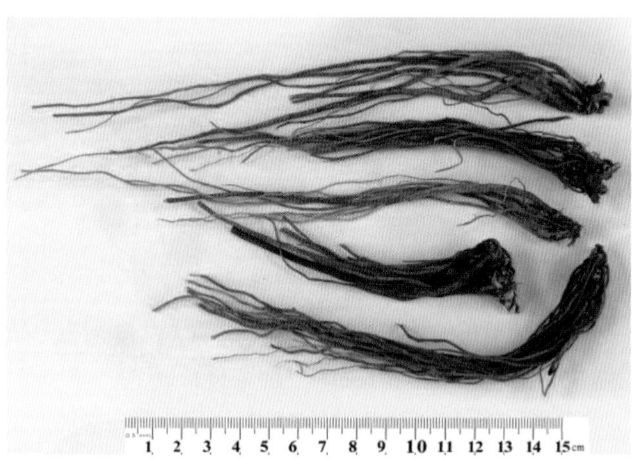

图 8-62 坚龙胆

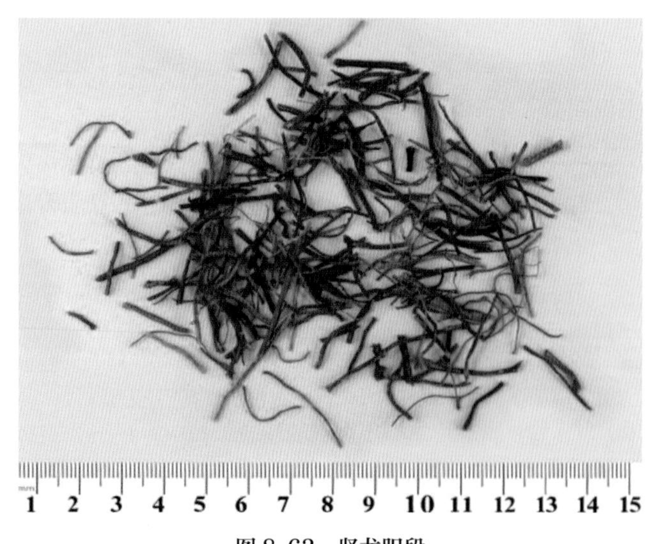

图 8-63 坚龙胆段

【主要成分】含生物碱、萜类、环烯醚萜苷类等。如龙胆碱（gentianine）、龙胆黄碱、龙胆苦苷（gentiopicroside）、当药苦苷、苦龙胆酯苷、香树脂醇等。

【鉴别】

1. 横切面

（1）龙胆 表皮细胞有时残存，外壁较厚。皮层窄；外皮层细胞类方形，壁稍厚，木栓化；内皮层细胞切向延长，每一细胞由纵向壁分隔成数个类方形小细胞。韧皮部宽广，有裂隙。形成层不甚明显。木质部导管 3 ～ 10 个成束。髓部明显。薄壁细胞含细小草酸钙针晶。

（2）坚龙胆 内皮层以外组织多已脱落。木质部导管发达，均匀密布。无髓部。

2. 粉末 淡黄棕色。

（1）龙胆 外皮层细胞表面观呈类纺锤形，每一细胞由横壁分隔成数个扁方形的小细胞。内皮层细胞表面观类长方形，甚大，平周壁显纤细的横向纹理，每一细胞由纵隔壁分隔成数个栅状小细胞，纵隔壁大多连珠状增厚。薄壁细胞含细小草酸钙针晶。网纹导管及梯纹导管直径约 45 μm。

（2）坚龙胆 无外皮层细胞。内皮层细胞类方形或类长方形，平周壁的横向纹理较粗而密，每一细胞分隔成多数栅状小细胞，隔壁稍增厚或呈连珠状。

3. 薄层色谱 供试品色谱中，在与龙胆苦苷对照品色谱相应的位置上，显相同颜色的斑点。

【检查】水分不得过 9.0%。总灰分不得过 7.0%。酸不溶性灰分不得过 3.0%。

【浸出物】热浸法。水溶性浸出物不得少于 36.0%。

【含量测定】高效液相色谱法。按干燥品计，药材含龙胆苦苷（$C_{16}H_{20}O_9$），龙胆不得少于 3.0%，坚龙胆不得少于 1.5%。饮片含龙胆苦苷（$C_{16}H_{20}O_9$），龙胆不得少于 2.0%，坚龙胆不得少于 1.0%。

【商品规格】传统分为山龙胆（龙胆）和坚龙胆两个品别，对应两种规格；均为统货。均要求无茎叶、杂质、霉变。

【性味功能】性寒，味苦。归肝、胆经。清热燥湿，泻肝胆火。用于湿热黄疸，阴肿阴痒，带下，湿疹瘙痒，肝火目赤，耳鸣耳聋，胁痛口苦，强中，惊风抽搐。

【用量用法】3 ～ 6 g。内服煎汤。

【贮藏】置干燥处。

【附注】

1. 常见伪品

（1）桃儿七 小檗科植物桃儿七 *Sinopodophyllum hexandrum*（Royle）T.S. Ying 的根。本品表面棕褐色或黄棕色；断面皮部类白色或黄白色，粉性，木部淡黄色。味苦，微辛。本品有毒。

（2）甜龙胆 石竹科植物剪秋罗 *Lychnis fulgens* Fisch. 的根和根茎。本品表面灰褐色或灰棕色；断面灰白色，有淡黄色木心。味微苦。含草酸钙簇晶。

（3）兔儿伞 菊科植物兔儿伞 *Syneilesis aconitifolia*（Bunge）Maxim. 的根及根茎。本品表面灰黄色，密被茸毛；断面黄白色，中央有棕色小点（油室）。味辛、微苦。非腺毛众多。

2. 红花龙胆与金龙胆草

（1）红花龙胆 龙胆科植物红花龙胆 *Gentiana rhodantha* Franch.ex Hemsl. 的干燥全草。具清热除湿、解毒、止咳功能。用于湿热黄疸，小便不利，肺热咳嗽。

（2）金龙胆草 菊科植物熊胆草 *Conyza blinii* Levl. 的干燥地上部分。具清热化痰、止咳平喘、解毒利湿、凉血止血功能。用于肺热咳嗽，痰多气喘，咽痛，口疮，湿热黄疸，衄血，便血，崩漏，外伤出血。

南沙参

Nanshashen

Adenophorae Radix

本品为常用中药，始载于《神农本草经》，列为上品。

【别名】沙参、泡参、四叶沙参。

【来源】桔梗科植物轮叶沙参 *Adenophora tetraphylla*（Thunb.）Fisch. 或沙参 *Adenophora stricta* Miq. 的干燥根。

【产销】主产于安徽、江苏、浙江、贵州、四川、云南等地。湖南、湖北、江西、福建、河南、青海、陕西等地亦产。以安徽、江苏、浙江所产者质量为佳；贵州产量较大。销全国各地。

【采收加工】秋季倒苗后采挖，除去残枝和须根，趁鲜用竹刀刮去外皮，洗净，晒干或烘干；也可干至七八成时切片，再晒干或烘干。

【炮制】

1. 南沙参片 除去根茎，洗净，润透，切厚片，干燥。

2. 蜜沙参 取炼蜜用适量开水稀释后，加入南沙参片搅拌，闷透，置锅内，用文火加热，炒至橙黄色，不黏手为度，取出放凉。每 100 kg 南沙参片，用炼蜜 25 kg。

【商品特征】

1. 药材 圆锥形或圆柱形，略弯曲，长 7 ～ 27 cm，直径 0.8 ～ 3 cm。表面黄白色或淡棕黄色，凹陷处有残留粗皮，上部多有深陷横纹，呈断续的环状，下部有纵纹和纵沟。顶端具 1 ～ 2 个根茎。体轻，质松泡，易折断，断面不平坦，黄白色，多裂隙。气微，味微甘。（图 8–64）

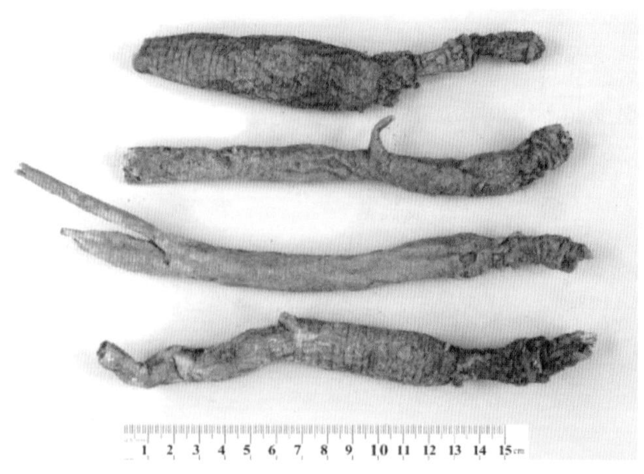

图 8–64 南沙参

以条粗长、色黄白者为佳。

本品特征可概括如下。

沙参圆锥或圆柱，体微弯曲表面黄。

上部横纹呈环状，下有纵纹和纵沟。

体轻质松易折断，断面黄白多裂隙。

2. 饮片

（1）南沙参片 圆形、类圆形或不规则形厚片。外表皮黄白色或淡棕黄色，切面黄白色，有不规则裂隙。气微，味微甘。（图 8–65）

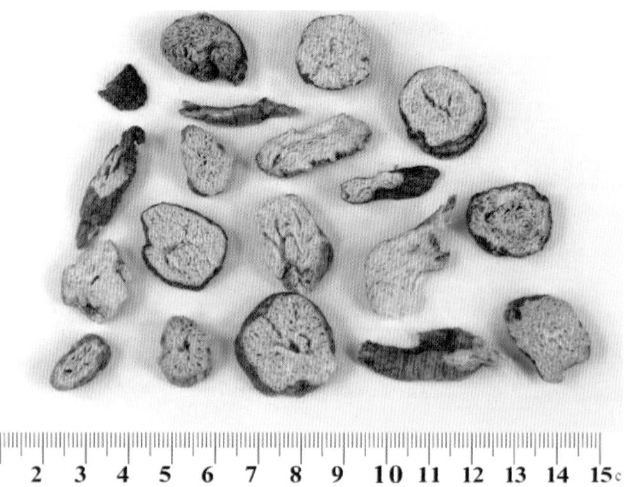

图 8–65 南沙参片

（2）蜜沙参 形如南沙参片，表面橙黄色或焦黄色，偶见焦斑。味甜。

【主要成分】含蒲公英萜酮（taraxerone，五环三萜类）、β– 谷甾醇、胡萝卜苷、花椒毒素、D– 果糖等。

【鉴别】

1. 粉末 灰黄色。木栓石细胞类长方形、长条形、类椭圆形、类多边形，长 18 ～ 155 μm，宽 18 ～ 61 μm，有的垂周壁连珠状增厚。有节乳管常连接成网状。菊糖结晶扇形、类圆形或不规则形。

2. 化学鉴别

（1）取本品粗粉 2 g，加水 20 mL，水浴加热 10 min，滤过。取滤液 2 mL，加 5% α– 萘酚乙醇溶液 2 ～ 3 滴，摇匀，沿管壁缓缓加入硫酸 0.5 mL，两液接界面即显紫红色环。

（2）取上述滤液 2 mL，加碱性酒石酸铜试液 4 ～ 5 滴，置水浴中加热 5 min，生成红棕色沉淀。

（3）取粉末 5 g，置带塞三角瓶中，加乙醚 25 mL，密塞，振摇数分钟，冷浸 1 h，滤过。滤液置蒸发皿中，挥去乙醚，残渣加醋酐 1 mL 溶解，倾出上清液置干燥试管中，沿管壁加入硫酸 1 mL，两液接界面显棕色环，上层由蓝色立即变为绿色。

3. 薄层色谱 供试品色谱中，在与南沙参对照药材色谱和蒲公英萜酮对照品色谱相应的位置上，显相同颜色的斑点。

【检查】水分不得过 15.0%。总灰分不得过 6.0%。酸不溶性灰分不得过 2.0%。

【浸出物】热浸法。稀乙醇浸出物不得少于 30.0%。

【商品规格】一般分为选货、统货两种规格。

选货 干货。根长不小于 15 cm，芦下直径不小于 1.5 cm。气微，味微甘。无枝梗、虫蛀、霉变。

统货 干货。根长 7 ～ 15 cm，芦下直径 0.8 ～ 1.5 cm。余同选货。

【性味功能】性微寒，味甘。归肺、胃经。养阴清肺，益胃生津，化痰，益气。用于肺热燥咳，阴虚劳嗽，干咳痰黏，胃阴不足，食少呕吐，气阴不足，烦热口干。

【用法用量】9 ～ 15 g。内服煎汤，或入丸、散。不宜与藜芦同用。风寒作嗽者忌服。

【贮藏】置通风干燥处，防蛀。

【附注】

1. 关于南沙参的本草记载 沙参始载于《神农本草经》，列为上品；历代本草均有记载。古代沙参无南北之分，明代前所用的沙参均为桔梗科沙参属植物的根，即今之南沙参。清代《本经逢原》将沙参分为南沙参、北沙参，曰："沙参有南北二种，北者质坚性寒，南者体虚力微。"

2. 关于南沙参的配伍与禁忌 《本草经集注》记载"恶防己，反藜芦"。《本草经疏》记载"脏腑无实热，肺虚寒客之作泄者，勿服"。

3. 混伪品 石竹科植物圆锥石头花 *Gypsophila paniculata* Linn. 的根，又名丝石竹、霞草等，在部分地区曾伪充南沙参。本品呈长圆锥形，有分枝，长 6 ～ 13 cm，直径 0.5 ～ 3.5 cm。表面棕黄色，近根头处有多数凸起的圆形支根痕，全身有扭曲的纵沟纹及细环纹。顶端无芦头。质坚实，不易折断，断面不平坦，皮部黄白色，中央有黄色木质部，周围可见由异型维管束断续排列成 2 ～ 3 个环纹，纵切面两侧各有 2 条至数条淡黄色纵纹或为散乱的筋脉纹。气微弱，味苦涩、麻舌。

该品不仅伪充南沙参，在不同地区还分别冒充商陆、银柴胡、桔梗等药材。应注意鉴别。

北沙参

Beishashen

Glehniae Radix

本品为常用中药，始载于《本草逢原》。

【别名】莱阳参、辽沙参、北条参、银条参。

【来源】伞形科植物珊瑚菜 *Glehnia littoralis* Fr. Schmidt ex Miq. 的干燥根。

【产销】主产于山东莱阳、河北安国、内蒙古赤峰等地，辽宁、江苏、浙江、福建、台湾、广东等地亦产。山东莱阳为道地产区。销全国并出口。

【采收加工】夏、秋二季采挖，除去须根，洗净，稍晾，置沸水中烫后，除去外皮，干燥。或洗净直接干燥。

【炮制】除去残茎和杂质，略润，切段，干燥。

【商品特征】

1. 药材 细长圆柱形，偶有分枝，长 15 ～ 45 cm，直径 0.4 ～ 1.2 cm。表面淡黄白色，略粗糙，偶有残存外皮，不去外皮的表面黄棕色。全体有细纵皱纹及纵沟，并有棕黄色点状细根痕；顶端常留有黄棕色根茎残基；上端稍细，中部略粗，下部渐细。质脆，易折断，断面皮部浅黄白色，木部黄色。气特异，味微甘。（图 8-66）

2. 饮片　见图 8-67。

以质紧密、色白者为佳。

本品特征可概括如下。

条参细长圆柱形，长达尺余有疤痕。

黄白粗糙质脆硬，润肺止咳又生津。

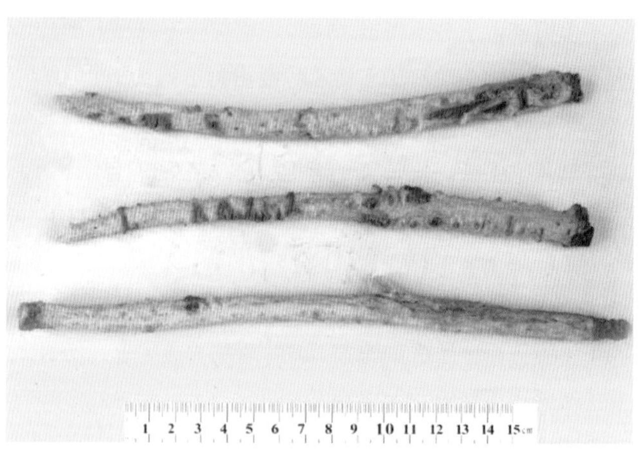

图 8-66　北沙参

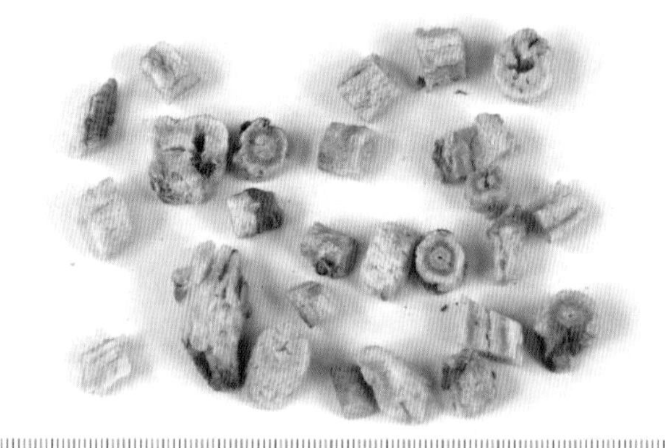

图 8-67　北沙参片

【主要成分】根及根茎含多种香豆素类化合物，如补骨脂素（psoralen）、异欧前胡素（isoimperatorin）、欧前胡素（imperatorin）。还含北沙参多糖（GLP）、磷脂（phospholipid，1.4 ～ 1.5 mg/g，其中卵磷脂（lecithin）约占 51%）。

【鉴别】

横切面　栓内层为数列薄壁细胞，有分泌道散在。不去外皮的可见木栓层。韧皮部宽广，射线明显；外侧筛管群颓废作条状；分泌道散列，直径 20 ～ 65 μm，内含黄棕色分泌物，周围分泌细胞 5 ～ 8 个。形成层成环。木质部射线宽 2 ～ 5 列细胞；导管大多呈“V”形排列；薄壁细胞含糊化淀粉粒。

【商品规格】一般按条长及上中部直径大小分为三等。

一等　干货。细长条柱形，去净栓皮。表面黄白色。质坚而脆。断面皮部淡黄白色，有黄色木质心。微有香气，味微甘。条长 34 cm 以上，上中部直径 0.3 ～ 0.6 cm。无芦头、细尾须、油条、杂质、虫蛀、霉变。

二等　干货。条长 23 cm 以上，上中部直径 0.3 ～ 0.6 cm。余同一等。

三等　干货。条长 22 cm 以内，粗细不分，间有破碎。余同一等。

【性味功能】性微寒，味甘、微苦。归肺、胃经。养阴清肺，益胃生津。用于肺热燥咳，劳嗽痰血，胃阴不足，热病津伤，咽干口渴。

【用法用量】5 ～ 12 g。内服煎汤，或入丸、散、膏剂。风寒作嗽及肺胃虚寒者忌服；痰热咳嗽者慎服。不宜与藜芦同用。

【贮藏】置通风干燥处，防蛀。

【附注】

1. 关于北沙参的文献记载　沙参始载于《神农本草经》，列为上品；历代本草均有记载。古代沙参无南北之分，清代《本经逢原》将参分为南沙参、北沙参，曰：“沙参有南北二种，北者质坚性寒，南者体虚力微。”《增订伪药条辨》谓：“按北沙参，山东日照县、故墩县、莱阳县、海南县（今即墨区）俱出。海南出者，条细质坚，皮光洁色白，鲜活润泽为最佳。莱阳出者，质略松，皮略糙，白黄色，亦佳。日照、故墩出者，条粗质松，皮糙黄色者次。”《药物出产辨》载：“北沙参产山东莱阳。”《中药志》称：“北沙参主产山东莱阳、文登等地，其中以莱阳胡城村所产者最为著名。”1913—1914 年，莱阳沙参获山东省物品博览会银奖，1935 年《莱阳县志》载“莱参，邻村所不及也”“性宜松土，故产于五龙河沿岸者品质优良”。

2. 常见伪品

（1）伞形科植物硬阿魏 *Ferula bungeana* Kitagawa 的根。圆柱形，外表黄白色，有细纵纹，点状疤痕及根痕。体轻质脆，易折断。气微，味淡。横切面韧皮部较宽，筛管群及薄壁细胞均皱缩，有裂隙，分泌道散在，其周围有 5 ～ 7 个分泌细胞，内含黄色油滴。木质部导管 1 ～ 3 列，呈放射状排列，射线细胞 3 ～ 5 列。

（2）桔梗科植物石沙参 *Adenophora polyantha* Nakai 的根。根常因加工而呈扭曲状，多单一，根头部有盘节状的节痕。外表土黄色或淡黄色，具纵皱纹及须根痕。质脆，断面粗糙，类白色或黄色。

（3）伞形科植物田葛缕子 *Carum buriaticum* Turcz. 的根。圆柱形或纵剖成条状，略呈扭曲状，多单一，长可达 30 cm 以上，根头宽大，茎基痕凹陷而明显。外表有纵皱纹或沟纹。质脆，断面皮部土黄色，木部黄色。气微，味微甜而微苦。

仙茅
Xianmao

Curculiginis Rhizoma

本品为较常用中药，始载于《雷公炮炙论》。

【别名】独脚丝茅、地棕、千年棕。

【来源】石蒜科植物仙茅 *Curculigo orchioides* Gaertn. 的干燥根茎。

【产销】主产于四川、云南、贵州等地。销全国。

【采收加工】秋、冬二季采挖，除去根头和须根，洗净，干燥。

【炮制】除去杂质，洗净，切段，干燥。

【商品特征】

1. 药材　圆柱形，略弯曲，长 3 ～ 10 cm，直径 0.4 ～ 1.2 cm。表面棕色至褐色，粗糙，有细孔状的须根痕和横皱纹。质硬而脆，易折断，断面不平坦，灰白色至棕褐色，近中心处色较深。气微香，味微苦、辛。（图 8-68）

以条粗长均匀、外皮褐色、质坚脆者为佳。

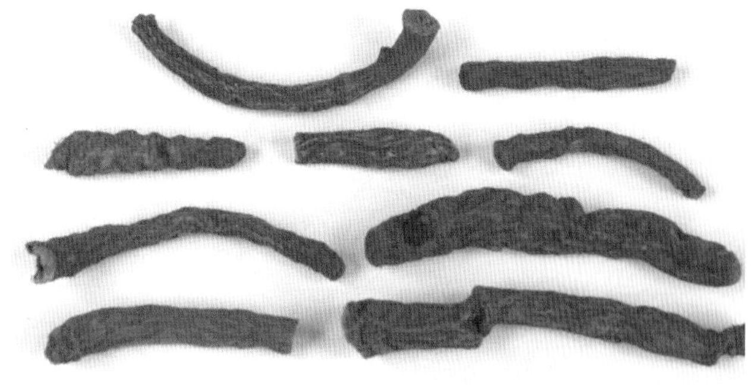

图 8-68　仙茅

2. 饮片　类圆形或不规则形的厚片或

段，外表皮棕色至褐色，粗糙，有的可见纵横皱纹和细孔状的须根痕。切面灰白色至棕褐色，有多数棕色小点，中间有深色环纹。气微香，味微苦、辛。

【主要成分】含三萜类、生物碱、黄酮及多糖等。如仙茅苷、苔黑酚葡萄糖苷、淫羊藿次苷 F2、丁香酸葡萄糖苷、石蒜碱、豆甾醇等。尚含木质素、鞣质、脂肪及树脂、淀粉等。

【鉴别】

1. 根茎横切面 木栓细胞 3 ～ 10 列。皮层宽广，有少数根迹维管束。内皮层明显。中柱维管束散列，近内皮层处排列较密；维管束周木型或外韧型。基本组织中散有黏液细胞，类圆形，直径 60 ～ 200 μm，内含草酸钙针晶束，长 50 ～ 180 μm。薄壁细胞内充满淀粉粒。

2. 化学鉴别

（1）取粉末 1 g，加水 10 mL，浸泡过夜，于 60 ℃水浴温浸 20 min，滤过。滤液蒸干，加乙醇 2 mL 溶解残渣，滤过，滤液中加等体积 10% α- 萘酚乙醇溶液，摇匀，沿管壁滴加浓硫酸，两液接界面产生紫红色环。

（2）取粉末 5 g，加氯仿 10 mL，室温浸泡 24 h，滤过。滤液浓缩至 3 mL，取浓缩液 1 滴，滴在滤纸上，干后在荧光灯下显淡蓝色荧光。将剩余浓缩液蒸干，加乙醇 2 mL 溶解残渣，取上清液于试管中，加入等体积 3% 碳酸钠溶液，于水浴上煮沸 3 ～ 5 min，放冷，加入重氮化试剂 0.5 mL，显红色。

3. 薄层色谱 供试品色谱中，在与仙茅对照药材色谱和仙茅苷对照品色谱相应的位置上，显相同颜色的斑点。

【检查】杂质（含须根、芦头）不得过 4%。

水分不得过 13.0%。总灰分不得过 10.0%。酸不溶性灰分不得过 2.0%。

【浸出物】热浸法。乙醇浸出物不得少于 7.0%。

【含量测定】高效液相色谱法。按干燥品计，含仙茅苷（$C_{22}H_{26}O_{11}$），药材不得少于 0.10%，饮片不得少于 0.080%。

【商品规格】统货。

【性味功能】性热，味辛；有毒。归肾、肝、脾经。补肾阳，强筋骨，祛寒湿。用于阳痿精冷，筋骨痿软，腰膝冷痛，阳虚冷泻。

【用法用量】3 ～ 10 g。内服煎汤，或入丸、散；外用捣敷。

【贮藏】置干燥处，防霉，防蛀。

白及

Baiji

Bletillae Rhizoma

本品为常用中药，始载于《神农本草经》，列为下品。

【别名】白根、白芨。

【来源】兰科植物白及 *Bletilla striata*（Thunb.）Reichb. f. 的干燥块茎。

【产销】主产于贵州、四川、湖南、湖北等地。销全国。

【采收加工】夏、秋二季采挖，除去须根，洗净，置沸水中煮或蒸至无白心，晒干。

【炮制】取原药材，洗净，润透，切薄片，晒干。

【商品特征】

1. 药材　呈不规则扁圆形，多有 2 ～ 3 个爪状分枝，少数具 4 ～ 5 个爪状分枝，长 1.5 ～ 6 cm，厚 0.5 ～ 3 cm。表面灰白色至灰棕色或黄白色，有数圈同心环节和棕色点状须根痕，上面有凸起的茎痕，下面有连接另一块茎的痕迹。质坚硬，不易折断，断面类白色，角质样。气微，味苦，嚼之有黏性。（图 8–69）

以个大、饱满、色白、质坚实者为佳。

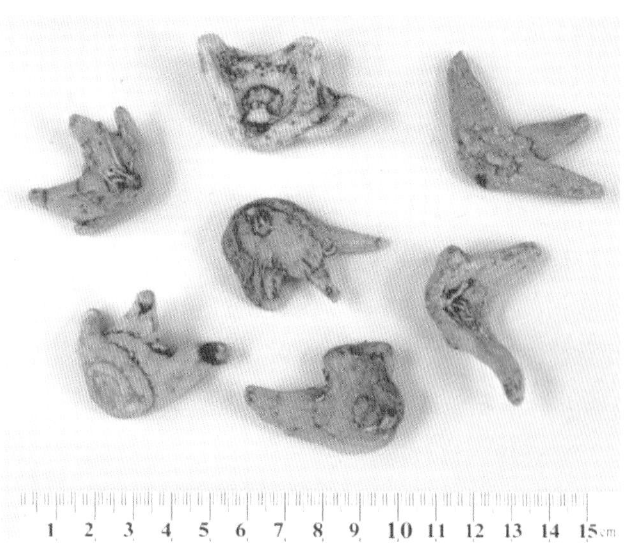

图 8–69　白及

2. 饮片　不规则的薄片。外表皮灰白色或黄白色。切面类白色，角质样，半透明，维管束小点状，散生。质脆。气微，味苦，嚼之有黏性。（图 8–70）

【主要成分】含联苄类、二氢菲类、联菲类甾体，三萜，脂肪酸，多糖，黄酮等。如 3，3– 二羟基 –5– 甲氧基联苄，白及联菲 A、B、C，2,7– 二羟基 –4– 甲氧基菲，白及菲螺醇，白及多糖 B，五味子醇甲，丁香树脂酚等。

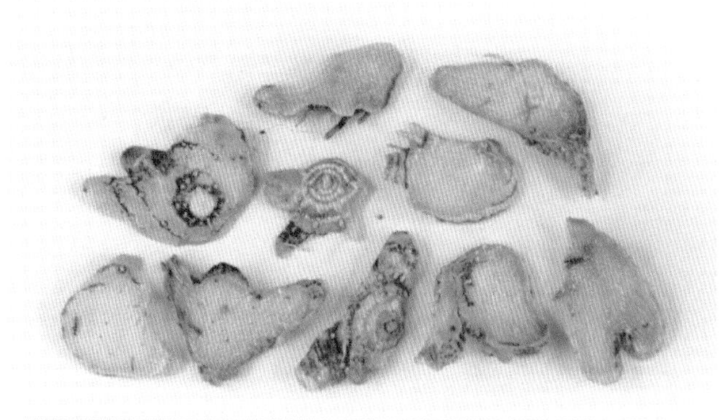

图 8–70　白及片

【鉴别】

1. 粉末　淡黄白色。表皮细胞表面观垂周壁波状弯曲，略增厚，木化，孔沟明显。草酸钙针晶束存在于大的类圆形黏液细胞中，或随处散在，针晶长 18 ～ 88 μm。纤维成束，直径 11 ～ 30 μm，壁木化，具人字形或椭圆形纹孔；含硅质块细胞小，位于纤维周围，纵行排列。梯纹导管、具缘纹孔导管及螺纹导管直径 10 ～ 32 μm。糊化淀粉粒团块无色。

2. 薄层色谱　供试品色谱中，在与白及对照药材色谱相应的位置上，显相同颜色的斑点；置紫外灯（365 nm）下检视，显相同的棕红色荧光斑点。

【检查】水分不得过 15.0%。总灰分不得过 5.0%。

二氧化硫残留量不得过 400 mg/kg。

【含量侧定】高效液相色谱法。按干燥品计，本品含 1，4– 二 [4–（葡萄糖氧）苄基]–2– 异丁基苹果酸酯（$C_{34}H_{64}O_{17}$）不得少于 2.0%。

【商品规格】可按每 1 kg 所含个数将白及分为两个等级。

一等　每 1 kg 白及个数≤ 200。无须根、杂质、霉变。

二等　每 1 kg 白及个数＞ 200。含杂率≤ 3%。余同一等。

【性味功能】性微寒，味苦、甘、涩。归肺、肝、胃经。收敛止血，消肿生肌。用于咯血，吐血，外伤出血，疮疡肿毒，皮肤皲裂。

【用法用量】6～15 g。研末吞服，3～6 g。外用适量。不宜与川乌、制川乌、草乌、制草乌、附子同用。

【贮藏】置通风干燥处。

【附注】

混淆品　同属植物黄花白及 *Bletilla ochracea* Schltr. 及小白及 *Bletilla formosana*（Hayata）Schltr. 的块茎，在四川、云南等地曾作为白及使用，习称小白及。药材较瘦小，长度一般不超过 3.5 cm，外皮有纵皱纹，棕黄色或黄色。这两种白及应作为伪品处理。同时这两种资源较为稀缺，应加以保护。

白术

Baizhu

Atractylodis Macrocephalae Rhizoma

本品为常用中药，始载于《神农本草经》，列为上品。

【别名】冬白术、于术。

【来源】菊科植物白术 *Atractylodes macrocephala* Koidz. 的干燥根茎。

【产销】主产于浙江。安徽、湖南、湖北等地亦产。销全国并出口。

【采收加工】冬季下部叶枯黄、上部叶变脆时采挖，除去泥沙，烘干或晒干，再除去须根。

【炮制】

1. 白术　除去杂质，洗净，润透，切厚片，干燥。

2. 麸炒白术　取蜜炙麸皮，撒入热锅内，待冒烟时加入白术片，炒至黄棕色、逸出焦香气时，取出，筛去蜜炙麸皮。每 100 kg 白术片，用蜜炙麸皮 10 kg。

【商品特征】

1. 药材　不规则的肥厚团块，长 3～13 cm，直径 1.5～7 cm。表面灰黄色或灰棕色，有瘤状凸起及断续的纵皱纹和沟纹，并有须根痕，顶端有残留茎基和芽痕。质坚硬不易折断，断面不平坦，黄白色至淡棕色，有棕黄色的点状油室散在；烘干者断面角质样，色较深或有裂隙。气清香，味甘、微辛，嚼之略带黏性。（图 8–71）

以个大、断面黄白色、质坚实、无空心、无地上茎残基者为佳。

本品的特征可概括如下。

白术拳状鸡腿形，外表灰黄或淡棕。

顶端留有茎基在，断面油点为特征。

气香味甜稍带辛，燥湿健脾又和中。

2. 饮片

（1）白术　不规则的厚片。余同药材性状特征。（图 8–72）

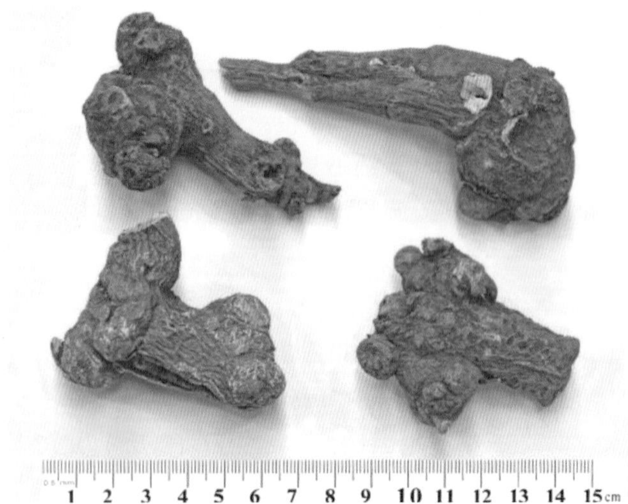

图 8–71　白术

（2）麸炒白术　形如白术片，表面黄棕色，偶见焦斑。略有焦香气。（图 8-73）

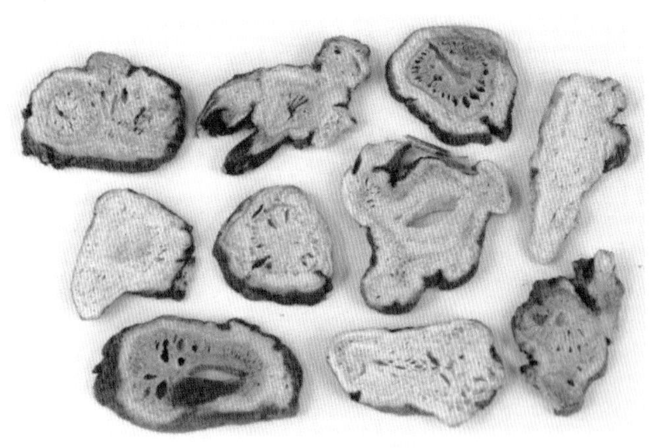

图 8-72　白术片

【主要成分】含挥发油、内酯、氨基酸等。如苍术酮（atractylone）、β- 榄香醇（β-elemol）、茅术醇（hinesol）、双白术内酯、苍术内酯、天冬氨酸、丝氨酸、谷氨酸等。

【鉴别】

1. 粉末　淡黄棕色。草酸钙针晶细小，长 10 ～ 32 μm，存在于薄壁细胞中，少数针晶直径约 4 μm。纤维黄色，大多成束，长梭形，直径约 40 μm，壁甚厚，木化，孔沟明显。石细胞淡黄色，类圆形、多角形、长方形或少数纺锤形，直径 37 ～ 64 μm。薄壁细胞含菊糖，表面显放射状纹理。导管分子短小，为网纹导管及具缘纹孔导管，直径约 48 μm。

2. 薄层色谱　供试品色谱中，在与白术对照药材色谱相应的位置上，显相同颜色的斑点，并应显一桃红色主斑点（苍术酮）。

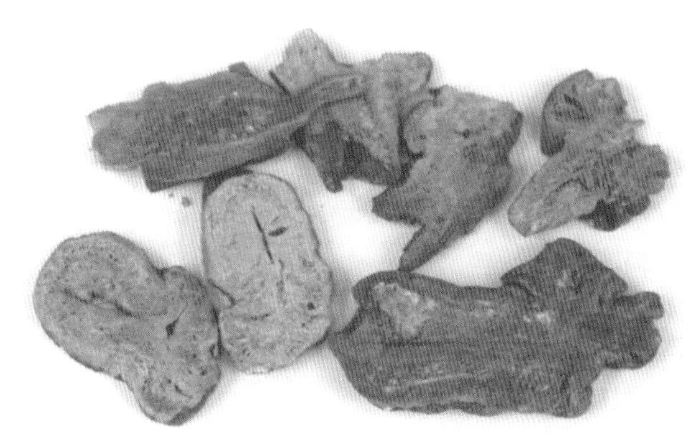

图 8-73　麸炒白术片

【检查】水分不得过 15.0%。总灰分不得过 5.0%。

二氧化硫残留量不得过 400 mg/kg。

色度。药材与黄色 9 号标准比色液比较，不得更深。麸炒白术与黄色 10 号比色液比较，不得更深。

【浸出物】热浸法。60% 乙醇浸出物，不得少于 35.0%。

【商品规格】一般按每 1 kg 白术只数分为四等。

一等　每 1 kg 40 只以内，无油个、焦枯、炕泡、杂质、虫蛀、霉变。

二等　每 1 kg 100 只以内，余同一等。

三等　每 1 kg 200 只以内，余同一等。

四等　每 1 kg 200 只以上，间有程度不严重的碎块、油个、焦枯、炕泡。无杂质、霉变。

【性味功能】性温，味苦、甘。归脾、胃经。健脾益气，燥湿利水，止汗，安胎。用于脾虚食少，腹胀泄泻，痰饮眩悸，水肿，自汗，胎动不安。

【用法用量】6 ～ 12 g。内服煎汤。

【贮藏】置阴凉干燥处，防蛀。

【附注】

（1）过去有的地区曾习销一种“京元术”，又称“于术”，系将较小的生晒术盘成圆球形，外用稻草包扎。现少见。

（2）伪品：菊科植物菊三七 *Gynura japonica*（Thunb.）Juel. 的根茎。

本品呈团块状，表面灰棕色或棕黄色，多疣状凸起。味淡而后微苦。

本品根茎横切面中心髓部明显，韧皮部有分泌道，薄壁细胞中可见菊糖，无淀粉粒与草酸钙结晶。

苍术

Cangzhu

Atractylodis Rhizoma

本品为常用中药，始载于《神农本草经》，列为上品。

【别名】仙术、赤术、青术。

【来源】菊科植物茅苍术 *Atractylodes lancea*（Thunb.）DC. 或北苍术 *Atractylodes chinensis*（DC.）Koidz. 的干燥根茎。

【产销】茅苍术主产于江苏、江西、浙江、安徽、湖北、河南、四川等地，其中以河南桐柏、安徽黄山、江苏句容所产者质量较好。江苏产的主销华东地区；湖北产量较大，销邻近省份，并出口。

北苍术主产于河北、陕西、山西等地。此外，辽宁、吉林、河北、内蒙古、陕西等地亦产。主销北方各省，并出口。

【采收加工】春、秋二季采挖，除去残茎、泥沙，晒干，撞去须根。

【炮制】

1. 苍术片　取原药材，除去杂质，洗净，润透，切厚片，干燥。

2. 制苍术　取净苍术片，用米泔水浸泡片刻，取出，置热锅内，用文火炒干，取出放凉。

3. 炒苍术　取净苍术片，置锅内，用文火炒至表面微黄色，取出放凉。

4. 焦苍术　取净苍术片，置热锅内，用武火炒至表面焦褐色，取出放凉，筛去灰屑。

5. 苍术炭　取净苍术片，置热锅内，用武火炒至表面黑褐色，喷淋清水少许，炒干，取出凉透。

6. 麸炒苍术　取麸皮和净苍术片，置热锅内，炒至苍术表面深黄色，取出，筛去麸皮，放凉。每100 kg 苍术片，用麸皮 10 kg。

7. 土炒苍术　先将灶心土置热锅内炒松，倒入净苍术片，用中火炒至闻到苍术固有香气时，取出，筛去灶心土，放凉。每 10 kg 苍术片，用灶心土 30 kg。

8. 盐苍术　取净苍术片，置热锅内，用武火炒至表面焦黑色，喷淋盐水，炒干，取出放凉。每 100 kg 苍术片，用盐 5 kg。

【商品特征】

1. 药材

（1）茅苍术　不规则连珠状或结节状圆柱形，略弯曲，偶有分枝，长 3 ～ 10 cm，直径 1 ～ 2 cm。表面灰棕色，有皱纹、横曲纹及残留须根，顶端具有茎痕或残留茎基。质坚实，断面黄白色或灰白色，散有多数橙黄色或棕红色油室，暴露稍久，可析出白色细针状结晶。气香特异，味微甘、辛、苦。（图 8–74）

（2）北苍术　疙瘩块状或结节状圆柱形，长 4 ～ 9 cm，直径 1 ～ 4 cm。表面黑棕色，除去外皮为黄棕色。质较疏松，断面散有黄棕色油室。香气较淡，味辛、苦。

均以个大、质坚实、断面朱砂点多、香气浓者为佳。

本品特征可概括如下。

苍术菊科分茅北，质坚断面朱砂多。

久置起霜香气浓，辛苦醒脾去水肿。

2. 饮片

（1）苍术片　不规则类圆形或条形厚片。外表皮灰棕色至黄棕色，有皱纹，有时可见根痕。切面黄白色或灰白色，散有多数橙黄色或棕红色油点，有的可析出白色细针状结晶。气香特异，味微甘、辛、苦。

（2）制苍术　形如苍术片，表面带黄色斑或显土黄色，略有香气。

（3）炒苍术　形如苍术片，表面深微黄色。（图 8–75）

（4）焦苍术　形如苍术片，表面焦褐色。（图 8–76）

（5）苍术炭　形如苍术片，表面黑褐色。

（6）麸炒苍术　形如苍术片，表面深黄色，散有多数棕褐色油室。有焦香气。

（7）土炒苍术　形如苍术片，表面土黄色。

（8）盐苍术　形如苍术片，外皮焦黑色，微有咸味。

【主要成分】茅苍术，含挥发油 5% ～ 9%，挥发油主含苍术素（atractylodin）、苍术醇（atractylol）、茅术醇（hinesol）、β– 桉油醇（β–eudesmol）、苍术酮等。尚含 Fe、Cu、Mn、Cr、Pb、Sb、Zn、Al 等多种微量元素。

北苍术，含挥发油 3% ～ 5%，挥发油主含苍术素、苍术醇、茅术醇及桉油醇等。

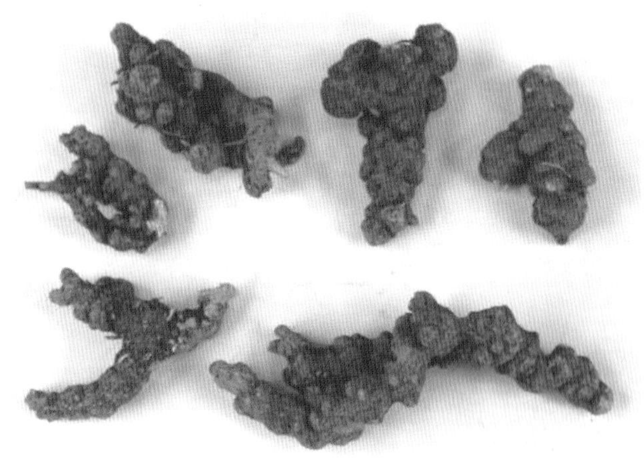

图 8–74　苍术

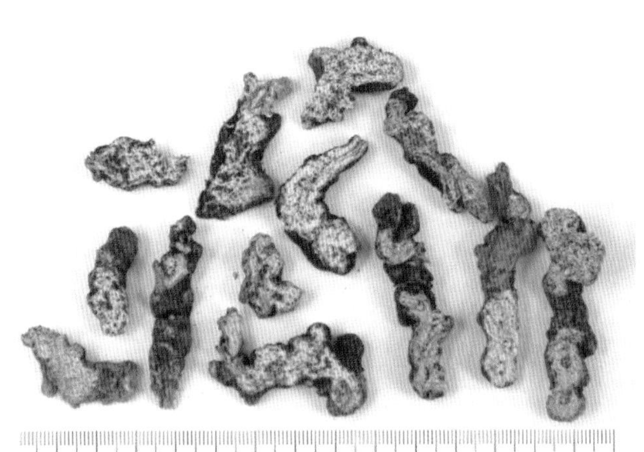

图 8–75　炒苍术

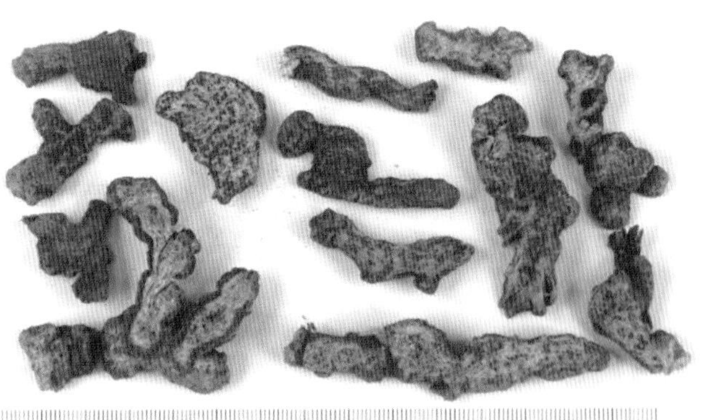

图 8–76　焦苍术

尚含半乳糖、阿拉伯糖、葡萄糖、蔗糖、棉子糖等多种糖类。

【鉴别】

1. 横切面 茅苍术木栓层有 3 ～ 8 条石细胞带，皮层宽广，其间散有大型油室，韧皮部狭小，形成层成环，木质部有纤维束，和导管群相间排列。北苍术皮层有纤维束，木质部纤维束较大，和导管群相间排列。

2. 粉末 棕色。草酸钙针晶细小，长 5 ～ 30 μm，不规则地充填于薄壁细胞中。纤维大多成束，长梭形，直径约 40 μm，壁甚厚，木化。石细胞甚多，有时与木栓细胞连结，多角形、类圆形或类长方形，直径 20 ～ 80 μm，壁极厚。菊糖多见，表面呈放射状纹理。此外，有网纹导管、油室碎片及黄棕色内含物，稀有草酸钙方晶。

3. 荧光鉴别 取新鲜本品横切面置紫外灯（365 nm）下观察，茅苍术不显蓝色荧光，北苍术显亮蓝色荧光。

4. 化学鉴别 取两种苍术粉末各 1 g，加乙醚 5 mL，振摇浸出 15 min，滤过。取滤液 2 mL，放于蒸发皿内，待乙醚挥散后，加含 5% 对二甲氨基苯甲醛的 10% 硫酸溶液 1 mL，则显玫瑰红色，再于 100 ℃烘 5 min，则显绿色。

5. 薄层色谱 供试品色谱中，在与苍术对照药材色谱和苍术素对照品色谱相应的位置上，显相同颜色的斑点。

【检查】

苍术 水分不得过 13.0%；总灰分不得过 7.0%。

苍术片 水分不得过 11.0%；总灰分不得过 5.0%。

麸炒苍术 水分不得过 10.0%；总灰分不得过 5.0%。

【含量测定】高效液相色谱法。按干燥品计，苍术、苍术片含苍术素（$C_{13}H_{10}O$）不得少于 0.30%；麸炒苍术不得少于 0.20%。

【商品规格】

茅苍术 统货。干货。不规则连珠状的圆柱形，略弯曲。表面灰黑色或灰褐色。质坚。断面黄白色，有朱砂点，露出稍久，有白毛状结晶体，气浓香，味微甜而辛。中部直径 1 cm 以上。无须根，杂质、虫蛀、霉变。

北苍术 统货。干货。不规则的疙瘩状或结节状。表面黑棕色或棕褐色。质较疏松。断面黄白色或灰白色，散有棕黄色朱砂点。气香。味微甜而辛。中部直径 1 cm 以上。无须根、杂质、虫蛀、霉变。

【性味功能】性温，味辛、苦。归脾、胃、肝经。燥湿健脾，祛风散寒，明目。用于湿阻中焦，脘痞腹胀，泄泻，水肿，脚气痿躄，风湿痹痛，风寒感冒，夜盲，眼目昏涩。

【用法用量】3 ～ 9 g。内服煎汤，或入丸、散。阴虚内热、气虚多汗者禁服。

【贮藏】置阴凉干燥处。

【附注】

关苍术 同属植物关苍术 *Atractylodes japonica* Koidz. ex Kitam. 的根茎。结节状圆柱形，长 4 ～ 12 cm，直径 1 ～ 2.5 cm。表面深棕色。质较轻，断面不平坦，纤维性强。气特异，味辛、微苦。在东北部分地区曾习用，多自产自销。

白头翁

Baitouweng

Pulsatillae Radix

【来源】毛茛科植物白头翁 *Pulsatilla chinensis*（Bge.）Regel 的干燥根。

【采收加工】春、秋二季采挖，除去泥沙，干燥。

【炮制】除去杂质，洗净，润透，切薄片，干燥。

【商品特征】

1. 药材　类圆柱形或圆锥形，稍扭曲，长 6 ～ 20 cm，直径 0.5 ～ 2 cm。表面黄棕色或棕褐色，具不规则纵皱纹或纵沟，皮部易脱落，露出黄色的木部，有的有网状裂纹或裂隙，近根头处常有朽状凹洞。根头部稍膨大，有白色茸毛，有的可见鞘状叶柄残基。质硬而脆，断面皮部黄白色或淡黄棕色，木部淡黄色。气微，味微苦、涩。

2. 饮片　类圆形的片。外表皮黄棕色或棕褐色，具不规则纵皱纹或纵沟，近根头部有白色茸毛。切面皮部黄白色或淡黄棕色，木部淡黄色。气微，味微苦、涩。

【鉴别】

1. 粉末　灰棕色。韧皮纤维梭形，长 100 ～ 390 μm，直径 16 ～ 42 μm，壁木化。非腺毛单细胞，直径 13 ～ 33 μm，基部稍膨大，壁大多木化，有的可见螺状或双螺状纹理。具缘纹孔导管、网纹导管及螺纹导管，直径 10 ～ 72 μm。

2. 化学鉴别　取本品 1 g，研细，加甲醇 10 mL，超声处理 10 min，滤过，取滤液作为供试品溶液，另取白头翁对照药材 1 g，同法制成对照药材溶液。照薄层色谱法（通则 0502）试验，吸取上述两种溶液各分别点于同一硅胶 G 薄层板上，以正丁醇 – 醋酸 – 水（4 ∶ 1 ∶ 2）的上层溶液为展开剂，展开，取出，晾干，喷以 10% 硫酸乙醇溶液，在 105 ℃加热至斑点显色清晰。供试品色谱中，在与对照药材色谱相应的位置上，显相同颜色的斑点。

【检查】水分不得过 13.0%。总灰分不得过 11.0%。酸不溶性灰分不得过 6.0%。

【浸出物】照醇溶性浸出物测定法项下的冷浸法测定，用水饱和的正丁醇作为溶剂，不得少于 17.0%。

【含量测定】高效液相色谱法。本品按干燥品计，含白头翁皂苷 B_4（$C_{59}H_{96}O_{26}$）不得少于 4.6%。

【性味功能】性寒，味苦。归胃、大肠经。清热解毒，凉血止痢。用于热毒血痛，阴痒带下。

【用法用量】9 ～ 15 g。

【贮藏】置通风干燥处。

【附注】

（1）同属多种白头翁曾在东北地区混充白头翁使用。蔷薇科委陵菜属（*Potentilla* L.）植物委陵菜（*Potentilla chinensis* Ser.）及翻白草（*Potentilla discolor* Bge.）曾在湖北、江西作为白头翁药用。应纠正。

（2）伪品：毛茛科植物大火草（*Anemone tomentosa*（Maxim.）Pei）、秋牡丹（*Anemone hupehensis* Lem. var. *japonica*（Thunb.）Bowles et Stearn）曾在山西、甘肃、贵州伪充白头翁药用。

白芍

Baishao

Paeoniae Radix Alba

本品为常用中药，始载于《神农本草经》，列为上品。

【别名】杭白芍、亳白芍、川白芍。

【来源】毛茛科植物芍药 *Paeonia lactiflora* Pall. 的干燥根。

【产销】主产于浙江（杭白芍）、安徽（亳白芍）、四川（川白芍）。销全国并出口。

【采收加工】夏、秋二季采挖，洗净，除去头尾和细根，置沸水中煮后除去外皮或去皮后再煮，晒干。

【炮制】

1. 白芍片 洗净，润透，切薄片，干燥。

2. 炒白芍 取净白芍片，置炒制容器内，用文火加热，炒至表面微黄色，取出晾凉。

3. 酒白芍 取净白芍片，加入黄酒拌匀，稍闷润，待黄酒被吸尽后，置炒制容器内，用文火加热，炒至表面微黄色，取出晾凉。每 100 kg 白芍片，用黄酒 10 kg。

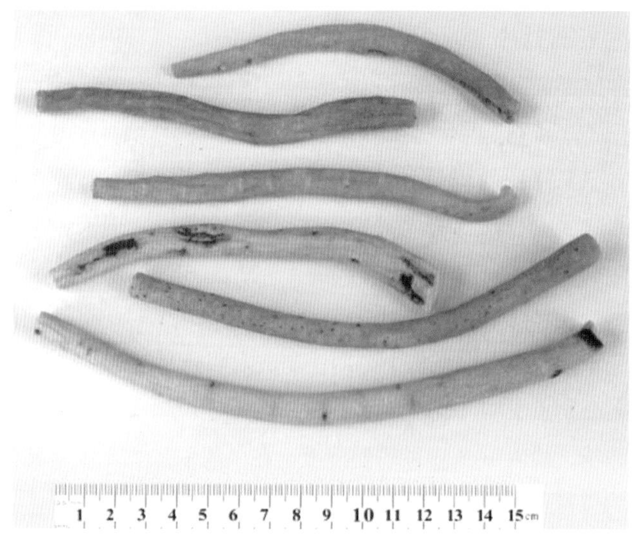

图 8-77 白芍

【商品特征】

1. 药材 圆柱形，平直或稍弯曲，两端平截，长 5 ～ 18 cm，直径 1 ～ 2.5 cm。表面类白色或淡棕红色，光滑或有纵皱纹及细根痕，偶有残存的棕褐色外皮。质坚实，不易折断，断面较平坦，类白色或微带棕红色，形成层环明显，射线放射状。气微，味微苦、酸。（图 8-77）

以根条粗壮、质坚实、断面无裂隙者为佳。

2. 饮片

（1）白芍片 类圆形的薄片。表面淡棕红色或类白色。切面微带棕红色或类白色，形成层环明显，可见稍隆起的筋脉纹，呈放射状排列。气微，味微苦、酸。（图 8-78）

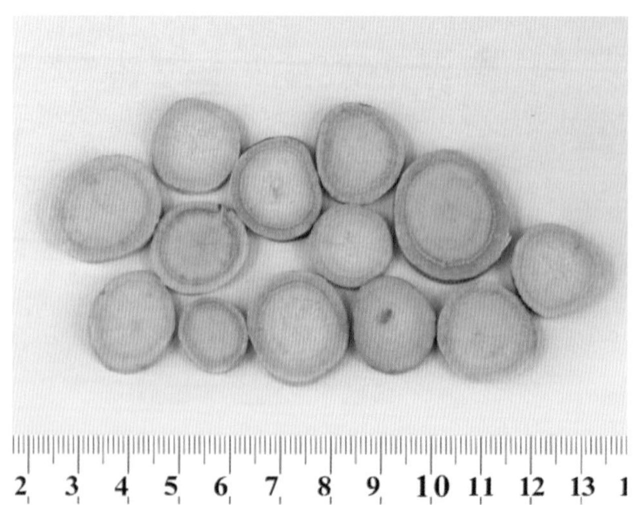

图 8-78 白芍片

（2）炒白芍 形如白芍片，表面微黄色或淡棕黄色，有的可见焦斑。气微香。

（3）酒白芍　形如白芍片，表面微黄色或淡棕黄色，有的可见焦斑。微有酒香气。（图 8-79）

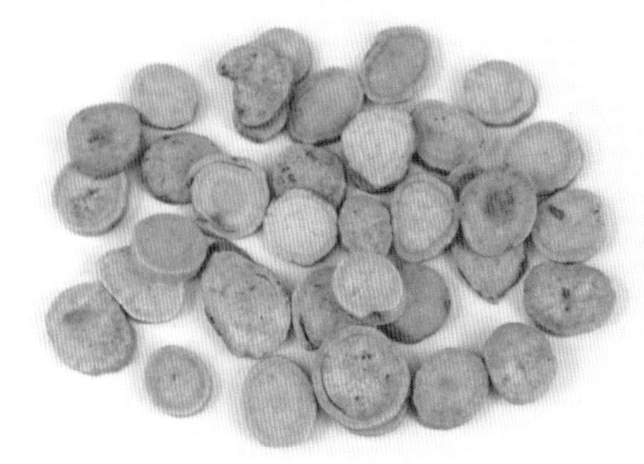

图 8-79　酒白芍

【主要成分】含环烯醚萜类、甾醇、鞣质、挥发油等。如芍药苷（paeoniflorin）、羟基芍药苷（oxypaeoniflorin）、芍药内酯苷（albiflorin）、苯甲酰芍药苷（benzoylpaeoniflorin）、苯甲酸、牡丹酚、右旋儿茶素、胡萝卜苷等。

【鉴别】

1. 粉末　黄白色。糊化淀粉粒团块甚多。草酸钙簇晶直径为 11 ～ 35 μm，存在于薄壁细胞中，常排列成行，或一个细胞中含数个簇晶。具缘纹孔导管和网纹导管直径为 20 ～ 65 μm。纤维长梭形，直径 15 ～ 40 μm，壁厚，微木化，具缘纹孔不甚明显，纹孔口斜裂缝状。

2. 薄层色谱　供试品色谱中，在与芍药苷对照品色谱相应的位置上，显相同的蓝紫色斑点。

【检查】水分：药材不得过 14.0%，炒白芍不得过 10.0%。总灰分不得过 4.0%。

重金属及有害元素　铅不得过 5 mg/kg，镉不得过 1 mg/kg，砷不得过 2 mg/kg，汞不得过 0.2 mg/kg，铜不得过 20 mg/kg。

二氧化硫残留量　不得过 400 mg/kg。

【浸出物】热浸法。水溶性浸出物，药材不得少于 22.0%，酒白芍不得少于 20.5%。

【含量测定】高效液相色谱法。按干燥品计，含芍药苷（$C_{23}H_{28}O_{11}$），药材不得少于 1.6%，饮片（白芍片、炒白芍、酒白芍）不得少于 1.2%。

【商品规格】一般分为白芍、杭白芍两种规格。

（1）白芍分四等，均要求为干货，去净栓皮；表面类白色或淡红棕色，断面类白色或白色；无芦头、杂质、虫蛀、霉变。

一等　长 8 cm 以上，中部直径 1.7 cm 以上，无花麻点、破皮、裂口、夹生。

二等　长 6 cm 以上，中部直径 1.3 cm 以上。间有花麻点，余同一等。

三等　长 4 cm 以上，中部直径 0.8 cm 以上，间有花麻点，余同一等。

四等　长短粗细不分，兼有夹生、破皮、花麻点、头尾、碎节或未去净栓皮，无枯芍、芦头。

（2）杭白芍分七等，均要求为干货，表面棕红色或淡黄色，断面淡黄色或类白色，无枯芍、芦头、栓皮、空心、杂质、虫蛀、霉变。

一等　长 8 cm 以上，中部直径 2.2 cm 以上。

二等　长 8 cm 以上，中部直径 1.8 cm 以上。

三等　长 8 cm 以上，中部直径 1.5 cm 以上。

四等　长 7 cm 以上，中部直径 1.2 cm 以上。

五等　长 7 cm 以上，中部直径 0.9 cm 以上。

六等　长短不分，中部直径 0.8 cm 以上。

七等　长短不分，中部直径 0.5 cm 以上，间有夹生、伤疤，无梢尾。

【性味功能】性微寒，味苦、酸。归肝、脾经。养血调经，敛阴止汗，柔肝止痛，平抑肝阳。用于血虚萎黄，月经不调，自汗，盗汗，胁痛，腹痛，四肢挛痛，头痛眩晕。

【用法用量】6 ～ 15 g。内服煎汤。不宜与藜芦同用。

【贮藏】置干燥处，防蛀。

【附注】常见伪品有以下几种。

1. 宝鸡白芍　毛茛科同属植物毛叶草芍药 *Paeonia obovata* Maxim. var. *willmottiae*(Stapf)Stern 的根。曾在陕西华阴、宁陕、太白山等地使用。本品根较细小，直径约 1 cm，略弯曲，常有扁宽的根头部。表面灰色，有细纵皱纹或裂纹，具易剥落的鳞状皮，断面淡黄色，木性强。

2. 云白芍　同属植物野牡丹（紫牡丹）*Paeonia delavayi* Franch.、黄牡丹 *Paeonia delavayi* Franch. var. *lutea*（Delavay ex Franch.）Finet et Gagnep. 和狭叶牡丹 *Paeonia delavayi* Franch. var. *angustiloba* Rehd. et Wils. 等的根。本品呈圆柱形，长 10 ～ 18 cm，直径 1 ～ 2.5 cm。两端平齐，外表灰黄色至棕黄色，有明显纵皱纹及须根痕。质坚实，不易折断，断面不甚平坦，浅黄色，略角质，木部具放射状纹理。气微香，味微苦、酸。

3. 毛果芍药　芍药的变种毛果芍药 *Paeonia lactiflora* Pall. var. *trichocarpa*（Bunge）Stern 的根。本品多呈长条形，上粗下细，两端不平整，长 10 ～ 20 cm，直径 1.5 ～ 2.5 cm。表面棕色，深浅不等，栓皮未除尽处呈棕褐色斑痕。质坚硬，体重，不易折断，断面粉性足。气微，味微苦、甘。

赤芍
Chishao
Paeoniae Radix Rubra

本品为常用中药，始载于《神农本草经》，列为中品。

【别名】川赤芍、草芍药。

【来源】毛茛科植物芍药 *Paeonia lactiflora* Pall. 或川赤芍 *Paeonia veitchii* Lynch 的干燥根。

【产销】芍药主产于内蒙古、辽宁、河北等地。销全国。川赤芍主产于四川，此外甘肃、陕西、青海等地亦产。多自产自销。

【采收加工】春、秋二季采挖，除去根茎、须根及泥沙，晒干。

【炮制】除去杂质，分开大小，洗净，润透，切厚片，干燥。

【商品特征】

1. 药材　圆柱形，稍弯曲，长 5 ～ 40 cm，直径 0.5 ～ 3 cm。表面棕褐色，粗糙，有纵沟和皱纹，并有须根痕和横长的皮孔样凸起，有的外皮易脱落。质硬而脆，易折断，断面粉白色或粉红色，皮部窄，木部放射状纹理明显，有的有裂隙。气微香，味微苦、酸、涩。（图 8-80）

2. 饮片　类圆形厚片，外表皮棕褐色。切面粉白色或粉红色，皮部窄，木部放射状纹理明显，有的有裂隙。（图 8-81）

【主要成分】含萜类、黄酮、挥发油、酚类、糖类等。如芍药苷、没食子酸甲酯、（+）- 儿茶素、

（+）- 南烛木树脂酚、4-*O*- 乙基芍药苷、苯甲酰基芍药苷、牡丹皮苷 C、芍药内酯苷等。

【鉴别】

1. 横切面　木栓层为数列棕色细胞。栓内层薄壁细胞切向延长。韧皮部较窄。形成层成环。木质部射线较宽，导管群呈放射状排列，导管旁有木纤维。薄壁细胞含草酸钙簇晶，并含淀粉粒。

2. 薄层色谱　供试品色谱中，在与芍药苷对照品色谱相应的位置上，显相同的蓝紫色斑点。

【含量测定】高效液相色谱法。按干燥品计，含芍药苷（$C_{23}H_{28}O_{11}$），药材不得少于 1.8%，饮片不得少于 1.5%。

【商品规格】一般分为两个等级。

一等　粉性足。长 16 cm 以上，两端粗细均匀，中部直径 1.2 cm 以上。无疙瘩头、空心、须根、杂质、虫蛀、霉变。

二等　有粉性。长 16 cm 以内，中部直径 0.5 cm 以上，余同一等。

【性味功能】性微寒，味苦。归肝经。清热凉血，散瘀止痛。用于热入营血，温毒发斑，吐血，衄血，目赤肿痛，肝郁胁痛，经闭痛经，症瘕腹痛，跌扑损伤，痈肿疮疡。

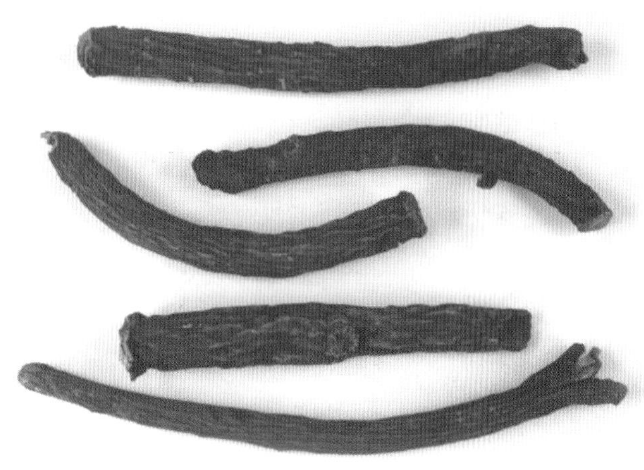

图 8-80　赤芍

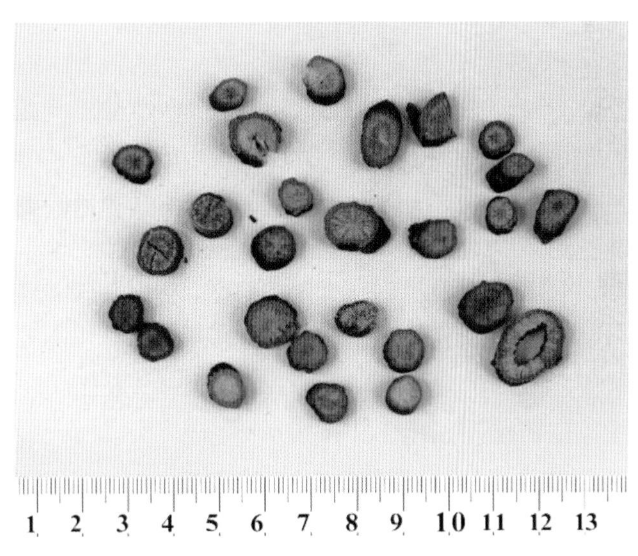

图 8-81　赤芍片

【用法用量】6 ～ 12 g。内服煎汤。不宜与藜芦同用。

【贮藏】置通风干燥处。

【附注】

习用品　同属多种植物的干燥根，在部分地区作为赤芍药用，主要有以下几种。

（1）窄叶芍药 *Paeonia anomala* L. 的干燥根。本品呈纺锤形或块状。表面棕褐色，粗糙，有细皱纹，外皮易脱落。质硬而脆，断面浅黄色至棕黄色，可见放射状纹理，有时具裂隙。味苦、微酸。

（2）块根芍药 *Paeonia anomala* L. var. *intermedia*（C. A. Mey.）O. et B. Fedtsch. 的干燥根。形状与窄叶芍药的根相近。

（3）美丽芍药 *Paeonia mairei* Levl. 的干燥根。本品呈圆锥形，常扭曲。表面有大型斑痕及细纵皱纹。质硬，断面棕褐色。气微香，味苦、涩。

（4）新疆芍药 *Paeonia sinjiangensis* K. Y. Pan 的干燥根。本品呈类圆锥形，较粗。表面褐色，有深纵皱纹及皮孔。断面淡紫色，皮部易与木部分离，木部呈放射状排列。味微苦、甜、涩。

（5）毛赤芍 *Paeonia veitchii* Lynch var. *woodwardii*（Stapf ex Cox）Stern 的干燥根。本品呈圆柱形。表面棕褐色，断面淡棕黄色。气微香，味微苦、涩。

（6）草芍药 *Paeonia obovata* Maxim. 的干燥根，习称"狗头赤芍"。本品呈不规则块状或纺锤形，多弯曲，较短。表面黄褐色，有纵沟纹。质坚硬，不易折断，断面灰白色，有放射状纹理。现较少见。

（7）毛叶草芍药 *Paeonia obovate* Maxim. var. *Willmottiae*（Stapf）Stern 的干燥根。本品呈长圆柱形，扭曲不直。表面黑褐色，有横向凸起的皮孔，具纵皱纹。断面类黄色或黄白色，有放射状纹理。气微香，味微苦、涩。

白芷

Baizhi

Angelicae Dahuricae Radix

本品为常用中药，始载于《神农本草经》，列为中品。

【别名】香白芷。

【来源】伞形科植物白芷 *Angelica dahurica*（Fisch. ex Hoffm.）Benth. et Hook. f. 或杭白芷 *Angelica dahurica*（Fisch. ex Hoffm.）Benth. et Hook. f. var. *formosana*（Boiss.）Shan et Yuan 的干燥根。

【产销】主产于浙江（杭白芷）、四川（川白芷）、河南（禹白芷）、河北（祁白芷）等地，销全国并出口。

【采收加工】夏、秋间叶黄时采挖，除去须根和泥沙，晒干或低温干燥。

【炮制】除去杂质，大小分开，略浸，润透，切厚片，干燥。

【商品特征】

1. 药材 长圆锥形，长 10 ～ 25 cm，直径 1.5 ～ 3.5 cm。表面灰棕色或黄棕色，根头部钝四棱形或近圆形，具纵皱纹、支根痕及皮孔样的横向凸起，习称"疙瘩丁"，有的排列成四纵行。顶端有凹陷的茎痕。质坚实，断面白色或灰白色，粉性，形成层环棕色，近方形或近圆形，皮部散有多数棕色油点。气芳香，味辛、微苦。（图 8-82）

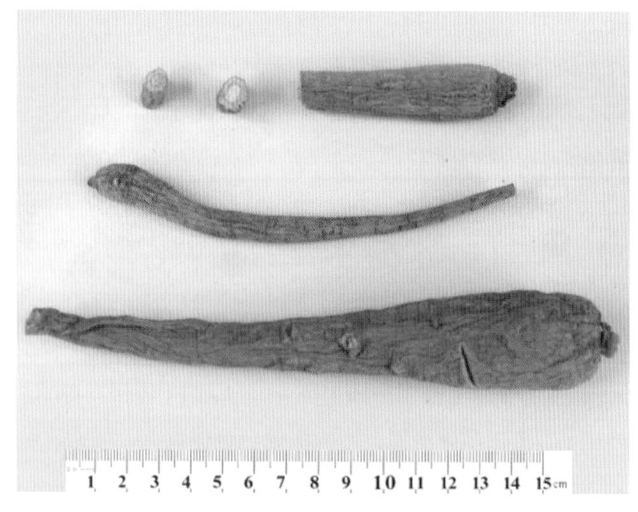

图 8-82 白芷

以条粗壮、体重、质硬、粉性足、香气浓者为佳。

本品特征可概括如下。

白芷根呈圆锥形，外表灰棕或黄棕。
顶端凹陷茎痕在，皮孔形似"疙瘩丁"。
断面色白粉性足，气香味苦又带辛。

2. 饮片 类圆形的厚片。外表皮灰棕色或黄棕色。切面白色或灰白色，具粉性，形成层环棕色，近

方形或近圆形，皮部散有多数棕色油点。气芳香，味辛、微苦。（图 8–83）

【主要成分】主含挥发油、香豆素等。如欧前胡素、异欧前胡素、樟脑萜、柠檬烯、松油烯、聚伞花素、γ–壬内酯和 γ–癸内酯等。尚含生物碱、多糖、甾醇及多种氨基酸等。

【鉴别】

1. 粉末　黄白色。淀粉粒甚多，单粒圆球形、多角形、椭圆形或盔帽形，直径 3 ～ 25 μm，脐点点状、裂缝状、十字状、三叉状、星状或人字状；复粒多由 2 ～ 12 分粒组成。网纹导管、螺纹导管直径 10 ～ 85 μm。木栓细胞多角形或类长方形，淡黄棕色。油管多已破碎，含淡黄棕色分泌物。

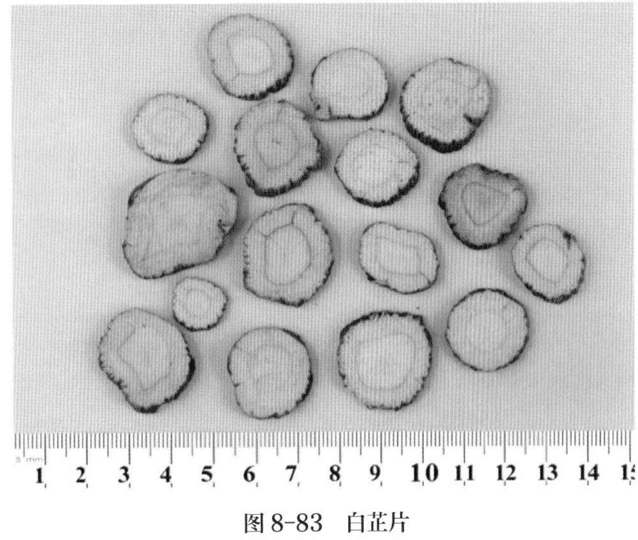

图 8–83　白芷片

2. 薄层色谱　供试品色谱中，在与白芷对照药材色谱和欧前胡素、异欧前胡素对照品色谱相应的位置上，显相同颜色的荧光斑点。

【检查】水分不得过 14.0%。总灰分：药材不得过 6.0%，饮片不得过 5.0%。

重金属及有害元素　铅不得过 5 mg/kg，镉不得过 1 mg/kg，砷不得过 2 mg/kg，汞不得过 0.2 mg/kg，铜不得过 20 mg/kg。

【浸出物】热浸法。稀乙醇浸出物不得少于 15.0%。

【含量测定】高效液相色谱法。按干燥品计，本品含欧前胡素（$C_{16}H_{14}O_4$）不得少于 0.080%。

【商品规格】一般分为三个等级。

一等　干货。每 1 kg 36 支以内，无芦头、空心、黑心、油条、杂质、虫蛀、霉变。

二等　每 1 kg 60 支以内，余同一等。

三等　每 1 kg 60 支以上，顶端直径不小于 0.7 cm。间有白芷尾、黑心、异状、油条，但总数不超过 20%。余同一等。

【性味功能】性温，味辛。归胃、大肠、肺经。解表散寒，祛风止痛，宣通鼻窍，燥湿止带，消肿排脓。用于感冒头痛，眉棱骨痛，鼻塞流涕，鼻鼽，鼻渊，牙痛，带下，疮疡肿痛。

【用法用量】3 ～ 10 g。内服煎汤。外用适量，研末撒或调敷。

【贮藏】置阴凉干燥处，防蛀。

【附注】伪品　同科植物白亮独活 *Heracleum candicans* Wall. ex DC. 的根茎及根，又称“白独活”。分布于云南、西藏、四川等海拔在 2000 ～ 4000 m 的地区。根茎粗壮，圆柱形，有密集的环状叶痕及横皱纹。根扭曲，直径约 3 cm。表面灰棕色至黑棕色，有不规则的纵沟及少数横皱纹，可见稀疏细小的皮孔及须根痕。较粗大者木部略现腐朽状。质坚，切面皮部有油点，近形成层处显棕色。气香浓，味苦带涩。

白茅根

Baimaogen

Imperatae Rhizoma

本品为较常用中药，始载于《神农本草经》，列为中品。

【别名】丝茅根、茅根。

【来源】禾本科植物白茅 *Imperata cylindrica* Beauv. var. *major*（Nees）C. E. Hubb. 的干燥根茎。

【产销】全国各地均产，以华北地区较多。多自产自销。

【采收加工】春、秋二季采挖，洗净，晒干，除去须根和膜质叶鞘，捆成小把。

【炮制】

1. 白茅根 洗净，微润，切段，干燥，除去碎屑。

2. 茅根炭 取净白茅根段，置热锅内，用武火炒至焦褐色时，喷淋清水少许，熄灭火星，取出，晾干。

【商品特征】

1. 药材 长圆柱形，长 30 ～ 60 cm，直径 0.2 ～ 0.4 cm。表面黄白色或淡黄色，微有光泽，具纵皱纹，节明显，稍凸起，节间长短不等，通常长 1.5 ～ 3 cm。体轻，质略脆，断面皮部白色，多有裂隙，放射状排列，中柱淡黄色，易与皮部剥离。常中空。气微，味微甜。（图 8-84）

以条粗、色白、味甜者为佳。

2. 饮片

（1）白茅根 圆柱形的段。余同药材性状特征。（图 8-85）

（2）茅根炭 形如白茅根，表面黑褐色至黑色，具纵皱纹，有的可见淡棕色稍隆起的节。略具焦香气，味苦。（图 8-86）

【主要成分】含萜类、有机酸、甾醇、

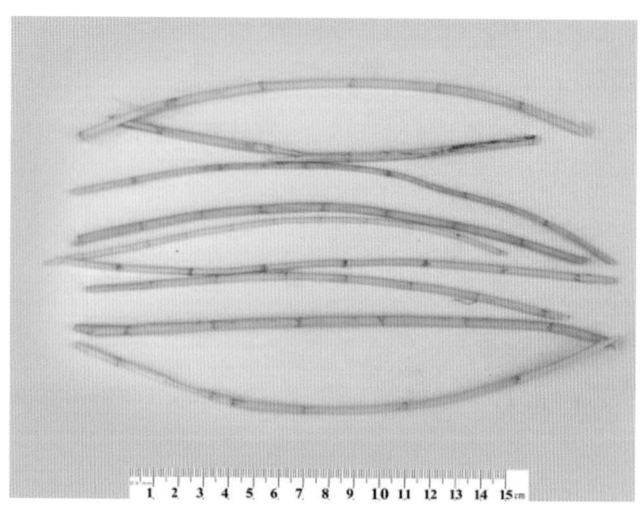

图 8-84 白茅根

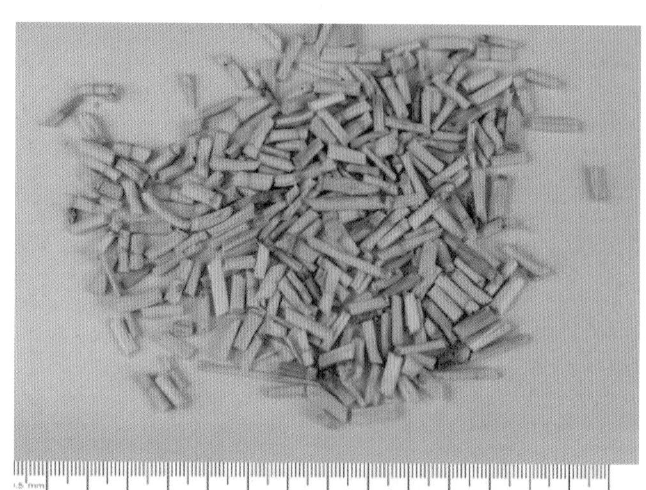

图 8-85 白茅根段

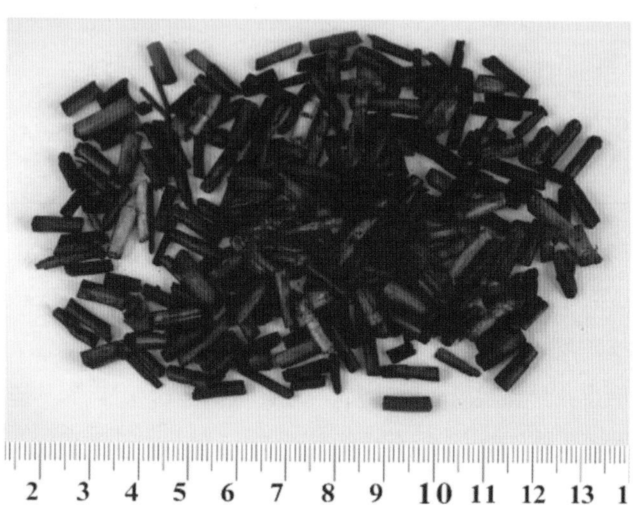

图 8-86 茅根炭

糖类等。如芦竹素（arundoin）、印白茅素（cylindrin）、薏苡素、对桂皮酸、棕榈酸、豆甾醇、菜油甾醇、枸橼酸、蔗糖、葡萄糖、果糖等。

【鉴别】

1. 横切面　表皮细胞1列，类方形，形小，有的含硅质块。下皮纤维1～3列，壁厚，木化。皮层较宽广，有10余个叶迹维管束，有限外韧型，其旁常有裂隙；内皮层细胞内壁增厚，有的含硅质块。中柱内散有多数有限外韧型维管束，维管束鞘纤维环列，木化，外侧的维管束与纤维连接成环。中央常成空洞。

2. 粉末　黄白色。表皮细胞平行排列，每纵行常由1个长细胞和2个短细胞相间排列，长细胞壁波状弯曲。内皮层细胞长方形，一侧壁增厚，层纹和壁孔明显，壁上有硅质块。下皮纤维壁厚，木化，常具横隔。

3. 薄层色谱　供试品色谱中，在与白茅根对照药材色谱相应的位置上，显相同颜色的斑点。

【检查】水分不得过12.0%。总灰分不得过5.0%。

【浸出物】热浸法。水溶性浸出物，药材不得少于24.0%；白茅根段不得少于28.0%，茅根炭不得少于7.0%。

【商品规格】可分为选货和统货两个等级。

选货　条段的粗细与长短均匀，直径≥ 0.3 cm，杂质少于3%，无霉变。

统货　条段的粗细与长短不均匀，直径≥ 0.2 cm。余同选货。

【性味功能】性寒，味甘。归肺、胃、膀胱经。凉血止血，清热利尿。用于血热吐血，衄血，尿血，热病烦渴，湿热黄疸，水肿尿少，热淋涩痛。

【用量用法】9～30 g。内服煎汤。

【贮藏】置干燥处。

【附注】

常见伪品　同科多种植物的根茎在部分地区误作为白茅根用。

（1）白草 *Pennisetum centrasiaticum* Tzvel. 的根茎。性状与白茅根类似，唯断面中央有白色髓，稀中空，皮部无放射状的裂隙，皮部与中柱不易剥离。味淡。

（2）荻 *Triarrhena sacchariflora*（Maxim.）Nakai 的根茎。扁圆柱形，常弯曲，直径0.2～0.5 cm。表面黄白色，略具光泽及纵纹。节部常有短茸毛，节间长0.5～2 cm。质硬，断面粉红色，中心有一小孔。气微，味淡。

（3）大油芒 *Spodiopogon sibiricus* Trin. 的根茎。其呈细长圆柱形，直径0.2～0.3 cm。表面黄色或棕黄色，无光泽，有明显的细纵纹，节间长1～2 cm。折断后中央黄色。气微，味微甜。

白前

Baiqian

Cynanchi Stauntonii Rhizoma et Radix

本品为常用中药，始载于《名医别录》，列为中品。

【别名】鹅管白前、甜白前。

【来源】萝藦科植物柳叶白前 *Cynanchum stauntonii*（Decne.）Schltr. ex Lévl. 或芫花叶白前 *Cynanchum glaucescens*（Decne.）Hand. –Mazz. 的干燥根茎和根。

【产销】主产于浙江、江苏、湖北、江西、河南等地。销全国。

【采收加工】秋季采挖，洗净，晒干。

【炮制】

1. 白前 除去杂质，洗净，润透，切段，干燥。

2. 蜜白前 取熟蜜，加适量开水稀释，加入净白前段内拌匀，闷透，置炒制容器内，文火加热，炒至表面为深黄色、不黏手，取出晾凉。每 100 kg 白前，用熟蜜 25 kg。

【商品特征】

1. 药材

（1）柳叶白前 根茎呈细长圆柱形，有分枝，稍弯曲，长 4 ～ 15 cm，直径 1.5 ～ 4 mm，表面黄白色或黄棕色，节明显，节间长 1.5 ～ 4.5 cm，顶端有残茎。质脆，断面中空，形如鹅毛之“鹅管”。节处簇生纤细弯曲的根，长可达 10 cm，直径不及 1 mm，有多次分枝而呈毛须状，常盘曲成团。气微，味微甜。

（2）芫花叶白前 根茎较短小或略呈块状。表面灰绿色或灰黄色。节间长 1 ～ 2 cm，质较硬。根稍弯曲，直径约 1 mm，分枝少。（图 8–87）

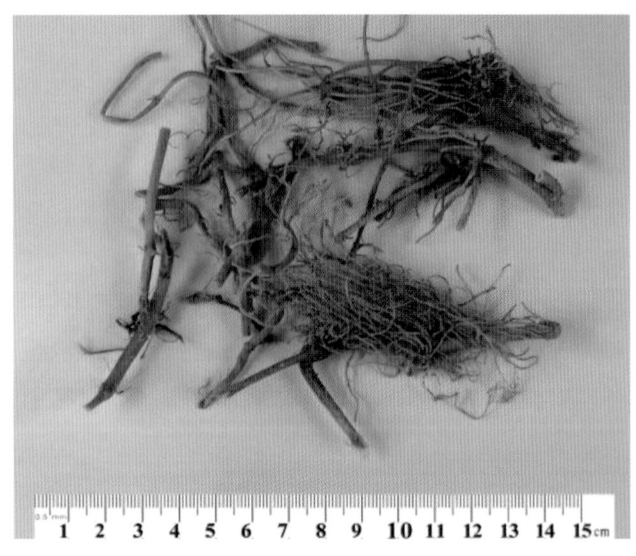
图 8–87 白前

均以根茎粗壮、形如鹅管者为佳。

本品特征可概括如下。

白前根茎节明显，质脆中空似鹅管。

外色黄白或棕黄，须根纤细盘成团。

2. 饮片

（1）白前 圆柱形小段。余同药材性状特征。（图 8–88）

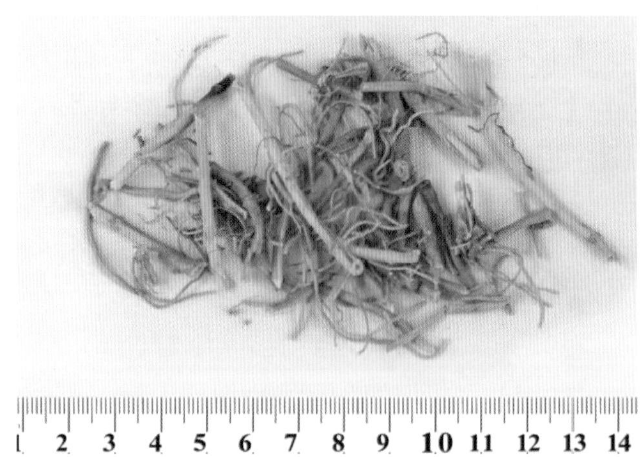
图 8–88 白前段

（2）蜜白前 形如白前，表面黄棕色，略具黏性，有蜜香气，味甜。（图 8–89）

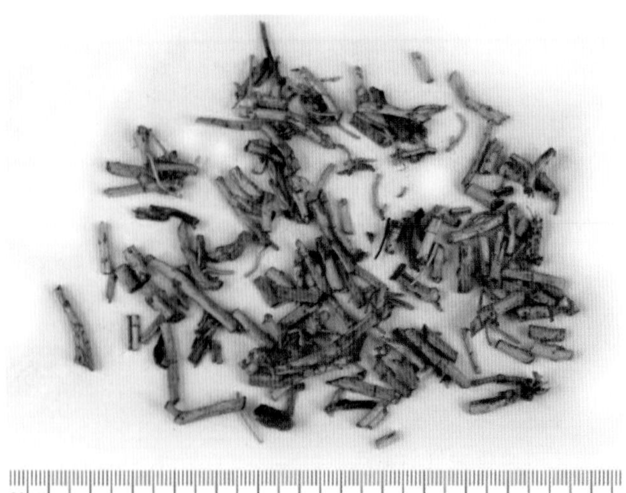
图 8–89 蜜白前

【主要成分】柳叶白前含皂苷、甾体化合物、多肽、蛋白质、内酯等。芫花叶白前含白前皂苷（glaucoside）A ～ G 等。

【鉴别】取本品粗粉 1 g，加 70% 乙醇

10 mL，加热回流 1 h，滤过。取滤液 1 mL，蒸干，残渣加醋酐 1 mL 使溶解，再加硫酸 1 滴。柳叶白前显红紫色，放置后变为污绿色；芫花叶白前显棕红色，放置后不变色。

【商品规格】统货。

【性味功能】性微温，味辛、苦。归肺经。降气，消痰，止咳。用于肺气壅实，咳嗽痰多，胸满喘急。

【用法用量】3 ～ 10 g。内服煎汤，或入丸、散。

【贮藏】置通风干燥处。

【附注】常见伪品有以下几种。

（1）百合科植物龙须菜 *Asparagus schoberioides* Kunth 的干燥根及根茎。本品根茎长 2 ～ 9 cm，上有多数膜质黄棕色鳞叶。根簇生，呈扁圆形，弯曲，长可至 50 cm，直径约 1 mm；表面灰棕色至暗紫色，常密生灰白色茸毛；质柔韧，不易折断，断面中心有小木心。气微，味淡、微苦。

（2）石竹科植物粘萼蝇子草（瓦草）*Silene viscidula* Franch. 的干燥根，云南部分地区称为滇白前。根呈圆柱形或长圆锥形，常常数个簇生。表面黑褐色、浅棕色或黄白色，有纵纹。质坚脆，断面黄白色，蜡样，放射状纹理不甚明显。气无，味辛、苦。

（3）鸢尾科植物野鸢尾（白射干）*Iris dichotoma* Pall. 的干燥根及根茎。根茎呈不规则结节状，表面灰褐色，有圆形茎痕及纤维状的叶基。根簇生，长 6 ～ 22 cm，直径 1 ～ 4 mm。表面黄棕色，有纵横细皱纹。折断面黄白色，有一细木心。气无，味稍苦。

（4）萝藦科植物徐长卿 *Cynanchum paniculatum*（Bunge）Kitagawa 的干燥根及根茎，在有的地区曾误作为白前使用。详见“徐长卿”项下。

玄参

Xuanshen

Scrophulariae Radix

本品为常用中药，始载于《神农本草经》，列为中品。

【别名】元参、浙玄参、黑参、恩施玄参。

【来源】玄参科植物玄参 *Scrophularia ningpoensis* Hemsl. 的干燥根。

【产销】全国各地均有栽培，主产于浙江，为道地药材，现湖北、贵州产量较大。此外，四川、湖南、陕西、江西等地亦产。销全国并出口。

【采收加工】冬季茎叶枯萎时采挖，除去根茎、幼芽、须根及泥沙，晒或烘至半干，堆放 3 ～ 6 天，反复数次至干燥。

【炮制】除去残留根茎和杂质，洗净，润透，切薄片，干燥；或微泡，蒸透，稍晾，切薄片，干燥。

【商品特征】

1. 药材　根呈类圆柱形，中间略粗或上粗下细，有的微弯曲，长 6 ～ 20 cm，直径 1 ～ 3 cm。表面灰黄色或灰褐色，有不规则的纵沟、横向皮孔及稀疏的横裂纹和须根痕。质坚实，不易折断，断面黑色，微有光泽。气特异似焦糖，味甘、微苦、咸。（图 8-90）

以条粗壮，质坚实，断面色黑者为佳。

2. 饮片　类圆形或椭圆形的薄片。外表皮灰黄色或灰褐色。切面黑色，微有光泽，有的具裂隙。气

特异似焦糖，味甘、微苦。（图 8–91）

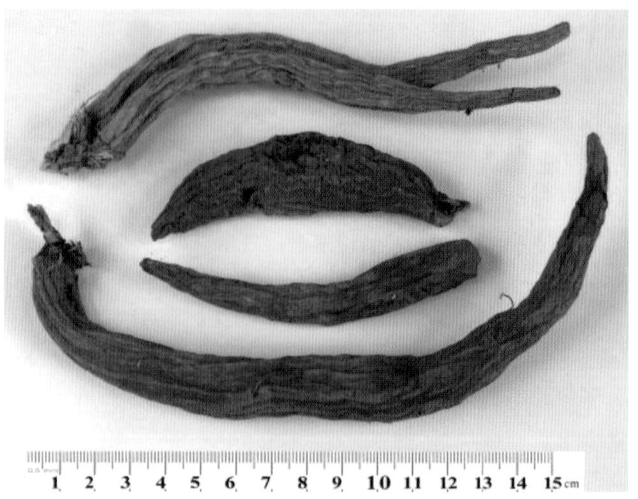

图 8–90 玄参

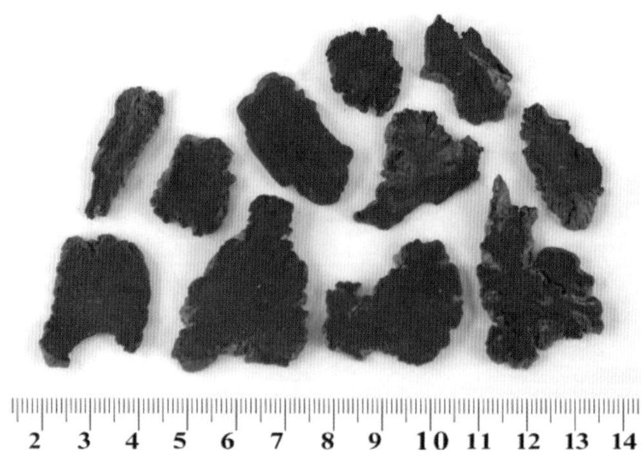

图 8–91 玄参片

【主要成分】含环烯醚萜苷类、氨基酸、脂肪酸、黄酮类、生物碱类、糖类等。如哈巴俄苷（harpagoside）、哈巴苷（harpagide）、L– 天冬氨酸、亚油酸、胡萝卜素等。

【鉴别】

1. 横切面 皮层较宽，石细胞单个散在或 2 ～ 5 个成群，多角形、类圆形或类方形，壁较厚，层纹明显。韧皮射线多裂隙。形成层成环。木质部射线宽广，亦多裂隙；导管少数，类多角形。直径约 113 μm，伴有木纤维。薄壁细胞含核状物。

2. 粉末 灰棕色。石细胞大多散在或 2 ～ 5 个成群，长方形、类方形、类圆形、三角形、梭形或不规则形，较大，直径为 22 ～ 94 μm，壁厚为 5 ～ 26 μm，层纹明显，有的孔沟分叉，胞腔较大。薄壁组织碎片甚多，细胞内含核状物。木纤维细长，壁微木化。可见网纹与孔纹导管。

3. 化学鉴别

（1）取本品药材用水浸泡，水即成黑色。

（2）取本品粉末 5 g，用甲醇在索氏提取器中回流 3 h，回收甲醇，残留提取物加蒸馏水 10 mL 溶解，用正丁醇提取 3 次，合并正丁醇提取液，蒸干，残渣用乙醚洗涤 3 次，每次 2 ～ 3 mL，残留物用丙酮溶解，通过活性炭柱层析，用丙酮洗脱。取洗脱液 1 滴，点于白瓷板上，加 Godin 试剂（1% 香草醛的乙醇溶液和 3% 高氯酸溶液，临用时等量混合）1 滴，显紫红色。另取洗脱液 1 滴，点于白瓷板上，加间苯三酚试剂与浓盐酸等量混合液 1 滴，显蓝绿色。

4. 薄层色谱 供试品色谱中，在与玄参对照药材色谱和哈巴俄苷对照品色谱相应的位置上，显相同颜色的斑点。

【检查】水分不得过 16.0%。总灰分不得过 5.0%。酸不溶性灰分不得过 2.0%。

【浸出物】热浸法。水溶性浸出物不得少于 60.0%。

【含量测定】高效液相色谱法。按干燥品计，本品含哈巴苷（$C_{15}H_{24}O_{10}$）和哈巴俄苷（$C_{24}H_{30}O_{11}$）的总量不得少于 0.45%。

【商品规格】一般分为三个等级。

一等 干货。类纺锤形或长条形。表面灰褐色，有纵纹及抽沟。质坚韧。断面黑褐色或黄褐色。味甘，微苦、咸。每 1 kg 36 支以内，支头均匀。无芦头、空泡、杂质、虫蛀、霉变。

二等 每 1 kg 72 支以内，余同一等。

三等 每 1 kg 72 支以上，个头最小在 5 g 以上，间有破块。余同一等。

【性味功能】性微寒，味甘、苦、咸。归肺、胃、肾经。清热凉血，滋阴降火，解毒散结。用于热入营血，温毒发斑，热病伤阴，舌绛烦渴，津伤便秘，骨蒸劳嗽，目赤，咽痛，白喉，瘰疬，痈肿疮毒。

【用法用量】9 ～ 15 g。内服煎汤。不宜与藜芦同用。

【贮藏】置干燥处，防霉，防蛀。

【附注】

（1）同属植物北玄参 *Scrophularia buergeriana* Miq. 的根在少数地区作为玄参药用。其与玄参的主要区别为其根呈圆柱形，较小，表面有细根及细根痕，横切面皮层中无石细胞。

（2）苦玄参为玄参科植物苦玄参 *Picria felterrae* Lour. 的干燥全草。具清热解毒、消肿止痛功效。用于风热感冒，咽喉肿痛，喉痹，痄腮，脘腹疼痛，痢疾，跌打损伤，疖肿，毒蛇咬伤。本品与玄参完全不同，注意区别。

半夏

Banxia

Pinelliae Rhizoma

本品为常用中药，始载于《神农本草经》，列为下品。

【别名】三步跳。

【来源】天南星科植物半夏 *Pinellia ternata*（Thunb.）Breit. 的干燥块茎。

【产销】主产于湖北、四川、河南、贵州、安徽、甘肃等地。销全国。

【采收加工】夏、秋二季采挖，洗净，除去外皮和须根，晒干。

【炮制】生半夏 用时捣碎。

【商品特征】

药材 类球形，有的稍偏斜，直径 0.7 ～ 1.6 cm。表面白色或浅黄色，顶端有凹陷的茎痕，周围密布麻点状根痕；下面钝圆，较光滑。质坚实，断面洁白，富粉性。气微，味辛辣、麻舌而刺喉。（图 8-92）

以色白、质坚实、粉性足者为佳。

本品特征可概括如下。

半夏块茎类球形，麻点密布顶凹陷。

质坚色白粉性足，辛辣麻舌有大毒。

【主要成分】含 β- 谷甾醇 -D- 葡萄糖苷、尿黑酸（高龙胆酸，homogentisic acid）及精氨酸、缬氨酸、丙氨酸、亮氨酸等多种氨基酸。尚含左旋盐酸麻黄碱、微

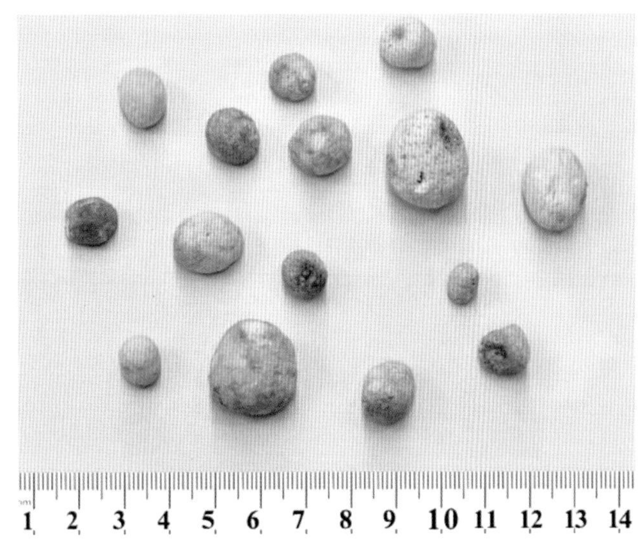

图 8-92 半夏

量挥发油、原儿茶醛及半夏蛋白等。

【鉴别】

1. 粉末 类白色。淀粉粒甚多，单粒类球形、半圆形或圆多角形，直径 2 ～ 20 μm，脐点裂缝状、人字状或星状；复粒由 2 ～ 6 分粒组成。草酸钙针晶束存在于椭圆形黏液细胞中，或随处散在，针晶长 20 ～ 144 μm。螺纹导管直径 10 ～ 38 μm。

2. 薄层色谱 供试品色谱中，在与半夏对照药材色谱和精氨酸、丙氨酸、缬氨酸、亮氨酸对照品色谱相应的位置上，显相同颜色的斑点。

【检查】水分不得过 13.0%。总灰分不得过 4.0%。

【浸出物】冷浸法。水溶性浸出物不得少于 7.5%。

【商品规格】传统分为三个等级。

一等　干货。每 1 kg 800 粒以内。无包壳、杂质、虫蛀、霉变。

二等　干货。每 1 kg 1200 粒以内。余同一等。

三等　干货。每 1 kg 3000 粒以内。余同一等。

【性味功能】性温，味辛；有毒。归脾、胃、肺经。燥湿化痰，降逆止呕，消痞散结。用于湿痰寒痰，咳喘痰多，痰饮眩悸，风痰眩晕，痰厥头痛，呕吐反胃，胸脘痞闷，梅核气；外治痈肿痰核。

【用法用量】内服一般炮制后使用，3 ～ 9 g。外用适量，磨汁涂或研末以酒调敷患处。不宜与川乌、制川乌、草乌、制草乌、附子同用；生品内服宜慎。

【贮藏】置通风干燥处，防蛀。

【附注】

常见伪品　水半夏，天南星科植物鞭檐犁头尖 *Typhonium flagelliforme*（Lodd.）Blume 的块茎。本品呈类圆锥形或椭圆形，直径 0.5 ～ 1.5 cm，表面类白色，不光滑，有多数隐约可见的点状根痕；顶端类圆形，有凸起的芽痕，下端略尖。质坚实，断面白色，粉性。无臭，味辛辣、麻舌而刺喉。

本品不含精氨酸。具燥湿化痰功能，但无降逆止呕作用，兼有止血之功。用于咳嗽痰多，支气管炎；痈疮疖肿，蛇虫咬伤，外伤出血。

清半夏

Qingbanxia

Pinelliae Rhizoma Praeparatum cum Alumine

本品为半夏的炮制加工品。

【炮制】取净半夏，大小分开，用 8% 白矾溶液浸泡或煮至内无干心，口尝微有麻舌感，取出，洗净，切厚片，干燥。

每 100 kg 净半夏，煮法用白矾 12.5 kg，浸泡法用白矾 20 kg。

【商品特征】本品为椭圆形、类圆形或不规则的片。切面淡灰色至灰白色或黄白色至黄棕色，可见灰白色点状或短线状维管束迹，有的残留栓皮处下方显淡紫红色斑纹。质脆，易折断，断面略呈粉性或角质样。气微，味微涩、微有麻舌感。

【鉴别】照半夏项下的【鉴别】试验，显相同的结果。

【检查】水分不得过 13.0%。总灰分不得过 4.5%。

白矾限量　滴定法。按干燥品计，本品含白矾以含水硫酸铝钾 [$KAl(SO_4)_2 \cdot 12H_2O$] 计，不得过 10.0%。

【浸出物】冷浸法。水溶性浸出物不得少于 7.0%。

【性味功能】性温，味辛。归脾、胃、肺经。燥湿化痰。用于湿痰咳嗽，胃脘痞满，痰涎凝聚，咯吐不出。

【用法用量】3 ～ 9 g。不宜与川乌、制川乌、草乌、制草乌、附子同用。

【贮藏】置通风干燥处，防蛀。

法半夏

Fabanxia

Pinelliae Rhizoma Praeparatum

本品为半夏的炮制加工品。

【炮制】取净半夏，大小差别明显者，可分别加工或将少数大个者砸开，混匀，用水浸泡至内无干心，取出；另取甘草适量，加水煎煮两次，合并煎液，倒入用适量水制成的石灰液中，搅匀，加入上述已浸透的半夏，浸泡，每日搅拌 1 ～ 2 次，并保持浸液 pH 在 12 以上，至剖面黄色均匀，口尝微有麻舌感时，取出，洗净，阴干或烘干，即得。

每 100 kg 净半夏，用甘草 15 kg、生石灰 10 kg。

【商品特征】类球形或破碎成不规则颗粒状。表面淡黄白色、黄色或棕黄色。质较松脆或硬脆，断面黄色或淡黄色，颗粒者质稍硬脆。气微，味淡略甘、微有麻舌感。

【鉴别】

薄层色谱法　供试品色谱中，在与对照药材色谱和对照品色谱相应的位置上，显相同颜色的斑点。

【检查】水分不得过 13.0%。总灰分不得过 9.0%。

【浸出物】冷浸法。水溶性浸出物不得少于 5.0%。

【性味功能】性温，味辛。归脾、胃、肺经。燥湿化痰。用于痰多咳喘，痰饮眩悸，风痰眩晕，痰厥头痛。

【用法用量】3 ～ 9 g。不宜与川乌、制川乌、草乌、制草乌、附子同用。

【贮藏】同半夏。

姜半夏

Jiangbanxia

Pinelliae Rhizoma Praeparatum cum Zingibere Alumine

本品为半夏的炮制加工品。

【炮制】取净半夏，大小差别明显者，可分别加工，或将少数大个者砸开，混匀，用水浸泡至内无干心时，取出；另取生姜切片煎汤，加白矾与半夏共煮透，取出，晾干，或晾至半干，干燥；或切薄片，干燥。

每 100 kg 净半夏，用生姜 25 kg、白矾 12.5 kg。

【商品特征】片状、不规则颗粒状或类球形。表面棕色至棕褐色。质硬脆，断面淡黄棕色，常具角质样光泽。气微香，味淡、微有麻舌感，嚼之略黏牙。

【鉴别】

1. 粉末 呈黄褐色至黄棕色。薄壁细胞可见淡黄色糊化淀粉粒。草酸钙针晶束存在于椭圆形黏液细胞中，或随处散在，针晶长 20 ～ 144 μm。螺纹导管直径 10 ～ 24 μm。

2. 薄层色谱 供试品色谱中，在与半夏对照药材色谱相应的位置上，显相同颜色的主斑点；在与干姜对照药材色谱相应的位置上，显一个相同颜色的斑点。

【检查】水分不得过 13.0%。总灰分不得过 7.5%。

白矾限量 滴定法。按干燥品计，本品含白矾以含水硫酸铝钾 [$KAl(SO_4)_2 \cdot 12H_2O$] 计，不得过 8.5%。

【浸出物】冷浸法。水溶性浸出物不得少于 10.0%。

【性味功能】性温，味辛。归脾、胃、肺经。温中化痰，降逆止呕。用于痰饮呕吐，胃脘痞满。

【用法用量】3 ～ 9 g。不宜与川乌、制川乌、草乌、制草乌、附子同用。

【贮藏】置通风干燥处，防蛀。

地黄

Dihuang

Rehmanniae Radix

本品为常用中药，始载于《神农本草经》，列为上品。

【别名】生地、怀地黄。

【来源】玄参科植物地黄 *Rehmannia glutinosa* Libosch. 的新鲜或干燥块根。

【产销】主产于河南。销全国并出口。陕西、山东、河北等地亦产。

【采收加工】秋季采挖，除去芦头、须根及泥沙，鲜用；或将地黄缓缓烘焙至八成干。前者习称“鲜地黄”，后者习称“生地黄”。

【炮制】除去杂质，洗净，闷润，切厚片，干燥。

【商品特征】

1. 药材

（1）鲜地黄 纺锤形或条状，长 8 ～ 24 cm，直径 2 ～ 9 cm。外皮薄，表面浅红黄色，具弯曲的纵皱纹、芽痕、横长皮孔样凸起及不规则疤痕。肉质，易断，断面皮部淡黄白色，可见橘红色油点，木部黄白色，导管呈放射状排列。气微，味微甜、微苦。

（2）生地黄 多呈不规则的团块状或长圆形，中间膨大，两端稍细，有的细小，长条状，稍扁而扭曲，长 6 ～ 12 cm，直径 2 ～ 6 cm。表面棕黑色或棕灰色，极皱缩，具不规则的横曲纹。体重，质较软而韧，不易折断，断面棕黄色至黑色，有光泽，具黏性。气微，味微甜。（图 8-93）

2. 饮片 类圆形或不规则的厚片。外表皮棕黑色或棕灰色，极皱缩，具不规则的横曲纹。切面棕黄色至黑色或乌黑色，有光泽，具黏性。气微，味微甜。

【主要成分】环烯醚萜苷：梓醇（catalpol），二氢梓醇（dihydrocatalpol），桃叶珊瑚苷（aucubin），地黄苷（rehmannioside）A、B、C、D 等。尚含地黄素（rehmannin）、毛蕊花糖苷、棉子糖、甘露醇及多种氨基酸等。

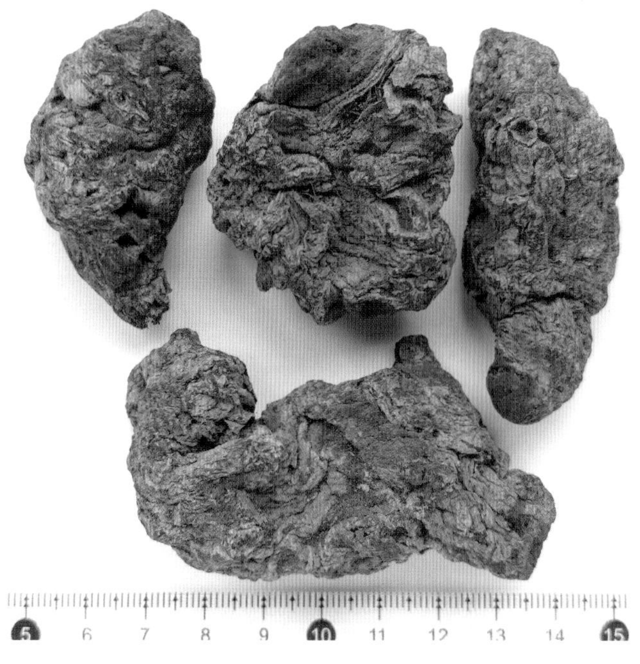

图 8-93 生地黄

【鉴别】

1. 横切面 木栓细胞数列。栓内层薄壁细胞排列疏松；散有分泌细胞，含橙黄色油滴；偶有石细胞。韧皮部较宽，分泌细胞较少。形成层成环。木质部射线宽广；导管稀疏，排列成放射状。

2. 粉末（生地黄） 深棕色。木栓细胞淡棕色。薄壁细胞类圆形，内含类圆形核状物。分泌细胞形状与一般薄壁细胞相似，内含橙黄色或橙红色油滴状物。具缘纹孔导管和网纹导管直径约 92 μm。

3. 薄层色谱 供试品色谱中，在与梓醇对照品、毛蕊花糖苷对照品色谱相应的位置上，显相同颜色的斑点。

【检查】水分：生地黄不得过 15.0%。总灰分不得过 8.0%。酸不溶性灰分不得过 3.0%。

【浸出物】冷浸法。水溶性浸出物不得少于 65.0%。

【含量测定】高效液相色谱法。生地黄按干燥品计，含梓醇（$C_{15}H_{22}O_{10}$）不得少于 0.20%；含地黄苷 D（$C_{27}H_{42}O_{20}$）不得少于 0.10%。

【商品规格】生地黄一般分为五个等级。

一等 干货。纺锤形或条形圆根。体重，质柔润，表面灰白色或灰褐色，断面黑褐色或黄褐色，具油性。味微甜。每 1 kg 16 支以内。无芦头、老母、生心、焦枯、杂质、虫蛀、霉变。

二等 每 1 kg 32 支以内，余同一等。

三等 每 1 kg 60 支以内，余同一等。

四等 每 1 kg 100 支以内，余同一等。

五等 油性少，支根瘦小，每 1 kg 100 支以上，最小者直径在 1 cm 以上，余同一等。

【性味功能】鲜地黄：性寒，味甘、苦。归心、肝、肾经。清热生津，凉血，止血。用于热病伤阴，舌绛烦渴，温毒发斑，吐血，衄血，咽喉肿痛。

生地黄：性寒，味甘。归心、肝、肾经。清热凉血，养阴生津。用于热入营血，温毒发斑，吐血，衄血，热病伤阴，舌绛烦渴，津伤便秘，阴虚发热，骨蒸劳热，内热消渴。

【用法用量】鲜地黄，12 ～ 30 g。生地黄，10 ～ 15 g。内服煎汤。

【贮藏】鲜地黄埋在沙土中，防冻；生地黄置通风干燥处，防霉，防蛀。

【附注】本品的药用部位在植物学上称为根茎。

熟地黄

Shudihuang

Rehmanniae Radix Praeparata

本品为生地黄的炮制加工品。

【炮制】

（1）取生地黄，照酒炖法炖至酒吸尽，取出，晾晒至外皮黏液稍干时，切厚片或块，干燥，即得。每 100 kg 生地黄，用黄酒 30 ～ 50 kg。

（2）取生地黄，照蒸法蒸至黑润，取出，晒至八成干时，切厚片或块，干燥，即得。

【商品特征】不规则的块片、碎块，大小、厚薄不一。表面乌黑色，有光泽，黏性大。质柔软而带韧性，不易折断，断面乌黑色，有光泽。气微，味甜。

【鉴别】

薄层色谱　供试品色谱中，在与毛蕊花糖苷对照品色谱相应的位置上，显相同颜色的斑点。

【检查】【浸出物】同地黄。

【含量测定】高效液相色谱法。按干燥品计，本品含地黄苷 D（$C_{27}H_{42}O_{20}$）不得少于 0.050%。

【性味功能】性微温，味甘。归肝、肾经。补血滋阴，益精填髓。用于血虚萎黄，心悸怔忡，月经不调，崩漏下血，肝肾阴虚，腰膝酸软，骨蒸潮热，盗汗遗精，内热消渴，眩晕，耳鸣，须发早白。

【用法用量】9 ～ 15 g。

【贮藏】置通风干燥处。

地榆

Diyu

Sanguisorbae Radix

本品为常用中药，始载于《神农本草经》，列为中品。

【别名】绵地榆。

【来源】蔷薇科植物地榆 *Sanguisorba officinalis* L. 或长叶地榆 *Sanguisorba officinalis* L. var. *longifolia*（Bert.）Yü et Li 的干燥根。后者习称“绵地榆”。

【产销】地榆主产于东北及西北等地，销全国。中南等省亦产。长叶地榆主产于安徽、江苏、江西、浙江等地。销全国。

【采收加工】春季将发芽时或秋季植株枯萎后采挖，除去须根，洗净，干燥，或趁鲜切片，干燥。

【炮制】

1. 地榆　除去杂质；未切片者，洗净，除去残茎，润透，切厚片，干燥。

2. 地榆炭　取净地榆片，置热锅内，用武火炒至表面呈焦黑色，内部棕褐色，喷淋少许清水，灭尽火星，取出晾凉。

【商品特征】

1. 药材

（1）地榆　不规则纺锤形或圆柱形，稍弯曲，长 5 ～ 25 cm，直径 0.5 ～ 2 cm。表面灰褐色或暗棕色，粗糙，有纵纹。质硬，断面较平坦，粉红色或淡黄色，木部略呈放射状排列。气微，味微苦涩。（图 8–94）

（2）绵地榆　长圆柱形，稍弯曲，着生于短粗的根茎上；表面红棕色或棕紫色，有细纵纹。质坚韧，断面黄棕色或红棕色，皮部有多数黄白色或黄棕色绵状纤维。气微，味微苦、涩。

以条粗、质硬、断面色粉红者为佳。

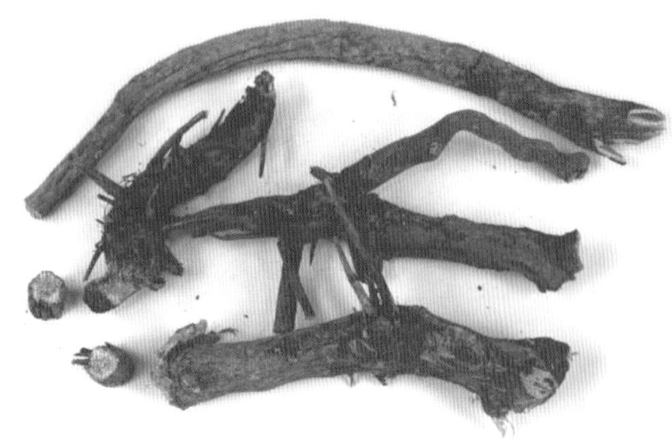

图 8–94　地榆

2. 饮片

（1）地榆　不规则的类圆形片或斜切片。外表皮灰褐色或深褐色。切面较平坦，粉红色、淡黄色或黄棕色，木部略呈放射状排列；或皮部有多数黄棕色绵状纤维。气微，味微苦、涩。（图 8–95）

（2）地榆炭　形如地榆片，表面焦黑色，内部棕褐色。具焦香气，味微苦、涩。

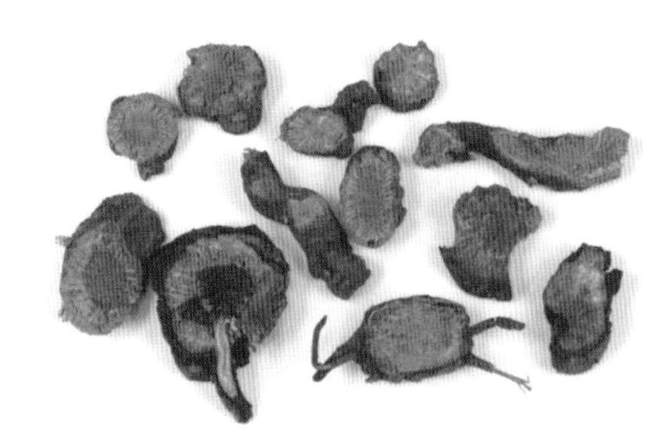

图 8–95　地榆片

【主要成分】含鞣质、三萜皂苷、有机酸等。如地榆素 H_1 ～ H_6（sanguiin H_1 ～ H_6），地榆酸双内酯（sanguisorbic acid dilactone），地榆苷Ⅰ、Ⅱ，地榆皂苷 A、B、E，没食子酸等。尚含黄酮、糖类等。

【鉴别】

1. 横切面

（1）地榆　木栓层为数列棕色细胞。栓内层细胞长圆形。韧皮部有裂隙。形成层环明显。木质部导管径向排列，纤维非木化，初生木质部明显。薄壁细胞内含多数草酸钙簇晶、细小方晶及淀粉粒。

（2）绵地榆　栓内层内侧及韧皮部有众多的单个或成束的纤维，韧皮射线明显；木质部纤维少。

2. 粉末

（1）地榆粉末　灰黄色。草酸钙簇晶众多，棱角较钝，直径 18 ～ 65 μm。草酸钙方晶直径 5 ～ 20 μm。淀粉粒众多，多为单粒，长 11 ～ 25 μm，直径 3 ～ 9 μm，类圆形、广卵形或不规则形，脐点多为裂缝状，层纹不明显。木栓细胞黄棕色，长方形，有的胞腔内含黄棕色块状物或油滴状物。导管多为网纹导管和具缘纹孔导管，直径 13 ～ 60 μm。纤维较少，单个散在或成束，细长，直径 5 ～ 9 μm，非木化，孔沟不明显。

（2）绵地榆粉末　红棕色。韧皮纤维众多，单个散在或成束，壁厚，直径 7 ～ 26 μm，较长，非木化。

3. 化学鉴别

（1）取本品粉末 2 g，加乙醇 20 mL，加热回流约 10 min，滤过。滤液加氨试液调节 pH 为 8 ～ 9，滤过，滤渣备用，滤液蒸干，残渣加水 10 mL 使溶解，滤过。取滤液 5 mL，蒸干，加醋酐 1 mL 与硫酸 2 滴，溶液显红紫色，放置后变为棕褐色。

（2）取上述项下备用滤渣少量，加水 2 mL，加 1% 三氯化铁试液 2 滴，显蓝黑色。

4. 薄层色谱　供试品色谱中，在与没食子酸对照品色谱相应的位置上，显相同颜色的斑点。

【检查】水分：药材不得过 14.0%，地榆片不得过 12.0%。总灰分不得过 10.0%。酸不溶性灰分不得过 2.0%。

【浸出物】热浸法。稀乙醇浸出物，药材、地榆片不得少于 23.0%，地榆炭不得少于 20.0%。

【含量测定】鞣质，药材不得少于 8.0%，地榆炭不得少于 2.0%。

高效液相色谱法。按干燥品计，本品含没食子酸（$C_7H_6O_5$），药材不得少于 1.0%，饮片、地榆炭不得少于 0.60%.

【商品规格】统货。

【性味功能】性微寒，味苦、酸、涩。归肝、大肠经。凉血止血，解毒敛疮。用于便血，痔血，血痢，崩漏，水火烫伤，痈肿疮毒。

【用法用量】9 ～ 15 g。内服煎汤。外用适量，研末涂敷患处。

【贮藏】置通风干燥处，防蛀。

西洋参

Xiyangshen

Panacis Quinquefolii Radix

本品为常用中药，始载于《本草从新》。

【别名】洋参、花旗参。

【来源】五加科植物西洋参 *Panax quinquefolium* L. 的干燥根。

【产销】主产于美国及加拿大。我国北方地区已引种栽培。销全国。

【采收加工】均系栽培品，秋季采挖，洗净，晒干或低温干燥。

【炮制】去芦，润透，切薄片，干燥或用时捣碎。

【商品特征】

1. 药材　纺锤形、圆柱形或圆锥形，长 3 ～ 12 cm，直径 0.8 ～ 2 cm。表面浅黄褐色或黄白色，可见横向环纹和线形皮孔状凸起，并有细密浅纵皱纹和须根痕，主根中下部有一至数条侧根，多已折断。有的上端有根茎（芦头），环节明显，茎痕（芦碗）圆形或半圆形，具不定根（艼）或已折断。体重，质坚实，不易折断。断面平坦，浅黄白色，略显粉性，皮部可见黄棕色点状树脂道，形成层环纹棕黄色，木部略呈放射状纹理。气微而特异，味微苦、甘。（图 8-96）

以条粗壮、色白起粉、表面细横纹密集、质硬、味足者为佳。

本品特征可概括如下。

西洋参呈圆柱形，无芦质结有横纹。

外表淡棕类白色，断面黄白放射纹。

味微苦甜参味浓，补肺降火又生津。

2. 饮片 长圆形或类圆形薄片。外表皮浅黄褐色。切面淡黄白色至黄白色，形成层环棕黄色，皮部有黄棕色点状树脂道，近形成层环处较多而明显，木部略呈放射状纹理。气微而特异，味微苦、甘。（图 8-97）

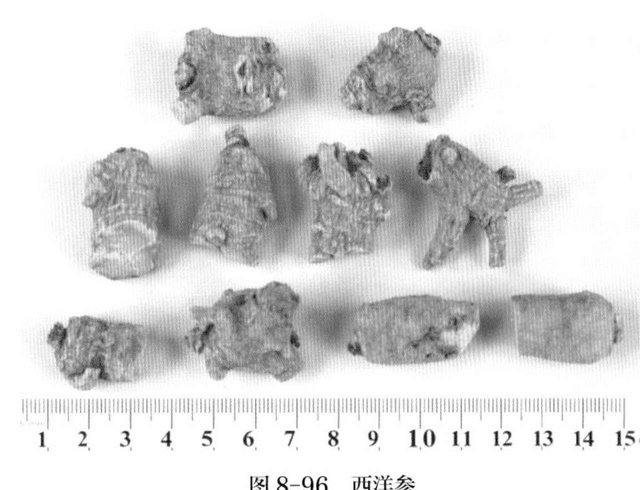

图 8-96 西洋参

【主要成分】含多种人参皂苷、多种挥发油、淀粉、树脂、氨基酸、糖类、无机盐等。

【鉴别】

1. 横切面 木栓层为数列细胞。皮层有树脂道。树脂道在韧皮部呈多层环状排列。形成层明显。初生木质部五原型，次生木质部发达。

2. 粉末 黄白色。树脂道含有棕色树脂。草酸钙簇晶棱角长而尖。导管多为网纹，也有螺纹和梯纹。淀粉粒单粒，类圆形，脐点有星状、点状、裂缝状。

3. 薄层色谱 供试品色谱中，在与西洋参对照药材色谱和拟人参皂苷 F_{11} 对照品、人参皂苷 Rb_1 对照品、人参皂苷 Re 对照品、人参皂苷 Rg_1 对照品色谱相应的位置上，分别显相同颜色的斑点或荧光斑点。

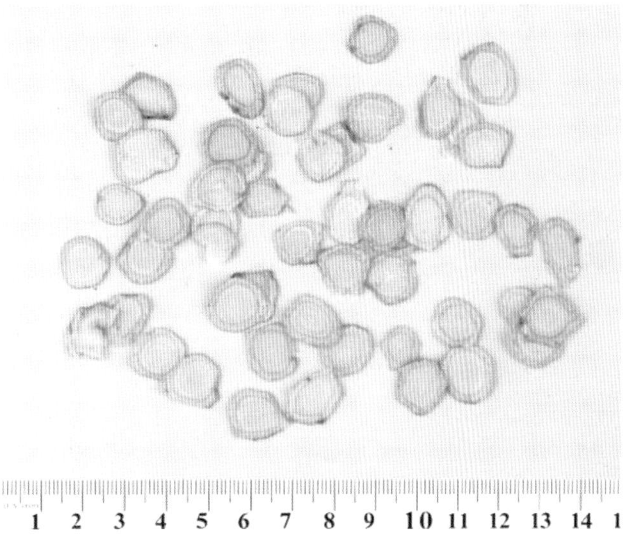

图 8-97 西洋参片

【检查】水分不得过 13.0%。总灰分不得过 5.0%。

薄层色谱 供试品色谱中，不得显与人参对照药材色谱完全一致的斑点。

重金属及有害元素 照铅、镉、砷、汞、铜测定法（通则 2321 原子吸收分光光度法或电感耦合等离子体质谱法）测定，铅不得过 5 mg/kg；镉不得过 1 mg/kg；砷不得过 2 mg/kg；汞不得过 0.2 mg/kg；铜不得过 20 mg/kg。

其他有机氯类农药残留量 含五氯硝基苯不得过 0.1 mg/kg；六氯苯不得过 0.1 mg/kg；七氯（七氯、环氧七氯之和）不得过 0.05 mg/kg；氯丹（顺式氯丹、反式氯丹、氧化氯丹之和）不得过 0.1 mg/kg。

【浸出物】热浸法。70% 乙醇浸出物，药材不得少于 30.0%，饮片不得少于 25.0%。

【含量测定】高效液相色谱法。按干燥品计，本品含人参皂苷 Rg_1（$C_{42}H_{72}O_{14}$）、人参皂苷 Re（$C_{48}H_{82}O_{18}$）和人参皂苷 Rb_1（$C_{54}H_{92}O_{23}$）的总量不得少于 2.0%。

【商品规格】当前市场分别有按产地、质地、形状（长短大小）、重量等划分规格等级。

产地：国产（东北、山东等），进口（美国、加拿大）。

质地：软质（11—12 月采，质较优），硬质（9—10 月采，色老，质硬，个小，树脂道点多，味浓，切片易碎）。

形状：长支，中支，短支，原支，粒头，圆粒。其中，长支、中支、短支各分三个等级；余为统货。（有称：短支体长 2 ～ 5 cm，长支大于 5 cm。）

也有分球（圆）参、条参、参节、参段（剪口）、参须、投料参。其中，参节又分大节、小节。

重量：1 g，2 g，3 g，5 g，7 g，10 g，15 g，20 g，25 g。

饮片，也可分软质片与硬质片，圆片与斜片等。

【性味功能】性凉，味甘、微苦。归心、肺、肾经。补气养阴，清热生津。用于气虚阴亏，虚热烦倦，咳喘痰血，内热消渴，口燥咽干。

【用法用量】3 ～ 6 g，另煎兑服。不宜与藜芦同用。

【贮藏】置阴凉干燥处，密闭，防蛀。

【附注】由于市场价格的变动，可见有用人参的加工品冒充西洋参的情况。人参加工品呈圆柱形、纺锤形或颗粒状，头部多去除或少量残存，无支根和须根。质地轻泡，折断面平坦，多具裂隙。

百合

Baihe

Lilii Bulbus

本品为常用中药，始载于《神农本草经》，列为中品。

【别名】野百合、药百合。

【来源】百合科植物卷丹 *Lilium lancifolium* Thunb.、百合 *Lilium brownii* F. E. Brown var. *viridulum* Baker 或细叶百合 *Lilium pumilum* DC. 的干燥肉质鳞叶。

【产销】全国大部分地区均产，以栽培为主。浙江产量大，湖南产者质量佳。销全国并出口。

【采收加工】秋季采挖，洗净，剥取鳞叶，置沸水中略烫，干燥。

【炮制】

1. 百合 除去杂质。

2. 蜜百合 取净百合，置炒制容器内，用文火加热，炒至颜色加深时，加入适量开水稀释过的熟蜜，迅速翻炒均匀，并继续用文火炒至微黄色、不黏手时，取出晾凉。每 100 kg 百合，用炼蜜 5 kg。

【商品特征】

1. 药材 长椭圆形，长 2 ～ 5 cm，宽 1 ～ 2 cm，中部厚 1.3 ～ 4 mm。表面黄白色至淡棕黄色，有的微带紫色，有数条纵直平行的白色维管束。顶端稍尖，基部较宽，边缘薄，微波状，略向内弯曲。质硬而脆，断面较平坦，角质样。气微，味微苦。

以肉厚、均匀、质硬、筋少、色黄白、味微苦者为佳。

2. 饮片

（1）百合 同药材性状特征。（图 8-98）

（2）蜜百合 形如百合片，表面棕黄色，偶见焦斑，略带黏性，味甜。（图 8-99）

【主要成分】含皂苷、甾醇、黄酮、生物碱、苯丙素等。如百合苷，王百合苷A、B、C，槲皮素，秋水仙碱，小檗碱，咖啡酸，山柰酚，原儿茶醛等。

【鉴别】

薄层色谱　供试品色谱中，在与百合对照药材色谱相应的位置上，显相同颜色的斑点。

【浸出物】冷浸法。水溶性浸出物不得少于18.0%。

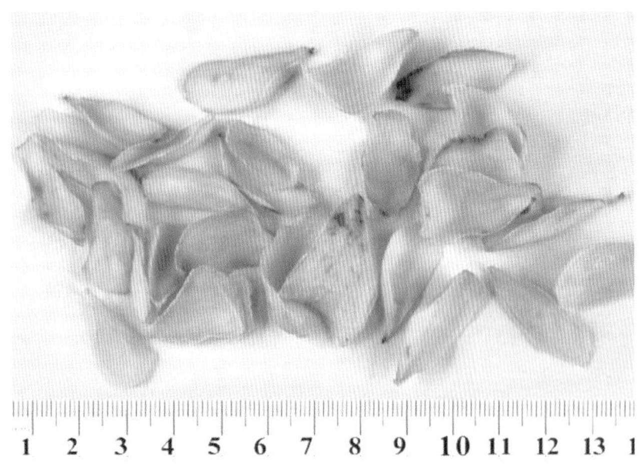

图8-98　百合

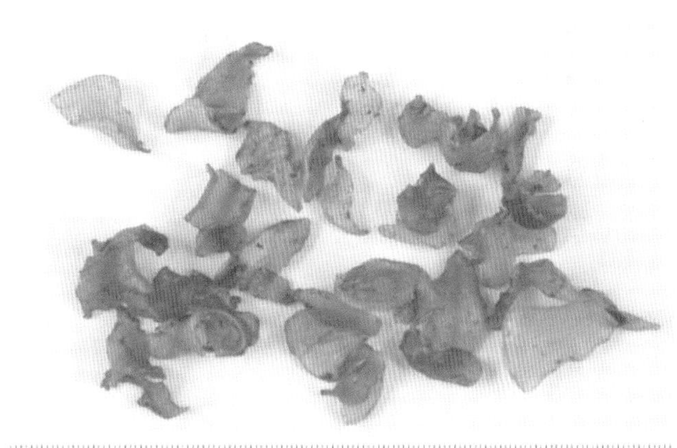

图8-99　蜜百合

【商品规格】市场上多见卷丹（习称“卷丹百合”）和百合（习称“龙牙百合”），少有细叶百合。根据干燥方法，有“晒货”与“炕货”之分，其中“炕货”较多。根据熏硫与否，分为“无硫”“低硫”及“有硫”等。

卷丹百合和龙牙百合均可分为选货和统货两个等级，可以再根据鳞叶长宽大小等，将选货分为若干等级。如：

选货一等　鳞叶片长3～5 cm，宽1.5～2 cm。表面黄白色至淡棕黄色，有的微带紫色。质硬而脆，断面较平坦，角质样。气微，味微苦。无杂质、霉斑、虫咬伤。

选货二等　鳞叶片长2～3 cm，宽1～1.5 cm。余同一等。

统货　长宽不等。外层鳞叶片间有斑点、黑边等。

【性味功能】性寒，味甘。归心、肺经。养阴润肺，清心安神。用于阴虚燥咳，劳嗽咳血，虚烦惊悸，失眠多梦，精神恍惚。

【用法用量】6～12 g。内服煎汤。

【贮藏】置通风干燥处。

【附注】

混伪品　百合属多种植物的肉质鳞叶在有些地方作百合使用。常见的有渥丹 *Lilium concolor* Salisb.、东北百合 *Lilium distichum* Nakai、毛百合 *Lilium dauricum* Ker-Gawl.、川百合 *Lilium davidii* Duchartre 等，应注意鉴别。

另外，同属植物淡黄花百合 *Lilium sulphureum* Baker、湖北百合 *Lilium henryi* Baker、南川百合 *Lilium rosthornii* Diels 的肉质鳞叶，在部分地区称为红百合，曾在部分地区作百合使用。本品鳞叶表面为红色或紫红色。不应作百合用。

百部

Baibu

Stemonae Radix

本品为常用中药，始载于《名医别录》，列为中品。

【别名】百部草、百条根、闹虱药。

【来源】百部科植物直立百部 *Stemona sessilifolia*（Miq.）Miq. 、蔓生百部 *Stemona japonica*（Bl.）Miq. 或对叶百部 *Stemona tuberosa* Lour. 的干燥块根。

【产销】直立百部主产于安徽、江苏、湖北，蔓生百部主产于浙江，对叶百部主产于湖北、广东、福建。前两者均销全国并出口，后者主销华北与华南地区。

【采收加工】春、秋二季采挖，除去须根，洗净，置沸水中略烫或蒸至无白心，取出，晒干。

【炮制】

1. 百部 除去杂质，洗净，润透，切厚片，干燥。

2. 蜜百部 取熟蜜，加少量开水稀释，加入净百部片拌匀，闷透，置炒制容器内，用文火加热，炒至不黏手时，取出晾凉。每 100 kg 百部，用熟蜜 12.5 kg。

【商品特征】

1. 药材

（1）直立百部 纺锤形，上端较细长，皱缩弯曲，长 5 ～ 12 cm，直径 0.5 ～ 1 cm。表面黄白色或淡棕黄色，有不规则深纵沟，间或有横皱纹。质脆，易折断，断面平坦，角质样，淡黄棕色或黄白色，皮部较宽广，中柱较狭小。气微，味甘、苦。

（2）蔓生百部 两端稍狭细，表面多不规则皱褶和横皱纹。

（3）对叶百部 长纺锤形或长条形，长 8 ～ 24 cm，直径 0.8 ～ 2 cm。表面浅黄棕色至灰棕色，具浅纵皱纹或不规则纵槽。质坚实，断面黄白色至暗棕色，中柱较大，髓部类白色。（图 8-100）

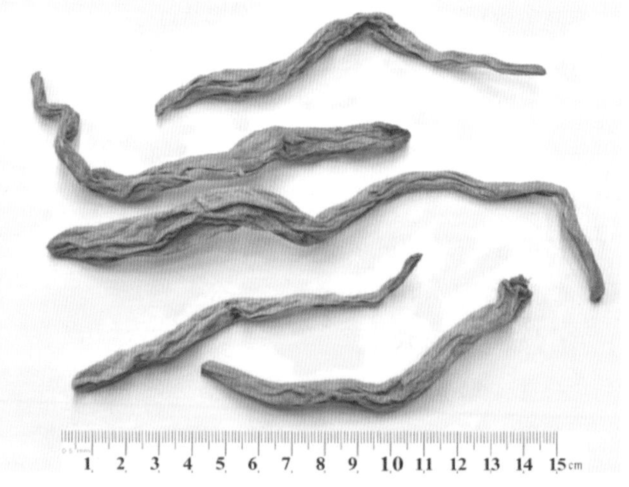

图 8-100 对叶百部

均以条肥壮、色黄白者为佳。

2. 饮片

（1）百部 不规则厚片或不规则条形斜片；表面灰白色、棕黄色，有深纵皱纹；切面灰白色、淡黄棕色或黄白色，角质样；皮部较厚，中柱扁缩。质韧软。气微，味甘、苦。

（2）蜜百部 形如百部片，表面黄棕色或褐棕色，略带焦斑，稍有黏性。味甜。（图 8-101）

【主要成分】含生物碱、黄酮、挥发油等。如百部碱、对叶百部碱、茴香脑、β- 蒎烯、壬醛、皮蝇磷（fenchlorphos）、草蒿脑（estragole）等。尚含甾醇、有机酸等。

【鉴别】

1. 横切面

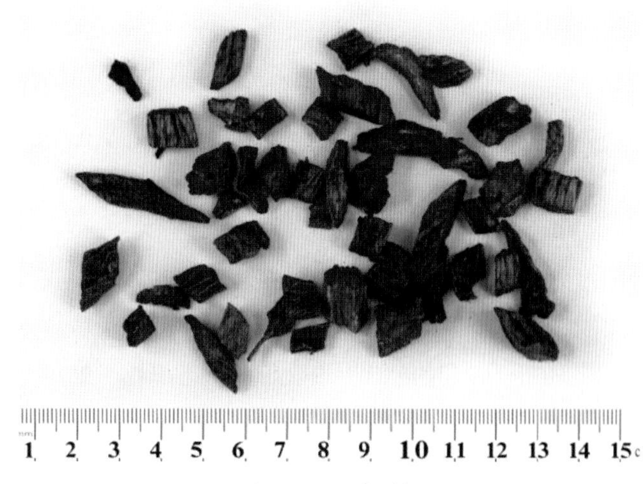

图 8-101　蜜百部

（1）直立百部　根被为 3 ～ 4 列细胞，壁木栓化及木化，具致密的细条纹。皮层较宽。中柱韧皮部束与木质部束各 19 ～ 27 个，间隔排列，韧皮部束内侧有少数非木化纤维；木质部束导管 2 ～ 5 个，并有木纤维和管胞，导管类多角形，径向直径约 48 μm，偶有导管深入髓部。髓部散有少数细小纤维。

（2）蔓生百部　根被为 3 至多列细胞。韧皮部纤维木化。导管径向直径约 184 μm，通常深入髓部，与外侧导管束做 2 ～ 3 轮排列。

（3）对叶百部　根被为 3 列细胞，细胞壁无细条纹，其最内层细胞的内壁特厚。皮层外侧散有纤维，类方形，壁微木化。中柱韧皮部束与木质部束各 32 个以上。木质部束导管圆多角形，直径约 107 μm，其内侧与木纤维和微木化的薄壁细胞连接成环层。

2. 化学鉴别　取本品粉末 5 g，加 70% 乙醇 50 mL，加热回流 1 h，滤过，滤液蒸去乙醇，残渣加浓氨试液调节 pH 为 10 ～ 11，再加三氯甲烷 5 mL 振摇萃取，分取三氯甲烷层，蒸干，残渣加 1% 盐酸 5 mL 使溶解，滤过。滤液分为两份：一份滴加碘化铋钾试液，生成橙红色沉淀；另一份滴加硅钨酸试液，生成乳白色沉淀。

【检查】水分：饮片不得过 12.0%。

【浸出物】热浸法。水溶性浸出物，药材不得少于 50.0%。

【商品规格】对叶百部习称“大百部”，直立百部与蔓生百部习称“小百部”，因此可以分为大百部与小百部两种规格。均为统货。

【性味功能】性微温，味甘、苦。归肺经。润肺下气止咳，杀虫灭虱。用于新久咳嗽，肺痨咳嗽，顿咳；外用于头虱，体虱，蛲虫病，阴痒。

蜜百部，润肺止咳。用于阴虚劳嗽。

【用法用量】3 ～ 9 g。外用适量，水煎或酒浸。内服煎汤。

【贮藏】置通风干燥处，防潮。

【附注】常见伪品如下。

（1）湖北少数地区曾以百合科植物山文竹 *Asparagus acicularis* Wang et S. C. Chen 的块根及石刁柏 *Asparagus officinalis* L. 的块根作为百部用，后者习称“湖北大百部”。本品呈细长圆锥形，多扭曲。表面淡灰黄色至淡黄棕色，具深浅不等的纵皱纹，上端略膨大，少数残留茎基。质硬脆，断面淡棕色，角质样，中柱类白色。气微，味微、甘、苦。

（2）四川、云南等地将百合科植物羊齿天门冬 *Asparagus filicinus* D. Don 的块根作为百部入药，称滇百部。本品多丛生，头部有根茎及较短的残茎，每条块根呈纺锤形，两端尖。表面灰棕色或棕褐色，皱缩。质坚脆，易折断，断面肉质或少肉质而呈空壳状。气微，味甜带麻。

当归

Danggui

Angelicae Sinensis Radix

本品为常用中药，始载于《神农本草经》，列为中品。

【别名】秦归、马尾当归、马尾归。

【来源】伞形科植物当归 *Angelica sinensis*（Oliv.）Diels 的干燥根。

【产销】主产于甘肃岷县、武都、宕昌、渭源、漳县、文县。云南维西、丽江、三坪、德钦、宁蒗、中甸，四川宝兴、南坪、平武、汉源，湖北恩施、神农架、巴东、鹤峰、利川，陕西陇县、镇坪、平利，宁夏固原、西吉，青海贵德、湟中、大通，贵州习水、黄平、威宁，山西吕梁、运城等地亦产。甘肃为当归的道地产区。销全国并出口。

【采收加工】一般生长 2 年于秋末采挖，除去须根和泥沙，待水分稍蒸发后，捆成小把，上棚，用烟火慢慢熏干。

【炮制】

1. 当归 取原药材，除去杂质，洗净，润透，切薄片，晒干或低温干燥。

2. 酒当归 取净当归片，用黄酒拌匀，闷透，置热锅内，用文火炒干，取出，放凉。每 100 kg 当归，用黄酒 10 kg。

3. 土炒当归 取净当归片，用伏龙肝细粉炒至表面挂土色，筛去土粉，取出，放凉。每 100 kg 当归，用伏龙肝细粉 20 kg。

4. 当归炭 取净当归片，置热锅内，用中火炒至焦褐色，喷淋清水少许，灭尽火星，取出，放凉。

【商品特征】

1. 药材 略呈圆柱形，下部有支根 3 ～ 5 条或更多，长 15 ～ 25 cm。表面浅棕色至棕褐色，具纵皱纹和横长皮孔样凸起。根头部直径 1.5 ～ 4 cm，具环纹，上端钝圆，或具数个明显凸起的根茎痕，有紫色或黄绿色的茎和叶鞘的残基；主根表面凹凸不平；支根（归尾）直径 0.3 ～ 1 cm，上粗下细，多扭曲，有少数须根痕。质柔韧，断面黄白色或淡黄棕色，皮部厚，有裂隙和多数棕色点状分泌腔，木部色较淡，形成层环黄棕色。有浓郁的香气，味甘、辛、微苦。（图 8-102）

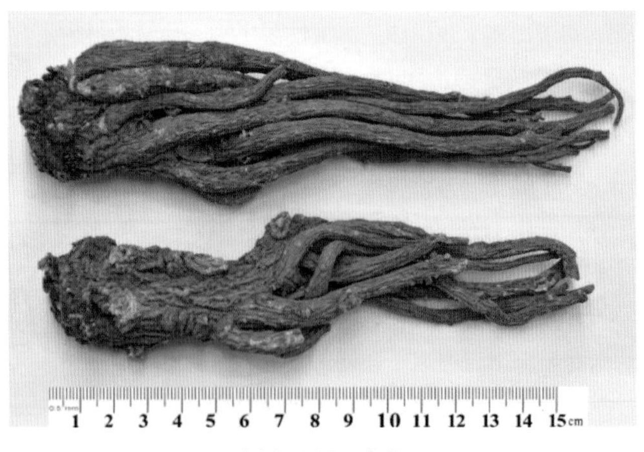

图 8-102 当归

以主根粗长、油润、外皮颜色黄棕、断面颜色黄白、气微浓厚者为佳。

本品特征可概括如下。

当归主根圆柱形，归尾多少不相等。

质地油润色黄棕，断面黄白显油性。

黄棕色环有一个，裂隙油点为特征。

气香浓郁甘辛苦，活血补血又调经。

2. 饮片

（1）当归　类圆形、椭圆形或不规则形薄片。外表皮浅棕色至棕褐色。切面浅棕黄色或黄白色，平坦，有裂隙，中间有浅棕色的形成层环，并有多数棕色的油点，香气浓郁，味甘、辛、微苦。（图 8-103）

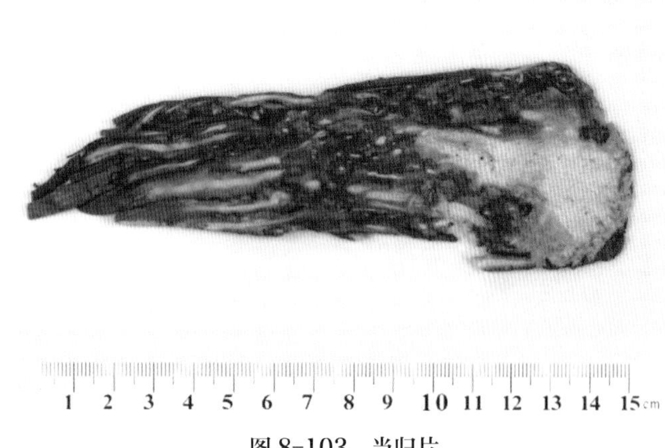

图 8-103　当归片

（2）酒当归　形如当归，切面深黄色或浅棕黄色，略有焦斑。香气浓郁，并略有酒香气。（图 8-104）

（3）土炒当归　形如当归，表面挂土，色深黄，有香气。

（4）当归炭　形如当归，表面焦黑色，内部棕褐色，质松脆，具焦香气，味苦、辛。

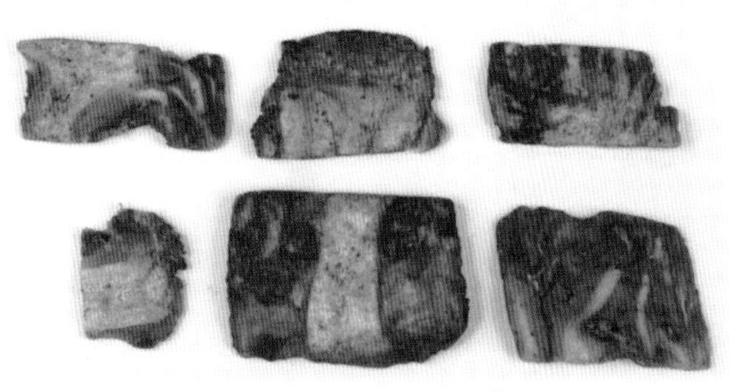

图 8-104　酒当归

【主要成分】含挥发油、有机酸类、多糖等。挥发油中主要有藁本内酯（ligustilide）、丁基苯酞、α- 蒎烯、p- 雪松烯、丁香油酚、对乙烯基愈创木酚等。有机酸类主要有阿魏酸（ferulic acid）。当归多糖（angelica polysaccharide）是当归中的水溶性有效成分，其含量可达 15%，多糖的组成主要为葡萄糖、阿拉伯糖、鼠李糖、半乳糖等。另外还含有苏氨酸、亮氨酸、异亮氨酸等多种氨基酸，以及铜、铁、锰、锌等多种微量元素。

【鉴别】

1. 横切面　木栓层为数列细胞。韧皮部宽广，多裂隙，油室和油管类圆形，直径 25 ～ 160 μm，外侧较大，向内渐小。形成层成环。木质部射线较宽；导管单个散在或 2 ～ 3 个相聚，呈放射状排列；薄壁细胞内含淀粉粒。

2. 粉末　淡黄棕色。韧皮薄壁细胞纺锤形，壁略厚，表面有极微细的斜向交错纹理，有时可见菲薄的横隔。梯纹导管和网纹导管多见，直径约 80 μm。有时可见油室碎片。

3. 化学鉴别　取本品粉末 3 g，加乙醚 30 mL，回流 1 h，滤过，滤液蒸去乙醚，残渣加石油醚 3 mL，振摇滤过。滤渣加乙醇 3 mL 溶解，紫外灯下观察，显蓝色荧光。

4. 薄层色谱　供试品色谱中，在与当归对照药材色谱和阿魏酸对照品、藁本内酯对照品色谱相应的位置上，显相同颜色的荧光斑点。

【检查】

当归、当归片　水分不得过 15.0%；总灰分不得过 7.0%；酸不溶性灰分不得过 2.0%。重金属及有害元素：铅不得过 5 mg/kg，镉不得过 1 mg/kg，砷不得过 2 mg/kg，汞不得过 0.2 mg/kg，铜不得过 20 mg/kg。

酒当归　水分不得过 10.0%。

【浸出物】热浸法。70% 乙醇浸出物，当归、当归片不得少于 45.0%，酒当归不得少于 50.0%。

【含量测定】本品含挥发油不得少于 0.4%（mL/g）。

高效液相色谱法。按干燥品计，本品含阿魏酸（$C_{10}H_{10}O_4$）不得少于 0.050%。

【商品规格】传统分为全归、归首（葫首归 / 归身）、归尾、全归片等规格。

全归和归首，分别以每 1 kg 的支数划分等级。

1. 全归

一等　干货。上部主根圆柱形，下部有多条支根，根梢不细于 0.2 cm。表面棕黄色或黄褐色。断面黄白色或淡黄色，具油性。气芳香，味甘、微苦。无须根、杂质、虫蛀、霉变。每 1 kg 30 支以内。无须根、杂质、虫蛀、霉变。

二等　每 1 kg 70 支以内，余同一等。

三等　每 1 kg 110 支以内，余同一等。

四等　每 1 kg 110 支以上，余同一等。

五等　凡不符合以上分等的小货，全归占 30%，腿渣占 70%，具油性，无须根、杂质、虫蛀、霉变。

2. 归首

一等　纯主根，长圆形或拳状，表面棕黄色或黄褐色。断面黄白色或淡黄色，具油性。气芳香，味甘、微苦。每 1 kg 40 支以内。无油个、枯干、杂质、虫蛀、霉变。

二等　每 1 kg 80 支以内，余同一等。

三等　每 1 kg 120 支以内，余同一等。

四等　每 1 kg 160 支以内，余同一等。

【性味功能】性温，味甘、辛。归肝、心、脾经。补血活血，调经止痛，润肠通便。用于血虚萎黄，眩晕心悸，月经不调，经闭痛经，虚寒腹痛，风湿痹痛，跌扑损伤，痈疽疮疡，肠燥便秘。

酒当归　活血通经。用于经闭痛经，风湿痹痛，跌扑损伤。

土炒当归　防滑肠。

当归炭　收涩止血。用于血痢，崩中漏下。

【用法用量】6 ～ 12 g。内服煎汤；或入丸、散；或浸酒；或熬膏。补血用当归身；破血用当归尾；和血用全当归，止血用当归炭；酒炙能增强活血功能。热盛出血患者禁服；湿盛中满及大便溏泄者慎服。

【贮藏】置阴凉干燥处，防潮，防蛀。

【附注】柴性大、干枯无油或断面呈绿褐色者不可供药用。

常见伪品如下。

（1）东当归　伞形科植物东当归 *Angelica acutiloba*（Sieb. et Zucc.）Kitagawa 的根。别名日本当归、大和当归、延边当归。早在 20 世纪 70 年代，东当归在中国吉林省延吉市引种成功，为朝鲜族的民族药材，其主根粗短，有多数支根，主要成分有藁本内酯、挥发油等。主要功能为清肝利胆，除湿热，健胃，用于肝炎、胆囊炎、食欲不振。

（2）欧当归　伞形科植物欧当归 *Levisticum officinale* Koch. 的根。早为德国药典所收载，1957 年自保加利亚引种，在我国大部分地区均有栽培。其主根粗长，顶端常有数个根茎痕。含挥发油、藁本内酯等。具有活血、调经的功效，常用于月经量少、闭经、痛经及偏头痛等症。

（3）紫花前胡　伞形科植物紫花前胡 *Angelica decursiva*（Miq.）Franch. et Sav. 的根。由于其叶片形似鸭脚，故称“鸭脚板当归”。本品多呈不规则圆柱形、圆锥形或纺锤形，主根较细，有少数支根，长 3 ～ 15 cm，直径 0.8 ～ 1.7 cm。表面棕色至黑棕色，根头部偶有残留茎基和膜状叶鞘残基，有浅直细纵皱纹，可见灰白色横向皮孔样凸起和点状须根痕。质硬，断面类白色，皮部较窄，散有少数黄色油点。气芳香，味微苦、辛。折断面在紫外灯下观察，显亮紫色荧光。

延胡索

Yanhusuo

Corydalis Rhizoma

本品为常用中药，始载于《本草拾遗》。

【别名】元胡、玄胡、玄胡索。

【来源】罂粟科植物延胡索 *Corydalis yanhusuo* W. T. Wang 的干燥块茎。

【产销】主产于浙江东阳、磐安、永康一带，产量大，为“浙八味”之一。湖北、湖南、江苏等地亦有大面积栽培。销全国并出口。

【采收加工】夏初茎叶枯萎时采挖，除去须根，洗净，置沸水中煮至无白心时，取出，晒干。

【炮制】

1. 延胡索　除去杂质，洗净，干燥，用时打碎。

2. 醋延胡索　取净延胡索，用醋拌匀，闷润至醋被吸尽，置锅内用文火炒至微干，取出放凉；或取净延胡索，加醋与适量清水置锅内，用文火加热煮至透心。醋液被吸尽时，取出，晾至 6 成干，切厚片，晒干。每 100 kg 延胡索，用醋 20 kg。

【商品特征】

1. 药材　不规则的扁球形，直径 0.5 ～ 1.5 cm。表面黄色或黄褐色，有不规则网状皱纹。顶端有略凹陷的茎痕，底部常有疙瘩状凸起。质硬而脆，断面黄色，角质样，有蜡样光泽。气微，味苦。（图 8-105）

以个大、饱满、色黄、质硬、断面金黄色者为佳。

本品的特征可概括如下。

玄胡扁球形，色黄皱纹生。

顶端茎痕凹，底部具疤痕。

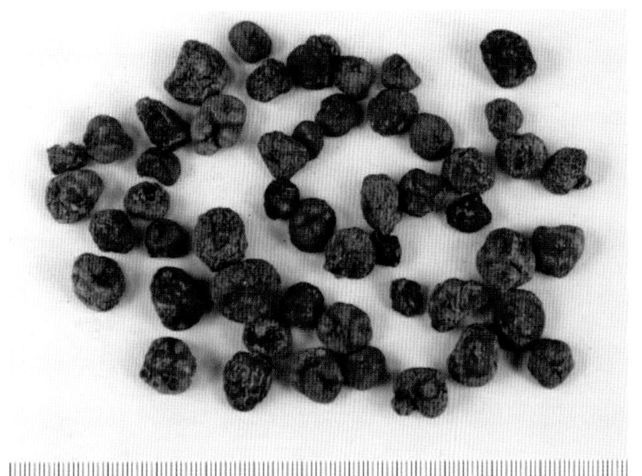

图 8-105　延胡索

体实质坚硬，断面角质样。

气微味微苦，活血止痛灵。

2. 饮片

（1）延胡索　不规则厚片或碎块。外表皮黄色或黄褐色，有不规则细皱纹。切面或断面黄色，角质样，具蜡样光泽。气微，味苦。（图 8-106）

（2）醋延胡索　形如延胡索，表面和切面黄褐色，质较硬。略具醋香气。（图 8-107）

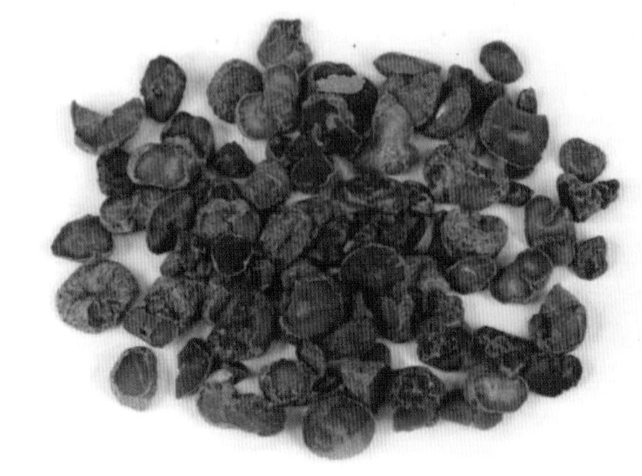

图 8-106　延胡索片

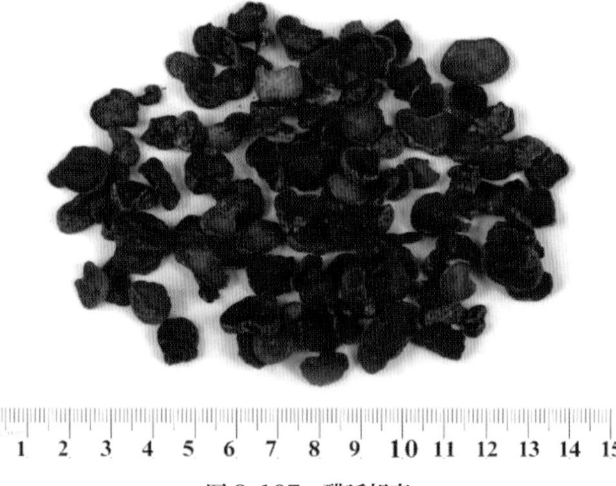

图 8-107　醋延胡索

【主要成分】主含生物碱。如延胡索乙素（tetrahydropalmatine）、紫堇碱（D-corydaline，延胡索甲素）、DL-四氢掌叶防己碱（DL-tetrahydropalmatine）、原阿片碱（protopine）、L-四氢黄连碱（L-tetrahydrocoptisine，L-stylopin）、DL-四氢黄连碱等。

【鉴别】

1. 横切面　皮层细胞 10 余列，淡黄色，扁平，外侧常有 2 ～ 3 列木化厚壁细胞散在。韧皮部宽广，筛管及乳管断续排列数圈，乳管内含物可被苏丹Ⅲ染成红色。木质部导管细小，环状排列。中央具髓。薄壁细胞中充满糊化淀粉粒。

2. 粉末　绿黄色。糊化淀粉粒团块淡黄色或近无色。下皮厚壁细胞绿黄色，细胞多角形、类方形或长条形，壁稍弯曲，木化，有的成连珠状增厚，纹孔细密。螺纹导管直径 16 ～ 32 μm。

3. 化学鉴别　取粉末 2 g，加 0.25 mol/L 硫酸溶液 20 mL，振摇片刻，滤过。取滤液 2 mL，加 1% 铁氰化钾溶液 0.4 mL 与 1% 三氯化铁溶液 0.3 mL 的混合液，即显深绿色，渐变深蓝色，放置后底部有较多深蓝色沉淀。另取滤液 2 mL，加重铬酸钾试液 1 滴，即生成黄色沉淀。

4. 薄层色谱　供试品色谱中，在与延胡索对照药材色谱和延胡索乙素对照品色谱相应的位置上，显相同颜色的荧光斑点。

【检查】水分不得过 15.0%。总灰分不得过 4.0%。

黄曲霉毒素：本品每 1000 g 含黄曲霉毒素 B_1 不得过 5 μg，含黄曲霉毒素 G_2、黄曲霉毒素 G_2、黄曲霉毒素 B_2 和黄曲霉毒素 B_1 的总量不得过 10 μg。

【浸出物】热浸法。稀乙醇浸出物不得少于 13.0%。

【含量测定】高效液相色谱法。本品按干燥品计，含延胡索乙素（$C_{21}H_{25}NO_4$），药材不得少于 0.050%，饮片不得少于 0.040%。

【商品规格】一般分为两个等级。

一等　干货。不规则的扁球形。表面黄棕色或灰黄色，多皱缩。质硬而脆，断面黄色，有蜡样光泽。味苦、微辛。每 50 g 45 粒以内。无杂质、虫蛀、霉变。

二等　干货。每 50 g 45 粒以上。余同一等。

【性味功能】性温，味辛、苦。归肝、脾经。活血，行气，止痛。用于胸胁、脘腹疼痛，胸痹心痛，经闭痛经，产后瘀阻，跌扑肿痛。

【用法用量】3 ～ 10 g，内服煎汤。或研末吞服，一次 1.5 ～ 3 g。

【贮藏】置干燥处，防蛀。

防己

Fangji

Stephaniae Tetrandrae Radix

本品为常用中药，始载于《神农本草经》，列为中品。

【别名】汉防己、粉防己。

【来源】防己科植物粉防己 *Stephania tetrandra* S. Moore 的干燥根。

【产销】主产于浙江、安徽、湖北、湖南、江西等地。销全国。广东、广西等地亦产，多自产自销。

【采收加工】秋季采挖，修去芦梢，洗净，除去粗皮，晒至半干，切段，个大者再纵切，干燥。

【炮制】

1. 防己　取原药材，除去杂质，稍浸，洗净，润透，切厚片，干燥。

2. 炒防己　取防己厚片，置热锅内，用文火加热，炒至微焦，表面微黄色，取出晾凉。

【商品特征】

1. 药材　不规则圆柱形、半圆柱形或块状，多弯曲，长 5 ～ 10 cm，直径 1 ～ 5 cm。表面淡灰黄色，在弯曲处常有深陷横沟而呈结节状的瘤块样。体重，质坚实，断面平坦，灰白色，富粉性，有排列较稀疏的放射状纹理。气微，味苦。（图 8-108）

以粉性足、质坚实者为佳。

本品特征可概括如下。

防己圆柱或块状，外形好似“猪大肠”。

表面灰黄有皮孔，质坚体重粉性强。

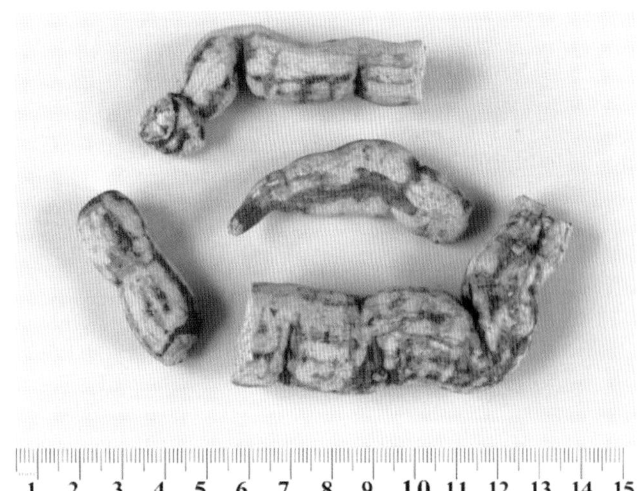

图 8-108　防己

2. 饮片　类圆形或半圆形厚片。外表皮淡灰黄色。切面灰白色，粉性，有稀疏

的放射状纹理。气微，味苦。炒制后颜色加深，偶有焦斑。（图 8-109）

【主要成分】主含生物碱，如粉防己碱（tetrandrine），防己诺林碱（fangchinoline），轮环藤酚碱（cyclanoline），氧化防己碱（oxofangchirine），防己菲碱（stephanthrine），小檗胺（berbamine），2，2′-N，N-二氯甲基粉防己碱，粉防己碱 A、B、C、D。

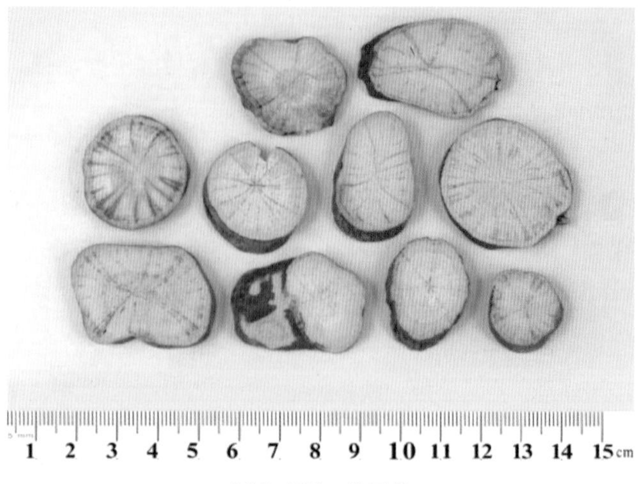

图 8-109　防己片

【鉴别】

1. 横切面　木栓层有时残存。形成层成环。木质部占大部分，射线较宽；导管较少，呈放射状排列。薄壁细胞充满淀粉粒，并可见细小杆状草酸钙结晶。

2. 薄层色谱　供试品色谱中，在与粉防己碱、防己诺林碱对照品色谱相应的位置上，显相同颜色的斑点。

【检查】水分不得过 12.0%。总灰分不得过 4.0%。

【浸出物】热浸法。甲醇浸出物不得少于 5.0%。

【含量测定】高效液相色谱法。按干燥品计，含粉防己碱（$C_{38}H_{42}N_2O_6$）和防己诺林碱（$C_{37}H_{40}N_2O_6$）的总量，药材不得少于 1.6%，饮片不得少于 1.4%。

【商品规格】药材可分为选货和统货两个等级。

选货　干货。不规则圆柱形、半圆柱形或块状，多弯曲。外表皮淡灰黄色。体重，质坚实。切面灰白色，有稀疏的放射状纹理。气微，味苦。无杂质、虫蛀、霉变。断面粉性足，长≥ 5 cm，直径≥ 3 cm，大小均匀。

统货　长≥ 3 cm，直径≥ 1 cm。余同选货。

【性味功能】性寒，味苦。归膀胱、肺经。祛风止痛，利水消肿。用于风湿痹痛，水肿脚气，小便不利，湿疹疮毒。

【用法用量】5 ～ 10 g。内服煎汤，或入丸、散。食欲不振及阴虚无湿热者禁服。

【贮藏】置干燥处，防霉，防蛀。

【附注】常见伪品如下。

1. 汉中防己　马兜铃科植物异叶马兜铃 *Aristolochia kaempferi* Willd. f. *heterophylla*（Hemsl.）S. M. Hwang 的根。

2. 湘防己　防己科植物秤钩风 *Diploclisia affinis*（Oliv.）Diels 的根及老茎。湖南等地入药。秤钩风的根，横切面镜检具异常构造，有 2 ～ 7 轮同心性维管束环层。

3. 木防己　防己科植物木防己 *Cocculus orbiculatus*（L.）DC. 的根。河南、陕西、江西等地入药。呈曲圆柱形，表面黑褐色，质坚硬，不易折断，断面黄白色，无粉性。

防风

Fangfeng

Saposhnikoviae Radix

本品为常用中药，始载于《神农本草经》，列为上品。

【别名】关防风、东防风、屏风。

【来源】伞形科植物防风 *Saposhnikovia divaricata*（Turcz.）Schischk. 的干燥根。

【产销】主产于吉林、辽宁、黑龙江、河北、河南、内蒙古、安徽、山西、陕西及甘肃。以黑龙江产量最大，素有“关防风”之称。销全国并出口。

【采收加工】春、秋二季采挖，除去须根和泥沙，晒至九成干，按粗细长短分别扎成小捆，再干燥。

【炮制】

1. 防风 取原药材，除去杂质，洗净，润透，切厚片，干燥。

2. 炒防风 取净防风片，置热锅内，文火炒至冒青烟，表面呈深黄色时，取出晾凉。

3. 防风炭 取净防风片，置热锅内，中火炒至表面呈黑色，喷适量清水以灭尽火星，取出晾凉。

4. 蜜防风 取净防风片，加炼蜜炒至蜜被吸尽，取出晾凉。每 100 kg 防风片，用炼蜜 30 kg。

【商品特征】

1. 药材

（1）野生品 长圆锥形或长圆柱形，下部渐细，有的略弯曲，长 15 ～ 30 cm，直径 0.5 ～ 2 cm。表面灰棕色至棕褐色，粗糙，有纵皱纹、多数横长皮孔样凸起及点状的细根痕。根头部有明显密集的环纹（即“蚯蚓头”），有的环纹上残存棕褐色毛状叶基。体轻，质松，易折断，断面不平坦，皮部棕黄色至棕色，有裂隙；木部浅黄色，具放射状纹理。气特异，味微甘。（图 8-110）

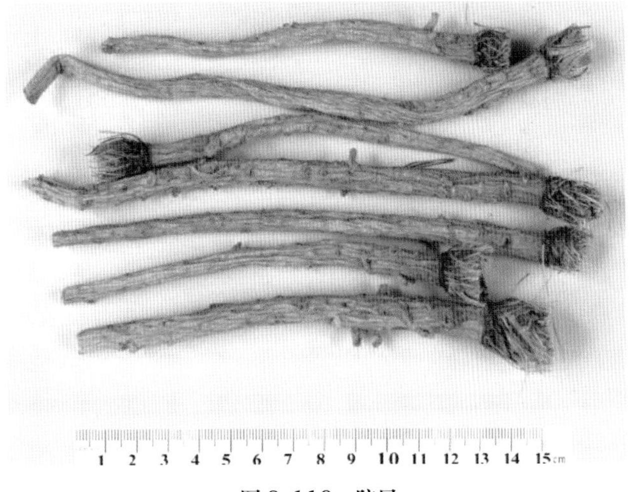

图 8-110 防风

（2）栽培品 较粗大。根头部环纹稀疏不均，蚯蚓头较短；表面类白色，断面无裂隙或不明显。味甘。

以条粗壮、断面皮部浅棕色、断面木部浅黄色者为佳。

本品特征可概括如下。

防风根呈圆柱形，根头环纹密集生。

棕色毛须头顶立，断面黄色菊花心。

2. 饮片

（1）防风片 圆形或椭圆形的厚片。外表皮灰棕色或棕褐色，有纵皱纹、有的可见横长皮孔样凸起、密集的环纹或残存的毛状叶基。切面皮部棕黄色至棕色，有裂隙，木部黄色，具放射状纹理。气特异，味微甘。（图 8-111）

（2）炒防风　形如防风片，表面深黄色。

（3）防风炭　形如防风片，表面黑色，内部棕褐色至棕色。

（4）蜜防风　形如防风片，色泽加深，略黏手，味甜。

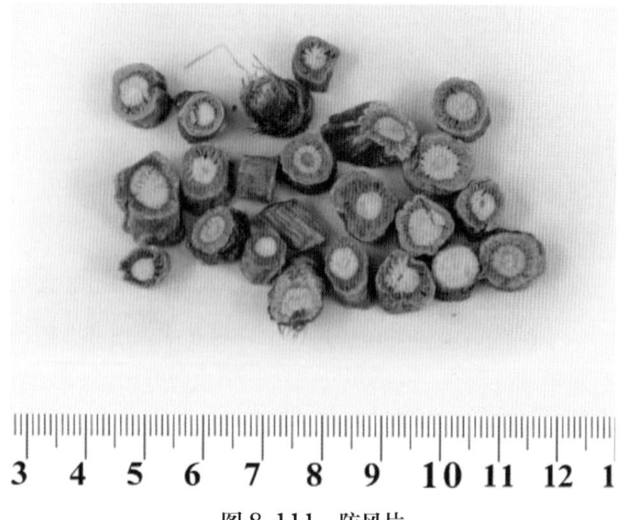

图 8-111　防风片

【主要成分】色酮类：升麻素苷（prim-*O*-glucosylcimifugin），升麻素（cimifugin），防风色酮醇（ledebouriellol）。香豆素类：佛手柑内酯（bergapten），补骨脂素（psoralen），东莨菪素（scopoletin）等。聚乙炔类：人参炔醇（panaxynol，又称镰叶芹醇（falcarinol）），镰叶芹二醇（falcarindiol）等。多糖类：防风酸性多糖（saposhnikovan）A、B。挥发油：辛醛，花侧柏烯等。另含 5-*O*- 甲基维斯阿米醇苷（4'-*O*-beta-glucopyranosyl-5-*O*-methylvisamminol）等。

【鉴别】

1. 横切面　木栓层为 5 ～ 30 列细胞。栓内层窄，有较大椭圆形油管。韧皮部宽，有多数类圆形油管，周围分泌细胞 4 ～ 8 个，管内可见金黄色分泌物；射线多弯曲，外侧常形成裂隙。形成层明显。木质部导管甚多，呈放射状排列。根头处有髓，薄壁组织中偶见石细胞。

2. 粉末　淡棕色。油管直径 10 ～ 112 μm，有的含金黄色分泌物。叶基维管束常伴有纤维束。网纹导管直径 14 ～ 85 μm。石细胞少见，黄绿色，长圆形或类长方形，壁较厚。

3. 薄层色谱　供试品色谱中，在与防风对照药材色谱和升麻素苷、5-*O*- 甲基维斯阿米醇苷对照品色谱相应位置上，显相同颜色的斑点。

【检查】水分不得过 10.0%。总灰分不得过 6.5%。酸不溶性灰分不得过 1.5%。

【浸出物】热浸法。乙醇浸出物不得少于 13.0%。

【含量测定】高效液相色谱法。按干燥品计，本品含升麻素苷（$C_{22}H_{28}O_{11}$）和 5-*O*- 甲基维斯阿米醇苷（$C_{22}H_{28}O_{10}$）的总量不得少于 0.24%。

【商品规格】一般分为栽培和野生两种规格。栽培防风多不分等级。野生防风一般按芦下直径分为两个等级。

一等　根呈圆柱形。表面有皱纹，顶端带有毛须。外皮黄褐色或灰黄色。质松较柔软。断面棕黄色或黄白色，中间淡黄色。味微甜。根长 15 cm 以上。芦下直径 0.6 cm 以上。无杂质、虫蛀、霉变。

二等　根偶有分枝。芦下直径 0.4 cm 以上。余同一等。

注意，抽薹根空者不能药用。

【性味功能】性微温，味辛、甘。归膀胱、肝、脾经。祛风解表，胜湿止痛，止痉。用于感冒头痛，风湿痹痛，风疹瘙痒，破伤风。

【用法用量】5 ～ 10 g。内服煎汤，或入丸、散。外用适量，煎水清洗。血虚发痉及阴虚火旺者慎服。

【贮藏】置阴凉干燥处，防蛀。

【附注】常见的伪品有如下几种。

1. 水防风　伞形科植物宽萼岩风 *Libanotis laticalycina* Shan et Sheh、华山前胡 *Peucedanum ledebourielloides* K. T. Fu 的干燥根，产于河南荥阳县，其挥发油成分及含量与正品相差较大。

2. 云防风　伞形科植物松叶西风芹 *Seseli yunnanense* Franch.、竹叶西风芹 *Seseli mairei* Wolff、杏叶茴芹 *Pimpinella candolleana* Wight et Arn. 的干燥根，产于云南，其挥发油成分及含量与正品比较接近。

3. 川防风　伞形科植物竹节前胡 *Peucedanum dielsianum* Fedde ex Wolff、华中前胡 *Peucedanum medicum* Dunn 的干燥根，产于四川，其挥发油成分及含量与正品相差较大。

4. 广防风　广防风又称防风草、臭秽草、臭草，为唇形科植物广防风 *Epimeredi indica*（L.）Rothm. 的干燥全草，分布于四川、江西、湖南、广西、广东等地。用于感冒身热、筋骨疼痛、去毒疗疮等。

红景天

Hongjingtian

Rhodiolae Crenulatae Radix et Rhizoma

本品为藏药，始载于《四部医典》。

【别名】大花红景天、宽瓣红景天、宽叶景天、圆景天、扫罗玛布尔（藏名）。

【来源】景天科植物大花红景天 *Rhodiola crenulata*（Hook. f. et Thoms.）H. Ohba 的干燥根及根茎。

【产销】主产于西藏、云南、四川等地。道地产区为藏东南，目前已经处于濒危状态，但尚未建立规模化的人工种植基地，市场需求仍以野生药材为主。销全国。

【采收加工】秋季花茎凋枯后采挖，除去粗皮，洗净，晒干。

【炮制】除去须根、杂质，切片，干燥。

【商品特征】

1. 药材　根茎呈圆柱形，粗短，略弯曲，少数有分枝，长 5 ～ 20 cm，直径 2.9 ～ 4.5 cm。表面棕色或褐色，粗糙有褶皱，剥开外表皮有一层膜质黄色表皮且具粉红色花纹；宿存部分老花茎，花茎基部被三角形或卵形膜质鳞片；节间不规则，断面粉红色至紫红色，有一环纹，质轻，疏松。主根呈圆柱形，粗短，长约 20 cm，上部直径约 1.5 cm，侧根长 10 ～ 30 cm；断面橙红色或紫红色，有时具裂隙。气芳香，味微苦、涩，后甜。（图 8–112）

以条粗壮、质较坚实、断面红色、气味芳香浓郁者为佳。

本品特征可概括如下。

藏药大花红景天，外棕内红圆粗短。

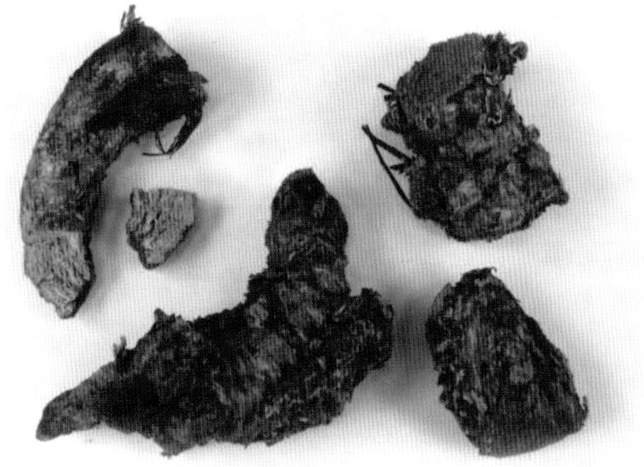

图 8–112　红景天

体轻质松气芳香，活血祛湿抗高反。

2. 饮片 类圆形或不规则片状。余同药材性状特征。（图 8–113）

【主要成分】挥发油：正辛醇（n-octanol），芳樟醇（linalool），桃金娘烯醇（myrtenol），牻牛儿醇（geraniol），芳樟醇氧化物（linalooloxide）等。还含山柰酚、山柰酚 -7-*O*-α-L- 鼠李糖苷、大花红景天苷（crenuloside）、大花红景素（cernulatin）、红景天苷（salidroside）等。

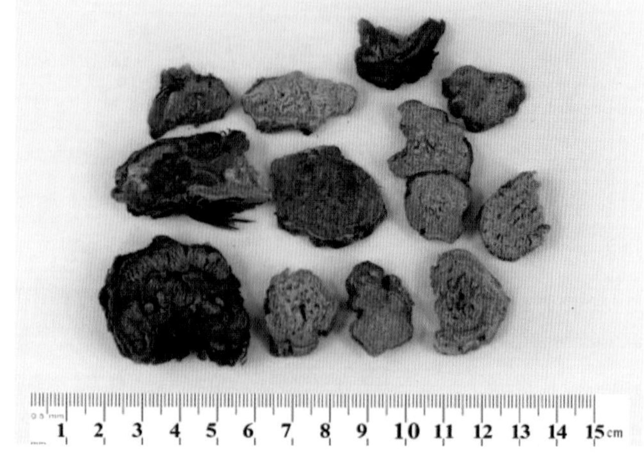

图 8–113 红景天片

【鉴别】

1. 横切面

（1）主根 木栓层有多列细胞，栓内层细胞椭圆形、类圆形。中柱占极大部分，有多数维管束排列成 2 ～ 4 轮环，外轮维管束较大，为外韧型；内侧 2 ～ 3 轮维管束渐小，为周木型。

（2）根茎 老根茎有 2 ～ 3 条木栓层带，嫩根茎无木栓层带。木栓层为数列细胞，栓内层不明显。皮层窄。中柱维管束为大型的周韧型维管束，放射状环列；维管束中内侧和外侧的维管组织发达呈对列状，中间为薄壁组织，韧皮部和木质部近等长，被次生射线分割成细长条形，形成层明显。髓部宽广，由薄壁细胞组成，散生周韧型的髓维管束。薄壁细胞含有棕色分泌物。

2. 薄层色谱 供试品色谱中，在与红景天苷对照品色谱相应的位置上，显相同颜色的斑点。

【检查】水分不得过 12.0%。总灰分不得过 8.0%。酸不溶性灰分不得过 2.0%。

【浸出物】热浸法。70% 乙醇浸出物不得少于 22.0%。

【含量测定】高效液相色谱法。按干燥品计，本品含红景天苷（$C_{14}H_{20}O_7$）不得少于 0. 50%。

【商品规格】一般分为选货和统货两个等级。

选货 根茎呈圆柱形，粗短，略弯曲，少数有分枝，长 5 ～ 20 cm，直径 3.5 cm 以上。表面棕色或褐色，粗糙有褶皱，剥开外表皮有一层膜质黄色表皮且具粉红色花纹。主根呈圆柱形，粗短；断面橙红色或紫红色，有时具裂隙。气芳香，味微苦涩、后甜。

统货 根茎直径 2.9 cm 以上。余同选货。

【性味功能】性平，味甘、苦。归肺、心经。益气活血，通脉平喘。用于气虚血瘀，胸痹心痛，中风偏瘫，倦怠气喘。

【用法用量】3 ～ 6 g。内服煎汤；外用捣敷，或研末调敷。

【贮藏】置通风干燥处，防潮，防蛀。

【附注】市场上还有其他来源的红景天商品。

（1）库页红景天（又称高山红景天）*Rhodiola sachalinensis* A. Bor. 的根和根茎。分布于吉林、黑龙江等地。根粗壮，通常直立，少为横生；根茎短粗，先端被多数棕褐色、膜质鳞片状叶。

（2）圣地红景天 *Rhodiola sacra*（Prain ex Hamet）S. H. Fu 的根和根茎。分布于云南西北部及西藏。主根粗，分枝。根颈短，先端被披针状三角形的鳞片。

麦冬

Maidong

Ophiopogonis Radix

本品为常用中药，始载于《神农本草经》，列为上品。

【别名】麦门冬、沿阶草、寸冬。

【来源】百合科植物麦冬 *Ophiopogon japonicas*（L. f）Ker–Gawl. 的干燥块根。

【产销】主产于浙江、四川。广西、贵州、云南、安徽、湖北、福建等地亦产。商品大多为栽培品，浙江产的为杭麦冬，四川产的为川麦冬。销全国并有出口。

【采收加工】杭麦冬于栽培后第三年小满至夏至采挖，洗净块根，晾晒 3 ～ 5 天，置筐内放 2 ～ 3 天，再晒 3 ～ 5 天，如此闷、晒 3 ～ 4 次，至干燥度达 70% 后，剪去须根，晒干。川麦冬于栽培后第二年清明至谷雨采挖，将洗净的块根暴晒后，手搓，再晒，反复 5 ～ 6 次，直至须根除净。

【炮制】除去杂质，洗净，干燥。

【商品特征】

1. 药材　纺锤形，两端略尖，长 1.5 ～ 3 cm，直径 0.3 ～ 0.6 cm。表面淡黄色或灰黄色，有细纵纹。质柔韧，断面黄白色，半透明，中柱细小。气微香，味甘、微苦。（图 8–114）

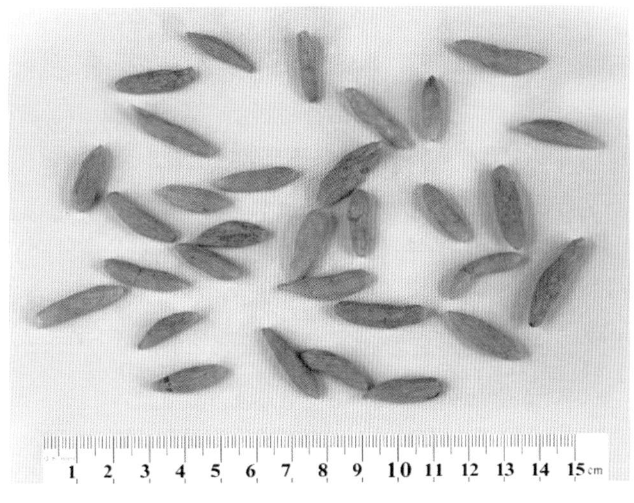

图 8–114　麦冬

以肥大、色黄白者为佳。

本品特征可概括如下。

麦冬外形似纺锤，表面黄白细纵纹。

木心细小质柔韧，味甜微苦气微香。

2. 饮片　形如麦冬，或为轧扁的纺锤形块片。表面淡黄色或灰黄色，有细纵纹。质柔韧，断面黄白色，半透明，中柱细小。气微香，味甘、微苦。

【主要成分】主含甾体皂苷类、高异黄酮类、多糖类等。皂苷苷元有鲁斯可皂苷元（ruscogenin，假叶树皂苷元）、薯蓣皂苷元（diosgenin）等。

【鉴别】

1. 横切面　根被为 3 ～ 5 列木化细胞。皮层宽广，散有含草酸钙针晶束的黏液细胞，有的针晶直径约 10 μm；内皮层细胞壁均匀增厚，木化，有通道细胞，外侧 1 列石细胞，其内壁及侧壁增厚，纹孔细密。中柱较小，韧皮部束 16 ～ 22 个，木质部由导管、管胞、木纤维以及内侧的木化细胞连结成环层。髓小，薄壁细胞类圆形。

2. 荧光鉴别　取本品的薄片，置紫外灯（365 nm）下观察，显浅蓝色荧光。

3. 薄层色谱　供试品色谱中，在与麦冬对照药材色谱相应的位置上，显相同颜色的斑点。

【检查】水分不得过 18.0%。总灰分不得过 5.0%。

【浸出物】冷浸法。水溶性浸出物不得少于 60.0%。

【含量测定】紫外分光光度法。按干燥品计，本品含麦冬总皂苷以鲁斯可皂苷元（$C_{27}H_{42}O_4$）计，不得少于 0.12%。

【商品规格】一般分为杭麦冬、川麦冬两种规格。各分三等。

1. 杭麦冬

一等 干货。纺锤形半透明体。表面黄白色。质柔韧。断面牙白色，有木质心。味微甜，嚼之有黏性。每 50 g 150 粒以内。无须根、油粒、烂头、枯子、杂质、霉变。

二等 干货。每 50 g 280 粒以内。余同一等。

三等 干货。每 50 g 280 粒以上，最小不小于麦粒。油粒、烂头不超过 10%。余同一等。

2. 川麦冬

一等 干货。纺锤形半透明体。表面淡白色。断面牙白色，木质心细软。味微甜，嚼之少黏性。每 50 g 190 粒以内，无须根、乌花、油粒、杂质、霉变。

二等 干货。每 50 g 300 粒以内。余同一等。

三等 干货。每 50 g 300 粒以上，最小不小于麦粒。乌花、油粒不超过 10%。余同一等。

【性味功能】性微寒，味甘、微苦。归心、肺、胃经。养阴生津，润肺清心。用于肺燥干咳，阴虚痨嗽，喉痹咽痛，津伤口渴，内热消渴，心烦失眠，肠燥便秘。

【用法用量】6 ～ 12 g。内服煎汤，或入丸、散、膏。外用研末调敷，煎汤涂，或鲜品捣汁搽。脾胃虚寒泄泻，胃有痰饮湿浊及暴感风寒咳嗽者均忌服。

【贮藏】置阴凉干燥处，防潮。

【附注】

1. 麦冬的加工 过去要求抽芯后使用，加工时需轧扁或锤扁以方便去芯。目前不再抽芯，故亦不需要进行轧扁或锤扁处理。

2. 常见伪品

（1）百合科植物阔叶山麦冬 *Liriope platyphylla* Wang et Tang 的块根。块根呈圆柱形，略弯曲，两端钝圆，有中柱露出，长 2 ～ 5 cm，直径 0.5 ～ 1.5 cm。表面浅黄白色或暗黄色，不透明，有多数宽大纵槽纹及皱纹。干时质坚硬而脆，折断面平坦，黄白色，角质样，中央有细小淡黄色中柱。气微弱，味甜。

（2）禾本科植物淡竹叶 *Lophatherum gracile* Brongn. 的块根，称“竹叶麦冬”。块根呈纺锤形，长 1 ～ 3 cm，直径 2 ～ 5 mm。表面黄白色，有不规则皱缩。质坚硬，断面淡黄白色，气微，味微甜。

（3）百合科植物萱草 *Hemerocallis fulva*（L.）L. 的块根。块根呈圆柱形，两端略尖，长 2 ～ 4 cm，直径约 8 mm。表面浅灰黄色，有纵皱纹。质轻易折，断面不平坦，白色，有时呈棕黄色。气微，味微苦而涩。

山麦冬

Shanmaidong

Liriopes Radix

本品为常用中药，始载于《湖北省中药材标准》。

【别名】土麦冬、麦冬、湖北麦冬、襄麦冬。

【来源】百合科植物湖北麦冬 *Liriope spicata*（Thunb.）Lour. var. *prolifera* Y. T. Ma 或短葶山麦冬 *Liriope muscari*（Decne.）Baily 的干燥块根。

【产销】除东北、内蒙古、青海、新疆、西藏地区外，均有分布，多地有栽培。日本、越南也有分布。现主产于湖北。销全国并出口。

【采收加工】春季采挖，洗净，反复暴晒或烘炕、堆置，至近干，除去须根，干燥。

【炮制】除去杂质，洗净，干燥。

【商品特征】

1. 药材

（1）湖北麦冬　纺锤形，两端略尖，长 1.2 ～ 3 cm，直径 0.4 ～ 0.7 cm。表面淡黄色至棕黄色，具不规则纵皱纹。质柔韧，干后质硬脆，易折断，断面淡黄色至棕黄色，角质样，中柱细小。气微，味甜，嚼之发黏。（图 8-115）

（2）短葶山麦冬　稍扁，长 2 ～ 5 cm，直径 0.3 ～ 0.8 cm，具粗纵纹。味甘、微苦。

本品特征可概括如下。

湖北麦冬纺锤形，两端略尖纵纹细。

短葶麦冬体稍扁，体稍长来纵纹粗。

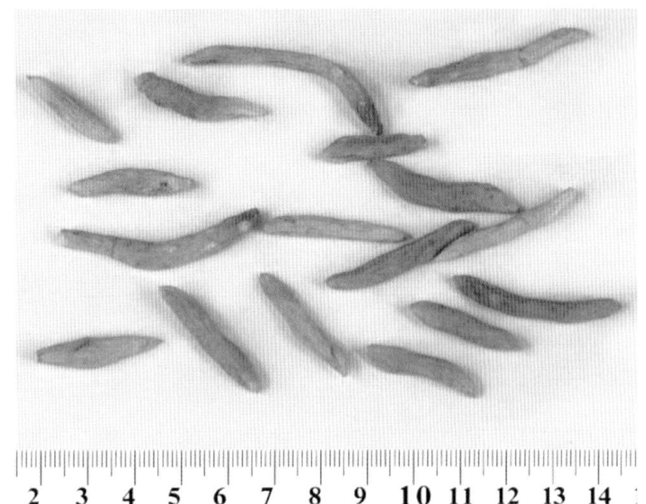

图 8-115　山麦冬

2. 饮片　同药材性状特征。

【主要成分】甾体皂苷：山麦冬皂苷（spicatoside）A、B，麦冬皂苷 B（ophiopognin B），短葶山麦冬皂苷 C（liriope muscari baily saponins C），β- 谷甾醇葡萄糖苷。另含黄酮类。

【鉴别】

1. 横切面

（1）湖北麦冬　表皮为 1 列薄壁细胞。外皮层为 1 列细胞。皮层宽广，薄壁细胞含草酸钙针晶束，针晶长 27 ～ 60 μm；内皮层细胞壁增厚，木化，有通道细胞，外侧为 1 ～ 2 列石细胞，其内壁及侧壁增厚，纹孔细密。中柱甚小，韧皮部束 7 ～ 15 个，各位于木质部束的星角间，木质部束内侧的木化细胞连结成环层。髓小，薄壁细胞类圆形。

（2）短葶山麦冬　根被为 3 ～ 6 列木化细胞。针晶束长 25 ～ 46 μm。内皮层外侧为 1 列石细胞。韧皮部束 16 ～ 20 个。

2. 荧光检查　取本品的薄片，置紫外灯（365 nm）下观察，显浅蓝色荧光。

3. 薄层色谱　供试品色谱中，湖北麦冬在与山麦冬皂苷 B 对照品色谱相应的位置上，显相同的墨绿色斑点；短葶山麦冬在与短葶山麦冬皂苷 C 对照品色谱相应的位置上，显相同的墨绿色斑点。

【检查】总灰分不得过 4.0%。

【浸出物】冷浸法。水溶性浸出物不得少于 75.0%。

【商品规格】统货。也可分为选货与统货。

【性味功能】性微寒，味甘、微苦。养阴生津，润肺清心。用于肺燥干咳，阴虚痨嗽，喉痹咽痛，津伤口渴，内热消渴，心烦失眠，肠燥便秘。

【用法用量】9 ~ 15 g。内服煎汤；熬膏；或入丸、散。外用适量，研末调敷；煎汤洗；或鲜品捣汁搽。

【贮藏】置阴凉干燥处，防潮。

【附注】关于山麦冬的本草记载如下。

麦冬（原名麦门冬）始载于《神农本草经》，列为上品，历代本草均有记载。宋代《经史证类备急本草》收载的"随州麦门冬"图，与现代山麦冬属植物的特征基本一致，与湖北麦冬（药材山麦冬的原植物之一）关系密切。1985 年，陈心启和马元俊首次将湖北麦冬作为山麦冬的一个新变种，定名为 *Liriope spicata*（Thunb.）Lour. var. *prolifera* Y. T. Ma。同年，湖北省卫生厅"鄂卫药政字（85）第 197 号"发布"湖北麦冬"质量标准（湖北省中药材标准 鄂 Q/WS2—85）。1992 年出版的《中华人民共和国卫生部药品标准（中药材第一册）》中收载了山麦冬（湖北麦冬为其原植物之一），1995 年版《中华人民共和国药典》开始收载山麦冬。

远志

Yuanzhi

Polygalae Radix

本品为常用中药，始载于《神农本草经》，列为上品。

【别名】细叶远志、小草。

【来源】远志科植物远志 *Polygala tenuifolia* Willd. 或卵叶远志 *Polygala* sibirica L. 的干燥根。

【产销】主产于山西、陕西、吉林、河南。以山西产量较大，陕西产者质量较好，销全国并出口。

【采收加工】春、秋二季采挖，除去须根及泥沙，抽去木心，晒干。

【炮制】

1. 远志 除去杂质，略洗，润透，切段，干燥。

2. 制远志 取甘草，加适量水煎汤，去渣，加入净远志，用文火煮至汤水吸尽，取出，干燥。每 100 kg 远志，用甘草 6 kg。

【商品特征】

1. 药材 圆柱形，略弯曲，长 3 ~ 15 cm。直径 0.2 ~ 1 cm。表面灰黄色至灰棕色，有较密并深陷的横皱纹、纵皱纹及裂纹，老根的横皱纹较密更深陷，略呈结节状。质硬而脆，易折断。抽去木心者，断面黄白色至棕黄色，中空；残留木心者，木部黄白色，易与皮部剥离。多数已去除木心。气微，味苦、微辛，嚼之有刺喉感。

以身干、色黄、筒粗、肉厚、去净木心者为佳。

2. 饮片

（1）远志 圆柱形的段。余同药材性状特征。（图 8-116）

（2）制远志 形如远志段，味微甜。（图 8-117）

【主要成分】含糖酯、吅酮及皂苷等。如，3,6′- 二芥子酰基蔗糖（3,6′-disinapoyl sucrose）、远志屾酮Ⅲ（polygalaxanthone Ⅲ）、细叶远志皂苷（tenuifolin）等。

【鉴别】

1. 横切面　木栓细胞 10 余列。栓内层为 20 余列薄壁细胞，有切向裂隙。皮部较宽广，常现径向裂隙。形成层成环。有木心者，木质部发达，均木化，射线宽 1 ~ 3 列细胞。薄壁细胞大多含脂肪油滴；有的含草酸钙簇晶和方晶。

2. 粉末　草酸钙簇晶存在于薄壁细胞中或散在。木栓细胞多角形，微木化，有孔纹呈断续状。木纤维单个散在或成束。导管为具缘纹孔，也有细小网纹或螺纹者。木薄壁细胞长方形，木化，孔沟明显。

3. 薄层色谱　供试品色谱中，在与远志对照药材色谱和细叶远志皂苷对照品色谱相应的位置上，显相同颜色的荧光斑点或斑点。

【检查】水分不得过 12.0%。总灰分不得过 6.0%。

黄曲霉毒素　本品每 1000 g 含黄曲霉毒素 B_1 不得过 5 μg，含黄曲霉毒素 G_2、黄曲霉毒素 G_1、黄曲霉毒素 B_2 和黄曲霉毒素 B_1 的总量不得过 10 μg。

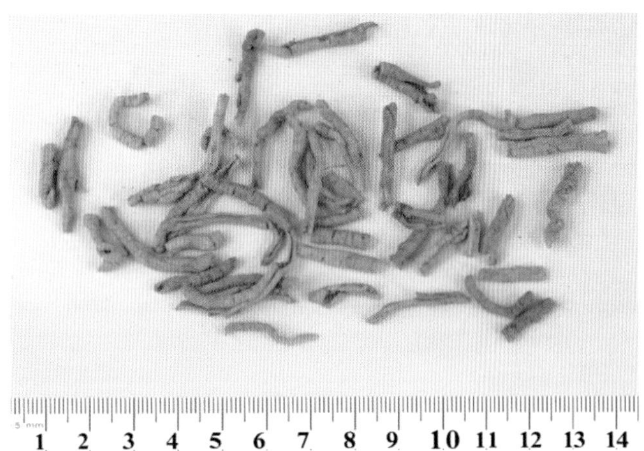

图 8-116　远志

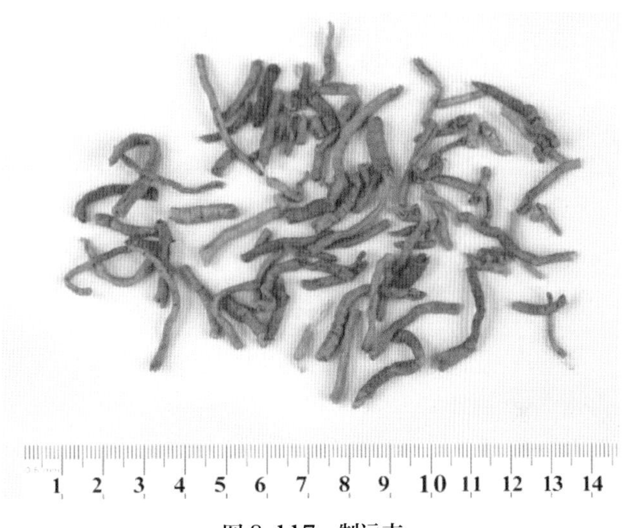

图 8-117　制远志

【浸出物】热浸法。70% 乙醇浸出物不得少于 30.0%。

【含量测定】高效液相色谱法。按干燥品计。

远志，含细叶远志皂苷（$C_{36}H_{56}O_{12}$）不得少于 2.0%，含远志屾酮Ⅲ（$C_{25}H_{28}O_{15}$）不得少于 0.15%，含 3,6′- 二芥子酰基蔗糖（$C_{36}H_{46}O_{17}$）不得少于 0.50%。

制远志，含细叶远志皂苷（$C_{36}H_{56}O_{12}$）不得少于 2.0%，含远志屾酮Ⅲ（$C_{25}H_{28}O_{15}$）不得少于 0.10%，含 3,6′- 二芥子酰基蔗糖（$C_{36}H_{46}O_{17}$）不得少于 0.30%。

【商品规格】按加工方法不同，分为远志筒（去净木心且较完整）、远志肉（去净木心且多破碎）、远志棍（抽不出木心的小根）三种规格。

1. 远志筒

一等　干货。长 7 cm，中部直径 0.5 cm 以上，无木心、杂质、虫蛀、霉变。

二等　干货。长 5 cm，中部直径 0.3 cm 以上，其余同一等。

2. 远志肉　统货。干货。多为破裂断碎的肉质根皮。无芦茎、木心、须根、杂质、虫蛀、霉变。

3. 远志棍　远志棍又名远志梗、远志骨。圆柱形，略弯曲，直径在 0.2 cm 以下，易折断，断面皮部棕黄色，木部黄白色。

【性味功能】性温，味苦、辛。归心、肾、肺经。安神益智，交通心肾，祛痰，消肿。用于心肾不交引起的失眠多梦、健忘惊悸、神志恍惚，咳痰不爽，疮疡肿毒，乳房肿痛。

【用法用量】3 ～ 10 g。内服煎汤。

【贮藏】置通风干燥处。

【附注】地方习用品：同属植物新疆远志 *Polygala hybrida* DC. 的干燥根，在新疆天山和阿尔山区供药用。根细小，微弯曲，黄白色。多自产自销。

芦根

Lugen

Phragmitis Rhizoma

本品为常用中药，始载于《名医别录》，列为下品。

【别名】苇根、芦苇根。

【来源】禾本科植物芦苇 *Phragmites communis* Trin. 的新鲜或干燥根茎。

【产销】全国大部分地区均产。主产于安徽、江苏、浙江、湖北等地。销全国并出口。

【采收加工】全年均可采挖，除去芽、须根及膜状叶，鲜用或晒干。

【炮制】

1. 鲜芦根 除去杂质，洗净，切段。

2. 芦根 除去杂质，洗净，切段，干燥。

【商品特征】

1. 药材

（1）鲜芦根 长圆柱形，有的略扁，长短不一，直径 1 ～ 2 cm。表面黄白色，有光泽，外皮疏松可剥离，节呈环状，有残根和芽痕。体轻，质韧，不易折断。切断面黄白色，中空，壁厚 1 ～ 2 mm，有小孔排列成环。气微，味甘。

（2）芦根 扁圆柱形。表面黄白色，节间有纵皱纹，节处较硬。（图 8-118）

均以条粗、色黄白、有光泽、无须根者为佳。

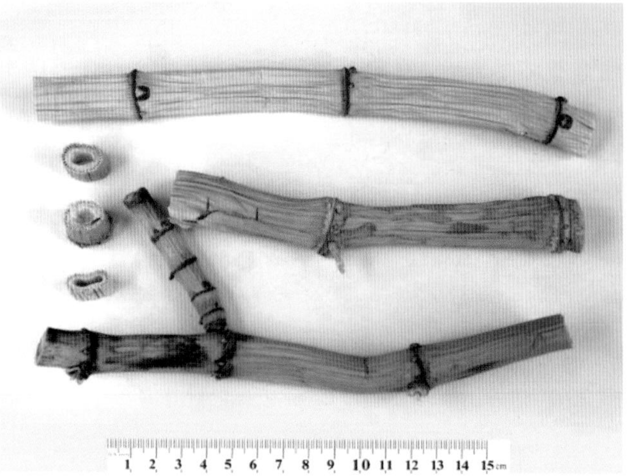

图 8-118 芦根

2. 饮片

（1）鲜芦根 圆柱形段。余同鲜芦根药材性状特征。

（2）芦根 扁圆柱形段。余同芦根药材性状特征。

【主要成分】含薏苡素（coixol）、天冬酰胺、β- 香树脂醇（β-amyrin）、菜油甾醇（campesterol）、龙胆酸、对羟基苯甲醛等。尚含维生素、蛋白质、脂肪等。

【鉴别】

1. 粉末　浅灰棕色。表皮细胞表面观有长细胞与两个短细胞（栓质细胞、硅质细胞）相间排列；长细胞长条形，壁厚并波状弯曲，纹孔细小；栓质细胞新月形，硅质细胞较栓质细胞小，扁圆形。纤维成束或单个散在，直径 6 ～ 33 μm，壁厚不均，孔沟较密。石细胞多单个散在，形状不规则，有的为纤维状，有的具短分枝，直径 5 ～ 40 μm，壁厚薄不等。厚壁细胞类长方形或长圆形，壁较厚，孔沟和纹孔较密。

2. 薄层色谱　供试品色谱中，在与芦根对照药材色谱相应的位置上，显相同颜色的荧光斑点。

【检查】水分不得过 12.0%。总灰分不得过 11.0%。酸不溶性灰分不得过 8.0%。

【浸出物】热浸法。水溶性浸出物，饮片不得少于 12.0%。

【商品规格】统货。

【性味功能】性寒，味甘。归肺、胃经。清热泻火，生津止渴，除烦，止呕，利尿。用于热病烦渴，肺热咳嗽，肺痈吐脓，胃热呕哕，热淋涩痛。

【用量用法】15 ～ 30 g。内服煎汤。鲜品用量加倍，或捣汁用。

【贮藏】干芦根置干燥处；鲜芦根埋于湿沙中。

【附注】伪品有以下几种。

（1）同科植物芦竹 *Arundo donax* L. 的新鲜或干燥根茎，在四川部分地区作为芦根使用。本品为不规则厚块或片，厚可至 1 cm；外皮有光泽，节上有黄白色叶鞘残痕，有的带须根。横切面有多数凸起的筋脉小点。体轻。气微，味淡。

（2）同科植物菰（即茭白，又称茭笋）*Zizania latifolia*（Griseb.）Stapf 的根茎，广东少数地区作为芦根用。本品根茎段，直径 0.5 ～ 1.8 cm。外表金黄色或棕黄色，环节凸起，节上有根痕及芽痕，节间有细纵皱纹。体轻，质软而韧。横切面中空，小孔排列成环。纵切面有 3 ～ 7 个横隔膜残迹。气微，味淡。

何首乌

Heshouwu

Polygoni Multiflori Radix

本品为常用中药，始载于《开宝本草》。

【别名】首乌、夜交藤根、红内销。

【来源】蓼科植物何首乌 *Polygonum multiflorum* Thunb. 的干燥块根。

【产销】全国大部分地区均产，主产于河南、湖北、广西、广东、贵州、云南、四川、江苏。广东德庆为其道地产区。销全国并出口。

【采收加工】秋、冬二季叶枯萎时采挖，削去两端，洗净，个大者切成块，干燥。

【炮制】

1. 何首乌　除去杂质，洗净，稍浸，润透，切厚片或块，干燥。

2. 制何首乌　炖法或蒸法。炖法：取何首乌片或块，用黑豆汁拌匀，置非铁质的适宜容器内，炖至汁液被吸尽。蒸法：清蒸或用黑豆汁拌匀后蒸，蒸至内外均呈棕褐色；晒至半干，切片，干燥。每 100 kg 何首乌片（块），用黑豆 10 kg。（黑豆汁制法：取黑豆 10 kg，加水适量，煮约 4 h，熬汁约 15 kg，豆渣再加水煮约 3 h，熬汁约 10 kg，合并得黑豆汁约 25 kg。）

【商品特征】

1. 药材 团块状或不规则纺锤形，长 6 ～ 15 cm，直径 4 ～ 12 cm。表面红棕色至红褐色，皱缩不平，有浅沟，并有横长皮孔样凸起和细根痕，两端多见根痕。体重，质坚实，不易折断，断面浅黄棕色至浅红棕色，显粉性，皮部有 4 ～ 11 个类圆形异型维管束环列，形成云锦状花纹，中央木部较大，有的呈木心。气微，味微苦而甘、涩。（图 8-119）

以体重、质坚、有云锦花纹、粉性足者为佳。

本品特征可概括如下。

首乌块片不规则，外皮黄棕或红褐。

断面凹凸云锦纹，质地坚实味苦涩。

2. 饮片

（1）何首乌 不规则的厚片或块。余同药材性状特征。（图 8-120）

（2）制何首乌 不规则皱缩状的块或片。表面棕褐色至黑褐色，凹凸不平。质坚硬，断面角质样，棕褐色或黑色。气微，味微甘而苦、涩。（图 8-121）

【主要成分】蒽醌类化合物：大黄素（emodin），大黄酚（chrysophanol），大黄素甲醚（physcion），大黄酸（rhein），大黄酚蒽酮（chrysophanolanthrone），2,3,5,4′- 四羟基二苯乙烯 -2-*O*-β-D- 葡萄糖苷等。

还含酰胺类、氨基酸类，以及没食子酸（galic acid）、右旋儿茶素、右旋表儿茶素、卵磷脂和金属元素锰、钙、锌、铁等。

【鉴别】

1. 横切面 木栓层为数列细胞，充满棕色物。韧皮部较宽，散有类圆形异型维管束 4 ～ 11 个，为外韧型，导管稀少。根

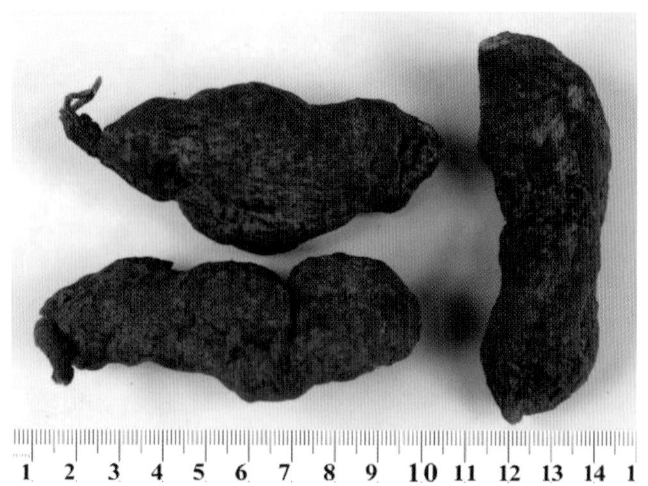

图 8-119 何首乌

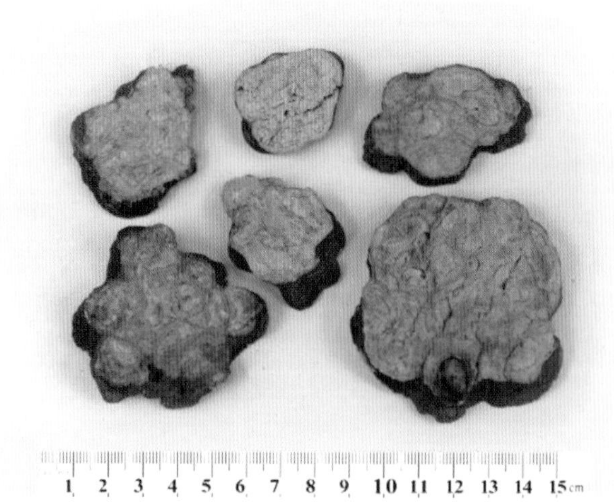

图 8-120 何首乌片

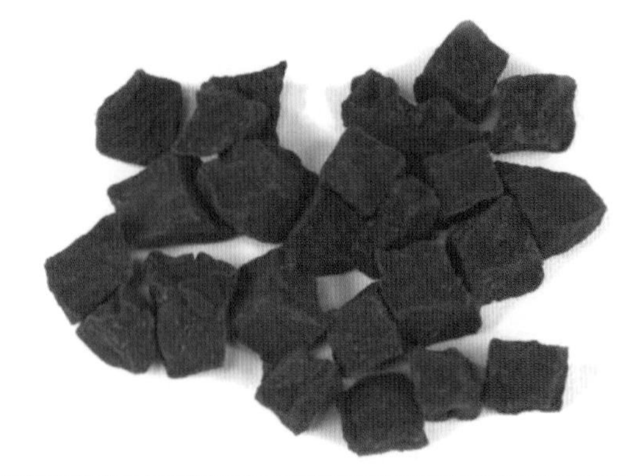

图 8-121 制何首乌

的中央形成层成环；木质部导管较少，周围有管胞和少数木纤维。薄壁细胞含草酸钙簇晶和淀粉粒。

2. 粉末　黄棕色。淀粉粒单粒类圆形，直径 4 ～ 50 μm，脐点人字形、星状或三叉状，大粒者隐约可见层纹；复粒由 2 ～ 9 分粒组成。草酸钙簇晶直径为 10 ～ 80（160） μm，偶见簇晶与较大的方形结晶合生。棕色细胞类圆形或椭圆形，壁稍厚，胞腔内充满淡黄棕色、棕色或红棕色物质，并含淀粉粒。具缘纹孔导管直径 17 ～ 178 μm。棕色块散在，形状、大小及颜色深浅不一。

3. 化学鉴别

（1）取粉末 0.1 g，加氢氧化钠溶液 10 mL，煮沸 3 min，放冷后滤过。滤液加盐酸至酸性，加等量乙醚，摇匀，乙醚层呈黄色。取乙醚层 4 mL，加氨试液 2 mL，摇匀，氨液层呈红色。

（2）取粉末 0.2 g，加乙醇 5 mL，水浴煮沸 3 min，摇匀，趁热滤过，放冷。取滤液 2 滴于蒸发皿中蒸干，趁热加三氯化锑的氯仿饱和液 1 滴，溶液呈紫红色。

4. 薄层色谱　供试品色谱中，在与何首乌对照药材色谱相应的位置上，显相同颜色的荧光斑点。

【检查】水分：何首乌、何首乌片不得过 10.0%，制何首乌不得过 12.0%。总灰分：何首乌、何首乌片不得过 5.0%，制何首乌不得过 9.0%。

【浸出物】热浸法。乙醇浸出物，制何首乌不得少于 5.0%。

【含量测定】高效液相色谱法。按干燥品计。

含 2,3,5,4′– 四羟基二苯乙烯 –2–*O*–β–D– 葡萄糖苷（$C_{20}H_{22}O_9$），何首乌、何首乌片不得少于 1.0%，制何首乌不得少于 0.70%。

含结合蒽醌，以大黄素（$C_{15}H_{10}O_5$）和大黄素甲醚（$C_{16}H_{12}O_5$）的总量计，何首乌不得少于 0.10%，何首乌片不得少于 0.05%。

含游离蒽醌，以大黄素（$C_{15}H_{10}O_5$）和大黄素甲醚（$C_{16}H_{12}O_5$）的总量计，制何首乌不得少于 0.10%。

【商品规格】一般分为首乌个、首乌片（块）两种规格。

首乌个可以按单个重量分为四等。

一等　每只重量不低于 200 g。

二等　每只重量不低于 100 g。

三等　每只重量不低于 50 g。

四等　每只重量低于 50 g。

首乌片（块）可以按照形状、大小的均匀程度分为选货和统货。

选货　形状规则，大小均匀，以块根中部切片为主。

统货　形状、大小不一，以块根两端切片为主。

【性味功能】性微温，味苦、甘、涩。归肝、心、肾经。解毒，消痈，截疟，润肠通便。用于疮痈，瘰疬，风疹瘙痒，久疟体虚，肠燥便秘。

制何首乌：补肝肾，益精血，乌须发，强筋骨，化浊降脂。用于血虚萎黄，眩晕耳鸣，须发早白，腰膝酸软，肢体麻木，崩漏带下，高脂血症。

【用法用量】何首乌 3 ～ 6 g；制何首乌 6 ～ 12 g。内服煎汤，熬膏、浸酒或入丸、散。外用煎水洗、研末撒或调涂。养血滋阴，宜用制何首乌；润肠通便，祛风，截疟，解毒，宜用生何首乌。大便溏泄及有湿痰者慎服。忌铁器。

【贮藏】置干燥处，防蛀。

【附注】常见伪品有以下几种。

1. 白首乌 萝藦科植物牛皮消 *Cynanchum auriculatum* Royle ex Wight 的块根。又名隔山消、牛皮消、白何首乌、隔山撬、山东何首乌、泰山何首乌、耳叶牛皮消、飞来鹤等。其呈长圆柱形或纺锤形，表面土黄色至灰褐色，具不规则的皱纹、纵沟纹及横向凸起的皮孔，外皮易脱落，质坚硬而脆，断面类白色，富粉性，可见放射状纹理，无云锦花纹。本品性平，气微，味微甘后苦。补肝肾，强筋骨，益精血，健脾消食，解毒疗疮。用于腰膝酸软，阳痿遗精，头晕耳鸣，心悸失眠，食欲不振，小儿疳积，产后乳汁稀少，疮痈肿痛，毒蛇咬伤。

2. 红药子 蓼科植物翼蓼 *Pteroxygonum giraldii* Damm. et Diels 的块根。其呈不规则团块状，外皮棕褐色，有数个小疙瘩和须根，质硬，断面红棕色，富粉性，无云锦花纹，髓部有异常维管束。味微苦、极涩。

3. 黄药子（朱砂七） 蓼科植物毛脉蓼 *Fallopia multiflora*（Thunb.）Harald.var.*cillinerve*（Nakai）A. J. Li 的块根。本品呈不规则团块状，根茎部残存有多数茎基，外皮棕褐色，质坚硬，断面土黄色至棕黄色，无云锦花纹，髓部有异常维管束。气微香，味微苦、涩。

羌活

Qianghuo

Notopterygii Rhizoma et Radix

本品为常用中药，羌活之名始载于《神农本草经》独活项下，明代《本草品汇精要》始将独活、羌活分列，《本草纲目》仍将独活与羌活合并。

【别名】蚕羌、西羌。

【来源】伞形科植物羌活 *Notopterygium incisum* Ting ex H. T. Chang 或宽叶羌活 *Notopterygium franchetii* H. de Boiss. 的干燥根茎和根。

【产销】按产地可分为川羌和西羌，传统以川羌品质为佳。川羌主产于四川、云南等地。西羌主产于甘肃、青海等地。均销全国并出口。

【采收加工】春、秋二季采挖，除去须根及泥沙，晒干。

【炮制】除去杂质，洗净，润透，切厚片，干燥。

【商品特征】

1. 药材

（1）羌活 圆柱状略弯曲的根茎，长 4 ～ 13 cm，直径 0.6 ～ 2.5 cm，顶端具茎痕。表面棕褐色至黑褐色，外皮脱落处呈黄色。节间缩短，呈紧密隆起的环状，形似蚕，习称“蚕羌”；节间延长，形如竹节状，习称“竹节羌”。节上有多数点状或瘤状凸起的根痕及棕色破碎鳞片。体轻，质脆，易折断，断面不平整，有多数裂隙，皮部黄棕色至暗棕色，油润，有棕色油点（习称朱砂点），木部黄白色，射线明显，髓部黄色至黄棕色。气香，味微苦而辛。（图 8-122）

（2）宽叶羌活 根茎和根。根茎类圆柱形，顶端具茎和叶鞘残基，根类圆锥形，有纵皱纹和皮孔；表面棕褐色，近根茎处有较密的环纹，长 8 ～ 15 cm，直径 1 ～ 3 cm，习称“条羌”。有的根茎粗大，呈不规则结节状，顶部具数个茎基，根较细，习称“大头羌”。质松脆，易折断，断面略平坦，皮部浅棕色，木部黄白色。气味较淡。

以条粗长、表面棕褐色、环节紧密、断面油点多、气味纯正者为佳。

本品特征可概括如下。

羌活分为西与川，根茎圆形节成环。

体轻质松易折断，断面油润朱砂点。

香气特异味苦辛，解表散寒祛湿痛。

2. 饮片　类圆形、不规则形横切片或斜切片，表皮棕褐色至黑褐色，切面外侧棕褐色，木部黄白色，有的可见放射状纹理。体轻，质脆。气香，味微苦而辛。（图 8–123）

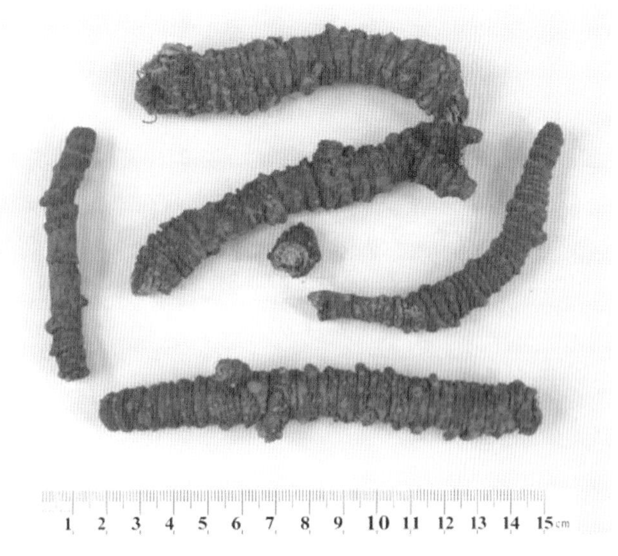

图 8–122　羌活

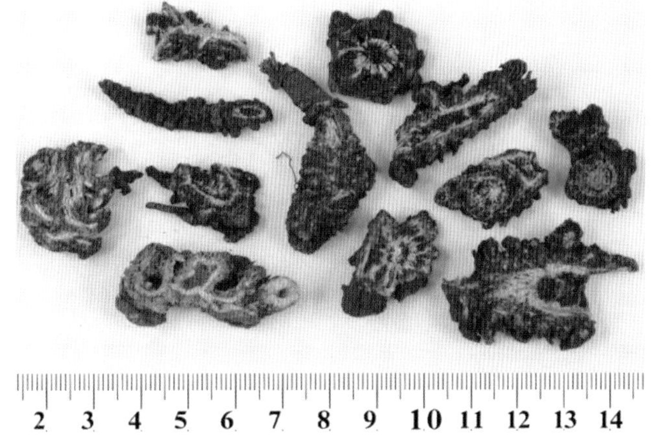

图 8–123　羌活片

【主要成分】含紫花前胡苷（nodakenin）、羌活醇（notopterol）、异欧前胡素（isoimperatorin）等。并含挥发油，油中成分为α– 侧柏烯，α– 蒎烯、β– 蒎烯、柠檬烯等。

【鉴别】

1. 化学鉴别　取粉末 0.5 g，加入乙醚适量，冷浸 1 h，滤过。滤液浓缩至 1 mL，加 7% 盐酸羟胺甲醇溶液 2 ～ 3 滴和 20% 氢氧化钾乙醇溶液 3 滴，在水浴上微热，冷却后，加稀盐酸调节 pH 为 3 ～ 4，再加 1% 三氯化铁乙醇溶液 1 ～ 2 滴，于醚层界面处显紫红色。

2. 薄层色谱　供试品色谱中，在与紫花前胡苷对照品色谱相应的位置上，显相同的蓝色荧光斑点。

【检查】药材和饮片总灰分不得过 8.0%。药材和饮片酸不溶性灰分不得过 3.0%。饮片水分不得过 9.0%。

【浸出物】热浸法。乙醇浸出物不得少于 15.0%。

【含量测定】挥发油。本品含挥发油不得少于 1.4%（mL/g）。

高效液相色谱法。按干燥品计，本品含羌活醇（$C_{21}H_{22}O_5$）和异欧前胡素（$C_{16}H_{14}O_4$）的总量不得少于 0.40%。

【商品规格】传统分为川羌和西羌两个品别，对应两种规格；各又分若干等级。

1. 川羌

一等（蚕羌）　干货。圆柱形。全体环节紧密，似蚕状。表面棕黑色。体轻质松脆。断面有紧密的分层，呈棕色、紫色、黄白色相间的纹理。气清香纯正，味微苦、辛。长 3.5 cm 以上，顶端直径 1 cm 以上。无须根、杂质、虫蛀、霉变。

二等（条羌） 干货。长条形。表面棕黑色，多纵纹。长短大小不分，间有破碎，无芦头。余同一等。

2. 西羌

一等（蚕羌） 干货。气微膻。余同川羌一等。

二等（大头羌） 干货。本品呈瘤状凸起，不规则的块状。表面棕黑色。体轻质松脆。断面具棕黄白色相间的纹理。气膻浊，味微苦、辛。无细须根、杂质、虫蛀、霉变。

三等（条羌） 干货。长条形。表面暗棕色，多纵纹，香气较淡，味微苦、辛。间有破碎，无细须根、杂质、虫蛀、霉变。

【性味功能】性温，味辛、苦。归膀胱、肾经。解表散寒，祛风除湿，止痛。用于风寒感冒，头痛项强，风湿痹痛，肩背酸痛。

【用量用法】3 ～ 10 g。内服煎汤。

【贮藏】置阴凉干燥处，防蛀。

苦参

Kushen

Sophorae Flavescentis Radix

本品为较常用中药，始载于《神农本草经》，列为中品。

【别名】野槐根、地参。

【来源】豆科植物苦参 *Sophora flavescens* Ait. 的干燥根。

【产销】全国各地均产，多自产自销。

【采收加工】春、秋二季采挖，除去根头和小支根，洗净，干燥，或趁鲜切片，干燥。

【炮制】除去残留根头，大小分开，洗净，浸泡至六成透时，润透，切厚片，干燥。

【商品特征】

1. 药材 长圆柱形，下部常有分枝，长 10 ～ 30 cm，直径 1 ～ 6.5 cm。表面灰棕色或棕黄色，具纵皱纹和横长皮孔样凸起，外部栓皮薄，部分破裂反卷，易剥落，剥落处显黄色，光滑。质硬，不易折断，断面纤维性；切面黄白色，具放射状纹理和裂隙，有的具异型维管束，呈同心性环列或不规则散在。气微，味极苦。（图 8-124）

以条匀、不带疙瘩头、皮细无须根、断面黄白色者为佳。

2. 饮片 类圆形或不规则形的厚片。余同药材性状特征。（图 8-125）

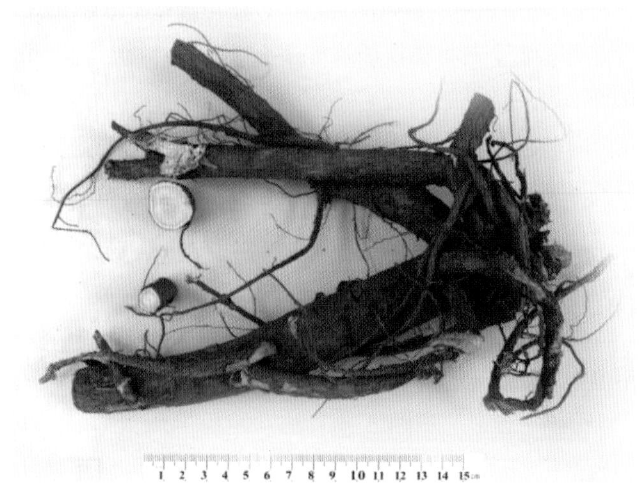

图 8-124 苦参

【主要成分】含黄酮、皂苷及多种生物碱等。如苦参碱（matrine）、氧化苦参碱（oxymatrine）、槐定碱（sophoridine）、右旋槐花醇、苦参新醇、苦参查耳酮醇、苦参醌 A、大豆皂苷等。

【鉴别】

1. 粉末 淡黄色。木栓细胞淡棕色，横断面观呈扁长方形，壁微弯曲；表面观呈类多角形。纤维和晶纤维多成束；纤维细长，直径 11 ～ 27 μm，壁厚，非木化；纤维束周围的细胞含草酸钙方晶，形成晶纤维。草酸钙方晶呈类双锥形、菱形或多角形。具缘纹孔导管较大，直径约至 126 μm，纹孔排列紧密，有的数个连接排列成线。淀粉粒单粒类圆形或长圆形，直径 2 ～ 20 μm，脐点裂缝状，大粒层纹隐约可见；复粒较多，由 2 ～ 12 分粒组成。

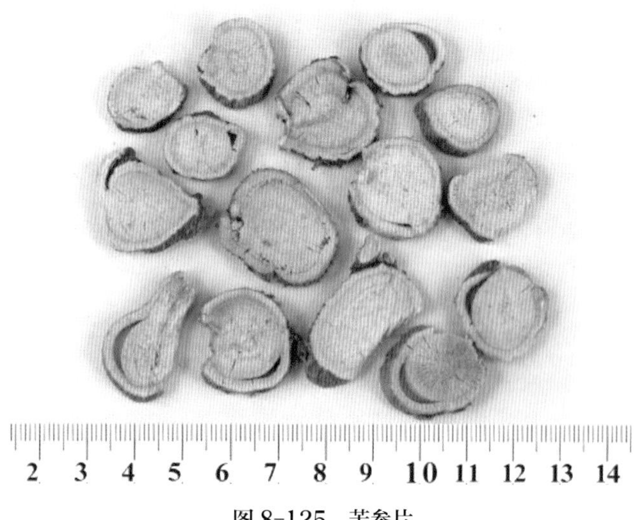

图 8-125 苦参片

2. 颜色反应 取本品横切片，加氢氧化钠溶液数滴，栓皮即呈橙红色，渐变为血红色，久置不消失。木质部不呈现颜色反应。

3. 薄层色谱

（1）供试品色谱中，在与苦参碱和槐定碱对照品色谱相对应的位置上，显相同的橙色斑点。

（2）供试品色谱中，在与氧化苦参碱对照品色谱相对应的位置上，显相同的橙色斑点。

【检查】水分不得过 11.0%。总灰分不得过 8.0%。

【浸出物】冷浸法。水溶性浸出物不得少于 20.0%。

【含量测定】高效液相色谱法。按干燥品计，含苦参碱（$C_{15}H_{24}N_2O$）和氧化苦参碱（$C_{15}H_{24}N_2O_2$）的总量，药材不得少于 1.2%，饮片不得少于 1.0%。

【商品规格】一般分为野生和家种两种规格，再分为选货与统货两个等级。

1. 野生

选货 干货。类圆形厚片。表面灰棕色或棕黄色，外皮薄，多破裂反卷，易剥落。切面黄白色，具放射状纹理及裂隙，有的具异型维管束。质地疏松。直径≥ 2 cm。气微，味极苦。碎屑率≤ 10%。杂质少于 3%。无变色、虫蛀、霉变。

统货 质地疏松。直径≥ 1 cm，碎屑率≤ 30%。余同选货。

2. 家种

选货 质地紧密。直径≥ 2 cm，碎屑率≤ 5%。余同野生选货。

统货 质地紧密。直径≥ 1 cm，碎屑率≤ 20%。余同野生选货。

【性味功能】性寒，味苦。归心、肝、胃、大肠、膀胱经。清热燥湿，杀虫，利尿。用于热痢，便血，黄疸尿闭，赤白带下，阴肿阴痒，湿疹，湿疮，皮肤瘙痒，疥癣麻风；外治滴虫性阴道炎。

【用量用法】4.5 ～ 9 g。内服煎汤。外用适量，煎汤洗患处。不宜与藜芦同用。

【贮藏】置干燥处。

【附注】常见伪品有如下两种。

（1）同科植物刺果甘草 *Glycyrrhiza pallidiflora* Maxim. 的根，部分地区曾误作为苦参用。本品栓皮不易剥离。切面木部散有稀疏的小孔。气微，味苦，嚼之微有豆腥味。

（2）萝藦科植物马莲鞍 *Streptocaulon griffithii* Hook. f. 的根，在少数地区曾误作为苦参用。本品呈圆柱形，稍弯曲，上粗下细。栓皮较厚，表面棕色至暗棕色，有纵纹或裂隙。质硬，断面皮部类白色，木部浅黄色。气微，味微苦。

板蓝根

Banlangen

Isatidis Radix

本品为常用中药，始载于《神农本草经》，列为上品，名“蓝实”。

【别名】大青、大蓝根。

【来源】十字花科植物菘蓝 *Isatis indigotica* Fort. 的干燥根。

【产销】主产于河北、江苏、安徽、河南等地。销全国并出口。

【采收加工】秋季采挖，除去泥沙，晒干。

【炮制】除去杂质，洗净，润透，切厚片，干燥。

【商品特征】

1. 药材 圆柱形，稍扭曲，长 10 ～ 20 cm，直径 0.5 ～ 1 cm。表面淡灰黄色或淡棕黄色，有纵皱纹、横长皮孔样凸起及支根痕。根头略膨大，可见暗绿色或暗棕色轮状排列的叶柄残基和密集的疣状凸起。体实，质略软，断面皮部黄白色，木部黄色。有霉干菜气，味微甜后苦涩。（图 8-126）

以条长、粗壮、体实者为佳。

本品特征可概括如下。

板蓝根呈圆柱形，表面灰黄皮孔显。

根头膨大疣突密，霉干菜气是特征。

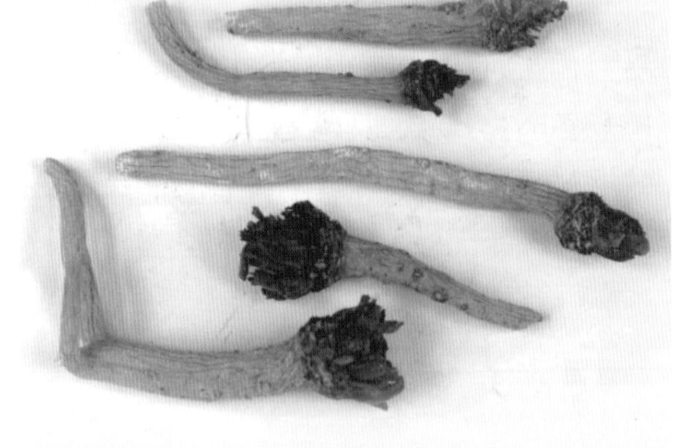

图 8-126 板蓝根

2. 饮片 圆形的厚片。外表皮淡灰黄色至淡棕黄色，有纵皱纹。切面皮部黄白色，木部黄色。气微，味微甜后苦涩。（图 8-127）

【主要成分】含生物碱、有机酸、蒽醌、黄酮、苯丙素、核苷、氨基酸等。如（R，S）- 告依春、靛蓝、靛玉红、青黛酮、2,5- 二羟基吲哚、板蓝根二酮、板蓝根甲素、芥酸、大黄素、次黄嘌呤、精氨酸等。

【鉴别】

1. 横切面 木栓层为数列细胞。栓内层狭窄。韧皮部宽广，射线明显。形成层成环。木质部导管黄色，类圆形，直径约 80 μm；有木纤维束。薄壁细胞含淀粉粒。

2. 薄层色谱　供试品色谱中，在与板蓝根对照药材色谱、精氨酸对照品色谱、（R,S）– 告依春对照品色谱相应的位置上，显相同颜色的斑点。

【检查】水分：药材不得过 15.0%，饮片不得过 13.0%。总灰分：药材不得过 9.0%，饮片不得过 8.0%。酸不溶性灰分：不得过 2.0%。

【浸出物】热浸法。45% 乙醇浸出物，不得少于 25.0%。

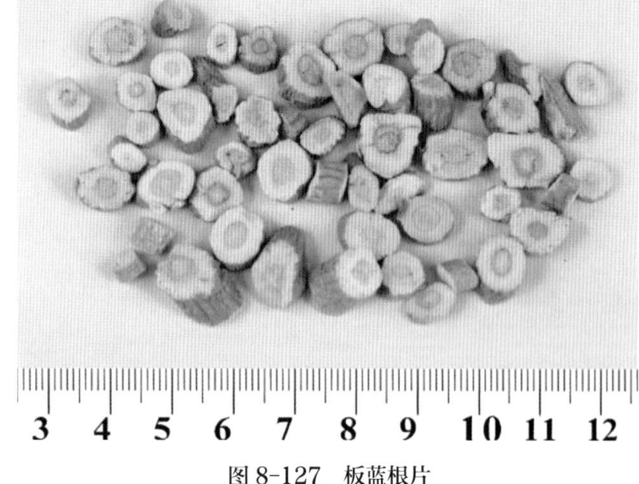

图 8-127　板蓝根片

【含量测定】高效液相色谱法。按干燥品计，含（R,S）– 告依春（C_5H_7NOS），药材不得少于 0.020%，饮片不得少于 0.030%。

【商品规格】一般分为两个等级。

一等　长 17 cm 以上，芦下 2 cm 处直径 1 cm 以上。无苗茎、须根、杂质、虫蛀、霉变。

二等　芦下 2 cm 处直径 0.5 cm 以上。余同一等。

【性味功能】性寒，味苦。归心、胃经。清热解毒，凉血利咽。用于温疫时毒，发热咽痛，温毒发斑，痄腮，烂喉丹痧，大头瘟疫，丹毒，痈肿。

【用法用量】9 ～ 15 g。内服煎汤，或入丸、散。

【贮藏】置干燥处，防霉，防蛀。

【附注】近年来市场上可见将同科植物欧洲菘蓝 *Isatis tinctoria* L. 的根作为板蓝根进行销售。该品种原产于欧洲，后经引种，根较粗壮，产量较菘蓝大，具有一定的药效，但尚不能确定是否能作为板蓝根药材来源，应注意鉴别。

南板蓝根

Nanbanlangen

Baphicacanthis Cusiae Rhizoma et Radix

【来源】爵床科植物马蓝 *Baphicacanthus cusia*（Nees）Bremek. 的干燥根茎和根。

【采收加工】夏、秋二季采挖，除去地上茎，洗净，晒干。

【炮制】除去杂质，洗净，润透，切厚片，干燥。

【商品特征】

1. 药材　本品根茎呈类圆形，多弯曲，有分枝，长 10 ～ 30 cm，直径 0.1 ～ 1 cm。表面灰棕色，具细纵纹；节膨大；节上长有细根或茎残基；外皮易剥落，呈蓝灰色。质硬而脆，易折断，断面不平坦，皮部蓝灰色，木部灰蓝色至淡黄褐色，中央有髓。根粗细不一，弯曲有分枝，细根细长而柔韧。气微，味淡。

2. 饮片　类圆形的厚片。外表皮灰棕色或暗棕色。切面灰蓝色至淡黄褐色，中央有类白色或灰蓝色海绵状的髓。气微，味淡。

【鉴别】本品根茎横切面：木栓层为数列细胞，内含棕色物。皮层宽广，外侧为数列厚角细胞；内皮层明显；可见石细胞。韧皮部较窄，韧皮纤维众多。木质部宽广，细胞均木化；导管单个或2～4个径向排列；木射线宽广。髓部细胞类圆形或多角形，偶见石细胞。薄壁细胞中含有椭圆形的钟乳体。

【检查】水分不得过12.0%。总灰分不得过10.0%。

【浸出物】热浸法。稀乙醇浸出物不得少于13.0%。

【性味功能】性寒，味苦。归心、胃经。清热解毒，凉血消斑。用于温疫时毒，发热咽痛，温毒发斑，丹毒。

【用法用量】9～15 g。

【贮藏】置干燥处，防霉，防蛀。

郁金

Yujin

Curcumae Radix

本品为常用中药，始载于《药性论》。

【别名】温郁金、玉金、川郁金、广郁金。

【来源】姜科植物温郁金 *Curcuma wenyujin* Y. H. Chen et C. Ling、姜黄 *Curcuma longa* L.、广西莪术 *Curcuma kwangsiensis* S. G. Lee et C. F. Liang 或蓬莪术 *Curcuma phaeocaulis* Val. 的干燥块根。前两者分别习称"温郁金"和"黄丝郁金"，其余按性状不同习称"桂郁金"或"绿丝郁金"。

【产销】

（1）黄丝郁金主产于四川温江、乐山等地。销全国并出口。

（2）温郁金主产于浙江瑞安等地。销江苏、浙江、天津、北京、上海等地。

（3）桂郁金主产于广西、云南、四川。销全国。

（4）绿丝郁金主产于浙江、福建、广西等地。销全国。

【采收加工】冬季茎叶枯萎后采挖，除去泥沙和细根，蒸或煮至透心，干燥。

【炮制】取原药材，洗净，润透，切片，干燥。或洗净，干燥，打碎。

【商品特征】

1. 药材

（1）温郁金　长圆形或卵圆形，稍扁，有的微弯曲，两端渐尖，长3.5～7 cm，直径1.2～2.5 cm。表面灰褐色或灰棕色，具不规则的纵皱纹，纵皱纹隆起处色较浅。质坚实，断面灰棕色，角质样；内皮层环纹明显。气微香，味微苦。（图8-128）

（2）黄丝郁金　纺锤形，有的一端细长，长2.5～4.5 cm，直径1～1.5 cm。表面棕灰色或灰黄色，具细皱纹。断面橙黄色，外周棕黄色至棕红色。气芳香，味辛、辣。

（3）桂郁金　长圆锥形或长圆形，长2～6.5 cm，直径1～1.8 cm。表面具疏浅纵纹或较粗糙网状皱纹。气微，味微辛、苦。

（4）绿丝郁金　长椭圆形，较粗壮。长 1.5 ～ 3.5 cm，直径 1 ～ 1.2 cm。气微，味淡。

以个大、质坚实者为佳。

2. 饮片　椭圆形、长条形的片或碎块。外表皮灰黄色、灰褐色至灰棕色，具不规则纵皱纹。切面灰棕色、橙黄色至灰黑色。角质样，内皮层环明显。（图 8–129）

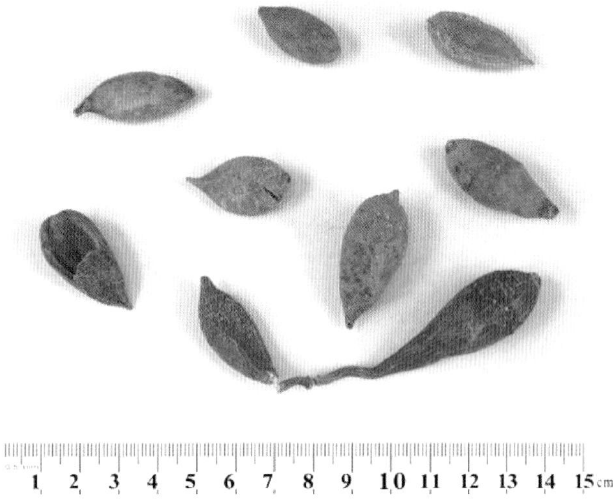

【主要成分】主含挥发油，油中包括姜黄烯、倍半萜烯醇、樟脑、莰烯等。尚含姜黄素、香豆素、阿魏酸、二 – 对香豆酰甲烷等。

图 8–128　郁金

【鉴别】

1. 横切面

（1）温郁金　根被 4 ～ 8 列细胞，壁薄，略呈波状，排列整齐。皮层宽约为根直径的 1/2，油细胞难察见，内皮层明显。中柱韧皮部束与木质部束各 40 ～ 55 个，间隔排列；木质部束导管直径 20 ～ 90 μm。髓部宽广。薄壁细胞中可见糊化淀粉粒。

（2）黄丝郁金　根被最内层细胞壁增厚。中柱韧皮部束与木质部束各 22 ～ 29 个，间隔排列；有的木质部导管与纤维连接成环。油细胞众多。薄壁组织中散有色素细胞。

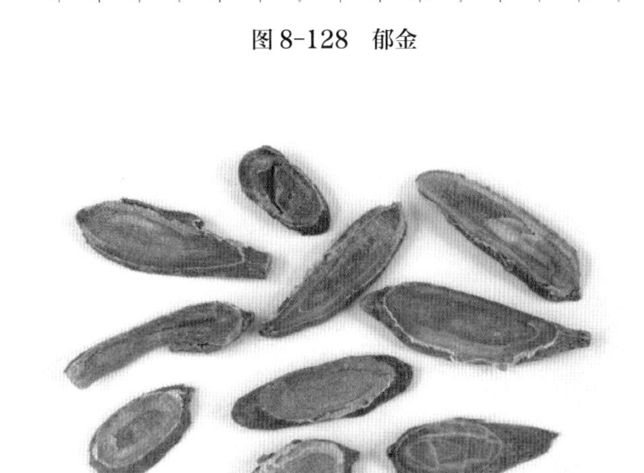

图 8–129　郁金片

（3）桂郁金　根被细胞偶有增厚，根被内有 1 ～ 2 列厚壁细胞，成环，层纹明显。中柱韧皮部束与木质部束各 42 ～ 48 个，间隔排列；导管类圆形，直径可达 160 μm。

（4）绿丝郁金　根被细胞无增厚。中柱外侧的皮层处常有色素细胞。韧皮部皱缩，木质部束 64 ～ 72 个，导管扁圆形。

2. 荧光鉴别　将本品横切片置紫外灯下观察，显亮淡紫色荧光，外皮显暗棕色荧光。

3. 化学鉴别　取温郁金切片加乙醇及硫酸各 1 滴，含姜黄素部分呈明显紫色或紫红色反应。

4. 薄层色谱　供试品色谱中，在与郁金对照药材色谱相应的位置上，显相同颜色的主斑点或荧光斑点。

【检查】水分不得过 15.0%。总灰分不得过 9.0%。

【商品规格】传统分为川郁金、桂郁金与温郁金三个品别。川郁金又分为黄绿丝（黄丝）和白绿丝（绿白丝）两个规格；桂郁金的规格与品别统一；温郁金的具体规格名为绿丝。

1. 川郁金（黄丝）

一等　干货。类卵圆形。表面灰黄色或灰棕色。皮细，略现细皱纹。质坚实。断面角质样，有光泽，外层黄色，内心金黄色。有姜气，味辛香。每 1 kg 600 个以内，剪净残蒂。无刀口、破瓣、杂质、虫蛀、霉变。

二等　干货。每 1 kg 600 个以上，直径不小于 0.5 cm。间有刀口、破瓣。余同一等。

2. 川郁金（绿白丝）

一等　干货。纺锤形、卵圆形或长椭圆形。表面灰黄色或灰白色，有较细的皱纹。质坚实而稍松脆。断面角质状，淡黄白色。微有姜气，味辛、苦。每 1 kg 600 个以内，剪净残蒂。无刀口、破瓣。无杂质、虫蛀、霉变。

二等　每 1 kg 600 个以上，直径不小于 0.5 cm。间有刀口、破瓣。余同一等。

3. 桂郁金　统货。本品呈纺锤形，有的不规则弯曲。体坚实。表面灰白色，断面淡白色或黄白色，角质发亮。略有姜气，味辛、苦。大小个不分，但直径不小于 0.6 cm。无杂质、虫蛀、霉变。

4. 温郁金（绿丝）

一等　干货。本品呈纺锤形，稍扁，多弯曲，不肥满。表面灰褐色，具有纵直或杂乱皱纹。质坚实。断面角质样，多为灰黑色。略有姜气，味辛、苦。每 1 kg 280 个以内。无须根、杂质、虫蛀、霉变。

二等　干货。每 1 kg 280 个以上，但直径不小于 0.5 cm。间有刀口、破碎。余同一等。

【性味功能】性寒，味辛、苦。归肝、心、肺经。活血止痛，行气解郁，清心凉血，利胆退黄。用于胸胁刺痛，胸痹心痛，经闭痛经，乳房胀痛，热病神昏，癫痫发狂，血热吐衄，黄疸尿赤。

【用法用量】3 ~ 10 g，内服煎汤，或入丸、散。孕妇慎服。不宜与丁香、母丁香同用。

【贮藏】置干燥处，防蛀。

虎杖

Huzhang

Polygoni Cuspidati Rhizoma et Radix

本品为常用中药，始载于《名医别录》，列为中品。

【别名】活血莲。

【来源】蓼科植物虎杖 *Polygonum cuspidatum* Sieb. et Zucc. 的干燥根茎和根。

【产销】主产于江苏、浙江、安徽、广东等地。多自产自销。

【采收加工】春、秋二季采挖，除去须根，洗净，趁鲜切短段或厚片，晒干。

【炮制】除去杂质，洗净，润透，切厚片，干燥。

【商品特征】

1. 药材　多为圆柱形短段或不规则厚片，长 1 ~ 7 cm，直径 0.5 ~ 2.5 cm。外皮棕褐色，有纵皱纹和须根痕，切面皮部较薄，木部宽广，棕黄色，射线放射状，皮部与木部较易分离。根茎髓中有隔或呈空洞状。质坚硬。气微，味微苦、涩。（图 8–130）

以粗壮、坚实、断面色黄者为佳。

本品特征可概括如下。

虎杖小段圆柱形，外表棕褐断面黄。

皮部木部易分离，切面纹理放射状。

根茎上有茎基痕，内部髓呈空洞样。

2. 饮片　不规则厚片，厚 2 ～ 4 mm。余同药材性状特征。（图 8-131）

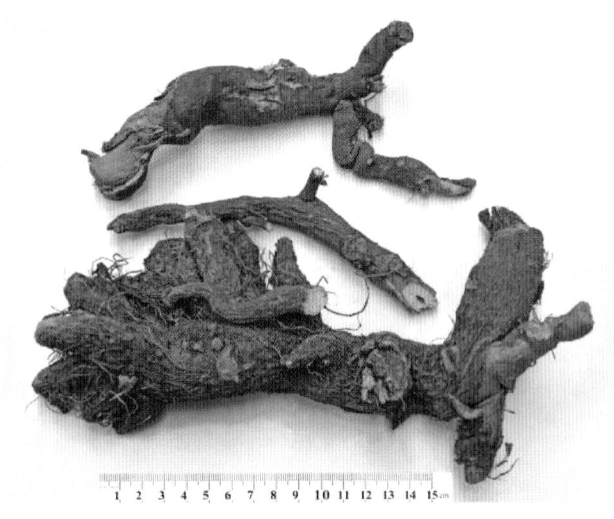

图 8-130　虎杖

【主要成分】含蒽醌类衍生物，游离型的如大黄素、大黄素甲醚、大黄酚等；结合型的有大黄素-8-葡萄糖苷、大黄素甲醚-8-葡萄糖苷。尚含虎杖苷（polydatin）、芪三酚（白藜芦醇，resveratrol）及芪三酚苷。

【鉴别】

1. 粉末　橙黄色。草酸钙簇晶极多，较大，直径 21 ～ 110 μm。石细胞淡黄色，类方形或类圆形，有的呈分枝状，分枝状石细胞常 2 ～ 3 个相连，直径 24 ～ 88 μm，有纹孔，胞腔内充满淀粉粒。木栓细胞多角形或不规则形，胞腔充满红棕色物。具缘纹孔导管直径 56 ～ 150 μm。

2. 薄层色谱　供试品色谱中，在与虎杖对照药材色谱和大黄素、大黄素甲醚对照品色谱相应的位置上，显相同颜色的荧光斑点；置氨蒸气中熏后，斑点变为红色。

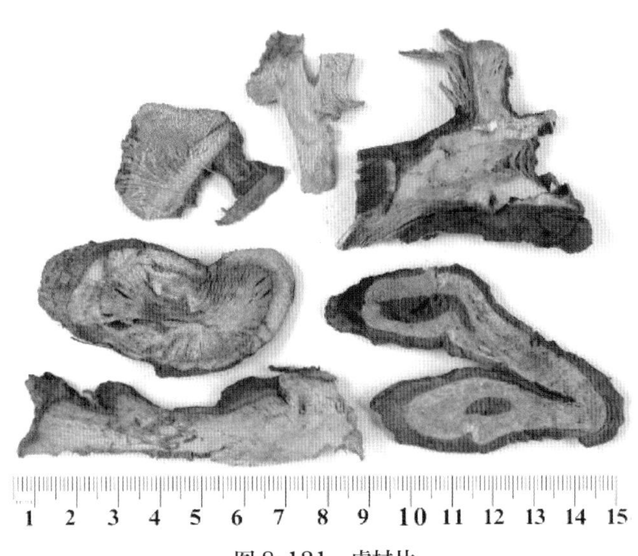

图 8-131　虎杖片

【检查】水分不得过 12.0%。总灰分不得过 5.0%。酸不溶性灰分不得过 1.0%。

【浸出物】冷浸法。乙醇浸出物不得少于 9.0%。

【含量测定】高效液相色谱法。按干燥品计，本品含大黄素（$C_{15}H_{10}O_5$）不得少于 0.60%。

高效液相色谱法。避光操作。按干燥品计，本品含虎杖苷（$C_{20}H_{22}O_8$）不得少于 0.15%。

【商品规格】一般分为选货和统货两个等级。

选货　长 4 cm 以上，直径 1.5 cm 以上；杂质含量≤ 1%。

统货　长不小于 1 cm，直径不小于 0.5 cm；杂质含量≤ 3%。

【性味功能】性微寒，味微苦。归肝、胆、肺经。利湿退黄，清热解毒，散瘀止痛，止咳化痰。用于湿热黄疸，淋浊，带下，风湿痹痛，痈肿疮毒，水火烫伤，经闭，癥瘕，跌打损伤，肺热咳嗽。

【用法用量】9 ～ 15 g。内服煎汤。外用适量，制成煎液或油膏涂敷。孕妇慎用。

【贮藏】置干燥处，防霉，防蛀。

【附注】伪品有博落回，为罂粟科植物博落回 *Macleaya cordata*（Willd.）R. Br. 的根及其茎残基。本品根横切面浅黄色或带红色，有放射状裂隙和年轮样圆环，质较松、轻。气微，味苦。淀粉粒较少；

未见草酸钙簇晶。本品根及其茎残基与虎杖类似，均中空似竹，易误采、混收。因本品有毒，应注意鉴别。

知母

Zhimu

Anemarrhenae Rhizoma

本品为常用中药，始载于《神农本草经》，列为中品。

【别名】蒜辫子草、西陵知母、光知母、毛知母、知母肉。

【来源】百合科植物知母 *Anemarrhena asphodeloides* Bge. 的干燥根茎。

【产销】主产于河北、山西。此外，河南、内蒙古、甘肃、陕西、山东以及东北等地亦产。河北易县所产者品质最佳，称“西陵知母”。销全国并出口。

【采收加工】春、秋二季均可采挖，以秋季采者较佳。栽培三年后开始收获。挖出根茎，除去茎苗及须根，保留黄茸毛和浅黄色叶痕晒干者，为“毛知母”；趁鲜剥去栓皮晒干者为“光知母”（知母肉）。

【炮制】

1. 知母片 拣净杂质，用水撞洗，捞出，润软，切片，晒干。

2. 盐知母 取知母片置锅中用文火微炒，喷淋盐水，炒干取出，放凉。每 100 kg 知母片，用盐 2 kg。

【商品特征】

1. 药材 长条状，微弯曲，略扁，偶有分枝，长 3 ～ 15 cm，直径 0.8 ～ 1.5 cm，一端有浅黄色的茎叶残痕。表面黄棕色至棕色，上面有一凹沟，具紧密排列的环状节，节上密生黄棕色的残存叶基，由两侧向根茎上方生长；下面隆起而略皱缩，并有凹陷或凸起的点状根痕（毛知母）。质硬，易折断，断面黄白色。气微，味微甜、略苦，嚼之带黏性。（图 8-132）

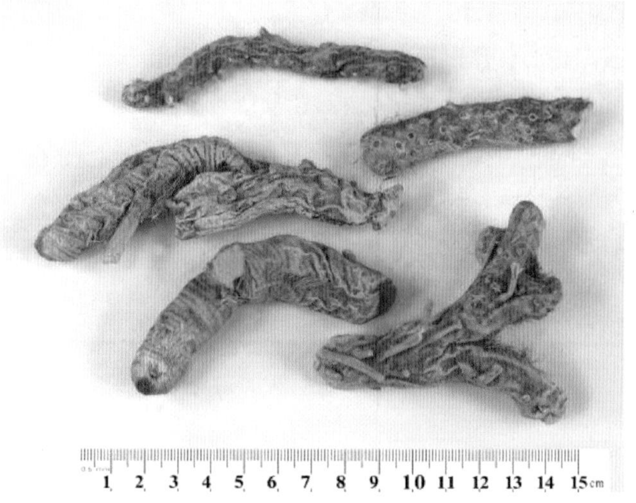

图 8-132 知母

以条粗壮、质硬、断面色黄白者为佳。

2. 饮片

（1）知母片 不规则类圆形的厚片。外表皮黄棕色或棕色，可见少量残存的黄棕色叶基纤维和凹陷或凸起的点状根痕。切面黄白色至黄色。气微，味微甜、略苦，嚼之带黏性。（图 8-133）

（2）盐知母 形如知母片，色黄或微带焦斑。味微咸。（图 8-134）

【主要成分】主含皂苷，皂苷元主要是萨尔萨皂苷元，如知母皂苷 BⅡ等。尚含芒果苷、还原糖、黏液质、鞣酸、脂肪油等。

【鉴别】

1. 粉末 黄白色。黏液细胞类圆形、椭圆形或梭形，直径 53 ～ 247 μm，含草酸钙针晶束，针晶长

26 ～ 110 μm。叶基纤维直径 8 ～ 14 μm，壁稍厚，木化，胞腔宽大。具缘纹孔、网纹及螺纹导管，直径 14 ～ 24 μm。木栓细胞常多层重叠。鳞叶细胞类长方形或延长作短纤维状，直径 16 ～ 48 μm，胞腔内含棕黄色物。

2. 化学鉴别　取本品粉末 2 g，加乙醇 10 mL，振摇后放置 20 min，吸取上清液 1 mL，蒸干，残渣加硫酸 1 滴，初显黄色，继变红色、紫堇色，最后显棕色。

3. 薄层色谱

（1）供试品色谱中，在与芒果苷对照品色谱相应的位置上，显相同颜色的荧光斑点。

（2）供试品色谱中，在与知母皂苷 BⅡ对照品色谱相应的位置上，显相同颜色的斑点。

【检查】水分不得过 12.0%。总灰分不得过 9.0%。酸不溶性灰分：药材不得过 4.0%，饮片不得过 2.0%。

【含量测定】高效液相色谱法。按干燥品计，含芒果苷（$C_{19}H_{18}O_{11}$），药材不得少于 0.70%，知母片不得少于 0.50%，盐知母不得少于 0.40%；含知母皂苷 BⅡ（$C_{45}H_{76}O_{19}$），药材、知母片不得少于 3.0%，盐知母不得少于 2.0%。

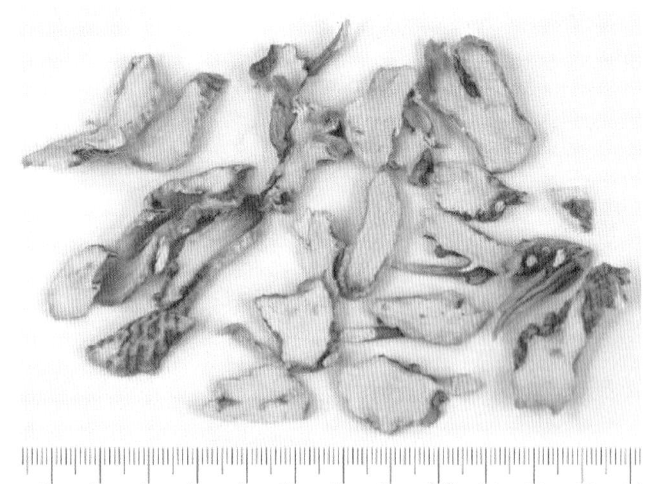

图 8-133　知母片

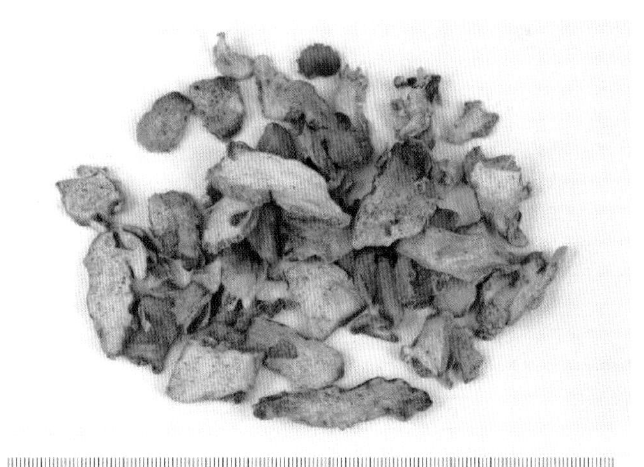

图 8-134　盐知母

【商品规格】传统分为毛知母、知母肉两种规格，均为统货。另外，出口商品可分为大知母、中知母和小知母三个等级。

1. 毛知母　干货。扁圆条形，略弯曲，偶有分枝；体表面有一凹沟，具环节，节上密生黄棕色或棕色毛，下面有须根痕，一端有浅黄色叶痕（习称金包头）。质坚实而柔润。断面黄白色，略呈颗粒状。气特异，味甜甘、略苦。长 6 cm 以上，宽 0.6 cm 以上。无杂质、虫蛀、霉变。

2. 知母肉　干货。呈扁圆条形，去净外皮，表面黄白色或棕黄色。质坚，断面淡黄白色，颗粒状。气特异，味微甘、略苦。长短不分，宽 0.5 cm 以上。无烂头、杂质、虫蛀、霉变。

3. 出口知母

（1）大知母　干货。身长 12 cm 以上，直径 1.2 cm 以上。

（2）中知母　干货。身长 9 ～ 12 cm。

（3）小知母　干货。身长 6 ～ 9 cm。

【性味功能】性寒，味苦、甘。归肺、胃、肾经。清热泻火，滋阴润燥。用于外感热病，高热烦渴，肺热燥咳，骨蒸潮热，内热消渴，肠燥便秘。

【用法用量】6 ～ 12 g。内服煎汤，或入丸、散。

【贮藏】置通风干燥处，防潮。

狗脊

Gouji

Cibotii Rhizoma

本品为常用中药，始载于《神农本草经》，列为中品。

【别名】金毛狗、金毛狗脊。

【来源】蚌壳蕨科植物金毛狗脊 *Cibotium barometz*（L.）J. Sm. 的干燥根茎。

【产销】主产于福建、四川、广东、广西、湖南、湖北等地。销东北、华东等地。

【采收加工】秋、冬二季采挖，除去泥沙，干燥；或去硬根、叶柄及金黄色茸毛，切厚片，干燥，为“生狗脊片”；蒸后晒至六、七成干，切厚片，干燥，为“熟狗脊片”。

【炮制】

1. 狗脊　除去杂质；未切片者，洗净，润透，切厚片，干燥。

2. 蒸狗脊　取净狗脊片置蒸笼内，用武火加热，蒸 4 ～ 6 h，停火，闷 6 ～ 8 h，取出，干燥。

3. 烫狗脊　将砂置炒制容器内，用武火加热至滑利状态，容易翻动时，投入狗脊片，不断翻动，烫至鼓起，鳞片呈焦褐色时取出，筛去砂，放凉后除去残存茸毛。

4. 酒狗脊　取净狗脊片，加黄酒拌匀，润透后置蒸笼内，用武火加热，蒸 4 ～ 6 h，停火，闷 6 ～ 8 h，取出，干燥。每 100 kg 狗脊片，用黄酒 15 kg。

【商品特征】

1. 药材

（1）狗脊　不规则的长块状，长 10 ～ 30 cm，直径 2 ～ 10 cm。表面深棕色，残留金黄色茸毛；上面有数个红棕色的木质叶柄，下面残存黑色细根。质坚硬，不易折断。无臭，味淡、微涩。（图 8–135）

（2）生狗脊片　不规则长条形或圆形，长 5 ～ 20 cm，直径 2 ～ 10 cm，厚 1.5 ～ 5 mm；切面浅棕色，较平滑，近边缘 1 ～ 4 mm 处有 1 条棕黄色隆起的木质部环纹或条纹，边缘不整齐，偶有金黄色茸毛残留；质坚脆，易折断，有粉性。（图 8–136）

（3）熟狗脊片　黑棕色，质坚硬。角质，微有香气，味微甘。

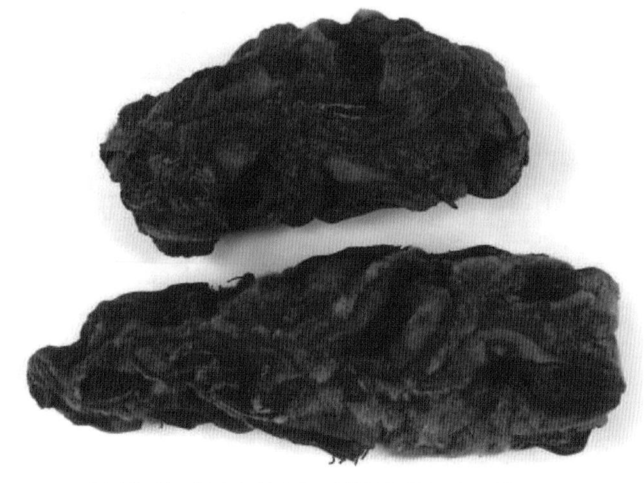

图 8–135　狗脊

2. 饮片

（1）烫狗脊　形如狗脊片，表面略鼓起。棕褐色。气微，味淡、微涩。（图 8-137）

（2）酒狗脊　形如狗脊片，表面暗褐色，质坚硬，角质，微有酒香气。

【主要成分】含棉马酚，蕨素（pterosin）R、Z，金粉蕨素，欧蕨伊鲁苷，原儿茶酸，原儿茶醛，硬脂酸，咖啡酸等。

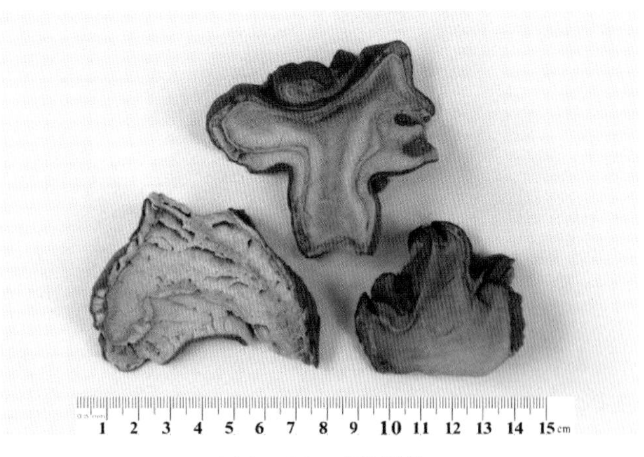

图 8-136　生狗脊片

【鉴别】

1. 横切面　表皮细胞 1 列，残存金黄色的非腺毛。其内有 10 余列棕黄色厚壁细胞，壁孔明显。木质部排列成环，由管胞组成，其内外均有韧皮部和内皮层。皮层和髓均由薄壁细胞组成。生狗脊片的细胞中可见淀粉粒。

2. 薄层色谱

（1）狗脊供试品色谱中，在与狗脊对照药材色谱相应的位置上，显相同颜色的斑点。

（2）烫狗脊供试品色谱中，在与原儿茶醛对照品、原儿茶酸对照品色谱相应的位置上，显相同颜色的斑点。

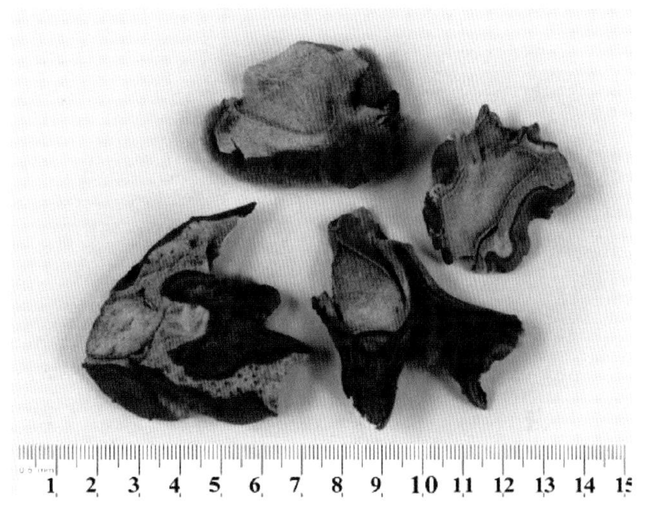

图 8-137　烫狗脊

【检查】水分不得过 13.0%。总灰分不得过 3.0%。

【浸出物】热浸法。稀乙醇浸出物不得少于 20.0%。

【含量测定】高效液相色谱法。按干燥品计，烫狗脊含原儿茶酸（$C_7H_6O_4$）不得少于 0.020%。

【商品规格】统货。

【性味功能】性温，味苦、甘。归肝、肾经。祛风湿，补肝肾，强腰膝。用于风湿痹痛，腰膝酸软，下肢无力。

【用法用量】6 ～ 12 g。内服煎汤。

【贮藏】置通风干燥处，防潮。

泽泻

Zexie

Alismatis Rhizoma

本品为常用中药，始载于《神农本草经》，列为上品。

【别名】水泽、如意菜、建泽泻。

【来源】泽泻科植物东方泽泻 *Alisma orientale*（Sam.）Juzep. 或泽泻 *Alisma plantago-aquatica* Linn. 的干燥块茎。

【产销】主产于福建、四川、江西等地。贵州、云南、浙江、江苏、广东、湖北、湖南等地亦产。销全国。

【采收加工】冬季茎叶枯萎时采挖，除去茎叶及须根，洗净，用微火烘干，再撞去须根及粗皮。

【炮制】

1. 泽泻片 拣去杂质，大小分档，用水浸泡至八成透时捞出，晾晒，闷润至内外湿度均匀，切片，晒干。

2. 盐泽泻 取泽泻片，用盐水喷洒拌匀，稍闷润，置锅内用文火微炒至表面略显黄色时取出，晾干。每 100 kg 泽泻片，用食盐 2 kg。

【商品特征】

1. 药材 类球形、椭圆形或卵圆形，长 2 ～ 7 cm，直径 2 ～ 6 cm。表面淡黄色至淡黄棕色，有不规则的横向环状浅沟纹（习称“岗纹”）和多数细小凸起的须根痕，有的上部有瘤状小芽痕。质坚实，断面黄白色，粉性，有多数细孔。气微，味微苦。（图 8-138）

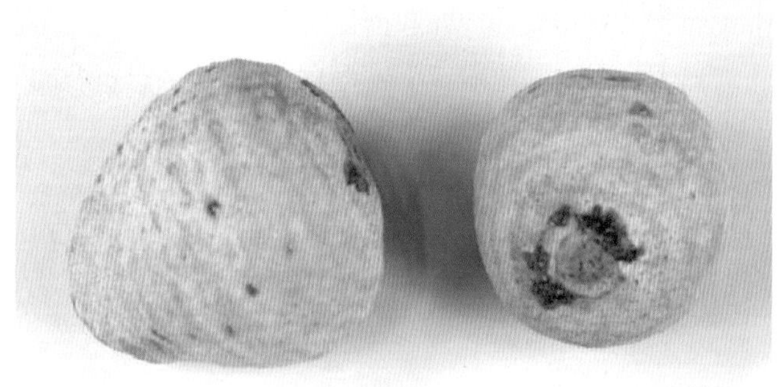

图 8-138 泽泻

以块大、黄白色、光滑、质坚实、粉性足者为佳。

2. 饮片

（1）泽泻片 圆形或椭圆形厚片。外表皮淡黄色至淡黄棕色，可见细小凸起的须根痕。切面黄白色至淡黄色，粉性，有多数细孔。气微，味微苦。（图 8-139）

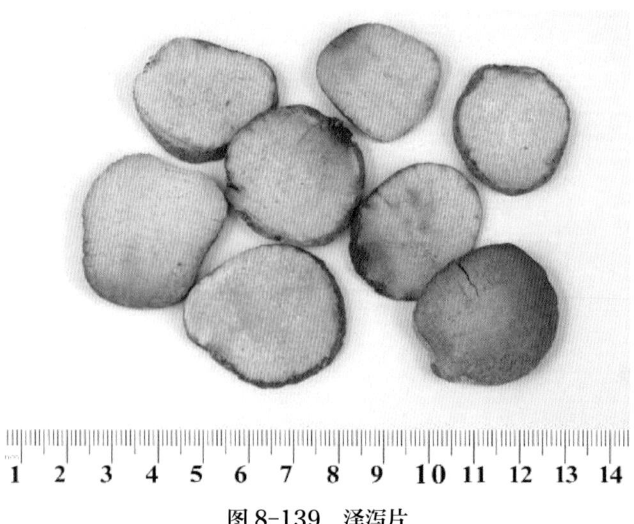

图 8-139 泽泻片

（2）盐泽泻 形如泽泻片，表面淡黄棕色或黄褐色，偶见焦斑。味微咸。（图 8-140）

【主要成分】三萜类化合物：泽泻醇 A、B，23- 乙酰泽泻醇 B，24- 乙酰泽泻醇 A 等。另含挥发油、生物碱、植物甾醇、脂肪酸（棕榈酸、硬脂酸、油酸、亚油酸）等。

【鉴别】

1. 横切面 外皮大多已除去，有残留的皮层通气组织，细胞间隙甚大，内侧可见 1 列内皮层细胞，壁增厚，木化，有纹孔。中柱通气组织中散有周木型维管束和淡黄色的油室。薄壁细胞含有淀粉粒。

2. 粉末　淡黄棕色。淀粉粒甚多，单粒长卵形、类球形或椭圆形，直径 3 ～ 14 μm，脐点人字状、短缝状或三叉状；复粒由 2 ～ 3 分粒组成。薄壁细胞类圆形，具多数椭圆形纹孔，集成纹孔群。内皮层细胞垂周壁波状弯曲，较厚，木化，有稀疏细孔沟。油室大多破碎，完整者类圆形，直径 54 ～ 110 μm，分泌细胞中有时可见油滴。

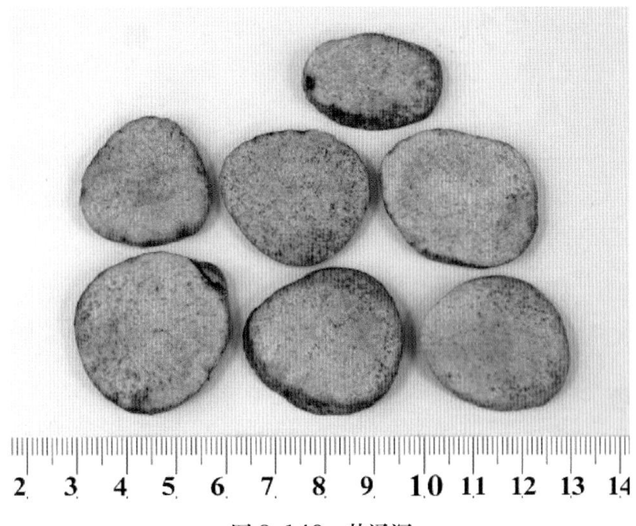

图 8-140　盐泽泻

3. 薄层色谱　供试品色谱中，在与泽泻对照药材色谱和 23- 乙酰泽泻醇 B 对照品色谱相应的位置上，显相同颜色的斑点或荧光斑点。

【检查】水分：药材不得过 14.0%，泽泻片不得过 12.0%，盐泽泻不得过 13.0%。总灰分：药材、泽泻片不得过 5.0%，盐泽泻不得过 6.0%。

【浸出物】热浸法。乙醇浸出物，药材、泽泻片不得少于 10.0%，盐泽泻不得少于 9.0%。

【含量测定】高效液相色谱法。按干燥品计，本品含 23- 乙酰泽泻醇 B（$C_{32}H_{50}O_5$）和 23- 乙酰泽泻醇 C（$C_{32}H_{28}O_6$）的总量，不得少于 0.10%。

【商品规格】一般按产地分为建泽泻和川泽泻两种规格。建泽泻主产于福建、江西，个大，圆形而光滑；川泽泻主产于四川、云南、贵州，个较小，皮较粗糙。

1. 建泽泻分为三个等级

一等　干货。椭圆形，撞净外皮及须根。表面黄白色，有细小凸起的须根痕，质坚硬。断面浅黄白色，细腻有粉性，味甘、微苦。每 1 kg 在 32 个以内。无双花、焦枯、杂质、虫蛀、霉变。

二等　每 1 kg 在 56 个以内。余同一等。

三等　每 1 kg 在 56 个以上，最小直径不得小于 2.5 cm，间有双花，有轻微焦枯，但不得过 10%。余同一等。

2. 川泽泻分为两个等级

一等　干货。卵圆形，去净粗皮及须根，底部有瘤状小疙瘩，表面灰黄色，质坚硬。断面淡黄白色，味甘、微苦。每 1 kg 在 50 个以内。无焦枯、碎块、杂质、虫蛀、霉变。

二等　每 1 kg 在 50 个以上，最小的直径不得小于 2 cm，间有少量焦枯、碎块，但不得过 10%。余同一等。

【性味功能】性寒，味甘、淡。归肾、膀胱经。利水渗湿，泄热，化浊降脂。用于小便不利，水肿胀满，泄泻尿少，痰饮眩晕，热淋涩痛，高脂血症。

【用法用量】6 ～ 10 g。内服煎汤，或入丸、散。

【贮藏】置干燥处，防蛀。

细辛

Xixin

Asari Radix et Rhizoma

本品为常用中药，始载于《神农本草经》，列为上品。

【别名】华细辛、辽细辛、金盆草。

【来源】马兜铃科植物北细辛 *Asarum heterotropoides* Fr. Schmidt var. *mandshuricum*（Maxim.）Kitag.、汉城细辛 *Asarum sieboldii* Miq. var. *seoulense* Nakai 或华细辛 *Asarum sieboldii* Miq. 的干燥根和根茎。前两者习称“辽细辛”。

【产销】辽细辛主产于东北地区。华细辛主产于陕西、山东、河南、浙江、江西等地。销全国。

【采收加工】夏季果熟期或初秋采挖，除净地上部分和泥沙，阴干。

【炮制】除去杂质，喷淋清水，稍润，切段，阴干。

【商品特征】

1. 药材

（1）北细辛　常卷曲成团。根茎横生呈不规则圆柱状，具短分枝，长 1 ～ 10 cm，直径 0.2 ～ 0.4 cm；表面灰棕色，粗糙，有环形的节，节间长 0.2 ～ 0.3 cm，分枝顶端有碗状的茎痕。根细长，密生节上，长 10 ～ 20 cm，直径 0.1 cm；表面灰黄色，平滑或具纵皱纹；有须根和须根痕；质脆，易折断，断面平坦，黄白色或白色。气辛香，味辛辣、麻舌。（图 8-141）

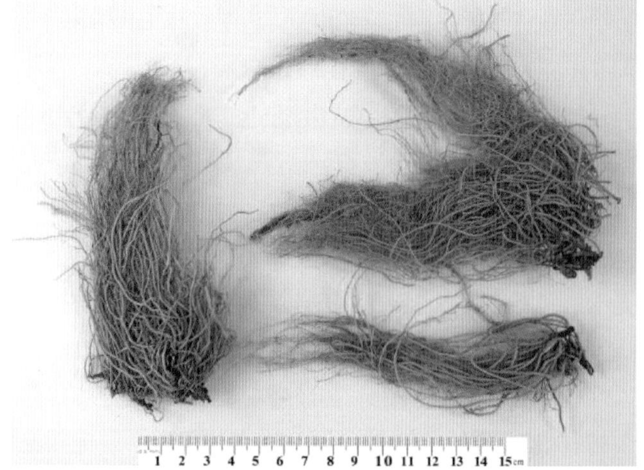

图 8-141　细辛

（2）汉城细辛　根茎直径 0.1 ～ 0.5 cm，节间长 0.1 ～ 1 cm。

（3）华细辛　根茎长 5 ～ 20 cm，直径 0.1 ～ 0.2 cm，节间长 0.2 ～ 1 cm。气味较弱。

2. 饮片　不规则的段。根茎呈不规则圆形，外表皮灰棕色，有时可见环形的节。根细，表面灰黄色，平滑或具纵皱纹。切面黄白色或白色。气辛香，味辛辣、麻舌。

【主要成分】含挥发油，成分包括甲基丁香酚（methyleugenol）、细辛醚（asarone）、榄香脂素（elemicin）、细辛脂素（asarinin）、柠檬烯等。

北细辛，含 N- 异丁基十二碳四烯酰胺、葛缕酮（eucarvone）等。

汉城细辛，含优葛缕酮、对聚伞花素 -α- 醇（*p*-cymen-α-ol）、乙酸龙脑酯等。

华细辛，含 γ- 松油烯、α- 侧柏烯（α-thujene）等。

【鉴别】

1. 根横切面　表皮细胞 1 列，部分残存。皮层宽，有众多油细胞散在；外皮层细胞 1 列，类长方形，木栓化并微木化；内皮层明显，可见凯氏点。中柱鞘细胞 1 ～ 2 层，初生木质部 2 ～ 4 原型。韧皮部束中央可见 1 ～ 3 个明显较其周围韧皮部细胞大的薄壁细胞，但其长径显著小于最大导管直径，或者韧皮部中无明显的大型薄壁细胞。薄壁细胞含淀粉粒。

2. 薄层色谱 供试品色谱中，在与细辛对照药材色谱和细辛脂素对照品色谱相应的位置上，显相同颜色的斑点。

【检查】水分不得过 10.0%。总灰分：药材不得过 12.0%，饮片不得过 8.0%。酸不溶性灰分不得过 5.0%。

马兜铃酸Ⅰ限量测定用高效液相色谱法。按干燥品计，本品含马兜铃酸Ⅰ（$C_{17}H_{11}NO_7$）不得过 0.001%。

【浸出物】热浸法。乙醇浸出物不得少于 9.0%。

【含量测定】挥发油。本品含挥发油不得少于 2.0%（mL/g）。

高效液相色谱法。按干燥品计，本品含细辛脂素（$C_{20}H_{18}O_6$）不得少于 0.050%。

【商品规格】统货。

【性味功能】性温，味辛。归心、肺、肾经。解表散寒，祛风止痛，通窍，温肺化饮。用于风寒感冒，头痛，牙痛，鼻塞流涕，鼻鼽，鼻渊，风湿痹痛，痰饮喘咳。

【用法用量】1 ～ 3 g。内服煎汤，散剂每次服 0.5 ～ 1 g。外用适量。不宜与藜芦同用。

【贮藏】置阴凉干燥处。

【附注】该品种为马兜铃科植物，以前曾以全草入药，但因地上部分含有马兜铃酸类成分，具有肝肾毒性，经研究，该品种地下部分基本不含马兜铃酸类成分，故其药用部位修改为根和根茎。

其伪品有如下几种。

1. 杜衡 马兜铃科植物杜衡 *Asarum forbesii* Maxim. 的干燥地下部分。本品根茎呈不规则圆柱形，直径 1.5 ～ 2 cm，表面浅棕色或淡黄棕色，有多数环节，顶端残留皱缩的叶柄或叶片，下部着生数条须根。根呈细圆柱形，弯曲，直径 0.1 ～ 0.2 cm，具细纵皱纹。质脆，易折断，断面平坦，类白色。

2. 单叶细辛 马兜铃科植物单叶细辛 *Asarum himalaicum* Hook. f. et Thomson ex Klotzsch. 的干燥地下部分。本品根状茎细长，直径 0.1 ～ 0.2 cm，节间长 2 ～ 3 cm，有多条纤维根。

3. 宜昌细辛 马兜铃科植物小叶马蹄香 *Asarum ichangense* C. Y. Cheng et C. S. Yang 的干燥地下部分，根状茎短，根稍肉质，直径 0.1 ～ 0.2 cm。

4. 尾花细辛 马兜铃科植物尾花细辛 *Asarum caudigerum* Hance 的干燥地下部分。根状茎粗壮，节间短或较长，有多条纤维根。

5. 灯盏细辛 菊科植物短葶飞蓬 *Erigeron breviscapus*（Vant.）Hand.-Mazz. 的干燥全草。药材称灯盏细辛，但非细辛类药物，切勿误用。

茜草

Qiancao

Rubiae Radix et Rhizoma

本品为常用中药，始载于《神农本草经》，列为上品。

【别名】红茜草、茜根、血见愁。

【来源】茜草科植物茜草 *Rubia cordifolia* L. 的干燥根及根茎。

【产销】全国大部分地区均产。主产于陕西、河南、安徽、河北、山东等地，以陕西、河南产量较大且质优。销全国。

【采收加工】春、秋二季采挖，洗去泥沙，干燥。

【炮制】

1. 茜草 取原药材，除去杂质，洗净，润透，切厚片或段，干燥。

2. 茜草炭 取茜草片或段，置热锅内，用武火炒至表面焦黑色，取出，放凉。

【商品特征】

1. 药材 根茎呈结节状，丛生粗细不等的根。根呈圆柱形，略弯曲，长 10 ～ 25 cm，直径 0.2 ～ 1 cm。表面红棕色或暗棕色，具细纵皱纹和少数须根痕，皮部易剥落，露出黄红色木部。质脆，易折断，断面平坦，皮部狭窄，紫红色，木部宽广，浅黄红色，可见多数导管小孔。气微，味微苦，久嚼刺舌。

以条粗、外皮红棕色、断面黄红色者为佳。

2. 饮片

（1）茜草 不规则的厚片或段。根呈圆柱形，外表皮红棕色或暗棕色，具细纵皱纹，皮部脱落处呈黄红色。切面皮部狭窄，紫红色，木部宽广，浅黄红色，导管孔多数。气微，味微苦，久嚼刺舌。（图 8-142）

（2）茜草炭 形如茜草片或段，表面黑褐色，内部棕褐色。气微，味苦、涩。（图 8-143）

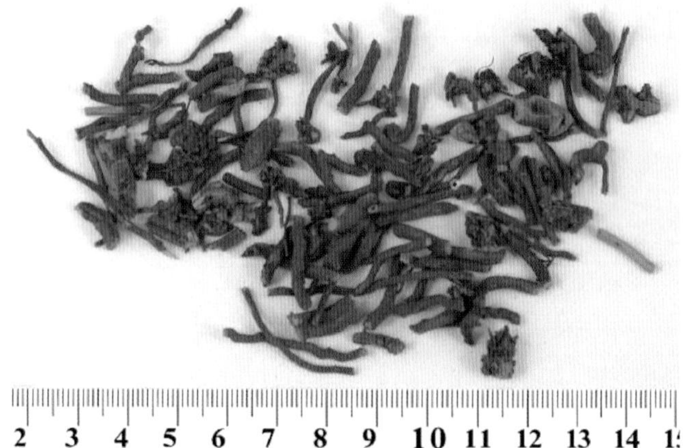

图 8-142 茜草

【主要成分】含蒽醌类衍生物，茜草酸、大叶茜草素、羟基茜草素、茜草苷及多种色素。

【鉴别】

1. 根横切面 木栓细胞 6 ～ 12 列，含棕色物。栓内层薄壁细胞有的含红棕色颗粒。韧皮部细胞较小。形成层不甚明显。木质部占根的主要部分，全部木化，射线不明显。薄壁细胞含草酸钙针晶束。

2. 化学鉴别 取本品粉末 0.2 g，加乙醚 5 mL，振摇数分钟，滤过。滤液加氢氧化钠溶液 1 mL，振摇，静置使分层，水层显红色；醚层无色，置紫外灯（365 nm）下观察，显天蓝色荧光。

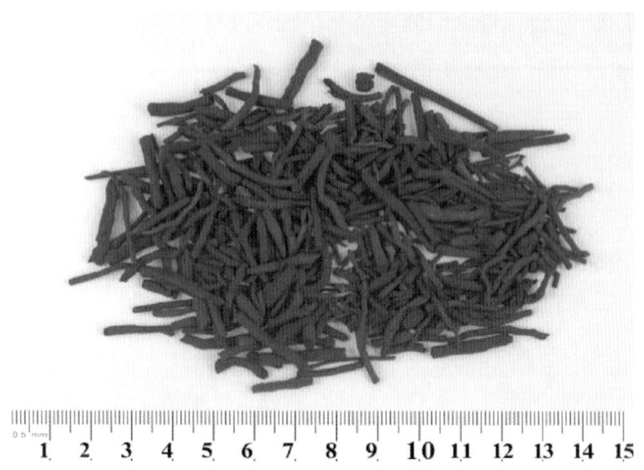

图 8-143 茜草炭

【商品规格】统货。

【检查】水分：药材、茜草片不得过 12.0%，茜草段不得过 8.0%。总灰分不得过 15.0%。酸不溶性灰分不得过 5.0%。

【浸出物】热浸法。乙醇浸出物，药材、茜草片不得少于 9.0%。

【含量测定】高效液相色谱法。按干燥品计，含大叶茜草素（$C_{17}H_{15}O_4$），药材不得少于 0.40%，饮片不得少于 0.20%。含羟基茜草素（$C_{14}H_8O_5$），药材不得少于 0.10%，饮片不得少于 0.080%。

【性味功能】性寒，味苦。归肝经。凉血止血，祛瘀通经。用于吐血，衄血，崩漏不止，外伤出血，经闭瘀阻，关节痹痛，跌打肿痛。

【用法用量】6 ～ 10 g。内服煎汤。外用鲜品适量，捣烂外敷。

【贮藏】置干燥处。

草乌

Caowu

Aconiti Kusnezoffii Radix

本品为常用中药，始载于《本草纲目》。

【别名】鸟啄、五毒根。

【来源】毛茛科植物北乌头 *Aconitum kusnezoffii* Reichb. 的干燥块根。

【产销】主产于辽宁、吉林、黑龙江及河北等地。销全国。

【采收加工】秋季茎叶枯萎时采挖，除去须根和泥沙，干燥。

【炮制】

1. 生草乌　取原药材，除去杂质，洗净，干燥。

2. 制草乌　取生草乌，大小个分开，用水浸泡至内无干心，取出，加水煮至个大者切开内无白心、口尝微有麻舌感时，取出，晾至六成干后切薄片，干燥。

【商品特征】

1. 药材　不规则长圆锥形，略弯曲，长 2 ～ 7 cm，直径 0.6 ～ 1.8 cm。顶端常有残茎和少数不定根残基，有的顶端一侧有一枯萎的芽，另一侧有一圆形或扁圆形不定根残基。表面灰褐色或黑棕褐色，皱缩，有纵皱纹、点状须根痕及数个瘤状侧根。质硬，断面灰白色或暗灰色，有裂隙，形成层环纹多角形或类圆形，髓部较大或中空。气微，味辛辣、麻舌。

以个大、质坚、粉性大、残茎少者为佳。

本品特征可概括如下。

草乌形似乌鸦头，顶端常有茎基留。

外表暗棕或黑褐，体瘦皱缩有纵沟。

断面灰白环纹显，味辛麻舌有大毒。

2. 饮片

（1）生草乌　同药材性状特征。（图 8–144）

（2）制草乌　不规则形、长条形或长三角形的片。表面黑褐色，有空隙，周边皱缩不平。质脆。气微，味微辛辣，稍有麻舌感。（图 8–145）

【主要成分】主含多种生物碱。其中主要为剧毒的双脂类生物碱，如乌头碱（aconitine）、新乌头碱（mesaconitine，中乌头碱）、次乌头碱（hypaconitine）、去氧乌头碱（deoxyaconitine）等。

制草乌，尚含苯甲酰乌头原碱（benzoylaconitine）、苯甲酰次乌头原碱、苯甲酰新乌头原碱等。

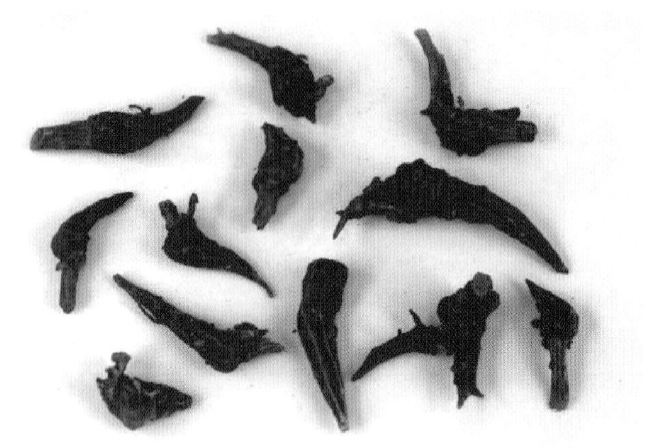

图 8-144 生草乌

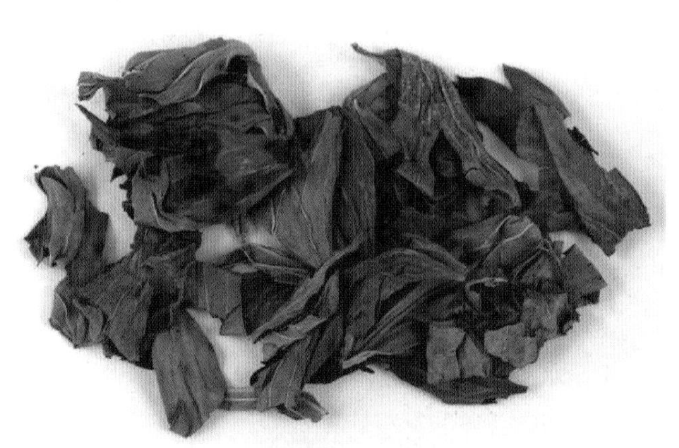

图 8-145 制草乌

【鉴别】

1. 横切面 后生皮层为 7 ～ 8 列棕黄色栓化细胞。皮层有石细胞，单个散在或 2 ～ 5 个成群，类长方形、方形或长圆形，胞腔大。内皮层明显。韧皮部宽广，常有不规则裂隙，筛管群随处可见。形成层环呈不规则多角形或类圆形。木质部导管 1 ～ 4 列或数个相聚，位于形成层角隅的内侧，有的内含棕黄色物。髓部较大。薄壁细胞充满淀粉粒。

2. 粉末 灰棕色，淀粉粒单粒类圆形，直径 2 ～ 23 μm；复粒由 2 ～ 16 分粒组成。石细胞无色，与后生皮层细胞连接的显棕色，呈类方形、类长方形、类圆形、梭形或长条形，直径 20 ～ 133（234）μm，长至 465 μm，壁厚薄不一，壁厚者层纹明显，纹孔细，有的含棕色物。后生皮层细胞棕色，表面观呈类方形或长多角形，壁不均匀增厚，有的呈瘤状突入细胞腔。

3. 薄层色谱

生草乌 供试品色谱中，在与乌头碱、次乌头碱、新乌头碱对照品色谱相应的位置上，显相同颜色的斑点。

制草乌 供试品色谱中，在与苯甲酰乌头原碱、苯甲酰次乌头原碱、苯甲酰新乌头原碱对照品色谱相应的位置上，显相同颜色的斑点。

【检查】

生草乌 杂质（残茎）不得过 5%。水分不得过 12.0%。总灰分不得过 6.0%。

制草乌 水分不得过 12.0%。高效液相色谱法，含双酯型生物碱以乌头碱（$C_{34}H_{47}NO_{11}$）、次乌头碱（$C_{33}H_{45}NO_{10}$）和新乌头碱（$C_{33}H_{45}NO_{11}$）的总量，不得过 0.040%。

【含量测定】

生草乌 按干燥品计，含乌头碱（$C_{34}H_{47}NO_{11}$）、次乌头碱（$C_{33}H_{45}NO_{10}$）和新乌头碱（$C_{33}H_{45}NO_{11}$）的总量应为 0.15% ～ 0.75%。

制草乌　按干燥品计，含苯甲酰乌头原碱（$C_{32}H_{45}NO_{10}$）、苯甲酰次乌头原碱（$C_{31}H_{43}NO_{9}$）及苯甲酰新乌头原碱（$C_{31}H_{43}NO_{10}$）的总量应为 0.020% ～ 0.070%。

【商品规格】根据草乌药材的大小、均匀度及杂质含量等分为选货与统货两个规格。

选货　个大，肥壮、质坚实，残茎及须根少，杂质（残茎）含量不超过 2.0 %。

统货　个大小不均匀，质坚实，残茎及须根较多，杂质（残茎）含量不超过 5.0 %。

【性味功能】性热，味辛、苦；有大毒。归心、肝、肾、脾经。祛风除湿，温经止痛。用于风寒湿痹，关节疼痛，心腹冷痛，寒疝作痛及麻醉止痛。

【用法用量】一般炮制后用。制草乌用量为 1.5 ～ 3 g。内服煎汤，宜先煎，久煎。不宜与贝母、半夏、白及、白蔹、天花粉、瓜蒌同用。

【贮藏】置通风干燥处，防蛀。本品为剧毒，应按《医疗用毒性药品管理办法》保管。

【附注】

（1）湖北、陕西等地使用栽培乌头中个头较小的母根作为草乌药用。

（2）华南、华东及华中部分地区生产、使用的草乌为野生乌头的块根。其植物来源同川乌。块根较川乌小，长 1 ～ 3 cm，直径 0.8 ～ 1.2 cm，体形较皱缩，粉性较差。

威灵仙

Weilingxian

Clematidis Radix et Rhizoma

本品为常用中药，始载于《开宝本草》。

【别名】灵仙、铁脚威灵仙。

【来源】毛茛科植物威灵仙 *Clematis chinensis* Osbeck、棉团铁线莲 *Clematis hexapetala* Pall. 或东北铁线莲 *Clematis manshurica* Rupr. 的干燥根和根茎。

【产销】威灵仙主产于江苏、浙江、江西、湖南、湖北、四川等地，销南方各省。棉团铁线莲主产于东北及山东，销东北及山东。东北铁线莲主产于东北各省，销东北、华北各地。

【采收加工】秋季采挖，除去泥沙，晒干。

【炮制】

1. 威灵仙　取原药材，除去杂质，洗净，润透，切段，干燥。

2. 酒威灵仙　取威灵仙段，加黄酒拌匀，闷透，置锅内用文火加热，炒干，取出放凉。每 100 kg 威灵仙，用黄酒 10 kg。

【商品特征】

1. 药材

（1）威灵仙　根茎呈柱状，长 1.5 ～ 10 cm，直径 0.3 ～ 1.5 cm；表面淡棕黄色；顶端残留茎基；质较坚韧，断面纤维性；下侧着生多数细根。根呈细长圆柱形，稍弯曲，长 7 ～ 15 cm，直径 0.1 ～ 0.3 cm；表面黑褐色，有细纵纹，有的皮部脱落，露出黄白色木部。质硬脆，易折断，断面皮部较广，木部淡黄色，略呈方形，皮部与木部间常有裂隙。气微，味淡。

（2）棉团铁线莲　根茎呈短柱状，长 1 ～ 4 cm，直径 0.5 ～ 1 cm。根长 4 ～ 20 cm，直径

0.1 ～ 0.2 cm；表面棕褐色至棕黑色；断面木部圆形。味咸。

（3）东北铁线莲　根茎呈柱状，长 1 ～ 11 cm，直径 0.5 ～ 2.5 cm。根较密集，长 5 ～ 23 cm，直径 0.1 ～ 0.4 cm；表面棕黑色；断面木部近圆形。味辛、辣。

均以根粗、条匀、断面灰白色、质坚实、地上残基短者为佳。（图 8–146）

本品特征可概括如下。

灵仙根茎呈柱状，上有根茎色棕黄。

细根丛生色黑褐，质硬断面色灰白。

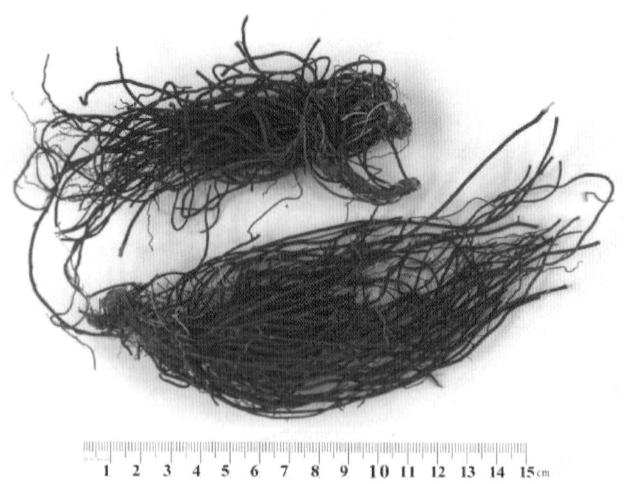

图 8–146　威灵仙

2. 饮片

（1）威灵仙　不规则的段，表面黑褐色、棕褐色或棕黑色，有细纵纹，有的皮部脱落，露出黄白色木部。切面皮部较广，木部淡黄色，略呈方形或近圆形，皮部与木部间常有裂隙。切面黄白色，周边棕褐色或棕黑色。气微，味微苦。（图 8–147）

（2）酒威灵仙　形如威灵仙段，表面黄色或微黄色。微有酒气。

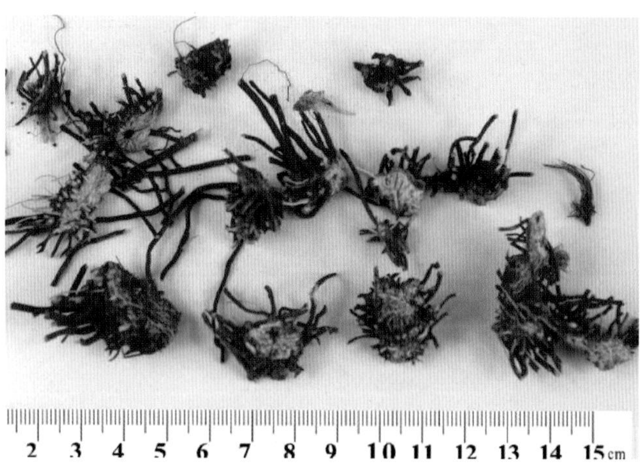

图 8–147　威灵仙段

【主要成分】含黄酮，皂苷，木脂素，有机酸类，生物碱，挥发油等。如白头翁素，齐墩果酸，常春藤苷，白头翁内酯（anemonol），肉豆蔻酸，α– 亚油酸，β– 亚油酸，铁线莲苷 A、B、C 等。

【鉴定】

1. 根横切面

（1）威灵仙　表皮细胞外壁增厚，棕黑色。皮层宽，均为薄壁细胞，外皮层细胞切向延长；内皮层明显。韧皮部外侧常有纤维束和石细胞，纤维直径 18 ～ 43 μm。形成层明显。木质部略呈 2 原型，木化。薄壁细胞含淀粉粒。

（2）棉团铁线莲　外皮层细胞多径向延长，紧接外皮层的 1 ～ 2 列细胞的细胞壁稍增厚。韧皮部外侧无纤维束和石细胞。

（3）东北铁线莲　外皮层细胞径向延长，老根略切向延长。韧皮部外侧偶有纤维及石细胞。

2. 化学鉴别

（1）取本品水提液（1 ∶ 10），置试管内用力振摇，产生持久性泡沫。分别取水提液 1 mL 放入两支试管内，一管加 5% 氢氧化钠溶液 2 mL，另一管加入 5% 盐酸 2 mL，振摇后，两管的泡沫高度相近。

（2）将本品甲醇提取液（1 ∶ 2）适量，置试管内，蒸去甲醇，加入醋酐 1 mL，沿管壁滴加浓硫酸，则两液交界处呈现红色环，最后变成蓝色。

（3）取本品粗粉 10 g，加入苯 200 mL，放入锥形瓶内密闭，放置过夜，滤过。滤液回收苯至干，放冷，残渣加入 1% 盐酸羟胺及 10% 氢氧化钾（1 ∶ 1）混合液 2 mL，在室温放置 10 min，加入 10% 盐酸调至 pH 为 3 ～ 4 后，再加 1% 三氯化铁溶液 1 ～ 2 mL，产生红色沉淀。

3. 薄层色谱　供试品色谱中，在与齐墩果酸对照品色谱相应的位置上，显相同颜色的斑点。

【检查】水分不得过 15.0%。总灰分不得过 10.0%。酸不溶性灰分不得过 4.0%。

【浸出物】热浸法。乙醇浸出物不得少于 15.0%。

【含量测定】高效液相色谱法。按干燥品计，本品含齐墩果酸（$C_{30}H_{48}O_3$）不得少于 0.30%。

【商品规格】统货。

【性味功能】性温，味辛、咸。归膀胱经。祛风湿，通经络。用于风湿痹痛，肢体麻木，筋脉拘挛，屈伸不利。

【用法用量】6 ～ 10 g。内服煎汤。

【贮藏】置干燥处。

【附注】伪品有毛茛科铁线莲属和百合科菝葜属两类。

1. 铁皮威灵仙　山木通 *Clematis finetiana* Levl. et Vant. 的干燥根及根茎。主产于华南、华东，销往南方各省作为威灵仙药用。本品外皮黑褐色，断面木心较大，纤维性。其与威灵仙的显微特征不同点：皮层内有多数长形厚壁细胞散在，木质部多为 4 或 6 原型，导管排列成“U”字形，在木质部每个凹弧处各有 2 个韧皮部纤维束存在。

2. 铁脚威灵仙　柱果铁线莲 *Clematis uncinata* Champ. 和毛柱铁线莲 *Clematis meyeniana* Walp. 的根及根茎。

柱果铁线莲主产于四川、贵州、浙江、福建等地，销往南方各省。本品根表面淡棕色，具纵皱纹，断面角质样。其与威灵仙的显微特征不同点：木质部 4 原型，有四个凹弧部，其外侧各有一个韧皮纤维束。导管分布于木质部外侧，排列成行。

毛柱铁线莲，在福建、广东、湖南等地作为威灵仙药用。本品根的外形与威灵仙相似。显微特征不同点是皮层中有多数木化厚壁组织散在。木质部 6 原型，有 6 个凹弧部，每个凹弧处有 1 ～ 2 个韧皮纤维束。导管散在排列。

3. 铜脚灵仙　锥花铁线莲 *Clematis paniculata* Thunb. 和铁线莲 *Clematis florida* Thunb. 的根及根茎。

锥花铁线莲的根与威灵仙在外形上不易区别，但组织构造不同：靠皮层外侧往往有木化厚壁组织排成一圈，木质部常为 2 或 3 原型，导管散在，木质部凹弧处韧皮部中有韧皮纤维束 1 ～ 2 束。

铁线莲在浙江作为威灵仙药用，本品根的外形与威灵仙相似，但根较粗大，直径 0.2 ～ 0.5 cm。显微特征不同点：无皮层厚壁组织，韧皮部的韧皮纤维较多。木质部 2 原型，有 2 个凹弧，导管较少，散在。

4. 铁丝威灵仙　百合科植物短梗菝葜 *Smilax scobinicaulis* C. H. Wright 和华东菝葜 *Smilax sieboldii* Miq. 的干燥根及根茎。在北方各省作为威灵仙药用。

短梗菝葜主产于山西、陕西、甘肃等地。本品根茎呈不规则块状，有针状小刺，下侧着生多数细长的根。

根表面灰褐色或灰棕色，具细小钩状刺。质韧，不易折断，有弹性。根横切面：内皮层外侧的组织多脱落，内皮层为 1 列含有棕色色素的石细胞层，中柱鞘为 9 ～ 13 列木化的厚壁纤维；维管束辐射状排列；髓部细胞壁增厚。

华东菝葜主产于山东，多自产自销。与短梗菝葜的不同点是，本品根表面黑褐色，刺较少。

骨碎补

Gusuibu

Drynariae Rhizoma

本品为较常用中药，始载于《本草拾遗》。

【别名】猴姜、胡狲姜、毛姜、石岩姜。

【来源】水龙骨科植物槲蕨 *Drynaria fortunei*（Kunze）J. Sm. 的干燥根茎。

【产销】主产于湖南、浙江、江西、广西、湖北等地。此外，四川、广东、贵州等地亦产。销全国。

【采收加工】全年均可采挖，除去泥沙，干燥，或再燎去茸毛（鳞片）。

【炮制】

1. 骨碎补片 除去杂质，洗净，润透，切厚片，干燥。

2. 烫骨碎补 取净骨碎补或片，用砂烫至鼓起，取出，筛去砂，放凉，撞去毛。

【商品特征】

1. 药材 扁平长条状，多弯曲，有分枝，长 5 ～ 15 cm，宽 1 ～ 1.5 cm，厚 0.2 ～ 0.5 cm。表面密被深棕色至暗棕色的小鳞片，柔软如毛，经火燎者呈棕褐色或暗褐色，两侧及上表面均具凸起或凹下的圆形叶痕，少数有叶柄残基和须根残留。体轻，质脆，易折断，断面红棕色，维管束呈黄色点状，排列成环。气微，味淡、微涩。（图 8–148）

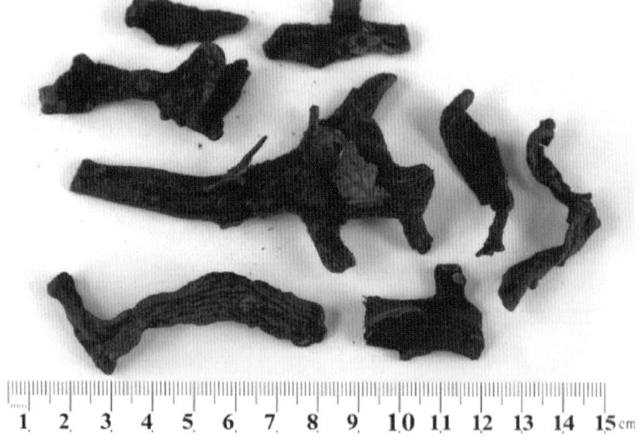

图 8–148 骨碎补

2. 饮片

（1）骨碎补片 不规则厚片。表面深棕色至棕褐色，常残留细小棕色的鳞片，有的可见圆形的叶痕。切面红棕色，黄色的维管束点状排列成环。气微，味淡、微涩。

（2）烫骨碎补 形如骨碎补或片，表面黄棕色至深棕色。体膨大鼓起，质轻、酥松。（图 8–149）

【主要成分】含多种黄酮、甾醇、萜类等。如柚皮苷（naringin）及柚皮素（naringenin）、3– 雁齿烯、里白烯、菜油甾醇、豆甾醇等。

【鉴别】

1. 横切面 表皮细胞 1 列，外壁稍厚。鳞片基部着生于表皮凹陷处，由 3 ～ 4 列细胞组成；内含类棕红色色素。维管束周韧型，17 ～ 28 个排列成环；各维管束外周有内皮层；木质部管胞类多角形。

2. 粉末 棕褐色。鳞片碎片呈棕黄色或棕红色，体部细胞呈长条形或不规则形，直径 13 ～ 86 μm，壁稍弯曲或平直，边缘常有毛状物，两细胞并生，先端分离；柄部细胞形状不规则。基本组织细胞微木化，孔沟明显，直径 37 ～ 101 μm。

3. 薄层色谱 供试品色谱中，在与骨碎补对照药材色谱和柚皮苷对照品色谱相应的位置上，显相同颜色的荧光斑点。

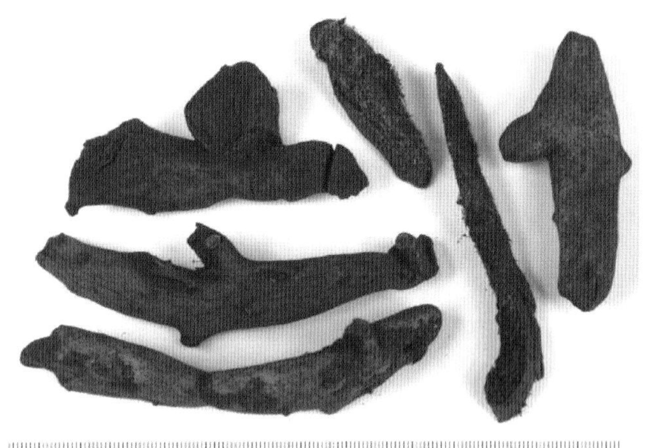

图 8-149 烫骨碎补

【检查】水分：药材不得过 15.0%，骨碎补不得过 14.0%，烫骨碎补不得过 13.0%。总灰分：药材不得过 8.0%，骨碎补不得过 7.0%，烫骨碎补不得过 10.0%。

【浸出物】热浸法。稀乙醇浸出物不得少于 16.0%。

【含量测定】高效液相色谱法。按干燥品计，药材、骨碎补片含柚皮苷（$C_{27}H_{32}O_{14}$）不得少于 0.50%，烫骨碎补不得少于 0.40%。

【商品规格】统货。

【性味功能】性温，味苦。归肝、肾经。疗伤止痛，补肾强骨；外用消风祛斑。用于跌扑闪挫，筋骨折伤，肾虚腰痛，筋骨痿软，耳鸣耳聋，牙齿松动；外治斑秃，白癜风。

【用法用量】3 ～ 9 g。内服煎汤，或入丸、散。外用鲜品适量，煎水洗，或捣敷。

【贮藏】置干燥处。

【附注】

1. 基源 骨碎补原植物槲蕨 *Drynaria fortunei*（Kunze）J. Sm.，《中国药典》记载属于水龙骨科（*Polypodiaceae*），《中国植物志》将其归属于槲蕨科（*Drynariaceae*），且拉丁学名为 *Drynaria roosii* Nakaike。

2. 地区习惯用药

（1）骨碎补科植物大叶骨碎补 *Davallia formosana* Hay. 的根茎，习称“硬碎补”“广碎补”。主产于两广及台湾、福建等地，当地作为骨碎补使用。本品根茎呈扭曲圆柱形，密被披针形鳞片。鳞片全缘，基部着生。去鳞片后表皮红棕色至棕褐色，有纵向沟脊和细小纹理。叶柄基部显著凸起，直径 0.4 ～ 0.7 cm，圆柱形。质坚，横断面红棕色，可见数个黄白色筋脉小点排列成环，中央有两个大的弯月形筋脉纹。气微，味微涩。

（2）槲蕨科槲蕨属植物栎叶槲蕨 *Drynaria quercifolia*（L.）J. Sm. 的根茎，海南主产并使用。与槲蕨根茎相似，但明显较大，宽 2.0 ～ 5.0 cm，厚 0.5 ～ 1.0 cm；孢子叶柄基直径 0.5 ～ 0.8 cm。气微，味涩。

（3）槲蕨科崖姜蕨属植物崖姜 *Pseudodrynaria coronans*（Wall. ex Mett.）Ching 的根茎，在辽宁、广东、福建等地曾作骨碎补药用，习称“大骨碎补”。根茎呈扁平扭曲的长条状，不分枝。表面棕黑色，有纵皱及沟纹，一侧具凸起的圆形叶痕，其周围常有残存的棕色鳞片。质坚，断面红棕色，有众多黄色筋脉小点于外侧排列成环状，环内又有两小圈筋脉小点。气微弱，味微涩。

重楼
Chonglou
Paridis Rhizoma

本品为常用中药，始载于《神农本草经》，列为下品。

【别名】蚤休、草河车、华重楼、滇重楼、七叶一枝花。

【来源】百合科植物云南重楼 *Paris polyphylla* Smith var. *yunnanensis*（Franch.）Hand.-Mazz. 或七叶一枝花 *Paris polyphylla* Smith var. *chinensis*（Franch.）Hara 的干燥根茎。

【产销】黄河以南各省均产。主产于云南、四川、贵州、广西、湖北、湖南等地。多自产自销。

【采收加工】秋季采挖，除去须根，洗净，晒干。

【炮制】除去杂质，洗净，润透，切薄片，晒干。

【商品特征】

1. 药材 结节状扁圆柱形，略弯曲。云南重楼长 5 ～ 12 cm，直径 1 ～ 6 cm。七叶一枝花长 3 ～ 8 cm，直径 1 ～ 3 cm。表面黄棕色或灰棕色，外皮脱落处呈白色；密具层状凸起的粗环纹，一面结节明显，结节上具椭圆形凹陷茎痕，另一面有疏生的须根或疣状须根痕。顶端具鳞叶和茎的残基。质坚实，断面平坦，白色至浅棕色，粉性或角质。气微，味微苦、麻。（图 8-150）

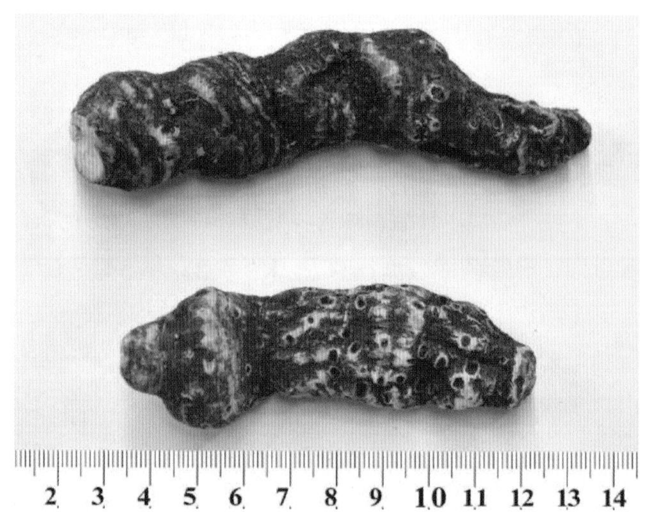

图 8-150　重楼

以粗壮、质坚实、断面白色、粉性足者为佳。

本品特征可概括如下。

重楼根茎扁圆形，结节明显有茎痕。
表面黄棕灰褐色，密生层纹粗环状。
断面平坦粉性足，气无味苦才是真。

2. 饮片 近圆形或不规则形片，切面呈浅棕色。余同药材性状特征。（图 8-151）

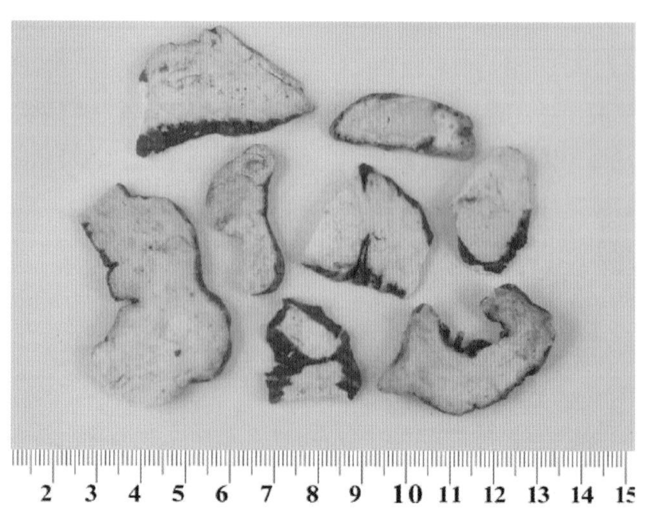

图 8-151　重楼片

【主要成分】主含多种皂苷。重楼皂苷Ⅰ、Ⅱ～Ⅶ（A、B～H）等。苷元为薯蓣皂苷元和偏诺皂苷元。另含多种氨基酸。

【鉴别】

1. 横切面

（1）云南重楼　表皮细胞类方形，淡黄棕色，壁微木栓化，外壁增厚；近茎痕处最外为多列后生皮层；后生皮层细胞形状不规则；较粗根茎表皮常破碎或脱落。皮层散在叶迹维管束和根迹维管束；皮层和中柱黏液细胞少数。中柱内维管束 20 ～ 35 个。

（2）七叶一枝花　皮层较宽，黏液细胞较少，针晶长达 85 ～ 133 μm，宽 38 ～ 77 μm。中柱内维管束 25 ～ 40 个。

2. 粉末　白色。淀粉粒甚多，类圆形、长椭圆形或肾形，直径 3 ～ 18 μm。草酸钙针晶成束或散在，长 80 ～ 250 μm，梯纹导管及网纹导管直径 10 ～ 25 μm。

3. 化学鉴别

（1）取本品粗粉的水浸液，分别加入 2 支带塞试管中，一管加 5% 氢氧化钠溶液，另一管加 5% 盐酸，密塞，振摇 1 min，产生大量蜂窝状泡沫，加碱管比加酸管的泡沫高 2 倍以上。

（2）取本品乙醚提取液 2 份，挥干，一份加醋酐 1 mL 溶解，加硫酸 2 滴，显黄色，后变红色、紫色、青色、污绿色；另一份加冰醋酸 1 mL 溶解，加乙酰氯 5 滴与氢氧化锌少量，稍加热，显淡红色或紫红色。

4. 薄层色谱　供试品色谱中，在与重楼对照药材色谱和重楼皂苷Ⅰ、重楼皂苷Ⅱ、重楼皂苷Ⅶ对照品色谱相应的位置上，显相同颜色的斑点。

【检查】水分不得过 12.0%。总灰分不得过 6.0%。酸不溶性灰分不得过 3.0%。

【含量测定】高效液相色谱法。按干燥品计，本品含重楼皂苷Ⅰ（$C_{44}H_{70}O_{16}$）、重楼皂苷Ⅱ（$C_{51}H_{82}O_{20}$）和重楼皂苷Ⅶ（$C_{51}H_{82}O_{21}$）的总量不得少于 0.60%。

【商品规格】一般分为云南重楼和七叶一枝花两种规格。云南重楼多为统货。七叶一枝花可分为选货和统货。

选货　干货。结节状类圆锥形。一面黄棕色或灰棕色，结节上具椭圆形凹陷茎痕，另一面有疣状须根痕。质坚实，断面白色或至浅棕色。气微，味微苦、麻。直径 2 cm 以上，个头均匀。

统货　直径 1 cm 以上。余同选货。

【性味功能】性微寒，味苦；有小毒。归肝经。清热解毒，消肿止痛，凉肝定惊。用于疔疮痈肿，咽喉肿痛，蛇虫咬伤，跌扑伤痛，惊风抽搐。

【用法用量】3 ～ 9 g。内服煎汤，或研末吞服。外用适量，研末调敷、磨汁涂布或鲜品捣敷。虚寒证者、阴证外疡者及孕妇禁服。

【贮藏】置阴凉干燥处，防蛀。

【附注】

1. 地方习惯用药　全国各地尚有以同属南重楼组 *Sect. Euthya*（Salisb.）Franch. 多种植物的根茎作为重楼药用。其根茎与重楼相似，均较粗壮，直径 1 ～ 3 cm，不等粗，环节密生。

2. 伪品

（1）市售商品中，发现同属重楼组 *Sect. Paris* 多种植物的根茎混作重楼使用。其根茎细长，直径多在 0.8 cm 以下，近等粗，节间较长。

（2）拳参为蓼科植物拳参 *Polygonum bistorta* L. 的根茎。扁长条形或扁圆形，略弯曲如虾，长

4 ~ 13 cm，直径 1 ~ 2.5 cm。表面紫褐色或紫黑色，粗糙，一面隆起，另一面稍平或有凹槽，全体有紧密的环纹和残留的硬须根，或须根痕。质坚硬，不易折断，断面淡粉色或棕红色，略显粉性，外圈有黄白色小点排列成环，气微，味微苦而涩。

（3）万年青为百合科植物万年青 *Rohdea japonica*（Thunb.）Roth 的根茎。圆柱形，长 5 ~ 18 cm，直径 1.5 ~ 2.5 cm，表面灰黄色，皱缩，具密集的波状环节，并散有圆点状根痕，有时留有长短不等的须根；顶端有时可见地上茎痕和叶痕；质带韧性，折断面不平坦，黄白色或浅棕至棕红色，略带海绵性，有黄色维管束小点散布；气微，味苦、辛。

独活

Duhuo

Angelicae Pubescentis Radix

本品为常用中药，始载于《神农本草经》，列为中品。

【别名】川独活、大独活、资丘独活、巴东独活、香独活。

【来源】伞形科植物重齿毛当归 *Angelica pubescens* Maxim. f. *biserrata* Shan et Yuan 的干燥根。

【产销】主产于湖北、重庆、陕西等地，甘肃亦产。湖北产者为道地药材。销全国并出口。

【采收加工】春初苗刚发芽或秋末茎叶枯萎时采挖，除去须根和泥沙，烘至半干，堆置 2 ~ 3 天，发软后，再烘至全干。

【炮制】取原药材，除去杂质，洗净，润透，切薄片，晒干或低温干燥。

【商品特征】

1. 药材 根略呈圆柱形，下部 2 ~ 3 分枝或更多，长 10 ~ 30 cm。根头膨大，圆锥状，多横皱纹，直径 1.5 ~ 3 cm，顶端有茎、叶残基或凹陷。表面灰褐色至棕褐色，具纵皱纹，有横长皮孔样凸起及稍凸起的细根痕。质较硬，受潮则变软，断面皮部灰白色，有多数散在的棕色油室，木部灰黄色至黄棕色，形成层环棕色。有特异香气，味苦、辛、微麻舌。（图 8-152）

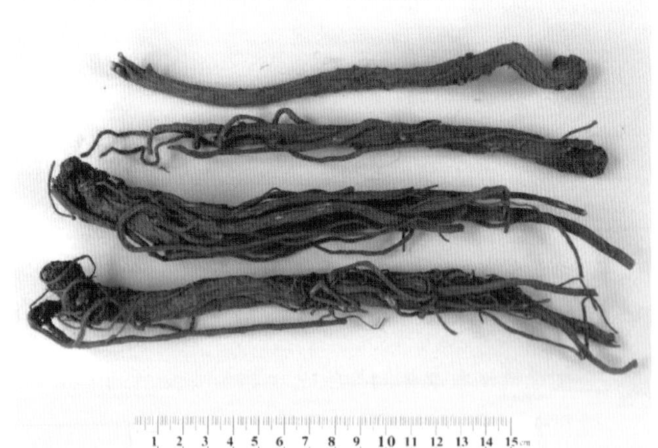

图 8-152 独活

以条粗壮、油润、香气浓者为佳。

本品特征可概括如下。

独活根头多横纹，心黄皮白形环棕。

香气特异味苦辛，略似当归但麻舌。

2. 饮片 类圆形薄片。外表皮灰褐色或棕褐色，具皱纹。切面皮部灰白色至灰褐色，有多数散在棕色油点，木部灰黄色至黄棕色，形成层环棕色。有特异香气。味苦、辛、微麻舌。（图 8-153）

【主要成分】香豆素类化合物：蛇床子素（欧芹酚甲醚，osthol），二氢欧山芹醇当归酸酯

（columbianadin），二氢山芹醇（columbianetin），二氢山芹醇醋酸酯（columbianetin acetate），异欧前胡素（isoimperatorin），香柑内酯（bergapten），花椒毒素（xanthotoxin），毛当归醇（anpubesol），当归醇（angelol）B、D、G等。

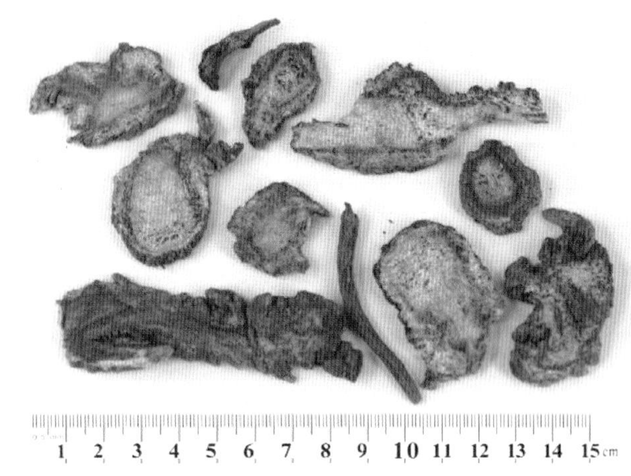

图 8-153　独活片

挥发油：佛术烯（eremophilene），百里香酚（thymol），葎草烯（humulene），对甲基苯酚（*p*–cresol），α– 柏木烯（α–cedrene），β– 柏木烯（β–cedrene），α– 长叶蒎烯（α–longipinene），α– 蒎烯（α–pinene），枞油烯（sylvestrene），3–甲基壬烷（3–methylnonane），橙花叔醇（nerolidol），对聚伞花素（*p*–cymene），α– 水芹烯（α–phelladrene）等。

另含植物甾醇、有机酸、糖类等化合物。

【鉴别】

1. 横切面　木栓细胞数列。栓内层窄。韧皮部较宽；油室较多，排成数轮，切向径约 153 μm，周围分泌细胞 6 ～ 10 个。形成层成环。木质部射线较宽，导管较少，直径约 84 μm，常单个径向排列。薄壁细胞含淀粉粒。

2. 粉末　淡黄色至淡棕色。淀粉粒单粒呈类圆形或椭圆形，脐点、层纹不明显，复粒由 10 余分粒组成。油室多破碎，横断面周围分泌细胞呈类长圆形，直径 9 ～ 22 μm，胞腔内含黄绿色或淡黄棕色分泌物和油滴。网纹、螺纹导管直径 14 ～ 81 μm。

3. 化学鉴别

（1）取本品粉末 3 g，加乙醚 30 mL，加热回流 1 h，滤过。滤液蒸去乙醚，残渣加石油醚（30 ～ 60 ℃）3 mL，振摇，滤过。取滤渣加乙醇 3 mL 溶解，置紫外灯（365 nm）下观察，显紫蓝色荧光。

（2）取上述乙醇溶液 1 mL，加新配制的 7% 盐酸羟胺甲醇溶液与 10% 氢氧化钾甲醇溶液各 3 滴，水浴加热，冷却后加 1% 三氯化铁盐酸溶液 2 滴，摇匀，显橙黄色。

4. 薄层色谱　供试品色谱中，在与独活对照药材色谱和二氢欧山芹醇当归酸酯、蛇床子素对照品色谱相应的位置上，显相同颜色的荧光斑点。

【检查】水分不得过 10.0%。总灰分不得过 8.0%。酸不溶性灰分：药材不得过 3.0%，饮片不得过 2.0%。

【含量测定】高效液相色谱法。按干燥品计，本品含蛇床子素（$C_{15}H_{16}O_3$）不得少于 0.50%；含二氢欧山芹醇当归酸酯（$C_{19}H_{20}O_5$）不得少于 0.080%。

【商品规格】统货。

【性味功能】性微温，味辛、苦。归肾、膀胱经。祛风除湿，通痹止痛。用于风寒湿痹，腰膝疼痛，少阴伏风头痛，风寒挟湿头痛。

【用法用量】3 ～ 10 g。内服煎汤，或入丸、散，或浸酒。外用适量，煎水洗。

【贮藏】置干燥处，防霉，防蛀。

【附注】地区习惯用药常见的有如下几种。

1. 牛尾独活 伞形科植物独活*Heracleum hemsleyanum* Diels的根。主产于湖北、甘肃、四川、云南等地。本品又称水独活。本品根头膨大，顶端残留茎基和黄色叶鞘，主根少分枝。质轻坚硬，易折断，断面不平坦，多裂隙，具粉性。气香，味微甜。

2. 九眼独活 五加科植物食用土当归*Aralia cordata* Thumb. 的根茎。主产于陕西、四川、云南等地。本品根茎粗大，呈扭曲状圆柱形。表面灰棕色或棕褐色，上部有6～9个圆形凹陷茎痕，故称“九眼独活”。质轻泡，易折断，断面显纤维性。气微香，味淡、微辛。

3. 香独活 伞形科植物毛当归*Angelica pubescens* Maxim的根。类圆柱形，略弯曲，多分枝，表面棕褐色至灰棕色，有不规则的纵沟纹、皮孔及细根痕。根头部膨大，顶端残留茎基及叶鞘，质柔韧，断面皮部灰白色，有裂隙，可见众多棕黄色点，木部暗紫色，外侧有一棕色环纹，气芳香，味微甘辛。

姜黄

Jianghuang

Curcumae Longae Rhizoma

本品为较常用中药，始载于《唐本草》。

【别名】黄姜、宝鼎香、郁金。

【来源】姜科植物姜黄*Curcuma longa* L. 的干燥根茎。

【产销】主产于四川、福建、江西等地。四川犍为、沐川、崇州及双流等地为姜黄道地主产区。销全国并有部分出口。台湾、云南、广西、陕西、湖北、贵州等地也产。

【采收加工】冬季茎叶枯萎时采挖，洗净，煮或蒸至透心，晒干，除去须根。采挖时摘下的块根，蒸或煮至透心，干燥，作为黄丝郁金。

【炮制】除去杂质，略泡，洗净，润透，切厚片，干燥。

【商品特征】

1. 药材 不规则卵圆形、圆柱形或纺锤形，常弯曲，有的具短叉状分枝，长2～5 cm，直径1～3 cm。表面深黄色，粗糙，有皱缩的纹理和明显的环节，并有圆形分枝痕及须根痕。质坚实，不易折断，断面棕黄色至金黄色，角质样，有蜡样光泽，内皮层环纹明显，维管束呈点状散在。气香特异，味苦、辛。（图8-154）

以质坚实、断面金黄、香气浓厚者为佳。

2. 饮片 不规则或类圆形厚片。外表皮深黄色，有时可见环节。切面棕黄色至金黄色，角质样，内皮层环纹明显，维管束呈点状散在。气香特异，味苦、辛。（图8-155）

【主要成分】姜黄色素（以姜黄素为主的黄色略带酸性的二苯基庚烷类物质的统称），主要包括姜黄素（curcumin）、去甲氧基姜黄素（demethoxycurcumin）、双去甲氧基姜黄素（bisdemethoxycurcumin）及四氢姜黄素、去甲氧基四氢姜黄素等。

倍半萜类化合物：姜黄新酮（curlone），姜黄酮醇A、B，原莪术二醇（procurcumadiol），莪术双环烯酮（curcumenone），去氢莪术二酮（dehydrocurdione），莪术烯醇，表原莪术烯醇等。

酸性多糖：姜黄多糖A、B、C、D。

挥发油：姜黄酮（turmerone），芳基姜黄酮（ar–turmerone），姜黄烯（curcumene），芳基姜黄烯（ar–curcumene），桉叶素（cineole），莪术醇，松油烯，柠檬烯，芳樟醇，丁香烯，龙脑等。

另含有菜油甾醇、豆甾醇、β–谷甾醇、胆甾醇，脂肪酸和金属元素钾、钠、镁、钙、锰、铁、铜、锌等。

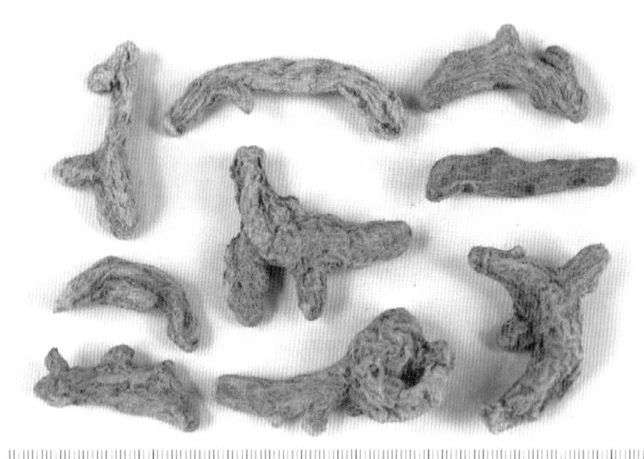

图8-154　姜黄

【鉴别】

1. 横切面　表皮细胞有时残留。木栓细胞多列。皮层较宽，有叶迹维管束；内皮层细胞凯氏点明显。中柱鞘为1～2列薄壁细胞；维管束外韧型，散列，近中柱鞘处较多，向内渐稀。薄壁细胞含油滴、淀粉粒及红棕色色素。

2. 化学鉴别

（1）取本品粉末少量，至滤纸上，滴加乙醇及乙醚各1滴，待干，除去粉末，滤纸染成黄色，加热硼酸饱和溶液1滴，则渐变为橙红色。再加氨试液1滴，则变成蓝黑色，后渐变为褐色，久置，则又变为橙红色。

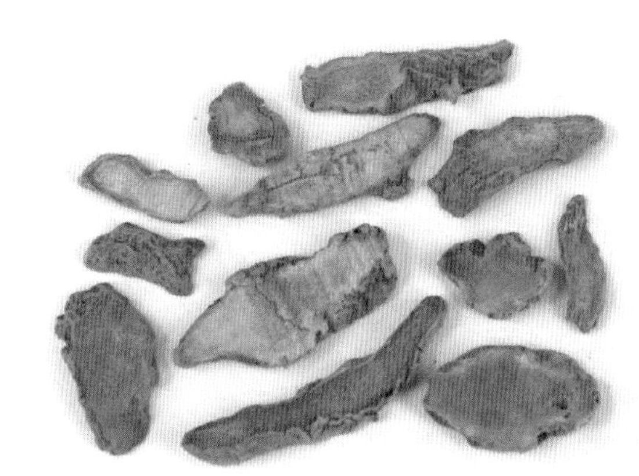

图8-155　姜黄片

（2）取本品细粉10 mg，加醋酐2 mL，振摇后加硫酸1～2滴，在荧光灯（365 nm）下呈血红色。

3. 薄层色谱　供试品色谱中，在与姜黄对照药材色谱和姜黄素对照品色谱相应的位置上，分别显相同颜色的斑点或荧光斑点。

【检查】水分：药材不得过16.0%，饮片不得过13.0%。总灰分：药材、饮片均不得过7.0%。

【浸出物】热浸法。稀乙醇浸出物不得少于12.0%。

【含量测定】挥发油，药材含挥发油不得少于7.0%（mL/g），饮片不得少于5.0%（mL/g）。

高效液相色谱法。按干燥品计，含姜黄素（$C_{21}H_{20}O_6$），药材不得少于1.0%，饮片不得少于0.90%。

【商品规格】一般分为川姜黄和姜黄两种规格。川姜黄分选货和统货两个等级，其他产区的姜黄多为统货。

川姜黄　选货，干货。不规则卵圆形、纺锤形、圆柱形，常弯曲，多具短叉状分枝，多稍压呈扁平状。表面深黄色或金黄色，粗糙，有皱缩纹理和明显环节，且有圆形分枝痕及须根痕。断面棕黄色或棕红色，角质样，有蜡样光泽，内皮层环明显，维管束呈点状散在。质坚实，不易折断。气香特异；味苦、辛。母姜重量占比不得过 5%，无杂质。（母姜是指健壮膨大的卵圆形或纺锤形的姜黄主根茎。）

统货　干货。母姜重量占比为 5% ～ 25%，杂质不得过 3%。余同选货。

【性味功能】性温，味辛、苦。归脾、肝经。破血行气，通经止痛。用于胸胁刺痛，胸痹心痛，痛经经闭，症瘕，风湿肩臂疼痛，跌扑肿痛。

【用法用量】3 ～ 10 g。内服煎汤，或入丸、散。外用适量，研末调敷。血虚无气滞血瘀者及孕妇慎用。

【贮藏】置阴凉干燥处。

【附注】姜黄的干燥块根，为中药郁金的来源之一。详见“郁金”项。

前胡

Qianhu

Peucedani Radix

本品为常用中药，始载于《名医别录》，列为中品。

【别名】白花前胡、鸡脚前胡、信前胡等。

【来源】伞形科植物白花前胡 *Peucedanum praeruptorum* Dunn 的干燥根。

【产销】主产于安徽、浙江、江苏、湖北、湖南等地。销全国各地、日本及东南亚诸国。

【采收加工】冬季至春季茎叶枯萎或未抽花茎时采挖，除去须根，洗净，晒干或低温干燥。

【炮制】

1. 前胡片　除去杂质，洗净，润透，切薄片，晒干。

2. 蜜前胡　取前胡片，用炼熟的蜂蜜加适量开水稀释后，加入饮片中，拌匀，稍闷，置锅内用文火炒至不黏手为度，取出放凉。每 100 kg 前胡片，用 20 kg 蜂蜜。

【商品特征】

1. 药材　不规则的圆柱形、圆锥形或纺锤形，稍扭曲，下部常有分枝，长 3 ～ 15 cm，直径 1 ～ 2 cm。表面黑褐色或灰黄色，根头部多有茎痕和纤维状叶鞘残基，上端有密集的细环纹，下部有纵沟、纵皱纹及横向皮孔样凸起。质较柔软，干者质硬，可折断，断面不整齐，淡黄白色，皮部散有多数棕黄色油点，形成层环纹棕色，射线放射状。气芳香，味微苦、辛。

以条粗壮、质柔软、香气浓者为佳。

本品特征可概括如下。

前胡柱形分枝状，毛状叶基根头长。

环纹密集“蚯蚓头”，断面油点气芳香。

2. 饮片

（1）前胡片　类圆形或不规则形的薄片。外表皮黑褐色或灰黄色，有时可见残留的纤维状叶鞘残基。切面黄白色至淡黄色，皮部散有多数棕黄色油点，可见一棕色环纹及放射状纹理。气芳香，味微苦、辛。（图 8–156）

（2）蜜前胡　形如前胡片，表面黄褐色，略具光泽，滋润。味微甜。（图 8–157）

【主要成分】主含挥发油、多种香豆素。如白花前胡甲素、白花前胡乙素、白花前胡丙素、白花前胡丁素、白花前胡戊素等。尚含微量的紫花前胡苷、D- 甘露醇等。

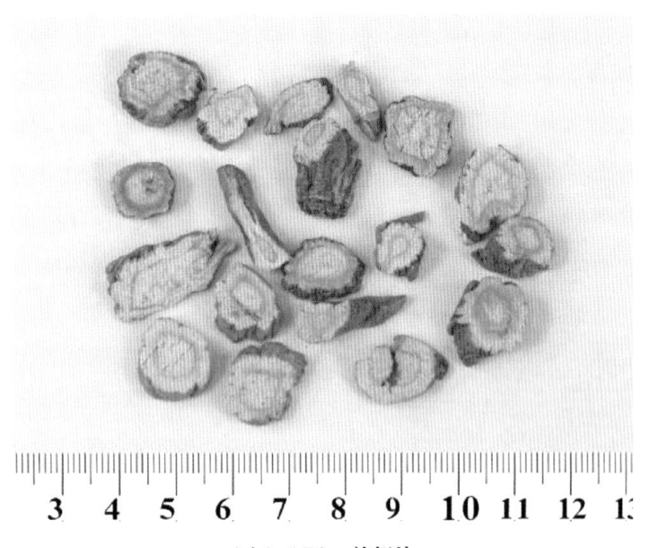

图 8-156　前胡片

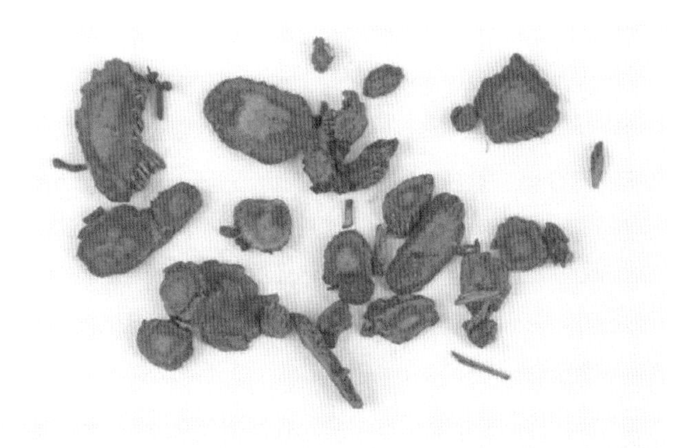

图 8-157　蜜前胡

【鉴别】

1. 横切面　木栓层为 10 ～ 20 余列扁平细胞。近栓内层处油管稀疏排列成一轮。韧皮部宽广。外侧可见多数大小不等的裂隙；油管较多，类圆形，散在，韧皮射线近皮层处多弯曲。形成层环状。木质部大导管与小导管相间排列；木射线宽 2 ～ 10 列细胞，有油管零星散在；木纤维少见。薄壁细胞含淀粉粒。

2. 粉末　黄绿色。菊糖多见，表面现放射状纹理。木纤维多成束，长梭形，直径 16 ～ 24 μm，纹孔口横裂缝状、十字状或人字状。网纹导管多见，也有具缘纹孔导管，直径 30 ～ 90 mm。油室碎片有时可见，内含黄色或棕色分泌物。

3. 化学鉴别

（1）取本品粉末 5 g，加甲醇 30 mL，加热回流 10 min，滤过，取滤液 2 mL，蒸干，残渣加冰醋酸 1 mL 使溶解，再加乙酰氯 5 滴和氧化锌数粒，置水浴中加热 1 ～ 2 min，溶液显红色。

（2）取粉末 0.5 g，加入适量乙醚，冷浸 1 h，滤过，滤液浓缩至 1 mL，加 7% 盐酸羟胺甲醇溶液 2 ～ 3 滴，20% 氢氧化钾乙醇溶液 3 滴，在水浴上微热，冷却后，加稀盐酸调节 pH 为 3 ～ 4，再加 1% 三氯化铁乙醇溶液 1 ～ 2 滴，于醚层交界面显红色。

4. 薄层色谱　供试品色谱中，在与白花前胡甲素、白花前胡乙素对照品色谱相应的位置上，显相同颜色的荧光斑点。

【检查】水分：药材、前胡片不得过 12.0%，蜜前胡不得过 13.0%。总灰分：药材、蜜前胡不得过 8.0%，前胡片不得过 6.0%。酸不溶性灰分，药材不得过 2.0%。

【浸出物】冷浸法。稀乙醇浸出物，不得少于 20.0%。

【含量测定】高效液相色谱法。按干燥品计，本品含白花前胡甲素（$C_{21}H_{22}O_7$）不得少于 0.90%；白花前胡乙素（$C_{24}H_{26}O_7$）不得少于 0.24%。

【商品规格】统货。

【性味功能】性微寒，味辛、苦。归肺经。降气化痰，散风清热。用于痰热喘满，咯痰黄稠，风热咳嗽痰多。

【用法用量】3～10 g。内服煎汤，或入丸、散。阴虚咳嗽、寒饮咳嗽者慎服。

【贮藏】置阴凉干燥处，防霉，防蛀。

紫花前胡

Zihuaqianhu

Peucedani Decursivi Radix

本品为常用中药。

【来源】伞形科植物紫花前胡 *Peucedanum decursivum*（Miq.）Maxim. 的干燥根。

【采收加工】秋、冬二季地上部分枯萎时采挖，除去须根，晒干。

【炮制】除去杂质，洗净，润透，切薄片，晒干。

【商品特征】不规则圆柱形、圆锥形或纺锤形，主根较细，有少数支根，长 3～15 cm，直径 0.8～1.7 cm。表面棕色至黑棕色，根头部偶有残留茎基和膜状叶鞘残基，有浅直细纵皱纹，可见灰白色横向皮孔样凸起和点状须根痕。质硬，断面类白色，皮部较窄，散有少数黄色油点。气芳香，味微苦、辛。

【鉴别】本品根横切面：木栓层为数列至 10 余列扁平细胞，外有落皮层。栓内层极窄，有油管散在。韧皮部宽广；油管多数，类圆形，略呈多轮环状排列，分泌细胞 5～10 个；韧皮射线近皮层处多弯曲且形成大小不等的裂隙。形成层环状。木质部较小，导管径向排列呈放射状；木射线较宽；木纤维少见。薄壁细胞含淀粉粒。

【检查】水分不得过 12.0%。总灰分不得过 8.0%。酸不溶性灰分不得过 4.0%。

【浸出物】热浸法。稀乙醇浸出物不得少于 30.0%。

【含量测定】高效液相色谱法。按干燥品计，本品含紫花前胡苷（C20H24O9）不得少于 0.90%。

【性味功能】性微寒，味苦、辛。归肺经。降气化痰，散风清热。用于痰热喘满，咯痰黄稠，风热咳嗽痰多。

【用法用量】3～9 g，或入丸、散。

【贮藏】置阴凉干燥处，防霉，防蛀。

秦艽

Qinjiao

Gentianae Macrophyllae Radix

本品为常用中药，始载于《神农本草经》，列为中品。

【别名】左秦艽、大叶秦艽、萝卜艽等。

【来源】龙胆科植物秦艽 *Gentiana macrophylla* Pall.、麻花秦艽 *Gentiana straminea* Maxim.、粗茎秦艽 *Gentiana crassicaulis* Duthie ex Burk. 或小秦艽 *Gentiana dahurica* Fisch. 的干燥根。前三种按性状不同

分别习称“秦艽”和“麻花艽”，后一种习称“小秦艽”。

【产销】主产于甘肃、陕西、青海、内蒙古、山西等地，销全国并出口。以甘肃产量大，质量佳。

【采收加工】春、秋二季采挖，除去泥沙；秦艽和麻花艽晒软，堆置“发汗”至表面呈红黄色或灰黄色时，摊开晒干，或不经“发汗”直接晒干；小秦艽趁鲜时搓去黑皮，晒干。

【炮制】

1. 秦艽片　除去杂质，洗净，润透，切厚片，干燥。

2. 酒秦艽　取秦艽片加黄酒拌匀，闷透，置锅中，用文火加热，炒干，取出放凉。每 100 kg 秦艽片，用黄酒 10 kg。

【商品特征】

1. 药材

（1）秦艽　类圆柱形，上粗下细，扭曲不直，长 10 ～ 30 cm，直径 1 ～ 3 cm。表面黄棕色或灰黄色，有纵向或扭曲的纵皱纹，顶端有残存茎基及纤维状叶鞘。质硬而脆，易折断，断面略显油性，皮部黄色或棕黄色，木部黄色。气特异，味苦、微涩。

（2）麻花艽　类圆锥形，多由数个小根纠聚而膨大，直径可达 7 cm。表面棕褐色，粗糙，有裂隙呈网状孔纹。质松脆，易折断，断面多呈枯朽状。

（3）小秦艽　类圆锥形或类圆柱形，长 8 ～ 15 cm，直径 0.2 ～ 1 cm。表面棕黄色。主根通常 1 个，残存的茎基有纤维状叶鞘，下部多分枝。断面黄白色。

均以质坚实、色棕黄、气味浓厚、主根粗壮者为佳。（图 8-158）

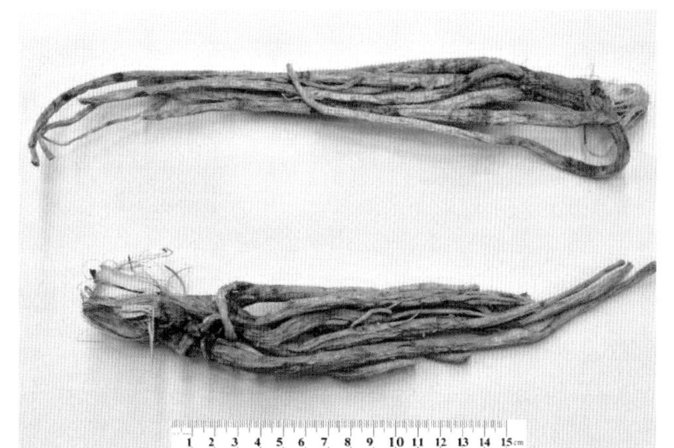

图 8-158　秦艽

本品特征可概括如下。

秦艽圆柱纵皱纹，麻艽圆锥网孔纹。

小艽下部多分枝，气特异来味苦涩。

2. 饮片

（1）秦艽片　类圆形的厚片。外表皮黄棕色、灰黄色或棕褐色，粗糙，有扭曲纵纹或网状孔纹。切面皮部黄色或棕黄色，木部黄色，有的中心呈枯朽状。气特异，味苦、微涩。

（2）酒秦艽　形如秦艽片，表面颜色加深，略有酒香气。

【主要成分】含栎瘿酸（roburic acid），马钱苷酸（loganic acid），秦艽碱甲（gentianine，龙胆碱），秦艽碱乙（gentianidine，龙胆次碱），秦艽碱丙（gentianal），龙胆苦苷（gentiopicroside），当药苦苷（swertiamarin）等。

【鉴别】

1. 粉末　黄棕色。栓化细胞表面观呈类多角形、类长方形或不规则形，壁薄，略弯曲，平周壁有横向微细纹理，胞腔内含油滴状物，每个细胞不规则分割成 2 ～ 12 个小细胞，分割壁隐约可见，稍不均匀增厚。草酸钙针晶散在于薄壁细胞中，长 9 ～ 17 μm。另有少数结晶呈细梭状、颗粒状、杆状或片状。

内皮层细胞（根须）巨大，无色或淡黄色，长方形或扁方形，壁薄，侧壁微波状弯曲，端壁较平直，平周壁显纤微的横向线状纹理，每个大细胞纵隔成 2 ～ 10 个栅状小细胞，小细胞又横隔为 2 ～ 5 个，有的分割不明显。螺纹及网纹导管，直径 8 ～ 67 μm。

2. 荧光鉴别 取本品横断面，置紫外灯（365 nm）下观察，显黄白色或金黄色荧光。

3. 化学鉴别 取本品粗粉 2 g，加氯仿—甲醇—浓氨试液（75 ∶ 25 ∶ 5）混合液 30 mL，浸泡 2 h，滤过，滤液置水浴浓缩至约 1 mL，加 1 mol/L 盐酸 2 mL，继续蒸去氯仿，放冷，滤过。取滤液分置 2 支试管中，一管加碘化汞钾试液，即生成淡黄白色沉淀；另一管加碘化铋钾试液，即生成棕红色沉淀。

4. 薄层色谱 供试品色谱中，在与栎瘿酸、龙胆苦苷对照品色谱相应的位置上，显相同颜色的斑点。

【检查】水分不得过 9.0%。总灰分不得过 8.0%。酸不溶性灰分不得过 3.0%。

【浸出物】热浸法。乙醇浸出物，药材不得少于 24.0%，饮片不得少于 20.0%。

【含量测定】高效液相色谱法。按干燥品计，本品含龙胆苦苷（$C_{16}H_{20}O_9$）和马钱苷酸（$C_{16}H_{24}O_{10}$）的总量不得少于 2.5%。

【商品规格】一般分为大秦艽（秦艽）、麻花艽、小秦艽三种规格。

1. 大秦艽

一等 干货。圆锥形或圆柱形，有纵向皱纹，主根粗大似鸡腿、萝卜、牛尾状。表面灰黄色或棕色。质坚而脆。断面棕红色或棕黄色，中心土黄色。气特殊，味苦涩。芦下直径 1.2 cm 以上。无芦头、须根、杂质、虫蛀、霉变。

二等 干货。芦下直径 1.2 cm 以下，最小不低于 0.6 cm。余同一等。

2. 麻花艽

统货 干货。常由数个小根聚集交错缠绕呈发辫状或麻花状。全体有显著的向左扭曲的纵皱纹。表面棕褐色或黄褐色、粗糙，有裂隙显网状纹，体轻而疏松。断面常有腐朽的空心，气特殊，味苦涩，大小无分，但芦下直径不小于 0.3 cm。无芦头、须根、杂质、虫蛀、霉变。

3. 小秦艽

一等 干货。圆锥形或圆柱形。常有数个分枝缠绕在一起，扭曲，有纵向皱纹。表面黄色或黄白色。体轻疏松。断面黄白色或黄棕色。气特殊、味苦。条长 20 cm 以上。芦下直径 1 cm 以上。无残茎、杂质、虫蛀、霉变。

二等 长短大小不分，但芦下最小直径不低于 0.3 cm。无残茎、屑渣。余同一等。

【性味功能】性平，味辛、苦。归胃、肝、胆经。祛风湿，清湿热，止痹痛，退虚热。用于风湿痹痛，中风半身不遂，筋骨拘挛，骨节酸痛，湿热黄疸，骨蒸潮热，小儿疳积发热。

【用法用量】3 ～ 10 g。内服煎汤，或浸酒，或入丸、散。外用研末撒。久痛虚羸、溲多、便溏者慎服。

【贮藏】置通风干燥处。

【附注】少数地区有用麻布七伪充秦艽的情况。麻布七为毛茛科植物高乌头 *Aconitum sinomomtanum* Nakai. 的根。类圆柱形或不规则形，稍扁而扭曲，有分枝，长短不一，直径 1.5 ～ 4 cm。顶端有凹陷的茎痕或茎的残基，周围有时残存棕色叶鞘纤维。表面棕色至棕褐色，粗糙不平，有明显的网状纵向裂隙，有的可见腐朽的空腔；有不规则的皱纹，稍扭曲。质松脆，易折断，断面呈蜂窝状或中空。味苦。本品有毒，切勿误用。

莪术

Ezhu

Curcumae Rhizoma

本品为常用中药，始载于《药性论》。

【别名】蓬莪术、桂莪术、温莪术、黑心姜等。

【来源】姜科植物蓬莪术 *Curcuma phaeocaulis* Val.、广西莪术 *Curcuma kwangsiensis* S. G. Lee et C. F. Liang 或温郁金 *Curcuma wenyujin* Y. H. Chen et C. Ling 的干燥根茎。分别习称“蓬莪术”“桂莪术”“温莪术”。

【产销】蓬莪术主产于四川温江、乐山地区及福建、广东等地，销西南和西北地区。广西莪术主产于广西上思、贵县、横县、大新等地，销华南、华北等地区并有部分出口。温莪术主产于浙江瑞安、四川、台湾、江西等地，浙江、福建、湖南等地有少量栽培，销江浙、上海、天津、北京等地。

【采收加工】冬季茎叶枯萎后采挖，洗净，蒸或煮至透心，晒干或低温干燥，除去须根和杂质。

【炮制】

1. 莪术　除去杂质，略泡，洗净，蒸软，切厚片，干燥。

2. 醋莪术　取净莪术，置锅内，加米醋和适量水浸没，煮至醋被吸尽，切开无白心时，取出晾凉，切厚片，干燥，筛去碎屑。或取净莪术，加米醋拌匀，闷润至醋被吸尽，置热锅内，文火炒至微黄色，略带焦斑时，取出晾凉，干燥，筛去碎屑。每 100 kg 莪术，用米醋 20 kg。

【商品特征】

1. 药材

（1）蓬莪术　卵圆形、长卵形、圆锥形或长纺锤形，顶端多钝尖，基部钝圆，长 2 ～ 8 cm，直径 1.5 ～ 4 cm。表面灰黄色至灰棕色，上部环节凸起，有圆形微凹的须根痕或残留的须根，有的两侧各有 1 列下陷的芽痕和类圆形的侧生根茎痕，有的可见刀削痕。体重，质坚实，断面灰褐色至蓝褐色，蜡样，常附有灰棕色粉末，皮层与中柱易分离，内皮层环纹棕褐色。气微香，味微苦而辛。

（2）广西莪术　环节稍凸起，断面黄棕色至棕色，常附有淡黄色粉末，内皮层环纹黄白色。

（3）温莪术　断面黄棕色至棕褐色，常附有淡黄色至黄棕色粉末。气香或微香。

以质坚实、气香者为佳。

本品特征可概括如下。

莪术主产川广浙，顶尖基钝环节突。

筋脉小点气微香，辛苦止痛气血行。

2. 饮片

（1）莪术片　类圆形或椭圆形的厚片。外表皮灰黄色或灰棕色，有时可见环节或须根痕。切面黄绿色、黄棕色或棕褐色，内皮层环纹较明显，散在“筋脉”小点。气微香，味微苦而辛。（图 8–159）

（2）醋莪术　形如莪术片，色泽加深，角质样，微有醋香气。（图 8–160）

【主要成分】挥发油：莪术呋喃烯酮、吉马酮（germacrone）、龙脑（borneol）、异龙脑（isoborneol）、α-蒎烯（α-pinene）、β-蒎烯（β-pinene）、莰烯（camphene）、柠檬烯（limonene）、松油烯（terpinene）、丁香烯（caryophyllene）、丁香烯环氧化物（caryophyllene epoxide）、姜黄烯（curcumene）、姜黄酮、芳姜黄酮、莪术二酮（curdione）、莪术二醇等。

另含有β-谷甾醇、胡萝卜苷、棕榈酸等。

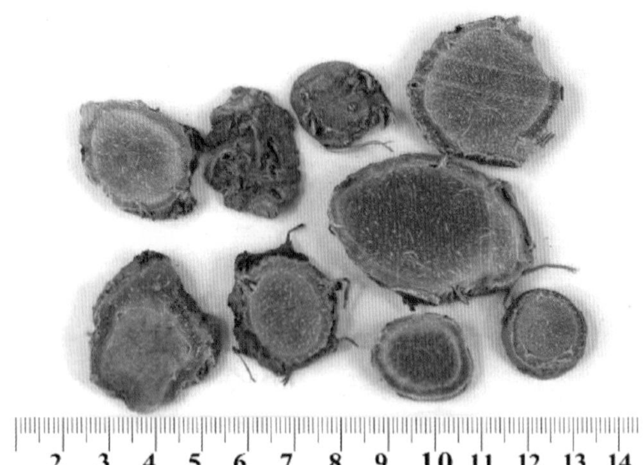

图 8-159 莪术片

【鉴别】

1. 横切面 木栓细胞数列，有时已除去。皮层散有叶迹维管束；内皮层明显。中柱较宽，维管束外韧型，散在，沿中柱鞘部位的维管束较小，排列较密。薄壁细胞充满糊化的淀粉粒团块，薄壁组织中有含金黄色油状物的细胞散在。

2. 粉末 黄色或棕黄色。油细胞多破碎，完整者直径 62 ～ 110 μm，内含黄色油状分泌物。导管多为螺纹导管、梯纹导管，直径 20 ～ 65 pm。纤维孔沟明显，直径 15 ～ 35 μm。淀粉粒大多糊化。

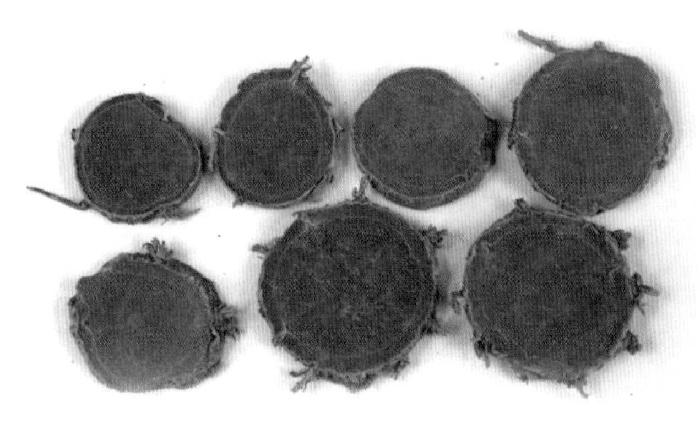

图 8-160 醋莪术

3. 薄层色谱 供试品色谱中，在与吉马酮对照品色谱相应的位置上，显相同颜色的斑点。

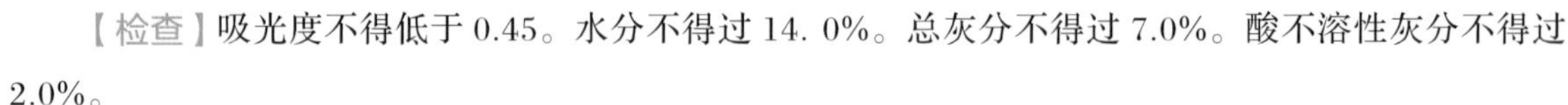

【检查】吸光度不得低于 0.45。水分不得过 14. 0%。总灰分不得过 7.0%。酸不溶性灰分不得过 2.0%。

【浸出物】热浸法。稀乙醇浸出物不得少于 7.0%。

【含量测定】挥发油，药材不得少于 1.5%（mL/g）；饮片不得少于 1.0%（mL/g）。

【商品规格】一般分为“蓬莪术”“广西莪术”和“温莪术”等规格。均为统货。

【性味功能】性温，味辛、苦。归肝、脾经。行气破血，消积止痛；用于症瘕痞块，瘀血经闭，胸痹心痛，食积胀痛。

醋莪术主入肝经血分，增强散瘀止痛作用。

【用法用量】6 ～ 9 g。内服煎汤，或入丸、散。外用煎汤洗，或研末调敷。行气止痛多生用，破血祛瘀宜醋炒。孕妇禁用。

【贮藏】置干燥处，防蛀。炮制品密闭。

桔梗

Jiegeng

Platycodonis Radix

本品为常用中药，始载于《神农本草经》，列为下品。

【别名】苦桔梗。

【来源】桔梗科植物桔梗 *Platycodon grandiflorum*（Jacq.）A. DC. 的干燥根。

【产销】全国大部分地区均产，主产于安徽、江苏、湖北、河南、内蒙古及东北各省。销全国并出口。

【采收加工】春、秋二季采挖，洗净，除去须根，趁鲜剥去外皮或不去外皮，干燥。

【炮制】除去杂质，洗净，润透，切厚片，干燥。

【商品特征】

1. 药材　圆柱形或略呈纺锤形，下部渐细，有的有分枝，略扭曲，长 7 ～ 20 cm，直径 0.7 ～ 2 cm。表面淡黄白色至黄色，不去外皮者表面黄棕色至灰棕色，具纵扭沟纹，并有横长的皮孔样斑痕及支根痕，上部有横纹。有的顶端有根茎（芦头）或不明显，其上有数个半月形茎痕（芦碗）。质脆，断面不平坦，有裂隙或不明显，形成层环棕色，皮部黄白色，木质部宽，淡黄色。气微，味微甜后苦。

以条肥大、色白、体坚实、味苦者为佳。

本品特征可概括如下。

桔梗多呈圆柱形，顶端芦上芦碗明。

表面黄白皱纹深，断面棕环菊花心。

2. 饮片　椭圆形或不规则厚片。余同药材性状特征。（图 8-161）

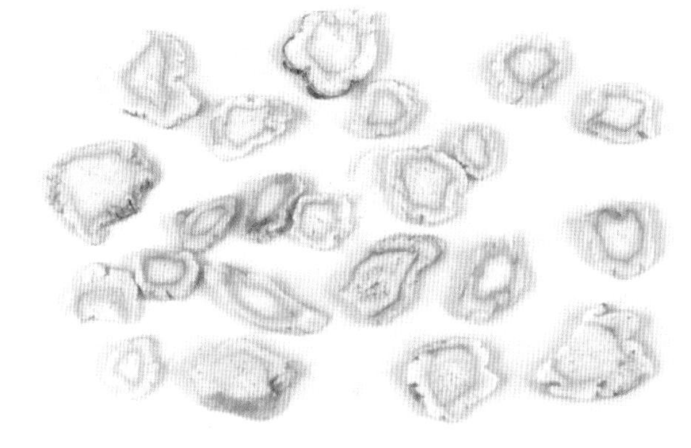

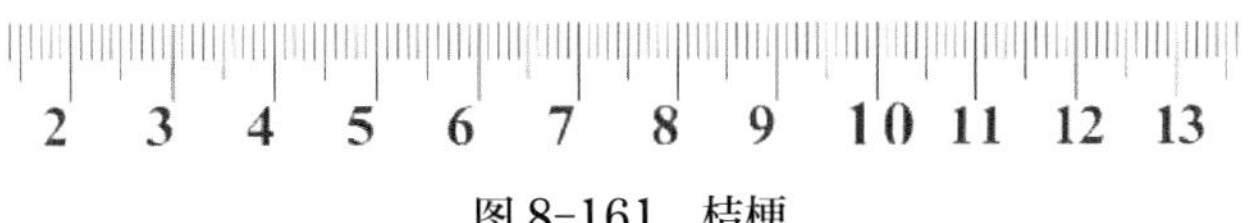

图 8-161　桔梗

【主要成分】含皂苷、萜类、甾醇、黄酮等。如桔梗皂苷 A、B、C、D，远志酸，菠菜甾醇，菊糖，亚油酸，软脂酸，α- 菠菜甾醇 -β-D- 葡萄糖苷，白桦脂醇及多种氨基酸等。

【鉴别】

（1）横切面　木栓细胞有时残存，不去外皮者有木栓层，细胞中含草酸钙小棱晶。栓内层窄。韧皮部乳管群散在，乳管壁略厚，内含微细颗粒状黄棕色物。形成层成环。木质部导管单个散在或数个相聚，呈放射状排列。薄壁细胞含菊糖。

（2）取本品，切片，用稀甘油装片（或水合氯醛液装片不加热），置显微镜下观察，可见扇形或类圆形的菊糖结晶。

（3）薄层色谱　供试品色谱中，在与桔梗对照药材色谱相应的位置上，显相同颜色的斑点。

【检查】水分：药材不得过 15.0%，饮片不得过 12.0%。总灰分：药材不得过 6.0%，饮片不得过 5.0%。

【浸出物】热浸法。乙醇浸出物不得少于 17.0%。

【含量测定】高效液相色谱法。按干燥品计，本品含桔梗皂苷 D（$C_{57}H_{92}O_{28}$）不得少于 0.10%。

【商品规格】传统将桔梗分为南桔梗、北桔梗两种品别，对应两种规格。南桔梗又分为三个等级。北桔梗为统货。

1. 南桔梗

一等　干货。顺直的长条形，去净粗皮及细梢。表面白色。体坚实。断面皮层白色，中间淡黄色。味甘、苦、辛。上部直径 1.4 cm 以上，长 14 cm 以上。无杂质、虫蛀、霉变。

二等　干货。上部直径 1 cm 以上，长 12 cm 以上。余同一等。

三等　干货。味甘后苦。上部直径不低于 0.5 cm，长度不低于 7 cm。余同一等。

2. 北桔梗

统货　干货。纺锤形或圆柱形，多细长弯曲，有分枝。去净粗皮。表面白色或淡黄白色。体松泡。断面皮层白色，中间淡黄白色。味甘。大小、长短不分，上部直径不低于 0.5 cm。无杂质、虫蛀、霉变。

【性味功能】性平，味苦、辛。归肺经。宣肺，利咽，祛痰，排脓。用于咳嗽痰多，胸闷不畅，咽痛音哑，肺痈吐脓。

【用法用量】3 ～ 10 g。内服煎汤，或入丸、散。

【贮藏】置通风干燥处，防蛀。

【附注】常见伪品如下。

1. 南沙参　桔梗科植物轮叶沙参 *Adenophora tetraphylla*（Thunb.）Fisch. 的干燥根，有时伪充桔梗用。本品根茎有明显的半月形芦碗。根断面具黄白色的交错纹理，多裂隙。体轻、质松泡。气微，味微甜。维管组织为异常构造，维管束交错排列。

2. 霞草（长蕊丝石竹）　石竹科植物长蕊石头花 *Gypsophila oldhamiana* Miq. 的根，时有伪充桔梗用。本品茎基无芦碗。根断面有黄白相间排列的同心性环纹（异型维管束）。味苦而麻舌。粉末中有簇晶。

3. 瓦草　石竹科植物粘萼女娄菜 *Melandrium viscidulum*（Bur. et Fr.）Williams 的根。根呈圆柱形或长圆锥形，常常数个簇生。表面黑褐色、浅棕色或黄白色，有纵纹。质坚脆，断面黄白色，蜡样，放射状纹理不甚明显。气无、味辛、苦。

柴胡

Chaihu

Bupleuri Radix

本品为常用中药，始载于《神农本草经》，列为上品。

【别名】茈胡、柴草。

【来源】伞形科植物柴胡 *Bupleurum chinense* DC. 或狭叶柴胡 *Bupleurum scorzonerifolium* Willd. 的干燥根。按照性状不同，分别习称“北柴胡”和“南柴胡”。

【产销】北柴胡主产于河北、河南、辽宁、吉林、湖北等地，除西南地区外，销全国各省，并出口。

南柴胡主产于辽宁、吉林、黑龙江、内蒙古、河北、江苏等地，除西南地区外，销全国各省。

【采收加工】春、秋二季采挖，除去茎叶和泥沙，干燥。

【炮制】

1. 柴胡片 取原药材，除去杂质和残茎，洗净，润透，切厚片，干燥。

2. 醋柴胡 取柴胡片加醋拌匀，闷润至透，置热锅内，用文火炒干，取出放凉。每 100 kg 柴胡，用醋 20 kg。

【商品特征】

1. 药材

（1）北柴胡 圆柱形或长圆锥形，长 6 ～ 15 cm，直径 0.3 ～ 0.8 cm。根头膨大，顶端残留 3 ～ 15 个茎基或短纤维状叶基，下部分枝。表面黑褐色或浅棕色，具有纵皱纹、支根痕及皮孔。质硬而韧，不易折断，断面显纤维性，皮部浅棕色，木部黄白色。气微香，味微苦。

以条粗、须根少者为佳。

本品特征可概括如下。

北柴胡根多分枝，根头膨大留茎基。

质坚而韧难折断，断面黄白有纤维。

（2）南柴胡 根较细，圆锥形，顶端有许多细毛状枯叶纤维，下部多不分枝或稍分枝。表面红棕色或黑棕色，靠近根头处多具有细密环纹。质稍软，易折断，断面略平坦，不显纤维性；皮部较宽。具败油气。

以条粗、须根少者为佳。（图 8-162）

本品特征可概括如下。

南柴胡根少分枝，根头叶基似毛须。

外表红棕质较脆，断面平坦无纤维。

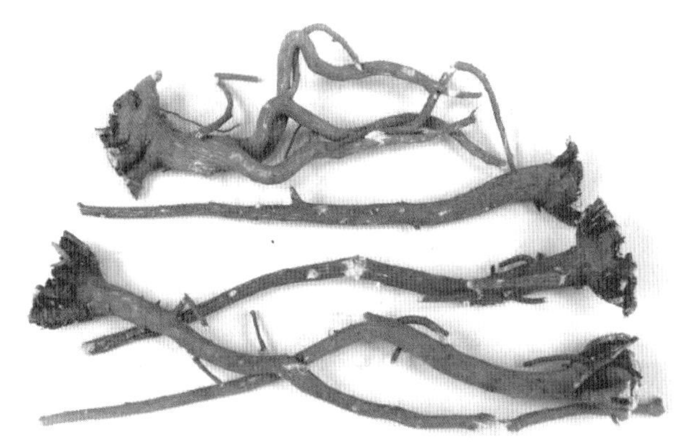

图 8-162 南柴胡

2. 饮片

（1）北柴胡片 不规则厚片，外表皮黑褐色或浅棕色，具有纵皱纹和支根痕。切面淡黄白色，纤维性。质硬。气微香，味微苦。（图 8-163）

（2）醋北柴胡 形如北柴胡片，表面淡棕黄色，微有醋香气，味微苦。

（3）南柴胡片 类圆形或不规则形片。外表皮红棕色或黑褐色，有时可见根头处具细密环纹或细毛状枯叶纤维。切面黄白色，平坦。具败油气。

（4）醋南柴胡 形如南柴胡片，微有

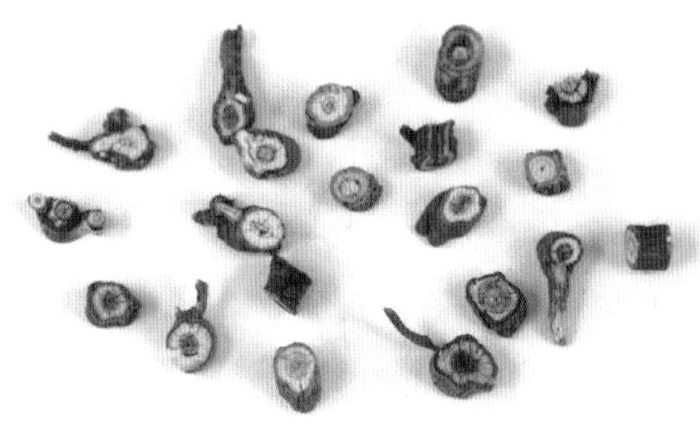

图 8-163 北柴胡片

醋香气。

【主要成分】北柴胡：含挥发油 0.15%，柴胡皂苷 a、c、d，柴胡苷元 F、E、G，龙吉苷元及柴胡醇、油酸、亚麻酸、棕榈酸、硬脂酸、二十四酸、葡萄糖。此外，根中还含有 α– 菠菜甾醇、豆甾醇、Δ22– 豆甾烯醇、Δ7– 豆甾烯醇、侧金盏花醇、白芷素，茎、叶含芸香苷。

南柴胡：挥发油中有樟烯、异冰片、香橙烯、α– 胡椒烯、β– 榄香烯、顺式 – 石竹烯等。

【鉴别】

1. 横切面

（1）北柴胡　木栓细胞 7 ～ 8 列，皮层狭窄，有 7 ～ 11 个油室，周围分泌细胞 6 ～ 8 个。韧皮部有油室。形成层成环。木质部较大，约占 4/5，直径较大的单管多切向排列，木纤维群排列成数个断续环状。

（2）南柴胡　木栓细胞 6 ～ 10 列，皮层狭窄，有 8 ～ 12 个油室，周围分泌细胞 8 ～ 10 个。韧皮部油室多，含黄色油状物。木质部导管多径向排列，木纤维群较少，散在，老根中有时呈断续环状。

2. 粉末

（1）北柴胡　灰棕色。木纤维成束或散在，无色或淡黄色。呈长梭形，直径 8 ～ 17 μm，初生壁破碎成短须状，纹孔稀疏，孔沟隐约可见。油管多破碎，管道中含黄棕色或绿黄色条状分泌物。周围薄壁细胞大多皱缩，细胞界限不明显。导管多为网纹、螺纹，直径 7 ～ 43 μm。木栓细胞黄棕色，常数层重叠。表面观呈多角形，壁稍厚，有的微弯曲。

（2）南柴胡　黄棕色。木纤维直径 8 ～ 26 μm，有的初生壁破碎；油管含淡棕色条状分泌物；双螺纹导管多见；叶基部纤维直径约至 51 μm，有紧密螺状交错裂隙。

3. 化学鉴别

（1）取本品粉末，加水用力振摇，产生持久性泡沫。

（2）取柴胡根用水浸软，做横切片，滴加无水乙醇和硫酸等量混合的溶液 1 滴，初显黄绿色或绿色，5 ～ 10 min 由蓝绿色变为蓝色，持续 1 h 以上，最后变污蓝色而消失。

（3）取本品粉末 0.5 g，加甲醇 10 mL，用力振摇，放置 30 min，滤过，取滤液 0.5 mL，加对二甲氨基苯甲醛的甲醇溶液（1:30）0.5 mL，混匀，加磷酸 2 mL，置水浴中加热，溶液显淡红色或淡红紫色。

4. 薄层色谱　供试品色谱中，在与北柴胡对照药材色谱和柴胡皂苷 a 对照品、柴胡皂苷 d 对照品色谱相应的位置上，显相同颜色的斑点或荧光斑点。

【检查】柴胡、北柴胡片、醋北柴胡：水分不得过 10.0%；总灰分不得过 8.0%；酸不溶性灰分不得过 3.0%。

【浸出物】热浸法。乙醇浸出物：柴胡、北柴胡片不得少于 11.0%；醋北柴胡不得少于 12.0%。

【含量测定】高效液相色谱法。按干燥品计，柴胡、北柴胡片、醋北柴胡含柴胡皂苷 a（$C_{42}H_{68}O_{13}$）和柴胡皂苷 d（$C_{42}H_{68}O_{13}$）的总量不得少于 0.30%。

【商品规格】一般分为北柴胡、南柴胡两种规格。均为统货。

【性味功能】性微寒，味辛、苦。归肝、胆、肺经。疏散退热，疏肝解郁，升举阳气。用于感冒发热，寒热来往，胸肋胀痛，月经不调，子宫脱垂，脱肛。

【用法用量】3 ～ 10 g。内服煎汤，或入丸、散。外用煎水洗，或研末调敷。解热生用，用量宜大；

疏肝醋炒，宜用中量；升阳生用，宜用小量。真阴亏损，肝阳上亢及肝风内动之证禁服。

【贮藏】置通风干燥处，防蛀。

【附注】

（1）关于柴胡饮片，除了常见的柴胡片、醋柴胡以外，有文献记载的还有炒柴胡、蜜柴胡、酒柴胡、鳖血柴胡等多种饮片，但在实际商品中很少见到。

（2）柴胡类植物种类较多，分布广泛，生长混杂，为药材市场基源较为混乱的品种之一。常见的药用品种主要有北柴胡、南柴胡及竹叶柴胡。常见混伪品主要有锥叶柴胡、大叶柴胡、黑柴胡、马尔康柴胡等，近年来常见有以窄竹叶柴胡（藏柴胡）冒充柴胡供药用，需注意鉴别。

①锥叶柴胡：伞形科植物锥叶柴胡 *Bupleurum bicaule* Helm 的根。长圆锥形，表面黑灰色或黑褐色，根头部膨大，残留众多粗细不一的茎基，栓皮层易剥落，质松脆，易折断，断面平坦，具败油气。

②大叶柴胡：伞形科植物大叶柴胡 *Bupleurum longiradiatum* Turez. 的干燥根及根茎，呈圆柱形，常弯曲，多不分枝；上部为具环节的根茎，顶端具残茎基；表面黄棕色或黄褐色，粗糙，表面密生环节，具纵皱纹。质坚硬。断面黄白色，根茎常中空。味微苦、涩，有特异香气。有毒，不可当柴胡用。

③黑柴胡：伞形科植物黑柴胡 *Bupleurum smithii* Wolff 的干燥根，主根圆柱形，粗短，多分枝，表面略粗糙，黑褐色或棕褐色，具纵皱纹；根头膨大，残留数个茎基；质硬而韧，断面不平坦，气微香。

④窄竹叶柴胡：伞形科植物窄竹叶柴胡 *Bupleurum marginatum* Wall. ex DC. *var. stenophyllum*（Wolff）Shan et Y. Li 的根及根茎，习称“藏柴胡”，主要分布于云南、贵州、四川及西藏等地，为竹叶柴胡的变种。细长圆锥形，茎基部有密集的节；皮部厚，呈黑棕色环；久嚼微具辛辣味，有强烈刺喉感。

⑤瞿麦：石竹科植物瞿麦 *Dianthus superbus* L. 或石竹 Dianthus chinensis L. 的根。根呈圆柱形，常弯曲，下部有分枝，长 7 ～ 12 cm，直径 3 ～ 6 mm。根头部膨大，残留数个长短不等的茎基和卷曲的粗毛，茎基上有呈鞘状围抱于节的叶基。表面浅棕色或灰棕色，具不规则的纵沟纹和点状皮孔。质坚硬，木化，难折断，断面不平坦，中空。味淡。

党参

Dangshen

Codonopsis Radix

本品为常用中药，始载于《本草从新》。

【别名】上党人参、黄参。

【来源】桔梗科植物党参 *Codonopsis pilosula*（Franch.）Nannf.、素花党参 *Codonopsis pilosula* Nannf. var. *modesta*（Nannf.）L. T. Shen 或川党参 *Codonopsis tangshen* Oliv. 的干燥根。

【产销】党参分东党参、潞党参；素花党参又称西党参，川党参又称条党参。

东党参主产于辽宁、吉林、黑龙江等地。主销东北、华北并出口。

潞党参主产于山西、河南等地，内蒙古、河北等地有引种栽培。主销华北、东北、中南地区并出口。

西党参（素花党参）主产于甘肃、四川等地。主销华东及中南地区。

川党参（条党参）主产于四川、湖北、陕西等地。主销江苏、浙江等省。

【采收加工】秋季采挖，洗净，晒干。

【炮制】

1. 党参 除去杂质，洗净，润透，切厚片，干燥。

2. 米党参 取大米置锅内，用文火加热，倒入党参片。炒至大米呈老黄色时，取出，筛去米，放凉。每 100 kg 党参片，用大米 20 kg。

3. 蜜党参 取炼蜜，用适量开水稀释后，加入党参片拌匀，闷透，置锅内，用文火加热，炒至黄棕色，不黏手时取出放凉。每 100 kg 党参片，用炼蜜 20 kg。

【商品特征】

1. 药材

（1）党参 长圆柱形，稍弯曲，长 10 ～ 35 cm，直径 0.4 ～ 2 cm。表面灰黄色、黄棕色至灰棕色，根头部有多数疣状凸起的茎痕及芽（习称“狮子盘头”），每个茎痕的顶端呈凹下的圆点状；根头下有致密的环状横纹，向下渐稀疏，有的达全长的一半，栽培品环状横纹少或无；全体有纵皱纹和散在的横长皮孔样凸起，支根断落处常有黑褐色胶状物。质稍柔软或稍硬而略带韧性，断面稍平坦，有裂隙或放射状纹理，皮部淡棕黄色至黄棕色，木部淡黄色至黄色。有特殊香气，味微甜。（图 8–164）

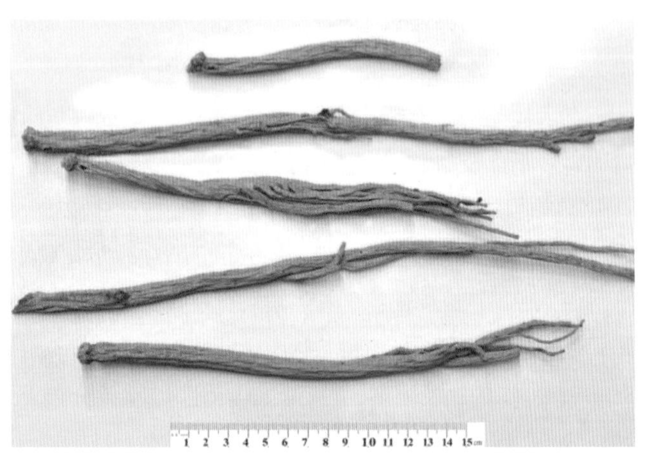

图 8–164 党参

（2）素花党参（西党参） 长 10 ～ 35 cm，直径 0.5 ～ 2.5 cm。表面黄白色至灰黄色，根头下致密的环状横纹常达全长的一半以上。断面裂隙较多，皮部灰白色至淡棕色。

（3）川党参 长 10 ～ 45 cm，直径 0.5 ～ 2 cm。表面灰黄色至黄棕色，有明显不规则的纵沟。质较软而结实，断面裂隙较少，皮部黄白色。

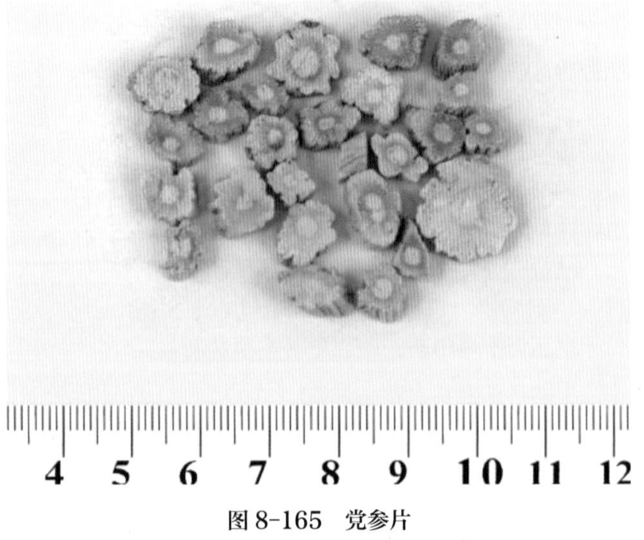

图 8–165 党参片

2. 饮片

（1）党参片 类圆形的厚片。余同药材性状特征。（图 8–165）

（2）米党参 形如党参片，表面深黄色，偶有焦斑。（图 8–166）

（3）蜜党参 形如党参片，表面黄棕色，略有焦斑。味甜。

【主要成分】含三萜、聚炔、甾醇、糖苷、生物碱等。如党参炔苷、苍术内酯Ⅲ、紫丁香苷、党参苷Ⅰ、党参吡咯烷鎓 B 等。尚含多种无机元素和氨基酸等。

【鉴别】

1. 横切面　木栓细胞数列至10数列，外侧有石细胞，单个或成群。栓内层窄。韧皮部宽广，外侧常现裂隙，散有淡黄色乳管群，并常与筛管群交互排列。形成层成环。木质部导管单个散在或数个相聚，呈放射状排列。薄壁细胞含菊糖。

2. 薄层色谱　供试品色谱中，在与党参炔苷对照品色谱相应的位置上，显相同颜色的斑点或荧光斑点。

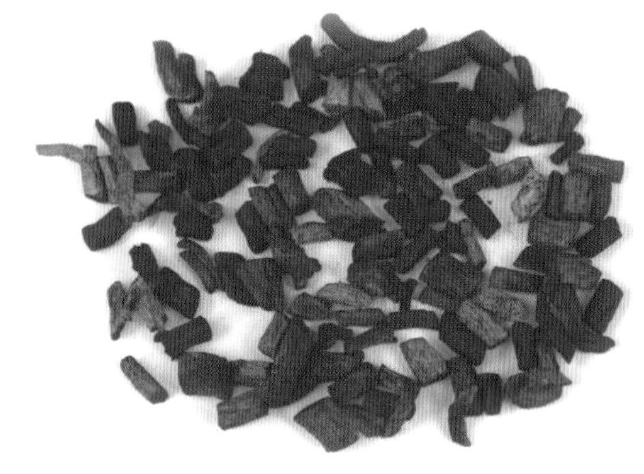

图8-166　米党参

【检查】水分：药材不得过16.0%，饮片，米党参不得过10.0%。总灰分不得过5.0%。二氧化硫残留量不得过400 mg/kg。

【浸出物】热浸法。45%乙醇浸出物不得少于55.0%。

【商品规格】传统分为"西党参""条党参""潞党参""东党参"四个品别，且分别对应四种规格，各规格又分为二到三个等级。

1. 西党参（纹党参、晶党参，素花党参）

一等　干货。圆锥形，头大尾小，上端多横纹，外皮粗松，表面米黄色或灰褐色，断面黄白色，有放射状纹理，糖质多、味甜。芦下直径1.5 cm以上。无油条、杂质、虫蛀、霉变。

二等　芦下直径1 cm以上，余同一等。

三等　芦下直径0.6 cm以上，油条不超过15%，余同一等。

2. 条党参（川党参）

一等　干货。圆锥形，头上茎痕较少而小（习称"泥鳅头"），条较长，上端有横纹或无，下端有纵皱纹。表面糙米色，断面白色或黄白色，有放射状纹理。有糖质，味甜。芦下直径1.2 cm以上。无油条、杂质、虫蛀、霉变。

二等　芦下直径0.8 cm以上，余同一等。

三等　芦下直径0.5 cm以上，油条不超过10%，余同一等。

3. 潞党参（党参）

一等（播种参，老条）　圆柱形，芦头较小，表面黄褐色或灰黄色，体结而柔。断面棕黄色或黄白色，糖质多，味甜。芦下直径1 cm以上，无油条、杂质、虫蛀、霉变。

二等（压条参）　芦下直径0.8 cm以上，质较轻泡，余同一等。

三等（压条参）　芦下直径0.4 cm以上，质较轻泡，油条不超过10%，余同一等。

4. 东党参（党参）

一等　圆锥形，芦头较大，芦下有横纹。体较松，质硬。表面土黄色或灰黄色，粗糙。断面黄白色，中心淡黄色，显裂隙，味甜。长20 cm以上，芦下直径1 cm以上。无毛须、杂质、虫蛀、霉变。

二等　长20 cm以下，芦下直径0.5 cm以上，余同一等。

【性味功能】性平，味甘。归脾、肺经。健脾益肺，养血生津。用于脾肺气虚，食少倦怠，咳嗽虚喘，气血不足，面色萎黄，心悸气短，津伤口渴，内热消渴。

【用法用量】9 ～ 30 g。内服煎汤，或入丸、散。不宜与藜芦同用。

【贮藏】置通风干燥处，防蛀。

【附注】

1. 地区习惯用药

（1）同属植物管花党参 *Codonopsis tubulosa* Kom. 的根（习称“白党”“叙党”）。主产于贵州、云南、四川南部。本品呈圆锥形，具芦头。表面黄褐色或灰褐色。根中部以下常有分枝。有环状横纹或无。全身有突出的纵棱及纵皱纹，散在点状凸起的皮孔。质硬，易折断，断面黄白色。糖质少。气微香，味微甜，嚼之有渣。其基本组织结构与党参类同，不同点为木栓层中没有石细胞。

（2）同属植物球花党参 *Codonopsis subglobosa* W. W. Sm. 的根，产于四川甘孜州南部、凉山州和云南西北部、西藏东南部，习称“南路蛇头党”。灰毛党参 *Codonopsis canescens* Nannf. 的根，产于四川甘孜州北部、青海南部及西藏东部，习称“北路蛇头党”，两者统称甘孜党参，自产自销。球花党参根茎（芦头）呈圆锥形，顶端渐尖，有茎基残痕，四周有少量疣状凸起的草质茎或茎痕；灰毛党参根茎顶端有一类圆柱形茎痕，直径 0.3 ～ 1 cm，四周有较多疣状凸起草质茎或茎痕；两者根茎均类似“蛇头”，故俗称“蛇头党”。根呈纺锤状圆柱形，有致密的环状横纹，可达全体之半。表面黄灰色，有纵皱纹，横长及疣状凸起。质硬，易折断，断面皮部黄白色，木部黄色，具放射状纹理。气微，味淡或微甘，嚼之有渣。

（3）同属植物新疆党参 *Codonopsis clematidea*（Schrenk）C. B. Cl. 的根，产销于新疆。根呈长纺锤形，两端尖。根头呈扁圆锥形，有的有 2 ～ 6 个分枝，根头两侧各有一列横长的“芦碗”，每个芦碗中有 2 ～ 4 个疣状凸起的茎或芽痕。根头下有环状横纹，可达全体之半。表面淡灰黄色，有纵沟。质脆，易折断，断面淡黄白色，中有黄心，气微，味淡微甜。

2. 伪品

（1）同属植物羊乳 *Codonopsis lanceolata*（Sieb. et Zucc.）Tratv. 的根，又称“四叶参”“山海螺”“白蟒肉”，时有伪充党参。本品呈纺锤形或圆锥形，多纵剖成两半或块片。表面灰黄色，有较密的环状隆起的皱纹，根头小，有数个茎基或芽痕；纵剖两半的边缘向内卷曲而呈海螺状，剖面黄白色。质轻，折断面类白色。

（2）伞形科植物迷果芹 *Sphallerocarpus gracilis* 的根，在黑龙江、辽宁、宁夏等地曾伪充党参。其根呈纺锤形或类圆锥形。根头顶端圆钝，中央有茎基残痕，四周有黑褐色似鳞片状叶基环绕，其下有致密的环状横纹。全体表面淡黄灰色，有明显的纵皱纹，散在横长凸起的皮孔样疤痕。质硬，易折断，断面乳白色。气微。具胡萝卜香气，味淡微甜。

（3）石竹科植物石生蝇子草 *Silene tatarinowii* Regel 的根，在山西曾伪充党参或者北沙参。多单个或数个簇生，呈长纺锤形或类圆柱形，多弯曲或稍弯曲，有时具分枝。顶端常具疣状凸起的茎残基或茎痕。表面类白色、淡黄白色或黄褐色，有纵沟或棱，散在横长皮孔或点状细根痕。质硬而脆，易折断，断面类白色或淡黄白色，角质状。气无，味淡，嚼之有渣及刺喉感。

（4）石竹科植物瓦草（粘萼蝇子草）*Silene viscidula* Franch. 的根，在四川西昌及贵州等地曾伪充党参。西昌土名“夜关门”。根呈圆柱形或长圆锥形，常数个簇生。表面黑褐色、浅棕色或黄白色，有纵纹。质坚脆，断面黄白色，蜡样，放射状纹理不甚明显。气无、味辛、苦。

（5）桔梗科植物金钱豹 *Campanumoea javanica* Bl. 的根，在云南、四川、贵州、广西、广东、湖南、湖北、福建等地曾伪充党参，习称“土党参”或“桂党参”。本品根呈圆柱形，少分枝，扭曲不直，长10～25 cm，直径0.5～1.5 cm。顶部有密集的点状茎痕。表面灰黄色，全体具纵皱纹，质硬，断面较平坦，可见明显的形成层。木质部发达，色黄，气微，味淡而微甜。

明党参

Mingdangshen

Changii Radix

本品为常用中药，始载于《饮片新参》。

【来源】伞形科植物明党参 *Changium smyrnioides* Wolff 的干燥根。

【采收加工】4—5月采挖，除去须根，洗净，置沸水中煮至无白心，取出，刮去外皮，漂洗，干燥。

【炮制】洗净，润透，切厚片，干燥。

【商品特征】

1. 药材　细长圆柱形、长纺锤形或不规则条块，长6～20 cm，直径0.5～2 cm。表面黄白色或淡棕色，光滑或有纵沟纹和须根痕，有的具红棕色斑点。质硬而脆，断面角质样，皮部较薄，黄白色，有的易与木部剥离，木部类白色。气微，味淡。

2. 饮片　圆形或类圆形厚片。外表皮黄白色，光滑或有纵沟纹。切面黄白色或淡棕色，半透明，角质样，木部类白色，有的与皮部分离。气微，味淡。

【鉴别】

1. 横切面　木栓层有时残存，为多列扁平的木栓细胞。栓内层窄，有少数分泌道散在。韧皮部宽广，分泌道由5～7个分泌细胞围绕而成，内含黄色分泌物。形成层成环。木质部导管单个散在或2～5个相聚，呈放射状排列。初生木质部二原型。薄壁细胞中含大量糊化淀粉粒团块。粉末黄白色。糊化淀粉粒团块众多，多存在于薄壁细胞中。分泌道碎片易见，含黄棕色块状分泌物。有环纹导管、网纹导管，壁木化。

2. 薄层色谱　供试品色谱中，在与明党参对照药材色谱相应的位置上，显相同颜色的斑点。

【检查】水分不得过13.0%。总灰分不得过3.0%。

【浸出物】冷浸法。水溶性浸出物不得少于20.0%。

【性味功能】性微寒，味甘、微苦。归肺、脾、肝经。润肺化痰，养阴和胃，平肝，解毒。用于肺热咳嗽，呕吐反胃，食少口干，目赤眩晕，疔毒疮疡。

【用法用量】6～12 g。

【贮藏】置通风干燥处，防潮，防蛀。

射干

Shegan

Belamcandae Rhizoma

本品为较常用中药，始载于《神农本草经》，列为上品。

【别名】寸干。

【来源】鸢尾科植物射干 *Belamcanda chinensis*（L.）DC. 的干燥根茎。

【产销】主产于湖北、河南、江苏、安徽，以河南产量大，湖北品质佳。销全国。

【采收加工】春初刚发芽或秋末茎叶枯萎时采挖，除去须根和泥沙，干燥。

【炮制】除去杂质，洗净，润透，切薄片，干燥。

【商品特征】

1. 药材　不规则结节状，长 3 ～ 10 cm，直径 1 ～ 2 cm。表面黄褐色、棕褐色或黑褐色，皱缩，有较密的环纹。上面有数个圆盘状凹陷的茎痕，偶有茎基残存；下面有残留细根及根痕。质硬，断面黄色，颗粒性。气微，味苦、微辛。（图 8–167）

以身干、肥壮、断面色黄、无须根泥土者为佳。

本品特征可概括如下。

射干根茎结节形，环纹密集细根生。

茎痕凹陷圆盘状，断面色黄颗粒性。

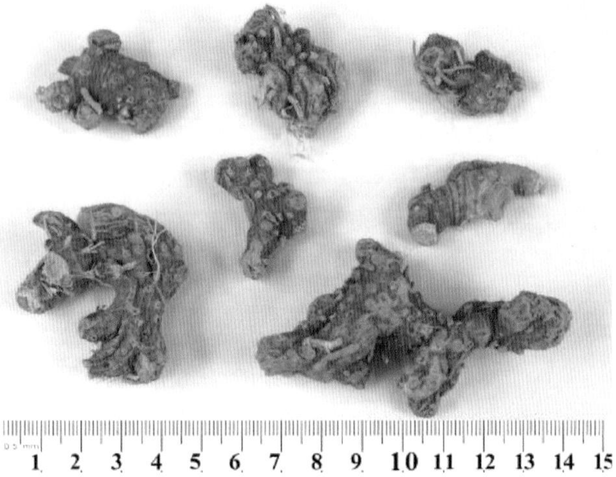

图 8–167　射干

2. 饮片　不规则形或长条形的薄片。外表皮黄褐色、棕褐色或黑褐色，皱缩，可见残留的须根和须根痕，有的可见环纹。切面淡黄色或鲜黄色，具散在筋脉小点或筋脉纹，有的可见环纹。气微，味苦、微辛。（图 8–168）

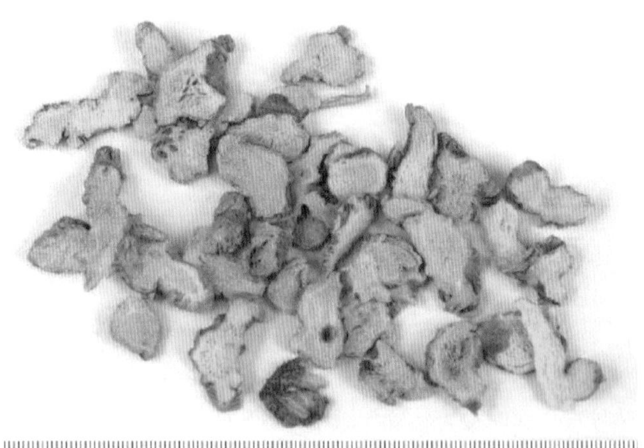

图 8–168　射干片

【主要成分】主含鸢尾黄酮（tectorigenin），射干苷，白射干素，鸢尾甲苷（iristectorin）A、B，鸢尾甲黄素 A、B 及次野鸢尾黄素（irisflorentin），射干酮，射干醛等。

【鉴别】

1. 横切面　表皮有时残存。木栓细胞多列。皮层稀有叶迹维管束；内皮层不明显。中柱维管束为周木型和外韧型，靠外侧排列较紧密。薄壁组织中含有草酸钙柱晶、淀粉粒及油滴。

2. 粉末　橙黄色。草酸钙柱晶较多，棱柱形，多已破碎，完整者长 49 ～ 240 ～ 315 μm，直径约至 49 μm。淀粉粒单粒圆形或椭圆形，直径 2 ～ 17 μm，脐点点状；复粒极少，由 2 ～ 5 分粒组成。薄壁细胞类圆形或椭圆形，壁稍厚或连珠状增厚，有单纹孔。木栓细胞棕色，垂周壁微波状弯曲，有的含棕色物。

3. 薄层色谱　供试品色谱中，在与射干对照药材色谱相应的位置上，显相同颜色的荧光斑点。

【检查】水分不得过 10.0%。总灰分不得过 7.0%。

【浸出物】热浸法。乙醇浸出物不得少于 18.0%。

【含量测定】高效液相色谱法。按干燥品计，本品含次野鸢尾黄素（$C_{20}H_{18}O_8$）不得少于 0.10%。

【商品规格】统货。分湖北、安徽、江苏统装等规格。

【性味功能】性寒，味苦。归肺经。清热解毒，消痰，利咽。用于热毒痰火郁结、咽喉肿痛、痰涎壅盛、咳嗽气喘。

【用量用法】3 ～ 10 g。内服煎汤，或入丸、散。

【贮藏】置干燥处。

【附注】习用品如下。

鸢尾科植物野鸢尾 *Iris dichotoma* Pall. 的根茎，在陕西称“白射干”，作射干用。本品呈不规则结节状或数个簇生成团块状，上面有茎基和干枯叶痕；须根常弯曲成团，表面灰黄色，断面黄白色，中央木心小。味淡微苦。

川射干

Chuanshegan

Iridis Tectori Rhizoma

【来源】鸢尾科植物鸢尾 *Iris tectorum* Maxim. 的干燥根茎。

【采收加工】全年均可采挖，除去须根及泥沙，干燥。

【炮制】除去杂质，洗净，润透，切薄片，干燥。

【商品特征】

1. 药材　不规则条状或圆锥状，略扁，有分枝，长 3 ～ 10 cm，直径 1 ～ 2.5 cm。表面灰黄褐色或棕色，有环纹和纵沟。常有残存的须根及凹陷或圆点状凸起的须根痕。质松脆，易折断，断面黄白色或黄棕色。气微，味甘、苦。

2. 饮片　不规则薄片。外表皮灰黄褐色或棕色，有时可见环纹，或凹陷或圆点状凸起的须根痕。切面黄白色或黄棕色。气微，味甘、苦。

【鉴别】

1. 粉末　浅黄色。草酸钙柱晶较多，多已破碎，完整者长 15 ～ 82 μm（可达 300 μm），直径 16 ～ 52 μm。薄壁细胞类圆形或椭圆形，壁稍厚或略呈连珠状，具单纹孔。木栓细胞表面观多角形，壁薄，微波状弯曲，有的具棕色物。

2. 薄层色谱　供试品色谱中，在与川射干对照药材色谱和射干苷对照品色谱相应的位置上，显相同颜色的荧光斑点。

【检查】水分：药材不得过 15.0%，饮片不得过 13.0%。总灰分：药材不得过 7.0%，饮片不得过 2.0%。

【浸出物】热浸法。乙醇作浸出物不得少于 24.0%。

【含量测定】高效液相色谱法。按干燥品计，本品含射干苷（$C_{22}H_{24}O_{11}$）不得少于 3.6%。

【性味功能】性寒，味苦。归肺经。清热解毒，祛痰，利咽。用于热毒痰火郁结、咽喉肿痛、痰涎壅盛、咳嗽气喘。

【用法用量】6 ~ 10 g。

【贮藏】置干燥处。

徐长卿

Xuchangqing

Cynanchi Paniculati Radix et Rhizoma

本品为少常用中药，始载于《神农本草经》，列为上品。

【别名】逍遥竹、竹叶细辛等。

【来源】萝藦科植物徐长卿 *Cynanchum paniculatum*（Bge.）Kitag. 的干燥根及根茎。

【产销】主产于江苏、浙江、安徽、山东、湖北、河南等地。多自产自销。

【采收加工】秋季采挖，除去泥土及杂质，阴干。

【炮制】除去杂质，迅速洗净，切段，阴干。

【商品特征】

1. 药材 根茎呈不规则柱状，有盘节，长 0.5 ~ 3.5 cm，直径 2 ~ 4 mm。有的顶端带有残茎，细圆柱形，长约 2 cm，直径 1 ~ 2 mm，断面中空；根茎节处周围着生多数根。根呈细长圆柱形，弯曲，长 10 ~ 16 cm，直径 1 ~ 1.5 mm。表面淡黄白色至淡棕黄色，具微细的纵皱纹，并有纤细的须根。质脆，易折断，断面粉性，皮部类白色或黄白色，形成层环淡棕色，木部细小。气香，味微辛凉。（图 8-169）

以气浓香者为佳。

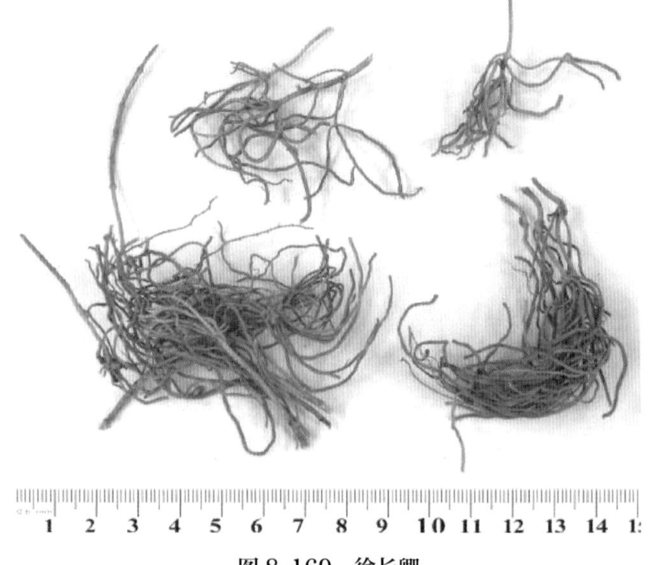

图 8-169 徐长卿

2. 饮片 不规则的段。根茎有节，四周着生多数根。根呈圆柱形，表面淡黄白色至淡棕黄色或棕色，有细纵皱纹。切面粉性，皮部类白色或黄白色，形成层环淡棕色，木部细小。气香，味微辛凉。

【主要成分】含黄酮苷、糖类、萜类、挥发油等。如丹皮酚（paeonol）、β- 谷甾醇、牡丹酚苷 A、丹皮酚原苷、落叶松脂醇、α- 细辛醚、β- 香树脂醇、尿苷、山柰酚 -3-*O*-β-D- 吡喃葡萄糖（1→2）-α-L- 吡喃阿拉伯糖苷等。

【鉴别】

1. 根横切面 表皮细胞 1 列，外壁增厚。皮层宽广，薄壁细胞含淀粉粒及草酸钙簇晶，内皮层凯氏点明显。韧皮部狭窄，形成层不明显，木质部导管、纤维及管胞均木化。

2. 粉末 浅灰棕色。外皮层细胞表面观呈类多角形，垂周壁微波状弯曲；侧面观呈类长方形，有的细胞径向壁有增厚的细条纹。草酸钙簇晶直径 7 ~ 45 μm。分泌细胞类圆形或长椭圆形，内含淡黄棕色分泌物。内皮层细胞类长方形，垂周壁微波状弯曲。

3. 化学鉴别

（1）取粉末 0.5 g，置试管中，加水 2 mL，管口盖一块用水湿润的滤纸，滤纸上加 2，6– 二氯醌氯亚胺 1 份与四硼酸钠 32 份的混合试剂少量，混匀，将试管加热至微沸，滤纸显蓝色。

（2）取粉末 1 g，加乙醚 10 mL，密塞，振摇 15 min，滤过，取滤液 5 mL 置蒸发皿中，挥去乙醚，残渣加硝酸数滴，初显棕黄色，后显蓝绿色。

4. 薄层色谱 供试品色谱中，在与徐长卿对照药材色谱和丹皮酚对照品色谱相应的位置上，显相同颜色的斑点或荧光斑点。

【检查】水分不得过 15.0%。总灰分不得过 10.0%。酸不溶性灰分不得过 5.0%。

【浸出物】热浸法。乙醇浸出物不得少于 10.0%。

【含量测定】高效液相色谱法。按干燥品计，本品含丹皮酚（$C_9H_{10}O_3$）不得少于 1.3%。

【商品规格】统货。

【性味功能】性温，味辛。归肝、胃经。祛风，化湿，止痛，止痒。用于风湿痹痛，胃痛胀满，牙痛，腰痛，跌扑伤痛，风疹、湿疹。

【用法用量】3 ～ 12 g。内服煎汤，后下。

【贮藏】置阴凉干燥处。

高良姜

Gaoliangjiang

Alpiniae Officinarum Rhizoma

本品为较常用中药，始载于《名医别录》，列为中品。

【别名】良姜、蛮姜、小良姜、海良姜。

【来源】姜科植物高良姜 *Alpinia officinarum* Hance 的干燥根茎。

【产销】主产于海南、广东、广西、云南、台湾等地。广东、云南有栽培。销全国并出口。

【采收加工】夏末秋初采挖，除去须根和残留的鳞片，洗净，切段，干燥。

【炮制】除去杂质，洗净，润透，切薄片，晒干。

【商品特征】

1. 药材 圆柱形，多弯曲，有分枝，长 5 ～ 9 cm，直径 1 ～ 1.5 cm。表面棕红色或暗褐色，有细密纵皱纹及灰棕色波状环节，节间长 0.2 ～ 1 cm，一面有圆形根痕。质坚韧，不易折断，断面灰棕色或红棕色，纤维性，中柱约占 1/3。气香，味辛辣。

以分枝少、色棕红、气香浓者为佳。

本品特征可概括如下。

高良姜呈圆柱形，体稍弯曲有分枝。

表面棕红或暗褐，环节波状多纵纹。

2. 饮片 类圆形或不规则形的薄片。外表皮棕红色至暗棕色，有的可见环节和须根痕。切面灰棕色至红棕色，外周色较淡，具多数散在的筋脉小点，中柱圆形，约占 1/3。气香，味辛辣。（图 8–170）

【主要成分】

二苯基庚烷类化合物：姜黄素（curcumin）、二氢姜黄素。

黄酮类化合物：高良姜素（galangin）、槲皮素（quercetin）、山柰酚（kaempferol）。

挥发油：桉叶素（1,8–cineole）、丁香油酚（eugenol）、桂皮酸甲酯等。

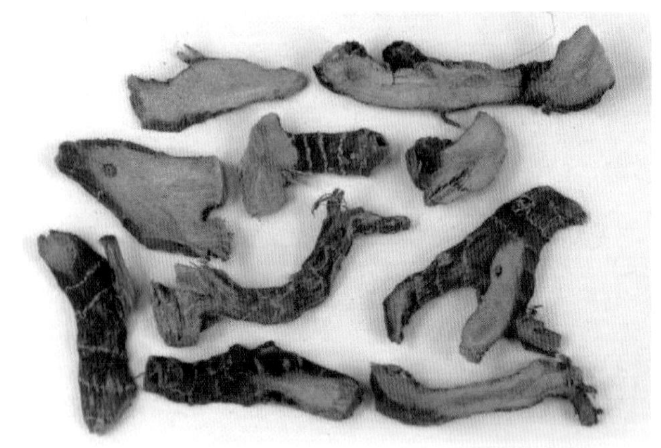

图 8–170　高良姜片

【鉴别】

1. 横切面　表皮细胞外壁增厚。皮层中叶迹维管束较多，外韧型。内皮层明显。中柱外韧型维管束甚多，束鞘纤维成环，木化。皮层及中柱薄壁组织中散有多数分泌细胞，内含黄色或红棕色树脂状物；薄壁细胞充满淀粉粒。

2. 粉末　紫棕色。淀粉粒单粒棒槌形、肾形、长椭圆形、菱角形或长卵形，脐点点状、短缝状或三叉状，偏于一端或位于中部，层纹不明显或隐约可见；复粒由 2 ～ 8 分粒组成，偶见半复粒。分泌细胞破碎，完整者类圆形或椭圆形，壁稍厚，有纹孔，胞腔含橙红色或棕红色树脂状物。薄壁细胞稍厚，有类圆形纹孔；偶见细小草酸钙方晶。导管梯纹、网纹及螺纹。

3. 化学鉴别

（1）取本品乙醚浸出液挥干，得芳香辛辣的黄色油状物，加浓硫酸 1 滴与香草醛结晶 1 粒，即显紫红色。

（2）取本品 95% 乙醇浸出液 1 滴，滴于滤纸上，氨蒸气熏后显黄色；挥去氨蒸气后颜色变浅，喷以 1% 三氯化铝试液，置荧光灯下观察，显黄绿色荧光。

4. 薄层色谱　供试品色谱中，在与高良姜对照药材色谱相应的位置上，显相同颜色的斑点。

【检查】水分：药材不得过 16.0 %，饮片不得过 13.0%。总灰分：药材、饮片均不得过 4.0 %。

【含量测定】高效液相色谱法。按干燥品计，本品含高良姜素（$C_{15}H_{10}O_5$）不得少于 0.70%。

【商品规格】一般分为选货和统货两个等级。

选货　干货，表面红棕色，肥壮结实，分枝少，气味香辣，直径 1.3 ～ 1.5 cm。无死姜（气味俱淡，色萎黑，体质轻泡者），无杂质、虫蛀、霉变。

统货　表面棕红色至暗褐色，有分枝，常多于 2 枝，长短、大小不一。余同选货。

【性味功能】性热，味辛。归脾、胃经。温胃止呕，散寒止痛。用于脘腹冷痛、胃寒呕吐、嗳气吞酸。

【用法用量】3 ～ 6 g。内服煎汤，或入丸、散。

【贮藏】置阴凉干燥处。

【附注】地区习惯用品。

（1）姜科山姜属植物大高良姜 *Alpinia galangal* Willd. 的根茎。在云南等地亦作高良姜药用。根茎较粗壮，直径 1.5 ～ 3 cm，表面淡红棕色。断面纤维性强。气味不如高良姜浓，质量较差。其果实为药材红豆蔻。

（2）姜科山姜属植物山姜 *Alpinia japonica*（Thunb.）Miq. 的根茎。在湖南曾作高良姜收购，称“小良姜”。根茎呈圆柱形，较细瘦，多分枝。表面灰褐色或灰绿黑色，有灰棕色环节。质坚韧，断面纤维多而粗。气微香，味微辛辣。

葛根

Gegen

Puerariae Lobatae Radix

本品为常用中药，始载于《神农本草经》，列为上品。

【别名】葛藤、干葛、野葛。

【来源】豆科植物野葛 *Pueraria lobata*（Willd.）Ohwi 的干燥根。习称“野葛”。

【产销】全国大部分地区有产，主产于河南、湖南、浙江、四川等地。销全国。

【采收加工】秋、冬二季采挖，趁鲜切成厚片或小块，干燥。

【炮制】除去杂质，洗净，润透，切厚片，晒干。

【商品特征】

1. 药材　纵切的长方形厚片或小方块。外皮淡棕色至棕色，有纵皱纹，粗糙。切面黄白色至淡黄棕色，有的纹理明显。质韧，纤维性强。气微，味微甜。

2. 饮片　不规则的厚片、粗丝或边长为 0.5 ～ 1.2 cm 的方块（葛丁、骰方）。切面浅黄棕色至棕黄色。质韧，纤维性强。气微，味微甜。（图 8-171）

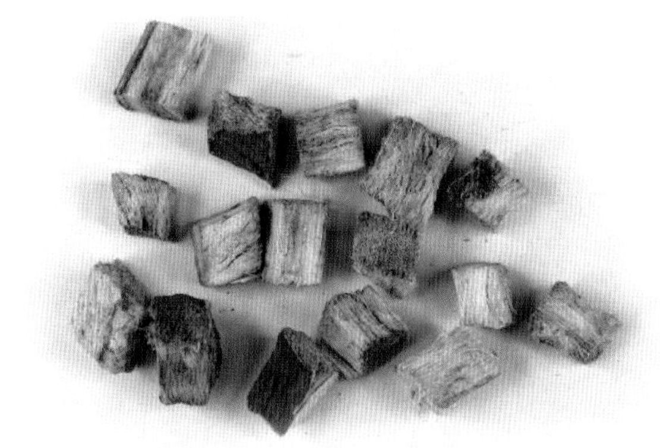

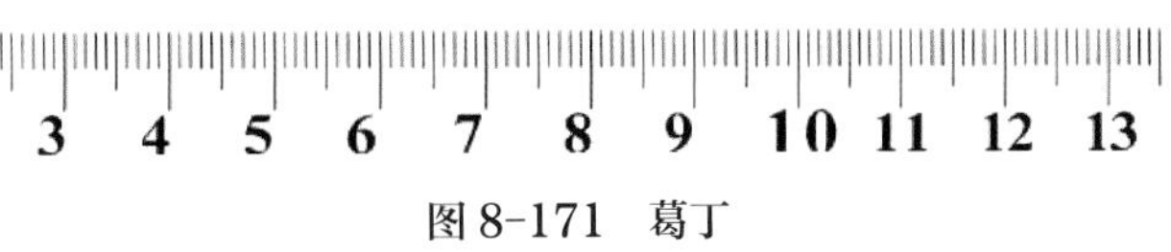

图 8-171　葛丁

【主要成分】含葛根素、葛根素木糖苷、黄豆苷元（大豆素）、黄豆苷。尚含尿囊素、β- 谷甾醇、胡萝卜苷、6,7- 二甲氧基香豆素、氨基酸等。

【鉴别】

1. 粉末　淡棕色。淀粉粒单粒球形，直径 3 ～ 37 μm，脐点点状、裂缝状或星状；复粒由 2 ～ 10 分粒组成。纤维多成束，壁厚，木化，周围细胞大多含草酸钙方晶，形成晶纤维，含晶细胞壁木化增厚。石细胞少见，类圆形或多角形，直径 38 ～ 70 μm。具缘纹孔导管较大，具缘纹孔六角形或椭圆形，排列极为紧密。

2. 薄层色谱　供试品色谱中，在与葛根对照药材色谱和葛根素对照品色谱相应的位置上，显相同颜色的荧光斑点。

【检查】水分：药材不得过 14.0%，饮片不得过 13.0%。总灰分：药材不得过 7.0%，饮片不得过 6.0%。

重金属及有害元素：铅不得过 5 mg/kg，镉不得过 1 mg/kg，砷不得过 2 mg/kg，汞不得过 0.2 mg/kg，铜不得过 20 mg/kg。

【浸出物】热浸法。稀乙醇浸出物不得少于 24.0%。

【含量测定】高效液相色谱法。按干燥品计，本品含葛根素（$C_{21}H_{20}O_9$）不得少于 2.4%。

【商品规格】统货。

【性味功能】性凉，味甘、辛。归脾、胃、肺经。解肌退热，生津止渴，透疹，升阳止泻，通经活络，解酒毒。用于外感发热头痛，项背强痛，口渴，消渴，麻疹不透，热痢，泄泻，眩晕头痛，中风偏瘫，胸痹心痛，酒毒伤中。

【用法用量】10 ～ 15 g。内服煎汤，或入丸、散。

【贮藏】置通风干燥处，防蛀。

【附注】在临床上葛根与粉葛具有相同的功效和应用，但分别来源于同科不同种的两种植物的根，在药材性状及成分含量上存在较大差异，应注意区别。

常见混伪品如下。

苦葛根：豆科植物云南葛藤 *Pueraria peduncularis* Grah. 的干燥根，不规则圆柱形，表面棕褐色，具明显的细皱纹和皮孔样凸起。质硬，不易折断，断面纤维性。气微，味苦，有毒。

紫藤：豆科植物紫藤 *Wisteria sinensis* Sweet 的干燥根，圆柱形，表面棕褐色，具不规则细裂纹、纵皱纹及皮孔样凸起，质硬，不易折断，断面黄白色，有明显的密集小孔。气微，味微苦。

粉葛

Fenge

Puerariae Thomsonii Radix

本品为常用中药，始载于《神农本草经》，列为中品。

【别名】甘葛、家葛。

【来源】豆科植物甘葛藤 *Pueraria thomsonii* Benth. 的干燥根。

【产销】主产于广西、广东。四川、云南等地亦产。销全国并出口。

【采收加工】秋、冬二季采挖，除去外皮，稍干，截段或再纵切两半或斜切成厚片，干燥。

【炮制】除去杂质，洗净，润透，切厚片或切块，干燥。

【商品特征】

1. 药材 圆柱形、类纺锤形或半圆柱形，长 12 ～ 15 cm，直径 4 ～ 8 cm；有的为纵切或斜切的厚片，大小不一。表面黄白色或淡棕色，未去外皮者呈灰棕色。体重，质硬，富粉性。横切面可见由纤维形成的浅棕色同心性环纹，纵切面可见由纤维形成的数条纵纹。气微，味微甜。

以片大、质坚实、色白、粉性足、纤维少者为佳。

2. 饮片 不规则的厚片或立方块状。余同药材性状特征。（图 8–172）

【主要成分】含大豆素（daidzein）、大豆苷（daidzin）、葛根素（puerarin）、4′ – 甲氧基葛根素、大豆苷元 –4,7′ – 二葡萄糖苷等。

【鉴别】

1. 粉末 黄白色。淀粉粒甚多，单粒少见，圆球形，直径 8 ～ 15 μm，脐点隐约可见；复粒多，由 2 ～ 20 多个分粒组成。纤维多成束，壁厚，木化，周围细胞大多含草酸钙方晶，形成晶纤维，含晶细胞壁木化增厚。石细胞少见，类圆形或多角形，直径 25 ～ 43 μm。具缘纹孔导管较大，纹孔排列极为紧密。

2. 薄层色谱　供试品色谱中，在与葛根素对照品色谱相应的位置上，显相同颜色的荧光斑点。

【检查】水分：药材不得过 14.0%，饮片不得过 12.0%。总灰分不得过 5.0%。二氧化硫残留量不得过 400 mg/kg。

【浸出物】热浸法。70% 乙醇浸出物不得少于 10.0%。

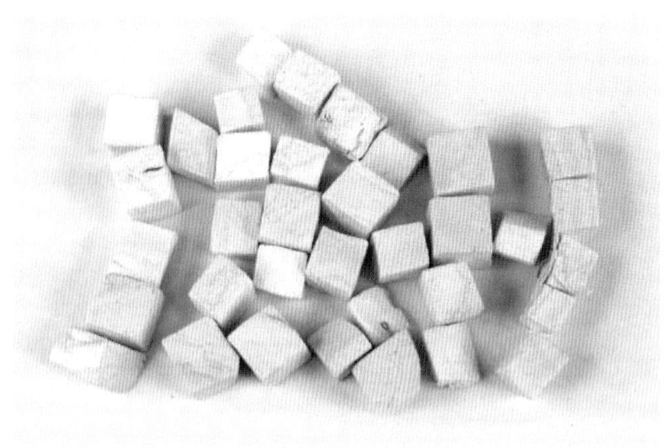

图 8-172　粉葛块（粉葛丁）

【含量测定】高效液相色谱法。按干燥品计，本品含葛根素（$C_{21}H_{20}O_9$）不得少于 0.30%。

【商品规格】一般分为两个等级。

一等　干货。鲜时刮去皮、切去两端后，纵剖成两半，全体粉白色，断面显环纹、粉性足，纤维很少，气微，味甘。剖半长 13 ～ 17 cm，中部宽 5 cm 以上。无杂质、虫蛀、霉变。

二等　干货。鲜时刮去外皮，不剖半，表皮黄白色。断面色白、有环纹，纤维多、有粉性。气微、味甘。中部直径 1.5 cm 以上，间有断根、碎破小块。无茎蒂、杂质、虫蛀、霉变。

【性味功能】性凉，味甘、辛。归脾、胃经。解肌退热，生津止渴，透疹，升阳止泻，通经活络，解酒毒。用于外感发热头痛，项背强痛，口渴，消渴，麻疹不透，热痢，泄泻，眩晕头痛，中风偏瘫，胸痹心痛，酒毒伤中。

【用法用量】10 ～ 15 g。内服煎汤，或入丸、散。

【贮藏】置通风干燥处，防蛀。

黄芩

Huangqin

Scutellariae Radix

本品为常用中药，始载于《神农本草经》，列为中品。

【别名】子芩、枯芩、条芩。

【来源】唇形科植物黄芩 *Scutellaria baicalensis* Georgi 的干燥根。

【产销】主产于山西、河北、陕西、甘肃及东北各省。销全国并出口。

【采收加工】春、秋二季采挖，除去须根和泥沙，晒后撞去粗皮，晒干。

【炮制】

1. 黄芩　取原药材除去杂质，置沸水中煮 10 min，取出，闷透，切薄片，干燥；或蒸 30 min，取出，切薄片，干燥（避免暴晒）。

2. 酒黄芩 取黄芩片，加黄酒拌匀，稍润，待酒被吸尽后，置炒制容器内，用文火炒至表面微干、深棕黄色，散发药物与辅料的固有香气时，取出晾凉。每 100 kg 黄芩片，用黄酒 10 kg。

【商品特征】

1. 药材 圆锥形，扭曲，长 8 ～ 25 cm，直径 1 ～ 3 cm。表面棕黄色或深黄色，有稀疏的疣状细根痕，上部较粗糙，有扭曲的纵皱纹或不规则的网纹，下部有顺纹和细皱纹。质硬而脆，易折断，断面黄色，中心红棕色；老根中心呈枯朽状或中空，暗棕色或棕黑色。气微，味苦。（图 8–173）

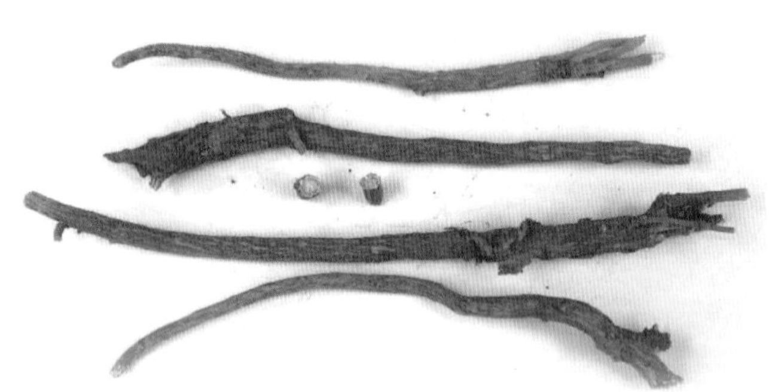

图 8-173 黄芩

栽培品较细长，多有分枝。表面浅黄棕色，外皮紧贴，纵皱纹较细腻。断面黄色或浅黄色，略呈角质样。味微苦。

2. 饮片

（1）黄芩片 类圆形或不规则形薄片。外表皮黄棕色或棕褐色。切面黄棕色或黄绿色，具放射状纹理。（图 8–174）

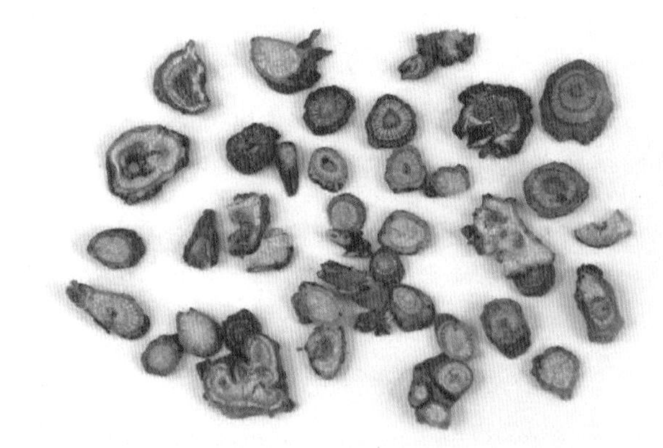

图 8-174 黄芩片

（2）酒黄芩 形如黄芩片。略带焦斑，微有酒香气。（图 8–175）

【主要成分】含黄芩苷（baicalin）、黄芩素（baicalein）、汉黄芩苷、汉黄芩素、7– 甲氧基黄芩素（7–methoxybaicalein）、木蝴蝶素 A、白杨素、菜油甾醇等。

【鉴别】

1. 粉末 黄色。韧皮纤维单个散在或数个成束，梭形，长 60 ～ 250 μm，直径 9 ～ 33 μm，壁厚，孔沟细。石细胞类圆形、类方形或长方形，壁较厚或甚厚。木栓细胞棕黄色，多角形。网纹导管多见，直径 24 ～ 72 μm。木纤维多碎断，直径约 12 μm，有稀疏斜纹孔。淀粉粒甚多，单粒类球形，直径 2 ～ 10 μm，脐点明显，复粒由 2 ～ 3 分粒组成。

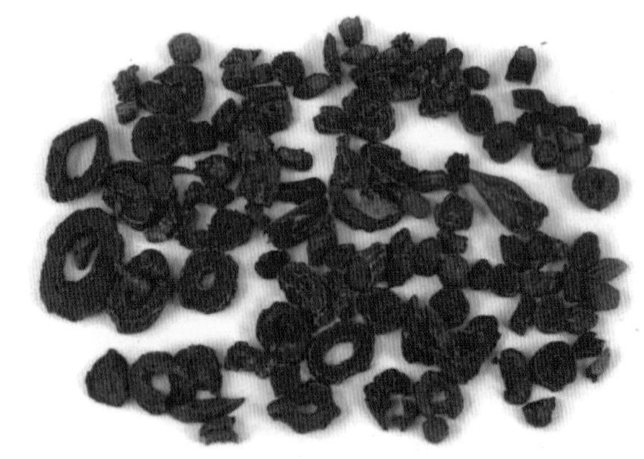

图 8-175 酒黄芩

2. 薄层色谱 供试品色谱中，在与黄芩对照药材色谱相应的位置上，显相同颜色的斑点；在与黄芩苷、黄芩素、汉黄芩素对照品色谱相应的位置上，显三个相同的暗色斑点。

【检查】水分不得过 12.0%。总灰分不得过 6.0%。

【浸出物】热浸法。稀乙醇浸出物不得少于 40.0%。

【含量测定】高效液相色谱法。按干燥品计，本品含黄芩苷（$C_{21}H_{18}O_{11}$），药材不得少于 9.0%，饮片不得少于 8.0%。

【商品规格】传统分为“条芩”“枯碎芩”两种规格。条芩可分为两个等级。枯碎芩为统货。

1. 条芩

一等　干货。圆锥形，上部皮较粗糙，有明显的网纹及扭曲的纵皱纹。下部皮细有顺纹或皱纹。表面黄色或黄棕色。质坚脆。断面深黄色，上端中间有黄绿色或棕褐色的枯心。气微，味苦。条长 10 cm 以上，中部直径 1 cm 以上。去净粗皮，无杂质、虫蛀、霉变。

二等　干货。条长 4 cm 以上，中部直径 1 cm 以下，但不小于 0.4 cm。余同一等。

2. 枯碎芩

统货　干货。老根多中空的枯芩和块片碎芩，破断尾芩。表面黄色或浅黄色。质坚脆，断面黄色。气微，味苦。无粗皮、茎芦、碎渣、杂质、虫蛀、霉变。

【性味功能】性寒，味苦。归肺、胆、脾、大肠、小肠经。清热燥湿，泻火解毒，止血，安胎。用于湿温、暑湿，胸闷呕恶，湿热痞满，泻痢，黄疸，肺热咳嗽，高热烦渴，血热吐衄，痈肿疮毒，胎动不安。

【用法用量】3 ～ 10 g。内服煎汤，或入丸、散。

【贮藏】置通风干燥处，防潮。

【附注】习用品：西南地区及甘肃等地以同科同属多种植物的根作黄芩用。

1. 滇黄芩 *Scutellaria amoena* C. H. Wright **的根**　本品呈圆锥形或不规则条状，常有分枝，长 5 ～ 20 cm，直径 1 ～ 1.6 cm。表面黄褐色或棕黄色，常有粗糙的栓皮，断面纤维性，鲜黄色或微带绿色。

2. 粘毛黄芩 *Scutellaria viscidula* Bunge **的根**　本品多细长，圆锥形或圆柱形，长 7 ～ 15 cm，直径 0.5 ～ 1.5 cm，表面与黄芩相似，很少中空或枯朽。

黄芪

Huangqi

Astragali Radix

本品为常用中药，始载于《神农本草经》，列为中品。

【别名】绵芪、黄耆、王孙。

【来源】豆科植物蒙古黄芪 *Astragalus membranaceus*（Fisch.）Bge. var. *mongholicus*（Bge.）Hsiao 或膜荚黄芪 *Astragalus membranaceus*（Fisch.）Bge. 的干燥根。

【产销】蒙古黄芪主产于山西、内蒙古、甘肃、吉林、河北等地，产量大，质量好。膜荚黄芪主产于黑龙江、内蒙古、山西等地。销全国并出口。

【采收加工】春、秋二季采挖，除去泥土，置烈日下暴晒或烘炕，至半干时，除去须根和根头，将根理直，捆成把，再晒或烘至全干。

【炮制】

1. 黄芪片 除去杂质，大小分开，洗净，润透，切厚片，干燥。

2. 炙黄芪（蜜黄芪） 取净黄芪片，加入熟蜜拌匀，闷润吸尽，置热锅内，文火炒至深黄色，不黏手，取出晾凉。每 100 kg 黄芪片，用熟蜜 25 kg。

3. 炒黄芪 取净黄芪片，文火炒至深黄色，略有焦斑，取出晾凉。

4. 酒黄芪 取净黄芪片，加米酒拌匀，闷润 1 h，文火炒至表面黄色，取出晾凉。

【商品特征】

1. 药材 圆柱形，有的有分枝，上端较粗，长 30 ～ 90 cm，直径 1 ～ 3.5 cm。表面淡棕黄色或淡棕褐色，有不整齐的纵皱纹或纵沟。质硬且韧，不易折断，断面纤维性强，并显粉性，皮部黄白色，木部淡黄色，有放射状纹理和裂隙，老根中心偶呈枯朽状，黑褐色或呈空洞。气微，味微甜，嚼之微有豆腥味。（图 8–176）

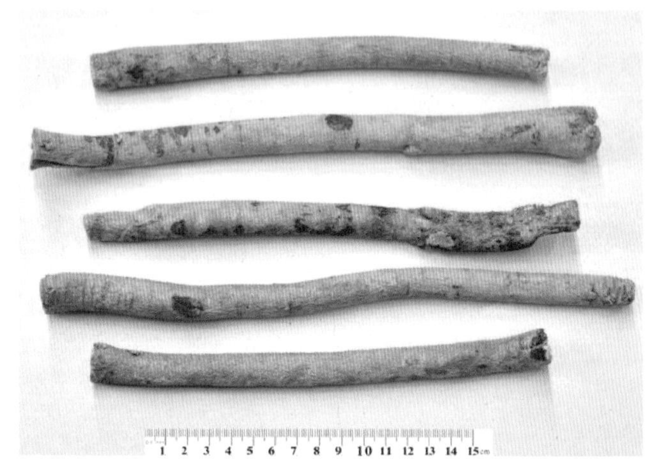

图 8–176 黄芪

以条粗长、皱纹少、断面色黄白、粉性足、味甜者为佳。

本品特征可概括如下。

黄芪长条圆柱形，纤维如棉带粉性。

气香味甘带豆腥，补气固表又排脓。

2. 饮片

（1）黄芪片 类圆形或椭圆形厚片，外表皮淡棕黄色或淡棕褐色，可见纵皱纹或浅纵沟。切面皮部黄白色，木部淡黄色，有放射状纹理及裂隙，中心偶呈枯朽状，黑褐色或呈空洞。气微，味微甜，嚼之有豆腥味。（图 8–177）

（2）炙黄芪 形如黄芪片。外表皮淡棕黄色或淡棕褐色，略有光泽。具蜜香气，味甜，略带黏性，嚼之微有豆腥味。（图 8–178）

（3）炒黄芪 形如黄芪片，表面深黄色，略有焦斑。

（4）酒黄芪 形如黄芪片，表面黄色，略带酒气。

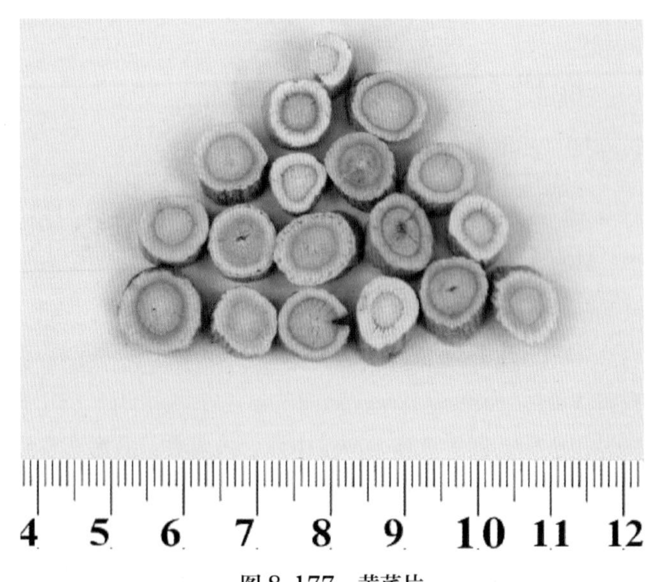

图 8–177 黄芪片

【主要成分】

蒙古黄芪：含有皂苷、脂肪酸、多糖类成分；另含有胡萝卜苷（daucosterol），β–谷甾醇（β–sitosterol），羽扇豆醇（lupeol），天冬酰胺（asparagine），γ–氨基丁酸

（ γ -aminobutyric acid ），以及多种微量元素等。

膜荚黄芪：含有皂苷、黄酮类成分；另含有 21 种游离氨基酸及多种微量元素，其中天冬酰胺、刀豆氨酸、脯氨酸、精氨酸、γ - 氨基丁酸等含量较高，镁、铁等含量较高。

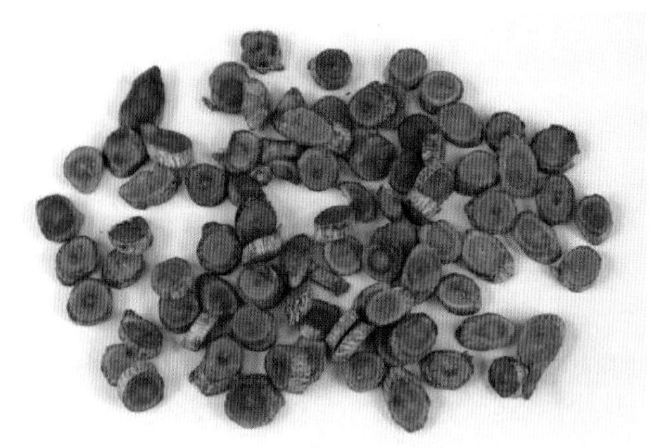

图 8-178　炙黄芪

【鉴别】

1. 横切面　木栓细胞数列；栓内层为 3 ～ 5 列厚角细胞。韧皮射线外侧常弯曲，有裂隙；纤维成束，壁厚，木化或微木化，与筛管群交互排列；近栓内层处有时可见石细胞。形成层成环。木质部导管单个散在或 2 ～ 3 个相聚；导管间有木纤维；射线中有时可见单个或 2 ～ 4 个成群的石细胞。薄壁细胞含淀粉粒。

2. 粉末　黄白色。纤维成束或散离，直径 8 ～ 30 μm，壁厚，表面有纵裂纹，初生壁常与次生壁分离，两端常断裂成须状，或较平截。具缘纹孔导管无色或橙黄色，具缘纹孔排列紧密。石细胞少见，圆形、长圆形或形状不规则，壁较厚。

3. 化学鉴别

（1）取粉末 3 g，加水 30 mL，浸渍过夜，滤过，取滤液 1 mL 置试管中，60 ℃水浴加热 10 min，加 5% α- 萘酚乙醇溶液 5 滴，摇匀，沿管壁缓慢加入浓硫酸 0.5 mL，在试液与硫酸交界处出现紫红色环。

（2）取粉末 2 g，加酸性乙醇 10 mL，温浸 2 h，滤过，取滤液，调节 pH 至中性，蒸干，加 3% 盐酸 2 mL 溶解残渣。取两支试管，分别加入溶液 0.5 mL 和碘化铋钾及碘化汞钾试剂各 1 滴，前者产生橙红色沉淀，后者产生白色沉淀。

（3）取粉末 2 g，加甲醇 10 mL，放置过夜，滤过，取滤液 1 mL，水浴蒸干，加入少量冰醋酸溶解残渣，加入醋酸酐 - 浓硫酸试剂（19 ∶ 1）0.5 mL，颜色由黄色变为红 - 青 - 污绿色。

4. 薄层色谱

（1）供试品色谱中，在与黄芪甲苷对照品色谱相应的位置上，日光下显相同的棕褐色斑点，紫外光（365 nm）下显相同的橙黄色荧光斑点。

（2）供试品色谱中，在与黄芪对照药材色谱相应的位置上，显相同颜色的荧光主斑点。

【检查】水分：黄芪、黄芪片、炙黄芪不得过 10.0%。总灰分：黄芪、黄芪片不得过 5.0%，炙黄芪不得过 4.0%。

重金属及有害元素：铅不得过 5 mg/kg，镉不得过 1 mg/kg，砷不得过 2 mg/kg，汞不得过 0.2 mg/kg，铜不得过 20 mg/kg。

其他有机氯类农药残留量：含五氯硝基苯不得过 0.1 mg/kg。

【浸出物】冷浸法。水溶性浸出物不得少于 17.0%。

【含量测定】高效液相色谱法。以干燥品计，黄芪、黄芪片含黄芪甲苷（$C_{41}H_{68}O_{14}$）不得少于 0.080%，含毛蕊异黄酮葡萄糖苷（$C_{22}H_{22}O_{10}$）不得少于 0.020%；炙黄芪含黄芪甲苷（$C_{41}H_{68}O_{14}$）不得少于 0.060%，含毛蕊异黄酮葡萄糖苷（$C_{22}H_{22}O_{10}$）不得少于 0.020%。

【商品规格】一般认为蒙古黄芪质量优于膜荚黄芪，但通常统一规格，分为四等。

特等　干货。圆柱形的单条，斩疙瘩头或喇叭头，顶端间有空心，表面灰白色或淡褐色。质硬而韧。断面外层白色，中间淡黄色或黄色，有粉性。味甘、有生豆气。长 70 cm 以上，上中部直径 2 cm 以上，末端直径不小于 0.6 cm。无须根、老皮、虫蛀、霉变。

一等　长 50 cm 以上，上中部直径 1.5 cm 以上，末端直径不小于 0.5 cm。余同特等。

二等　长 40 cm 以上，上中部直径 1 cm 以上，末端直径不小于 0.4 cm，间有老皮，无须根、虫蛀、霉变。余同特等。

三等　不分长短，上中部直径 0.7 cm 以上，末端直径不小于 0.3 cm，间有破短节子，无须根、虫蛀、霉变。余同特等。

【性味功能】性微温，味甘。归肺、脾经。补气升阳，固表止汗，利水消肿，生津养血，行滞通痹，托毒排脓，敛疮生肌。用于气虚乏力，食少便溏，中气下陷，久泻脱肛，便血崩漏，表虚自汗，气虚水肿，内热消渴，血虚萎黄，半身不遂，痹痛麻木，痈疽难溃，久溃不敛。

炙黄芪：性温，味甘。益气补中。用于气虚乏力，食少便溏。

炒黄芪：补脾益气而不壅滞。用于脾虚腹胀，食少便溏。

酒黄芪：温升作用较强。用于气虚肺寒，气虚下陷。

【用法用量】9 ～ 30 g，内服煎汤，或入丸、散、膏。大剂量可用至 30 ～ 60 g。表实邪盛，食积停滞，肝郁气滞，痈疽初起或溃后热毒尚盛等实证，以及阴虚阳亢者慎服。

【贮藏】置通风干燥处，防潮，防蛀。

【附注】

1. 常见伪品　豆科植物苜蓿 *Medicago sativa* L.（安徽）、草木樨 *Melilotus suaveolens* Ledeb.（东北）、白香草木樨 *Melilotus albus* Desr.（山西）、锦鸡儿 *Caragana sinica*（Buc'hoz）Rehd.（华东）、蓝花棘豆 *Oxytropis coerulea*（Pall.）DC.（河北、山西）、小花棘豆 *Oxytropis glabra*（Lam.）DC.（青海）、毛野扁豆 *Dunbaria villosa*（Thunb.）Makino（河南），以及锦葵科植物圆叶锦葵 *Malva rotundifolia* Linn.（江苏）、药蜀葵 *Althaea officinalis* Linn.（新疆）等的根，统称“土黄芪”，或直接混称“黄芪”，应注意鉴别。

2. 地区习用品

（1）黑毛果黄芪（白芪）*Astragalus tongolensis* Ulbr.，分布于甘肃、青海和四川等省。其根在甘肃称“白大芪”“马芪”，在青海称“土黄芪”，亦作黄芪入药。

（2）金翼黄芪 *Astragalus chrysopterus* Bunge，分布于河北、山西、陕西、甘肃、青海、四川等省。其根在河北称“小黄芪”，甘肃南部作小白芪入药。

（3）多花黄芪 *Astragalus floridus* Benth.，分布于甘肃南部、四川西部及西藏地区。其根在四川作川绵芪或白绵芪入药。

（4）茂汶黄芪 *Astragalus maowenensis* Hsiao, mss.，产于四川茂汶县。

（5）云南黄芪 *Astragalus yunnanensis* Franch.，分布于云南、西藏等地。在西藏部分地区以根作黄芪入药。

（6）梭果黄芪 *Astragalus ernestii* Comb.，其根具有膜荚黄芪的利尿降压作用，但强度较弱。四川理塘有以代黄芪用者。

红芪

Hongqi

Hedysari Radix

【来源】豆科植物多序岩黄芪 *Hedysarum polybotrys* Hand. - Mazz. 的干燥根。

【采收加工】春、秋二季采挖，出去须根和根头，晒干。

【炮制】除去杂质，大小分开，洗净，润透，切厚片，干燥。

【商品特征】

药材　圆柱形，少有分枝，上端略粗，长 10 ～ 50 cm，直径 0.6 ～ 2 cm。表面灰红棕色，有纵皱纹、横长皮孔样凸起及少数支根痕，外皮易脱落，剥落处淡黄色。质硬而韧，不易折断，断面纤维性，并显粉性，皮部黄白色，木部淡黄棕色，射线放射状，形成层环浅棕色。气微，味微甜，嚼之有豆腥味。

【鉴别】

1. 横切面　木栓层为 6 ～ 8 列细胞。栓内层狭窄，外侧有 2 ～ 4 列厚角细胞。韧皮部较宽，外侧有裂隙，纤维成束散在，纤维壁厚，微木化；韧皮射线外侧常弯曲。形成层成环。木质部导管单个散在或 2 ～ 3 个相聚，其周围有木纤维。纤维束周围的薄壁细胞含草酸钙方晶。

2. 粉末　黄棕色。纤维成束，直径 5 ～ 22 μm，壁厚，微木化，周围细胞含草酸钙方晶，形成晶纤维，含晶细胞壁不均匀增厚。草酸钙方晶直径 7 ～ 14 μm，长约至 22 μm。具缘纹孔导管直径至 145 μm。淀粉粒单粒类圆形或卵圆形，直径 2 ～ 19 μm；复粒由 2 ～ 8 分粒组成。

【检查】水分不得过 10.0%。总灰分不得过 6.0%。

【浸出物】热浸法。45% 乙醇浸出物不得少于 25.0%。

【性味功能】性微温，味甘。归肺、脾经。补气升阳，固表止汗，利水消肿，生津养血，行滞通痹，托毒排脓，敛疮生肌。用于气虚乏力，食少便溏，中气下陷，久泻脱肛，便血崩漏，表虚自汗，气虚水肿，内热消渴，血虚萎黄，半身不遂，痹痛麻木，痈疽难溃久溃不敛。

【用法用量】9 ～ 30 g。

【贮藏】置通风干燥处，防潮，防蛀。

炙红芪

Zhihongqi

Hedysari Radix Praeparata Cummelle

本品为红芪的炮制加工品。

【炮制】取红芪片，照蜜炙法炒至不黏手。

【商品特征】圆形或椭圆形的厚片，直径 0.4 ～ 1.5 cm，厚 0.2 ～ 0.4 cm。外表皮红棕色，略有光泽，可见纵皱纹和残留少数支根痕。切面皮部浅黄色，形成层环浅棕色，木质部淡黄棕色至浅棕色，可见放射状纹理。具蜜香气，味甜，略带黏性，嚼之有豆腥味。

【检查】水分不得过 10.0%。总灰分不得过 5.0%。

【浸出物】热浸法。45% 乙醇浸出物不得少于 35.0%。

【性味功能】性微温，味甘。归肺、脾经。补中益气。用于气虚乏力，食少便溏。

【用法用量】9 ～ 30 g。

【贮藏】置通风干燥处，防潮，防蛀。

黄连

Huanglian

Coptidis Rhizoma

本品为常用中药，始载于《神农本草经》，列为上品。

【别名】味连、鸡爪连、雅连、云连。

【来源】毛茛科植物黄连 *Coptis chinensis* Franch.、三角叶黄连 *Coptis deltoidea* C. Y. Chen et Hsiao 或云连 *Coptis teeta* Wall. 的干燥根茎。药材依次习称“味连”“雅连”“云连”。

【产销】味连（黄连）主产于湖北省利川、恩施、房县、竹溪、秭归，重庆市石柱、南川、城口、巫溪、巫山，四川省北川、彭县、洪雅、乐山等地。商品常以长江为界，分“北岸连”和“南岸连”，“北岸连”产量少，质量佳；“南岸连”产量大，质量稍次。味连均为栽培品，以重庆石柱和湖北利川为道地产区，为黄连的主流商品，销全国并出口。

雅连（三角叶黄连）主产于四川西部峨眉、洪雅、雅安等，多为野生，有少量栽培品，产量较小。

云连主产于云南西部德钦、维西、腾冲、碧江、剑川及西藏等地，多为野生，产量小。

【采收加工】秋季采挖，除去泥沙，干燥，撞去残留须根。

【炮制】

1. 黄连片 取原药材，除去杂质，抢水洗净，润透，切薄片，晾干。

2. 酒黄连 取黄连片用黄酒拌匀，闷润至透，置锅内，用文火加热，炒干，取出晾干。

3. 姜黄连 取黄连片，用姜汁拌匀，闷润至透，置锅内，用文火炒干，取出晾干。

4. 萸黄连 取吴茱萸加适量水煎煮 30 min，去渣，煎液与黄连片拌匀，待煎液吸收尽，用文火炒干，取出晾干。每 100 kg 黄连片，用吴茱萸 10 kg。

【商品特征】

1. 药材

（1）味连 多集聚成簇，常弯曲，形如“鸡爪”，单枝根茎长 3 ～ 6 cm，直径 0.3 ～ 0.8 cm。表面灰黄色或黄褐色，外表皮剥落处显红棕色，粗糙，有不规则结节状隆起、须根及须根残基，有的节间表面平滑如茎秆，习称“过桥”。上部多残留褐色鳞叶，顶端常有茎或叶柄残余。质硬，断面不整齐，皮部橙红色或暗棕色，木部鲜黄色或橙黄色，呈放射状排列，髓部有时中空。气微，味极苦。（图 8–179）

（2）雅连 多单枝，略呈圆柱状，微弯曲，长 4 ～ 8 cm，直径 0.5 ～ 1 cm，“过桥”较长。顶端有少数残茎。气微，味极苦。（图 8–180）

（3）云连 多为单枝，较细小，弯曲呈钩状，形如“蝎尾”。气微，味极苦。

味连 以条粗长、连珠形、过桥短、质坚实、断面色红黄、味极苦者为佳。

雅连 以条粗壮、过桥短、色红黄、形如蚕者为佳。

云连 以条细长、节多、须根少、色黄者为佳。

本品特征可概括如下。

味连分枝鸡爪样，雅连单枝过桥长。

云连细小似蝎尾，嚼之极苦唾液黄。

2. 饮片

（1）黄连片　不规则薄片或碎块。周边暗黄色，粗糙。切面皮部暗棕色，木部鲜黄色或红黄色，髓部有时中空，质坚硬。气微，味极苦。（图 8–181）

（2）酒黄连　形如黄连片，色泽加深，略有酒气。（图 8–182）

（3）姜黄连　形如黄连片，表面棕黄色，有姜的辛辣味。（图 8–183）

（4）萸黄连　形如黄连片，色泽加深，有吴茱萸的辛辣香气。

【主要成分】主含生物碱，如小檗碱（berberine，又称黄连素）、黄连碱（coptisine）、甲基黄连碱（worenine）、巴马汀（palmatine，又名掌叶防己碱）、药根碱（jatrorrhizine）等。

【鉴别】

1. 味连横切面　木栓层为数列细胞，其外有表皮，常脱落。皮层较宽，石细胞单个或成群散在。中柱鞘纤维成束或伴有少数石细胞，均显黄色。维管束外韧型，环列。木质部黄色，均木化，木纤维较发达。髓部均为薄壁细胞，无石细胞。

雅连与味连相似，但髓部有石细胞。

云连与味连相似，但皮层、中柱鞘部位及髓部多无石细胞。

2. 粉末（味连）　黄棕色。石细胞鲜黄色，呈类方形、类圆形，壁厚，有层纹及壁孔。中柱鞘纤维鲜黄色，纺锤形，壁厚。鳞叶表皮细胞成片，绿黄色或黄棕色，细胞长方形或长多角形，壁为波状弯曲，或连珠状增厚。

3. 荧光鉴别　根茎折断面在紫外光（365 nm）下显金黄色荧光，木质部尤为显著。

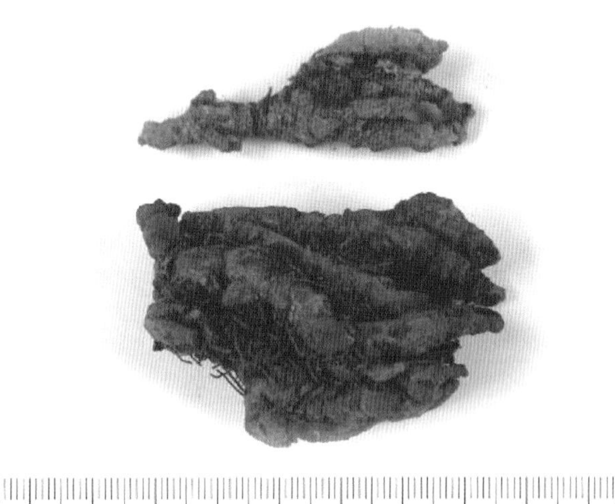

图 8–179　味连

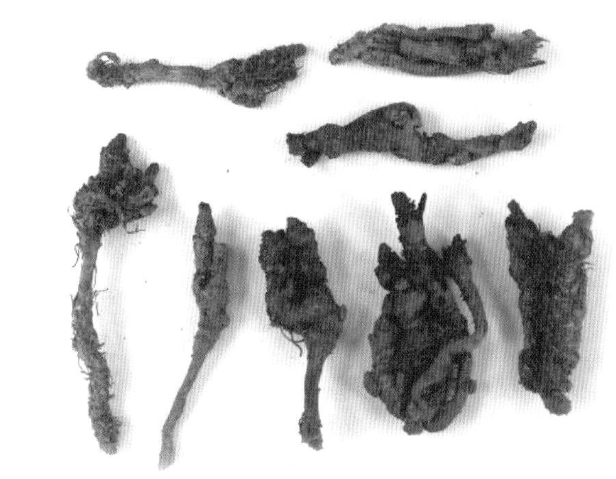

图 8–180　雅连

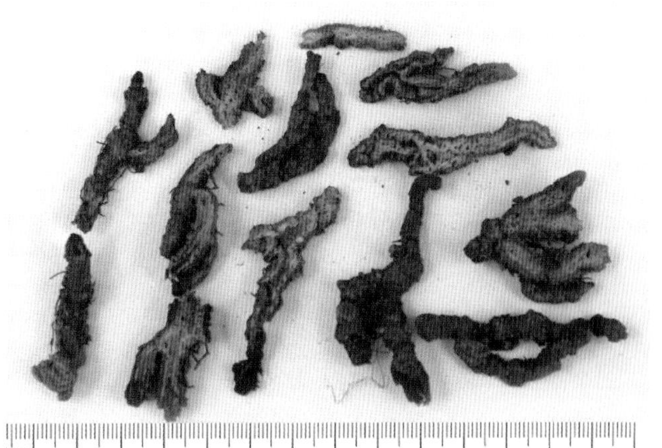

图 8–181　黄连片

4. 化学鉴别 取本品乙醇提取液，滤过。取滤液5滴，加稀盐酸1 mL与含氯石灰少量，即显樱红色；另取滤液5滴，加5%没食子酸乙醇溶液2～3滴，蒸干，趁热加硫酸数滴，即显深绿色。

5. 薄层色谱

（1）黄连 供试品色谱中，在与黄连对照药材色谱相应的位置上，显4个以上相同颜色的荧光斑点；在与盐酸小檗碱对照品色谱相应的位置上，显相同颜色的荧光斑点。

（2）萸黄连 供试品色谱中，在与吴茱萸对照药材色谱相应的位置上，显相同颜色的主斑点；在与柠檬苦素对照品色谱相应的位置上，显相同颜色的斑点。

【检查】水分：黄连不得过14.0%；黄连片、酒黄连、姜黄连、萸黄连不得过12.0%。总灰分：黄连不得过5.0%；黄连片、酒黄连、姜黄连、萸黄连不得过3.5%。

【浸出物】冷浸法。稀乙醇浸出物不得少于15.0%。

【含量测定】高效液相色谱法。按干燥品计，以盐酸小檗碱（$C_{20}H_{18}ClNO_4$）计：

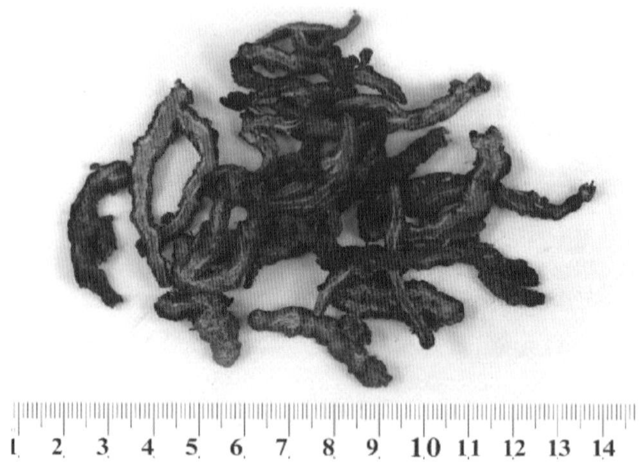

图8-182 酒黄连

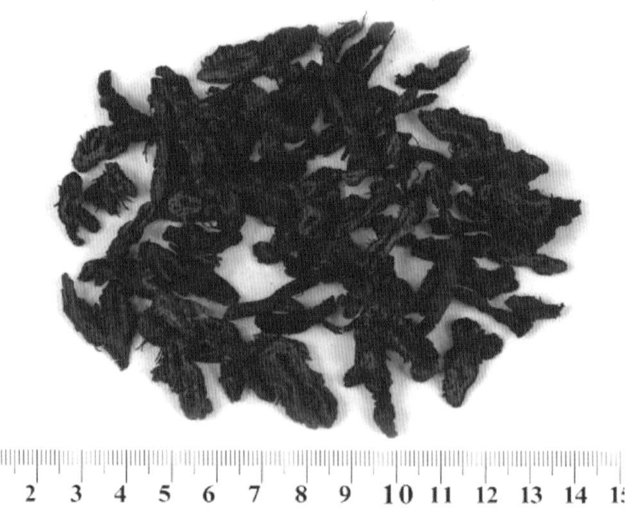

图8-183 姜黄连

味连，含小檗碱（$C_{20}H_{17}NO_4$）不得少于5.5%，表小檗碱（$C_{20}H_{17}NO_4$）不得少于0.80%，黄连碱（$C_{19}H_{13}NO_4$）不得少于1.6%，巴马汀（$C_{21}H_{21}NO_4$）不得少于1.5%。

雅连，含小檗碱（$C_{20}H_{17}NO_4$）不得少于4.5%。

云连，含小檗碱（$C_{20}H_{17}NO_4$）不得少于7.0%。

黄连片、酒黄连、姜黄连、萸黄连，含小檗碱（$C_{20}H_{17}NO_4$）不得少于5.0%，含表小檗碱（$C_{20}H_{17}NO_4$）、黄连碱（$C_{19}H_{13}NO_4$）和巴马汀（$C_{21}H_{21}NO_4$）的总量不得少于3.3%。

【商品规格】一般分为味连、雅连和云连三种规格，各分为两个等级。

1. 味连

一等 干货。多聚成簇，分枝多弯曲，形如“鸡爪”或单枝，肥壮坚实，间有过桥，长不超过2 cm。表面黄褐色，簇面无毛须。断面金黄色或黄色。味极苦。无不到1.5 cm的碎节、残茎、焦枯、杂质、霉变。

二等 干货。条较一等瘦小，有过桥。间有碎节、碎渣、焦枯，无残茎、骠质、霉变。余同一等。

2. 雅连

一等　干货。单枝，圆柱形，略弯曲，条肥状，有过桥，长不超过 2.5 cm。质坚硬。表面黄褐色，断面金黄色。味极苦。无碎节、毛须、焦枯、杂质、霉变。

二等　干货。条较一等瘦小，过桥较多。间有碎节、毛须、焦枯，无杂质、霉变。

3. 云连

一等　干货。单枝，圆柱形，略弯曲，顶端微有褐绿色鳞片、叶残留。条粗壮、质坚实，直径 0.3 cm 以上。表面黄棕色，断面金黄色，味极苦。无毛须、过桥、杂质、霉变。

二等　干货。微弯曲。条较瘦小，间有过桥。表面深黄色，无毛须、杂质、霉变。

【性味功能】性寒，味苦。归心、脾、胃、肝、胆、大肠经。清热燥湿，泻火解毒。用于湿热痞满，呕吐吞酸，泻痢，黄疸，高热神昏，心火亢盛，心烦不寐，血热吐衄，目赤，牙痛，消渴，痈肿疔疮；外治湿疹、湿疮、耳道流脓。

酒黄连，善清上焦火热，用于目赤，口疮。

姜黄连，清胃和胃止呕，用于寒热互结，湿热中阻，痞满呕吐。

萸黄连，舒肝和胃止呕，用于肝胃不和，呕吐吞酸。

【用法用量】2 ～ 5 g。内服煎汤，研末入丸、散。外用适量，研末调敷，煎水清洗，或熬膏涂。热病高热、湿热蕴蒸、热毒炽盛宜生用；肝火上炎、目赤肿痛、头痛宜酒炙，胃热呕吐宜姜汁炙；肝火犯胃、脘痛吞酸宜吴茱萸汁炙。胃虚呕恶、脾虚泄泻、肾虚五更泄泻者慎服。

【贮藏】置通风干燥处。酒黄连、姜黄连、萸黄连应密封，贮藏于阴凉、干燥处。

【附注】

1. 药用部分　除根茎入药以外，黄连近芦头的一段叶柄（“剪口连”）、全部叶柄（“千子连”）、全部叶片（黄连叶），以及须根（黄连根），均可供药用。剪口连多呈短节状，色绿，味微苦；千子连呈纤细状，常带有小部分芦头，味微苦。

2. 常见伪品

（1）淫羊藿根　小檗科植物箭叶淫羊藿 *Epimedium sagittatum*（Sieb. et Zucc.）Maxim 及同属多种植物的根茎。不规则圆柱形，常数个斜向相连，棕褐色，断面黄白色，味先微甜而后微苦。

（2）野鸡尾根　中国蕨科植物野雉尾金粉蕨 *Onychium japonicum*（Thumb.）Kze. 的根茎。细圆柱形，稍弯曲，长短不一，表面黄棕色至棕色，质脆，断面有 2 ～ 4 个筋脉点，味微苦。

（3）铁破锣根　毛茛科植物铁破锣 *Beesia calthifolia*（Maxim.）Ulbr. 的根茎。圆柱形，稍扁，表面黄褐色至棕褐色，断面淡黄色，味苦。

黄精

Huangjing

Polygonati Rhizoma

本品为常用中药，始载于《名医别录》，列为上品。

【别名】大黄精、鸡头黄精、姜形黄精、仙人饭。

【来源】百合科植物滇黄精 *Polygonatum kingianum* Coll. et Hemsl.、黄精 *Polygonatum sibiricum* Red.

或多花黄精 *Polygonatum cyrtonema* Hua 的干燥根茎。按形状不同，习称“大黄精”“鸡头黄精”“姜形黄精”。

【产销】滇黄精主产于广西、四川、贵州、云南等地。云南大理、丽江、迪庆、怒江等滇西地区为道地产地。

黄精主产于江苏、浙江、安徽、山东、河南、山西、甘肃、宁夏、河北、内蒙古、陕西等地。

多花黄精主产于中南地区、华东地区及四川、贵州等地。

产地自销或销全国。

【采收加工】春、秋二季采挖，除去须根，洗净，置沸水中略烫或蒸至透心，干燥。

【炮制】

1. 黄精　除去杂质，洗净，略润，切厚片，干燥。

2. 酒黄精　取净黄精，照酒炖法或酒蒸法炖透或蒸透，稍晾，切厚片，干燥。每 100 kg 黄精，用黄酒 20 kg。

【商品特征】

1. 药材

（1）大黄精　肥厚肉质结节块状，结节长可达 10 cm 以上，宽 3 ～ 6 cm，厚 2 ～ 3 cm。表面淡黄色至黄棕色，具环节，有皱纹和须根痕，结节上侧茎痕呈圆盘状，圆周凹入，中部突出。质硬且韧，不易折断，断面角质，淡黄色至黄棕色。气微，味甜，嚼之有黏性。

（2）鸡头黄精　结节状弯柱形，长 3 ～ 10 cm，直径 0.5 ～ 1.5 cm。结节长 2 ～ 4 cm，略呈圆锥形，常有分枝。表面黄白色或灰黄色，半透明，有纵皱纹，茎痕圆形，直径 5 ～ 8 mm。

（3）姜形黄精　长条结节块状，长短不等，常数个块状结节相连。表面灰黄色或黄褐色，粗糙，结节上侧有突出的圆盘状茎痕，直径 0.8 ～ 1.5 cm。

以块大、肥润、色黄、断面透明者为佳。味苦者不可药用。（图 8-184）

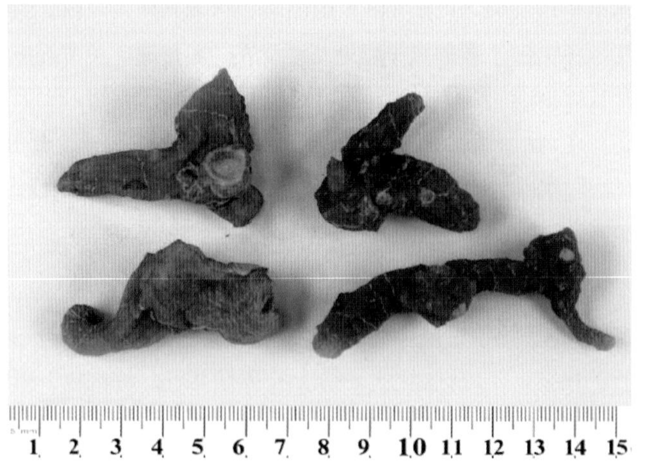

图 8-184　黄精

本品特征可概括如下。

黄精鸡头或姜形，节部隆起显环纹。

茎痕圆盘凹陷深，断面色黄半透明。

2. 饮片

（1）黄精　不规则的厚片，外表皮淡黄色至黄棕色。切面略呈角质样，淡黄色至黄棕色，可见多数淡黄色筋脉小点。质稍硬且韧。气微，味甜，嚼之有黏性。（图 8-185）

（2）酒黄精　不规则的厚片。表面棕褐色至黑色，有光泽，中心棕色至浅褐色，可见筋脉小点。质较柔软。味甜，微有酒香气。（图 8-186）

【主要成分】主含甾体皂苷，多糖。呋甾烯醇型皂苷：西伯利亚蓼苷 A（sibiricoside A）、14α- 羟基西伯利亚蓼苷 A（14α-hydroxysibiricoside A）。螺甾烯醇型皂苷：西伯利亚蓼苷 B（sibiricoside B）、新巴拉次薯蓣皂苷元-A3-*O*-β-石蒜四糖苷。多糖：黄精多糖甲、乙、丙。

【鉴别】

1. 横切面　表皮细胞外壁较厚。薄壁组织间散有多数大的黏液细胞，内含草酸钙针晶束。维管束散列。大黄精维管束多为周木型，鸡头黄精、姜形黄精维管束多为外韧型。

2. 化学鉴别

（1）取粉末 1 g，加水 20 mL，水浴加热 30 min，滤过。取滤液 2 mL 加α-萘酚试剂 2～3 滴并摇匀，沿试管壁加硫酸 2 mL，两液面交界处出现红色环。

（2）取滤液 2 mL 加斐林试剂 3 mL 并摇匀，水浴加热片刻，产生砖红色沉淀。

3. 薄层色谱　供试品色谱中，在与黄精对照药材色谱相应的位置上，显相同颜色的斑点。

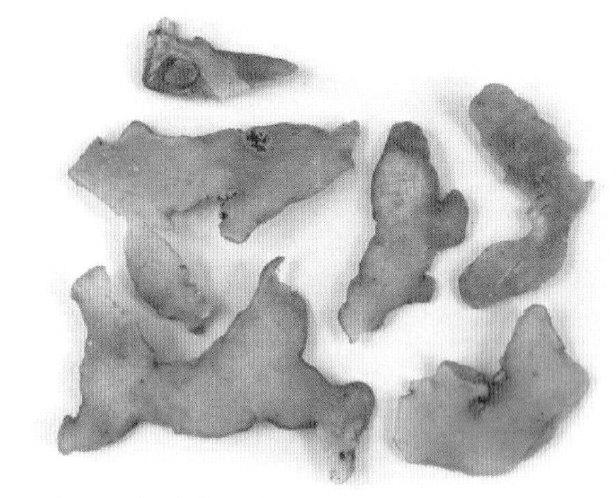

图 8-185　黄精片

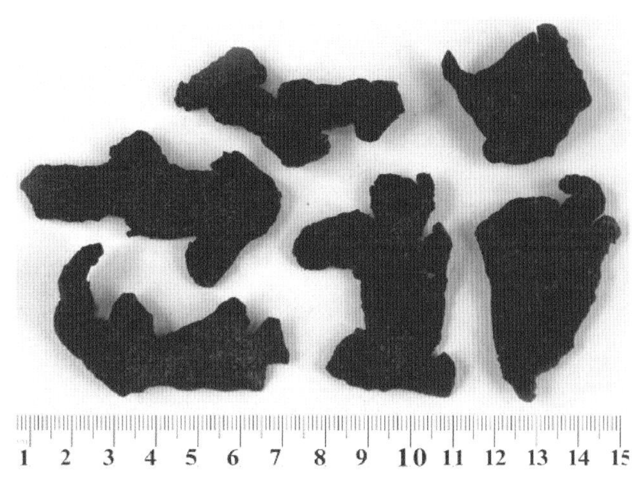

图 8-186　酒黄精

【检查】水分：黄精不得过 18.0%；黄精片和酒黄精不得过 15.0%。总灰分：药材与饮片均不得过 4.0%。

重金属及有害元素　铅不得过 5 mg/kg，镉不得过 1 mg/kg，砷不得过 2 mg/kg，汞不得过 0.2 mg/kg，铜不得过 20 mg/kg。

【浸出物】热浸法。稀乙醇浸出物，药材与饮片均不得少于 45.0%。

【含量测定】紫外-可见分光光度法。按干燥品计，以无水葡萄糖（$C_6H_{12}O_6$）计，黄精及黄精片含黄精多糖不得少于 7. 0%，酒黄精不得少于 4.0%。

【商品规格】一般分为大黄精、鸡头黄精、姜形黄精和熟黄精四种规格。熟黄精为统货，其余可按单位个数，如每千克（kg）多少个（头），分为若干等级。

【性味功能】性平，味甘。归脾、肺、肾经。补气养阴，健脾，润肺，益肾。用于脾胃气虚，体倦乏力，胃阴不足，口干食少，肺虚燥咳，劳嗽咳血，精血不足，腰膝酸软，须发早白，内热消渴。

酒炙能助药势，滋而不腻。蒸后增强补脾益肾润肺作用，可消除麻味，并免刺咽喉。

【用法用量】9～15 g。内服煎汤，或入丸、散，或熬膏。外用煎汤洗，或熬膏涂，或浸酒搽。中寒泄泻，痰湿痞满气滞者禁服。

【贮藏】置通风干燥处，防霉，防蛀。酒黄精、蒸黄精、炙黄精密闭。

【附注】常见伪品如下。

1. 湖北黄精 *Polygonatum zanlanscianense* Pamp. **的干燥根茎**　在西南少数地区作黄精入药，习称“苦黄精”。根茎呈连珠状或姜块状，甚肥大，数个连生，直径 2 ～ 4 cm，厚约 2 cm。表面浅棕色或深棕色，节呈环状隆起。气弱，味甜而苦。横切面维管束周木型。

2. 卷叶黄精 *Polygonatum cirrhifolium*（Wall.）Royle **的干燥根茎**　在西南和西北地区作黄精入药。根茎呈圆柱形，直径 1 ～ 1.5 cm 或呈连珠状，结节处的直径为 1 ～ 2 cm，味甜或略苦麻。横切面维管束周木型。

此外还有轮叶黄精 *Polygonatum verticillatum*（Linn.）All.、长梗黄精 *Polygonatum filipes* Merr. 等的干燥根茎，在商品中有混入。

续断
Xuduan
Dipsaci Radix

本品为常用中药，始载于《神农本草经》，列为上品。

【别名】川续断、川断、六旦。

【来源】川续断科植物川续断 *Dipsacus asper* Wall. ex Henry 的干燥根。

【产销】主产于湖北、四川、湖南、贵州等地。以湖北产量大，质量佳。销全国并出口。

【采收加工】秋季采挖，除去根头及须根，用微火烘至半干，堆置“发汗”至内部变绿色时，再烘干。

【炮制】

1. 续断　取原药材，洗净泥沙，除去残留根茎及茎根，润透后切厚片，干燥。

2. 盐续断　取净续断片，用盐水拌匀，浸润，至盐水被吸尽，置锅内用文火炒至微干，取出放凉。每 100 kg 续断片，用食盐 2 kg。

3. 酒续断　取净续断片，用酒拌匀，浸润，至酒被吸尽，置锅内用文火炒至微干，取出放凉。每 100 kg 续断片，用黄酒 20 kg。

【商品特征】

1. 药材　圆柱形，略扁，有的微弯曲，长 5 ～ 15 cm，直径 0.5 ～ 2 cm。表面灰褐色或黄褐色，有稍扭曲或明显扭曲的纵皱纹及沟纹，可见横列的皮孔样斑痕和少数须根痕。质软，久置后变硬，易折断，断面不平坦，皮部墨绿色或棕色，外缘褐色或淡褐色，木部黄褐色，导管束呈放射状排列。气微香，味苦、微甜而后涩。（图 8-187）

以根条粗壮、质软、断面绿褐色者为佳。

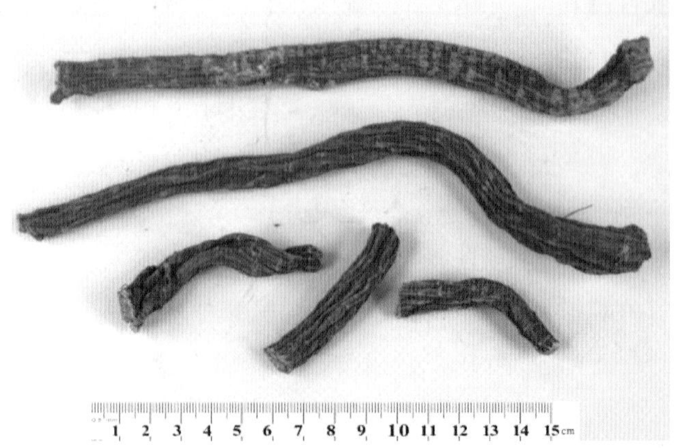

图 8-187　续断

2. 饮片

（1）续断　类圆形或椭圆形的厚片。外表皮灰褐色至黄褐色，有纵皱纹。切面皮部墨绿色或棕褐色，木部灰黄色或黄褐色，可见放射状排列的导管束纹，形成层部位多有深色环。气微，味苦、微甜而涩。

（2）盐续断　形如续断片，表面黑褐色，味微咸。（图 8–188）

（3）酒续断　形如续断片，表面浅黑色或灰褐色，略有酒香气。（图 8–189）

【主要成分】含生物碱、有机酸、挥发油及三萜皂苷等。如川续断皂苷（木通皂苷 D），当药苷（sweroside），马钱苷，马钱苷酸，绿原酸，续断苷 A、B 等。

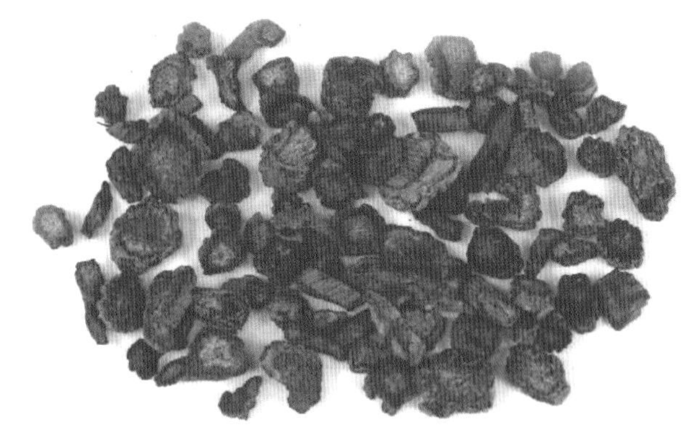

图 8–188　盐续断

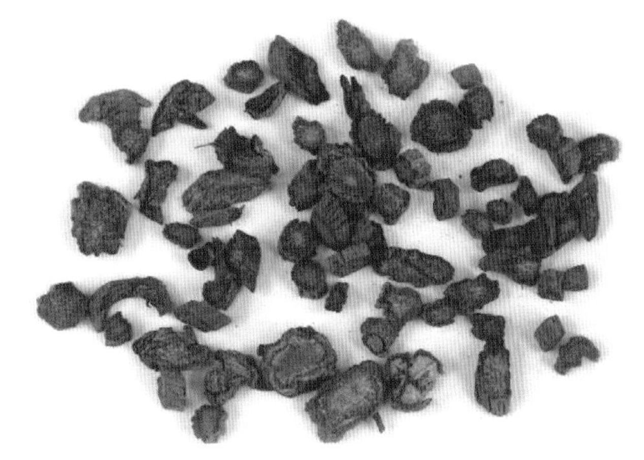

图 8–189　酒续断

【鉴别】

1. 横切面　木栓细胞数列。栓内层较窄。韧皮部筛管群稀疏散在。形成层环明显或不甚明显。木质部射线宽广，导管近形成层处分布较密，向内渐稀少，常单个散在或 2 ～ 4 个相聚。髓部小，细根多无髓。薄壁细胞含草酸钙簇晶。

2. 粉末　黄棕色。草酸钙簇晶较多，直径 15 ～ 50 μm，散在或存在于皱缩的薄壁细胞中，有时数个排列成紧密的条状。纺锤形薄壁细胞稍厚，有斜向交错的细纹理。具缘纹孔导管和网纹导管直径可能有 72 ～ 90 μm。木栓细胞淡棕色，表面观类长方形、类方形、多角形或长多角形，壁薄。

3. 化学鉴别　取粉末 5 g，加氨试液 2 mL，搅拌均匀，加氯仿 50 mL，加热回流 1 h，滤过。滤液加盐酸（1 → 100）5 mL，振摇，分取酸液，加氨试液使呈碱性，加氯仿 10 mL，振摇，分取氯仿液，加盐酸（1 → 100）5 mL，振摇，取酸液分置于 3 支试管中，一管中加碘化铋钾试液，生成橘黄色沉淀；一管加碘化汞钾试液，形成黄色浑浊；一管加硅钨酸试液，形成灰白色浑浊。

4. 薄层色谱　供试品色谱中，在与续断对照药材色谱和川续断皂苷Ⅵ对照品色谱相应的位置上，显相同颜色的斑点。

【检查】水分不得过 10.0%。总灰分不得过 12.0%。酸不溶性灰分不得过 3.0%。

【浸出物】热浸法。水溶性浸出物不得少于 45.0%。

【含量测定】高效液相色谱法。按干燥品计，含川断续皂苷Ⅵ（$C_{47}H_{76}O_{18}$），药材不得少于 2.0%，饮片不得少于 1.5%。

【性味功能】性微温，味苦、辛。归肝、肾经。补肝肾，强筋骨，续折伤，止崩漏。用于肝肾不足、腰膝酸软、风湿痹痛、跌扑损伤、筋伤骨折、崩漏、胎漏。

酒续断，多用于风湿痹痛、跌扑损伤、筋伤骨折。

盐续断，多用于腰膝酸软。

【用法用量】9 ～ 15 g。内服煎汤，或入丸、散，或泡酒。

【贮藏】置干燥处，防蛀。

【附注】同属植物日本续断 *Dipsacus japonicus* Miq.，其根木质化，不可作药用。

绵马贯众

Mianmaguanzhong

Dryopteridis Crassirhizomatis Rhizoma

本品为常用中药，始载于《神农本草经》，列为下品。

【别名】贯众、贯仲、管仲。

【来源】鳞毛蕨科植物粗茎鳞毛蕨 *Dryopteris crassirhizoma* Nakai 的干燥根茎和叶柄残基。

【产销】主产于黑龙江、吉林、辽宁、内蒙古、河北、甘肃等地。销全国。

【采收加工】秋季采挖，削去叶柄、须根，除去泥沙，晒干。

【炮制】

1. 绵马贯众　除去杂质，喷淋清水，洗净，润透，切厚片，干燥，筛去灰屑。

2. 绵马贯众炭　取净绵马贯众片，置热锅内，武火炒至表面焦黑色，内部焦褐色，喷淋清水少许，熄灭火星，取出晾干。

【商品特征】

1. 药材　长倒卵形，略弯曲，上端钝圆或截形，下端较尖，有的纵剖为两半，长 7 ～ 20 cm，直径 4 ～ 8 cm。表面黄棕色至黑褐色，密被排列整齐的叶柄残基及鳞片，并有弯曲的须根。叶柄残基呈扁圆形，长 3 ～ 5 cm，直径 0.5 ～ 1 cm；表面有纵棱线，质硬而脆，断面略平坦，棕色，有黄白色维管束 5 ～ 13 个，环列；每个叶柄残基的外侧常有 3 条须根，鳞片条状披针形，全缘，常脱落。质坚硬，断面略平坦，深绿色至棕色，有黄白色维管束 5 ～ 13 个，环列，其外散有较多的叶迹维管束。气特异，味初淡而微涩，后渐苦、辛。

以个大、质坚实、叶柄残基断面棕绿色、根茎粗大者为佳。

2. 饮片

（1）绵马贯众　不规则的厚片或碎片，根茎外表皮黄棕色至黑褐色，多被有叶柄残基，有的可见棕色鳞片，切面淡棕色至红棕色，有黄白色维管束小点，环状排列。气特异，味初淡而微涩，后渐苦、辛。（图 8-190）

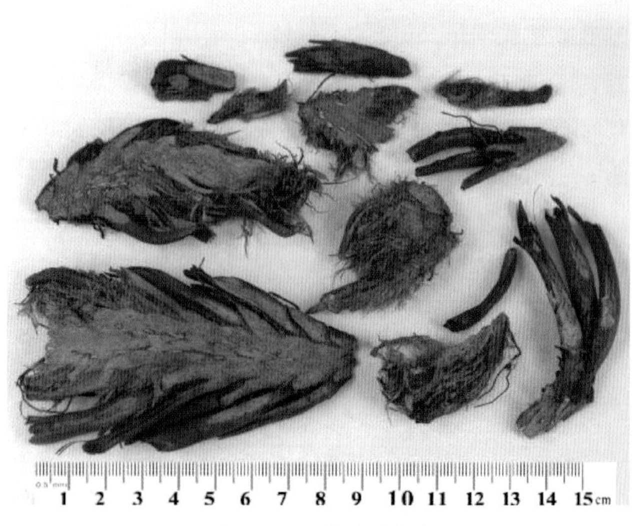

图 8-190　绵马贯众片

（2）绵马贯众炭　呈不规则的厚片或

碎片。表面焦黑色，内部焦褐色。味涩。（图 8–191）

【主要成分】含间苯三酚类：绵马酸（filixic acid）BBB、PBB、PBP，黄绵马酸（flavaspidic acid）AB、BB、PB，白绵马素（albaspidin）AA、BB、PP，去甲绵马素（desaspidin）AB、BB、PB 等，具有抗肿瘤及杀虫活性。三萜类：里白烯（diploptene，又称绵马三萜）、铁线蕨酮（adiantone）、雁齿烯（filicene）等。另含鞣质、挥发油、树脂等。

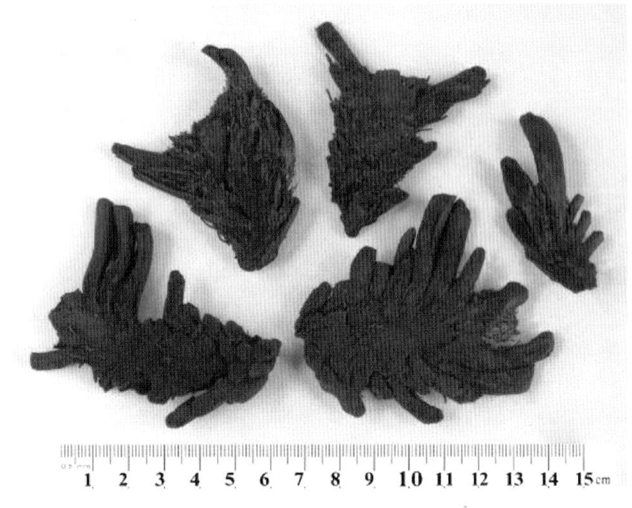

图 8–191　绵马贯众炭

【鉴别】

1. 横切面　（叶柄基部）表皮为 1 列外壁增厚的小形细胞，常脱落。下皮为 10 余列多角形厚壁细胞，棕色至褐色，基本组织细胞排列疏松，细胞间隙中有单细胞的间隙腺毛，头部呈球形或梨形，内含棕色分泌物；周韧维管束 5 ～ 13 个，环列，每个维管束周围有 1 列扁小的内皮层细胞，凯氏点明显，有油滴散在，其外有 1 ～ 2 列中柱鞘薄壁细胞，薄壁细胞中含棕色物和淀粉粒。

2. 粉末　淡棕色至红棕色。间隙腺毛单细胞，多破碎，完整者呈椭圆形、类圆形，直径 15 ～ 55 μm，内含黄棕色物。梯纹管胞直径 10 ～ 85 μm。下皮纤维单个散在或成束，黄棕色或红棕色。淀粉粒类圆形，直径 2 ～ 8 μm。

3. 化学鉴别　取横切片，滴加 1% 香草醛溶液及盐酸，镜检，间隙腺毛呈红色。

4. 薄层色谱　供试品色谱中，在与绵马贯众对照药材色谱相应的位置上，显相同颜色的斑点。

【检查】水分：绵马贯众、绵马贯众片不得过 12.0%。总灰分：绵马贯众不得过 7.0%，绵马贯众片不得过 5.0%。酸不溶性灰分：绵马贯众不得过 3.0%。

【浸出物】热浸法。稀乙醇浸出物，绵马贯众、绵马贯众片不得少于 25.0%，绵马贯众炭不得少于 16.0%。

【商品规格】统货。

【性味功能】性微寒，味苦。有小毒。归肝、胃经。清热解毒，驱虫。用于虫积腹痛、疮疡。

绵马贯众炭，性微寒，味苦涩。收涩止血。用于崩漏下血。

【用法用量】4.5 ～ 9 g。内服煎汤，或入丸、散。外用研末调涂。解毒杀虫宜生用，止血宜炒炭用。脾胃虚寒、阴虚内热者及孕妇慎用。

【贮藏】置通风干燥处。

【附注】有很多种商品药材均被冠以“贯众”之名，它们在药用功能上有一定差异，均为地区习惯用药，需注意鉴别。

1. 贯众　鳞毛蕨科植物贯众 *Cyrtomium fortunei* J. Sm. 的干燥根茎。略呈倒卵形，多弯曲，表面棕褐色，密被较长的叶柄残基、须根及红棕色鳞片，分体中柱 2 ～ 4 个。

2. 紫萁贯众　紫萁科植物紫萁 *Osmunda japonica* Thunb. 的干燥根茎及叶柄残基。主产于秦岭以南暖温带及亚热带地区。分体中柱 1 个，呈“U”形，无间隙腺毛。

3. 狗脊贯众 乌毛蕨科植物狗脊蕨 *Woodwardia japonica*（L.f.）Sm.、单芽狗脊蕨 *Woodwardia unigemmata*（Makino）Nakai 的根茎及叶柄残基。主产于湖南、云南、贵州、四川、甘肃等地。狗脊蕨分体中柱 2 ～ 4 个，单芽狗脊蕨分体中柱 5 ～ 8 个，无间隙腺毛。

4. 荚果蕨贯众 球子蕨科植物荚果蕨 *Matteuccia struthiopteris*（L.）Todaro 的根茎及叶柄残基。主产于东北、华北及陕西、四川、西藏。分体中柱 2 个，呈“八”字形。

5. 峨眉蕨贯众 蹄盖蕨科植物峨眉蕨 *Lunathyrium acrostichoides*（Sweet）Ching 的根茎及叶柄残基。主产于东北、华北、西北、西南及河南等地。分体中柱 2 个，呈“八”字形。

其他还有乌毛蕨科乌毛蕨 *Blechnum orientale* L.、苏铁蕨 *Brainia insignis*（Hook.）J. Smith 的根茎及叶柄残基。主产于广东、广西、福建等地。乌毛蕨分体中柱 17 ～ 21 个，苏铁蕨分体中柱 6 ～ 10 个。

绵萆薢

Mianbixie

Dioscoreae Spongiosae Rhizoma

本品为较常用中药，始载于《神农本草经》，列为中品。

【别名】山畚箕、狗粪棵、硬饭团、山薯、金刚。

【来源】薯蓣科植物绵萆薢 *Dioscorea spongiosa* J. Q. Xi，M. Mizuno et W. L. Zhao 或福州薯蓣 *Dioscorea futschauensis* Uline ex R. Kunth 的干燥根茎。

【产销】绵萆薢主产于浙江、福建、江西等地，销全国各地；福州薯蓣主产于浙江、福建等地，多自产自销。

【采收加工】秋、冬二季采挖，除去须根，洗净，切片，晒干。

【炮制】

1. 绵萆薢 取原药材，除去杂质，洗净，润透，切丝或小块，干燥，筛去灰屑。

2. 麸炒绵萆薢 取绵萆薢块，加麸皮炒至微黄色。每 100 kg 绵萆薢，用麸皮 30 kg。

【商品特征】

1. 药材 不规则的斜切片，边缘不整齐，大小不一。外皮黄棕色至黄褐色，有稀疏的须根残基，呈圆锥状凸起。质疏松，略呈海绵状，切面灰白色至浅灰棕色，黄棕色点状维管束散在。气微，味微苦。

以片大、切面色白者为佳。

本品特征可概括如下。

萆薢片状不规则，外皮多呈黄棕色。

质地疏松海绵状，切面粗糙色灰白。

2. 饮片

（1）绵萆薢 丝状或者小方块状。外皮灰黄色，切面浅黄色，粗糙，可见黄色点状维管束散在。质疏松，气微，味苦、微辛。（图 8-192）

（2）麸炒绵萆薢 形如绵萆薢，表面呈黄色，略有香气。

【主要成分】含薯蓣皂苷（dioscin）、纤细薯蓣皂苷（gracillin）、白花延龄草苷等。

【鉴别】

1. 粉末　淡黄棕色。淀粉粒众多，单粒呈卵圆形、椭圆形、类三角形或不规则形，有的一端尖突，有的呈瘤状，直径10～70 μm，脐点裂缝状、人字状、点状，层纹大多不明显。草酸钙针晶多成束，长90～210 μm。薄壁细胞壁略增厚，纹孔明显。具缘纹孔导管直径17～84 μm，纹孔明显。木栓细胞棕黄色，多角形，壁平直。

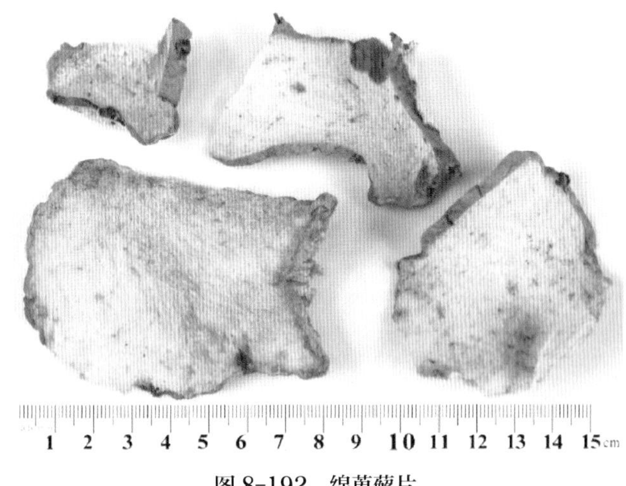

图 8-192　绵萆薢片

2. 化学鉴别

（1）取本品粉末2 g，加水30 mL，水溶后加热10 min，滤过。取滤液2 mL置具塞试管中，振摇1 min，产生大量的蜂窝状泡沫，放置10 min，泡沫未见明显消失。取滤液，加入2%红细胞混悬液5～10滴，放置数分钟，血细胞逐渐被溶解而使溶液呈淡红色透明状。

（2）取本品粉末2 g，加80%乙醇加热浸提，滤过。滤液蒸去乙醇，放冷，残渣溶于少量醋酸中，加醋酐和浓硫酸，略显紫红色。

3. 薄层色谱　供试品色谱中，在与绵萆薢对照药材色谱相应的位置上，显相同颜色的斑点。

【检查】水分不得过11.0%。总灰分不得过6.0%。

【浸出物】热浸法。稀乙醇浸出物不得少于15.0%。

【商品规格】统货。

【性味功能】性平，味苦。归肾、胃经。利湿去浊，祛风除痹。用于膏淋、白浊、白带过多、风湿痹痛、关节不利、腰膝疼痛。

【用法用量】9～15 g。内服煎汤，或浸酒，或入丸、散。外用鲜品捣敷。

【贮藏】置通风干燥处。

附：粉萆薢

粉萆薢

Fenbixie

Dioscoreae Hypoglaucae Rhizoma

本品为较常用中药。

【来源】薯蓣科植物粉背薯蓣 *Dioscorea hypoglauca* Palibin 的干燥根茎。

【采收加工】秋、冬二季采挖，除去须根，洗净，切片，晒干。

【商品特征】不规则的薄片或厚片，边缘不整齐，大小不一，厚1～2～4 mm。有的有棕黑色或灰棕色的外皮。切面黄白色或淡灰棕色，维管束呈小点状散在。质松，略有弹性，易折断，新断面近外皮处显淡黄色。气微，味辛、微苦。

【鉴别】

1. 横切面　外层为多列木栓化细胞。皮层较窄，细胞多切向延长，壁略增厚，木化壁纹孔明显；黏液细胞散在，内含草酸钙针晶束。中柱散生外韧型维管束和周木型维管束。薄壁细胞壁略增厚，具纹孔，细胞中含淀粉粒。

2. 粉末　黄白色。淀粉粒单粒圆形、卵圆形或长椭圆形，直径 5 ～ 32 μm，长至 40 μm，脐点点状或裂缝状；复粒少数，多由 2 分粒组成。厚壁细胞众多，壁木化，孔沟明显，有的类似石细胞，多角形、梭形或类长方形，直径 40 ～ 80 μm，长至 224 μm。草酸钙针晶束长 64 ～ 84 μm。

【检查】水分不得过 11.0%。总灰分不得过 3.0%。

【浸出物】热浸法。稀乙醇浸出物不得少于 20.0%。

【性味功能】味苦，性平。归肾、胃经。利湿去浊，祛风除痹。用于膏淋、白浊、白带过多、风湿痹痛、关节不利、腰膝疼痛。

【用法用量】9 ～ 15 g。

【贮藏】置通风干燥处。

紫草

Zicao

Arnebiae Radix

本品为常用中药，始载于《神农本草经》，列为中品。

【别名】西紫草、软紫草、紫根、紫草根。

【来源】紫草科植物新疆紫草 *Arnebia euchroma*（Royle）Johnst. 或内蒙紫草 *Arnebia guttata* Bunge 的干燥根。新疆紫草习称“软紫草”，内蒙紫草习称“内蒙紫草”。

【产销】新疆紫草主产于新疆伊犁哈萨克自治州及甘肃武都等地；内蒙紫草主产于内蒙古。销全国。

【采收加工】春、秋二季采挖，除去泥沙，干燥。

【炮制】

1. 新疆紫草　除去杂质，切厚片或段。

2. 内蒙紫草　除去杂质，洗净，润透，切薄片，干燥。

【商品特征】

1. 药材

（1）新疆紫草（软紫草）　不规则的长圆柱形，多扭曲，长 7 ～ 20 cm，直径 1 ～ 2.5 cm。表面紫红色或紫褐色，皮部疏松，呈条形片状，常 10 余层重叠，易剥落。顶端有的可见茎残基。体轻，质松软，易折断，断面不整齐，木部较小，黄白色或黄色。气特异，味微苦、涩。（图 8–193）

（2）内蒙紫草　圆锥形或圆柱形，扭曲，长 6 ～ 20 cm，直径 0.5 ～ 4 cm。根头部略粗大，顶端有残茎 1 个或多个，被短硬毛。表面紫红色或暗紫色，皮部略薄，常数层相叠，易剥离。质硬而脆，易折断，断面较整齐，皮部紫红色，木部较小，黄白色。气特异，味涩。

均以条粗大、色暗紫、外皮易剥落、质柔软、皮厚、无残茎者为佳。

本品特征可概括如下。

软硬紫草色均紫，手捻染色均不褪。

软紫质松易剥离，硬紫质硬形扭曲。

2. 饮片

（1）新疆紫草　不规则的圆柱形切片或条形片状，直径 1 ～ 2.5 cm。紫红色或紫褐色。皮部深紫色。圆柱形切片，木部较小，黄白色或黄色。

（2）内蒙紫草　不规则的圆柱形切片或条形片状，有的可见短硬毛，直径 0.5 ～ 4 cm，质硬而脆。紫红色或紫褐色。皮部深紫色。圆柱形切片，木部较小，黄白色或黄色。

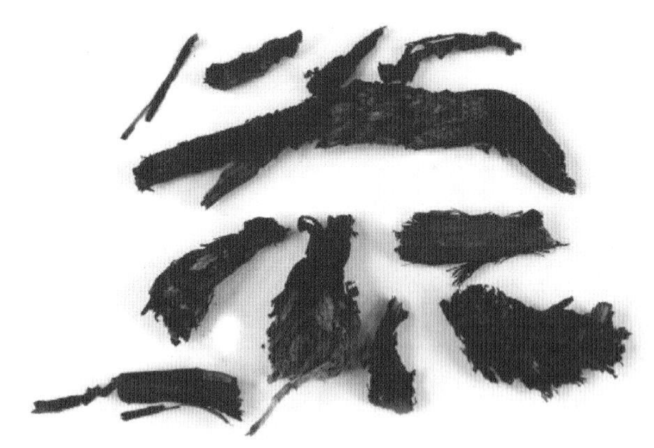

图 8-193　新疆紫草

【主要成分】新疆紫草含有紫草素、乙酰紫草素、β, β′- 二甲基丙烯酰阿卡宁、异丁酰紫草素、β- 羟基异戊酰紫草素、2，3- 二甲基戊烯酰紫草素、异戊酰紫草素、α- 甲基正丁酰紫草素、异戊酸紫草素酯、当归酸紫草素酯、去氧紫草素、脱水紫草素、去氢阿卡宁，以及多糖类等。

内蒙紫草含 β，β′- 二甲基丙烯酰阿卡宁、乙酰紫草素、紫草素等。

【鉴别】

1. 横切面　木栓层将韧皮部、木质部层层分隔。残留的韧皮部较薄。木质部导管 2 ～ 4 列放射状排列。木栓细胞及薄壁细胞均含紫色素。

2. 粉末　深紫红色。非腺毛单细胞，直径 13 ～ 56 μm，基部膨大成喇叭状，壁具纵细条纹，有的胞腔内含紫红色色素。栓化细胞红棕色，表面观呈多角形或圆多角形，含紫红色色素。薄壁细胞较多，淡棕色或无色，大多充满紫红色色素。导管主为网纹导管，少有具缘纹孔导管，直径 7 ～ 110 μm。

3. 化学鉴别　取 0.5 g 粉末置于试管中，将试管底部加热，生成红色气体，并于试管壁凝结成红褐色油滴。

4. 薄层色谱　供试品色谱中，在与紫草对照药材色谱相应的位置上，显相同的紫红色斑点；再喷以 10% 氢氧化钾甲醇溶液，斑点变为蓝色。

【检查】水分不得过 15.0%。

【含量测定】紫外 - 可见分光光度法。本品含羟基萘醌总色素以左旋紫草素（$C_{16}H_{16}O_5$）计，不得少于 0.80%。

高效液相色谱法。按干燥品计，本品含 β，β′- 二甲基丙烯酰阿卡宁（$C_{21}H_{22}O_6$）不得少于 0.30%。

【商品规格】统货。

【性味功能】性寒，味甘、咸。归心、肝经。清热凉血，活血解毒，透疹消斑。用于血热毒盛，斑疹紫黑，麻疹不透，疮疡，湿疹，水火烫伤。

【用法用量】5 ～ 10 g。内服煎汤，或入散剂。胃肠虚弱、大便溏泄者禁服。

【贮藏】置干燥处，防潮，防蛀。

【附注】常见伪品如下。

1. 硬紫草 同科植物紫草 *Lithospermum erythrorhizon* Sieb. et Zucc. 的干燥根。主产于黑龙江、吉林、辽宁、河北等地。根呈圆锥形，扭曲，时有分枝，表面紫红色或紫黑色，粗糙有纵纹，皮部薄，易剥离。质硬而脆，断面皮部深紫色，木部较大，灰黄色。

2. 滇紫草 同科植物滇紫草 *Onosma paniculatum* Bur. et Franch. 的根。主产于四川、贵州、云南等地。根呈圆柱形，外皮暗红紫色，质坚硬，不易折断，断面木部黄白色。气微，味微酸。本品粉末中紫褐色块状物多；木栓细胞表面观呈多角形或长多角形；导管少，网纹，较短。

3. 西藏紫草 同科植物长花滇紫草 *Onosma hookeri* Clarke var. *longiflorum* Duthie ex Stapf 的根。主产于西藏。根长达 30 cm，外皮紫褐色，易剥落。

紫菀

Ziwan

Asteris Radix et Rhizoma

本品为常用中药，始载于《神农本草经》，列为中品。

【别名】小辫儿、软紫菀、甜紫菀、辫紫菀。

【来源】菊科植物紫菀 *Aster tataricus* L. f. 的干燥根及根茎。

【产销】主产于河北、安徽等地。黑龙江、吉林、辽宁、山西、内蒙古、陕西、甘肃、青海等地亦产，均为栽培。销全国并出口。

【采收加工】春、秋二季采挖，除去具节根茎和泥沙，编成辫状晒干，或直接晒干。

【炮制】

1. 紫菀 除去杂质，洗净，稍润，切段或厚片，干燥。

2. 蜜紫菀 取紫菀段或片加炼蜜（和以适量开水）拌匀，稍闷润，用文火炒至不黏手为度，取出放凉。每 100 kg 紫菀，用炼蜜 25 kg。

【商品特征】

1. 药材 根茎呈不规则块状，大小不一，顶端有茎、叶的残基；质稍硬。根茎簇生多数细根，长 3 ~ 15 cm，直径 0.1 ~ 0.3 cm，多编成辫状；表面紫红色或灰红色，有纵皱纹；质较柔韧。气微香，味甜、微苦。（图 8-194）

以根长、色紫红、质柔韧、气微香者为佳。

本品特征可概括如下。

紫菀根茎呈块状，簇生细根马尾样。

色紫质柔编成辫，味甜微苦气微香。

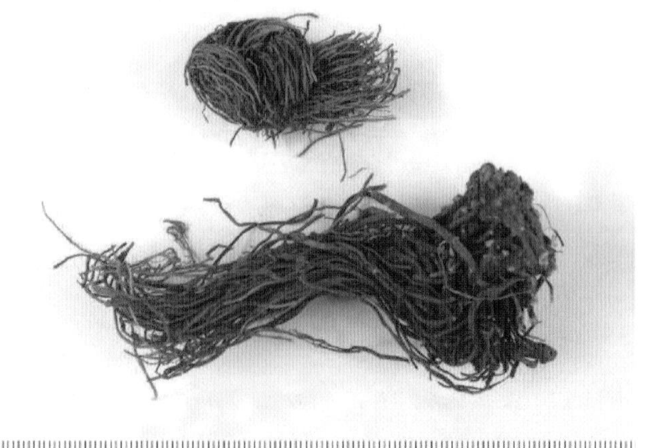

图 8-194 紫菀

2. 饮片

（1）紫菀 不规则的厚片或段。根外表皮紫红色或灰红色，有纵皱纹。切面淡棕色，中心具棕黄色的木心。气微香，味甜，微苦。

（2）蜜紫菀　形如紫菀片（段），表面棕褐色或紫棕色。有蜜香气，味甜。（图 8-195）

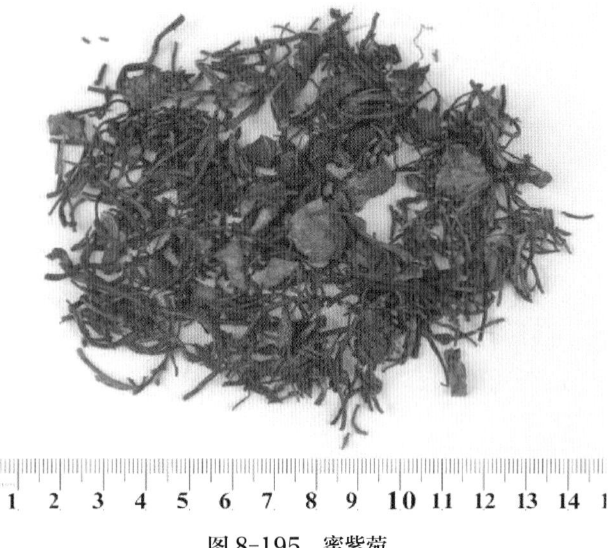

图 8-195　蜜紫菀

【主要成分】根含无羁萜醇、无羁萜、紫菀酮、紫菀皂苷、槲皮素、挥发油等。挥发油中含毛叶醇、乙酸毛叶酯、茴香醚、烃、脂肪酸、芳香族酸等。

【鉴别】

1. 横切面　表皮细胞多萎缩或脱落，内含紫红色色素。下皮细胞 1 列或多列，略切向延长，侧壁及内壁稍厚，有的含紫红色色素。皮层宽广，有细胞间隙；分泌道 4 ～ 6 个，位于皮层内侧；内皮层明显。中柱小，木质部略呈多角形；韧皮部束位于木质部弧角间；细嫩者中央髓部明显。

根茎薄壁组织中散有厚壁细胞。根及根茎薄壁细胞含菊糖，有的含草酸钙簇晶。

2. 化学鉴别

（1）取本品粉末 2 g，加水 20 mL，置 60 ℃水浴加热 10 min，趁热滤过，放冷。取滤液 2 mL，置具塞试管中，用力振摇 1 min，产生持久性泡沫，10 min 内不消失。

（2）取本品粉末 2 g，加乙醚 15 mL，密塞振摇浸渍 1 h，滤过。取滤液 4 mL，蒸去乙醚，残渣溶于 1 mL 醋酐中，滴加浓硫酸 1 滴，呈紫色，溶液上层逐渐变绿色，最后全呈绿色。

3. 薄层色谱　供试品色谱中，在与紫菀酮对照品色谱相应的位置上，显相同的黄色斑点。

【检查】水分：药材不得过 15.0%；饮片、蜜紫菀不得过 16.0%。总灰分不得过 15.0%。酸不溶性灰分不得过 8.0%。

【浸出物】热浸法。水溶性浸出物不得少于 45.0%。

【含量测定】高效液相色谱法。按干燥品计，含紫菀酮（$C_{30}H_{50}O$），药材不得少于 0.15%，饮片不得少于 0.10%。

【商品规格】统货。

【性味功能】性温，味辛、苦。归肺经。润肺下气，消痰止咳。用于痰多咳喘，新久咳嗽，劳嗽咳血。

【用法用量】5 ～ 10 g。内服煎汤，或入丸、散。

【贮藏】置阴凉干燥处，防潮。

【附注】

（1）菊科紫菀属植物三脉紫菀 *Aster ageratoides* Turcz.、缘毛紫菀 *Aster souliei* Franch. 、重冠紫菀 *Aster diplostephioides*（DC.）C. B. Clarke 等的根及根茎在产区作紫菀药用。

（2）菊科橐吾属植物蹄叶橐吾 *Ligularia fischeri*（Ledeb.）Turcz. 及同属多种植物的根及根茎，药材名山紫菀，为地区习惯用药，商品量少。

漏芦

Loulu

Rhapontici Radix

本品为较常用中药，始载于《神农本草经》，列为上品。

【别名】祁州漏芦、狼头花、和尚头。

【来源】菊科植物祁州漏芦 *Rhaponticum uniflorum*（L.）DC. 的干燥根。

【产销】主产于河北、辽宁、山西，此外，陕西、山东、吉林、黑龙江、内蒙古等地亦产。河北产量大，销东北、华北、西北以及上海等地区。

【采收加工】春、秋二季采挖，除去须根和泥沙，晒干。

【炮制】除去杂质，洗净，润透，切厚片，晒干。

【商品特征】

1. 药材 圆锥形或扁片块状，多扭曲，长短不一，直径 1 ~ 2.5 cm。表面暗棕色、灰褐色或黑褐色，粗糙，具纵沟及菱形的网状裂隙。外层易剥落，根头部膨大，有残茎和鳞片状叶基，顶端有灰白色茸毛。体轻，质脆，易折断，断面不整齐，灰黄色，有裂隙，中心有的呈星状裂隙，灰黑色或棕黑色。气特异，味微苦。（图 8-196）

以条粗、色灰褐、质坚实、不破裂者为佳。

本品特征可概括如下。

漏芦圆锥形，头顶白茸毛。

断面星状裂，味苦气特异。

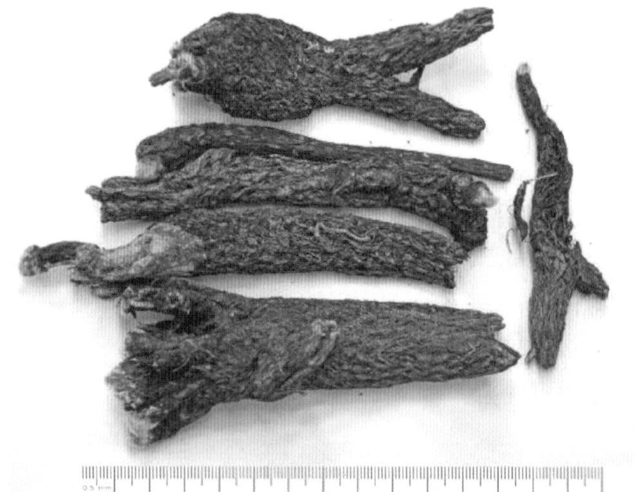

图 8-196 漏芦

2. 饮片 类圆形或不规则的厚片。切面黄白色至灰黄色，有放射状裂隙。余同药材性状特征。（图 8-197）

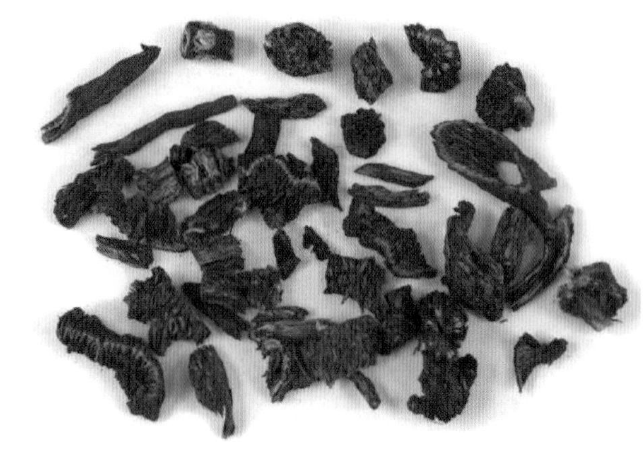

图 8-197 漏芦片

【主要成分】含萜类、噻吩、黄酮类、甾醇及植物蜕皮激素等。如熊果酸、牛蒡子酸、牛蒡子醛、甘草素、儿茶素、β- 谷甾醇、胡萝卜苷、豆甾醇、β- 蜕皮甾酮、漏芦甾酮等。

【鉴别】

1. 横切面 表皮常已脱落，后生皮层为数层至 20 余层棕色细胞，壁稍厚，木化及木栓化，根头部非腺毛细胞甚长，木化，长 0.5 ～ 4 mm。韧皮部较宽广，射线宽。形成层成环。木质部导管较多，大型导管群常与小型导管群相间排列；木射线常有径向裂隙，中央有时呈星状裂隙，其周围的细胞壁木栓化。薄壁组织中有分泌管分布，内含红棕色分泌物。

2. 粉末　棕色。网纹导管和具缘纹孔导管较多，直径约至 133 μm。分泌管长条状，直径 24 ～ 68 μm，内含红棕色分泌物。根头部非腺毛细胞甚长，木化，直径 20 ～ 30 μm。后生皮层细胞类方形或长方形，壁稍厚，红棕色，木化或木栓化。

3. 薄层色谱　供试品色谱中，在与漏芦对照药材色谱相应的位置上，显相同颜色的荧光斑点。

【检查】水分不得过 15.0%。酸不溶性灰分：药材不得过 5.0%，饮片不得过 4.0%。

【浸出物】热浸法。稀乙醇浸出物，药材不得少于 8.0%，饮片不得少于 6.0%。

【含量测定】高效液相色谱法。按干燥品计，本品含 β- 蜕皮甾酮（$C_{27}H_{44}O_7$）不得少于 0.040%。

【商品规格】统货。

【性味功能】性寒，味苦。归胃经。清热解毒，消痈，下乳，舒筋通脉。用于乳痈肿痛，痈疽发背，瘰疬疮毒，乳汁不通，湿痹拘挛。

【用量用法】5 ～ 9 g。内服煎汤。孕妇慎用。

【贮藏】置通风干燥处。

【附注】

1. 习用品

（1）菊科植物全缘叶蓝刺头 *Echinops integrifolius* Kar. et Kir. 的根，在新疆作漏芦使用。本品根细长，圆锥形，长约 10 cm，直径约 1 cm。外表黑棕色，有横纹及纵纹，根头部膨大，留有棕色较宽的叶柄残基，其上密被白色绵毛。质硬，不易折断，断面木部淡黄色。微臭，味稍苦。

（2）菊科植物砂蓝刺头 *Echinops gmelinii* Turcz. 的根，在内蒙古作漏芦药用。主产于内蒙古，生于沙丘地带。东北也有分布。根较细。

2. 伪品

（1）菊科植物鸦葱 *Scorzonera austriaca* Willd. 的根，曾在山西及河南部分地区混称“漏芦”，也有称“罗罗葱”。本品根呈圆柱形，根头部有棕色纤维状物，根外表土棕色，条顺直，上部常有密集的横纹，全体有多数瘤状物，老根表面较粗糙，有不规则裂纹及纵抽沟，断面黄白色，有放射状裂隙，鲜时具乳汁。

（2）毛茛科植物大火草 *Anemone tomentosa*（Maxim.）Pei 的根，在甘肃部分地区曾混作漏芦药用。本品根呈圆柱形，稍扭曲。长短不一，直径 1 ～ 2 cm。表面灰棕色至棕紫褐色，粗糙，有扭曲的纵皱纹。根头部有分枝，其上有白色茸毛及残茎。质松脆，易折断，断面略平坦，皮部淡紫色，木部黄白色。气微、味微酸咸。亦曾伪充“白头翁”入药。

（3）毛茛科植物野棉花 *Anemone vitifolia* Buch. –Ham. 的根，曾在陕西部分地区混作漏芦药用。本品根呈圆柱形，稍扭曲，长 6 ～ 14 cm，直径 0.5 ～ 3 cm。表面棕色至紫棕色，粗糙，有纵沟纹，或有因朽蚀而留存的黑色空洞。根头部分枝多，留有叶基及残茎，且密生白色茸毛。质脆，易折断，断面往往呈裂片状，气微弱而味苦。

（4）毛茛科植物打破碗花花 *Anemone hupehensis* Lem. 的根，曾在甘肃部分地区混作漏芦药用。本品根粗壮，圆柱形稍扭曲。长 10 ～ 16 cm，直径 1 ～ 1.8 cm。表面灰棕色或棕褐色，粗糙有顺纹。根头部有分枝，其上有白色茸毛及未去净的茎基。质脆易折断，断面平坦，中间有白心。气无，味苦微涩。

（5）百合科植物小黄花菜（小萱草）*Hemerocallis minor* Mill. 的根茎及根，曾在云南部分地区混作漏芦药用。本品根状茎上方有残留的茎基和叶柄，呈膜质状和纤维状。下方着生多数圆柱形根，根长 5 ～ 10 cm，直径 2 ～ 5 mm，具明显的横纹。

禹州漏芦

Yuzhouloulu

Echinopsis Radix

本品为较常用中药，始载于《神农本草经》，列为上品。

【别名】华州漏芦、毛头、龙葱根。

【来源】菊科植物驴欺口 *Echinops latifolius* Tausch. 或华东蓝刺头 *Echinops grijsii* Hance 的干燥根。

【产销】主产于山东、河南、内蒙古、湖北等地，除本省自销外，供应华东、中南、华南等地区。

【采收加工】春、秋二季采挖，除去须根和泥沙，晒干。

【炮制】除去杂质，洗净，润透，切厚片，晒干。

【商品特征】

1. 药材 类圆柱形，稍扭曲，长 10 ～ 25 cm，直径 0.5 ～ 1.5 cm。表面灰黄色或灰褐色，具纵皱纹，顶端有纤维状棕色硬毛。质硬，不易折断，断面皮部褐色，木部呈黄黑相间的放射状纹理。气微，味微涩。（图 8–198）

以条粗、色灰黄、质坚实者为佳。

本品特征可概括如下。

禹州漏芦根，头顶“戴斗笠”。

断面放射纹，味涩无香气。

2. 饮片 圆形或类圆形的厚片。余同药材性状特征。

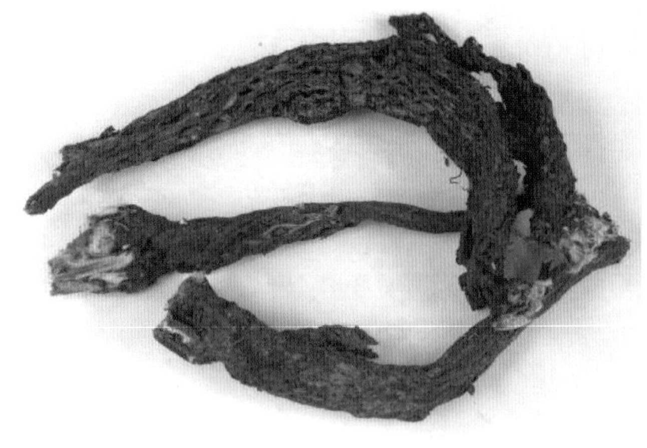

图 8–198　禹州漏芦

【主要成分】含甾醇、酚酸、黄酮类、植物激素、噻吩及三萜类等。如迷迭香酸、齐墩果酸、豆甾醇、甘草苷、α– 三联噻吩（α–terthiophene）等。

【鉴别】

1. 粉末 棕黄色。韧皮纤维多成束，直径 20 ～ 42 μm，壁厚。细胞间隙有棕褐色树脂状物。木纤维细长，两端渐尖，直径 12 ～ 30 μm，壁较厚。具缘纹孔导管和网纹导管较多见，直径 20 ～ 120 μm。石细胞少见，类圆形、长方形或方形，直径 35 ～ 150 μm，层纹及孔沟明显，细胞间隙有棕褐色树脂状物。分泌管长条状，直径 26 ～ 60 μm，内含红棕色分泌物。

2. 薄层色谱 供试品色谱中，在与 α– 三联噻吩对照品色谱相应的位置上，显相同颜色的斑点。

【检查】水分不得过 13.0%。总灰分不得过 10.0%。酸不溶性灰分：药材不得过 4.5%，饮片不得过 2.0%。

【浸出物】热浸法。稀乙醇浸出物不得少于 13.0%。

【含量测定】高效液相色谱法。按干燥品计，本品饮片含 α– 三联噻吩（$C_{12}H_8S_3$）不得少于 0.20%。

【商品规格】统货。

【性味功能】性寒，味苦。归胃经。清热解毒，消痈，下乳，舒筋通脉。用于乳痈肿痛，痈疽发背，瘰疬疮毒，乳汁不通，湿痹拘挛。

【用量用法】5 ～ 10 g。内服煎汤。孕妇慎用。

【贮藏】置通风干燥处。

藁本
Gaoben

Ligustici Rhizoma et Radix

本品为较常用中药，始载于《神农本草经》，列为中品。

【别名】西芎、香藁本、水藁本。

【来源】伞形科植物藁本 *Ligusticum sinense* Oliv. 或辽藁本 *Ligusticum jeholense* Nakai et Kitag. 的干燥根茎和根。

【产销】藁本主产于湖北、湖南、四川等地。辽藁本主产于河北、辽宁等地。销全国并出口。

【采收加工】秋季茎叶枯萎或次春出苗前采挖，除去泥沙，晒干或烘干。

【炮制】除去杂质，洗净，润透，切厚片，晒干。

【商品特征】

1. 药材

（1）藁本　根茎呈不规则结节状圆柱形，稍扭曲，有分枝，长 3 ～ 10 cm，直径 1 ～ 2 cm。表面棕褐色或暗棕色，粗糙，有纵皱纹，上侧残留数个凹陷的圆形茎基，下侧有多数点状凸起的根痕和残根。体轻，质较硬，易折断，断面黄色或黄白色，纤维状。气浓香，味辛、苦、微麻。（图 8–199）

（2）辽藁本　较小，根茎呈不规则的团块状或柱状，长 1 ～ 3 cm，直径 0.6 ～ 2 cm。有多数细长弯曲的根。

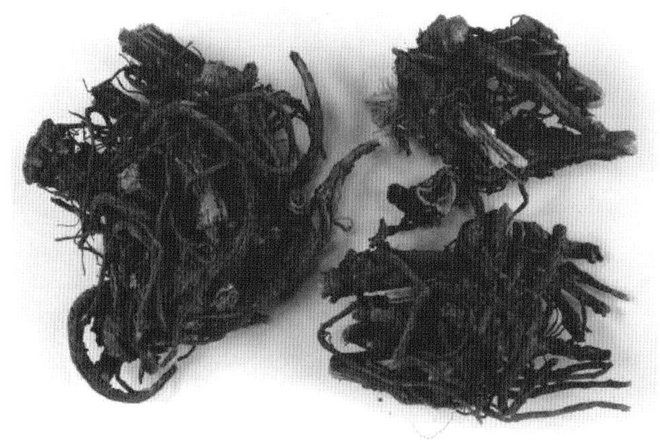

图 8–199　藁本

2. 饮片

（1）藁本片　不规则的厚片。外表皮棕褐色至黑褐色，粗糙。切面黄白色至浅黄褐色，具裂隙或孔洞，纤维性。气浓香，味辛、苦、微麻。（图 8–200）

（2）辽藁本片　外表皮可见根痕和残根凸起呈毛刺状，或有呈枯朽空洞的老茎残基。切面木部有放射状纹理和裂隙。

【主要成分】藁本主含挥发油，挥发油中主要有新蛇床内酯、柠檬烯、蛇床内酯、4- 松油醇等。辽藁本主含挥发油，挥发油中主要有 β- 水芹烯、乙酸 -4- 松油醇酯、肉豆蔻醚、藁本内酯等。

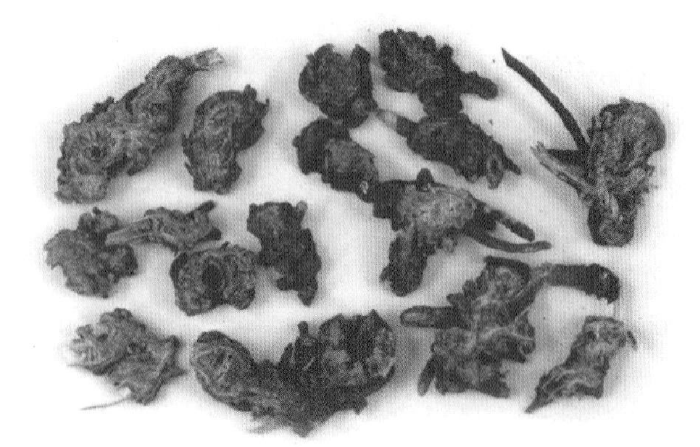

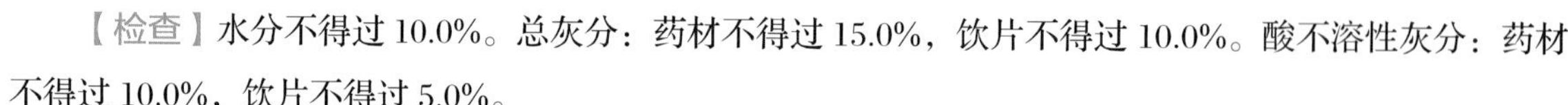

图 8-200 藁本片

【鉴别】

1. 化学鉴别 取粉末 0.5 g，加乙醚适量，冷浸 1 h，滤过。滤液浓缩至 1 mL，加 7% 盐酸羟胺甲醇溶液 3 滴，在水浴上微热，冷却后，加稀盐酸调节 pH 至 3 ~ 4，再加 1% 三氯化铁乙醇溶液 1 ~ 2 滴，显紫红色。

2. 薄层色谱 供试品色谱中，在与藁本对照药材色谱相应的位置上，显相同颜色的荧光主斑点。

【检查】水分不得过 10.0%。总灰分：药材不得过 15.0%，饮片不得过 10.0%。酸不溶性灰分：药材不得过 10.0%，饮片不得过 5.0%。

【浸出物】热浸法。乙醇浸出物不得少于 13.0%。

【含量测定】高效液相色谱法。按干燥品计，本品含阿魏酸（$C_{10}H_{10}O_4$）不得少于 0.050%。

【商品规格】统货。

【性味功能】性温，味辛。归膀胱经。祛风，散寒，除湿，止痛。用于风寒感冒，巅顶疼痛，风湿痹痛。

【用法用量】3 ~ 10 g。内服煎汤。

【贮藏】置阴凉干燥处，防潮，防蛀。

【附注】常见伪品如下。

1. 黑藁本 伞形科植物蕨叶藁本 *Ligusticum pteridophyllum* Franch. 的干燥根茎和根。在云南丽江使用，根茎结节处呈川芎苓子状，根长短不一，有分枝，直径 0.5 cm，表面棕褐色，多瘤状凸起，具纵皱纹，断面淡黄色，有香气。

2. 新疆藁本 伞形科植物新疆藁本 *Coniselium vaginatium* Thell. 的干燥根茎，主产于新疆，在西北、西南部分地区使用。本品呈不规则块状或稍扭曲柱状。表面棕褐色，环节密集，每节有大而深陷的圆形凹窝，其内有浅黄色的茎基或茎痕，下侧密布较粗而常呈纤维状的根或根痕。质硬，断面不平整，黄棕色，纤维性，可见浅棕色油点，中部色灰常显空隙。气芳香，味甜、微辛，后麻舌。

第九章　茎 木 类

大血藤

Daxueteng

Sargentodoxae Caulis

本品为少常用中药，始载于《植物名实图考》。

【别名】红藤、大活血、活血藤。

【来源】木通科植物大血藤 *Sargentodoxa cuneata*（Oliv.）Rehd. et Wils. 的干燥藤茎。

【产销】主产于湖北、四川、江西、河南、江苏、湖南等地。安徽、浙江、贵州亦产。多自产自销。

【采收加工】秋、冬二季采收，除去侧枝，截段，干燥。

【炮制】除去杂质，洗净，润透，切厚片，干燥。

【商品特征】

1. 药材　圆柱形，略弯曲，长 30 ～ 60 cm，直径 1 ～ 3 cm。表面灰棕色，粗糙，外皮常呈鳞片状剥落，剥落处显暗红棕色，有的可见膨大的节和略凹陷的枝痕或叶痕。质硬，断面皮部红棕色，有数处向内嵌入木部，木部黄白色，有多数细孔状导管，射线呈放射状排列。气微，味微涩。（图 9-1）

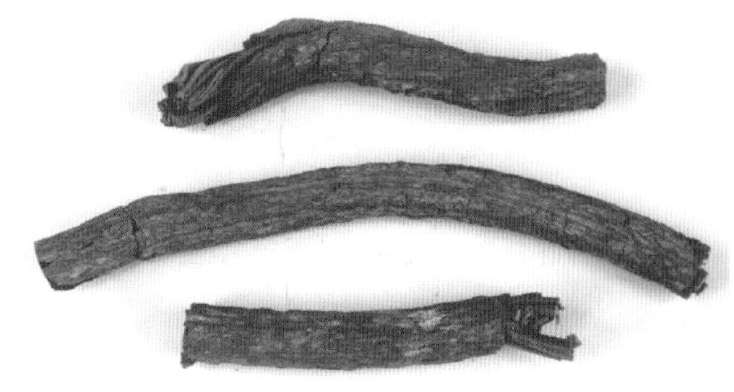

图 9-1　大血藤

以条匀、色红棕者为佳。

2. 饮片　类椭圆形的厚片。余同药材性状特征。（图 9-2）

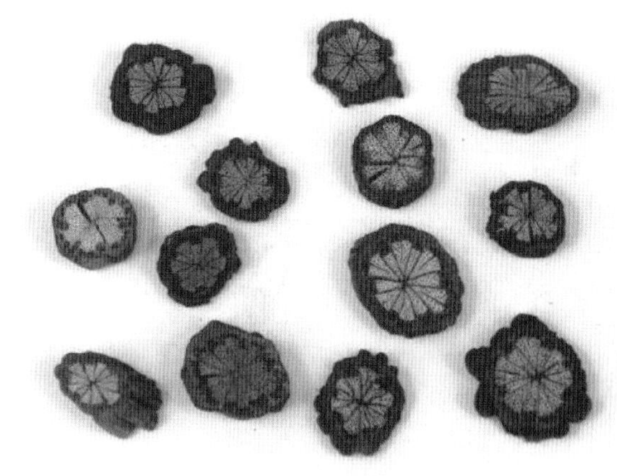

图 9-2　大血藤片

【主要成分】含苯丙素、酚酸、三萜类、蒽醌、挥发性成分等。如阿魏酰酪胺、绿原酸、原花青素、没食子酸、崩大碗酸（madasiatic acid）、齐墩果酸、胡萝卜苷、δ－荜澄茄烯、α－杜松醇、大黄素、大黄素甲醚等。

【鉴别】

1. 横切面 木栓层为多列细胞，含棕红色物。皮层石细胞常数个成群，有的含草酸钙方晶。维管束外韧型。韧皮部分泌细胞常切向排列，与筛管群相间隔；有少数石细胞群散在。束内形成层明显。木质部导管多单个散在，类圆形，直径约至 400 μm，周围有木纤维。射线宽广，外侧石细胞较多，有的含数个草酸钙方晶。髓部可见石细胞群。薄壁细胞含棕色或棕红色物。

2. 粉末 淡黄棕色。石细胞众多，类卵形、类三角形或纺缍形，长 38 ～ 72 μm，直径 25 ～ 40 μm，多数胞腔内含草酸钙方晶。分泌细胞长圆形，内含黄棕色物质。薄壁细胞含草酸钙方晶。木纤维狭长，直径 28 ～ 36 μm，壁厚，纹孔明显。具缘纹孔导管，直径约至 400 μm。

3. 薄层色谱 供试品色谱中，在与大血藤对照药材色谱相应的位置上，日光下显相同颜色的斑点，紫外光下显相同颜色的荧光斑点。

【检查】水分不得过 12.0%。总灰分不得过 4.0%。

【浸出物】热浸法。乙醇浸出物不得少于 8.0%。

【商品规格】统货。

【性味功能】性平，味苦。归大肠、肝经。清热解毒，活血，祛风止痛。用于肠痈腹痛，热毒疮疡，经闭，痛经，跌扑肿痛，风湿痹痛。

【用法用量】9 ～ 15 g。内服煎汤。

【贮藏】置通风干燥处。

【附注】

（1）大血藤在中南、东北、华北地区亦作鸡血藤入药。本品与鸡血藤在药材性状、功能主治等方面均有差异，应注意鉴别。

（2）大血藤与木兰科植物华中五味子 *Schisandra sphenanthera* Rehd. et Wils. 或翼梗五味子 *Schisandra henryi* Clarke. 的藤茎，在四川等地统称为“血藤”。后二者与大血藤的性状主要区别如下：茎表面呈棕黄色，木质部淡棕色或棕黄色，有小孔（导管）略呈圈状排列，中央有髓。

小通草

Xiaotongcao

Stachyuri Medulla Helwingiae Medulla

本品为较常用中药，始载于《神农本草经》，列为中品。

【别名】通梗、通条、小通花。

【来源】旌节花科植物喜马山旌节花 *Stachyurus himalaicus* Hook. f. et Thoms.、中国旌节花 *Stachyurus chinensis* Franch. 或山茱萸科植物青荚叶 *Helwingia japonica*（Thunb.）Dietr. 的干燥茎髓。

【产销】以旌节花科植物为原植物的小通草主产于四川、陕西、贵州、甘肃、江西、湖北、湖南、广西、云南等地。以青荚叶为原植物的小通草主产于湖北、湖南、云南、四川等地。销全国。

【采收加工】秋季割取茎，截成段，趁鲜取出髓部，理直，晒干。

【炮制】除去杂质，切段。

【商品特征】

1. 药材

（1）旌节花　圆柱形，长 30 ～ 50 cm，直径 0.5 ～ 1 cm。表面白色或淡黄色，无纹理。体轻，质松软，捏之能变形，有弹性，易折断，断面平坦，无空心，显银白色光泽。水浸后有黏滑感。气微，味淡。（图 9-3）

本品特征可概括如下。

通草细长圆柱形，色白松软体质轻。

断面平坦无空心，味无水浸有黏性。

（2）青荚叶　表面有浅纵条纹。质较硬，捏之不易变形。水浸后无黏滑感。

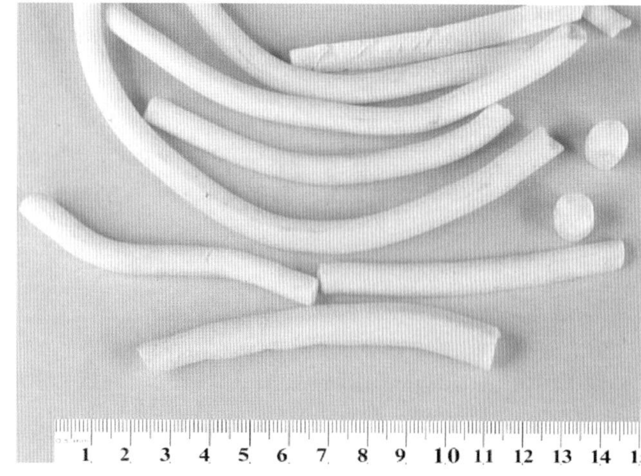

图 9-3　小通草

均以色白、条匀、无斑点者为佳。

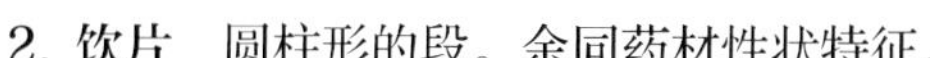

2. 饮片　圆柱形的段。余同药材性状特征。

【主要成分】含脂肪、蛋白质、戊聚糖、糖醛酸、木质素，以及天冬氨酸、苏氨酸、谷氨酸、苯丙氨酸等多种氨基酸。并含多种皂苷以及微量元素等。

【鉴别】横切面鉴别如下。

（1）旌节花　均为薄壁细胞，类圆形、椭圆形或多角形，纹孔稀疏；有黏液细胞散在。中国旌节花有少数草酸钙簇晶，喜马山旌节花无簇晶。

（2）青荚叶　薄壁细胞纹孔较明显，有少数草酸钙簇晶，无黏液细胞。

【商品规格】统货。

【性味功能】性寒，味甘、淡。归肺、胃经。清热，利尿，下乳。用于小便不利，淋证，乳汁不下。

【用法用量】3 ～ 6 g。内服煎汤。

【贮藏】置干燥处。

【附注】

1. 地方习用品

（1）旌节花科植物云南旌节花 *Stachyurus yunnanensis* Franch.、宽叶旌节花 *Stachyurus chinensis* Franch. var. *latus* H. L. Li、四川旌节花 *Stachyurus szechuanensis* Fang 等的茎髓，在不同地区亦作小通草入药。

（2）山茱萸科植物中华青荚叶 *Helwingia chinensis* Batal. 的茎髓。本品性状与青荚叶小通草类似。

（3）蔷薇科植物棣棠花 *Kerria japonica*（L.）DC. 的茎髓。本品表面无纹理。体轻，质较硬，捏之不易变形。水浸后无黏滑感。

（4）豆科植物合萌 *Aeschynomene indica* Linn. 去外皮的茎，习称“梗通草”，在江苏、浙江等地作小通草药用。其呈圆柱形，长 30 ～ 40 cm，直径 1 ～ 3 cm。表面黄白色，有纵纹及皮孔样的凹点和枝痕。质轻而脆，断面类白色，不平坦，可隐约看见同心性环纹，中央有小孔。气无，味淡。

2. 伪品　菊科植物菊芋（洋姜）*Helianthus tuberosus* L. 的茎髓，曾伪充小通草入药，应注意鉴别。

川木通

Chuanmutong

Clematidis Armandii Caulis

本品为常用中药，始载于《神农本草经》，列为中品。

【别名】淮通、淮木通、小木通、山木通。

【来源】毛茛科植物小木通 *Clematis armandii* Franch. 或绣球藤 *Clematis montana* Buch.–Ham. 的干燥藤茎。

【产销】小木通主产于四川、云南、陕西、贵州、湖南、湖北、福建等地。绣球藤主产于四川，云南、甘肃、广西、贵州、陕西、河南、湖北、安徽、台湾等地亦产。销全国并出口。

【采收加工】春、秋二季采收，除去粗皮，晒干，或趁鲜切厚片，晒干。

【炮制】未切片者，略泡，润透，切厚片，干燥。

【商品特征】

1. 药材 长圆柱形，略扭曲，长 50 ～ 100 cm，直径 2 ～ 3.5 cm。表面黄棕色或黄褐色，有纵向凹沟及棱线；节处多膨大，有叶痕及侧枝痕。残存皮部易撕裂。质坚硬，不易折断。切片厚 2 ～ 4 mm，边缘不整齐，残存皮部黄棕色，木部浅黄色或浅黄棕色，有黄白色放射状纹理及裂隙，其间布满导管孔，髓部较小，类白色或黄棕色，偶有空腔。气微，味淡。

以条匀、断面色黄白、无黑心者为佳。

本品特征可概括如下。

川木通呈圆柱形，外有凹沟和纵棱。

皮薄质坚纤维性，切面具有蛛网孔。

2. 饮片 类圆形厚片。余同药材性状特征。（图 9–4）

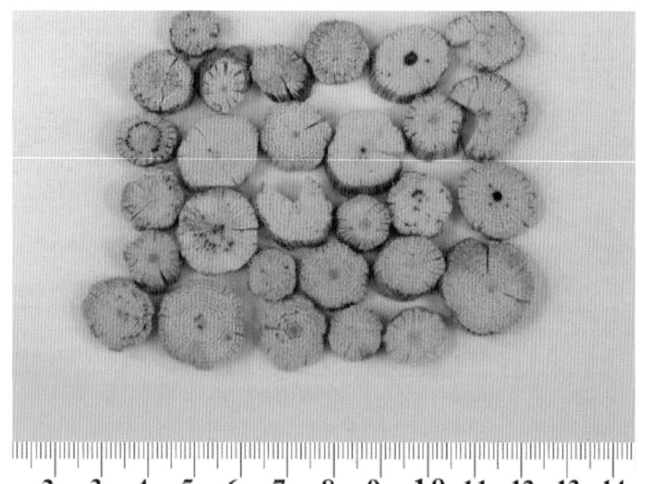

图 9–4 川木通片

【主要成分】含皂苷、植物甾醇、内酯、香豆素及糖类等。如绣球藤皂苷 A、B（苷元为齐墩果酸），β– 香树脂醇，β– 谷甾醇，二十八烷醇等。

【鉴别】

1. 粉末 黄白色至黄褐色。纤维甚多，木纤维长梭形，末端尖狭，直径 17 ～ 43 μm，壁厚，木化，壁孔明显；韧皮纤维长梭形，直径 18 ～ 60 μm，壁厚，木化，胞腔常狭小。导管为具缘纹孔导管和网纹导管，直径 39 ～ 190 μm。石细胞类长方形、梭形或类三角形，壁厚而木化，孔沟及纹孔明显。

2. 化学鉴别 取本品粉末 1 g，加乙醇 10 mL，浸泡 1 h，加热 3 min，放冷，滤过。取滤液 0.5 mL 于蒸发皿中，蒸干，残渣加 2% 磷钼酸溶液 2 滴使溶解，滴加浓氨试液 1 滴，显蓝色。

3. 薄层色谱 供试品色谱中，在与川木通对照药材色谱相应的位置上，显相同颜色的斑点或荧光斑点。

【检查】水分不得过 12.0%。总灰分不得过 3.0%。

【浸出物】热浸法。75% 乙醇浸出物不得少于 4.0%。

【商品规格】统货。

【性味功能】性寒，味苦。归心、小肠、膀胱经。利尿通淋，清心除烦，通经下乳。用于淋证，水肿，心烦尿赤，口舌生疮，经闭乳少，湿热痹痛。

【用法用量】3 ～ 6 g。内服煎汤。

【贮藏】置通风干燥处，防潮。

【附注】地区习用品：同属多种植物的藤茎在部分地区作川木通使用。

（1）钝齿铁线莲 *Clematis apiifolia* var.*obtusidentata* Rehd. et Wils. 的藤茎。与川木通的不同点如下：本品茎表面有 6 条纵沟和 6 条宽棱，表面灰黄色或黄褐色，栓皮多脱落，断面皮层棕褐色，木质部浅黄色，导管小孔直径较大，药材多切成 4 ～ 5 cm 的厚片，略呈梅花状，表面的纵沟将切面分隔成 6 个大瓣，各瓣内可见 3 条次生射线纹理。

（2）小蓑衣藤 *Clematis gouriana* Roxb. ex DC. 的藤茎。在南方作川木通用。与钝齿铁线莲相似，表面黄褐色至黄棕色，有 6 条深纵沟，栓皮多已脱落。断面黄褐色，有 6 个花瓣状裂瓣，每个裂瓣有 2 条次生射线纹理，较钝齿铁线莲少而短。

（3）粗齿铁线莲 *Clematis argentilucida*（Lévl. et Vant.）W. T. Wang 的藤茎。与川木通的主要区别如下：本品茎粗大，直径 1.2 ～ 3.5 cm，最粗者可达 4.5 cm。表面有 6 条粗大的纵棱和 6 条纵沟，每条大棱有多条细纵棱。栓皮呈片状，可层层纵向撕裂脱落。

（4）钝萼铁线莲 *Clematis peterae* Hand. –Mazz. 的藤茎。与川木通的主要区别如下：本品表面黑褐色或灰褐色，有 6 条粗纵棱，每条粗纵棱有多条细棱。栓皮表面有横纹，呈丝状或长条状层层脱落。

木通

Mutong

Akebiae Caulis

本品为常用中药，始载于《神农本草经》，列为中品。

【别名】三叶木通、五叶木通、白木通。

【来源】木通科植物木通 *Akebia quinata*（Thunb.）Decne.、三叶木通 *Akebia trifoliata*（Thunb.）Koidz. 或白木通 *Akebia trifoliata*（Thunb.）Koidz. var. *australis*（Diels）Rehd. 的干燥藤茎。

【产销】木通主产于江苏、浙江、山东等地。三叶木通主产于湖南、湖北、陕西、河南、浙江等地。白木通主产于四川、广西、河南、湖南、湖北、安徽、陕西等地。均自产自销。

【采收加工】秋季采收，截取茎部，除去细枝，阴干。

【炮制】除去杂质，用水浸泡，泡透后捞出，切片，干燥。

【商品特征】

1. 药材　圆柱形，常稍扭曲，长 30 ～ 70 cm，直径 0.5 ～ 2 cm。表面灰棕色至灰褐色，外皮粗糙而有许多不规则的裂纹或纵沟纹，具凸起的皮孔。节部膨大或不明显，具侧枝断痕。体轻，质坚实，不易折断，断面不整齐，皮部较厚，黄棕色，可见淡黄色颗粒状小点，木部黄白色，射线呈放射状排列，木部有多层整齐环状排列的小孔，形如蜘蛛网，髓小或有时中空，黄白色或黄棕色。气微，味微苦而涩。

以断面色黄者为佳，颜色变黑者不得供药用。

本品特征可概括如下。

木通圆柱形，色灰体较轻。

断面多环孔，类似蜘蛛网。

2. 饮片 圆形、椭圆形或不规则形片。外表皮灰棕色或灰褐色。切面射线呈放射状排列，髓小或有时中空。气微，味微苦而涩。（图 9–5）

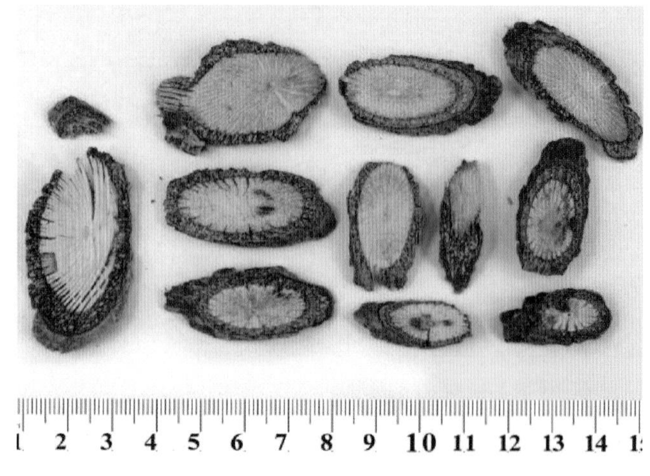

图 9–5 木通片

【主要成分】含木通苯乙醇苷 B（calceolarioside B）、白桦脂醇、齐墩果酸、常春藤皂苷元、木通皂苷（akebiasaponin）等。另含豆甾醇、β– 谷甾醇、胡萝卜苷、肌醇等。

【鉴别】

1. 粉末 浅棕色或棕色。含晶石细胞方形或长方形，胞腔内含棱晶。中柱鞘纤维细长梭形，直径 10 ～ 40 μm，周围常可见含晶石细胞。木纤维长梭形，直径 8 ～ 28 μm，壁增厚，具裂隙状单纹孔或小的具缘纹孔。具缘纹孔导管直径 20 ～ 110 ～ 220 μm，纹孔椭圆形、卵圆形或六边形。

2. 化学鉴别 取本品粉末 1 g，加水 10 mL，煮沸 2 ～ 3 min，趁热滤过，取滤液置试管中，用力振摇，产生持久性泡沫，加热后泡沫不消失；水提取液蒸干，加 1 ～ 2 mL 醋酐溶解，再加浓硫酸 – 醋酐试剂，颜色由黄色转为红色、紫色、蓝色。

3. 薄层色谱 供试品色谱中，在与木通苯乙醇苷 B 对照品色谱相应的位置上，显相同颜色的斑点。

【检查】水分不得过 10.0%。总灰分：药材不得过 6.5%。

【含量测定】高效液相色谱法。按干燥品计，本品含木通苯乙醇苷 B（$C_{23}H_{26}O_{11}$）不得少于 0.15%。

【商品规格】统货。

【性味功能】性寒，味苦。归心、小肠、膀胱经。利尿通淋，清心除烦，通经下乳。用于淋证，水肿，心烦尿赤，口舌生疮，经闭乳少，湿热痹痛。

【用法用量】3 ～ 6 g。内服煎汤。

【贮藏】置通风干燥处。

竹茹

Zhuru

Bambusae Caulis in Taenias

本品为常用中药，始载于《神农本草经》，列为中品。

【别名】竹皮、淡竹茹、青竹茹。

【来源】禾本科植物青秆竹 *Bambusa tuldoides* Munro、大头典竹 *Sinocalamus beecheyanus*（Munro）McClure var. *pubescens* P. F. Li 或淡竹 *Phyllostachys nigra*（Lodd.）Munro var. *henonis*（Mitf.）Stapf ex Rendle 的茎秆的干燥中间层。

【产销】主产于山东、江苏、安徽、江西、河南、湖北、湖南、四川、陕西等地。销全国。

【采收加工】全年均可采制，取新鲜茎，除去外皮，将稍带绿色的中间层刮成丝条，或削成薄片，捆扎成束，阴干。前者称“散竹茹”，后者称“齐竹茹”。

【炮制】

1. 竹茹　除去杂质，切段或揉成小团。

2. 姜竹茹　取竹茹团或段，加姜汁拌匀，稍润，待姜汁被吸尽后，置炒制容器内，用文火加热，如烙饼法将两面烙至微黄色，取出晾凉。每 100 kg 竹茹，用生姜 10 kg。

【商品特征】

1. 药材　卷曲成团的不规则丝条或呈长条形薄片状。宽窄厚薄不等，浅绿色、黄绿色或黄白色。纤维性，体轻松，质柔韧，有弹性。气微，味淡。（图 9–6）

以身干、色黄绿、丝细均匀、质柔软者为佳。

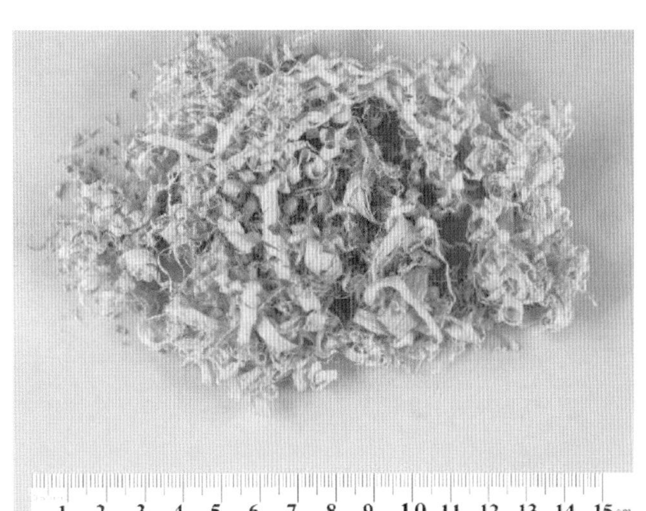

图 9–6　竹茹

2. 饮片

（1）竹茹　同药材。

（2）姜竹茹　形如竹茹，表面黄色。微有姜香气。（图 9–7）

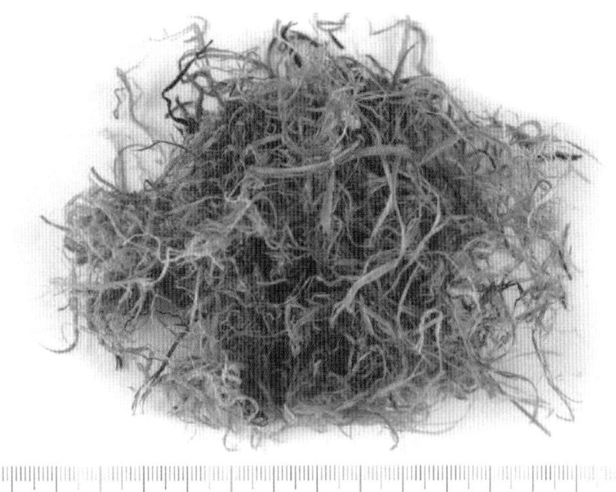

图 9–7　姜竹茹

【主要成分】含 2，5– 二甲氧基对苯醌、丁香醛、松柏醛、对羟基苯甲醛等。尚含多糖、氨基酸、树脂、黄酮等。

【检查】水分不得过 7.0%。

【浸出物】热浸法。水溶性浸出物不得少于 4.0%。

【商品规格】按加工法及药材形态可分为竹茹球、散竹茹两种规格，再划分不同等级或统货。

1. 竹茹球

一等　干货。人工揉搓成团状。竹丝宽度、厚度均匀，青绿色、黄绿色或黄白色。纤维性，握之柔韧，有弹性。气微，味淡。无杂质、虫蛀、霉变。

二等　竹丝宽度、厚度不均匀。余同一等。

2. 散竹茹 统货。干货。竹丝不捆扎，不绕成团状。无杂质、虫蛀、霉变。

【性味功能】性微寒，味甘。归肺、胃、心、胆经。清热化痰，除烦，止呕。用于痰热咳嗽，胆火挟痰，惊悸不宁，心烦失眠，中风痰迷，舌强不语，胃热呕吐，妊娠恶阻，胎动不安。

【用法用量】5 ～ 10 g。内服煎汤。

【贮藏】置干燥处，防霉，防蛀。

【附注】竹茹的原植物，除上述三种以外，尚有禾本科植物苦竹 *Pleioblastus amarus*（Keng）Keng f.、慈竹 *Bambusa emeiensis* L. C. Chia & H. L. Fung 等，但仅为地方习惯用药。

灯心草

Dengxincao

Junci Medulla

本品为较常用中药，始载于《开宝本草》。

【别名】灯草、灯心。

【来源】灯心草科植物灯心草 *Juncus effusus* L. 的干燥茎髓。

【产销】主产于江苏、四川、云南、江西等地，此外，浙江、福建、广东、贵州等地亦产。销全国。

【采收加工】夏末至秋季割取茎，晒干，取出茎髓，理直，扎成小把。

【炮制】

1. 灯心草 除去杂质，剪段。

2. 灯心草炭 取净灯心草，扎成小把，置煅锅内，密闭，煅至表面灰黑色，取出放凉。

【商品特征】

1. 药材 细圆柱形，长可达 90 cm，直径 0.1 ～ 0.3 cm。表面白色或淡黄白色，有细纵纹。体轻，质软，略有弹性，易拉断，断面白色。气微，味淡。（图 9-8）

以色白、条长、粗细均匀、有弹性者为佳。

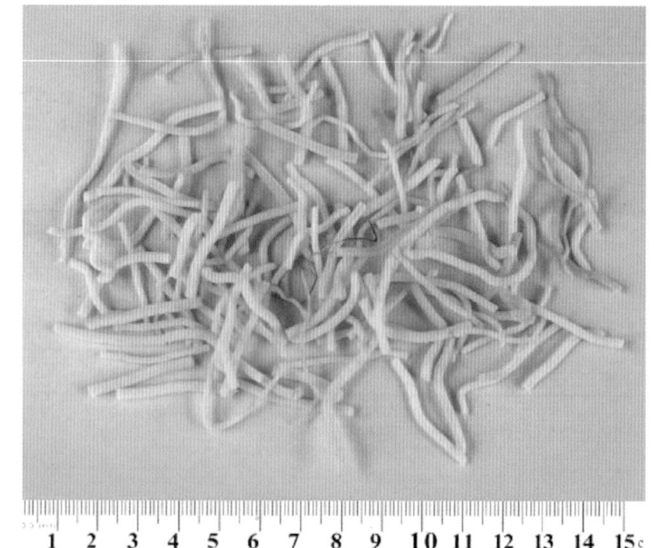

图 9-8 灯心草

2. 饮片

（1）灯心草 细圆柱形的段，长短不一，有 1 ～ 5 cm。余同药材性状特征。

（2）灯心草炭 形同灯心草段。表面黑色；体轻，质松脆，易碎。气微，味微涩。

【主要成分】含糖类、挥发油、有机酸、黄酮等。如木聚糖、阿拉伯聚糖、木犀草素、灯心草二酚、芳樟醇、月桂酸、肉豆蔻酸、川陈皮素、槲皮素等。

【鉴别】

1. 粉末 类白色。全部为星状薄壁细胞，彼此以星芒相接，形成大的三角形或四边形气腔。星芒4～8，长5～51 μm，宽5～12 μm，壁稍厚，有的可见细小纹孔。星芒相接的壁菲薄，有的可见1～2个念珠状增厚。

2. 薄层色谱 供试品色谱中，在与灯心草对照药材色谱相应的位置上，显相同颜色的主斑点。

【检查】水分不得过11.0%。总灰分不得过5.0%。

【浸出物】热浸法。稀乙醇浸出物不得少于5.0%。

【商品规格】统货。

【性味功能】性微寒，味甘、淡。归心、肺、小肠经。清心火，利小便。用于心烦失眠，尿少涩痛，口舌生疮。

【用法用量】1～3 g。内服煎汤。

【贮藏】置干燥处。

【附注】同属植物野灯心草 *Juncus setchuensis* Buchen. 的茎髓，在有的地区亦作灯心草药用，其茎髓较细小。

苏木

Sumu

Sappan Lignum

本品为少常用中药，原名苏枋木，始载于《唐本草》。

【别名】苏方木。

【来源】豆科植物苏木 *Caesalpinia sappan* L. 的干燥心材。

【产销】主产于广东、广西、云南、贵州等地。销全国。

【采收加工】多于秋季采伐，除去白色边材，干燥。

【炮制】锯成长约3 cm的段，再劈成片或研成粗粉。

【商品特征】

药材 长圆柱形或对剖成半圆柱形，长10～100 cm，直径3～12 cm。有的呈细长段片。表面黄红色至棕红色，具刀削痕，常见纵向裂缝。质坚硬。断面略具光泽，年轮明显，有的可见暗棕色、质松、带亮星的髓部。气微，味微涩。（图9-9、图9-10）

【主要成分】含原苏木素类、苏木素类、苏木醇类、苯丙素类、高异黄酮类和苏木查耳酮类。如原苏木素A、B，巴西苏木素，氧化苏木素，（+）-南烛木树脂酚，

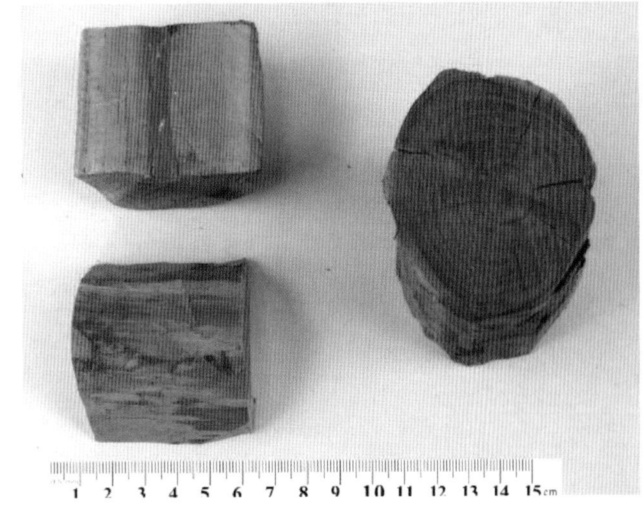

图9-9 苏木

苏木酮 B，苏木查耳酮等。尚含氨基酸、芳香族化合物、有机酸、甾醇以及挥发油等。

【鉴别】

1. 横切面 射线宽 1 ～ 2 列细胞。导管直径约至 160 μm，常含黄棕色或红棕色物。木纤维多角形，壁极厚。木薄壁细胞壁厚，木化，有的含草酸钙方晶。髓部薄壁细胞不规则多角形，大小不一，壁微木化，具纹孔。

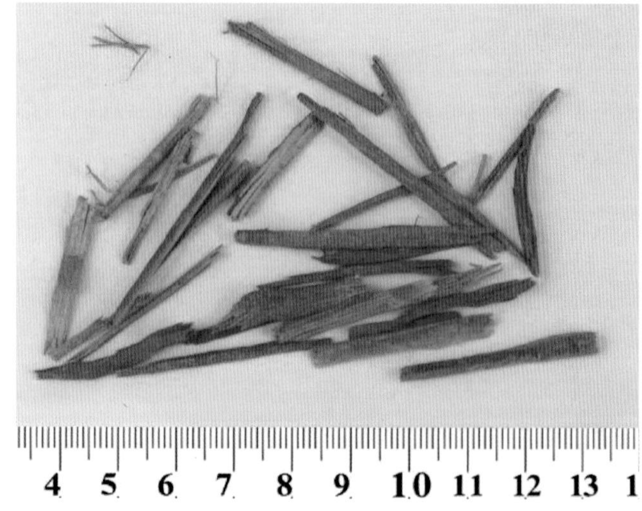

图 9-10　苏木段

2. 化学鉴别

（1）取本品一小块，滴加氢氧化钙试液显深红色。

（2）取本品粉末 1 g，加水 50 mL，放置 4 h，时时振摇，滤过，滤液显橘红色，置紫外灯（365 nm）下观察，显黄绿色荧光；取滤液 5 mL，加氢氧化钠试液 2 滴，显猩红色，置紫外灯（365 nm）下观察，显蓝色荧光，再加盐酸使呈酸性后，溶液变为橙色，置紫外灯（365 nm）下观察，显黄绿色荧光。

3. 薄层色谱 供试品色谱中，在与苏木对照药材色谱相应的位置上，显相同颜色的斑点。

【检查】水分不得过 12.0%。

【浸出物】热浸法。乙醇浸出物不得少于 7.0%。

【商品规格】统货。

【性味功能】性平，味甘、咸。归心、肝、脾经。活血祛瘀，消肿止痛。用于跌打损伤，骨折筋伤，瘀滞肿痛，经闭痛经，产后瘀阻，胸腹刺痛，痈疽肿痛。

【用法用量】3 ～ 9 g。内服煎汤。孕妇慎用。

【贮藏】置干燥处。

【附注】

伪品　豆科植物小叶红豆 *Ormosia microphylla* Merr. 的干燥心材。本品呈不规则块状或圆柱形，大小不一。表面棕红色或紫红色至紫褐色，可见刀削痕和较粗的纵向木质纹理。横切面粗糙，同心环不甚明显。味淡。横切面组织中常含黄棕色物，未见草酸钙结晶。水浸液呈橙黄色，加碱后溶液呈黄绿色，放置后逐渐变污锈色。

皂角刺

Zaojiaoci

Gleditsiae Spina

本品为少常用中药，始载于《图经本草》。

【别名】天丁、皂针。

【来源】豆科植物皂荚 *Gleditsia sinensis* Lam. 的干燥棘刺。

【产销】全国大部分地区均产，主产于河南、湖北、广西、江苏。销全国并出口。

【采收加工】全年均可采收，干燥，或趁鲜切片，干燥。

【炮制】除去杂质；未切片者略泡，润透，切厚片，干燥。

【商品特征】主刺和1～2次分枝的棘刺。主刺长圆锥形，长3～15 cm或更长，直径0.3～1 cm；分枝刺长1～6 cm，刺端锐尖。表面紫棕色或棕褐色。体轻，质坚硬，不易折断。切片厚0.1～0.3 cm，常带有尖细的刺端；木部黄白色，髓部疏松，淡红棕色；质脆，易折断。气微，味淡。（图9-11）

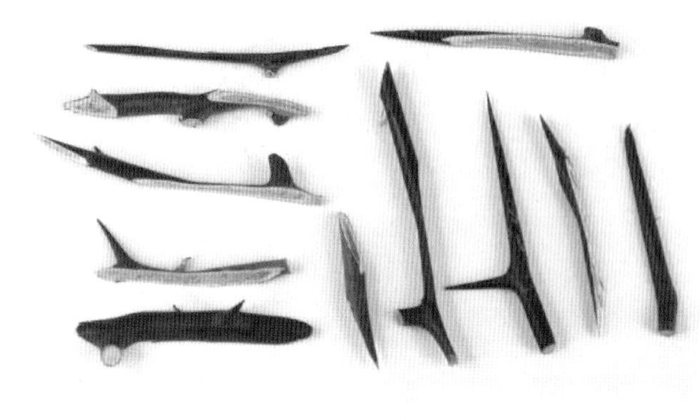

图9-11 皂角刺

以外皮色紫棕者为佳。

本品特征可概括如下。

皂角棘刺多分枝，加工成片柳叶形。

片面中心髓色棕，消肿托毒愈麻风。

【主要成分】含黄酮、酚酸、糖苷、香豆素、三萜及皂苷等。如刺囊酸、反式咖啡酸、香草酸、原儿茶酸、黄颜木素、槲皮素、木栓酮、棕榈酸、胡萝卜苷、滨蒿内酯、异东莨菪内酯等。

【鉴别】

1. 横切面 表皮细胞1列，外被角质层，有时可见单细胞非腺毛。皮层为2～3列薄壁细胞，细胞中有的含棕红色物。中柱鞘纤维束断续排列成环，纤维束周围的细胞有的含草酸钙方晶，偶见簇晶，纤维束旁常有单个或2～3个相聚的石细胞，壁薄。韧皮部狭窄。形成层成环。木质部连接成环，木射线宽1～2列细胞。髓部宽广，薄壁细胞含少量淀粉粒。

2. 薄层色谱 供试品色谱中，在与皂角刺对照药材色谱相应的位置上，显相同颜色的荧光斑点。

【商品规格】一般为统货。也可依据直径大小、主刺及分枝刺长度分为选货、统货等不同的等级。

选货 干货。主刺长≥8 cm，直径≥0.5 cm，分枝刺长≥3 cm。杂质含量不大于3%。无变色。无虫蛀、霉变。

统货 干货。主刺长≥3 cm，直径≥0.3 cm，分枝刺长≥1 cm。余同一等。

【性味功能】性温，味辛。归肝、胃经。消肿托毒，排脓，杀虫。用于痈疽初起或脓成不溃；外治疥癣麻风。

【用法用量】3～10 g。内服煎汤。外用适量，醋蒸取汁涂患处。

【贮藏】置干燥处。

【附注】

1. 地区习惯用药 同属植物云南皂荚 *Gleditsia delavayi* var. *delavayi*（Franch.）L. C. Li、山皂荚 *Gleditsia japonica* Miq.、三刺皂荚 *Gleditsia triacanthos* Linn.、野皂荚 *Gleditsia microphylla* Gordon ex Y. T. Lee 等的棘刺，在部分地区作皂角刺用。刺略小，表皮光亮，皮薄髓小，质疏松。

2. 伪品

（1）蔷薇科植物插田泡 *Rubus coreanus* Miq. 的茎加工品。本品为斜切薄片，两面呈钝圆形，外表面红棕色，具纵沟纹，偶见皮刺脱落后的残痕。木质部薄，黄白色，中央为灰黄色疏松的髓，气无，味淡，微涩。

（2）鼠李科植物枣 *Ziziphus jujuba* Mill. 的带刺枝条。本品具两种刺，一为针状直形，另一刺短小，反曲；直形刺长 1.5 ～ 2.5 cm，反曲刺长 0.2 ～ 0.4 cm。枝条直径 0.3 ～ 0.6 cm，表面棕褐色或灰褐色，具点状皮孔。折断面木质部黄白色，髓较小，类白色。体轻，质硬，易折断。气微香，味淡。一般为酸枣的刺。

（3）桑科植物柘树 *Maclura tricuspidate* Carriere 的带棘刺的枝条。本品刺细长，约至 5 cm，先端细而尖，断面中心髓小。

沉香

Chenxiang

Aquilariae Lignum Resinatum

本品为较常用中药，始载于《名医别录》，列为上品。

【别名】沉水香、蜜香、莞香、沉香木、海南沉香。

【来源】瑞香科植物白木香 *Aquilaria sinensis*（Lour.）Gilg 含有树脂的木材。

【产销】国产沉香主产于广东、海南、广西。进口沉香产于印度尼西亚、马来西亚、柬埔寨、越南、印度。销全国。

【采收加工】全年可采，割取含树脂的木材，除去不含树脂的部分，阴干。

【炮制】除去枯废白木，劈成小块。用时捣碎或研成细粉。

【商品特征】

1. 药材　不规则块状、片状或盔帽状，有的为小碎块。表面凹凸不平，有刀痕，偶有孔洞，可见黑褐色树脂与黄白色木部相间的斑纹，孔洞及凹窝表面多呈朽木状。质较坚实，断面刺状。气芳香，味苦。（图 9–12）

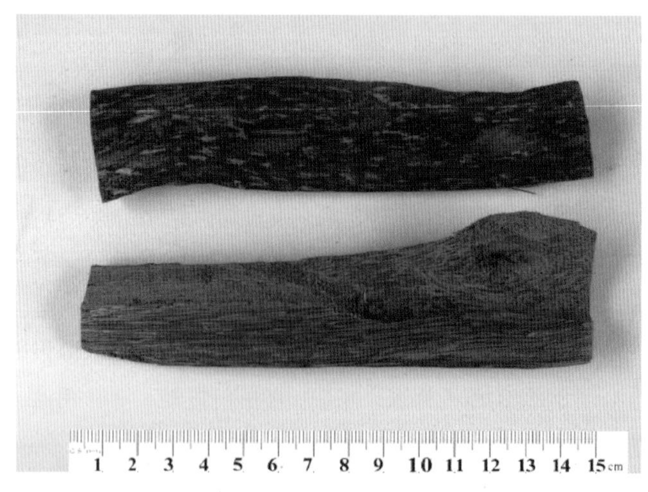

图 9-12　沉香

以色黑、质坚硬、油性足、香气浓而持久、能沉水者为佳。

2. 饮片　不规则块状、片状或长条形。长短大小不一。刀切面平整。余同药材性状特征。（图 9–13）

【主要成分】含挥发油及树脂。挥发油中沉香螺萜醇、白木香酸及白木香醛等，具有镇静作用；苍术醇（沉香螺萜醇的差向异构体）具有抗溃疡作用。

【鉴别】

1. 横切面　射线宽1～2列细胞，充满棕色树脂。导管圆多角形，直径42～128 μm，有的含棕色树脂。木纤维多角形，直径20～45 μm，壁稍厚，木化。木间韧皮部扁长椭圆状或条带状，常与射线相交，细胞壁薄，非木化，内含棕色树脂；其间散有少数纤维，有的薄壁细胞含草酸钙柱晶。

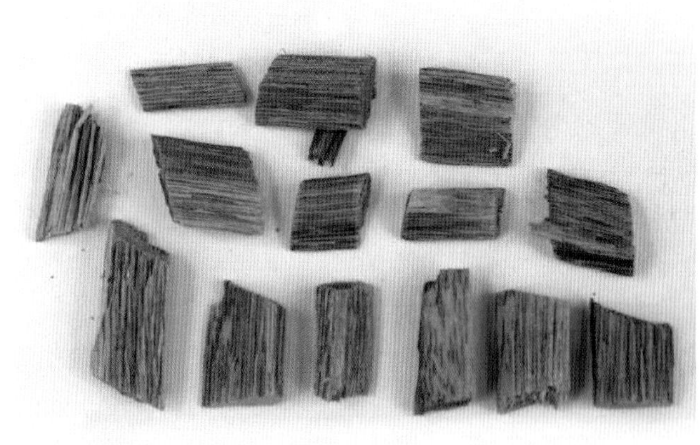

图 9-13　沉香块

2. 粉末　黑棕色。纤维管胞多成束，呈长棱形，壁较薄；韧型纤维较少见，多离散，直径25～45 μm；具缘纹孔导管多见，内含黄棕色树脂团块，常破碎脱出。薄壁细胞含黄棕色物，壁非木化，可见菌丝及纵横交错的纹理；草酸钙柱晶少见，为四面柱体，长至68 μm；直径9～15 μm；可见树脂团块。

3. 理化鉴别　取醇溶性浸出物，进行微量升华，得黄褐色油状物，香气浓郁；于油状物上加盐酸1滴与香草醛少量，再滴加乙醇1～2滴，渐显樱红色，放置后颜色加深。

4. 薄层色谱　供试品色谱中，在与沉香对照药材色谱相应的位置上，显相同颜色的荧光斑点。

【浸出物】热浸法。乙醇浸出物不得少于10.0%。

【含量测定】高效液相色谱法。按干燥法计，本品含沉香四醇（$C_{17}H_{18}O_6$）不得少于0.10%。

【商品规格】沉香可以按质地及表面树脂部分（俗称油格）所占比例分四个等级。

一等　干货。不规则块状，挖净轻浮枯木，油色黑润，身重结实，黑色油格占整块80%以上，燃之有油渗出，香气浓烈，无杂质，无霉变。

二等　干货。油色黑润或棕黑色，油格占整块60%以上。余同一等。

三等　干货。油格占整块40%以上。余同一等。

四等　干货。质疏松轻浮，油格占整块25%以上。余同一等。

目前市场上，有人根据取材质量和性状将沉香又分为多种规格，如大节、中节、小节，皆为3～20 cm的长段；大盔、中盔、小盔，均形似武士盔帽；沉香角，修制时裁下的边角；毛香，边缘的杂质木；速香或泡速香指的是外部黑褐色、内心质松而色黄、香味较淡者。

【性味功能】性微温，味辛、苦。归脾、胃、肾经。行气止痛，温中止呕，纳气平喘。用于胸腹胀闷疼痛，胃寒呕吐呃逆，肾虚气逆喘急。

【用法用量】1～5 g。内服煎汤，宜后下；或磨汁冲服，或入丸、散。

【贮藏】密闭，置阴凉干燥处。

【附注】

1. 市场上可见进口沉香　瑞香科植物沉香 *Aquilaria agallocha* Roxb. 含有树脂的心材，主产于印度尼西亚、马来西亚、柬埔寨及越南等国。药材呈不规则棒状、片状。表面黄棕色或灰黑色，密布断续棕黑色的细纵纹（系含树脂的部分）；有时可见黑棕色树脂斑痕。质坚硬而重，能沉水或半沉水。气较浓，味苦。燃之发浓烟，香气强烈。醇浸出物达 35% ～ 50%。

2. 伪品 伪品沉香主要有樟科植物樟树 *Cinnamomum camphora*（Linn.）Presl 或松科植物等的木材制造的船舶，经多年水浸腐朽后的船底板残木，习称“假沉香”。商品呈不规则块状或朽木状。表面粗糙，黑褐色，常有纤维散在。质轻，较易折断，断面常枯朽状，未枯朽者断面呈淡棕黄色。微香，有腐木气。

忍冬藤

Rendongteng

Lonicerae Japonicae Caulis

本品为较常用中药，始载于《名医别录》，列为上品。

【别名】金花藤、银花藤、二花藤、金银藤。

【来源】忍冬科植物忍冬 *Lonicera japonica* Thunb. 的干燥茎枝。

【产销】主产于浙江、江苏。四川、河南、山东、广西等地亦产。销全国。

【采收加工】秋、冬二季采割，晒干。

【炮制】除去杂质，洗净，闷润，切段，干燥。

【商品特征】

1. 药材 长圆柱形，多分枝，常缠绕成束，直径 1.5 ～ 6 mm。表面棕红色至暗棕色，有的灰绿色，光滑或被茸毛；外皮易剥落。枝上多节，节间长 6 ～ 9 cm，有残叶和叶痕。质脆，易折断，断面黄白色，中空。气微，老枝味微苦，嫩枝味淡。

以枝条均匀、表面色棕红、质嫩带叶者为佳。

2. 饮片 不规则的段。余同药材性状特征。（图 9-14）

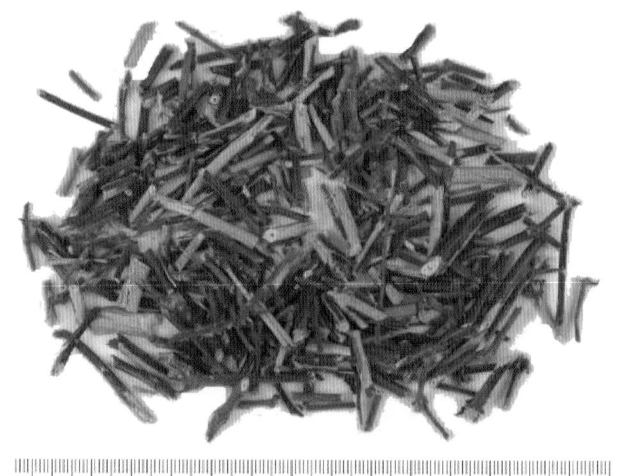

图 9-14 忍冬藤段

【主要成分】含马钱苷（loganin）、断氧化马钱苷（secoxyloganin）、木犀草素（luteolin）、木犀草素 -7-*O*- 鼠李葡萄糖苷（luteolin-7-*O*-rhamnoglucoside，别名忍冬苷）、忍冬素（loniceraflavone）、绿原酸（chlorogenic acid）、异绿原酸、咖啡酸、香草酸、喜树次碱等。

【鉴别】

1. 粉末 浅棕黄色至黄棕色。非腺毛较多，单细胞，多断碎，壁厚，表面有疣状凸起。表皮细胞棕黄色至棕红色，表面观类多角形，常有非腺毛脱落后的痕迹，石细胞状。薄壁细胞内含草酸钙簇晶，常排列成行，也有的单个散在，棱角较钝，直径 5 ～ 15 μm。

2. 化学鉴别

（1）取粗粉 1 g，加乙醇 10 mL，冷浸过夜，滤过，浓缩至干，残渣加 1% 的盐酸 4 mL 使溶解，滤过。

取滤液 1 mL，加改良碘化铋钾试液 2 滴，产生橙色沉淀。另取滤液 1 mL，加碘化铋钾试液 2 滴，亦产生橙色沉淀。

（2）取粗粉 1 g，加水 10 mL，置 60 ℃水浴加热 10 min，趁热滤过。取滤液 1 mL，加 1% 三氯化铁溶液 1 滴，显蓝紫色。

3. 薄层色谱　供试品色谱中，在与忍冬藤对照药材色谱和马钱苷对照品色谱相应的位置上，显相同颜色的斑点。

【检查】水分不得过 12.0%。总灰分不得过 4.0%。

【浸出物】热浸法。50% 乙醇浸出物不得少于 14.0%。

【含量测定】高效液相色谱法。按干燥品计，含绿原酸（$C_{16}H_{18}O_9$），药材不得少于 0.10%，饮片不得少于 0.070%；含马钱苷（$C_{17}H_{26}O_{10}$）不得少于 0.10%。

【商品规格】统货。

【性味功能】性寒，味甘。归肺、胃经。清热解毒，疏风通络。用于温病发热，热毒血痢，痈肿疮疡，风湿热痹，关节红肿热痛。

【用法用量】9 ～ 30 g。内服煎汤。

【贮藏】置干燥处。

鸡血藤

Jixueteng

Spatholobi Caulis

本品为常用中药，始载于《本草纲目拾遗》。

【别名】血藤。

【来源】豆科植物密花豆 *Spatholobus suberectus* Dunn 的干燥藤茎。

【产销】主产于福建、广东、广西、云南等地。销全国并出口。

【采收加工】秋、冬二季采收，除去枝叶，切片，晒干。

【商品特征】椭圆形、长矩圆形或不规则的斜切片，厚 0.3 ～ 1 cm。栓皮灰棕色，有的可见灰白色斑，栓皮脱落处显红棕色。质坚硬。切面木部红棕色或棕色，导管孔多数；韧皮部有树脂状分泌物，呈红棕色至黑棕色，与木部相间排列呈数个同心性椭圆形环或偏心性半圆形环；髓部偏向一侧。气微，味涩。（图 9-15）

以树脂状分泌物多者为佳。

本品特征可概括如下。

鸡血藤片椭圆形，切面环带色深棕。

气微味涩质坚实，髓部形小偏心性。

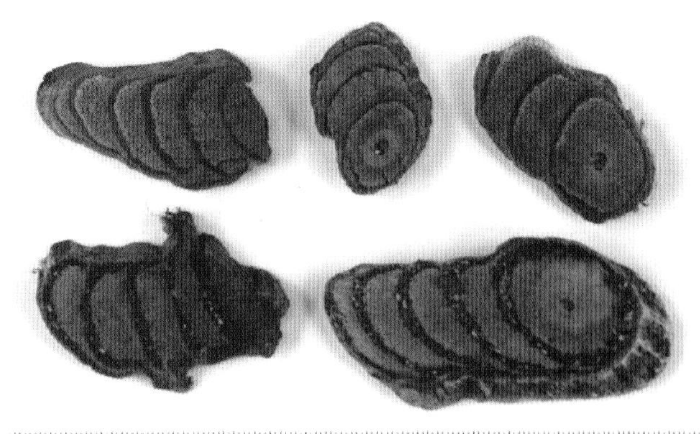

图 9-15　鸡血藤

【主要成分】主含异黄酮类和查耳酮类成分：刺芒柄花素（formononetin）、阿佛洛莫生（afrormosin）、大豆素（daidzein）、甘草查耳酮甲（licochalcone A）、3，4，2′，4′–四羟基查耳酮（3，4，2′，4′–tetrahydroxy chalcone）等。尚含甾醇及三萜类化合物等。

【鉴别】

1. 横切面 木栓细胞数列，含棕红色物。皮层较窄，散有石细胞群，胞腔内充满棕红色物；薄壁细胞含草酸钙方晶。维管束异型，由韧皮部与木质部相间排列成数轮。韧皮部最外侧为石细胞群与纤维束组成的厚壁细胞层；射线多被挤压；分泌细胞甚多，充满棕红色物，常数个至10数个切向排列成带状；纤维束较多，非木化至微木化，周围细胞含草酸钙方晶，形成晶纤维，含晶细胞壁木化增厚；石细胞群散在。木质部射线有的含棕红色物；导管多单个散在，类圆形，直径约至400 μm；木纤维束亦均形成晶纤维；木薄壁细胞少数含棕红色物。

2. 粉末 棕黄色。棕红色块散在，形状、大小及颜色深浅不一，边缘较清晰。具缘纹孔导管直径210～450 μm，有的含黄棕色物。石细胞单个散在或2～3个成群，淡黄色，呈长方形、类圆形、类三角形或类方形，直径14～75 μm，壁厚者层纹明显。纤维束周围的细胞含草酸钙方晶，形成晶纤维。草酸钙方晶呈类双锥形或不规则形。

3. 薄层色谱 供试品色谱中，在与鸡血藤对照药材色谱相应的位置上，显相同颜色的斑点。

【检查】水分不得过13.0%。总灰分不得过4.0%。

【浸出物】热浸法。乙醇浸出物不得少于8.0%。

【商品规格】统货。

【性味功能】性温，味苦、甘。归肝、肾经。活血补血，调经止痛，舒筋活络。用于月经不调，痛经，经闭，风湿痹痛，麻木瘫痪，血虚萎黄。

【用法用量】9～15 g。内服煎汤，或浸酒。

【贮藏】置通风干燥处，防霉，防蛀。

【附注】鸡血藤类植物来源较为复杂，主要来源于豆科和五味子科植物，常见习用品主要有以下品种。

（1）豆科植物山鸡血藤（香花崖豆藤）*Callerya dielsiana*（Harms）P. K. Loc ex Z. Wei & Pedley的藤茎。主产于中南、西南、华东地区。茎藤呈圆柱形，表面灰棕色，有多数纵长或横长的皮孔；断面皮部约1/4处有一圈渗出的黑棕色树脂状物，木部黄色，可见细密小孔，髓极小。本品茎、叶含无羁萜（friedelin）及表无羁萜醇等。

（2）豆科植物常春油麻藤（牛马藤）*Mucuna sempervirens* Hemsl.的藤茎。福建有作鸡血藤之用。圆柱形或斜切片，表面灰褐色，粗糙，具疣状凸起的皮孔。横切面韧皮部具棕黄色树脂状分泌物。木质部灰黄色，导管放射状排列。韧皮部与木质部相间排列成数层同心性环。中心有小髓。

（3）五味子科异形南五味子 *Kadsura heteroclita*（Roxb.）Craib、铁箍散 *Schisandra propinqua* subsp. *sinensis*（Oliver）R. M. K. Saunders等的藤茎，主要产于云南，为熬制鸡血藤膏的原料。皮部较窄，红棕色，木部宽，浅棕色，髓部小，黑褐色。

（4）木通科植物大血藤 *Sargentodoxa cuneata*（Oliv.）Rehd. et Wils.的藤茎，在东北、西北、中南地区也混作鸡血藤使用。

滇鸡血藤

Dianjixueteng

Kadsurae Caulis

【来源】木兰科植物内南五味子 *Kadsura interior* A. C. Smith 的干燥藤茎。

【采收加工】秋季采收，除去枝叶，切片，晒干。

【商品特征】圆形、椭圆形或不规则的斜切片，直径 1.8 ～ 6.5 cm。表面灰棕色，栓皮剥落处呈暗红紫色，栓皮较厚，粗者具多数裂隙，呈龟裂状；细者具纵沟，常附有苔类和地衣。质坚硬，不易折断。横切面皮部窄，红棕色，纤维性强。木部宽，浅棕色，有多数细孔状导管。髓部小，黑褐色，呈空洞状。具特异香气，味苦而涩。

【鉴别】

1. 粉末　暗红色。嵌晶纤维成束或散在，末端渐尖，直径 21 ～ 62 μm，壁极厚，胞腔不明显，壁中嵌有众多细小草酸钙方晶，有的方晶突出于胞壁表面。嵌晶石细胞呈不规则形或长椭圆形，直径 38 ～ 92 μm，壁厚，壁中嵌有众多细小草酸钙方晶。纤维管胞成束或散在。木栓细胞表面观多角形，垂周壁平直、菲薄；侧面观长方形。分泌细胞椭圆形，胞腔大，连有薄壁细胞碎片。导管为具缘纹孔导管，多破碎。棕色块散在，棕红色或棕色。

2. 薄层色谱　供试品色谱中，在与异型南五味子丁素对照品色谱相应的位置上，显相同颜色的斑点。

【检查】水分不得过 14.0%。总灰分不得过 4.0%。

【含量测定】高效液相色谱法。按干燥品计，本品含异型南五味子丁素（$C_{27}H_{30}O_8$）不得少于 0.050%。

【性味功能】性温，味苦、甘。归肝、肾经。活血补血，调经止痛，舒筋通络。用于月经不调，痛经，麻木瘫痪，风湿痹痛，气血虚弱。

【用法用量】15 ～ 30 g。

【贮藏】置干燥处。

青风藤

Qingfengteng

Sinomenii Caulis

本品为少常用中药，始载于《图经本草》。

【别名】青藤、寻风藤、青防己。

【来源】防己科植物青藤 *Sinomenium acutum*（Thunb.）Rehd. et Wils. 和毛青藤 *Sinomenium acutum*（Thnnb.）Rehd. et Wils. var. *cinereum* Rehd. et Wils. 的干燥藤茎。

【产销】主产于浙江、安徽、河南、湖北等地。销全国。

【采收加工】秋末冬初采割，扎把或切长段，晒干。

【炮制】除去杂质，洗净，略泡，润透，切厚片，干燥。

【商品特征】

1. 药材 长圆柱形，常微弯曲，长20～70 cm或更长，直径0.5～2 cm。表面绿褐色至棕褐色，有的灰褐色，有细纵纹及皮孔。节部稍膨大，有分枝。体轻，质硬而脆，易折断，断面不平坦，灰黄色或淡灰棕色，皮部窄，木部射线呈放射状排列，髓部淡黄白色或黄棕色。气微，味苦。

2. 饮片 类圆形的厚片。余同药材性状特征。（图9–16）

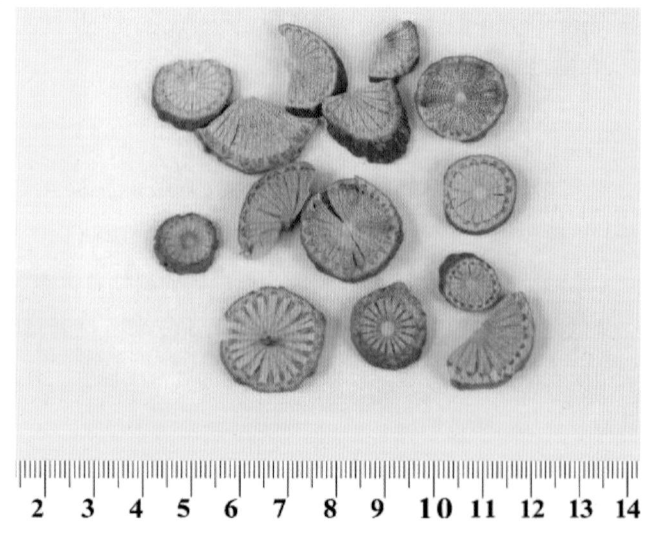

图9-16 青风藤片

【主要成分】含青藤碱、木兰花碱、尖防己碱、四氢表小檗碱、异青藤碱、*N*–去甲尖防己碱、白兰花碱、光千金藤碱等多种生物碱。

【鉴别】

1. 横切面 最外层为表皮，外被厚角质层，或为木栓层。皮层散有纤维和石细胞。中柱鞘纤维束新月形，其内侧常为2～5列石细胞，并切向延伸与射线中的石细胞群连接成环。维管束外韧型。韧皮射线向外渐宽，可见石细胞；韧皮部细胞大多颓废，有的散有1～3个纤维。木质部导管单个散在或数个切向连接。髓细胞壁稍厚，纹孔明显。薄壁细胞含淀粉粒及草酸钙针晶。

2. 粉末 黄褐色或灰褐色。表皮细胞淡黄色或棕黄色，断面观类圆形或矩圆形，直径24～78 μm，被有角质层。石细胞淡黄色或黄色，类方形、梭形、椭圆形或不规则形，壁较厚，孔沟明显。皮层纤维微黄色或黄色，直径27～70 μm，壁极厚，胞腔狭窄。草酸钙针晶细小，存在于薄壁细胞中。

3. 薄层色谱 供试品色谱中，在与青藤碱对照品色谱相应的位置上，显相同颜色的斑点。

【检查】水分：药材不得过13.0%，饮片不得过9.0%。总灰分不得过6.0%。

【含量测定】高效液相色谱法。按干燥品计，本品含青藤碱（$C_{19}H_{23}NO_4$）不得少于0.50%。

【商品规格】统货。

【性味功能】性平，味苦、辛。归肝、脾经。祛风湿，通经络，利小便。用于风湿痹痛，关节肿胀，麻痹瘙痒。

【用法用量】6～12 g。内服煎汤。外用适量，煎水洗。脾胃虚寒者慎服。

【贮藏】置干燥处。

【附注】伪品如下。

1. 秤钩风 防己科植物秤钩风*Diploclisia affinis*（Oliv.）Diels的根或茎，习称“湘防己”“华防己”。本品根呈不规则圆柱形，直径1～6 cm。表面灰棕色至深棕色，有不规则沟纹和横裂纹，皮孔明显。质硬，不易折断，断面有2～7轮偏心性环纹和放射状纹理，散布多数小孔。气微，味微苦。茎藤圆柱形，长10～30 cm。表面灰棕色，有不规则沟纹、裂隙和枝痕。质硬，不易折断，断面有2～7轮偏心性环纹及放射状纹理，髓小。气微，味微苦。

2. 木防己 防己科植物木防己*Cocculus orbiculatus*（L.）DC.的根。本品呈不规则的圆柱形，常扭曲，直径 1 ～ 2.5 cm。表面黑褐色，有明显的纵沟及少数横皱纹。质硬，断面黄白色，有放射状纹理和小孔。气微，味微苦。

3. 中华常春藤　五加科植物中华常春藤 *Hedera nepalensis* K. Koch var. *sinensis*（Tobl.）Rehd. 的藤茎。本品呈圆柱形，直径 1 ～ 1.5 cm，表面灰绿色或灰棕色，有横长皮孔，嫩枝有鳞片状柔毛；质坚硬，不易折断，断面裂片状，黄白色。气微，味涩。

4. 鸡矢藤　茜草科植物鸡矢藤 *Paederia scandens*（Lour.）Merr. 的藤茎。本品呈扁圆柱形，略扭曲，表面黄棕色。断面轮廓类“8”字形，木部淡棕黄色。气特异，味微苦、涩。

5. 清风藤　清风藤科植物清风藤 *Sabia japonica* Maxim. 的藤茎。本品呈圆柱形，灰褐色，老藤表面灰黑色，光滑，具棕色纵向皮孔及短刺状叶柄残基。断面皮部较薄，木部黄白色。气微，味极苦。

降香

Jiangxiang

Dalbergiae odoriferae Lignum

本品为较常用中药，始载于《证类本草》。

【别名】降真香、紫降香、花梨木、降香黄檀。

【来源】豆科植物降香檀 *Dalbergia odorifera* T. Chen 树干和根的干燥心材。

【产销】一般可按产地分为 3 类：产于中南半岛及南洋诸岛各国的称为“番降”；产于我国海南的称为“土降”；产于广东、广西等地区的称为“广降”。销全国。

【采收加工】全年均可采收。除去边材，阴干。

【炮制】除去杂质，劈成小块，研成细粉，或镑片。

【商品特征】

1. 药材　圆柱形或不规则块状。表面紫红色或红褐色，切面有致密的纹理。质硬，有油性，气微香，味微苦。（图 9-17）

以色紫红、质坚实、油性足、香气浓者为佳。

2. 饮片　不规则薄片、小碎块或细粉，表面紫红色或红褐色，有致密的纹理，质硬，有油性。

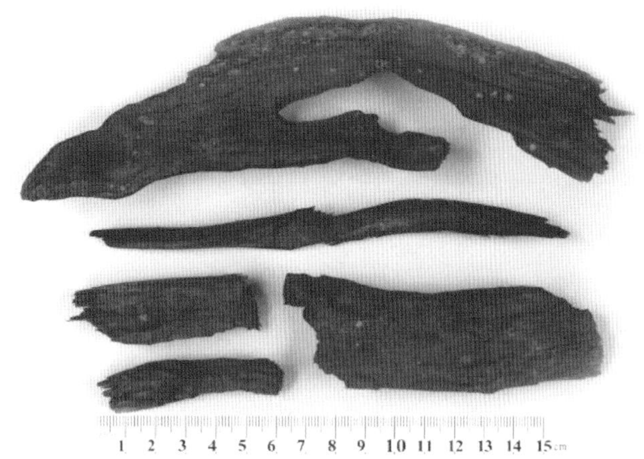

图 9-17　降香

【主要成分】含挥发油，挥发油中主含金合欢醇。异黄酮类，主要有芒柄花素、3'- 甲氧基大豆素等。二氢黄酮类，主要为山姜素、柚皮素、甘草素等。

【鉴别】

1. 粉末　棕紫色或黄棕色。具缘纹孔导管巨大，完整者直径约至 300 μm，多破碎，具缘纹孔大而清晰，管腔内含红棕色或黄棕色物。纤维成束，棕红色，直径 8 ～ 26 μm，壁甚厚，有的纤维束周围细胞含有草酸钙方晶，形成晶纤维，含晶细胞的壁不均匀木化增厚。草酸钙方晶直径 6 ～ 22 μm。木射线宽 1 ～ 2 列细胞，高至 15 细胞，壁稍厚，纹孔较密。色素块红棕色、黄棕色或淡黄色。

2. 化学鉴别

（1）取粗粉 2 g，加石油醚 10 mL 冷浸 20 min 后，滤过，滤液置于白瓷板上，或用水蒸气蒸馏法提取其挥发油置于白瓷板上，加入 1% 的香草醛试液 1 滴后，即变为橙红色，而后逐渐成紫红色。

（2）取本品的粗粉做微量升华，玻片上附着有无色小珠状物，加 1% 的香草醛浓硫酸试液后，显紫红色。

3. 荧光鉴别 取本品粉末 1 g，加乙醇 10 mL，置水浴上回流 5 min，滤过。取滤液 1 mL，置蒸发皿中蒸干，残渣加入硼酸饱和的丙酮溶液及 10% 枸橼酸丙酮溶液各 1 mL，继续蒸干，残渣置紫外灯（365 nm）下观察，显黄色荧光。

4. 紫外吸收 取本品 2% 的无水乙醇浸液，用紫外分析仪测定，在波长 232 nm、275 ～ 285 nm 处各有一个较显著的吸收峰。

5. 薄层色谱 供试品色谱中，在与降香对照药材色谱相应的位置上，显相同颜色的斑点或荧光斑点。

【浸出物】热浸法。乙醇浸出物不得少于 8.0%。

【含量测定】挥发油测定法。本品含挥发油不得少于 1.0%（mL/g）。

【商品规格】统货。

【性味功能】性温，味辛。归肝、脾经。化瘀止血，理气止痛。用于吐血，衄血，外伤出血，肝郁胁痛，胸痹刺痛，跌扑伤痛，呕吐腹痛。

【用法用量】9 ～ 15 g。内服煎汤，后下；或研末吞服；或入丸、散。外用适量，研末敷。阴虚火旺，血热妄行者禁服。

【贮藏】置于阴凉干燥处。

【附注】地方习用品如下。

（1）豆科植物印度黄檀 *Dalbergia sissoo* Roxb. [Hort. Beng. 53. 1814，nom. nud] ex DC. 的干燥心材，有的地方也作降香药用，商品大多系东南亚进口，现海南、广西有引种。扁圆长条形，表面红紫色，有刀削痕，并有细纵槽纹。体重，质坚硬，入水下沉。气微香，有油味，微苦。

（2）芸香科植物降真香（山油柑）*Acronychia pedunculata*（L.）Miq. 的干燥心材，主产于广东、广西、云南等地，部分地区也作降香药用，即《本草纲目》中的降真香。其为削成扁圆的长条状，表面暗红紫色，较光滑，并有纵直细槽纹及小凹点。体重，质坚硬。气微香，点燃时香气浓烈并有油冒出。

钩藤

Gouteng

Uncariae Ramulus cum Uncis

本品为常用中药，始载于《名医别录》，列为下品。

【别名】双钩藤。

【来源】茜草科植物钩藤 *Uncaria rhynchophylla*（Miq.）Miq. ex Havil.、大叶钩藤 *Uncaria macrophylla* Wall.、毛钩藤 *Uncaria hirsuta* Havil.、华钩藤 *Uncaria sinensis*（Oliv.）Havil. 或无柄果钩藤 *Uncaria sessilifructus* Roxb. 的干燥带钩茎枝。

【产销】钩藤主产于广西、江西、湖南、浙江、福建等地，销全国并出口。大叶钩藤主产于广西。毛钩藤和无柄果钩藤主产于广西、云南。华钩藤主产于四川、湖北、贵州、云南等地。主销西南地区。

【采收加工】秋、冬二季采收，去叶，切段，晒干。

【炮制】取原药材，除去杂质；未切段者用水淋洗、润软、切段、干燥。

【商品特征】

1. 药材　茎枝呈圆柱形或类方柱形，长 2 ～ 3 cm，直径 0.2 ～ 0.5 cm。表面红棕色至紫红色者具细纵纹，光滑无毛；黄绿色至灰褐色者有的可见白色点状皮孔，被黄褐色柔毛。多数枝节上对生两个向下弯曲的钩（不育花序梗），或仅一侧有钩，另一侧为凸起的疤痕；钩略扁或稍圆，先端细尖，基部较阔；钩基部的枝上可见叶柄脱落后的窝点状痕迹和环状的托叶痕。质坚韧，断面黄棕色，皮部纤维性，髓部黄白色或中空。气微，味淡。（图 9–18）

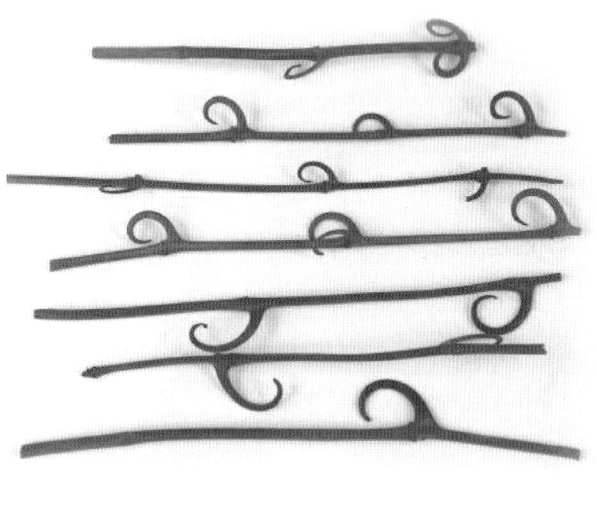

图 9–18　钩藤

以双钩、结实、光滑、色紫棕、茎细而少者为佳。

本品特征可概括如下。

钩藤茎枝圆或方，表面紫红或褐黄。

皮孔柔毛时可见，枝生弯钩船锚状。

质坚断面纤维样，平肝镇惊血压降。

2. 饮片　不规则小段，茎节上有双钩或单钩，切面黄棕色，髓部黄白色或中空。余同药材性状特征。（图 9–19）

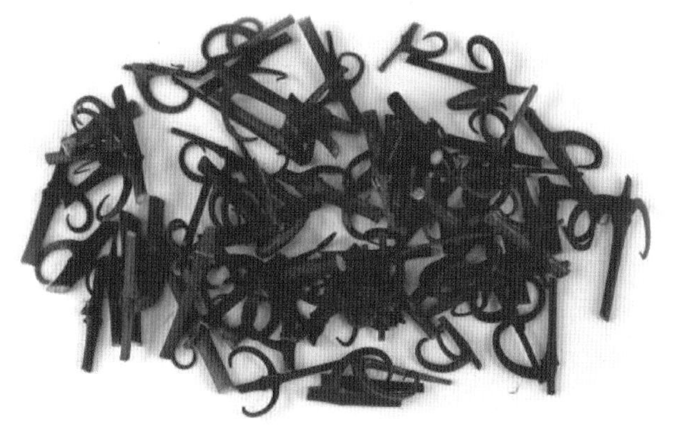

图 9–19　钩藤段

【主要成分】主含钩藤碱（rhynchophylline）、异钩藤碱（isorhynchophylline）、去氢钩藤碱、柯楠因碱、二氢柯楠因碱等。

【鉴别】

1. 粉末

（1）钩藤　淡黄棕色至红棕色。韧皮薄壁细胞成片，界限不明显，次生壁常与初生壁脱离，呈螺旋状或不规则扭曲状。纤维成束或单个散在，多断裂，直径 10 ～ 26 μm，壁厚 3 ～ 11 μm。具缘纹孔导管多破碎，直径可达 56 μm，纹孔排列较密。表皮细胞棕黄色，表面观呈多角形或稍延长，直径 11 ～ 34 μm。草酸钙砂晶存在于薄壁细胞中，有的含砂晶细胞连接成行。

（2）华钩藤　与钩藤相似。

（3）大叶钩藤　单细胞非腺毛多见，多细胞非腺毛 2 ～ 15 个细胞。

（4）毛钩藤　非腺毛 1 ～ 5 个细胞。

（5）无柄果钩藤　非腺毛少见，1 ～ 7 个细胞。可见厚壁细胞，类长方形，长 41 ～ 121 μm，直径 17 ～ 32 μm。

2. 薄层色谱　供试品色谱中，在与异钩藤碱对照品色谱相应的位置上，显相同颜色的斑点。

【检查】水分不得过 10.0%。总灰分不得过 3.0%。

【浸出物】热浸法。乙醇浸出物不得少于 6.0%。

【商品规格】统货。

【性味功能】性凉，味甘。归肝、心包经。息风定惊，清热平肝。用于肝风内动，惊痫抽搐，高热惊厥，感冒夹惊，小儿惊啼，妊娠子痫，头痛眩晕。

【用法用量】3 ～ 12 g。内服煎汤，后下。

【贮藏】置干燥处。

首乌藤

Shouwuteng

Polygoni Multiflori Caulis

本品为较常用中药，始载于《开宝本草》。

【别名】夜交藤。

【来源】蓼科植物何首乌 *Polygonum multiflorum* Thunb. 的干燥藤茎。

【产销】全国大部分地区均产。主产于浙江、湖北、江苏、河南等地。销全国并出口。

【采收加工】秋、冬二季采割，除去残叶，捆成把或趁鲜切段，干燥。

【炮制】除去杂质，洗净，切段，干燥。

【商品特征】

1. 药材　长圆柱形，稍扭曲，具分枝，长短不一。表面紫红色或紫褐色，粗糙，具扭曲的纵皱纹；节部略膨大，有侧枝痕；外皮菲薄，可剥离。质脆，易折断，断面皮部紫红色，木部黄白色或淡棕色，导管孔明显，髓部疏松，类白色至黄棕色。气微，味微苦、涩。

以条均匀、外表面紫红色者为佳。

2. 饮片　圆柱形的段。余同药材性状特征。（图 9-20）

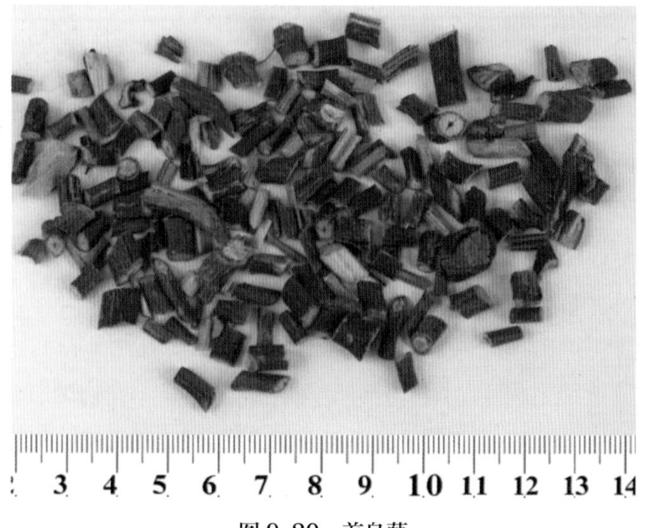

图 9-20　首乌藤

【主要成分】含 2,3,5,4′- 四羟基二苯乙烯 -2-*O*-β-D- 葡萄糖苷（二苯乙烯苷 /

何首乌苷，2,3,5,4′-tetrahydroxyl diphenylethylene-2-*O*-glucoside）、大黄素、大黄酚、大黄素甲醚等。

【鉴别】

1. 横切面　木栓细胞含棕色色素。皮层较窄。中柱鞘纤维束断续排列成环，纤维壁甚厚，木化；在纤维束间时有石细胞群。韧皮部较宽。形成层成环。木质部导管类圆形，直径约 204 μm，单个散列或数个相聚。髓较小。薄壁细胞含草酸钙簇晶。

2. 薄层色谱　供试品色谱中，在与首乌藤对照药材色谱和大黄素对照品色谱相应的位置上，显相同颜色的荧光斑点；置氨蒸气中熏后，斑点变为红色。

【检查】水分不得过 12.0%。总灰分不得过 10.0%。

【浸出物】热浸法。乙醇浸出物不得少于 12.0%。

【含量测定】高效液相色谱法。按干燥品计，本品含 2,3,5,4′- 四羟基二苯乙烯 -2-*O*-β-D- 葡萄糖苷（$C_{20}H_{22}O_9$）不得少于 0.20%。

【商品规格】统货。

【性味功能】性平，味甘。归心、肝经。养血安神，祛风通络。用于失眠多梦，血虚身痛，风湿痹痛，皮肤瘙痒。

【用法用量】9 ～ 15 g。内服煎汤。外用适量，煎水洗患处。

【贮藏】置干燥处。

桂枝
Guizhi

Cinnamomi Ramulus

本品为常用中药，以“牡桂”之名，始载于《神农本草经》，列为上品。

【别名】柳桂。

【来源】樟科植物肉桂 *Cinnamomum cassia* Presl 的干燥嫩枝。

【产销】主产于广西、广东等地。云南、福建等地亦产。销全国。

【采收加工】春、夏二季采收，除去叶，晒干，或切片晒干。

【炮制】取原药材，除去杂质；未切片者洗净，润透，切厚片或段，干燥。

【商品特征】

1. 药材　长圆柱形，多分枝，长 30 ～ 75 cm，粗端直径 0.3 ～ 1 cm。表面红棕色至棕色，有纵棱线、细皱纹及小疙瘩状的叶痕、枝痕和芽痕，皮孔点状。质硬而脆，易折断。切面皮部红棕色，木部黄白色至浅黄棕色，髓部略呈方形。有特异香气，味甜、微辛，皮部味较浓。

以枝条细嫩、均匀、色红棕、香气浓者为佳。

2. 饮片　类圆形、椭圆形的厚片或短圆柱形的段。余同药材性状特征。（图 9-21）

【主要成分】含挥发油，挥发油中主要成分为桂皮醛（cinnamaldehyde）。还含苯甲酸苄酯（benzyl benzoate）、乙酸肉桂酯（cinnamyl acetate）、β- 荜澄茄烯（β-cadinene）、菖蒲烯（calamenene）、香豆素（coumarin）等。

【鉴别】

1. 横切面 表皮细胞 1 列，嫩枝有时可见单细胞非腺毛。木栓细胞 3 ～ 5 列，最内 1 列细胞外壁增厚。皮层有油细胞及石细胞散在。中柱鞘石细胞群断续排列成环，并伴有纤维束。韧皮部有分泌细胞和纤维散在。形成层明显。木质部射线宽 1 ～ 2 列细胞，含棕色物；导管单个散列或 2 个至数个相聚；木纤维壁较薄，与木薄壁细胞不易区别。髓部细胞壁略厚，木化。射线细胞偶见细小草酸钙针晶。

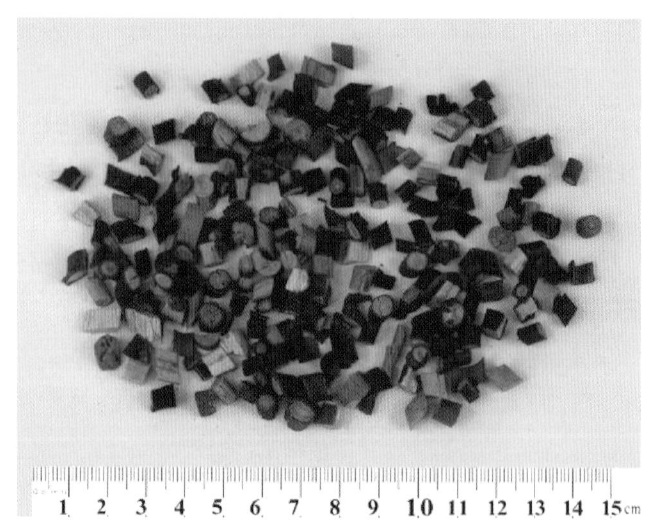

图 9-21 桂枝片

2. 粉末 红棕色。石细胞类方形、类圆形或短梭形，直径 30 ～ 64 μm，壁厚，有的一面较薄。韧皮纤维大多成束或单个散离，无色或棕色，梭状，有的边缘齿状突出，直径 12 ～ 40 μm，壁甚厚，木化，孔沟不明显。油细胞类圆形或椭圆形，直径 41 ～ 104 μm。木纤维众多，常成束，具斜纹孔或相交成十字形。木栓细胞黄棕色，表面观多角形，含红棕色物。导管主为具缘纹孔，直径约至 76 μm。

3. 薄层色谱 供试品色谱中，在与桂枝对照药材色谱和桂皮醛对照品色谱相应的位置上，显相同的橙红色斑点。

【检查】水分不得过 12.0%。总灰分不得过 3.0%。

【浸出物】热浸法。乙醇浸出物不得少于 6.0%。

【含量测定】高效液相色谱法。按干燥品计，本品含桂皮醛（C_9H_8O）不得少于 1.0%。

【商品规格】一般按直径大小、气味、破碎率等分为若干等级。

一等 干货。表面棕红色，切面木部浅黄棕色，片形完整，粗端直径≤ 0.5 cm，香气浓；破碎率≤ 10%。无杂质，无霉变。

二等 干货。表面红棕色，粗端直径 0.5 ～ 0.7 cm，香气较浓；破碎率≤ 10%。余同一等。

三等 干货。表面棕色，木部黄白色，粗端直径 0.7 cm 以上。香气较弱；破碎率≤ 30%。余同一等。

【性味功能】性温，味辛、甘。归心、肺、膀胱经。发汗解肌，温通经脉，助阳化气，平冲降气。用于风寒感冒，脘腹冷痛，血寒经闭，关节痹痛，痰饮，水肿，心悸，奔豚。

【用法用量】3 ～ 10 g。内服煎汤。孕妇慎用。

【贮藏】置阴凉干燥处。

海风藤

Haifengteng

Piperis kadsurae Caulis

本品为常用中药，始载于《本草从新》。

【别名】爬岩香、风藤、大风藤、岩胡椒。

【来源】胡椒科植物风藤 *Piper kadsura*（Choisy）Ohwi 的干燥藤茎。

【产销】主产于福建莆田、霞浦、福安，浙江平阳、乐清、永嘉，以及台湾、广东等地。主销东北、华北、华东地区。

【采收加工】夏、秋二季采割，除去根、叶，晒干。

【炮制】取原药材，除去杂质，浸泡，润透，切厚片，晒干。

【商品特征】

1. 药材 扁圆柱形，微弯曲，长 15 ～ 60 cm，直径 0.3 ～ 2 cm。表面灰褐色或褐色，粗糙，有纵向棱状纹理及明显的节，节间长 3 ～ 12 cm，节部膨大，上生有不定根。体轻，质脆，易折断，断面不整齐，皮部窄，木部宽广，灰黄色，导管孔多数，射线灰白色，放射状排列，皮部与木部交界处常有裂隙，中心有灰褐色髓。体轻质脆。气香，味微苦、辛。（图 9-22）

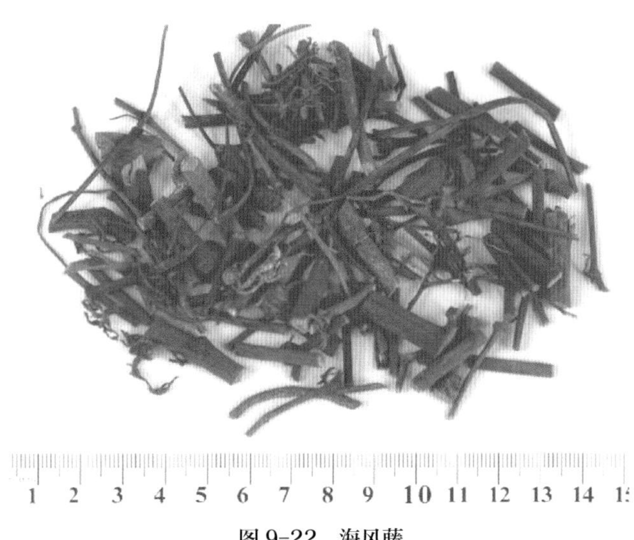

图 9-22 海风藤

以色灰褐、质硬、体轻、气香辛者为佳。

本品特征可概括如下。

海风藤扁圆柱形，纵向纹理节明显。

断面灰黄多导管，味微苦辛气微香。

2. 饮片 不规则的圆形厚片，切面可见灰黄色与灰白色相间排列的放射状纹理。余同药材性状特征。

【主要成分】茎、叶含细叶青蒌藤素（crotepoxide）、细叶青蒌藤烯酮、细叶青蒌藤醌醇、细叶青蒌藤酰胺。还含 β- 谷甾醇、豆甾醇及挥发油等；挥发油的主要成分为 α- 蒎烯、β- 蒎烯、莰烯、柠檬烯、香桧烯、异细辛醚。

【鉴别】

1. 横切面 表皮细胞小形，角质层凸起呈浅齿状。皮层最外侧为 2 ～ 3 列厚角细胞，内侧有 2 ～ 3 列纤维排列成断续的环；石细胞偶见；内皮层凯氏带明显。中柱维管束 20 ～ 30 个，环列，韧皮部外方有 1 ～ 5 列纤维排列成冠状，与束间部位的石细胞联结成环；木质部导管大。环髓纤维 4 ～ 6 列，髓部维管束 4 ～ 9 个排成 1 轮，髓中央有黏液道。本品薄壁细胞含淀粉粒及草酸钙砂晶和小方晶。

2. 粉末 灰褐色。石细胞淡黄色或黄绿色，类圆形、类方形、圆多角形或长条形，直径 20 ～ 50 μm，孔沟明显，有的胞腔内含暗棕色物。草酸钙砂晶多存在于薄壁细胞中。木纤维多成束，直径 12 ～ 25 μm，具斜纹孔或相交成"十"字形、"人"字形。皮层纤维细长，直径 12 ～ 28 μm，微木化，纹孔稀少，有的可见分隔。具缘纹孔导管直径 15 ～ 90 μm，纹孔排列紧密，有的横向延长成梯状，排列整齐。

3. 荧光鉴别 取本品乙醇提取液点于滤纸上，在 365 nm 的紫外灯下观察，显蓝绿色荧光。

4. 显微化学鉴别 取本品粉末少许于载玻片上，加适量乙醇湿润，待稍干后，加水制片置显微镜下观察，结果有针状结晶析出，加稀硫酸则溶解。

5. 薄层色谱 供试品色谱中，在与海风藤对照药材色谱相应的位置上，显相同颜色的荧光斑点。

【检查】水分不得过 12.0%。总灰分不得过 10.0%。酸不溶性灰分不得过 2.0%。

【浸出物】热浸法。稀乙醇浸出物不得少于 10.0%。

【商品规格】统货。

【性味功能】性微温，味辛、苦。祛风湿，通经络，止痹痛。用于风寒湿痹，肢节疼痛，筋脉拘挛，屈伸不利。

【用法用量】6 ～ 12 g。内服煎汤，大剂量可至 30 g；或浸酒。

【贮藏】置通风干燥处。

【附注】常见混伪品如下。

1. 山蒟 胡椒科植物山蒟 *Piper hancei* Maxim. 的干燥藤茎。圆柱形，直径 0.1 ～ 0.4 cm，有的可见叶碎片。表面灰褐色，有纵向纹理及明显的节，节部膨大。横切面的皮部狭窄，木部可见放射状纹理。中心有灰褐色的髓。气微香，味辛，微苦。

2. 广东海风藤 木兰科植物异形南五味子 *Kadsura heteroclita*（Roxb.）Craib. 的干燥藤茎，在两广常用。斜切片，多呈椭圆形，直径 1 ～ 5 cm。皮部棕红色至棕褐色，木部淡棕色至红棕色，有众多导管孔，中心有暗棕色的髓。气微香，味辛、微苦。

3. 松萝 松萝科植物长松萝 *Usnea longissna* Ach. 的干燥叶状体。丝状，缠绕成团，长 15 ～ 40 cm 或更长，主梗直径 0.8 ～ 1 mm，侧枝密生，长 0.3 ～ 1.5 mm；展开后观察，形如蜈蚣。表面灰绿色至黄绿色。气微，味微苦。

通草

Tongcao

Tetrapanacis Medulla

本品为常用中药，始载于《神农本草经》，列为中品。

【别名】白通草、大通草。

【来源】五加科植物通脱木 *Tetrapanax papyrifer*（Hook.）K. Koch 的干燥茎髓。

【产销】主产于四川、湖北、贵州、广西、云南、台湾等地。销全国并出口。

【采收加工】秋季割取茎，截成段，趁鲜取出髓部，理直，晒干。

【炮制】除去杂质，切厚片。

【商品特征】

1. 药材 圆柱形，长 20 ～ 40 cm，直径 1 ～ 2.5 cm。表面白色或淡黄色，有浅纵沟纹。体轻，质松软，稍有弹性，易折断，断面平坦，显银白色光泽，中部有直径 0.3 ～ 1.5 cm 的空心或半透明的薄膜，纵剖面呈梯状排列，实心者少见。气微、味淡。（图 9–23）

以条粗壮、色洁白、中心有隔膜者为佳。

2. 饮片 圆形或类圆形厚片。表面白色或淡黄色，有浅纵沟纹。切面显银白色光泽，髓部中空或有半透明的薄膜，少见实心。体轻，质松软，稍有弹性。气微，味淡。（图 9–24）

【主要成分】含肌醇（inositol）、多聚戊糖、多聚甲基戊糖、阿拉伯糖、乳糖、半乳糖醛酸等。还含有多种金属元素和氨基酸。

【鉴别】

横切面　全部为薄壁细胞，椭圆形、类圆形或近多角形，外侧的细胞较小，纹孔明显，有的细胞含草酸钙簇晶，直径15～64 μm。

【检查】水分不得过16.0%。总灰分不得过8.0%。

【商品规格】统货。

【性味功能】性微寒，味甘、淡。归肺、胃经。清热利尿，通气下乳。用于湿热淋证，水肿尿少，乳汁不下。

【用法用量】3～5 g。内服煎汤。孕妇慎用。

【贮藏】置干燥处。

【附注】常见伪品如下。

五加科多种植物，如盘叶掌叶树 *Euaraliopsis fatsioides*（Harms）Hutch.、罗伞 *Brassaiopsis glomerulata*（Bl.）Regel、红河鹅掌柴 *Schefflera hoi*（Dunn）Vig.、粗毛楤木 *Aralia searelliana* Dunn等的茎髓在云南、贵州等地作通草用。这些植物的茎髓均为实心，中心无梯状分隔的薄膜，表面类白色或淡黄白色，较粗糙，体轻。气微、味淡。

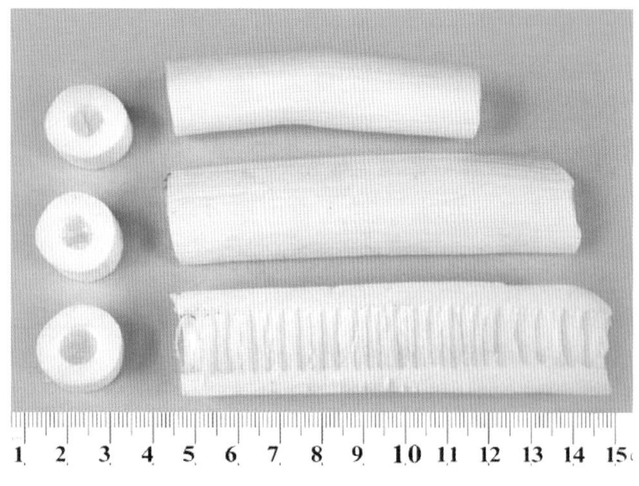

图9-23　通草

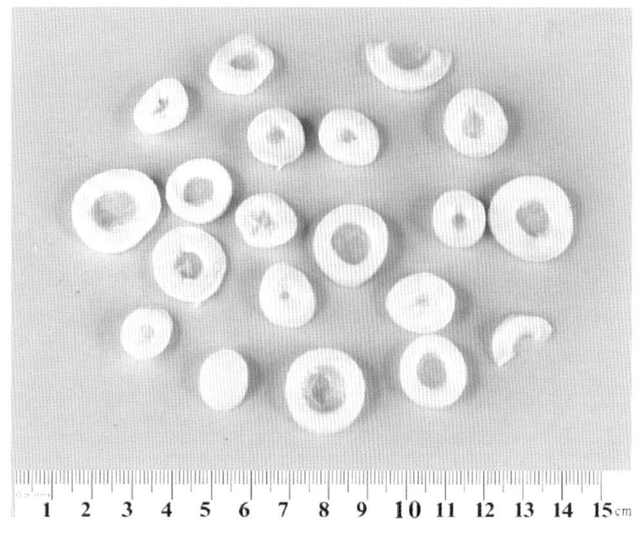

图9-24　通草片

桑枝

Sangzhi

Mori Ramulus

本品为常用中药，始载于《图经本草》。

【别名】桑条。

【来源】桑科植物桑 *Morus alba* L.的干燥嫩枝。

【产销】全国大部分地区均产，以南方养蚕区产量较大。

【采收加工】春末夏初采收，去叶，晒干，或趁鲜切片，晒干。

【炮制】

1.桑枝　未切片者，洗净，润透，切厚片，干燥。

2. 炒桑枝 取桑枝片，置炒制容器内，用文火加热，炒至微黄色，取出晾凉，筛去灰屑。

【商品特征】

1. 药材 长圆柱形，少有分枝，长短不一，直径 0.5 ～ 1.5 cm。表面灰黄色或黄褐色，有多数黄褐色点状皮孔及细纵纹，并有灰白色略呈半圆形的叶痕和黄棕色的腋芽。质坚韧，不易折断，断面纤维性。切片厚 0.2 ～ 0.5 cm，皮部较薄，木部黄白色，射线放射状，髓部白色或黄白色。气微，味淡。（图 9-25）

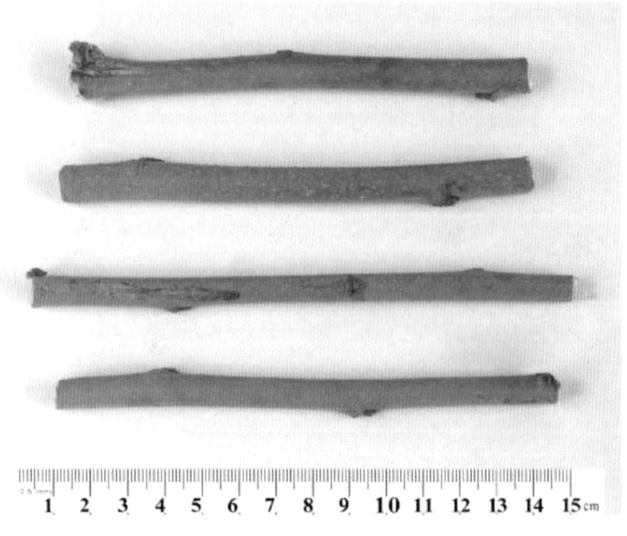

图 9-25 桑枝

以枝细质嫩，断面黄白色者为佳。

2. 饮片

（1）桑枝 类圆形或椭圆形的厚片。余同药材性状特征。（图 9-26）

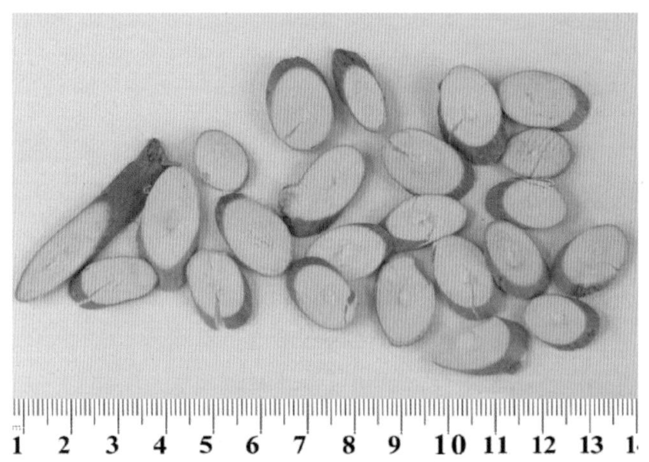

图 9-26 桑枝片

（2）炒桑枝 形如桑枝片，切面深黄色。微有香气。（图 9-27）

【主要成分】含桑木素（morin）、二氢桑木素、桑橙素（maclurin）、二氢山柰酚、琥珀酸、腺嘌呤等。尚含鞣质、单糖、双糖、果胶等。

【鉴别】

粉末 灰黄色。纤维较多，成束或散在，淡黄色或无色，略弯曲，直径 10 ～ 30 μm，壁厚 5 ～ 15 μm，胞腔甚细。石细胞淡黄色，呈类圆形、类方形，直径 15 ～ 40 μm，壁厚 5 ～ 20 μm，胞腔小。含晶厚壁细胞成群或散在，形状、大小与石细胞近似，胞腔内含草酸钙方晶 1 ～ 2 个，方晶直径 5 ～ 20 μm。木栓细胞表面观呈多角形。

【检查】水分：药材不得过 11.0%，饮片不得过 10.0%。总灰分不得过 4.0%。

【浸出物】热浸法。乙醇浸出物不得少于 3.0%。

【商品规格】统货。

【性味功能】性平，味微苦。归肝经。

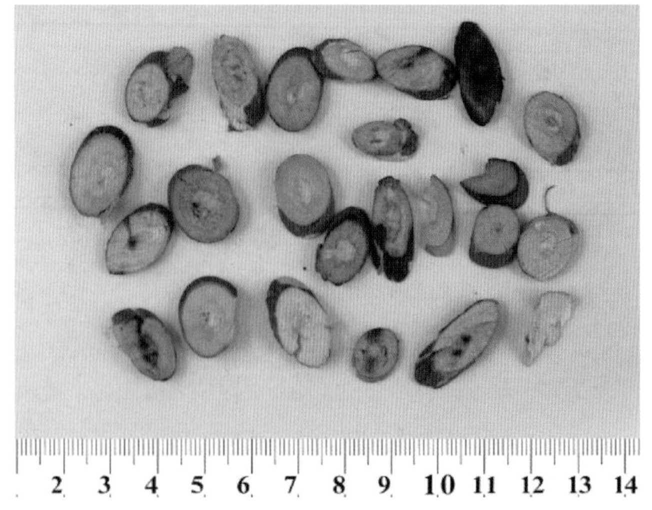

图 9-27 炒桑枝片

祛风湿，利关节。用于风湿痹病，肩臂、关节酸痛麻木。

【用法用量】9 ～ 15 g。内服煎汤。

【贮藏】置干燥处。

桑寄生

Sangjisheng

Taxilli Herba

本品为常用中药，原名“桑上寄生”，始载于《神农本草经》，列为上品。

【别名】寄生、桑上寄生、广寄生。

【来源】桑寄生科植物桑寄生 *Taxillus chinensis*（DC.）Danser 的干燥带叶茎枝。

【产销】主产于广东、广西、福建、台湾、陕西、云南等地。以广东、广西产量大。销全国并有出口。

【采收加工】冬季至次春采割，除去粗茎，切段，干燥，或蒸后干燥。

【炮制】取原药材，除去杂质，略洗，润透，切厚片或短段，干燥。

【商品特征】

1. 药材 茎枝呈圆柱形，长 3 ～ 4 cm，直径 0.2 ～ 1 cm；表面红褐色或灰褐色，具细纵纹，并有多数细小凸起的棕色皮孔，嫩枝有的可见棕褐色茸毛；质坚硬，断面不整齐，皮部红棕色，木部色较浅。叶多卷曲，具短柄；叶片展平后呈卵形或椭圆形，长 3 ～ 8 cm，宽 2 ～ 5 cm；表面黄褐色，幼叶被细茸毛，先端钝圆，基部圆形或宽楔形，全缘；革质。气微，味涩。

以枝细嫩、叶多者为佳。

2. 饮片 厚片或不规则的短段。余同药材性状特征。（图 9-28）

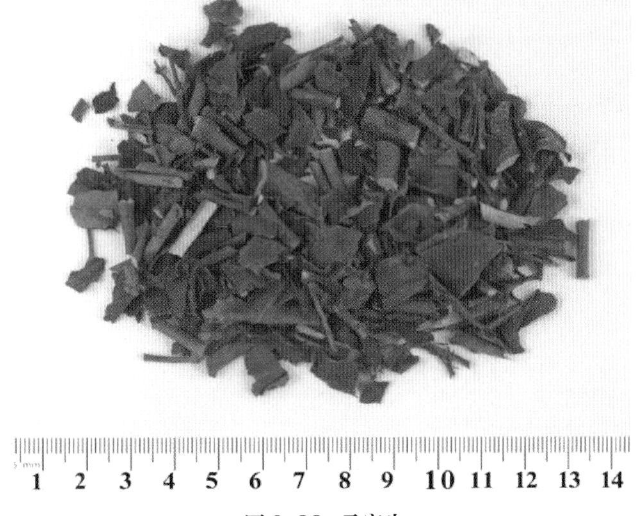

图 9-28 桑寄生

【主要成分】含黄酮、生物碱、鞣质、萜类、挥发油等。如槲皮素、槲皮苷（quercitrin）、右旋儿茶酚（catechol）等。寄主不同，桑寄生的成分与含量往往存在差异。

【鉴别】

1. 茎横切面 表皮细胞有时残存。木栓层为 10 余列细胞，有的含棕色物。皮层窄，老茎有石细胞群，薄壁细胞含棕色物。中柱鞘部位有石细胞群和纤维束，断续环列。韧皮部甚窄，射线散有石细胞。束内形成层明显。木质部射线宽 1 ～ 4 列细胞，近髓部也可见石细胞；导管单个散列或 2 ～ 3 个相聚。髓部有石细胞群，薄壁细胞含棕色物。有的石细胞含草酸钙方晶或棕色物。

2. 粉末 淡棕黄色。石细胞类方形、类圆形，偶有分枝，有的壁三面厚，一面薄，含草酸钙方晶。

纤维成束，直径约 17 μm。具缘纹孔导管、网纹导管及螺纹导管多见。星状毛分枝碎片少见。

3. 化学鉴别　取粗粉 2 g，加乙醇 20 mL，回流提取 15 min，放冷，滤过。取滤液 2 mL，加少许镁粉，再加盐酸数滴，显红色。

4. 薄层色谱　供试品色谱中，在与槲皮素对照品色谱相应的位置上，显相同颜色的荧光斑点。

【检查】强心苷：取本品粗粉 10 g，加 80% 乙醇 50 mL，加热回流 30 min，滤过，滤液蒸干，残渣加热水 10 mL 使溶解，滤过，滤液加乙醚振摇提取 4 次，每次 15 mL，弃去乙醚层，取下层水溶液，加醋酸铅饱和溶液至沉淀完全，滤过，滤液加乙醇 10 mL，加硫酸钠饱和溶液脱铅，滤过，滤液加三氯甲烷振摇提取 3 次，每次 15 mL，合并三氯甲烷液，浓缩至 1 mL。取浓缩液点于滤纸上，干后，滴加碱性 3，5- 二硝基苯甲酸溶液（取二硝基苯甲酸试液与氢氧化钠试液各 1 mL，混合），不得显紫红色。

【商品规格】一般分为选货和统货两个等级。

选货　干货。茎枝呈圆柱形，表面红褐色或灰褐色，具细纵纹，并有多数细小凸起的棕色皮孔，嫩枝有的可见棕褐色茸毛；质坚硬，断面不整齐，皮部红棕色，木部色较浅。气微，味涩。叶片较多，多未脱落，茎枝较细且较均匀。

统货　干货。叶片较少，多脱落，茎枝粗细不均。余同选货。

【性味功能】性平，味苦、甘。归肝、肾经。祛风湿，补肝肾，强筋骨，安胎元。用于风湿痹痛，腰膝酸软，筋骨无力，崩漏经多，妊娠漏血，胎动不安，头晕目眩。

【用法用量】9 ～ 15 g。内服煎汤。

【贮藏】置干燥处，防蛀。

槲寄生

Hujisheng

Visci Herba

本品为常用中药，始载于《神农本草经》，列为上品。

【别名】北寄生、柳寄生、寄生。

【来源】桑寄生科植物槲寄生 *Viscum coloratum*（Komar.）Nakai 的干燥带叶茎枝。

【产销】主产于河北、辽宁、吉林、内蒙古、安徽、湖南、浙江、河南等地。销全国各地。

【采收加工】冬季至次春采割，除去基部老茎，切段，干燥，或蒸后干燥。

【炮制】取原药材，除去杂质，略洗，润透，切厚片，干燥。

【商品特征】

1. 药材　茎枝呈圆柱形，2 ～ 5 叉状分枝，直径 0.3 ～ 1 cm；表面黄绿色、金黄色或黄棕色，有纵皱纹；节膨大，节上有分枝或枝痕。体轻，质脆，易折断，断面不平坦，皮部黄色，木部色较浅，射线放射状，髓部常偏向一边。叶对生于枝梢，易脱落，叶柄短或无柄；叶片呈长椭圆状披针形，长 2 ～ 7 cm，宽 0.5 ～ 1.5 cm；先端钝圆，基部楔形，全缘；表面黄绿色，有细皱纹，主脉 5 出，中间 3 条明显；革质。气微，味微苦，嚼之有黏性。

以枝嫩、色黄绿、叶多者为佳。

本品特征可概括如下。

寄生茎枝圆柱形，表面黄绿有纵纹。

叶片长圆披针形，主脉五出细皱纹。

2. 饮片　不规则的厚片。茎外皮黄绿色、黄棕色或棕褐色。切面皮部黄色，木部浅黄色，有放射状纹理，髓部常偏向一边。叶片黄绿色或黄棕色，全缘，有细皱纹；革质。气微，味微苦，嚼之有黏性。（图 9–29）

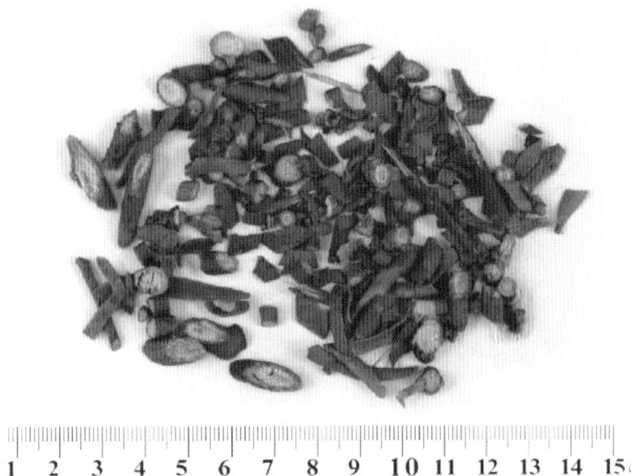

图 9–29　槲寄生

【主要成分】主含黄酮类，如鼠李素、鼠李素 -3-*O*-β-D- 葡萄糖苷、异鼠李素 -3-*O*-β-D- 葡萄糖苷、异鼠李素 -7-*O*-β-D- 葡萄糖苷、高圣草素、高圣草素 -7-*O*-β-D- 葡萄糖苷以及槲寄生新苷 Ⅰ ～ Ⅶ 等。另含有齐墩果酸、紫丁香苷（syringin）、紫丁香苷元 -*O*-β-D- 芹糖基（1→2）葡萄糖苷、阿魏酸、β- 谷甾醇、β- 香树脂醇、β- 乙酰香树脂醇、β- 香树脂棕榈酸酯、香树脂二醇、羽扇豆醇、白桦脂酸、胡萝卜苷、棕榈酸、琥珀酸、咖啡酸、原儿茶酸、2，3- 丁二醇单葡萄糖苷、五加苷 E 等。

【鉴别】

1. 茎横切面　表皮细胞长方形，外被黄绿色角质层，厚 19 ～ 80 μm。皮层较宽广，纤维数十个成束，微木化；老茎石细胞甚多，单个散在或数个成群，韧皮部较窄，老茎散有石细胞。形成层不明显。木质部散有纤维束；导管周围纤维甚多，并有少数异形细胞。髓明显。薄壁细胞含草酸钙簇晶和少数方晶。

2. 粉末　淡黄色。表皮碎片黄绿色，细胞类长方形，可见气孔。纤维成束，直径 10 ～ 34 μm，壁较厚，略呈波状，微木化。异形细胞形状不规则，壁较厚，微木化，胞腔大。草酸钙簇晶直径 17 ～ 45 μm；方晶较少，直径 8 ～ 30 μm。石细胞类方形、类多角形或不规则形，直径 42 ～ 102 μm。

3. 薄层色谱　供试品色谱中，在与槲寄生对照药材色谱和齐敦果酸对照品色谱相应的位置上，显相同颜色的斑点；置紫外灯（365 nm）下检视，显相同颜色的荧光斑点。

【检查】杂质不得过 2%。水分不得过 12.0%。总灰分不得过 9.0%。酸不溶性灰分不得过 2.5%。

【浸出物】热浸法。乙醇浸出物不得少于 20.0%。

【含量测定】高效液相色谱法。按干燥品计，药材含紫丁香苷（$C_{17}H_{24}O_9$）不得少于 0.040%；饮片不得少于 0.025%。

【商品规格】统货。

【性味功能】性平，味苦。归肝、肾经。祛风湿，补肝肾，强筋骨，安胎元。用于风湿痹痛，腰膝酸软，筋骨无力，崩漏经多，妊娠漏血，胎动不安，头晕目眩。

【用法用量】9 ～ 15 g。内服煎汤；或入丸、散；浸酒或捣汁。外用捣敷。

【贮藏】置于干燥处，防蛀。

【附注】

扁寄生：桑寄生科植物扁枝槲寄生 *Viscum articulatum* Burm. f. 的带叶茎枝。部分地区作为“槲寄生”或“桑寄生”使用。本品茎枝扁平，2 ～ 3 叉状分枝，长 15 ～ 30 cm；表面黄绿色或黄棕色，有明显的纵条纹或皱纹；节膨大而略扁，每节上部宽，下部渐狭。叶于枝梢节上呈鳞片状凸起。质软不易折断。气微，味微苦。

檀香

tanxiang

Santali Albi Lignum

本品为少常用中药，始载于《名医别录》，列为下品。

【别名】白檀香、黄檀香、真檀。

【来源】檀香科植物檀香 *Santalum album* L. 树干的干燥心材。

【产销】进口檀香主产于印度尼西亚、印度、澳大利亚等地，国产檀香产于广东、云南、台湾等地。销全国。

【采收加工】全年可采，将成材的树干砍下，选取心材，干燥。

【炮制】除去杂质，镑片或锯成小段，劈成小碎块。

【商品特征】

1. 药材 长短不一的圆柱形木段，有的略弯曲，一般长约 1 m，直径 10 ～ 30 cm。外表面灰黄色或黄褐色，光滑细腻，有的具疤节或纵裂，横截面呈棕黄色，显油迹；棕色年轮明显或不明显，纵向劈开纹理顺直。质坚实，不易折断。气清香，燃烧时香气更浓；味淡，嚼之微有辛辣感。（图 9–30、图 9–31）

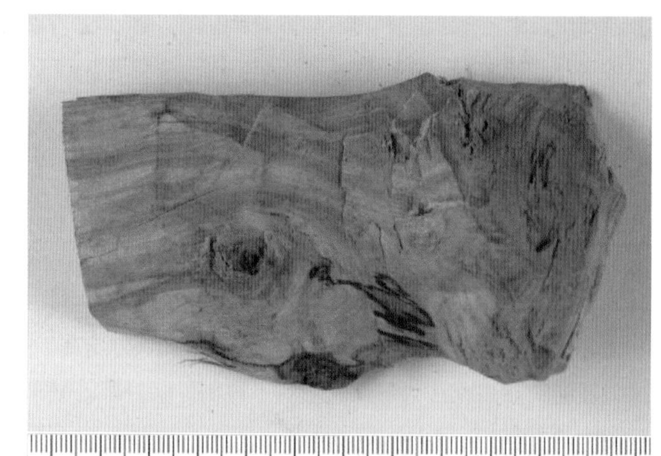

图 9–30 檀香

2. 饮片 镑片，卷曲或破碎的刨片（刨花），厚为 0.5 ～ 1 mm。表面淡棕色，较粗糙，有细致的刨裂纹，似海绵状。

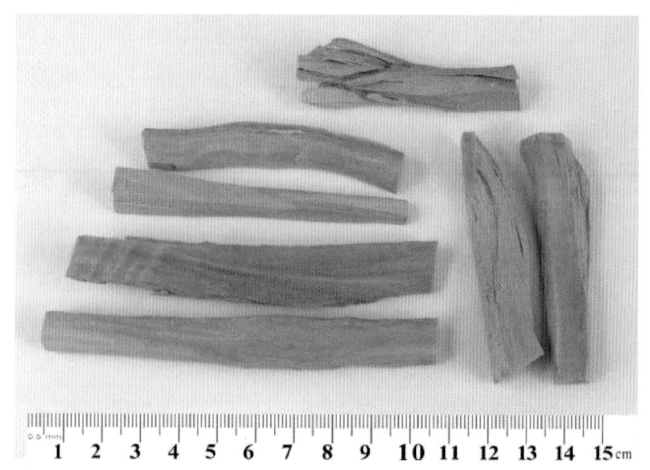

图 9–31 檀香段

【鉴别】

1. 横切面 导管单个散在，偶有 2 ～ 3 个联合。木射线由 1 ～ 2 列径向延长的细胞组成。木薄壁细胞单个散在或数个联结，有的含草酸钙方晶。导管、射线细胞、木薄壁细胞内均可见油滴。

2. 粉末 淡黄棕色。含晶（草酸钙方晶）厚壁细胞呈类方形、长方形或类多角形，直径约至 45 μm，角隅处特厚，木质化。韧型纤维成束，淡黄色，直径

14 ～ 20 μm，单纹孔卵圆形或短缝状。纤维管胞少数，切向壁有具缘纹孔，纹孔口斜裂缝状或相交成十字形。晶纤维多见。管状分泌细胞狭细，长短不一，内含红棕色分泌物。草酸钙方晶较多，直径 22 ～ 42 μm。棕色块散在。

3. 薄层色谱　供试品色谱中，在与檀香醇对照品色谱相应的位置上，显相同的紫蓝色斑点。

【主要成分】主含挥发油，挥发油中主含 α- 檀香醇、β- 檀香醇等。

【检查】水分不得过 12.0%。

【含量测定】挥发油。本品含挥发油不得少于 3.0%（mL/g）。

【商品规格】一般分为国产檀香和进口檀香。

国产檀香，多为统货。表面灰黄色或黄褐色，光滑细腻，气清香。

进口檀香，分为三种规格。

1. 印度老山檀香　又称"白皮散枝""檀香杠"，产于印度，属上品檀香。木纹致密，色蜜黄，质重细腻，香气浓厚。常作扇骨用，或药用。

2. 雪梨檀香　产于澳大利亚。色黄棕，质重坚实，芳香稍逊。

3. 西香檀香　亦称"新山檀香""线香"。木纹致密，间有节疤，色黄白。芳香。

此外，产于非洲的"地门香""玫瑰香""泥山香"等，多供"神香"用。

【性味功能】性温，味辛。归脾、胃、心、肺经。行气温中，开胃止痛。用于寒凝气滞，胸膈不舒，胸痹心痛，脘腹疼痛，呕吐食少。

【用法用量】2 ～ 5 g。内服煎汤。

【贮藏】置阴凉干燥处。

【附注】常见伪品或掺伪品如下。

1. 紫檀　豆科植物紫檀 *Pterocarpus indicus* Willd. 的心材。主产于印度南部，我国海南、台湾亦产。长方形块状或小碎块，显棕红色，久与空气接触后颜色变暗。质坚实，不易折断。切断面有深浅相隔的层纹。

2. 桂花木　有以桂花木（又称"木樨木"）等木材掺伪檀香者，应注意鉴别。桂花木色暗，无光泽，香气弱。

第十章　皮　　类

五加皮

Wujiapi

Acanthopanacis Cortex

本品为常用中药，始载于《神农本草经》，列为上品。

【别名】南五加皮、五加。

【来源】五加科植物细柱五加 *Acanthopanax gracilistylus* W. W. Smith 的干燥根皮。

【产销】主产于湖北、湖南、浙江、四川、山东、安徽、江苏、江西、贵州、云南、陕西、甘肃、广西、广东等地。湖北产者质量佳，习称“南五加皮”。销全国并出口。

【采收加工】夏、秋二季采挖，洗净，趁鲜剥取根皮，晒干。

【炮制】除去杂质，洗净，润透，切厚片，干燥。

【商品特征】

1. 药材　不规则卷筒状，长 5 ～ 15 cm，直径 0.4 ～ 1.4 cm，厚约 0.2 cm。外表面灰褐色，有稍扭曲的纵皱纹及横长皮孔样斑痕；内表面淡黄色或灰黄色，有细纵纹。体轻，质脆，易折断，断面不整齐，灰白色。气微香，味微辣而苦。

以肉厚气香，断面色灰白者为佳。

2. 饮片　不规则的厚片。外表面灰褐色，有稍扭曲的纵皱纹及横长皮孔样斑痕；内表面淡黄色或灰黄色，有细纵纹。切面不整齐，灰白色。气微香，味微辣而苦。（图 10–1）

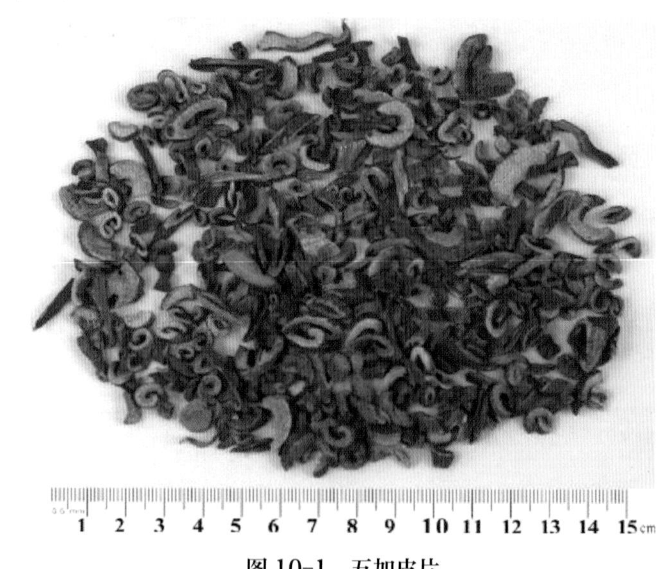

图 10–1　五加皮片

【主要成分】含异贝壳杉烯酸（kaurenoic acid），紫丁香苷，异秦皮定苷，β– 谷甾醇，棕榈酸，亚油酸，维生素 A、B 等。另含挥发油及树脂等。

【鉴别】

1. 横切面　木栓层为数列细胞。栓内层窄，有少数分泌道散在。韧皮部宽广，外侧有裂隙，射线宽 1 ～ 5 列细胞；分泌道较多，周围分泌细胞 4 ～ 11 个。薄壁细胞含草酸钙簇晶及细小淀粉粒。

2. 粉末　灰白色。草酸钙簇晶直径 8 ～ 64 μm，有时含晶细胞连接，簇晶排列成行。木栓细胞长方形或多角形，壁薄；老根皮的木栓细胞有时壁不均匀增厚，有少数纹孔。分泌道碎片含无色或淡黄色分泌物。淀粉粒甚多，单粒多角形或类球形，直径 2 ～ 8 μm；复粒由 2 分粒至数十分粒组成。

3. 薄层色谱 供试品色谱中，在与五加皮对照药材色谱和异贝壳杉烯酸对照品色谱相应的位置上，日光下显相同颜色的斑点；紫外灯下显相同颜色的荧光斑点。

【检查】水分：药材不得过 12.0%，饮片不得过 11.0%。总灰分不得过 11.5%。酸不溶性灰分不得过 3.5%。

【浸出物】热浸法。乙醇浸出物不得少于 10.5%。

【商品规格】统货。

【性味功能】性温，味辛、苦。归肝、肾经。祛风除湿，补益肝肾，强筋壮骨，利水消肿。用于风湿痹痛，筋骨痿软，小儿行迟，体虚乏力，水肿，脚气。

【用法用量】5 ～ 10 g。内服煎汤，或浸酒。

【贮藏】置干燥处，防霉，防蛀。

【附注】市场上有多种植物的根皮或茎皮混作五加皮药用，应注意区别（表 10–1）。

表 10–1 不同来源的五加皮及其与香加皮、川桐皮、地骨皮的区别

	五加皮	刺五加	红毛五加	无梗五加	香加皮	川桐皮	地骨皮
来源	五加科五加属细柱五加	五加科五加属刺五加	五加科五加属糙叶藤五加、藤五加及红毛五加	五加科五加属无梗五加	萝藦科杠柳属杠柳	五加科刺楸属刺楸	茄科枸杞属枸杞或宁夏枸杞
部位	根皮	根及根茎	茎皮	根皮	根皮	树皮	根皮
形状	细卷筒状	根茎结节状不规则圆柱形；根圆柱形扭曲	卷筒状	卷筒状	卷筒状、槽状、片状	板片状或微卷的块状	卷筒状或片状
大小	长 6 ～ 15 cm 直径 0.5 ～ 1.5 cm 厚 0.2 cm	根茎直径 1.4 ～ 4.2 cm 根长 3.5 ～ 12 cm 直径 0.3 ～ 1.5 cm	长 20 ～ 30 cm 直径 0.5 ～ 1.5 cm 厚 0.3 ～ 0.5 cm	—	长 3 ～ 10 cm 直径 1 ～ 2 cm 厚 0.2 ～ 0.4 cm	长短不一	长短不一，厚 0.1 ～ 0.3 cm
表面	灰褐色，横向皮孔明显	灰褐色或黑褐色、粗糙；皮薄易剥落	黄色至黄棕色，密被红棕色毛状针刺，节部有凸起的芽痕	灰黑色，内表面淡黄棕色	灰棕色至黄棕色，栓皮松软、呈鳞片状剥落	灰褐色或棕黑色，具鳞片状裂纹、密生圆锥状钉刺	灰黄色或棕黄色，栓皮样组织
质地	体轻质脆	质硬	体轻质脆	—	体轻质脆	质脆	体轻质脆
断面	灰黄白色	黄白色、纤维性	—	略平坦，无纤维性	黄白色	纤维性	分两层，外层黄棕色，内层灰白色
气味	气微香，味微辣而苦	香气特异，味微辛、稍苦、涩	气微，味淡	—	香气特异，味苦	气微香，味微辛略麻	气微，味稍甜而后苦

香加皮

Xiangjiapi

Periplocae Cortex

本品为常用中药，历代本草均无记载。多年来被当作五加皮（习称“北五加皮”）入药，以“香加皮”之名始见于《中国药典》1977 年版一部。

【别名】香五加、北五加皮、杠柳皮。

【来源】萝藦科植物杠柳 *Periploca sepium* Bge. 的干燥根皮。

【产销】主产于山西、河南、河北、山东等地。以山西、河南产量大，销全国。

【采收加工】夏、秋二季采挖，挖取根后，除掉须根及泥沙，趁鲜敲打除去木心，剥取根皮，晒干。

【炮制】除去杂质，洗净，润透，切厚片，干燥。

【商品特征】

1. 药材　卷筒状或槽状，少数呈不规则的块片状，长 3 ～ 10 cm，直径 1 ～ 2 cm，厚 0.2 ～ 0.4 cm。外表面灰棕色或黄棕色，栓皮松软常呈鳞片状，易剥落。内表面淡黄色或淡黄棕色，较平滑，有细纵纹。体轻，质脆，易折断，断面不整齐，黄白色。有特异香气，味苦。

以皮厚、色灰黄、香气浓、无杂质者为佳。

2. 饮片　不规则的厚片。外表面灰棕色或黄棕色，栓皮常呈鳞片状。内表面淡黄色或淡黄棕色，有细纵纹。切面黄白色。有特异香气，味苦。（图 10-2）

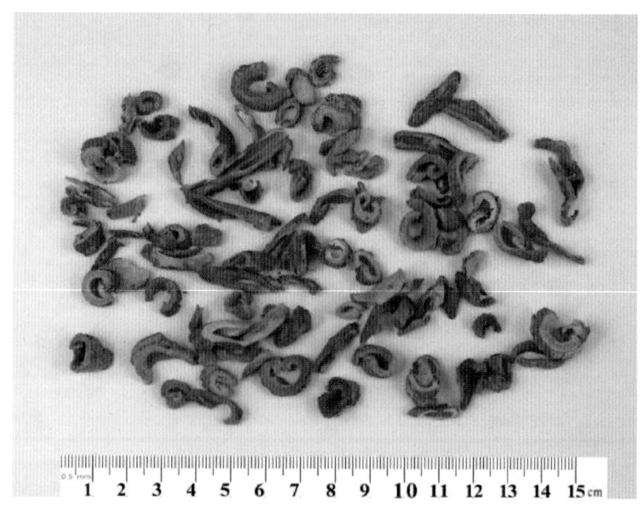

图 10-2　香加皮片

【主要成分】含强心苷和 C_{21} 甾苷等。如杠柳苷 G、H_2、E 等。另含 4- 甲氧基水杨醛，α-、β- 香树脂醇乙酸酯，β- 谷甾醇及其葡萄糖苷等。

【鉴别】

1. 粉末　淡棕色。草酸钙方晶直径 9 ～ 20 μm。石细胞长方形或类多角形，直径 24 ～ 70 μm。乳管含无色油滴状颗粒。木栓细胞棕黄色，多角形。淀粉粒甚多，单粒类圆形或长圆形，直径 3 ～ 11 μm；复粒由 2 ～ 6 分粒组成。

2. 化学鉴别　取本品粉末 10 g，置 250 mL 烧瓶中，加水 150 mL，加热蒸馏，馏出液具特异香气，收集馏出液 10 mL，分置两支试管中，一管中加 1% 三氯化铁溶液 1 滴，即显红棕色；另一管中加硫酸肼饱和溶液 5 mL 与醋酸钠结晶少量，稍加热，放冷，生成淡黄绿色沉淀，置紫外灯（365 nm）下观察，显强烈的黄色荧光。

3. 紫外吸收　本品粉末的乙醇提取液在 278 nm 波长处有最大吸收。

4. 荧光鉴别　本品的水或乙醇浸出液，在紫外灯下显紫色荧光，加稀盐酸荧光不变，加氢氧化钠试液产生黄绿色荧光。

5. 薄层色谱　供试品色谱中，在与4-甲氧基水杨醛对照品色谱相应的位置上，显相同颜色的斑点。

【检查】水分不得过13.0%。总灰分不得过10.0%。酸不溶性灰分不得过4.0%。

【浸出物】热浸法。稀乙醇浸出物不得少于20.0%。

【含量测定】高效液相色谱法。于60 ℃干燥4 h，本品含4-甲氧基水杨醛（$C_8H_8O_3$）不得少于0.20%。

【商品规格】统货。

【性味功能】性温，味辛、苦；有毒。归肝、肾、心经。利水消肿，祛风湿，强筋骨。用于下肢水肿，心悸气短，风寒湿痹，腰膝酸软。

【用法用量】3～6 g。内服煎汤。

【贮藏】置阴凉干燥处。

白鲜皮

Baixianpi

Dictamni Cortex

本品为常用中药，始载于《神农本草经》，列为中品。

【别名】白藓皮、北鲜皮、野花椒根皮。

【来源】芸香科植物白鲜 *Dictamnus dasycarpus* Turcz. 的干燥根皮。

【产销】主产于辽宁、河北、山东、内蒙古、四川等地。销全国并出口。

【采收加工】春、秋二季采挖，除去泥沙和粗皮，剥取根皮，干燥。

【炮制】除去杂质，洗净，稍润，切厚片，干燥。

【商品特征】

1. 药材　卷筒状，长5～15 cm，直径1～2 cm，厚0.2～0.5 cm。外表面灰白色或淡灰黄色，具细纵皱纹和细根痕，常有凸起的颗粒状小点；内表面类白色，有细纵纹。质脆，折断时有粉尘飞扬，断面不平坦，略呈层片状，剥去外层，迎光可见闪烁的小亮点。有羊膻气，味微苦。（图10-3）

以条大、肉厚、色灰白、羊膻气浓者为佳。

2. 饮片　不规则的厚片。外表皮灰白色或淡灰黄色，具细纵皱纹及细根痕，常有凸起的颗粒状小点；内表面类白色，有细纵纹。切面类白色，略呈层片状。有羊膻气，味微苦。（图10-4）

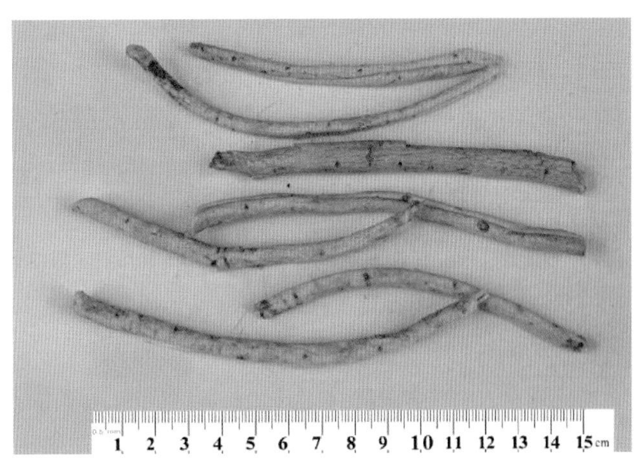

图10-3　白鲜皮

【主要成分】含生物碱、内酯、苦味质等。如白鲜碱、黄柏内酯、柠檬苦素、梣酮、黄柏酮、谷甾醇等。

【鉴别】

1. 横切面　木栓层为10余列细胞。韧皮部宽广，射线宽1～3列细胞；纤维成束或单个散在，壁厚，层纹明显。薄壁组织中有多数草酸钙簇晶及方晶，直径 5 ～ 30 μm。

2. 薄层色谱　供试品色谱中，在与黄柏酮、梣酮对照品色谱相应的位置上，显相同颜色的斑点。

【检查】水分不得过 14.0%。

【浸出物】冷浸法。水溶性浸出物不得少于 20.0%。

【含量测定】高效液相色谱法。按干燥品计，本品含梣酮（$C_{14}H_{16}O_3$）不得少于 0.050%，黄柏酮（$C_{26}H_{34}O_7$）不得少于 0.15%。

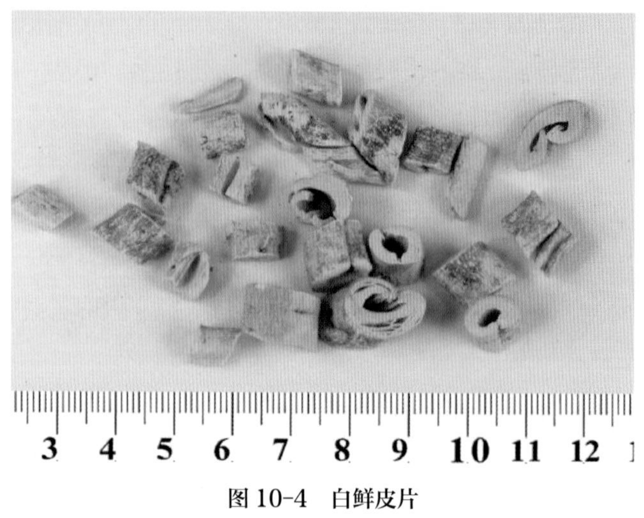

图 10-4　白鲜皮片

【商品规格】统货。

【性味功能】味苦，性寒。归脾、胃、膀胱经。清热燥湿，祛风解毒。用于湿热疮毒，黄水淋漓，湿疹，风疹，疥癣疮癞，风湿热痹，黄疸尿赤。

【用法用量】5 ～ 10 g。内服煎汤。外用适量，煎汤洗或研粉敷。

【贮藏】置通风干燥处。

【附注】

伪品　萝藦科植物鹅绒藤 *Cynanchum chinense* R. Br. 的根皮伪充白鲜皮药用。该品呈卷筒状，形似地骨皮而瘦小，长 2 ～ 4 cm，直径 3 ～ 7 mm，厚 1 ～ 2 mm。外表面灰棕色，有皱纹或裂纹。内表面平坦。质松脆，易折断，断面分两层，外层黄棕色，内层黄白色。气味微弱。应注意鉴别。

地骨皮

Digupi

Lycii Cortex

本品为常用中药，始载于《神农本草经》，列为上品。

【别名】杞根、枸杞根皮、枸杞根。

【来源】茄科植物枸杞 *Lycium chinense* Mill. 或宁夏枸杞 *Lycium barbarum* L. 的干燥根皮。

【产销】枸杞主产于河北、山西、内蒙古、陕西、浙江等地。以山西、河南产量较大。产于江苏、浙江者，习称“南骨皮”，质量佳，多出口。宁夏枸杞主产于甘肃、宁夏等省区。销全国并出口。

【采收加工】春初或秋后采挖，洗净，剥取根皮，晒干。

【炮制】除去杂质及残余木心，洗净，晒干或低温干燥。

【商品特征】

1. 药材　筒状或槽状，长 3 ～ 10 cm，宽 0.5 ～ 1.5 cm，厚 0.1 ～ 0.3 cm。外表面灰黄色至棕黄色，粗糙，有不规则纵裂纹，易呈鳞片状剥落。内表面黄白色至灰黄色，较平坦，有细纵纹。体轻，质脆，易折断，断面不平坦，外层黄棕色，内层灰白色。气微，味微甘而后苦。（图 10–5）

以肉厚、筒粗、无木心者为佳。

2. 饮片 筒状或槽状，长短不一。余同药材性状特征。

【主要成分】含生物碱及有机酸等。生物碱如甜菜碱、苦柯胺 A 等；有机酸如亚麻酸、亚油酸、香草酸、油酸等。还含大黄素、枸杞酰胺、胆甾醇、谷甾醇、桂皮酸、维生素 B_1 等。

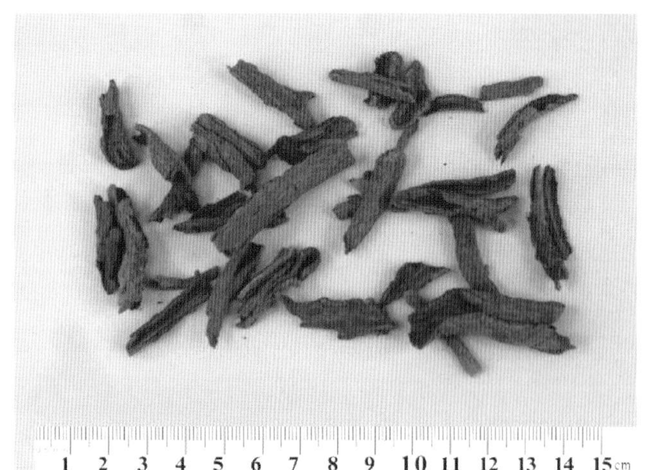

图 10-5 地骨皮

【鉴别】

1. 横切面 木栓层为多列细胞，其外有较厚的落皮层。韧皮射线大多宽 1 列细胞；纤维单个散在或 2 个至数个成束。薄壁细胞含草酸钙砂晶，并含多数淀粉粒。

2. 荧光鉴别

（1）本品断面，置紫外灯下观察，外层显棕色荧光，内层显淡蓝色荧光；陈旧药材显淡黄色荧光。

（2）本品粉末，5% 水浸液显深乌绿色荧光；70% 乙醇浸出液则显淡蓝色荧光。

3. 薄层色谱 供试品色谱中，在与地骨皮对照药材色谱相应的位置上，显相同颜色的荧光斑点。

【检查】水分不得过 11.0%。

【商品规格】市场上有以产地和基源将地骨皮分为南骨皮、北骨皮、咸地骨皮、甜地骨皮等规格。一般分为三个等级。

一等 干货。筒状或槽状，外表面棕黄色，粗糙，有不规则纵裂纹，易呈鳞片状剥落。内表面黄白色至灰黄色，较平坦，有细纵纹。体轻，质脆，易折断，断面不平坦，外层黄棕色，内层灰白色。气微，味微甘而后苦。长度≥ 8 cm，未抽芯率≤ 3%。

二等 长度≥ 5 cm，未抽芯率≤ 5%。余同一等。

三等 长度≥ 3 cm，未抽芯率≤ 10%。余同一等。

【性味功能】性寒，味甘。归肺、肝、肾经。凉血除蒸，清肺降火。用于阴虚潮热，骨蒸盗汗，肺热咳嗽，咯血，衄血，内热消渴。

【用法用量】9 ～ 15 g。内服煎汤。

【贮藏】置干燥处。

【附注】常见混伪品如下。

1. 木犀科植物毛叶探春 *Jasminum giraldii* Diels 的干皮 又名“荃皮”或“前皮”。皮薄，槽状或卷筒状。外表面灰黄色或淡黄褐色，有纵裂纹，裂纹处有黄色粉状物，内表面棕色，光滑。质脆，易折断。气香，味淡，微苦。应注意鉴别。

2. 马鞭草科植物大青 *Clerodendrum cyrtophyllum* Turcz. 的根皮 在福建、浙江等地以“土地骨皮”之名，混作地骨皮用，应注意鉴别。

肉桂
Rougui
Cinnamomi Cortex

本品为常用中药，以“牡桂”与“菌桂”之名，始载于《神农本草经》，列为上品。“肉桂”之名始见于《唐本草》。

【别名】肉桂皮、桂皮、玉桂、牡桂、菌桂。

【来源】樟科植物肉桂 *Cinnamomum cassia* Presl 的干燥树皮。

【产销】主产于广西、广东、海南等地，以广西产量大。销全国并出口。国外主产于越南、印度等地。

【采收加工】每年可分两期采收，第一期于4—5月间，第二期于9—10月间，以第二期产量大，香气浓，质量佳。采收时选取适龄肉桂树，按一定的长、宽度剥下树皮，放于阴凉处，修整成各种规格；或置于木制“桂夹”内压制成型，阴干；或先放置阴凉处2天后，于弱光下晒干。根据采收加工方法不同，有如下加工品。

1. 桂通　剥取栽培5～6年生幼树的干皮和粗枝皮，或老树枝皮。不经压制，自然卷曲成筒状，长约30 cm，直径2～3 cm。

2. 企边桂　剥取10年生以上树的干皮，将两端削成斜面，突出桂心，夹在木制的凹凸板中间，压成两侧向内卷曲的浅槽状。长约40 cm，宽6～10 cm。

3. 板桂　剥取老年树最下部近地面的干皮，夹在木制的“桂夹”内，晒至九成干，经纵横堆叠，加压，约1个月完全干燥，成为扁平板状。

4. 碎桂　在桂皮加工过程中的碎块，多供香料用。

【炮制】除去杂质及粗皮。用时捣碎。

【商品特征】　槽状或卷筒状，长30～40 cm，宽或直径3～10 cm，厚0.2～0.8 cm。外表面灰棕色，稍粗糙，有不规则的细皱纹和横向凸起的皮孔，有的可见灰白色的斑纹；内表面红棕色，略平坦，有细纵纹，划之显油痕。质硬而脆，易折断，断面不平坦，外层棕色而较粗糙，内层红棕色而油润，两层间有1条黄棕色的线纹。香气浓烈，味甜、辣。（图10-6）

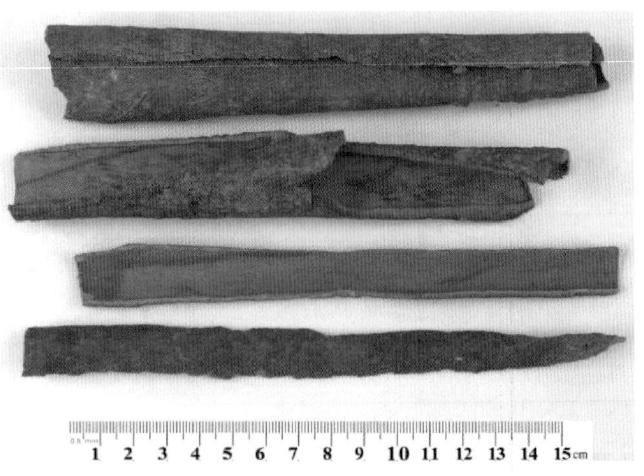

图10-6　肉桂

以体重、肉厚、油性大、香气浓厚、嚼之少渣者为佳。

【主要成分】主含挥发油（桂皮油），油中主要成分为桂皮醛（cinnamaldehyde）、乙酸桂皮酯（cinnamyl acetate）。另含苯甲醛、桂皮酸、水杨酸、苯甲酸香兰素、反式桂皮酸、谷甾醇、胆碱、香草酸、紫丁香酸和D-葡萄糖、肉桂醇等。

【鉴别】

1. 横切面 木栓细胞多列。皮层石细胞成群或散在。中柱鞘部位有石细胞群，断续排列成环，外侧伴有纤维，石细胞通常外壁较薄。韧皮射线宽 1 ～ 2 列细胞，含细小草酸钙针晶；纤维多单个散在，少数 2 ～ 3 个成束；油细胞随处可见。薄壁细胞含淀粉粒。

2. 粉末 红棕色。纤维大多单个散在，长梭形，长 195 ～ 920 μm，直径约至 50 μm，壁厚，木化，纹孔不明显。石细胞类方形或类圆形，直径 32 ～ 88 μm，壁厚，有的一面菲薄。油细胞类圆形或长圆形，直径 45 ～ 108 μm。草酸钙针晶细小，散在于射线细胞中。木栓细胞多角形，含红棕色物。

3. 化学鉴别 取本品粉末 0.1 g，加氯仿 1 mL 浸渍，吸取氯仿 2 滴于载玻片上，待挥干，滴加 10% 盐酸苯肼试液 1 滴，加盖玻片，显微镜下可见桂皮醛苯腙杆状结晶。

4. 薄层色谱 供试品色谱中，在与桂皮醛对照品色谱相应的位置上，显相同颜色的斑点。

【检查】水分不得过 15.0%。总灰分不得过 5.0%。

【含量测定】本品含挥发油不得少于 1.2%（mL/g）。

高效液相色谱法。按干燥品计，本品含桂皮醛（C_9H_8O）不得少于 1.5%。

【商品规格】可按来源、加工方法等不同将肉桂划分为桂通、企边桂、板桂、碎桂等规格，以及进口与国产、高山与低山等。再可分为选货、统货等不同等级。

【性味功能】性大热，味辛、甘。归肾、脾、心、肝经。补火助阳，引火归元，散寒止痛，温通经脉。用于阳痿宫冷，腰膝冷痛，肾虚作喘，虚阳上浮，眩晕目赤，心腹冷痛，虚寒吐泻，寒疝腹痛，痛经经闭。

【用法用量】1 ～ 5 g。内服煎汤。有出血倾向者及孕妇慎用；不宜与赤石脂同用。

【贮藏】置阴凉干燥处。

合欢皮

Hehuanpi

Albiziae Cortex

本品为较常用中药，始载于《神农本草经》，列为中品。

【别名】夜合欢皮、合欢木皮。

【来源】豆科植物合欢 *Albizia julibrissin* Durazz. 的干燥树皮。

【产销】主产于湖北孝感，江苏无锡、苏州，浙江兰溪、长兴，安徽宣城等地。以湖北产量为大。销全国。

【采收加工】夏、秋二季剥取，晒干。

【炮制】除去杂质，洗净，润透，切丝或块，干燥。

【商品特征】

1. 药材 卷曲筒状或半筒状，长 40 ～ 80 cm，厚 0.1 ～ 0.3 cm。外表面灰棕色至灰褐色，稍有纵皱纹，有的为浅裂纹，密生明显的椭圆形横向皮孔，棕色或棕红色，偶有凸起的横棱或较大的圆形枝痕，常附有地衣斑；内表面淡黄棕色或黄白色，平滑，有细密纵纹。质硬而脆，易折断，断面呈纤维性片状，淡黄棕色或黄白色。气微香，味淡、微涩、稍刺舌，而后喉头有不适感。（图 10–7）

以皮细嫩、无栓皮、皮孔明显者为佳。

2. 饮片 弯曲的丝状或块片状。余同药材性状特征。（图 10-8）

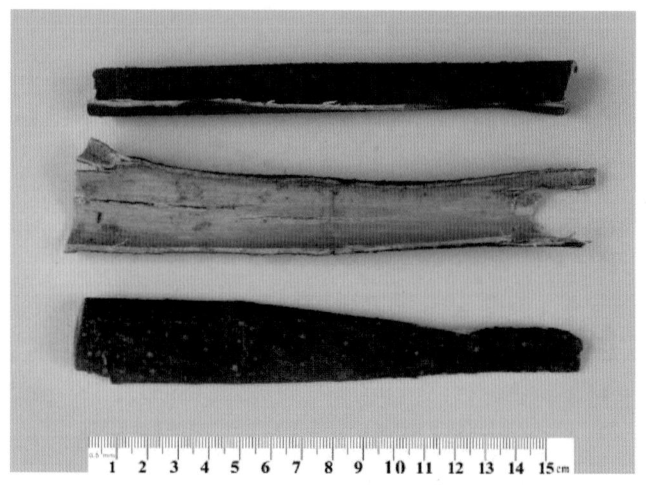

图 10-7 合欢皮

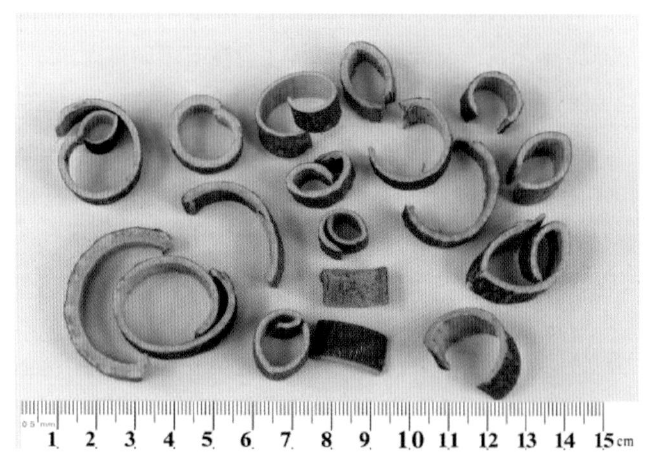

图 10-8 合欢皮片

【主要成分】主含皂苷类成分合欢苷，以及鞣质、β- 谷甾醇、α- 香树精、三萜酸等。

【鉴别】

1. 横切面 木栓层细胞数十列，常含棕色物及草酸钙方晶。皮层窄，散有石细胞及含晶木化厚壁细胞，单个或成群。中柱鞘部位为 2 ～ 6 列石细胞及含晶木化细胞组成的环带。韧皮部宽广，外侧散有石细胞群，内侧韧皮纤维与薄壁细胞及筛管群相间排列成层；石细胞群与纤维束周围均有含晶木化厚壁细胞。射线宽 1 ～ 5 列细胞。

2. 粉末 灰黄色。石细胞类长圆形、类圆形、长方形、长条形或不规则形，直径 16 ～ 58 μm，壁较厚，孔沟明显，有的分枝。纤维细长，直径 7 ～ 22 μm，常成束，周围细胞含草酸钙方晶，形成晶纤维，含晶细胞壁不均匀增厚，木化或微木化。草酸钙方晶直径 5 ～ 26 μm。

3. 化学鉴别

（1）取本品粉末 0.5 g，加生理盐水 5 mL，水浴煮沸 2 min，滤过。取滤液 2 mL，加 2% 红细胞生理盐水混悬液 2 mL，摇匀，可见溶血现象。

（2）取本品粉末 2 g，加甲醇 15 mL，冷浸过夜，滤过。取滤液 1 mL，加铁氰化钾 - 三氯化铁试剂数滴，显蓝色。

（3）取本品粉末 2 g，加甲醇 15 mL，冷浸过夜，滤过。滤液浓缩至约 4 mL，取浓缩液 1 mL，加浓盐酸数滴及锌粉少许，在沸水浴上加热，显樱红色。

（4）取本品粉末 1 g，加水 10 mL，置 60 ℃水浴中温浸 1 h，滤过，取滤液各 3 滴，分别置两支试管中，一管加 0.1 mol/L 盐酸 5 mL，另一管中加 0.1 mol/L 氢氧化钠溶液 5 mL，强力振摇 1 min，碱液管泡沫比酸液管泡沫多一倍以上。

4. 荧光鉴别 取粉末，置紫外灯（365 nm）下观察，显橄榄石绿色荧光。

5. 薄层色谱 供试品色谱中，在与合欢皮对照药材色谱相应的位置上，显相同颜色的斑点。

【检查】水分不得过 10.0%。总灰分不得过 6.0%。

【浸出物】热浸法。稀乙醇浸出物，药材不得少于 12.0%，饮片不得少于 10.0%。

【含量测定】高效液相色谱法。按干燥品计，本品含（－）- 丁香树脂酚 -4-*O*-β-D- 呋喃芹糖基 -

（1→2）-β-D-吡喃葡萄糖苷（$C_{33}H_{44}O_{17}$）不得少于 0.030%。

【商品规格】统货。

【性味功能】性平，味甘。归心、肝、肺经。解郁安神，活血消肿。用于心神不安，忧郁失眠，肺痈，疮肿，跌扑伤痛。

【用法用量】6 ～ 12 g。内服煎汤。外用适量，研末调敷。

【贮藏】置通风干燥处。

【附注】混淆品如下。

山合欢皮为豆科植物山合欢 *Albizzia kalkora*（Roxb.）Prain 的干燥树皮。在四川、贵州、上海等地作合欢皮入药。本品呈单卷筒状或槽状，外表面灰褐色、棕褐色或灰黑色，老皮粗糙，有纵裂隙；木栓层厚，易剥落，薄树皮上有明显凸起的纵向棱线，嫩皮上有皮孔，老皮上不易见。气味均较弱。（图 10-9、图 10-10）

本品粉末显微特征：石细胞较小，孔沟呈分枝状者较少，层纹不明显。方晶较小，淀粉粒稀少而微小。

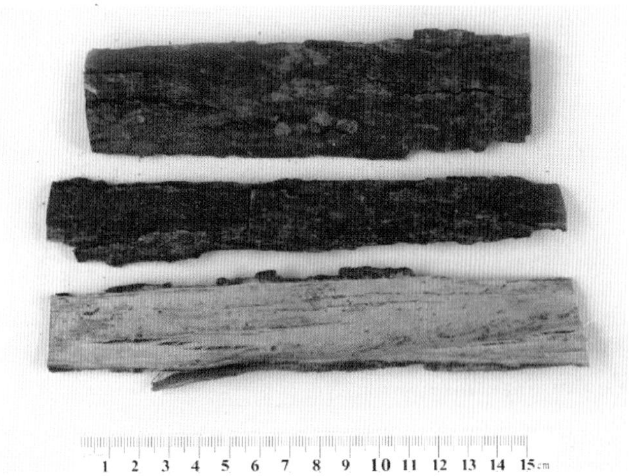

图 10-9　山合欢皮

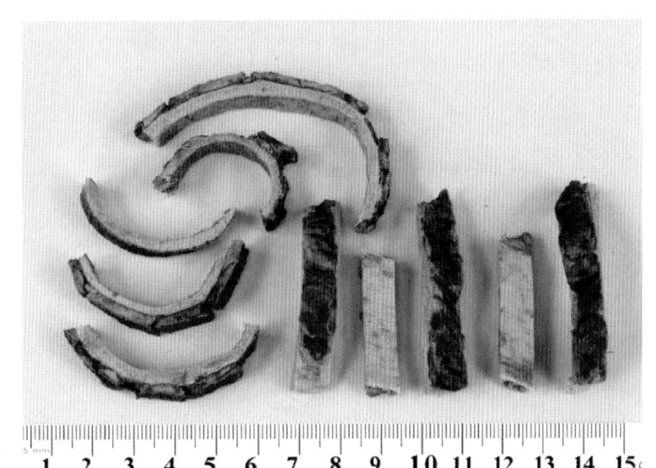

图 10-10　山合欢皮片

黄柏

Huangbo

Phellodendri Chinensis Cortex

本品为常用中药，始载于《神农本草经》，列为上品。

【别名】川黄柏、川黄檗、檗木、黄皮树。

【来源】芸香科植物黄皮树 *Phellodendron chinense* Schneid. 的干燥树皮。

【产销】主产于四川、云南、贵州、湖北、湖南等地。以四川、贵州产量大，质量佳。销全国并出口。

【采收加工】夏季剥取树皮，趁鲜削去外层粗皮，摊平铺晒，至半干，叠起堆放，压平，晒干即得。

【炮制】

1. 黄柏　除去杂质，喷淋清水，润透，切丝，干燥。

2. 盐黄柏　取黄柏丝，用盐水拌匀，闷润至尽，置锅内，用文火炒干，取出放凉。每 100 kg 黄柏丝，用食盐 2 kg。

3. 黄柏炭　取黄柏丝，置热锅内，用武火炒至表面焦黑色，内部焦褐色，喷淋清水少许，灭尽火星，取出，晾干，凉透。

【商品特征】

1. 药材 板片状或浅槽状，长宽不一，厚 1 ～ 6 mm。外表面黄褐色或黄棕色，平坦或具纵沟纹，有的可见皮孔痕及残存的灰褐色粗皮；内表面暗黄色或淡棕色，具细密的纵棱纹。体轻，质硬，断面纤维性，呈裂片状分层，深黄色。气微，味极苦，嚼之有黏性，可将唾液染成黄色。（图 10–11）

以皮厚、色鲜黄、无栓皮者为佳。

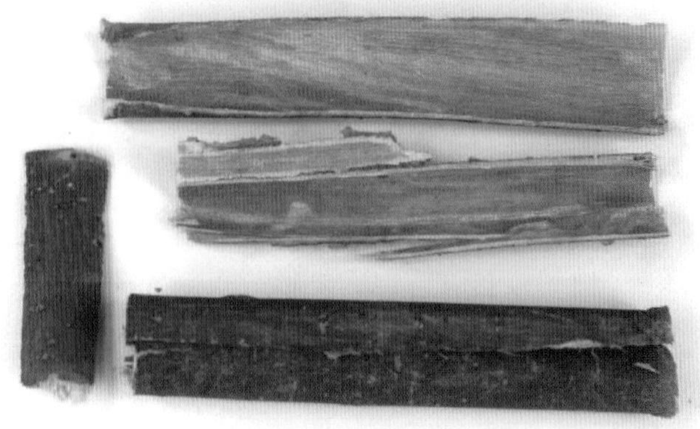

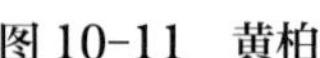

图 10–11 黄柏

2. 饮片

（1）黄柏 丝条状。外表面黄褐色或黄棕色。内表面暗黄色或淡棕色，具纵棱纹。切面纤维性，呈裂片状分层，深黄色。味极苦。（图 10–12）

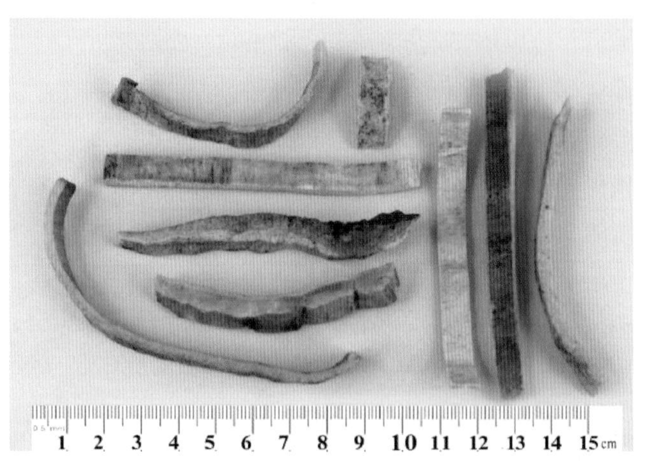

图 10–12 黄柏丝

（2）盐黄柏 形如黄柏丝，表面深黄色，偶有焦斑。味极苦，微咸。（图 10–13）

（3）黄柏炭 形如黄柏丝，表面焦黑色，内部深褐色或棕黑色。体轻，质脆，易折断。味苦涩。（图 10–14）

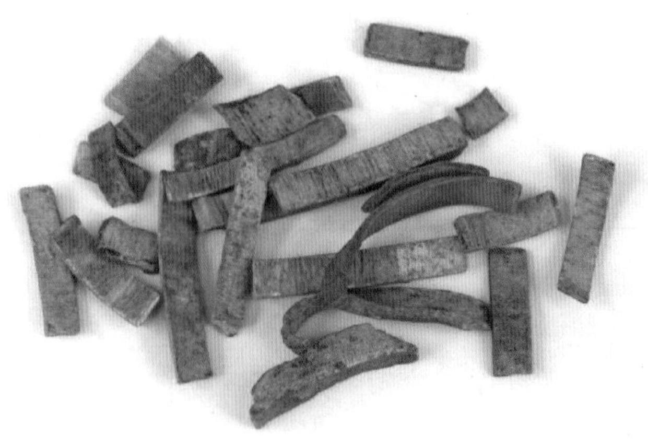

图 10–13 盐黄柏

【主要成分】主含生物碱：小檗碱、盐酸黄柏碱、木兰花碱、黄柏碱、掌叶防己碱等。亦含内酯、甾醇、黏液质等。

【鉴别】

1. 粉末 鲜黄色。纤维鲜黄色，直径 16 ～ 38 μm，常成束，周围细胞含草酸钙方晶，形成晶纤维；含晶细胞壁木化增厚。石细胞鲜黄色，类圆形或纺锤形，直径 35 ～ 128 μm，有的呈分枝状，枝端锐尖，壁厚，层纹明显；有的可见大型纤维状的石细胞，长可达 900 μm。草酸钙方晶众多。

2. 薄层色谱 供试品色谱中，在与黄柏对照药材色谱和盐酸黄柏碱对照品色谱相应的位置上，显相同颜色的斑点。

【检查】水分不得过 12.0%。总灰分不得过 8.0 %。

【浸出物】冷浸法。稀乙醇浸出物不

得少于 14.0%。

【含量测定】高效液相色谱法。按干燥品计，本品含小檗碱以盐酸小檗碱（$C_{20}H_{17}NO_4$•HCl）计，不得少于 3.0%；含黄柏碱以盐酸黄柏碱（$C_{20}H_{23}NO_4$•HCl）计，不得少于 0.34%。

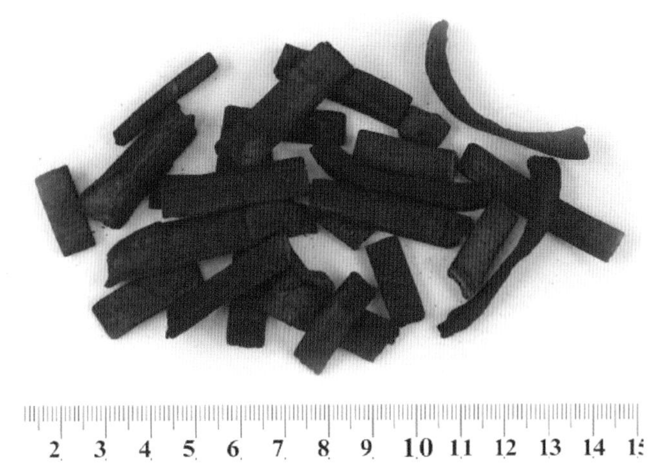

图 10-14 黄柏炭

【商品规格】分为两个等级。

一等 平板状，去净粗皮，长 40 cm、宽 15 cm 以上。

二等 长、宽大小不分，厚度不得小于 0.2 cm，间有枝皮。

【性味功能】性寒，味苦。归肾、膀胱经。清热燥湿，泻火除蒸，解毒疗疮。用于湿热泻痢，黄疸尿赤，带下阴痒，热淋涩痛，脚气痿躄，骨蒸劳热，盗汗，遗精，疮疡肿毒，湿疹湿疮。

盐黄柏，滋阴降火。用于阴虚火旺，盗汗骨蒸。黄柏炭，清湿热，收涩止血。

【用法用量】3 ～ 12 g。内服煎汤。外用适量。

【贮藏】置通风干燥处，防潮。

【附注】黄皮树的变种秃叶黄檗的树皮，在产地亦作黄柏药用。秃叶黄檗的树皮较薄。

在河南、青海、山西、陕西、四川等部分地区，有的将小檗科小檗属（*Berberis*）和十大功劳属（*Mahonia*）多种植物的树干内皮伪充黄柏，应注意鉴别。其药材呈片状，外表面灰棕色，凹凸不平，有深陷的不规则的沟纹，内表面蟹黄色。较薄，有细纵条纹，嚼之无黏性。断面蟹黄色，分层不明显。

关黄柏

Guanhuangbo

Phellodendri Amurensis Cortex

本品为常用中药，始载于《神农本草经》，列为上品。

【别名】黄柏、黄檗、檗木、黄檗木。

【来源】芸香科植物黄檗 *Phellodendron amurense* Rupr. 的干燥树皮。

【产销】主产于吉林、辽宁、黑龙江。内蒙古、河北等地亦产。销全国并出口。

【采收加工】夏季剥取树皮，趁鲜削去外层粗皮，摊平铺晒，至半干，叠起堆放，压平，晒干即得。

【炮制】

1. 关黄柏 除去杂质，喷淋清水，润透，切丝，干燥。

2. 盐关黄柏 取关黄柏丝，用盐水拌匀，闷润至尽，置锅内，用文火炒干，取出放凉。每 100 kg 关黄柏丝，用食盐 2 kg。

3. 关黄柏炭 取关黄柏丝，置热锅内，用武火炒至表面焦黑色，内部焦褐色，喷淋清水少许，灭尽火星，取出，晾干，凉透。

【商品特征】

1. 药材 板片状或浅槽状，长宽不一，厚 2 ～ 4 mm。外表面黄绿色或淡棕黄色，较平坦，有不规则的纵裂纹，皮孔痕小而少见，偶有灰白色的粗皮残留；内表面黄色或黄棕色。体轻，质较硬，断面纤维性，有的呈裂片状分层，鲜黄色或黄绿色。气微，味极苦，嚼之有黏性。（图 10-15）

以皮厚、色鲜美、无栓皮者为佳。

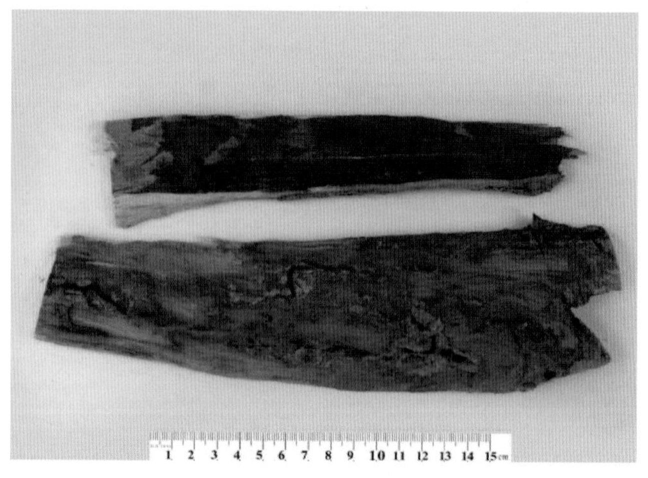

图 10-15 关黄柏

2. 饮片

（1）关黄柏 丝状。外表面黄绿色或淡棕黄色，较平坦。内表面黄色或黄棕色。切面鲜黄色或黄绿色，有的呈片状分层。气微，味极苦。（图 10-16）

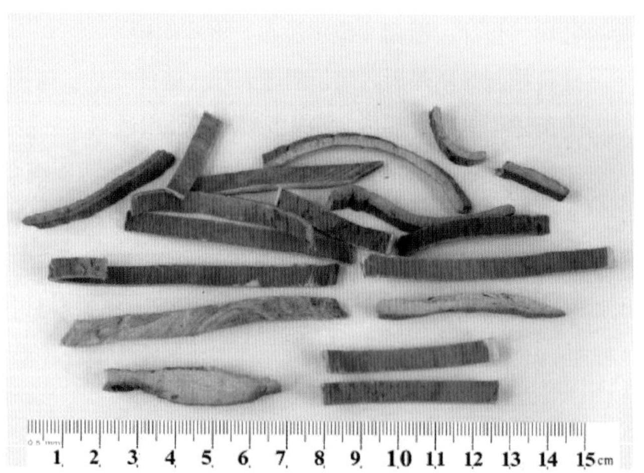

图 10-16 关黄柏丝

（2）盐关黄柏 形如关黄柏丝，深黄色，偶有焦斑。略具咸味。（图 10-17）

（3）关黄柏炭 形如关黄柏丝，表面焦黑色，断面焦褐色。质轻而脆。味微苦、涩。（图 10-18）

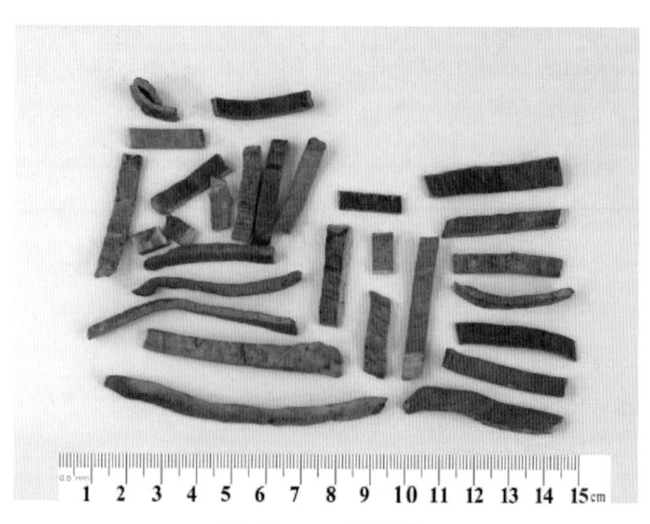

图 10-17 盐关黄柏

【主要成分】主含生物碱：小檗碱、药根碱、木兰花碱、黄柏碱等。还含黄柏酮、黄柏内酯、黄柏酮酸、β- 谷甾醇、菜油甾醇、柠檬苦素等。

【鉴别】

1. 粉末 绿黄色或黄色。纤维鲜黄色，直径 16 ～ 38 μm，常成束，周围细胞含草酸钙方晶，形成晶纤维；含晶细胞壁木化增厚。石细胞鲜黄色，类圆形或纺锤形，直径 35 ～ 80 μm，有的呈分枝状，壁厚，层纹明显。草酸钙方晶直径约 24 μm。

2. 荧光鉴别 取关黄柏断面，置紫外灯下观察，显亮黄色荧光。

3. 化学鉴别 取本品粉末 0.1 g，加乙醇 10 mL，振摇数分钟，滤过，滤液加硫酸 1 mL，沿管壁加新配制的氯气饱和溶液 1 mL，在两液交界面显红色环。

4. 薄层色谱 供试品色谱中，在与关黄柏对照药材色谱和黄柏酮对照品色谱相应的位置上，显相同颜色的斑点。

【检查】水分：药材与关黄柏丝不得过 11.0%，盐关黄柏不得过 10.0%。总灰分：药材与关黄柏丝不得过 9.0%，盐关黄柏不得过 14.0%。

【浸出物】热浸法。60% 乙醇浸出物不得少于 17.0%。

【含量测定】高效液相色谱法。按干燥品计，本品含盐酸小檗碱（$C_{20}H_{17}NO_4$·HCl）不得少于 0.60%，含盐酸巴马汀（$C_{21}H_{21}NO_4$·HCl）不得少于 0.30%。

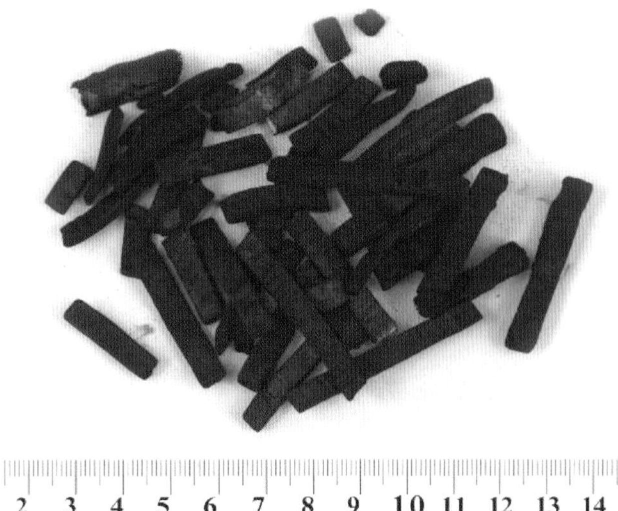

图 10-18　关黄柏炭

【商品规格】统货。

【性味功能】性寒，味苦。归肾、膀胱经。清热燥湿，泻火除蒸，解毒疗疮。用于湿热泻痢，黄疸尿赤，带下阴痒，热淋涩痛，脚气痿躄，骨蒸劳热，盗汗，遗精，疮疡肿毒，湿疹湿疮。

盐关黄柏滋阴降火。用于阴虚火旺，盗汗骨蒸。

关黄柏炭清湿热之中兼具涩性。用于便血、崩漏下血。

【用法用量】3 ～ 12 g。内服煎汤。外用适量。

【贮藏】置通风干燥处，防潮。

杜仲

Duzhong

Eucommiae Cortex

本品为常用中药，始载于《神农本草经》，列为上品。

【别名】思仙、思仲、丝绵皮。

【来源】杜仲科植物杜仲 *Eucommia ulmoides* Oliv. 的干燥树皮。

【产销】主产于四川、贵州、陕西、湖南、湖北、河南等省。以四川达州（古通州）产品质优，习称“川杜仲”，为道地药材。陕西、湖北产者，习称“汉杜仲”。销全国并出口。

【采收加工】4—6 月剥取，刮去粗皮，堆置“发汗”至内皮呈紫褐色，晒干。

【炮制】

1. 杜仲　刮去残留粗皮，洗净，切块片或丝，干燥。

2. 盐杜仲　取杜仲块片或丝，加盐水拌匀，闷透，置炒制容器内，以文火加热，炒至丝断、表面焦黑色时，取出，放凉。每 100 kg 净杜仲，用食盐 2 kg。

【商品特征】

1. 药材　板片状或两边稍向内卷，大小不一，厚 3 ～ 7 mm。外表面淡棕色或灰褐色，有明显的皱纹或纵裂槽纹，有的树皮较薄，未去粗皮，可见明显的皮孔。内表面暗紫色，光滑。质脆，易折断，断面有细密、银白色、富弹性的橡胶丝相连。气微，味稍苦。

以皮厚、块完整、无粗皮、断面白丝多、内表面黑褐色者为佳。

2. 饮片

（1）杜仲　呈小方片或丝状。外表面淡棕色或灰褐色，有明显的皱纹。内表面暗紫色，光滑。断面有细密、银白色、富弹性的橡胶丝相连。气微，味稍苦。（图10–19）

（2）盐杜仲　形如杜仲或丝，表面黑褐色，折断时胶丝弹性较差。味微咸。（图10–20）

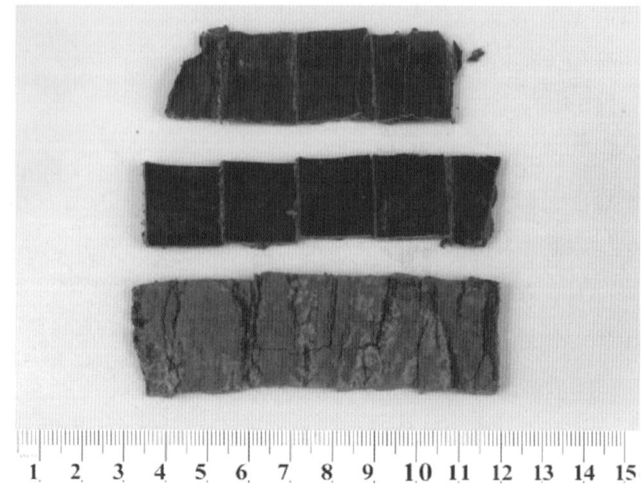

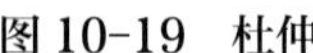

图 10-19　杜仲

【主要成分】主含桃叶珊瑚苷、杜仲胶、果胶、树脂、卫矛醇、绿原酸、维生素 C 及微量生物碱等。

【鉴别】

1. 粉末　棕色。橡胶丝成条或扭曲成团，表面显颗粒性。石细胞甚多，大多成群，类长方形、类圆形、长条形或形状不规则，长约至 180 μm，直径 20 ～ 80 μm，壁厚，有的胞腔内含橡胶团块。木栓细胞表面观多角形，直径 15 ～ 40 μm，壁不均匀增厚，木化，有细小纹孔；侧面观长方形，壁三面增厚，一面薄，孔沟明显。

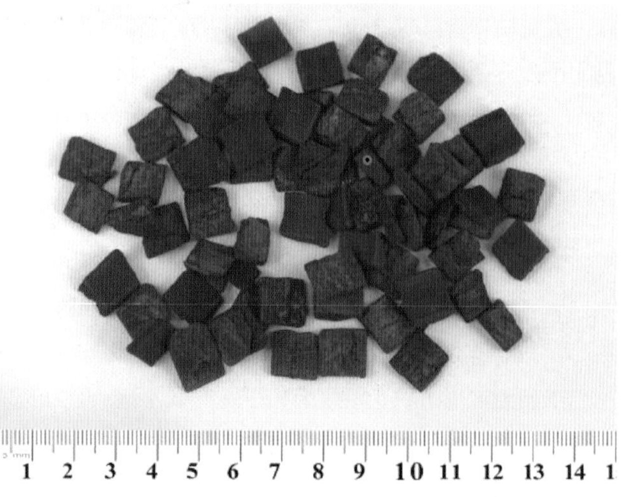

图 10-20　盐杜仲

2. 化学鉴别

（1）取本品粉末 1 g，加三氯甲烷 10 mL，浸渍 2 h，滤过。滤液挥干，加乙醇 1 mL，产生具弹性的胶膜。

（2）取本品粗粉 10 g，加水 100 mL 煮沸，滤过，取滤液浓缩后加入斐林试剂，在水浴上加热 10 min，产生红色。

【检查】水分不得过 13.0%。总灰分不得过 10.0%。

【浸出物】热浸法。75% 乙醇浸出物，药材不得少于 11.0%，饮片不得少于 12.0%。

【含量测定】高效液相色谱法。按干燥品计，本品含松脂醇二葡萄糖苷（$C_{32}H_{42}O_{16}$）不得少于 0.1%。

【商品规格】一般分为以下几个等级。

特等　平板状，两端切齐，去净粗皮。表面呈灰褐色，内面呈黑褐色。整张长 70 ～ 80 cm，宽 50 cm 以上，厚 0.7 cm 以上。碎块不超过 10%，无卷形、杂质、霉变。

一等　整张长 40 cm 以上，宽 40 cm 以上，厚 0.5 cm 以上，碎块不超过 10%，余同特等。

二等　板状或卷曲状，整张长 40 cm 以上，宽 30 cm 以上，碎块不超过 10%，余同特等。

三等　凡不符合上述标准，厚度最薄不得小于 0.2 cm，包括枝皮、根皮、碎块，均属此等。无杂质、霉变。

【性味功能】性温，味甘。归肝、肾经。补肝肾，强筋骨，安胎。用于肝肾不足，腰膝酸痛，筋骨无力，头晕目眩，妊娠漏血，胎动不安。

【用法用量】6 ～ 10 g。内服煎汤。

【贮藏】置通风干燥处。

【附注】伪品如下。

1. 红杜仲　夹竹桃科植物毛杜仲藤 *Urceola huaitingii*（Chun & Tsiang）D. J. Middleton 及同属多种植物的树皮。其药材外表面红棕色或灰棕色，内表面有细纵纹。断面胶丝稀疏，易断。细胞中有方晶。

2. 白杜仲　卫矛科植物白杜 *Euonymus maackii* Rupr 的树皮，习称“丝棉木皮”。其药材表面灰褐色，有细纵纹及近菱形凹陷。断面胶丝光泽差，无弹性，易断。细胞中有簇晶。

牡丹皮

Mudanpi

Moutan Cortex

本品为常用中药，始载于《神农本草经》，列为中品。

【别名】丹皮、粉丹皮、刮丹、连丹、凤丹。

【来源】毛茛科植物牡丹 *Paeonia suffruticosa* Andr. 的干燥根皮。

【产销】主产于安徽、四川。湖南、湖北、陕西、山东、甘肃、贵州等地亦产。四川、安徽产量大。安徽铜陵凤凰山产的凤丹皮质量佳，奉为道地药材。销全国并出口。

【采收加工】秋季采挖根部，除去细根和泥沙，剥取根皮，晒干或趁鲜刮去粗皮，除去木心，晒干。前者习称“连丹皮”或“原丹皮”，后者习称“刮丹皮”或“刮丹”。

【炮制】

1. 牡丹皮　取原药材，除去杂质，迅速洗净，润透，切薄片，干燥。

2. 牡丹皮炭　取牡丹皮片置锅内，用中文火加热，炒至黑褐色时，喷洒少量清水，灭尽火星，取出，晾干，凉透。

【商品特征】

1. 药材

（1）连丹皮　筒状或半筒状，有纵剖开的裂缝，略向内卷曲或张开，长 5 ～ 20 cm，直径 0.5 ～ 1.2 cm，厚 0.1 ～ 0.4 cm。外表面灰褐色或黄褐色，有多数横长皮孔样凸起和细根痕，栓皮脱落处粉红色；内表面淡灰黄色或浅棕色，有明显的细纵纹，常见发亮的结晶。质硬而脆，易折断，断面较平坦，淡粉红色，粉性。气芳香，味微苦而涩。（图 10–21）

（2）刮丹皮　外表面有刮刀削痕，外表面红棕色或淡灰黄色，有时可见灰褐色斑点状残存外皮。

以皮厚、断面色白、粉性足、香气浓、结晶物多者为佳。

2. 饮片

（1）牡丹皮　圆形或卷曲形的薄片。连丹皮外表面灰褐色或黄褐色，栓皮脱落处粉红色；刮丹皮外表面红棕色或淡灰黄色。内表面有时可见发亮的结晶。切面淡粉红色，粉性。气芳香，味微苦而涩。（图10–22）

（2）牡丹皮炭　形同牡丹皮，表面焦黑色，断面微黄色。

【主要成分】含丹皮酚、牡丹酚苷、牡丹酚原苷、芍药苷等。尚含挥发油、植物甾醇等。

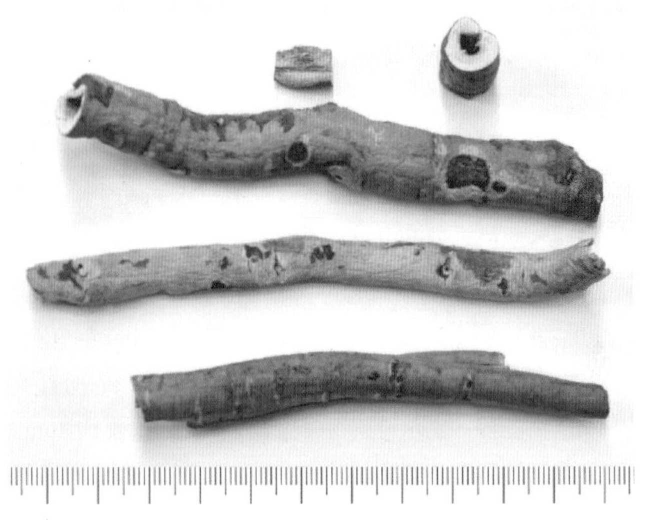

图 10–21　连丹皮

【鉴别】

1. 横切面　木栓层为多列木栓细胞，浅棕红色。皮层为10余列薄壁细胞，多切向延长。韧皮部宽广，约占横切面径向的4/5；射线宽1～3列细胞。薄壁细胞含淀粉粒，有的含草酸钙簇晶。

2. 粉末　淡红棕色。淀粉粒甚多，单粒类圆形或多角形，直径3～16 μm，脐点点状、裂缝状或飞鸟状；复粒由2～6分粒组成。草酸钙簇晶直径9～45 μm，有时含晶细胞连接，簇晶排列成行，或一个细胞含数个簇晶。连丹皮可见木栓细胞长方形，壁稍厚，浅棕红色。

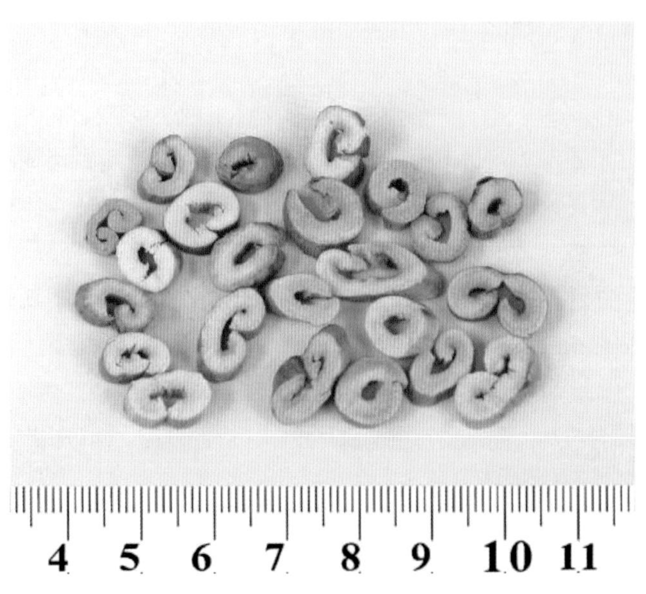

图 10–22　牡丹皮片

3. 化学鉴别

（1）取本品粉末微量升华，显微镜下观察可见长柱形结晶或针状及羽状簇晶，滴加三氯化铁醇溶液，则结晶溶解而显紫红色。

（2）取本品粉末2 g，加水50 mL蒸馏，将产生的蒸气导入盛有2，6–二氯醌氯亚胺试剂（取2，6–二氯醌氯亚胺试剂0.1 g，加硼砂3.2 g，研磨均匀即得）0.1 g于蒸馏液1 mL中，2 min内牡丹皮的溶液显蓝色。芍药根皮不显色。

（3）取粉末2 g，加乙醚20 mL，振摇2 min，滤过，取滤液5 mL，置水浴上蒸干，放冷，残渣中加硝酸数滴，初显棕黄色，后变鲜绿色（丹皮酚的反应，芍药根皮粉末显黄色）。

4. 薄层色谱　供试品色谱中，在与丹皮酚对照品色谱相应的位置上，显相同颜色的斑点。

【检查】水分不得过15.0%。总灰分不得过5.0%。

【浸出物】热浸法。乙醇浸出物不得少于16.0%。

【含量测定】高效液相色谱法。按干燥品计，本品含丹皮酚（$C_9H_{10}O_3$）不得少于1.2%。

【商品规格】一般按产地分为凤丹皮和丹皮两种规格。凤丹皮一般不刮外皮。丹皮又可分为连丹皮（原丹皮）和刮丹皮（粉丹皮）。

以上三种规格均可分为四个等级。

一等 圆筒状，条均匀微弯，两端剪平，纵形隙口紧闭，皮细肉厚，外表面灰褐色或黄褐色（刮丹皮外表面红棕色或淡灰黄色），质硬而脆，断面粉白色、粉质足，有亮银星，香气浓，味微苦涩。直径 1 cm 以上，厚 0.3 cm 以上。

二等 直径 0.8 cm 以上，厚 0.2 cm 以上。余同一等。

三等 直径 0.5 cm 以上，厚 0.1 cm 以上。余同一等。

统货 凡不符合一、二、三等的细条及断枝碎片均属此等。

【性味功能】性微寒，味苦、辛。归心、肝、肾经。清热凉血，活血化瘀。用于热入营血，温毒发斑，吐血衄血，夜热早凉，无汗骨蒸，经闭痛经，跌扑伤痛，痈肿疮毒。

【用法用量】6 ~ 12 g。内服煎汤。孕妇慎用。

【贮藏】置阴凉干燥处。

【附注】常见伪品如下。

（1）川赤芍 *Paeonia anomale* subsp. *veitchii*（Lynch）D. Y. Hong & K. Y. Pan的干燥根皮，以“西昌丹皮”之名伪充牡丹皮。

（2）芍药 *Paeonia lactiflora* Pall. 的干燥根皮，在陕西、四川部分地区曾作牡丹皮用。

（3）紫金牛科植物朱砂根 *Ardisia crenata* Sims 的干燥根皮，在浙江等地曾误作牡丹皮使用。

牡丹皮与其伪品的鉴别见表 10–2。

表 10–2 牡丹皮与其伪品的主要区别

项目	牡丹皮	川赤芍	芍药	朱砂根
性状特征	表面灰褐色或灰紫褐色，具横长皮孔及细根痕。内表面具细纵纹，可见多数亮星。断面较平坦，粉性	表面紫褐色，具皱纹、须根痕和横长的皮孔样凸起。内表面具粗槽沟，偶见亮星。断面粗糙	表面残留栓皮黑褐色，较光滑，具支根痕。内表面具细纵纹，无亮星。断面平坦	表面暗棕色或暗褐色，具纵皱纹及横裂纹。断面散在红色点
显微特征	皮层薄，韧皮部宽。具簇晶	皮层宽。具簇晶、石细胞、厚壁细胞	韧皮部窄。具簇晶	皮层宽，中柱鞘部位具石细胞

厚朴

Houpo

Magnoliae Officinalis Cortex

本品为常用中药，始载于《神农本草经》，列为中品。

【别名】川朴、紫油厚朴、温朴、浓朴。

【来源】木兰科植物厚朴 *Magnolia officinalis* Rehd. et Wils. 或凹叶厚朴 *Magnolia officinalis* Rehd. et Wils. var. *biloba* Rehd. et Wils. 的干燥干皮、根皮及枝皮。

【产销】厚朴主产于四川、湖北西部、陕西南部、贵州北部及东北部。此外，长江流域及以南诸省有小片人工林，野生厚朴罕见。凹叶厚朴主产于福建、浙江、江西南部，习称温朴；华东及中南、华南等地区亦有引种。销全国并出口。

【采收加工】传统认为，厚朴树龄达 20 年以上，胸高直径在 12 cm 以上，方可剥取树皮。现在各产区一般在栽种 15 ～ 20 年即行采剥。此阶段厚朴有效成分含量较高，产量较大，经济效益较好。一般于 4—6 月剥取，根皮及枝皮直接阴干；干皮置沸水中微煮后，用青草塞住两端，堆置阴湿处（如土坑内），再盖上青草“发汗”，至内皮及断面变为紫褐色或棕褐色，并出现油润光泽时，蒸软，取出，卷成筒状，干燥。

【炮制】

1. 厚朴 洗净，润透，切丝，干燥。有的将粗皮刮去。

2. 姜厚朴 取厚朴丝，加姜汁拌匀，至姜汁完全被吸干，置锅内，用文火炒干，取出，放凉。每 100 kg 厚朴丝，用生姜 10 kg。

【商品特征】

1. 药材

（1）干皮 卷筒状或双卷筒状，长 30 ～ 35 cm，厚 0.2 ～ 0.7 cm，习称“筒朴”；近根部的干皮一端展开如喇叭口，长 13 ～ 25 cm，厚 0.3 ～ 0.8 cm，习称“靴筒朴”。外表面灰棕色或灰褐色，粗糙，有时呈鳞片状，较易剥落，有明显椭圆形皮孔和纵皱纹，刮去粗皮者显黄棕色。内表面紫棕色或深紫褐色，较平滑，具细密纵纹，划之显油痕。质坚硬，不易折断，断面颗粒性，外层灰棕色，内层紫褐色或棕色，有油性，有的可见多数小亮星。气香，味辛辣、微苦。

（2）根皮（根朴）：单筒状或不规则块片；有的弯曲似鸡肠，习称“鸡肠朴”。质硬，较易折断，断面纤维性。

（3）枝皮（枝朴）：单筒状，长 10 ～ 20 cm，厚 0.1 ～ 0.2 cm。质脆，易折断，断面纤维性。

均以皮厚、肉细、内表面紫棕、油性足、断面有亮星、香气浓者为佳。

本品特征可概括如下。

厚朴卷筒油性强，栓皮刮去色棕黄。

气香味苦又辛辣，内面紫棕银星亮。

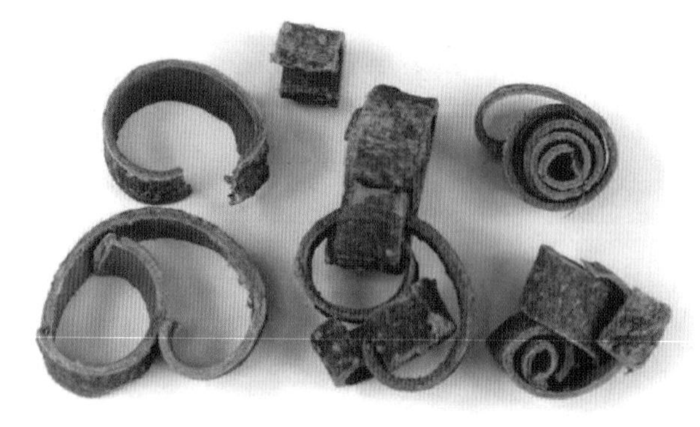

图 10-23 厚朴丝

2. 饮片

（1）厚朴 弯曲的丝条状或单、双卷筒状。外表面灰褐色，有时可见椭圆形皮孔或纵皱纹。内表面紫棕色或深紫褐色，较平滑，具细密纵纹，划之显油痕。切面颗粒性，有油性，有的可见小亮星。气香，味辛辣、微苦。（图 10-23）

（2）姜厚朴 形如厚朴丝，表面灰褐色，偶见焦斑。略有姜辣气。（图 10-24）

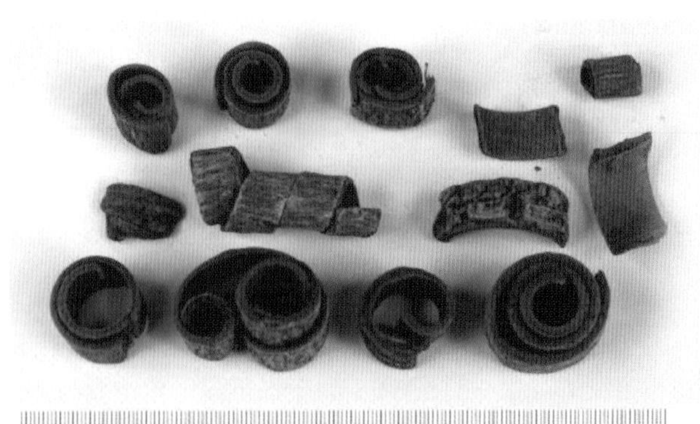

图 10-24 姜厚朴

【主要成分】含酚类、挥发油类和生

物碱类等成分。

酚类成分：含量较高的是厚朴酚（magnolol）及其异构体和厚朴酚（honokiol）。其他还有四氢厚朴酚（tetrahydromagnolol）、异厚朴酚（isomagnolol）、厚朴三醇（magnatriol）、厚朴木脂素（magnolignan）等。

挥发油类成分：主要成分为桉醇（eudesmol）及其异构体，包括β–桉醇（β–eudesmol）（又名桉油醇、桉叶醇、桉叶油醇）、γ–桉醇（γ–eudesmol）；其次为丁香烯（caryophyllene）及其异构体，包括β–丁香烯（β–caryophyllene）、α–丁香烯（α–caryophyllene）、异丁香烯（isocaryophyllene）；其他还有丁香烯氧化物（caryophyllene oxide）、γ–芹子烯（γ–selinene）、δ–杜松烯（δ–cadinene）、γ–杜松烯（γ–cadinene）、α–芹子烯（α–selinene）、茅苍术醇（hinesol）等。

生物碱类成分：主要是木兰箭毒碱（magnocurarine）（又名厚朴碱）；另外尚有柳叶木兰花碱（salicifoline）（又名沙里西弗林）、木兰花碱（magnoflorine）（又名木兰碱）、番荔枝碱（anonaine）、鹅掌楸碱（liriodenine）等，多属阿朴啡（aporphine）型生物碱。

【鉴别】

1. 横切面　木栓层为多列细胞；有的可见落皮层。皮层外侧有石细胞环带，内侧散有多数油细胞及石细胞群。韧皮射线宽 1 ～ 3 列细胞；纤维多数个成束；亦有油细胞散在。

2. 粉末　棕色。纤维甚多，直径 15 ～ 32 μm，壁甚厚，有的一边呈波浪形或锯齿状，木化，孔沟不明显。石细胞类方形、椭圆形、卵圆形或不规则分枝状，直径 11 ～ 65 μm，有时可见层纹。油细胞椭圆形或类圆形，直径 50 ～ 85 μm，含黄棕色油状物。

3. 薄层色谱　供试品色谱中，在与厚朴酚对照品及和厚朴酚对照品色谱相应的位置上，显相同颜色的斑点。

【检查】水分：药材不得过 15.0%，厚朴丝、姜厚朴不得过 10.0%。总灰分：药材不得过 7.0%，厚朴丝、姜厚朴不得过 5.0%。酸不溶性灰分不得过 3.0%。

【含量测定】高效液相色谱法。按干燥品计，含厚朴酚（$C_{18}H_{18}O_2$）、和厚朴酚（$C_{18}H_{18}O_2$）的总量，药材、厚朴丝不得少于 2.0%；姜厚朴不得少于 1.6%。

【商品规格】厚朴药材分为筒朴、根朴、蔸朴三种规格；筒朴又分为三个等级，根朴、蔸朴均为统货。

1. 筒朴

一等　长 30 cm 以上，厚 3.0 mm 以上。外表面灰棕色或灰褐色，内表面紫褐色，划之显油痕。断面外层黄棕色，内层紫褐色，显油润，颗粒性，纤维少，有时可见发亮的细小结晶。气香，味辛辣、微苦。无青苔、杂质、霉变。

二等　厚 2.0 mm 以上。断面外层灰棕色或黄棕色，内层紫棕色，具纤维性。余同一等。

三等　卷筒状或不规则的块片，以及碎片、枝朴，不分长短大小，均属此等。厚 1.0 mm 以上。内表面紫棕色或棕色，划之略显油痕。断面外层灰棕色，内层紫棕色或棕色，具纤维性。余同一等。

2. 根朴　统货。卷筒状，或不规则长条状，屈曲不直，长短不分。外表面棕黄色或灰褐色，内表面紫褐色或棕褐色。质韧。断面略显油润，有时可见发亮的细小结晶。气香，味辛辣、微苦。无木心、须根、杂质、霉变、泥土等。

3. 蔸朴　统货。卷筒状或双卷筒状，一端膨大，似靴形。长 13 ～ 70 cm，上端皮厚 2.5 mm 以上。

外表面棕黄色、灰棕色或灰褐色，粗糙，有明显的皮孔和纵、横皱纹；内表面紫褐色，划之显油痕。质坚硬，断面紫褐色，显油润，颗粒状，纤维少，有时可见发亮的细小结晶。气香，味辛辣、微苦。无青苔、杂质、霉变、泥土等。

【性味功能】性温，味苦、辛。归脾、胃、肺、大肠经。行气散结，温中燥湿。用于食积气滞，胸腹胀痛，大便燥结，痰饮阻肺，痰逆喘咳等。

【用法用量】3 ～ 10 g。煎服，或入丸、散。气虚津亏者及孕妇慎用。

【贮藏】置阴凉干燥处，避光、避风、防潮。

【附注】伪品有同科同属植物武当玉兰 *Yulania sprengeri*（Pampanini）D. L. Fu、凹叶玉兰 *Yulania sargentiana*（Rehder & E. H. Wilson）D. L. Fu、西康玉兰 *Oyama wilsonii*（Finet & Gagnepain）N. H. Xia & C. Y. Wu 的树皮，胡桃科核桃属野核桃 *Juglans cathayensis* Dode 的树皮等，应注意鉴别。

秦皮
Qinpi
Fraxini Cortex

本品为常用中药，始载于《神农本草经》，列为中品。

【别名】梣皮、秦白皮、苦枥皮。

【来源】木犀科植物苦枥白蜡树 *Fraxinus rhynchophylla* Hance、白蜡树 *Fraxinus chinensis* Roxb.、尖叶白蜡树 *Fraxinus szaboana* Lingelsh. 或宿柱白蜡树 *Fraxinus stylosa* Lingelsh. 的干燥枝皮或干皮。

【产销】苦枥白蜡树主产于辽宁、吉林，销全国。白蜡树主产于四川，销西南地区。尖叶白蜡树、宿柱白蜡树主产于陕西、山西，销全国。

【采收加工】春、秋二季剥取，晒干。

【炮制】除去杂质，洗净，润透，切丝，干燥。

【商品特征】

1. 药材

（1）枝皮　卷筒状或槽状，长 10 ～ 60 cm，厚 1.5 ～ 3 mm。外表面灰白色、灰棕色至黑棕色或相间呈斑状，平坦或稍粗糙，并有灰白色圆点状皮孔及细斜皱纹，有的具分枝痕。内表面黄白色或棕色，平滑。质硬而脆，断面纤维性，黄白色。气微，味苦。

（2）干皮　长条状块片，厚 3 ～ 6 mm。外表面灰棕色，具龟裂状沟纹及红棕色圆形或横长的皮孔。质坚硬，断面纤维性较强。

以条长、外皮薄而光滑者为佳。

2. 饮片　长短不一的丝条状。外表面灰白色、灰棕色或黑棕色。内表面黄白色

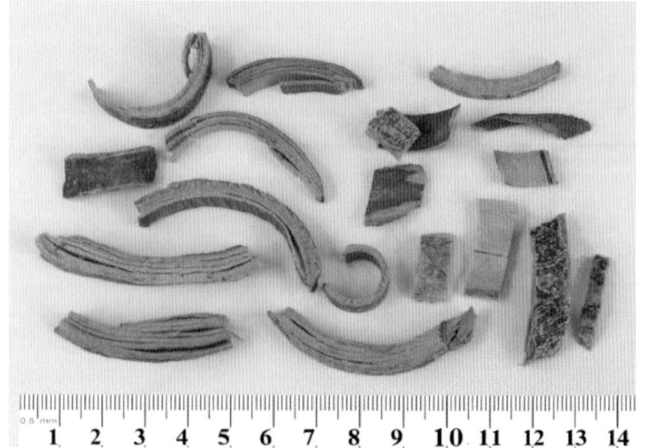

图 10-25　秦皮丝

或棕色、平滑。切面纤维性，质硬。气微，味苦。（图 10–25）

【主要成分】主含秦皮甲素（aesculin，七叶苷）、秦皮乙素（aesculetin，七叶素）、秦皮素等香豆素类成分。并含鞣质、甘露醇及生物碱等。宿柱白蜡树尚含宿柱白蜡树苷（stylosin）、丁香苷、秦皮苷（fraxin）等。

【鉴别】

1. 横切面　木栓层为多列细胞。栓内层为数列多角形厚角细胞。皮层较宽，纤维及石细胞单个散在或成群。中柱鞘部位有石细胞及纤维束组成的环带，偶有间断。韧皮射线宽 1 ～ 3 列细胞；纤维束及少数石细胞呈层状排列，中间贯穿射线，形成“井”字形。薄壁细胞含草酸钙砂晶。

2. 粉末　淡黄白色。纤维平直或稍弯曲，边缘微波状或凹凸，直径 15 ～ 40 μm，壁极厚，木化，胞腔线形，表面有时可见不规则斜向纹理。石细胞类圆形、类方形、类长方形、椭圆形、类纺锤形，并有不规则短分枝，直径 24 ～ 72 μm，长约至 150 μm，壁甚厚，孔沟明显。射线宽 1 ～ 2 列细胞，胞腔内充满草酸钙砂晶。木栓细胞表面观多角形。淀粉粒稀少。

3. 荧光检查　取本品，加热水浸泡，浸出液在日光下可见碧蓝色荧光。

4. 化学鉴别　取本品粉末 1 g，加乙醇 10 mL，置水浴上回流 10 min，滤过，取滤液 1 mL，加 1% 三氯化铁试液 2 ～ 3 滴，显暗绿色，再加氨试液 3 滴与水 6 mL，摇匀，对光观察，显深红色。

5. 薄层色谱　供试品色谱中，在与秦皮甲素对照品、秦皮乙素对照品及秦皮素对照品色谱相应的位置上，显相同颜色的斑点或荧光斑点。

【检查】水分不得过 7.0%。总灰分：药材不得过 8.0%，饮片不得过 6.0%。

【浸出物】热浸法。乙醇浸出物，药材不得少于 8.0%，饮片不得少于 10.0%。

【含量测定】高效液相色谱法。按干燥品计，本品含秦皮甲素（$C_{15}H_{16}O_9$）和秦皮乙素（$C_9H_6O_4$）的总量，药材不得少于 1.0%，饮片不得少于 0.80%。

【商品规格】分为枝皮、干皮两种规格，均为统货。

【性味功能】性寒，味苦、涩。归肝、胆、大肠经。清热燥湿，收涩止痢，止带，明目。用于湿热泻痢，赤白带下，目赤肿痛，目生翳膜。

【用法用量】6 ～ 12 g。内服煎汤。外用适量，煎洗患处。

【贮藏】置通风干燥处。

【附注】

1. 习用品　同属多种植物，如花曲柳 *Fraxinus chinensis* subsp. *rhynchophylla*（Hance）E. Murray、秦岭梣 *Fraxinus paxiana* Lingelsh.、白枪杆 *Fraxinus malacophylla* Hemsl. 等的树皮，常在产地作秦皮药用。

2. 伪品

（1）水曲柳皮　同属植物水曲柳 *Fraxinus mandschurica* Rupr. 的树皮。

（2）新疆秦皮　同属植物绿梣（美洲绿梣）*Fraxinus pennsylvanica* var. *subintegerrima*（Vahl）Fern. 的树皮。

（3）核桃楸皮　胡桃科植物核桃楸 *Juglans mandshurica* Maxim. 的干燥树皮，又名“北秦皮”。在北方一些地区曾误作秦皮。

（4）通县秦皮　木兰科植物黑弹树（小叶朴）*Celtis bungeana* Bl. 的树皮。

上述混伪品与秦皮的区别见表 10–3。

表 10-3 秦皮与伪品的主要区别

项目		秦皮	水曲柳皮	新疆秦皮	核桃楸皮	通县秦皮
性状特征	形状	卷筒状或槽状，厚 1.5 ～ 3 mm	卷筒状、半卷筒状及板片状，厚 1 ～ 3 mm	半卷筒状，厚 2 ～ 3 mm	扭曲的绳状或单卷筒状，厚 1 ～ 2 mm	卷筒状或条片状，厚 1 ～ 3 mm
	外表面	灰白色、灰棕色至黑棕色，或相间成斑点状，有圆点状皮孔及细斜皱纹	灰褐色，较粗糙，有红棕色皮孔和裂隙，马蹄形叶痕对生	灰棕色至灰棕黑色，具明显凸起的浅棕色皮孔	浅暗棕色，有细纵纹及圆形凸起的皮孔和三角形叶痕	灰褐色，具细龟裂纹、半圆形互生叶痕及红棕色皮孔，叶痕上方有紫红色幼芽
	内表面	黄白色或棕色，平滑	浅黄白色	黄白色	暗棕色，平滑，具细纵纹	浅黄色，有棕色短线纹
	断面	纤维性	纤维性	刺状	纤维性	毛状纤维性
	气味	气微，味苦	气微，味微苦	气微，味淡	气微，味微苦	气微，味淡
显微特征	木栓细胞	多角形，细胞内侧壁明显增厚，纹孔明显	多角形，细胞内侧壁不明显增厚，纹孔不明显	多角形，细胞内侧壁不明显增厚，纹孔不明显	多角形，细胞内侧壁不明显增厚	多角形，细胞外侧壁增厚
	厚壁细胞	3 ～ 5 层细胞厚，偶有间断	3 ～ 5 层细胞厚，偶有间断	1 ～ 3 层细胞厚，常间断	常间断	6 ～ 14 层细胞厚，连续或间断
	射线石细胞	外层偶见	内层可见	内层可见	无	无
	井字结构	明显，纤维带较宽	明显，纤维带窄	明显，纤维带窄	明显	无
	草酸钙结晶	砂晶，微细棱状、颗粒状	细棱晶	细棱晶	簇晶，直径 8 ～ 32 μm	簇晶，直径 10 ～ 15 μm
理化鉴别	荧光	碧蓝色	弱黄绿色	浅黄棕色溶液，无荧光	浅黄色溶液，无荧光	浅黄棕色溶液，无荧光
	$\lambda(MeOH)_{max}$/nm	290、340	286、333	273、330	278、330、345	274、312

桑白皮

Sangbaipi

Mori Cortex

本品为常用中药，始载于《神农本草经》，列为中品。

【别名】桑根白皮、桑根皮。

【来源】桑科植物桑 *Morus alba* L. 的干燥根皮。

【产销】全国各地均产，主产于安徽、河南、浙江、江苏、湖南等地。以安徽、河南产量大，销全国并出口。

【采收加工】秋末叶落时至次春发芽前采挖根部，刮去黄棕色粗皮，纵向剖开，剥取根皮，晒干。

【炮制】

1. 桑白皮 洗净，稍润，切丝，干燥。

2. 蜜桑白皮 取桑白皮丝，加炼蜜与开水少许，拌匀，闷润至透，置锅内用文火炒至变为深黄色、不黏手为度，取出晾凉。每 100 kg 桑白皮丝，用熟蜜 25 kg。

【商品特征】

1. 药材　扭曲的卷筒状、槽状或板片状，长短宽窄不一，厚 1 ～ 4 mm。外表面白色或淡黄白色，较平坦，有的残留橙黄色或棕黄色鳞片状粗皮；内表面黄白色或灰黄色，有细纵纹。体轻，质韧，纤维性强，难折断，易纵向撕裂，撕裂时有粉尘飞扬。气微，味微甘。（图 10–26）

以色白、皮厚、无粗皮、粉性足者为佳。

2. 饮片

（1）桑白皮　不规则的丝条状。余同药材性状特征。（图 10–27）

（2）蜜桑白皮　不规则的丝条状。表面深黄色或棕黄色，略具光泽，纤维性强，易纵向撕裂。气微，味甜。（图 10–28）

【主要成分】主含黄酮类：桑根皮素（morusin）、环桑根皮素（cyclomorusin）、桑素（mulberrin）、桑色烯（mulberrochromene）、环桑素（cyclomulberrin）、桑根酮（sanggenone）A ～ P 等。尚含桑皮呋喃（mulberrofuran）A ～ Q、伞形花内酯、东莨菪素和作用与乙酰胆碱类似的降压成分等。

【鉴别】

1. 横切面　韧皮射线宽 2 ～ 6 列细胞；散有乳管；纤维单个散在或成束，非木化或微木化；薄壁细胞含淀粉粒，有的细胞含草酸钙方晶。较老的根皮中，散在夹有石细胞的厚壁细胞群，胞腔大多含方晶。

2. 粉末　淡灰黄色。纤维甚多，多碎断，直径 13 ～ 26 μm，壁厚，非木化至微木化。草酸钙方晶直径 11 ～ 32 μm。石细胞类圆形、类方形或形状不规则，直径 22 ～ 52 μm，壁较厚或极厚，纹孔和孔沟明显，胞腔内有的含方晶。另有含晶厚壁细胞。淀粉粒甚多，单粒类圆形，直径 4 ～ 16 μm；复粒由 2 ～ 8 分粒组成。

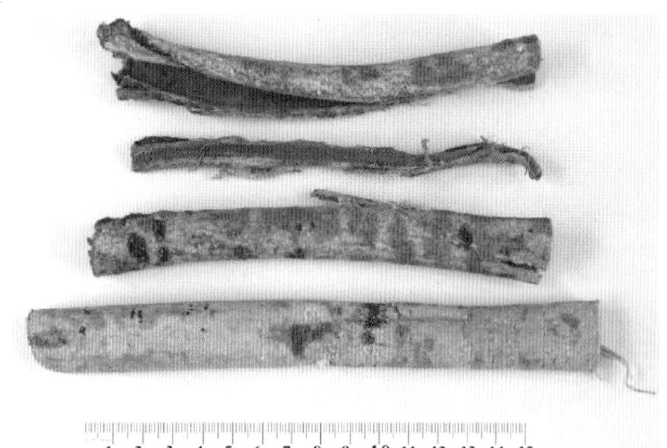

图 10–26　桑白皮

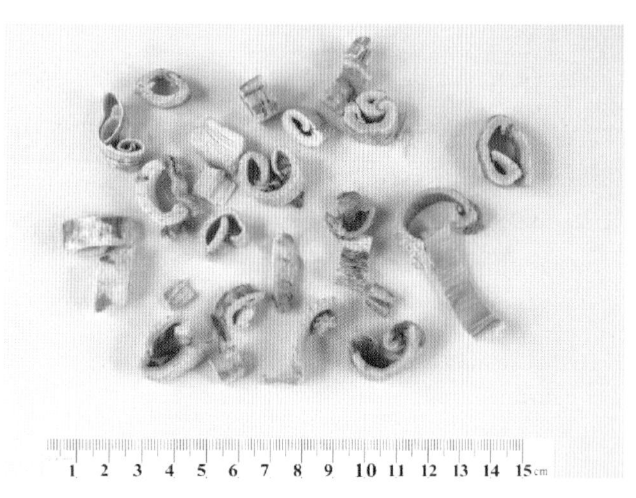

图 10–27　桑白皮丝

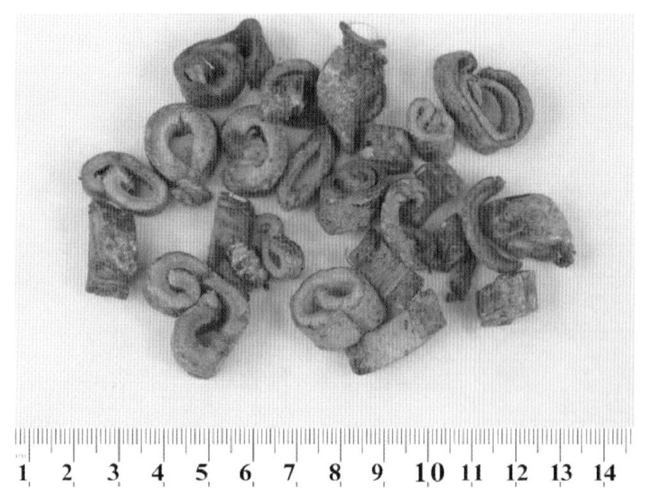

图 10–28　蜜桑白皮

3. 薄层色谱 供试品色谱中，在与桑白皮对照药材色谱相应的位置上，显相同的两个荧光主斑点。

【商品规格】一般为统货。也可依据皮厚、粗皮去净率分为选货、统货等不同等级。但均要求杂质不得过3%。无虫蛀、霉变。

【性味功能】性寒，味甘。归肺经。泻肺平喘，利水消肿。用于肺热喘咳，水肿胀满尿少，面目肌肤水肿。

【用法用量】6 ～ 12 g。内服煎汤，或入散剂。外用适量，捣汁涂或煎水洗。

【贮藏】置通风干燥处，防潮，防蛀。

【附注】

1. 习用品

（1）桑的变种鲁桑 *Morus alba* Linn. var. *multicaulis*（Perrott.）Loud. 的根皮，在四川作桑白皮入药，又称“湖桑”“油桑”。

（2）同科同属植物鸡桑 *Morus australis* Poir.、华桑 *Morus cathayana* Hemsl. 的根皮，在有些地区作桑白皮入药。

2. 伪品

（1）构树皮 桑科植物构树 *Broussonetia papyrifera*（Linn.）L′ Hert. ex Vent. 的干燥根皮。本品多呈扭曲筒状或不规则片状。外表面白色，有残留栓皮及点状须根痕；内表面淡黄色，光滑。断面具纤维性。气微，味淡。含草酸钙方晶及簇晶。

（2）柘树皮 桑科植物柘树 *Maclura tricuspidata* Carriere 的干燥根皮。本品多呈扭曲片状，两边向内卷。外表面淡黄白色或灰白色，粗糙，有横向纵纹及颗粒状凸起；内表面灰白色，有细皱纹及侧根痕穿孔。断面略带纤维性。气微，味微苦涩。含草酸钙方晶并形成晶鞘纤维。

第十一章　叶　　类

人参叶

Renshenye

Ginseng Folium

【来源】五加科植物人参 *Panax ginseng* C. A. Mey. 的干燥叶。

【采收加工】秋季采收，晾干或烘干。

【商品特征】常扎成小把，呈束状或扇状，长 12 ～ 35 cm。掌状复叶带有长柄，暗绿色，3 ～ 6 枚轮生。小叶通常 5 枚，偶有 7 枚或 9 枚，呈卵形或倒卵形。基部的小叶长 2 ～ 8 cm，宽 1 ～ 4 cm；上部的小叶大小相近，长 4 ～ 16 cm，宽 2 ～ 7 cm。基部楔形，先端渐尖，边缘具细锯齿及刚毛，上表面叶脉生刚毛，下表面叶脉隆起。纸质，易碎。气清香，味微苦而甘。

【鉴别】

1. 粉末　黄绿色。上表皮细胞形状不规则，略呈长方形，长 35 ～ 92 μm，宽 32 ～ 60 μm，垂周壁波状或深波状。下表皮细胞与上表皮相似，略小；气孔不定式，保卫细胞长 31 ～ 35 μm。叶肉无栅栏组织，多由 4 层类圆形薄壁细胞组成，直径 18 ～ 29 μm，含叶绿体或草酸钙簇晶，草酸钙簇晶直径 12 ～ 40 μm，棱角锐尖。

2. 薄层色谱　供试品色谱中，在与人参皂苷 Rg、对照品、人参皂苷 Re 对照品色谱相应的位置上，显相同颜色的斑点。

【检查】水分不得过 12.0%。总灰分不得过 10.0%。

【含量测定】高效液相色谱法。本品含人参皂苷 Rg_1（$C_{42}H_{72}O_{14}$）和人参皂苷 Re（$C_{48}H_{82}O_{18}$）的总量不得少于 2.25%。

【性味功能】性寒，味苦、甘。归肺、胃经。补气，益肺，祛暑，生津。用于气虚咳嗽，暑热烦躁，津伤口渴，头目不清，四肢倦乏。

【用法用量】3 ～ 9 g。不宜与藜芦、五灵脂同用。

【贮藏】置阴凉干燥处，防潮。

大青叶

Daqingye

Isatidis Folium

本品为常用中药，始载于《神农本草经》，列为上品。

【别名】大青、蓝叶、蓝靛叶。

【来源】十字花科植物菘蓝 *Isatis indigotica* Fort. 的干燥叶。

【产销】主产于陕西、江苏、安徽、河北、河南、浙江等地。现商品多为栽培品。销全国。

【采收加工】夏、秋二季分 2 ～ 3 次采收，除去杂质，晒干。

【炮制】除去杂质，抢水洗，切段，干燥。

【商品特征】

1. 药材 多皱缩卷曲，有的破碎。完整叶片展平后呈长椭圆形至长圆状倒披针形，长 5 ～ 20 cm，宽 2 ～ 6 cm，先端钝；全缘或微波状，基部狭窄下延至叶柄，呈翼状；上表面暗灰绿色，有的可见色较深稍凸起的小点；背面叶脉较明显；叶柄明显者，长约至 5 cm，淡棕黄色。质脆。气微，味微酸、苦、涩。

以完整、色暗灰绿色者为佳。

2. 饮片 不规则的碎段，余同药材性状特征。（图 11–1）

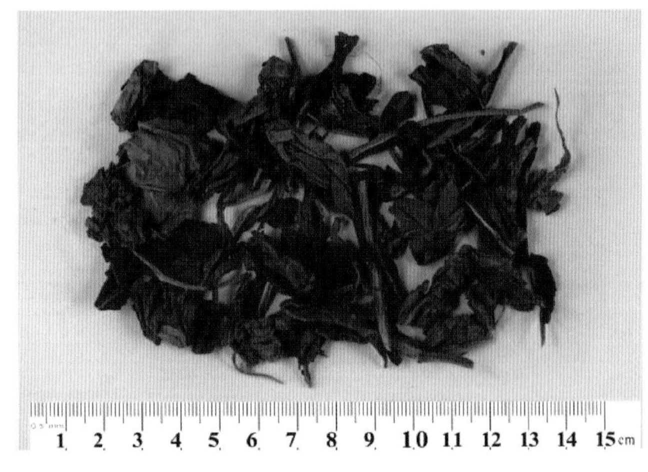

图 11–1 大青叶段

【主要成分】含有机酸、生物碱、苷类等。如菘蓝苷、靛玉红、靛蓝、芥苷（glucobrassicin）、黑芥子苷、亚油酸、异牡荆素、异落叶松脂素、β– 谷甾醇等。

【鉴别】

1. 叶横切面 上、下表皮细胞各 1 列，外被角质层。叶肉组织分化不明显，栅栏细胞类长方形，常 3 列；主脉维管束 4 ～ 9 个，外韧型，中间 1 个较大，维管束上、下两侧均可见厚壁组织；薄壁组织散有类圆形分泌细胞，内含棕黑色颗粒状物。

2. 粉末 绿褐色。下表皮细胞垂周壁稍弯曲，略呈连珠状增厚；气孔不等式，副卫细胞 3 ～ 4 个；叶肉组织分化不明显，叶肉细胞中含蓝色细小颗粒状物，亦含橙皮苷样结晶。

3. 薄层色谱 供试品色谱中，在与靛蓝对照品、靛玉红对照品色谱相应的位置上，分别显相同的蓝色斑点和浅紫红色斑点。

【检查】水分：药材不得过 13.0%，饮片不得过 10.0%。

【浸出物】热浸法。乙醇浸出物不得少于 16.0%。

【含量测定】高效液相色谱法。按干燥品计，本品含靛玉红（$C_{16}H_{10}N_2O_2$）不得少于 0.020%。

【商品规格】统货。

【性味功能】性寒，味苦。归心、胃经。清热解毒，凉血消斑。用于温病高热，神昏，发斑发疹，痄腮，喉痹，丹毒，痈肿。

【用法用量】9 ～ 15 g。内服煎汤。

【贮藏】置通风干燥处，防霉。

山楂叶

Shanzhaye

Crataegi Folium

【来源】蔷薇科植物山里红 *Grataegus pinnatifida* Bge. var. *major* N. E. Br. 或山楂 *Grataegus pinnatifida* Bge. 的干燥叶。

【采收加工】夏、秋二季采收，晾干。

【商品特征】多已破碎，完整者展开后呈宽卵形，长 6 ～ 12 cm，宽 5 ～ 8 cm，绿色至棕黄色，先端渐尖，基部宽楔形，具 2 ～ 6 羽状裂片，边缘具尖锐重锯齿；叶柄长 2 ～ 6 cm，托叶卵圆形至卵状披针形。气微，味涩、微苦。

【鉴别】

1. 粉末　绿色至棕黄色。草酸钙簇晶直径 10 ～ 30 μm，草酸钙方晶直径 15 ～ 30 μm，散在或分布于叶维管束或纤维束旁。导管为螺纹导管，直径 20 ～ 40 μm。非腺毛为单细胞，长圆锥形，基部直径 30 ～ 40 μm。纤维成束，直径约 15 μm，壁增厚。

2. 薄层色谱　供试品色谱中，在与芦丁对照品、金丝桃苷对照品色谱相应的位置上，显相同颜色的荧光斑点。

【检查】水分不得过 12.0%。酸不溶性灰分不得过 3.0%。

【浸出物】冷浸法。稀乙醇浸出物不得少于 20.0%。

【含量测定】

总黄酮：按干燥品计，本品含总黄酮以无水芦丁（$C_{27}H_{30}O_{16}$）计，不得少于 7.0%。

金丝桃苷：高效液相色谱法。按干燥品计，本品含金丝桃苷（$C_{21}H_{20}O_{12}$）不得少于 0.050%。

【性味功能】性平，味酸。归肝经。活血化瘀，理气通脉，化浊降脂。用于气滞血瘀，胸痹心痛，胸闷憋气，心悸健忘，眩晕耳鸣，高脂血症。

【用法用量】3 ～ 10 g；内服煎汤，或泡茶饮。

【贮藏】置干燥处。

艾叶

Aiye

Artemisiae Argyi Folium

本品为常用中药，始载于《名医别录》，列为中品。

【别名】艾蒿、灸草、家艾、蕲艾、香艾。

【来源】菊科植物艾 *Artemisia argyi* Lévl. et Vant. 的干燥叶。

【产销】全国大部分地区均产。湖北蕲春产者习称“蕲艾”，产量大，质量佳，为道地药材之一。销全国。

【采收加工】夏季花未开时采摘，除去杂质，晒干。

【炮制】

1. 艾叶 原药材除去杂质及梗，筛去灰屑。

2. 醋艾叶 取净艾叶，加适量的米醋拌匀，闷润至透，置锅内，用文火炒干，取出放凉。每100 kg艾叶，用米醋15 kg。

3. 醋艾炭 取净艾叶，置炒制容器内，用中火加热，炒至表面焦黑色，喷醋，炒干，取出放凉。每100 kg艾叶，用醋15 kg。

4. 艾叶炭 取净艾叶，置锅内，用武火加热，炒至表面焦黑色，喷淋清水少许，灭尽火星，炒干，取出凉透。

【商品特征】

1. 药材 多皱缩、破碎，有短柄。完整叶片展平后呈卵状椭圆形，羽状深裂，裂片椭圆状披针形，边缘有不规则的粗锯齿；上表面灰绿色或深黄绿色（陈者色黄棕），有稀疏的柔毛和腺点；下表面密生灰白色茸毛。质柔软；气清香，味苦。（图11-2）

以叶厚、色青（陈者色黄棕）、茸毛多、质柔软、香气浓郁者为佳。

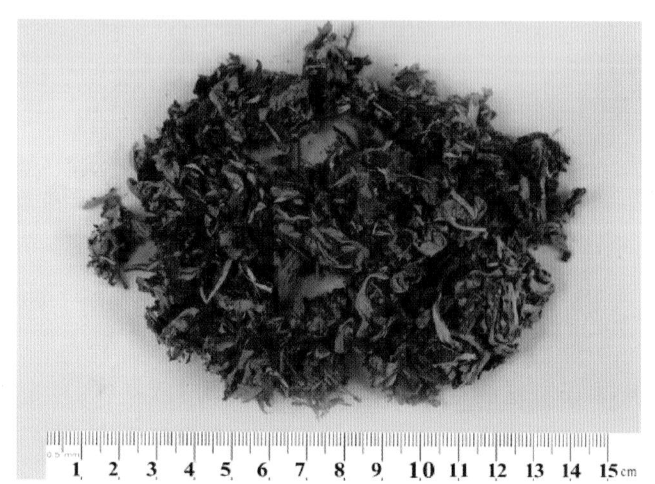

图11-2 艾叶

2. 饮片

（1）艾叶 同药材。

（2）醋艾叶 不规则碎片，表面微黑色。气清香，略有醋香气。

（3）醋艾炭 不规则碎片，表面黑褐色。具醋香气。

（4）艾叶炭 不规则碎片，表面焦黑色。多卷曲，破碎；香气清淡。

【主要成分】主含挥发油，主要成分为桉油精（cineole）、倍半萜烯醇等。还含有腺嘌呤（adenine）、胆碱（choline）、维生素A样物质、维生素C、维生素D及淀粉酶等。

【鉴别】

1. 粉末 绿褐色。非腺毛有两种：一种为“T”形毛，顶端细胞长而弯曲，两臂不等长，柄为2～4个细胞；另一种为单列性非腺毛，3～5个细胞，顶端细胞特长而扭曲，常断落。腺毛表面观为鞋底形，由4个或6个细胞相对叠合而成，无柄。草酸钙簇晶，直径3～7 μm，存在于叶肉细胞中。

2. 薄层色谱 供试品色谱中，在与艾叶对照药材色谱相应的位置上，显相同颜色的主斑点。

【检查】水分不得过15.0%。总灰分不得过12.0%。酸不溶性灰分不得过3.0%。

【含量测定】气相色谱法。按干燥品计，本品含桉油精（$C_{10}H_8O$）不得少于0.050%，含龙脑（$C_{10}H_{18}O$）不得少于0.020%。

【商品规格】统货。

【性味功能】性温，味辛、苦；有小毒。归肝、脾、肾经。温经止血，散寒止痛；外用祛湿止痒。用于吐血，衄血，崩漏，月经过多，胎漏下血，少腹冷痛，经寒不调，宫冷不孕；外治皮肤瘙痒。

醋艾炭，温经止血，用于虚寒性出血。

【用法用量】3～9 g。内服煎汤。外用适量，供灸治或熏洗用。

【贮藏】置阴凉干燥处。

【附注】

1. 下列同属植物的叶在分布地区亦作艾叶入药

（1）蒙古蒿 *Artemisia mongolica*（Fisch. ex Bess.）Nakai 生于山地林缘或灌木丛中，分布于东北、华北及华东等地区。

（2）五月艾 *Artemisia indica* Willd. 又名多花蒿，分布于华北、华东、中南、西南地区及辽宁、台湾、西藏。

（3）红足蒿 *Artemisia rubripes* Nakai 分布于东北、华北地区及山东、江苏、安徽、浙江、江西、福建。

（4）宽叶山蒿 *Artemisia stolonifera*（Maxim.）Komar. 分布于东北、华北地区及山东、江苏、安徽、浙江、湖北等地。

2. 易混品

（1）艾蒿叶 同属植物北艾 *Artemisia vulgaris* L. 的干燥叶，分布于陕西（秦岭）、甘肃（西部）、青海、新疆、四川（西部）等地。其与艾叶的主要区别为叶上表面绿色、无毛和腺点。挥发油主要成分为侧柏酮、桉油精、樟脑等。

（2）野艾叶 同属植物野艾蒿 *Artemisia lavendulaefolia* Candolle 的干燥叶。分布于东北、华北、中南、西南地区及陕西、甘肃、山东、江苏、安徽、浙江、江西等地。其与艾叶的主要区别为叶 1～2 回羽状深裂至全裂、裂片条形或条状披针形、全缘、边缘常稍外卷。

（3）黄花艾叶 同属植物魁蒿（黄花艾）*Artemisia princes* Pamp. 的干燥叶。分布较广。其与艾叶的主要区别为叶羽状、3～5 裂或仅有不整齐的缺刻、两面均披白色茸毛。

石韦

Shiwei

Pyrrosiae Folium

本品为少常用中药，始载于《神农本草经》，列为中品。

【别名】石苇、金汤匙。

【来源】水龙骨科植物庐山石韦 *Pyrrosia sheareri*（Bak.）Ching、石韦 *Pyrrossia lingua*（Thunb.）Farwell 或有柄石韦 *Pyrrossia petiolosa*（Christ）Ching 的干燥叶。

【产销】全国大部分地区均产，主产于江苏、河南、浙江等地。销全国。

【采收加工】全年均可采收，除去根茎和根，洗净，晒干或阴干。

【炮制】除去杂质，洗净，切段，干燥，筛去细屑。

【商品特征】

1. 药材

（1）庐山石韦 叶片略皱缩，展平后呈披针形，长 10～25 cm，宽 3～5 cm。先端渐尖，基部耳状偏斜，全缘，边缘常向内卷曲；上表面黄绿色或灰绿色，散布有黑色圆形小凹点；下表面密生红棕色星状毛，有的侧脉间布满棕色圆点状的孢子囊群。叶柄具四棱，长 10 ～ 20 cm，直径 1.5 ～ 3 mm，略扭曲，有纵槽；叶片革质。气微，味微涩苦。

（2）石韦　叶片披针形或长圆披针形，长 8 ～ 12 cm，宽 1 ～ 3 cm，基部楔形，对称。孢子囊群在侧脉间，排列紧密而整齐。叶柄长 5 ～ 10 cm，直径约 1.5 mm。

（3）有柄石韦　叶片多卷曲成筒状，展平后呈长圆形或卵状长圆形，长 3 ～ 8 cm，宽 1 ～ 2.5 cm；基部楔形，对称；下表面侧脉不明显，布满孢子囊群。叶柄长 3 ～ 12 cm，直径约 1 mm。（图 11-3）

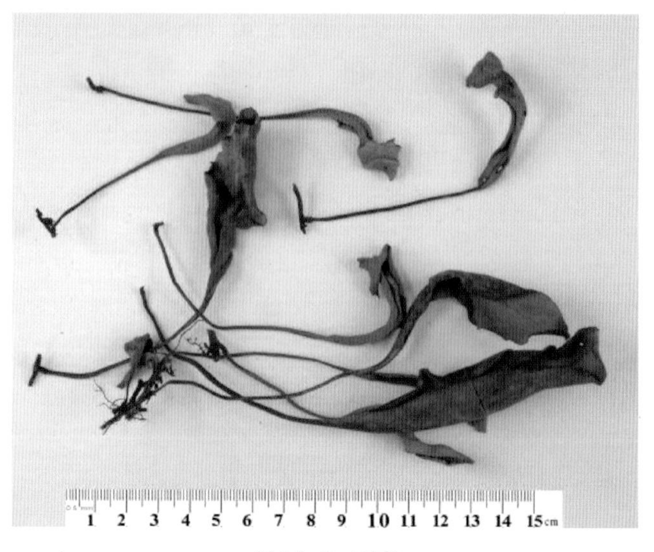

图 11-3　石韦

均以身干、叶大、质厚、洁净者为佳。

2. 饮片　丝条状，革质，上表面黄绿色或灰褐色，下表面密生红棕色星状毛，孢子囊群着生侧脉间或下表面布满孢子囊群。叶全缘，革质。气微，味微涩苦。（图 11-4）

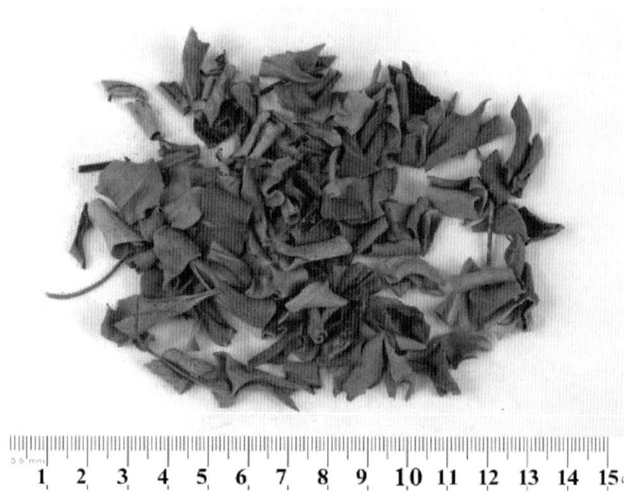

图 11-4　石韦段

【主要成分】含蒽醌、苯丙素、黄酮类等。如绿原酸（chlorogenic acid）、芒果苷（mangiferin）、异芒果苷、β- 谷甾醇、槲皮素、山柰酚等。

【鉴别】

1. 粉末　淡黄棕色。星状毛体部 7 ～ 12 个细胞，辐射状排列成上、下两轮，每个细胞呈披针形，顶端急尖，有的表面有纵向或不规则网状纹理；柄部 1 ～ 9 个细胞。孢子囊环带细胞，表面观扁长方形。孢子极面观椭圆形，赤道面观肾形，外壁具疣状凸起。叶下表皮细胞多角形，垂周壁连珠状增厚，气孔类圆形。纤维细胞长梭形，胞腔内充满红棕色或棕色块状物。

2. 化学鉴别　取石韦粉末 2 g，加 95% 乙醇 20 mL，加热回流 30 min，滤过。取滤液，加水 6 mL，再加石油醚（60 ～ 90 ℃）20 mL 萃取，分取乙醇层，蒸干，残渣加 95% 乙醇 8 mL 使溶解，取溶液 1 滴点于滤纸上，干后在紫外灯下检视。庐山石韦显亮黄色，石韦与有柄石韦显蓝色。

【检查】杂质不得过 3%。水分不得过 13.0%。总灰分不得过 7.0%。

【浸出物】热浸法。稀乙醇浸出物不得少于 18.0%。

【含量测定】高效液相色谱法。按干燥品计，本品含绿原酸（$C_{16}H_{18}O_9$）不得少于 0.20%。

【商品规格】统货。

【性味功能】性微寒，味甘、苦。归肺、膀胱经。利尿通淋，清肺止咳，凉血止血。用于热淋，血淋，石淋，小便不通，淋沥涩痛，肺热喘咳，吐血，衄血，尿血，崩漏。

【用法用量】6 ～ 12 g。内服煎汤。

【贮藏】置通风干燥处。

【附注】

1. 同属多种植物在不同地区作石韦入药

（1）光石韦　水龙骨科植物光石韦 *Pyrrosia calvata*（Bak.）Ching 的干燥叶，在广西作石韦入药。叶多已卷成压扁的管状或平展，一型。叶片长披针形，先端渐尖，或已折断，基部渐狭而不延，全缘，革质，长 20 ～ 50 cm，宽 3 cm 以上。叶上表面黄棕色或黄绿色，有小凹点，用放大镜观察下面有星状毛或细茸毛，孢子囊群密布于叶片下表面中部以上。叶柄长 5 ～ 8 cm，宽 0.3 ～ 0.4 cm，有纵棱。无臭，味淡。

（2）华北石韦　水龙骨科植物华北石韦 *Pyrrosia davidii*（Baker）Ching（北京石韦）的干燥叶，在吉林、内蒙古、河北、陕西、河南、山东、甘肃、福建、湖北、湖南等亦作石韦入药。性状与石韦相似，但叶一型，狭披针形，长 3 ～ 8 cm，宽 0.6 ～ 1.5 cm，向两端渐变狭，下面密生短而细的星状毛。

（3）毡毛石韦　水龙骨科植物毡毛石韦 *Pyrrosia drakeana*（Franch.）Ching 的干燥叶，在陕西、甘肃、福建、湖北、湖南、广东、广西等地亦作石韦入药。性状与庐山石韦相似，但叶柄较长，一般超过叶片长度的一半，叶片较短阔，基部阔圆形或圆楔形，叶片下面密被星状毛。

（4）不对称石韦、西南石韦、相似石韦、矩圆石韦等在个别地区也有作石韦药用。

2. 伪品　瓦韦 *Lepisorus thunbergianus*（Kaulf.）Ching 和乌苏里瓦韦 *Lepisorus ussuriensis*（Regel et Maack）Ching 曾在江苏、陕西等地误作石韦用，应注意鉴别。

杜仲叶

Duzhongye

Eucommiae Folium

【来源】杜仲科植物杜仲 *Eucommia ulmoides* Oliv. 的干燥叶。

【采收加工】夏、秋二季枝叶茂盛时采收，晒干或低温烘干。

【商品特征】多破碎，完整叶片展平后呈椭圆形或卵形，长 7 ～ 15 cm，宽 3.5 ～ 7 cm。表面黄绿色或黄褐色，微有光泽，先端渐尖，基部圆形或广楔形，边缘有锯齿，具短叶柄。质脆，搓之易碎，折断面有少量银白色橡胶丝相连。气微，味微苦。

【鉴别】

粉末　棕褐色。橡胶丝较多，散在或贯穿于叶肉组织及叶脉组织碎片中，灰绿色，细长条状，多扭结成束，表面显颗粒性。上、下表皮细胞表面观呈类方形或多角形，垂周壁近平直或微弯曲，呈连珠状增厚，表面有角质条状纹理；下表皮可见气孔呈不定式，较密，保卫细胞有环状纹理。非腺毛单细胞，直径 10 ～ 31 μm，有细小疣状凸起，可见螺状纹理，胞腔内含黄棕色物。

【检查】水分不得过 15.0%。

【浸出物】热浸法。稀乙醇浸出物不得少于 16.0%。

【含量测定】高效液相色谱法。按干燥品计，本品含绿原酸（$C_{16}H_{18}O_9$）不得少于 0.080%。

【性味功能】性温，味微辛。归肝、肾经。补肝肾，强筋骨。用于肝肾不足，头晕目眩，腰膝酸痛，筋骨痿软。

【用法用量】10 ～ 15 g，内服煎汤。

【贮藏】置干燥处。

牡荆叶

Mujingye

Viticis Negundo Folium

【来源】马鞭草科植物牡荆 *Vitex negundo* L. var. *cannahifolia*（Sieb. et Zucc.）Hand. –Mazz. 的新鲜叶。

【采收加工】夏、秋二季叶茂盛时采收，除去茎枝。

【商品特征】掌状复叶，小叶 5 片或 3 片，披针形或椭圆状披针形，中间小叶长 5 ～ 10 cm，宽 2 ～ 4 cm，两侧小叶依次渐小，先端渐尖，基部楔形，边缘具粗锯齿；上表面绿色，下表面淡绿色、被柔毛；总叶柄长 2 ～ 6 cm，有一浅沟槽，密被灰白色茸毛。气芳香，味辛、微苦。

【鉴别】

1. 横切面 上表皮细胞排列较整齐，上、下表面均有茸毛，下表面茸毛较多。叶肉栅栏组织为 3 ～ 4 列细胞，海绵组织较疏松。主脉维管束外韧型，呈月牙形或“U”形，“U”形的凹部另有 1 ～ 5 个较小的维管束；周围薄壁细胞可见纹孔；上、下表皮内方有数列厚角细胞。

2. 表面观 上表皮细胞呈类多角形或不规则形，垂周壁波状弯曲；非腺毛 1 ～ 4 个细胞，先端细胞较长，表面有疣状凸起；腺鳞头部 4 个细胞，直径约至 55 μm，柄单细胞；小腺毛少见，头部 1 ～ 4 个细胞，直径约至 25 μm，柄 1 ～ 3 个细胞，甚短。下表皮细胞较小，长 17 ～ 30 ～ 45 μm，直径 12 ～ 25 μm，垂周壁微弯曲或较平直；气孔不定式，直径 15 ～ 20 μm，副卫细胞 3 ～ 6 个；非腺毛、腺鳞和小腺毛较多。

【性味功能】性平，味微苦、辛。归肺经。祛痰，止咳，平喘。用于咳嗽痰多。

【用法用量】鲜用，供提取牡荆油用。

【贮藏】置阴凉处。

苦丁茶

Kudingcha

Ilicis Latifoliae Folium

本品为保健饮品，始载于《本经逢原》。

【别名】茶丁、富丁茶。

【来源】冬青科植物大叶冬青 *Ilex latifolia* Thunb. 的干燥嫩叶。

【产销】主产于浙江、福建和广西等地。销全国。

【采收加工】清明前后摘取嫩叶，晒干或晾干。

【炮制】取原药材，除去杂质，洗净，稍润，切丝，干燥。

【商品特征】

1. 药材　叶片革质，呈卵状长椭圆形，有的纵向微卷曲或破碎，长 8 ～ 17 cm，宽 4.5 ～ 7.5 cm；先端尖锐或稍圆，基部钝，边缘具疏齿。上表面黄绿色或灰绿色，有光泽，下表面黄绿色。叶柄粗短，长 1.5 ～ 2 cm。气微，味微苦。（图 11–5）

以质嫩、小叶均匀、色黄褐、无枝梗者为佳。

2. 饮片　不规则的丝状，多卷曲。余同药材性状特征。

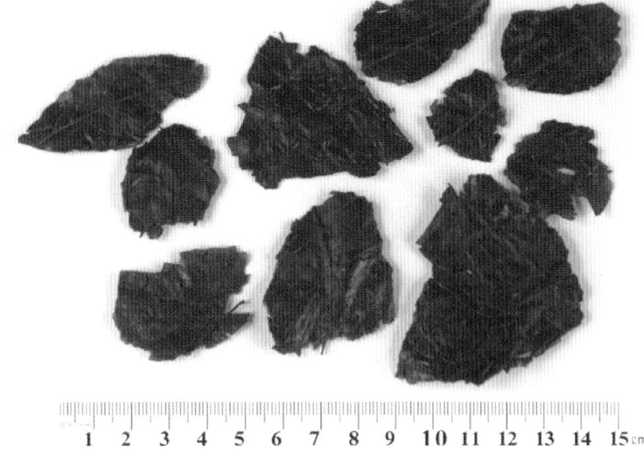

图 11–5　苦丁茶

【主要成分】含熊果酸、熊果醇、蒲公英赛醇、β– 香树脂醇、β– 谷甾醇、蹄纹天竺素 –3– 木糖葡萄糖苷等。

【鉴别】

叶片横切面　表皮细胞类方形，外壁厚，外被厚角质层，下表面可见气孔。栅栏细胞 2 列，占叶肉组织的 1/6 ～ 1/4，通过主脉；海绵组织疏松。主脉维管束外韧型；主脉于下表面突出，上表面略凹，上、下方均可见纤维束；主脉下表皮内侧具 4 ～ 5 列厚角细胞；薄壁细胞含草酸钙簇晶及方晶。

【商品规格】统货。

【性味功能】性寒，味甘、苦，归肝、肺、胃经。散风热，清头目，除烦渴。用于头痛，齿痛，目赤，聤耳，热病烦渴，痢疾。

【用法用量】3 ～ 9 g。内服煎汤，或入丸剂。外用煎水熏洗，或涂搽。

【贮藏】置阴凉干燥处，防潮，防蛀。

【附注】

1. 苦丁茶冬青　冬青科植物苦丁茶冬青 *Ilex kudingcha* C. J. Tseng. 的干燥叶。南方部分地区作苦丁茶药用。叶表面橄榄绿色或淡棕色，叶片厚硬、革质。叶片长圆状椭圆形，长 10 ～ 16 cm，宽 4 ～ 8 cm，边缘有锯齿，主脉于上表面凹下、下表面凸起，侧脉每边 10 ～ 14 条，叶柄直径 2 ～ 3 mm。气微，味苦、微甘。

2. 四川苦丁茶　木犀科植物丽叶女贞 *Ligustrum henryi* Hemsl. 的干燥叶。夏季采收，除去枝梗，加适量水闷透或蒸透，晒干。本品多已破碎，有的数片黏合。完整叶片呈卵圆形、卵状披针形或类圆形，长 1.5 ～ 5 cm，宽 1 ～ 3 cm，先端渐尖，基部宽楔形或近圆形，全缘，表面平滑光亮，主脉于下表面微凸起。绿褐色、茶褐色或棕褐色。薄革质，质脆。微具焦糖气，味苦回甜。

枸骨叶

Gouguye

Ilicis Cornutae Folium

【来源】冬青科植物枸骨 *Ilex cornuta* Lindl. ex Paxt. 的干燥嫩叶。

【采收加工】秋季采收，除去杂质，晒干。

【商品特征】类长方形或矩圆状长方形，偶有长卵圆形，长 3 ～ 8 cm，宽 1.5 ～ 4 cm。先端具 3 枚较大的硬刺齿，顶端 1 枚常反曲，基部平截或宽楔形，两侧有时各具刺齿 1 ～ 3 枚，边缘稍反卷；长卵圆形叶常无刺齿。上表面黄绿色或绿褐色，有光泽，下表面灰黄色或灰绿色。叶脉羽状，叶柄较短。革质，硬而厚。气微，味微苦。

【鉴别】

1. 叶片近基部横切面 上表皮细胞类方形，壁厚，外被厚的角质层，主脉处有单细胞非腺毛；下表皮细胞略小，可见气孔。栅栏组织为 2 ～ 4 列细胞，海绵组织疏松；主脉处上、下表皮内为 1 列至数列厚角细胞。主脉维管束外韧型，其上、下方均具木化纤维群。叶缘表皮内常依次为厚角细胞和石细胞半环带，再内为木化纤维群；叶缘近叶柄处仅有数列厚角细胞，近基部以上渐无厚角组织。叶缘表皮内和主脉处下表皮内厚角组织中偶有石细胞，韧皮部下方的纤维群外亦偶见。薄壁组织和下表皮细胞常含草酸钙簇晶。

2. 薄层色谱 供试品色谱中，在与枸骨叶对照药材色谱相应的位置上，显相同颜色的斑点。

【检查】水分不得过 8.0%。总灰分不得过 6.0%。

【性味功能】性凉，味苦。归肝、肾经。清热养阴，益肾，平肝。用于肺痨咯血，骨蒸潮热，头晕目眩。

【用法用量】9 ～ 15 g。

【贮藏】置干燥处。

枇杷叶

Pipaye

Eriobotryae Folium

本品为常用中药，始载于《名医别录》，列为下品。

【来源】蔷薇科植物枇杷 *Eriobotrya japonica*（Thunb.）Lindl. 的干燥叶。

【产销】枇杷在各地广为栽培。药材主产于福建、广东、江苏、浙江、四川、云南、贵州等地。栽培品成为市场主流商品，野生品稀少。

【采收加工】全年均可采收，晒至七八成干，扎成小把，再晒干。

【炮制】

1. 枇杷叶 取原药材，除去茸毛，用水喷润，切丝，干燥。

2. 蜜枇杷叶 取熟蜜，加适量开水稀释，淋入枇杷叶丝内拌匀，闷润，置炒制容器内，用文火炒至不黏手为度，取出晾凉。每 100 kg 枇杷叶丝，用熟蜜 20 kg。

【商品特征】

1. 药材 长椭圆形或倒卵圆形，长 12 ～ 30 cm，宽 4 ～ 9 cm。先端尖，基部楔形，边缘上部有疏锯齿，近基部全缘。上表面灰绿色、黄棕色或红棕色，较光滑；下表面密被黄色茸毛，主脉于下表面显著凸起，侧脉羽状；叶柄极短，被棕黄色茸毛。革质而脆，易折断。无臭、味微苦。

以叶大、色绿或红棕、不破碎、无黄叶者为佳。

2. 饮片

（1）枇杷叶（丝）　丝条状。表面灰绿色、黄棕色或红棕色，较光滑。下表面可见茸毛，主脉突出。革质而脆。气微，味微苦。（图 11-6）

（2）蜜枇杷叶　形如枇杷叶丝，表面黄棕色或红棕色，微显光泽，略带黏性。具蜜香气，味微甜。

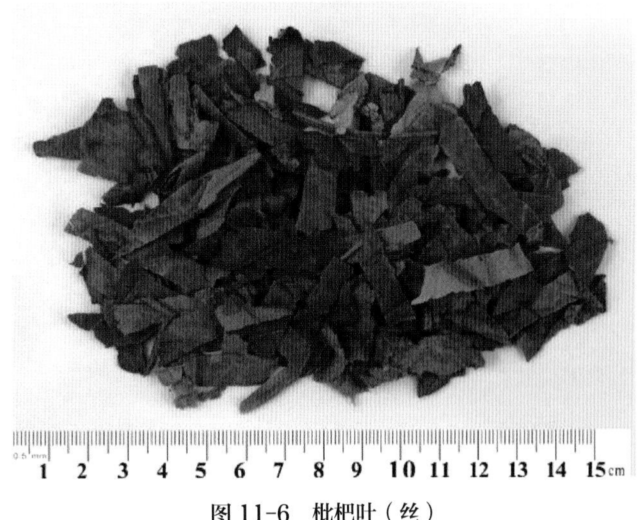

图 11-6　枇杷叶（丝）

【主要成分】含三萜酸类、黄酮类，以及甾醇类、有机酸类、挥发油类、糖类和维生素 B_1 等。如熊果酸、齐墩果酸、儿茶素、表儿茶素、逆没食子酸、槲皮素 -3- 葡萄糖苷和维生素 B_1 等。

【鉴别】

1. 横切面　上表皮细胞扁方形，外被厚的角质层；下表皮有多数单细胞非腺毛，近主脉处多弯成“人”字形；气孔可见；栅栏组织为 3 ～ 4 列细胞，延伸至主脉上方，但不连接；海绵组织疏松；主脉维管束外韧型，呈槽状，韧皮部外方维管束和厚壁细胞相间断续排列成环，壁木化，周围薄壁细胞含草酸钙方晶，形成晶纤维；主脉及叶肉中均散有黏液细胞，薄壁细胞中含草酸钙方晶及簇晶。

2. 薄层色谱　供试品色谱中，在与枇杷叶对照药材色谱和熊果酸对照品色谱相应的位置上，显相同颜色的斑点。

【检查】水分：药材不得过 13.0%。枇杷叶（丝）和蜜枇杷叶不得过 10.0%。总灰分：药材不得过 9.0%，枇杷叶（丝）和蜜枇杷叶不得过 7.0%。

【浸出物】热浸法。75% 乙醇浸出物，药材不得少于 18.0%，枇杷叶（丝）不得少于 16.0%。

【含量测定】高效液相色谱法。按干燥品计，本品含齐墩果酸（$C_{30}H_{48}O_3$）和熊果酸（$C_{30}H_{48}O_3$）的总量不得少于 0.70%。

【商品规格】一般根据颜色，将枇杷叶药材分为“青叶”“黄叶”两个规格，不分等级。一般认为青叶质量较好，价格稍高。

青叶　上表面灰绿色，带黄棕色或黄褐色；下表面密被黄色茸毛。无虫蛀，无霉变，杂质不得高于 3%。

黄叶　上表面黄棕色、红棕色或红褐色；下表面密被黄色或棕黄色茸毛。余同青叶。

【性味功能】性微寒，味苦。归肺、胃经。清肺止咳，降逆止呕。用于肺热咳嗽，气逆喘急，胃热呕逆，烦热口渴。

【用法用量】6 ～ 10 g。内服煎汤。

【贮藏】置干燥处。

草乌叶

Caowuye

Aconiti Kusnezoffii Folium

【来源】蒙古族习用药材，为毛茛科植物北乌头 *Aconitum kusnezoffii* Reichb. 的干燥叶。

【采收加工】夏季叶茂盛花未开时采收，除去杂质，及时干燥。

【商品特征】多皱缩卷曲、破碎。完整叶片展平后呈卵圆形，3 全裂，长 5 ～ 12 cm，宽 10 ～ 17 cm；灰绿色或黄绿色；中间裂片菱形，渐尖，近羽状深裂；侧裂片 2 深裂；小裂片披针形或卵状披针形；上表面微被柔毛，下表面无毛；叶柄长 2 ～ 6 cm。本品质脆，气微，味微咸、辛。

【鉴别】

1. 表面观 上表皮细胞垂周壁微波状弯曲，外平周壁有的可见稀疏角质纹理；非腺毛单细胞，多呈镰刀状弯曲，长约 468 μm，直径 44 μm，壁具疣状凸起。下表皮细胞垂周壁深波状弯曲；气孔较多，不定式，副卫细胞 3 ～ 5 个。

2. 化学鉴别 取本品粉末 5 g，加三氯甲烷 25 mL，摇匀，加碳酸钠试液 2 mL，振摇 30 min，滤过，取滤液加稀盐酸 4 mL，振摇；分取酸液，滤过，将滤液分置两支试管中，一管中加碘化铋钾试液 2 滴，生成棕黄色沉淀；另一管中加硅钨酸试液 2 滴，生成灰白色沉淀。

【性味功能】性平，味辛、涩，有小毒。清热，解毒，止痛。用于热病发热，泄泻腹痛，头痛，牙痛。

【用法用量】1 ～ 1.2 g，多入丸、散。孕妇慎用。

【贮藏】置干燥处。

罗布麻叶

Luobumaye

Apocyni Veneti Folium

本品为少常用中药，始载于《陕西中草药》。

【别名】吉吉麻、红麻。

【来源】夹竹桃科植物罗布麻 *Apocynum venetum* L. 的干燥叶。

【产销】主产于辽宁、吉林、内蒙古、安徽、陕西、河北、河南、江苏等地。销全国。

【采收加工】夏季采收，阴干或晒干。

【炮制】取原药材，除去杂质，干燥。

【商品特征】多皱缩卷曲，有的破碎，完整叶片展平后呈椭圆状披针形或卵圆状披针形，长 2 ～ 5 cm，宽 0.5 ～ 2 cm。淡绿色或灰绿色，先端钝，有小芒尖，基部钝圆或楔形，边缘具细齿，常反卷，两面无毛，叶脉于下表面凸起；叶柄细，长约 4 mm。本品质脆，气微，味淡。（图 11-7）

【主要成分】含黄酮、蒽醌、鞣质、多糖、氨基酸等。如山柰酚、异槲皮苷（罗布麻甲素）、槲皮素（罗布麻乙素）、金丝桃苷、芸香苷、β- 谷甾醇、谷氨酸、丙氨酸等。

【鉴别】

1. 显微鉴别

（1）表面观　上、下表皮细胞多角形，垂周壁平直，表面有颗粒状角质纹理；气孔平轴式。

（2）横切面　表皮细胞扁平，外壁凸起。叶两面均具栅栏组织，上表皮内栅栏细胞多为 2 列，下表皮内多为 1 列，细胞极短，海绵组织细胞 2 ～ 4 列，含棕色物。主脉维管束双韧型，维管束周围和韧皮部散有乳汁管。

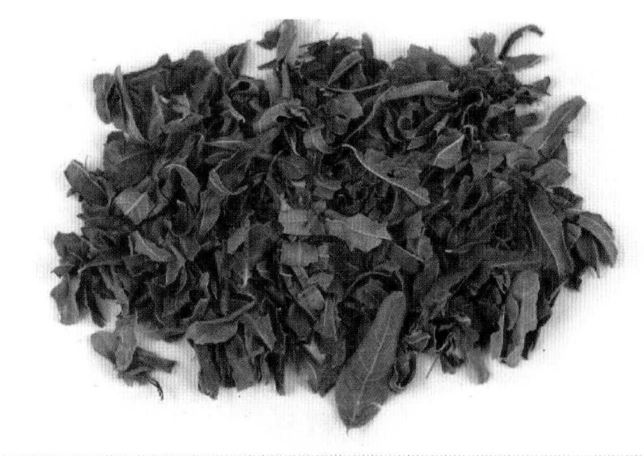

图 11-7　罗布麻叶

2. 薄层色谱

（1）供试品色谱中，在与罗布麻叶对照药材色谱相应的位置上，显相同颜色的荧光斑点。

（2）供试品色谱中，在与槲皮素对照品、山柰酚对照品色谱相应的位置上，显相同颜色的斑点或荧光斑点。

【检查】水分不得过 11.0%。总灰分不得过 12.0%。酸不溶性灰分不得过 5.0%。

【浸出物】热浸法。75% 乙醇浸出物不得少于 20.0%。

【含量测定】高效液相色谱法。按干燥品计，本品含金丝桃苷（$C_{21}H_{20}O_{12}$）不得少于 0.30%。

【商品规格】统货。

【性味功能】性凉，味甘、微苦。归肝经。平肝安神，清热利水。用于肝阳眩晕，心悸失眠，浮肿尿少。

【用法用量】6 ～ 12 g。内服煎汤。

【贮藏】置阴凉干燥处。

侧柏叶

Cebaiye

Platycladi Cacumen

本品为少常用中药，始载于《神农本草经》，列为上品。

【别名】柏树叶。

【来源】柏科植物侧柏 *Platycladus orientalis*（L.）Franco 的干燥枝梢和叶。

【产销】除新疆、青海外，全国大部分地区均产，现商品多为栽培品。销全国，一般自产自销。

【采收加工】夏、秋二季采收，剪下大枝，除去杂质，阴干，扎成小把。

【炮制】

1. 侧柏叶　将原药材除去硬梗及杂质，切成小段，干燥。

2. 侧柏炭　取净侧柏叶，置锅内用武火炒至表面黑褐色、内部焦黄色，喷洒少许清水，灭尽火星，取出晾干。

【商品特征】

1. 药材 多分枝，小枝扁平。叶细小鳞片状，交互对生，贴伏于小枝上，深绿色或黄绿色。质脆，易折断。气清香，味苦涩、微辛。

以枝嫩、色深绿、无碎末者为佳。

2. 饮片

（1）侧柏叶 不规则的小段，余同药材性状特征。（图 11-8）

（2）侧柏炭 形如侧柏叶段，表面黑褐色。质脆，易折断，断面焦黄色，气香，味微苦、涩。（图 11-9）

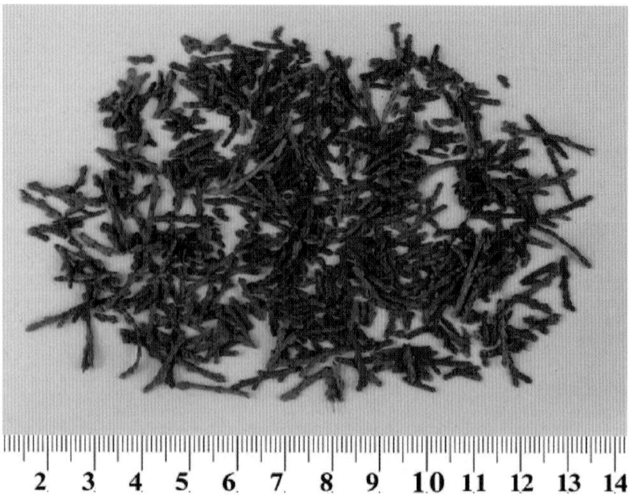

图 11-8 侧柏叶段

【主要成分】含挥发油、黄酮、蜡质、鞣质等。如 α- 侧柏酮、侧柏烯、杜松酸、槲皮苷、槲皮素等。

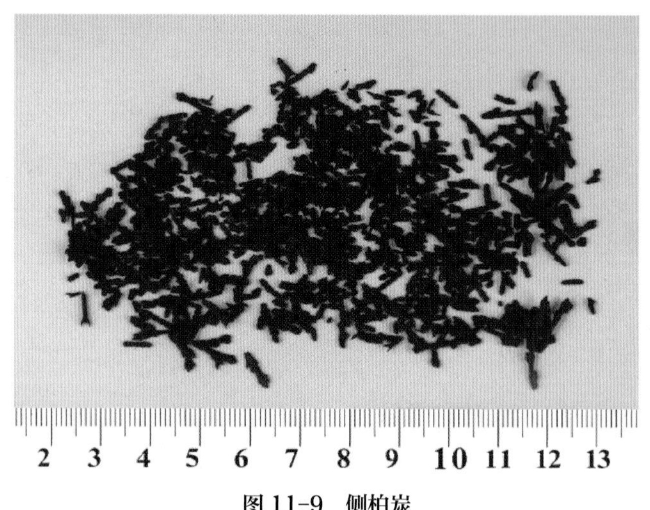

图 11-9 侧柏炭

【鉴别】

1. 粉末 黄绿色。叶上表皮细胞长方形，壁略厚，下表皮气孔甚多，凹陷型。薄壁细胞含油滴。纤维细长，直径约 18 μm；具缘纹孔管胞有时可见。

2. 带叶小枝的横切面 叶表皮细胞小，呈类方形，外被角质层，气孔凹陷；栅栏细胞短柱形；海绵组织为类圆形薄壁细胞；叶脉维管束外韧型，外侧有圆形树脂道。小枝部分下皮细胞略呈栅栏组织状；皮层薄壁组织有少数树脂道。薄壁细胞含草酸钙砂晶。

3. 薄层色谱 供试品色谱中，在与槲皮素对照品色谱相应的位置上，显相同颜色的荧光斑点。

【检查】杂质不得过 6.0%。水分不得过 11.0%。总灰分不得过 10.0%。酸不溶性灰分不得过 3.0%。

【浸出物】热浸法。乙醇浸出物不得少于 15.0%。

【含量测定】高效液相色谱法。按干燥品计，本品含槲皮苷（$C_{21}H_{20}O_{11}$）不得少于 0.10%。

【商品规格】统货。

【性味功能】性寒，味苦、涩，归肺、肝、脾经。凉血止血，化痰止咳，生发乌发。用于吐血，衄血，咯血，便血，崩漏下血，肺热咳嗽，血热脱发，须发早白。

【用法用量】6 ～ 12 g。内服煎汤，外用适量。

【贮藏】置干燥处。

荷叶

Heye

Nelumbinis Folium

本品为少常用中药。始载于《食疗本草》。

【别名】莲叶、藕叶。

【来源】睡莲科植物莲 *Nelumbo nucifera* Gaertn. 的干燥叶。

【产销】全国大部分地区均产，主产于湖南、湖北、安徽、江西、福建、浙江、江苏等地。销全国。

【采收加工】夏、秋二季采收，晒至七八成干时，除去叶柄，折成半圆形或折扇形，干燥。

【炮制】

1. 荷叶　取原药材，喷水，稍润，切丝，干燥。

2. 荷叶炭　取原药材，折叠后平放在锅内，留有空隙，上面扣一个口径比较小的锅，两个锅结合处用盐泥封住，上面压一重物，并贴上一白纸条或者放数颗大米，用文武火加热，煅烧至白纸条或者大米颜色变焦黄色，停止加热，锅凉透后取出。

【商品特征】

1. 药材　半圆形或折扇形，展开后呈类圆形，全缘或稍呈波状，直径 20 ～ 50 cm。上表面深绿色或黄绿色，较粗糙；下表面淡灰棕色，较光滑，有粗脉 21 ～ 22 条，自中心向四周射出；中心有凸起的叶柄残基。质脆，易破碎。稍有清香气，味微苦。

以叶大、完整、色绿、有清香气者为佳。

本品特征可概括如下：

荷叶类圆微波状，上面深绿背灰棕。

粗脉廿余放射状，气微清香味微苦。

2. 饮片

（1）荷叶　不规则的丝状。上表面深绿色或黄绿色，较粗糙，下表面淡灰棕色，较光滑，叶脉明显凸起。质脆，易破碎。稍有清香气，味微苦。（图 11-10）

（2）荷叶炭　不规则的片状，表面棕褐色或黑褐色。气焦香，味涩。

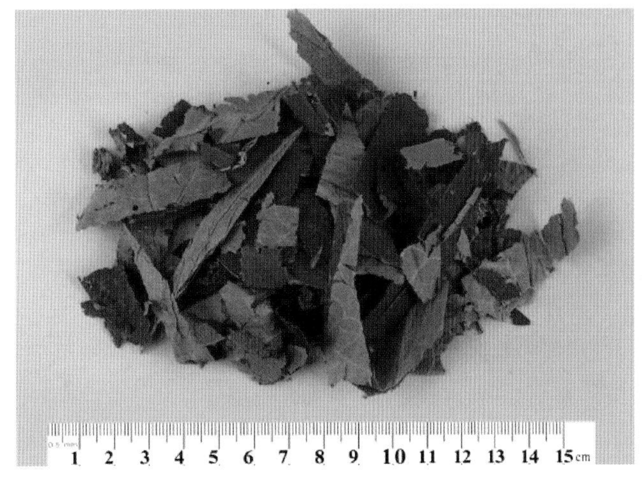

图 11-10　荷叶丝

【主要成分】含莲碱、荷叶碱、原荷叶碱、亚美罂粟碱、前荷叶碱、*N*- 去甲基荷叶碱、槲皮素、莲苷、酒石酸、柠檬酸、苹果酸、葡萄糖酸、草酸、鞣质。还含抗有丝分裂作用的碱性成分。

【鉴别】

1. 粉末　灰绿色。上表皮细胞表面观多角形，外壁乳头状或短茸毛状凸起，呈双圆圈状；断面观长方形，外壁呈乳头状凸起；气孔不定式，副卫细胞 5 ～ 8 个。下表皮细胞表面观垂周壁略呈波状弯曲，有时可见连珠状增厚。草酸钙簇晶多见，直径约 40 μm。

2. 薄层色谱 供试品色谱中，在与荷叶对照药材色谱和荷叶碱对照品色谱相应的位置上，显相同颜色的斑点。

【检查】水分不得过 15.0%。总灰分不得过 12.0%。

【浸出物】热浸法。70% 乙醇浸出物不得少于 10.0%。

【含量测定】高效液相色谱法。按干燥品计，含荷叶碱（$C_{19}H_{21}NO_2$），药材不得少于 0.10%，饮片不得少于 0.070%。

【商品规格】统货。

【性味功能】性平，味苦。归肝、脾、胃经。清暑化湿，升发清阳，凉血止血。用于暑热烦渴，暑湿泄泻，脾虚泄泻，血热吐衄，便血崩漏。

荷叶炭收涩，化瘀，止血，用于出血症及产后血晕。

【用法用量】3 ～ 10 g；荷叶炭 3 ～ 6 g。内服煎汤。

【贮藏】置通风干燥处，防蛀。

桑叶

Sangye

Mori Folium

本品为常用中药，始载于《神农本草经》，见于“桑白皮”文中。

【别名】冬桑叶、霜桑叶。

【来源】桑科植物桑 *Morus alba* L. 的干燥叶。

【产销】全国大部分地区均产，以养蚕区产量大。销全国。有部分嫩叶出口。

【采收加工】初霜后采收，除去杂质，晒干。

【炮制】

1. 桑叶 取原药材，除去杂质，搓碎，去柄，筛去灰屑。

2. 蜜桑叶 取炼蜜，加适量开水稀释后，加入净桑叶碎片拌匀，闷润，文火炒至表面深黄色，不黏手为度，取出放凉。每 100 kg 桑叶，用蜜 25 kg。

【商品特征】

1. 药材 多皱缩、破碎，完整者有柄。叶片展平后呈卵形或者宽卵形，长 8 ～ 15 cm，宽 7 ～ 13 cm。先端渐尖，基部截形、圆形或心形，边缘有锯齿或钝锯齿，有的有不规则分裂。上表面黄绿色或浅黄棕色，有的有小疣状凸起；下表面颜色稍浅，叶脉凸起，小脉网状，脉上被疏毛，脉基具簇毛。质脆。气微，味淡，微苦涩。

以叶大、色黄绿者为佳。

2. 饮片

（1）桑叶 不规则破碎片状，上表面黄绿色，略有光泽；下表面黄绿色或黄白色，叶脉凸起，小脉交织成网状。叶缘有锯齿或钝锯齿，有的有不规则分裂。质脆。气微，味淡，微苦、涩。（图 11-11）

（2）蜜桑叶 形如桑叶片，表面暗黄色，略有光泽，略带黏性，味甜。

【主要成分】含黄酮、甾体、三萜、香豆素、生物碱、氨基酸及挥发性成分等。如芦丁、桑苷、异槲皮素、葫芦巴碱、胆碱、伞形花内酯、东莨菪素等。

【鉴别】

1. 粉末　黄绿色或黄棕色。上表皮有含钟乳体的大型晶细胞，钟乳体直径 47 ～ 77 μm。下表皮气孔不定式，副卫细胞 4 ～ 6 个。非腺毛单细胞，长 50 ～ 230 μm。草酸钙簇晶直径 5 ～ 16 μm；偶见方晶。

2. 薄层色谱　供试品色谱中，在与桑叶对照药材色谱相应的位置上，显相同颜色的荧光斑点。

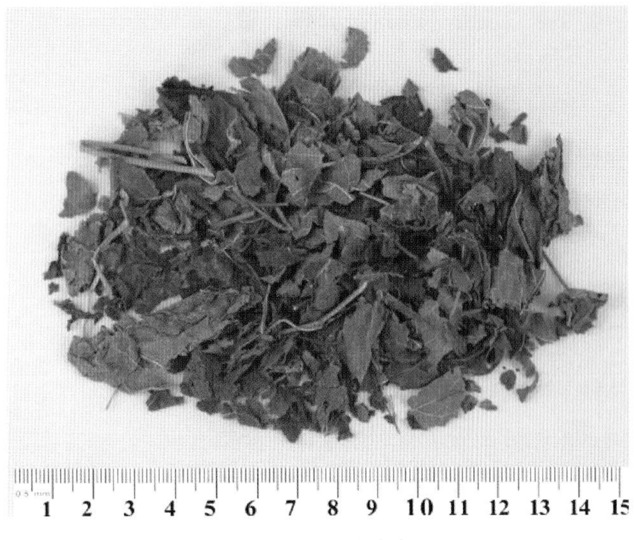

图 11-11　桑叶片

【检查】水分不得过 15.0%。总灰分不得过 13.0%。酸不溶性灰分不得过 4.5%。

【浸出物】热浸法。无水乙醇浸出物不得少于 5.0%。

【含量测定】高效液相色谱法。按干燥品计，本品含芦丁（$C_{27}H_{30}O_{16}$）不得少于 0.10%。

【商品规格】统货。

【性味功能】性寒，味甘、苦。归肺、肝经。疏散风热，清肺润燥，清肝明目。用于风热感冒，肺热燥咳，头晕头痛，目赤昏花。

【用法用量】5 ～ 10 g。内服煎汤。

【贮藏】置干燥处。

【附注】常见混伪品如下。

（1）桑科植物鸡桑 *Morus australis* Poir. 的叶，在广州等地作桑叶使用。本品呈卵形，长 5 ～ 14 cm，宽 3.5 ～ 12 cm，先端急尖或尾状，基部楔形或心形，边缘具粗锯齿，不分裂或 3 ～ 5 裂，表面粗糙，密生短刺毛，背面疏被粗毛；叶柄长 1 ～ 1.5 cm，被毛。

（2）榆科青檀 *Pteroceltis tatarinowii* Maxim. 的叶，在广州等地伪充桑叶使用。本品呈宽卵形至长卵形，长 3 ～ 10 cm，宽 2 ～ 5 cm，先端渐尖至尾状渐尖，基部不对称，楔形、圆形或截形，边缘有不整齐的锯齿。叶面幼时被短硬毛，后脱落常残留有圆点，稍粗糙；基部 3 出脉，脉腋有簇毛。叶柄长 0.5 ～ 1.5 cm，被短柔毛。

银杏叶

Yinxingye

Ginkgo Folium

本品为常用中药，始载于《日用本草》。

【别名】白果叶。

【来源】银杏科植物银杏 *Ginkgo biloba* L. 的干燥叶。

【产销】主产于山东、江苏、四川、河北、湖北、河南、陕西等地。销全国并出口。

【采收加工】秋季叶尚绿时采收，及时干燥。

【炮制】除去杂质，干燥。

【商品特征】体轻，多皱折或破碎，完整者呈扇形，长3～12 cm，宽5～15 cm。黄绿色或浅棕黄色，上缘呈不规则的波状弯曲，有的中间凹入，深者可达叶长的4/5；具二叉状平行叶脉，细而密，光滑无毛，易纵向撕裂。叶基楔形，叶柄长2～8 cm。体轻。气微，味微苦。（图11-12）

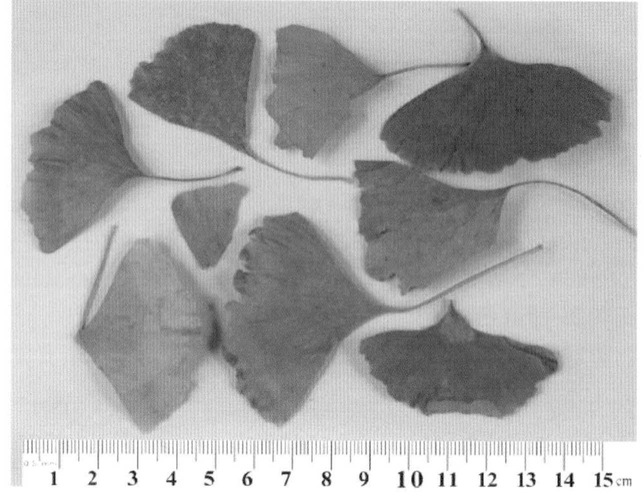

图11-12 银杏叶

【主要成分】含黄酮、苦味萜类、生物碱、酸类成分等。如银杏内酯A、B、C和白果内酯、山柰酚、槲皮素、银杏双黄酮、白果酸、银杏酮等。

【鉴别】

1. 化学鉴别 取本品10 g，加水10 mL，煮沸15 min，趁热滤过。取滤液2 mL，加镁粉少量及盐酸3～4滴，置水浴中加热数分钟，显棕红色；取滤液适量点于滤纸上，喷2%三氯化铝乙醇溶液，干后置紫外灯（365 nm）下观察，显黄绿色荧光。

2. 薄层色谱

（1）供试品色谱中，在与银杏叶对照药材色谱相应的位置上，显相同颜色的荧光主斑点。

（2）供试品色谱中，在与银杏内酯A对照品、银杏内酯B对照品、银杏内酯C对照品及白果内酯对照品色谱相应的位置上，显相同颜色的荧光斑点。

【检查】杂质不得过2.0%。水分不得过12.0%。总灰分不得过10.0%。酸不溶性灰分不得过2.0%。

【浸出物】热浸法，稀乙醇浸出物不得少于25.0%。

【含量测定】高效液相色谱法。按干燥品计，本品含总黄酮醇苷不得少于0.40%；含萜类内酯以银杏内酯A（$C_{20}H_{24}O_9$）、银杏内酯B（$C_{20}H_{24}O_{10}$）、银杏内酯C（$C_{20}H_{24}O_{11}$）和白果内酯（$C_{15}H_{18}O_8$）的总量计，不得少于0.25%。

【商品规格】统货。

【性味功能】性平，味甘、苦、涩。归心、肺经。活血化瘀，通络止痛，敛肺平喘，化浊降脂。用于瘀血阻络，胸痹心痛，中风偏瘫，肺虚咳喘，高脂血症。

【用法用量】9～12 g。内服煎汤。有实邪者忌用。

【贮藏】置通风干燥处。

紫苏叶

Zisuye

Perillae Folium

本品为常用中药，始载于《名医别录》，名“苏”，列为中品。

【别名】苏叶、赤苏叶、香苏叶。

【来源】唇形科植物紫苏 *Perilla frutescens*（L.）Britt. 的干燥叶（或带嫩枝）。

【产销】主产于湖北、河南、四川、江苏、广西、广东、浙江、河北、山西等地，以湖北、河南、四川、江苏等地产量大，广西、广东、湖北、河北等地所产者品质佳。销全国并出口。

【采收加工】夏季枝叶茂盛时采收，除去杂质，晒干。

【炮制】除去杂质及老梗或喷淋清水，切碎，干燥。

【商品特征】

1. 药材　叶片质脆，多皱缩卷曲、破碎，完整者展平后呈卵圆形，长 4 ～ 11 cm，宽 2.5 ～ 9 cm。先端长尖或急尖，基部圆形或宽楔形，边缘具圆锯齿；两面紫色或上表面绿色，下表面紫色，疏生灰白色毛，下表面多数凹点状腺鳞。叶柄长 2 ～ 7 cm，紫色或紫绿色。带嫩枝者，枝的直径为 2 ～ 5 mm，紫绿色，断面中部有髓。气清香，味微辛。（图 11–13）

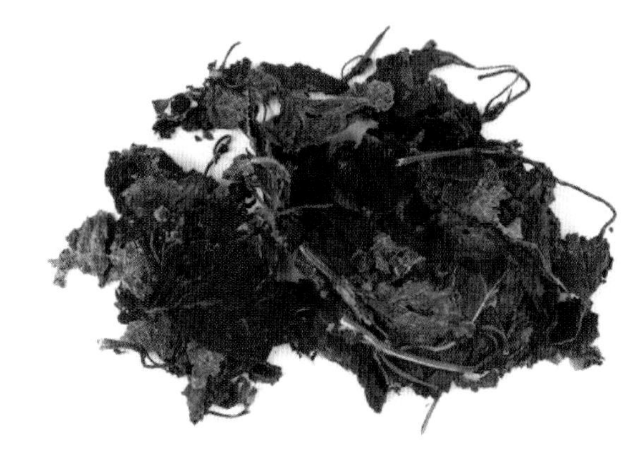

图 11–13　紫苏叶

以叶大、完整、色紫、香气浓者为佳。

2. 饮片　不规则的段或未切叶。余同药材性状特征。

【主要成分】主含挥发油，挥发油中主要成分为紫苏醛、左旋柠檬烯、α– 蒎烯、榄香素、紫苏酮、去氢香薷酮、薄荷醇、紫苏醇、丁香油酚等。还含有其他挥发性成分及精氨酸等。

【鉴别】

1. 粉末　棕绿色。非腺毛 1 ～ 7 个细胞，直径 27 ～ 72 μm，表面具线状纹理，有的细胞充满紫红色或粉红色物。腺毛头部多为 2 个细胞，直径 17 ～ 36 μm，柄为单细胞。腺鳞常破碎，头部 4 ～ 8 个细胞。上、下表皮细胞不规则形，垂周壁波状弯曲，气孔直轴式，下表皮气孔较多。草酸钙簇晶细小，存在于叶肉细胞中。

2. 化学鉴别　叶表面制片：表皮细胞中某些细胞内含有紫色色素，滴加 10% 盐酸，立即显红色；或滴加 5% 氢氧化钾溶液，立即显鲜绿色，后变为黄绿色。

3. 薄层色谱

（1）供试品色谱中，在与紫苏醛对照品色谱相应的位置上，显相同颜色的斑点。

（2）供试品色谱中，在与紫苏叶对照药材色谱相应的位置上，显相同颜色的荧光斑点。

【检查】水分不得过 12.0%。

【含量测定】挥发油测定法。本品含挥发油，药材不得少于 0.40%（mL/g），饮片不得少于 0.20%（mL/g）。

【商品规格】统货。

【性味功能】性温，味辛。归肺、脾经。解表散寒，行气和胃。用于风寒感冒，咳嗽呕恶，妊娠呕吐，鱼蟹中毒。

【用法用量】5 ～ 10 g。内服煎汤。

【贮藏】置阴凉干燥处。

番泻叶

Fanxieye

Sennae Folium

本品为较常用中药，始载于《饮片新参》。

【别名】旃那叶、泻叶。

【来源】豆科植物狭叶番泻 *Cassia angustifolia* Vahl 或尖叶番泻 *Cassia acutifolia* Delile 的干燥小叶。

【产销】

1. 狭叶番泻 主产于红海以东至印度一带，盛栽于印度，故商品又名“印度番泻叶”或“丁内未利番泻叶”；埃及及苏丹亦产。

2. 尖叶番泻 主产于埃及的尼罗河中上游地方，由亚历山大港输出，故商品又称“埃及番泻叶”或“亚历山大番泻叶”。

现我国广东、海南及云南西双版纳等地有栽培，产量不大。商品主要为进口产品，销全国。

【采收加工】

1. 狭叶番泻叶 在开花前摘取，阴干。

2. 尖叶番泻叶 在 7—8 月果实成熟时，剪下枝条，摘取叶片，晒干。

【炮制】取原药材，除去枝梗及杂质，筛去灰屑。

【商品特征】

1. 狭叶番泻叶 革质，呈长卵形或卵状披针形，长 1.5 ～ 5 cm，宽 0.4 ～ 2 cm，叶端急尖，叶基稍不对称，全缘。上表面黄绿色，下表面浅黄绿色，无毛或近无毛，叶脉稍隆起。气微弱而特异，味微苦，稍有黏性。

2. 尖叶番泻叶 披针形或长卵形，略卷曲，叶端短尖或微凸，叶基不对称，两面均有细短茸毛。

均以片大、完整、色绿、梗少、无泥沙者为佳。（图 11-14）

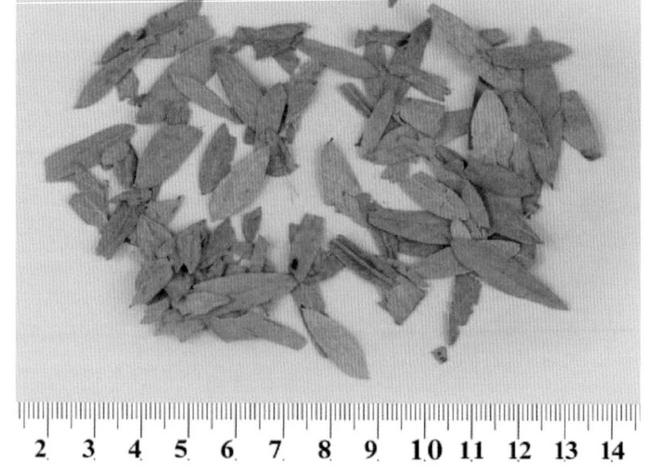

图 11-14 番泻叶

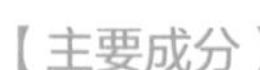

【主要成分】

1. 狭叶番泻叶 含番泻苷 A 及 B（二者互为立体异构）、番泻苷 C 及 D（二者互为立体异构）、芦荟大黄素双蒽酮苷、大黄酸葡萄糖苷、芦荟大黄素葡萄糖苷等。

2. 尖叶番泻叶 含蒽醌衍生物，其中有番泻苷 A、B、C，芦荟大黄素 -8- 葡萄糖苷，大黄酸 -8-

葡萄糖苷。

【鉴别】

1. 粉末　淡绿色或黄绿色。晶纤维多。非腺毛单细胞，长 100 ～ 350 μm，直径 12 ～ 25 μm，壁厚，有疣状凸起。草酸钙簇晶存在于叶肉薄壁细胞中，直径 9 ～ 20 μm。上、下表皮细胞表面观呈多角形，垂周壁平直；上、下表皮均有气孔，主为平轴式。

2. 化学鉴别　取本品粉末 25 mg，加水 50 mL 和盐酸 2 mL，置水浴中加热 15 min，放冷，加乙醚 40 mL，振摇萃取，分取醚层，通过无水硫酸钠层脱水，滤过，取滤液 5 mL，蒸干，放冷，加氨试液 5 mL，溶液显黄色或橙色，置水浴中加热 2 min 后，变为紫红色。

3. 薄层色谱　供试品色谱中，在与番泻叶对照药材色谱相应的位置上，显相同颜色的荧光斑点或斑点。

【检查】杂质不得过 6.0%。水分不得过 10.0%。

【含量测定】高效液相色谱法。按干燥品计，本品含番泻苷 A（$C_{42}H_{38}O_{20}$）和番泻苷 B（$C_{42}H_{38}O_{20}$）的总量，不得少于 1.1%。

【商品规格】统货。

【性味功能】性寒，味甘、苦，有小毒。归大肠经。泻热行滞，通便，利水。用于热结积滞，便秘腹痛，水肿胀满。

【用法用量】2 ～ 6 g，内服煎汤，后下；或开水泡服。孕妇慎用。

【贮藏】避光，置通风干燥处。

第十二章　花　　类

西红花

Xihonghua

Croci Stigma

本品为常用中药，始载于《本草品汇精要》。

【别名】番红花、藏红花。

【来源】鸢尾科植物番红花 *Crocus sativus* L. 的干燥柱头。

【产销】主产于希腊、法国、西班牙及伊朗等；我国上海、江苏、浙江等地有栽培。多自产自销或销全国。

【采收加工】开花期晴天的早晨采花，摘取柱头，摊放在竹匾上，盖一层薄吸水纸后晒干，或在通风处晾干，或 40 ～ 50 ℃烘干。

【商品特征】暗红色，呈线形，三分枝，长 2 ～ 3 cm。上部较宽而略扁平，顶端边缘显不整齐的齿状，内侧有一短裂隙，下端有时残留一小段黄色花柱。体轻，质松软，无油润光泽，干燥后质脆易断，气特异，微有刺激性，味微苦。（图 12–1）

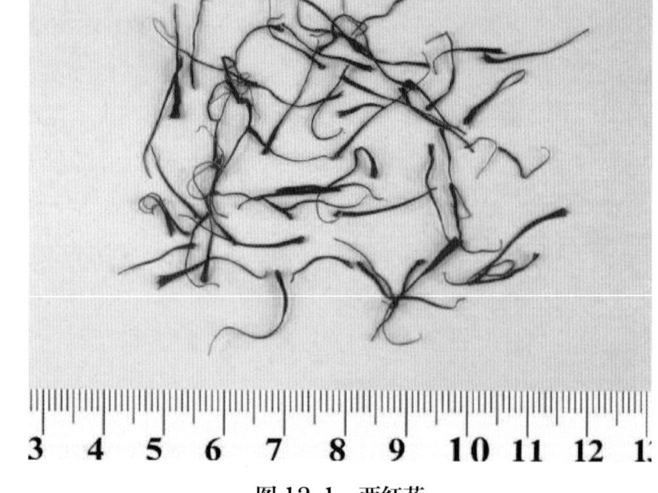

图 12–1　西红花

以色暗红、细长明亮、黄色花柱少者为佳。

本品特征可概括如下。

番红花呈暗红色，细长明亮不油润。

入水黄色直线沉，柱头膨胀齿状裂。

【主要成分】胡萝卜素类化合物：西红花苷－Ⅰ、西红花苷－Ⅱ、西红花苷－Ⅳ、胡萝卜素、α– 西红花酸（α–crocetin）、玉米黄质、番茄红素、苦番红花素等。

挥发油：西红花醛（safranal）、桉油精、蒎烯等。此外，尚含异鼠李素、山柰酚及维生素 B_1、维生素 B_2 等。

【鉴别】

1. 粉末　橙红色。表皮细胞表面观长条形，壁薄，微弯曲，有的外壁突出呈乳头状或茸毛状，表面隐约可见纤细纹理。柱头顶端表皮细胞茸毛状，直径 26 ～ 56 μm，表面有稀疏纹理。草酸钙结晶聚集于薄壁细胞中，呈颗粒状、圆簇状、梭形或类方形，直径 2 ～ 14 μm。

2. 理化鉴别

（1）取本品浸于水中，可见橙黄色成直线下降，并逐渐扩散，水被染成黄色，无沉淀。柱头呈喇叭状，有短缝；在短时间内，用针拨之不破碎。

（2）取本品少量，置白瓷板上，加硫酸 1 滴，酸液显蓝色经紫色缓缓变为红褐色或棕色。

3. 紫外吸收　分别在 458 nm 与 432 nm 波长处测定吸光度，两者比值应为 0.85 ～ 0.90。

4. 薄层色谱　供试品色谱中，在与西红花对照药材色谱相应的位置上，显相同颜色的斑点或荧光斑点。

【检查】干燥失重：减失重量不得过 12.0%。总灰分不得过 7.5%。吸光度：在 432 nm 波长处，吸光度不得低于 0.50。

【浸出物】热浸法。30% 乙醇浸出物不得少于 55.0%。

【含量测定】高效液相色谱法。按干燥品计，本品含西红花苷－Ⅰ（$C_{44}H_{64}O_{24}$）和西红花苷－Ⅱ（$C_{38}H_{54}O_{19}$）的总量不得少于 10.0%，含苦番红花素（$C_{16}H_{26}O_{7}$）不得少于 5.0%。

【商品规格】统货。

【性味功能】性平，味甘，归心、肝经。活血化瘀，凉血解毒，解郁安神。用于经闭症瘕，产后瘀阻，温毒发斑，忧郁痞闷，惊悸发狂。

【用法用量】1 ～ 3 g，煎水或沸水泡服。孕妇慎用。

【贮藏】置通风阴凉干燥处，避光，密闭。

【附注】

1. 常见伪品

（1）禾本科植物玉蜀黍（玉米）*Zea mays* L. 的花柱和柱头（玉米须）加工伪造而成，花柱呈丝状，极细长，染为砖红色，长度为 1 ～ 3 cm，气微，味淡，水浸无真品现象。

（2）睡莲科植物莲 *Nelumbo nucifera* Gaertn. 的干燥雄蕊（莲须）经染色而成。花药条形，花丝细长，长为 1.2 ～ 1.5 cm，气微香，味涩，水浸无真品现象。

2. 各种掺杂　掺杂不挥发性盐类物质，则总灰分含量增高。掺杂甘油、硝酸铵等水溶性物质，则水溶性浸出物含量增高。掺杂矿物油或植物油，则会在纸上留有油渍。掺杂合成染料或色素，则水溶液常呈红色或橙黄色，而非黄色。掺杂淀粉及糊精等，则可用碘试液检识。

红花

Honghua

Carthami Flos

本品为常用中药，以“红蓝花”之名，始载于《开宝本草》。

【别名】红蓝花、草红花。

【来源】菊科植物红花 *Carthamus tinctorius* L. 的干燥管状花。

【产销】主产于河南、浙江、四川等地。销全国。

【采收加工】夏季花由黄变红时采摘，阴干或晒干。

【炮制】

1. 红花 取原药材，除去杂质。

2. 炒红花 取净红花置炒制容器内，用文火翻炒至略有焦斑时，取出放凉。

3. 红花炭 取净红花置炒制容器内，用武火翻炒至红褐色时，喷少许清水，灭尽火星，取出放凉。

4. 醋红花 取净红花，加醋喷匀后，置炒制容器内，用文火翻炒至焦红色时，取出放凉。每 100 kg 红花，用醋 20 kg。

【商品特征】

1. 药材 质柔软，为不带子房的管状花，长为 1 ～ 2 cm。表面红黄色或红色。花冠筒细长，先端 5 裂，裂片呈狭条形，长为 5 ～ 8 mm；雄蕊 5，其花药聚合为筒状，黄白色；柱头为长圆柱形，顶端微分叉。气微香，味微苦。（图 12-2）

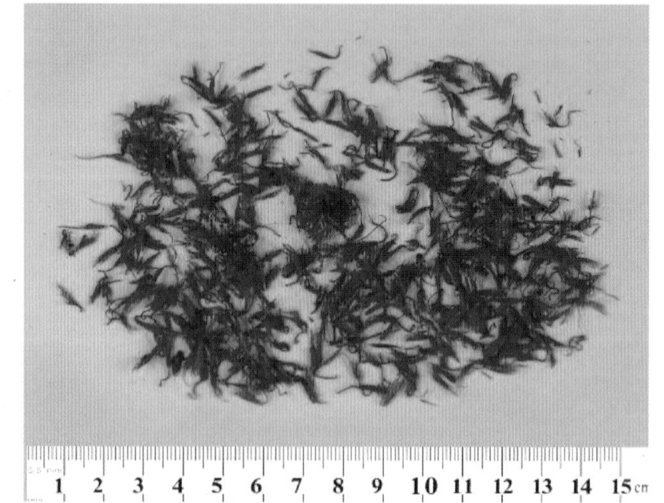

图 12-2 红花

2. 饮片

（1）红花 同药材性状特征。

（2）炒红花 色泽变深，略有焦斑。

（3）红花炭 颜色为红褐色。

（4）醋红花 颜色为焦红色，闻着略有醋味。

【主要成分】主含羟基红花黄色素 A、山柰酚、红花苷。红花苷经盐酸水解，得葡萄糖和红花素。另含红花油，属棕榈酸、硬脂酸、花生酸、油酸、亚麻酸、亚油酸等有机酸的甘油酯类成分。

【鉴别】

1. 粉末 橙黄色。花冠、花丝、柱头碎片多见，有长管状分泌细胞常位于导管旁，直径约 66 μm，含黄棕色至红棕色分泌物。花冠裂片顶端表皮细胞外壁凸起呈短茸毛状。柱头和花柱上部表皮细胞分化成圆锥形单细胞毛，先端尖或略钝。花粉粒类圆形、椭圆形或橄榄形，直径约 60 μm，具 3 个萌发孔，外壁有齿状凸起。草酸钙方晶存在于薄壁细胞中，直径为 2 ～ 6 μm。

2. 化学鉴别 取本品 1 g，加稀乙醇 10 mL，浸渍后，倾出浸出液，于浸出液内悬挂一滤纸条，5 min 后将滤纸条放入水中，立即取出，滤纸条上部显淡黄色，下部显淡红色。

3. 薄层色谱 供试品色谱中，在与红花对照药材色谱相应的位置上，显相同颜色的斑点。

【检查】杂质不得过 2.0%。水分不得过 13.0%。总灰分不得过 15.0%。酸不溶性灰分不得过 5.0%。

吸光度：紫外 – 可见分光光度法。在 518 nm 波长处测定吸光度，不得低于 0.20。

【浸出物】冷浸法。水溶性浸出物不得少于 30.0%。

【含量测定】高效液相色谱法。按干燥品计，本品含羟基红花黄色素 A（$C_{27}H_{32}O_{16}$）不得少于 1.0%，含山柰酚（$C_{15}H_{10}O_6$）不得少于 0.050%。

【商品规格】传统分为两个等级。

一等 干货。管状花皱缩弯曲，成团或散在。表面深红色或鲜红色，微带黄色。质柔软。有香气，味微苦。无枝叶、杂质、虫蛀、霉变。

二等 干货。表面浅红色、暗红色或淡黄色。质较软。余同一等。

【性味功能】性温，味辛，归心、肝经。活血通经，散瘀止痛。用于经闭，痛经，恶露不行，症瘕痞块，胸痹心痛，瘀滞腹痛，胸胁刺痛，跌扑损伤，疮疡肿痛。

【用法用量】3 ～ 10 g。内服煎汤，或入丸、散，或浸酒。孕妇慎用。

【贮藏】置阴凉干燥处，防潮，防蛀。

辛夷

Xinyi

Magnoliae Flos

本品为常用中药，始载于《神农本草经》，列为上品。

【别名】望春花、木笔花。

【来源】木兰科植物望春花 *Magnolia biondii* Pamp.、玉兰 *Magnolia denudata* Desr. 或武当玉兰 *Magnolia sprengeri* Pamp. 的干燥花蕾。

【产销】主产于河南、湖北。销全国并出口。

【采收加工】冬末春初花未开放时采收，除去枝梗及杂质，阴干。

【炮制】除去枝梗及杂质，筛去灰屑，阴干。

【商品特征】

1. 望春花 长卵形，似毛笔头，长 1.2 ～ 2.5 cm，直径 0.8 ～ 1.5 cm。基部常具短梗，长约 5 mm，梗上有类白色点状皮孔。苞片 2 ～ 3 层，每层 2 片，两层苞片间有小鳞芽，苞片外表面密被灰白色或灰绿色茸毛，内表面类棕色，无毛。花被片 9，棕色，外轮花被片 3，条形，约为内两轮长的 1/4，呈萼片状，内两轮花被片 6，每轮 3，轮状排列。雄蕊和雌蕊多数，螺旋状排列。体轻，质脆。气芳香，味辛凉而稍苦。

2. 武当玉兰 长 2 ～ 4 cm，直径 1 ～ 2 cm。基部枝梗粗壮，皮孔红棕色。苞片外表面密被淡黄色或淡黄绿色茸毛，有的最外层苞片茸毛已脱落而呈黑褐色。花被片 10 ～ 12 ～ 15，内、外轮无明显差异。

3. 玉兰 长 1.5 ～ 3 cm，直径 1 ～ 1.5 cm。基部枝梗较粗壮，皮孔浅棕色。苞片外表面密被灰白色或灰绿色茸毛。花被片 9，内、外轮同型。

均以完整、内瓣紧密、无枝梗、香气浓者为佳。（图 12–3）

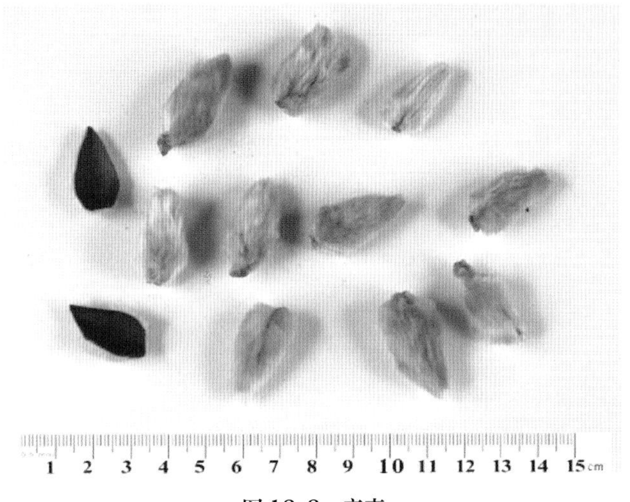

图 12–3 辛夷

【主要成分】主含挥发油。

1. 望春花 挥发油主要成分为木兰脂素、β- 蒎烯、桉油精、樟脑、鹅掌楸树脂醇、望春花素等。

2. 武当玉兰 挥发油主要成分为 β- 蒎烯、香桧烯、对花伞烃、乙酸龙脑酯、丁香烯氧化物、桉油精等。

3. 玉兰 挥发油主要成分为橙花叔醇、桉油精等。另含多种木脂素成分。

【鉴别】

1. 粉末 灰绿色或淡黄绿色。非腺毛甚多，散在，多碎断；完整者 2 ～ 4 个细胞，亦有单细胞，壁厚 4 ～ 13 μm，基部细胞短粗膨大，细胞壁极度增厚似石细胞。石细胞多成群，呈椭圆形、不规则形或分枝状，壁厚 4 ～ 20 μm，孔沟不甚明显，胞腔中可见棕黄色分泌物。油细胞为球状多面体形，多面体的棱较明显，多面体的面稍凸起或凹下；油细胞直径，望春花来源的为 60 ～ 110 μm，玉兰来源的为 70 ～ 130 μm，武当玉兰来源的为 70 ～ 110 μm。苞片表皮细胞扁方形，垂周壁连珠状。

2. 薄层色谱 供试品色谱中，在与木兰脂素对照品色谱相应的位置上，显相同的紫红色斑点。

【检查】水分不得过 18.0%。

【含量测定】挥发油不得少于 1.0%（mL/g）。

高效液相色谱法。按干燥品计，本品含木兰脂素（$C_{23}H_{28}O_7$）不得少于 0.40%。

【商品规格】按来源不同，可将辛夷分为“望春花”“玉兰”“武当玉兰”三种品别和规格。望春花可分为若干等级，玉兰、武当玉兰为统货。

望春花等级如下。

一等 花蕾长度≥ 3 cm，完整无破碎，含杂率≤ 1%。

二等 花蕾长度≥ 2 cm，偶见破碎，含杂率≤ 1%。

统货 花蕾长度≥ 1 cm，含杂率≤ 3%。

【性味功能】性温，味辛。归肺、胃经。散风寒，通鼻窍。用于风寒头痛，鼻塞流涕，鼻鼽，鼻渊。

【用法用量】3 ～ 10 g，包煎。外用适量。

【贮藏】置阴凉干燥处。

【附注】习用品 凹叶玉兰 *Yulania sargentiana*（Rehder & E. H. Wilson）D. L. Fu 的花蕾，在四川有作辛夷药用。本品花蕾长 3 ～ 4 cm，直径 1 ～ 2 cm，外层苞片毛（淡黄色长毛）常脱落显黑褐色。花被片 10 ～ 14 ～ 17。

玫瑰花

Meiguihua

Rosae Rugosae Flos

本品为少常用中药，始载于《本草纲目拾遗》。

【别名】红玫瑰。

【来源】蔷薇科植物玫瑰 *Rosa rugosa* Thunb. 的干燥花蕾。

【产销】主产于江苏、浙江、福建、山东、四川、河北、甘肃等地。销全国。

【采收加工】春末夏初花将开放时分批采摘，及时低温干燥。

【炮制】拣去花梗、杂质，阴干或低温干燥。

【商品特征】上部呈类圆锥形或不规则团状，下部呈半球形；直径 0.7 ～ 1.5 cm。残留花梗上被细柔毛，花托半球形，与花萼基部合生；萼片 5，披针形，黄绿色或棕绿色，被有细柔毛；花瓣多皱缩，展平后宽卵形，呈覆瓦状排列，紫红色，有的黄棕色；雄蕊多数，黄褐色；花柱多数，柱头在花托口集成头状，略突出，短于雄蕊。体轻，质脆。气芳香浓郁，味微苦涩。（图 12-4）

以朵大、完整、色紫红、含苞待放、香气浓者为佳。

【主要成分】含挥发油，挥发油中主要成分为香茅醇、牻牛儿醇、橙花醇、丁香油酚、苯乙醇等。并富含氨基酸、蛋白质、鞣质、黄酮等。

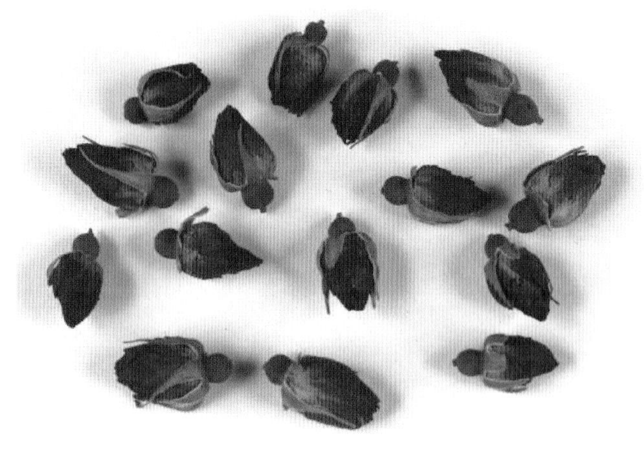

图 12-4　玫瑰花

【鉴别】

萼片表面观　非腺毛较密，单细胞，多弯曲，长 136 ～ 680 μm，壁厚，木化。腺毛头部多细胞，扁球形，直径 54 ～ 180 μm，柄部多细胞，多列，长 50 ～ 340 μm。草酸钙簇晶直径 9 ～ 25 μm。

【检查】水分不得过 12.0%。总灰分不得过 7.0%。

【浸出物】热浸法。20% 乙醇浸出物不得少于 28.0%。

【商品规格】依据颜色、气味、花蕾占比及其完整率、残留花梗及含杂率等，分为不同等级。

一等　花瓣紫红色，气芳香浓郁，大小均匀，完整花蕾不少于 90%，残留花梗不超过 1%，杂质不超过 1%。

二等　花瓣紫红色，气芳香略淡，大小欠匀，完整花蕾不少于 70%，残留花梗不超过 1%，杂质不超过 2%。

统货　花瓣紫红色，有的黄棕色，气芳香略淡，大小不匀，完整花蕾不少于 60%，残留花梗不超过 1%，杂质不超过 2%。

【性味功能】性温，味甘、微苦。归肝、脾经。行气解郁，和血，止痛。用于肝胃气痛，食少呕恶，月经不调，跌扑伤痛。

【用法用量】3 ～ 6 g。内服煎汤。

【贮藏】密闭，置阴凉干燥处。

【附注】玫瑰花易与蔷薇花、月季花等蔷薇属植物的花蕾混淆，应注意鉴别。

金银花

Jinyinhua

Lonicerae Japonicae Flos

本品为常用中药，始载于《名医别录》，列为上品。

【别名】银花、二花、忍冬花。

【来源】忍冬科植物忍冬 *Lonicera japonica* Thunb. 的干燥花蕾或带初开的花。

【产销】主产于河南、山东、陕西、湖北、广西等地。产于山东者称“东银花”“济银花”，产量大，质量佳；产于河南者称“密银花”，质量最佳。销全国并出口。

【采收加工】夏初花开放前采收，干燥。

【炮制】取原药材，除去杂质，筛去灰屑。

【商品特征】棒状，上粗下细，略弯曲，长 2 ～ 3 cm，上部直径约 3 mm，下部直径约 1.5 mm。表面黄白色或绿白色（久贮色渐深），密被短柔毛。偶见叶状苞片。花萼绿色，先端 5 裂，裂片有毛，长约 2 mm。开放者花冠筒状，先端二唇形；雄蕊 5，附于筒壁，黄色；雌蕊 1，子房无毛。气清香，味淡、微苦。（图 12–5）

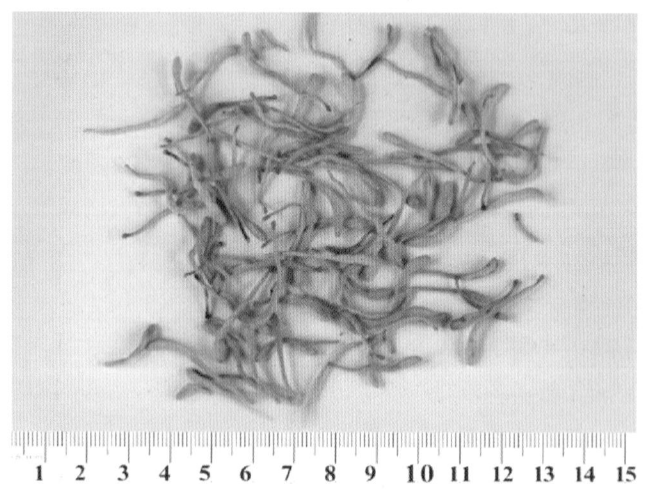

图 12–5 金银花

【主要成分】含黄酮、有机酸、挥发油等。如木犀草素、木犀草素 –7–*O*– 葡萄糖苷、绿原酸、异绿原酸、芳樟醇、双花醇、香叶醇等。

【鉴别】

1. 粉末 浅黄棕色或黄绿色。腺毛较多，头部倒圆锥形、类圆形或略扁圆形，4 ～ 33 个细胞，排成 2 ～ 4 层，直径 30 ～ 64 ～ 108 μm，柄部 1 ～ 5 个细胞，长可达 700 μm。非腺毛有两种：一种为厚壁非腺毛，单细胞，长可达 900 μm，表面有微细疣状或泡状凸起，有的具螺纹；另一种为薄壁非腺毛，单细胞，甚长，弯曲或皱缩，表面有微细疣状凸起。可见草酸钙簇晶，直径 6 ～ 45 μm。花粉粒类圆形或三角形，表面具细密短刺及细颗粒状雕纹，具 3 孔沟。

2. 薄层色谱 供试品色谱中，在与绿原酸对照品色谱相应的位置上，显相同颜色的荧光斑点。

【检查】水分不得过 12.0%。总灰分不得过 10.0%。酸不溶性灰分不得过 3.0%。重金属及有害元素：铅不得过 5 mg/kg；镉不得过 1 mg/kg；砷不得过 2 mg/kg；汞不得过 0.2 mg/kg；铜不得过 20 mg/kg。

【含量测定】高效液相色谱法。按干燥品计，本品含绿原酸（$C_{16}H_{18}O_9$）不得少于 1.5%，含酚酸类以绿原酸（$C_{16}H_{18}O_9$）、3，5–*O*– 二咖啡酰基奎宁酸（$C_{25}H_{24}O_{12}$）和 4，5–*O*– 二咖啡酰基奎宁酸（$C_{25}H_{24}O_{12}$）的总量计，不得少于 3.8%；含木犀草苷（$C_{21}H_{20}O_{11}$）不得少于 0.050%。

【商品规格】传统上，将密银花和东银花作为两个品别，对应两种规格。各分四个等级。

1. 密银花

一等　干货。花蕾呈棒状，上粗下细，略弯曲。表面绿白色，花冠厚质稍硬，握之有顶手感。气清香，味甘、微苦。无开放花朵，破裂花蕾及黄条不超过 5%。无黑条、黑头、枝叶、杂质、虫蛀、霉变。

二等　干货。开放花朵不超过 5%，黑头、破裂花蕾及黄条不超过 10%。余同一等。

三等　干货。表面绿白色或黄白色。开放花朵、黑条不超过 30%。余同一等。

四等　干货。花蕾或开放花朵兼有，色泽不分，枝叶不超过 3%。无杂质、虫蛀、霉变。

2. 东银花

一等　干货。花蕾呈棒状、肥壮。上粗下细，略弯曲。表面黄色、白色、青色。气清香，味甘、微苦。开放花朵不超过 5%。无嫩蕾、黑头、枝叶、杂质、虫蛀、霉变。

二等　干货。花蕾较瘦，开放花朵不超过 15%，黑头不超过 3%。余同一等。

三等　干货。花蕾瘦小，开放花朵不超过 25%，黑头不超过 15%，枝叶不超过 1%。余同一等。

四等　干货。花蕾和开放花朵兼有，色泽不分，枝叶不超过 3%。无杂质、虫蛀、霉变。

【性味功能】性寒，味甘。归肺、心、胃经。清热解毒，疏散风热。用于痈肿疔疮，喉痹，丹毒，热毒血痢，风热感冒，温病发热。

【用法用量】6 ～ 15 g。内服煎汤，或入丸、散。

【贮藏】置阴凉干燥处，防潮，防蛀。

【附注】

（1）同属多种植物如灰毡毛忍冬 *Lonicera macranthoides* Hand. –Mazz.、红腺忍冬 *Lonicera hypoglauca* Miq.、华南忍冬 *Lonicera confusa* DC.、黄褐毛忍冬 *Lonicera fulvotomentosa* Hsu et S. C. Cheng 等的干燥花蕾或带初开的花，作为“山银花”被《中国药典》收载。性味功能与金银花相同。见山银花。

（2）常见伪品如下。

①茄科植物夜香树 *Cestrum nocturnum* L. 的花蕾。本品呈细短条形，先端略膨大，微弯曲，长 1.9 ～ 2.2 cm，上部直径约 2.5 mm，表面淡黄棕色，被稀疏短柔毛。花萼细小，淡黄绿色，先端 5 齿裂。花冠筒状，花冠裂片 5，卵形，急尖，长约为筒部的 1/4。雄蕊 5，与花冠裂片互生，花丝与花冠管近等长，下方约 5/6 贴生于花冠管上，上方的 1/6 离生，在分离处有 1 小分叉状附属物，花药棕黄色。雌蕊 1，与雄蕊近等长，子房上位，2 室，花柱细长，柱头中央微凹。体轻。气微香，味淡。

②瑞香科植物毛瑞香 *Daphne kiusiana* Miq. var. *atrocaulis*（Rehd.）F. Maekawa 的花蕾。本品花被筒（花萼，无花瓣）呈棒状或细筒状，常单个散在或数个聚集成束，长 0.9 ～ 1.2 cm，灰黄色，外被灰黄色绢毛；花被裂片 4，卵形，长约 5 mm。剖开可见雄蕊 8，排成 2 轮，分别着生在花被筒上、中部，上、下轮雄蕊各 4，互生；雌蕊 1，子房上位，花柱短，长椭圆形，光滑无毛。外面下部密被淡黄绿色丝状茸毛，上部较稀疏，裂片 4，卵状三角形或卵状长圆形，长约 5 mm。气微，味微辛、苦、涩，本品有毒。

③同属植物短柄忍冬 *Lonicera pampaninii* Lévl.、盘叶忍冬 *Lonicera tragophylla* Hemsl. 的花蕾或花常为金银花的混伪品。前者短粗，密被倒伏毛，萼筒类筒形，灰绿色，齿缘具毛。后者细长，长 4 ～ 8 cm，萼筒壶形，萼齿小，三角形；花冠橙黄色，上部略带红色，外光滑，内生柔毛。

山银花

Shanyinhua

Lonicerae Flos

【来源】忍冬科植物灰毡毛忍冬 *Lonicera macranthoides* Hand. –Mazz.、红腺忍冬 *Lonicera hypoglauca* Miq.、华南忍冬 *Lonicera confusa* DC. 或黄褐毛忍冬 *Lonicera fulvotomentosa* Hsu et S. C. Cheng 的干燥花蕾或带初开的花。

【采收加工】夏初花开放前采收，干燥。

【商品特征】

1. 灰毡毛忍冬 棒状而稍弯曲，长 3 ～ 4.5 cm，上部直径约 2 mm，下部直径约 1 mm。表面黄色至黄绿色。总花梗集结成簇，开放者花冠裂片不及全长之半。质稍硬，手捏之稍有弹性。气清香，味微苦、甘。

2. 红腺忍冬 长 2.5 ～ 4.5 cm，直径 0.8 ～ 2 mm。表面黄白色至黄棕色，无毛或疏被毛，萼筒无毛，先端 5 裂，裂片长三角形，被毛，开放者花冠下唇反转，花柱无毛。

3. 华南忍冬 长 1.6 ～ 3.5 cm，直径 0.5 ～ 2 mm。萼筒和花冠密被灰白色毛。

4. 黄褐毛忍冬 长 1 ～ 3.4 cm，直径 1.5 ～ 2 mm。花冠表面淡黄棕色或黄棕色，密被黄色茸毛。

【鉴别】

1. 表面制片

（1）灰毡毛忍冬 腺毛较少，头部大多圆盘形，顶端平坦或微凹，侧面观 5 ～ 16 个细胞，直径 37 ～ 228 μm；柄部 2 ～ 5 个细胞，与头部相接处常为 2 ～ 3 细胞并列，长 32 ～ 240 μm，直径 15 ～ 51 μm。厚壁非腺毛较多，单细胞，似角状，多数甚短，长 21 ～ 240 ～ 315 μm，表面微具疣状凸起，有的可见螺纹，呈短角状者体部胞腔不明显；基部稍扩大，似三角状。草酸钙簇晶偶见。花粉粒直径 54 ～ 82 μm。

（2）红腺忍冬 腺毛极多，头部盾形而大，顶面观 8 ～ 40 个细胞，侧面观 7 ～ 10 个细胞；柄部 1 ～ 4 个细胞，极短，长 5 ～ 56 μm。厚壁非腺毛长短悬殊，长 38 ～ 1408 μm，表面具细密疣状凸起，有的胞腔内含草酸钙结晶。

（3）华南忍冬 腺毛较多，头部倒圆锥形或盘形，侧面观 20 ～ 60 ～ 100 个细胞；柄部 2 ～ 4 个细胞，长 50 ～ 176 ～ 248 μm。厚壁非腺毛，单细胞，长 32 ～ 623 ～ 848 μm，表面有微细疣状凸起，有的具螺纹，边缘有波状角质隆起。

（4）黄褐毛忍冬 腺毛有两种类型：一种较长大，头部倒圆锥形或倒卵形，侧面观 12 ～ 25 个细胞，柄部微弯曲，3 ～ 5 ～ 6 个细胞，长 88 ～ 470 μm；另一种较短小，头部顶面观 4 ～ 10 个细胞，柄部 2 ～ 5 个细胞，长 24 ～ 130 ～ 190 μm。厚壁非腺毛平直或稍弯曲，长 33 ～ 2000 μm，表面疣状凸起较稀，有的具菲薄横隔。

2. 薄层色谱 供试品色谱中，在与绿原酸对照品色谱相应的位置上，显相同颜色的荧光斑点。

【检查】水分不得过 15.0%。总灰分不得过 10.0%。酸不溶性灰分不得过 3.0%。

【含量测定】高效液相色谱法。按干燥品计，本品含绿原酸（$C_{16}H_{18}O_9$）不得少于 2.0%，含灰毡毛忍冬皂苷乙（$C_{65}H_{106}O_{32}$）和川续断皂苷乙（$C_{53}H_{86}O_{22}$）的总量不得少于 5.0%。

【性味功能】性寒，味甘。归肺、心、胃经。清热解毒，疏散风热。用于风热感冒，温病发热，痈肿疔疮，喉痹，丹毒，热毒血痢。

【用法用量】6 ～ 15 g。内服煎汤，或入丸、散。

【贮藏】置阴凉干燥处，防潮，防蛀。

荆芥穗

Jingjiesui

Schizonepetae Spica

【来源】唇形科植物荆芥 *Schizonepeta tenuisfolia* Briq. 的干燥花穗或果穗。

【采收加工】夏、秋二季花开到顶、穗绿时采摘，除去杂质，晒干。

【炮制】除去杂质及残梗。

【商品特征】穗状轮伞花序呈圆柱形，长 3 ～ 15 cm，直径约 7 mm。花冠多脱落，宿萼黄绿色，钟形，质脆易碎，内有棕黑色小坚果。气芳香，味微涩而辛凉。

【鉴别】

粉末　黄棕色。宿萼表皮细胞垂周壁深波状弯曲。腺鳞头部 8 个细胞，直径 95 ～ 110 μm，柄单细胞，棕黄色。小腺毛头部 1 ～ 2 个细胞，柄单细胞。非腺毛 1 ～ 6 个细胞，大多具壁疣。外果皮细胞表面观多角形，壁黏液化，胞腔含棕色物；断面观细胞类方形或类长方形，胞腔小。内果皮石细胞淡棕色，表面观垂周壁深波状弯曲，密具纹孔。纤维成束，壁平直或微波状。

【检查】水分不得过 12.0%。总灰分不得过 12.0%。酸不溶性灰分不得过 3.0%。

【浸出物】冷浸法。乙醇浸出物不得少于 8.0%。

【含量测定】挥发油测定法。本品含挥发油不得少于 0.40%（mL/g），含胡薄荷酮（$C_{10}H_{16}O$）不得少于 0.080%。

【性味功能】性微温，味辛。归肺、肝经。解表散风，透疹，消疮。用于感冒，头痛，麻疹，风疹，疮疡初起。

【用法用量】5 ～ 10 g。

【贮藏】置阴凉干燥处。

附：荆芥穗炭

荆芥穗炭

Jingjiesuitan

Schizonepetae Spica Carbonisata

本品为荆芥穗的炮制加工品。

【炮制】取荆芥穗段，照炒炭法炒至表面黑褐色，内部焦黄色，喷淋清水少许，熄灭火星，取出，晾干。

【商品特征】不规则的段，长约 15 mm。表面黑褐色。花冠多脱落，宿萼钟状，先端 5 齿裂，黑褐色。小坚果棕黑色。具焦香气，味苦而辛。

【鉴别】外果皮细胞表面观多角形，壁黏液化，胞腔含棕色物。内果皮石细胞淡棕色，垂周壁深波状弯曲，密具纹孔。纤维成束。

【浸出物】热浸法。70% 乙醇浸出物不得少于 13.0%。

【性味功能】性微温，味辛、涩。归肺、肝经。收涩止血。用于便血，崩漏，产后血晕。

【用法用量】5 ～ 10 g。

【贮藏】置阴凉干燥处。

厚朴花

Houpohua

Magnoliae Officinalis Flos

本品为少常用中药，始载于《饮片新参》。

【别名】川朴花、温朴花、朴花、调羹花、笔花。

【来源】木兰科植物厚朴 *Magnolia officinalis* Rehd. et Wils. 或凹叶厚朴 *Magnolia officinalis* Rehd. et Wils. var. *biloba* Rehd. et Wils. 的干燥花蕾。

【产销】川朴花主产于四川广元、荥经、丰都、城口、石柱，湖北恩施、宜昌、利川等地。温朴花主产于浙江龙泉、遂昌，福建浦城、松溪。销全国并出口。此外，江西、安徽、湖南、广西、云南、贵州、陕西、甘肃等地亦产，但产量不大，多自产自销。

【采收加工】春季花未开放时采摘，稍蒸后，晒干或低温干燥。

【炮制】取原药材，除去杂质及残留的枝梗，筛去灰屑。

【商品特征】长圆锥形，长 4 ～ 7 cm，基部直径 1.5 ～ 2.5 cm。红棕色至棕褐色。花被多为 12 片，肉质，外层的呈长方倒卵形，内层的呈匙形。雄蕊多数，花药条形，淡黄棕色，花丝宽而短。心皮多数，分离，螺旋状排列于圆锥形的花托上。花梗长 0.5 ～ 2 cm，密被类白色或灰黄色茸毛，偶无毛。质脆，易破碎。气香，味淡。（图 12-6）

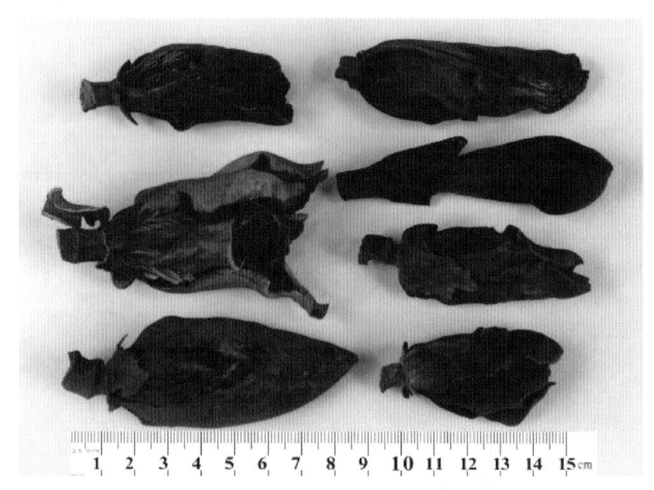

图 12-6　厚朴花

以完整、色棕红、香气浓者为佳。

【主要成分】含酚类、黄酮类、苯乙醇苷类及挥发油等。酚类主要有厚朴酚、和厚朴酚；挥发油类成分可分为萜烯类、醇类、芳香烃类、烷烃类、酯类、醛酮类和酸类等。

【鉴别】

1. 粉末　红棕色。花被表皮细胞多角形或椭圆形，表面有密集的疣状凸起，有的具细条状纹理。石细胞众多，呈不规则分枝状，壁厚 7 ～ 13 μm，孔沟明显，胞腔大。油细胞类圆形或椭圆形，直径 37 ～ 85 μm，壁稍厚，内含黄棕色物。花粉粒椭圆形，长径 48 ～ 68 μm，短径 37 ～ 48 μm，具一远极沟，表面有细网状雕纹。非腺毛 1 ～ 3 个细胞，长 820 ～ 2300 μm，壁极厚，有的表面具螺状角质纹理，单细胞者先端长尖，基部稍膨大，多细胞者基部细胞较短或明显膨大，壁薄。

2. 薄层色谱　供试品色谱中，在与厚朴酚对照品及和厚朴酚对照品色谱相应的位置上，显相同颜色的斑点。

【检查】水分不得过 10.0%。总灰分不得过 7.0%。

【含量测定】高效液相色谱法。按干燥品计，本品含厚朴酚（$C_{18}H_{18}O_2$）与和厚朴酚（$C_{18}H_{18}O_2$）的总量不得少于 0.20%。

【商品规格】统货。

【性味功能】性微温，味苦。归脾、胃经。芳香化湿，理气宽中。用于脾胃湿阻气滞，胸脘痞闷胀满，纳谷不香。

【用法用量】3 ～ 9 g。内服煎汤。

【贮藏】置干燥处，防霉，防蛀。

【附注】

伪品　木兰科木莲属植物四川木莲 *Manglietia szechuanica* Hu 的花蕾。药材呈椭圆形，长不足 3 cm，基部可见一圈淡黄色短毛。苞片一层，无茸毛，深褐色。

菊花

Juhua

Chrysanthemi Flos

本品为常用中药，始载于《神农本草经》，列为上品。

【来源】菊科植物菊 *Chrysanthemum morifolium* Ramat. 的干燥头状花序。

【产销】我国大部分地区有栽培。销全国并出口。药材按产地和加工方法不同，分为“亳菊”“滁菊”“贡菊”“杭菊”“怀菊”。杭白菊、贡菊等亦可作饮品。

亳菊，药用菊花之佳品，产地为安徽亳州，山西芮城、河南栾川、河北巨鹿、广西恭城等地有引种。

滁菊，因产于安徽滁州而得名，核心产区为滁州市南谯区。江苏、浙江、上海等地亦产。

贡菊，又称为徽菊，主产于安徽歙县。杭州淳安县、绍兴新昌县、四川宜宾筠连县、云南昆明等地均有引种。

杭菊，分为杭白菊和杭黄菊。其中杭白菊有浙江桐乡、江苏射阳以及湖北麻城三大主产区。杭黄菊又分为大黄菊和小黄菊，大黄菊在射阳有栽培，小黄菊在桐乡有种植。

怀菊，主产于河南焦作的武陟和温县。山西运城芮城县、临汾襄汾县，河北保定安国市等地有引种。

【采收加工】9—11 月花盛开时分批采收，阴干或焙干，或熏、蒸后晒干。

【炮制】

1. 菊花　取原药材，除去杂质和残留的梗和叶，筛去灰屑。

2. 炒菊花　取净菊花置于炒制容器内，用文火炒至略见焦斑时，取出放凉。

3. 菊花炭　取净菊花置于炒制容器内，用中火翻炒至呈焦褐色时，喷淋少许清水，灭尽火星，待完全干燥后，取出放凉。

【商品特征】

1. 亳菊　倒圆锥形或圆筒形，有时稍压扁呈扇形，直径 1.5 ～ 3 cm，离散。总苞碟状；总苞片有 3 ～ 4 层，卵形或椭圆形，草质，黄绿色或褐绿色，外面被柔毛，边缘膜质。花托半球形，无托片或托毛。

舌状花数层，雌性，位于外围，类白色，劲直，上举，纵向折缩，散生金黄色腺点；管状花多数，两性，位于中央，为舌状花所隐藏，黄色，顶端5齿裂。瘦果不发育，无冠毛。体轻，质柔润，干时松脆。气清香，味甘、微苦。（图12-7）

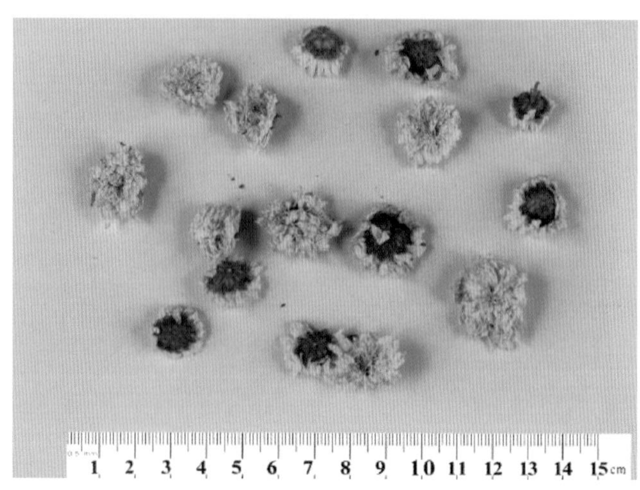

图12-7　亳菊

2. 滁菊　不规则球形或扁球形，直径1.5～2.5 cm。舌状花类白色，不规则扭曲，内卷，边缘皱缩，有时可见淡褐色腺点；管状花大多隐藏。

3. 贡菊　扁球形或不规则球形，直径1.5～2.5 cm。舌状花白色或类白色，斜升，上部反折，边缘稍内卷而皱缩，通常无腺点；管状花少，外露。

4. 杭菊　碟形或扁球形，直径2.5～4 cm，常数个相连成片。舌状花类白色或黄色，平展或微折叠，彼此粘连，通常无腺点；管状花多数，外露。

5. 怀菊　不规则球形或扁球形，直径1.5～2.5 cm。多数为舌状花，舌状花类白色或黄色，不规则扭曲，内卷，边缘皱缩，有时可见腺点；管状花大多隐藏。

【主要成分】含挥发油、氨基酸、黄酮、维生素等。如绿原酸、木犀草苷、3，5-*O*-二咖啡酰基奎宁酸、水苏碱、菊苷、氨基酸、维生素B_1、龙脑、樟脑、木犀草素-7-*O*-葡萄糖苷、大波斯菊苷、刺槐苷等。

【鉴别】

1. 粉末　黄白色。花粉粒类球形，直径22～38 μm，表面有网孔纹及短刺，具3孔沟。"T"形毛少见，顶端细胞长大，两臂近等长，柄2～4个细胞。腺毛头部鞋底状，6～8个细胞两两相对排列。草酸钙簇晶较多，细小。

2. 薄层色谱　供试品色谱中，在与菊花对照药材色谱和绿原酸对照品色谱相应的位置上，显相同颜色的荧光斑点。

【检查】水分不得过15%。

【含量测定】高效液相色谱法。按干燥品计，本品含绿原酸（$C_{16}H_{18}O_9$）不得少于0.20%；含木犀草苷（$C_{21}H_{20}O_{11}$）不得少于0.080%；含3，5-*O*-二咖啡酰基奎宁酸（$C_{25}H_{24}O_{12}$）不得少于0.70%。

【商品规格】按产地和加工方法不同，可分为"亳菊""滁菊""贡菊""杭菊""药菊"五个品别，对应五种规格，又分为不同的等级。

1. 亳菊

一等　干货。圆盘或扁扇形。花朵大、瓣密、苞厚、不露心，花瓣白色，近基部微带红色。体轻，质柔软。气清香，味甘、微苦。无散朵、枝叶、杂质、虫蛀、霉变。

二等　干货。花朵中个，花瓣色微黄，余同一等。

三等　干货。花朵小，花瓣色黄或暗。间有散朵。叶棒不超过5%。无杂质、虫蛀、霉变。

2. 滁菊

一等　干货。多为头花。绒球状或圆形，朵大色粉白、花心较大、黄色。质柔。气芳香，味甘、微苦。不散瓣。无枝叶、杂质、虫蛀、霉变。

二等　干货。二水花。色粉白。朵均匀，不散瓣。余同一等。

三等　干货。尾花。绒球状，朵小、色次。间有散瓣，无杂质、虫蛀、霉变。

3. 贡菊

一等　干货。花头较小，圆形，花瓣密、白色。花蒂绿色，花心小、淡黄色、均匀不散朵，体轻、质柔软。气芳香，味甘、微苦。无枝叶、杂质、虫蛀、霉变。

二等　干货。朵欠均匀。余同一等。

三等　干货。花头小，朵不均匀。余同一等。

4. 杭白菊

一等　干货。蒸花呈压缩状。朵大肥厚，玉白色。花心较大、黄色。气清香，味甘、微苦。无霜打花、蒲汤花、生花、枝叶、杂质、虫蛀、霉变。

二等　干货。花朵厚、较小。余同一等。

三等　干货。花朵小。间有不严重的霜打花和蒲汤花。余同一等。

5. 药菊（怀菊、川菊、资菊）

一等　干货。圆盘形或扁扇形。朵大、瓣长，肥厚。花黄白色，间有浅红色或棕红色。质松而柔。气芳香，味微苦。无散朵、枝叶、杂质、虫蛀、霉变。

二等　干货。朵较瘦小，色泽较暗。间有散朵。余同一等。

【性味功能】性微寒，味甘、苦。归肺、肝经。散风清热，平肝明目，清热解毒。用于风热感冒，头痛眩晕，目赤肿痛，眼目昏花，疮痈肿毒。

【用法用量】5 ～ 10 g。内服煎汤，或入丸、散。亦可泡茶饮。

【贮藏】置阴凉干燥处，密闭保存，防霉，防蛀。

雪莲花

Xuelianhua

Saussurea Lanicepis Herba

本品为民间草药，始载于《本草纲目拾遗》。

【别名】雪莲、雪荷花、雪兔子。

【来源】菊科植物绵头雪莲花 *Saussurea laniceps* Hand. -Mazz.、水母雪莲花 *Saussurea medusa* Maxim.、雪莲花（大苞雪莲花、新疆雪莲花）*Saussurea involucrata*（Kar. et Kir.）Sch. -Bip. 等的带花全株。

【产销】主产于四川、云南、西藏、新疆、青海、甘肃等地。销全国。

【采收加工】6—7 月间开花时采收，拔起全株，除去泥沙，晾干。

【炮制】取原药材，除去杂质，抢水洗净，稍润，切段，干燥。

【商品特征】

1. 绵头雪莲花 长约 20 cm，全体密被白色或淡黄色长柔毛。根粗壮，断面不平整，黄白色，可见放射状纹理。茎常中空。叶互生，密集，无柄，披针形或狭披针形，宽 0.5 ～ 2 cm，边缘羽裂或具粗齿，上面有蛛丝状绵毛，后脱落，下面密生褐色柔毛。头状花序多数，密集于茎顶，总苞片狭长倒披针形，无毛而有光泽，花两性，白色，全为管状花。瘦果长约 3 mm，冠毛 2 层，外层冠毛较短，内层羽状。气微，味微甘。

2. 水母雪莲花 根状茎细长，有黑褐色残存的叶柄。叶具长而扁的叶柄，叶片被长柔毛，倒卵形、长卵圆形，边缘有条裂状锯齿。苞片膜质，线状长圆形，花紫色。瘦果长 7 ～ 9 mm，外层冠毛刺毛状，内层羽状。

3. 雪莲花 根状茎粗，上部被多数褐色的叶残基。茎粗壮。叶密集，无柄；叶片无毛，倒披针形，宽 2 ～ 3.5 cm，边缘有锯齿或缘毛。苞片卵状长圆形，膜质，花冠紫红色至紫黑色。瘦果长约 5 mm，冠毛灰白色。气微，味淡。（图 12–8）

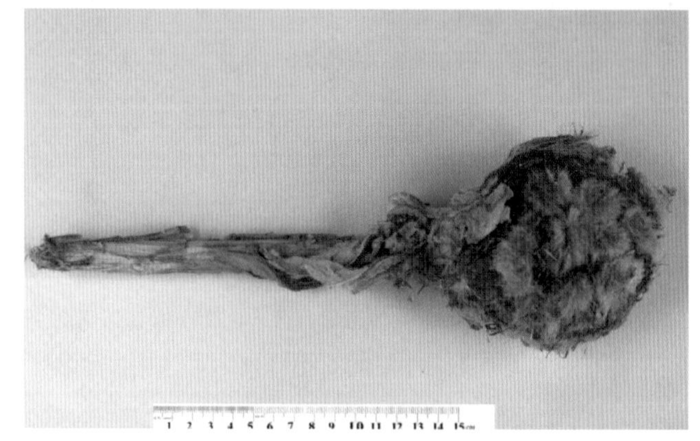

图 12–8 雪莲花

以花序完整、叶密、色泽正常、干燥、无霉变者为佳。

【主要成分】含东莨菪素、秋水仙碱、伞形花内酯等。

【鉴别】

1. 水试 绵头雪莲花泡水后在日光下显紫蓝色荧光。水母雪莲花泡水后在日光下无荧光，有黏滑感。

2. 荧光鉴别 取三种雪莲花粗粉各 0.5 g，分别加乙醇 5 mL，浸泡 12 h，滤过，滤液适当浓缩，分别滴于滤纸上，置 254 nm 或 365 nm 紫外灯下观察。绵头雪莲花显亮蓝紫色荧光，水母雪莲花显浅绿黄色荧光，雪莲花显橙红色荧光。

【商品规格】统货。

【性味功能】性温，味甘、微苦。归肝、肾经。壮阳，除寒，止血，调经。用于阳痿，腰膝痿软，风湿性关节炎，妇女崩带，月经不调，外伤出血等。

【用法用量】6 ～ 12 g。内服煎汤，或浸酒。外用捣敷。用量不宜过大，孕妇禁服。

【贮藏】置阴凉干燥处。

野菊花

Yejuhua

Chrysanthemi indici Flos

本品为常用中药，始载于《本草拾遗》。

【别名】野菊、野黄菊、苦薏。

【来源】菊科植物野菊 *Chrysanthemum indicum* L. 的干燥头状花序。

【产销】主产于江西、四川、广西、广东、山东、湖北等地。销全国。

【采收加工】秋、冬二季花初开放时采摘，晒干，或蒸后晒干。

【炮制】取原药材，除去杂质以及梗、叶，筛去灰屑。

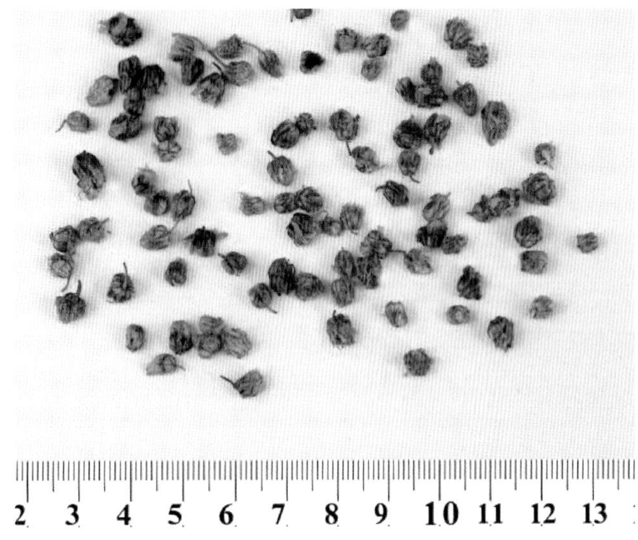

图 12-9　野菊花

【商品特征】类球形，直径 0.3 ～ 1 cm，棕黄色。总苞由 4 ～ 5 层苞片组成，外层苞片卵形或条形，外表面中部灰绿色或浅棕色，通常被白毛，边缘膜质；内层苞片长椭圆形，膜质，外表面无毛。总苞基部有的残留总花梗。舌状花 1 轮，黄色至棕黄色，皱缩卷曲；管状花多数，深黄色。体轻。气芳香，味苦。（图 12-9）

以完整、色黄、香气浓者为佳。

【主要成分】含挥发油、黄酮、有机酸、多糖等。如蒙花苷、樟脑、乙酸冰片酯、桃金娘醇、木犀草素、槲皮素、木犀草素 -7-*O*- 葡萄糖苷、槲皮素苷、绿原酸、棕榈酸等。尚含氨基酸、嘌呤、胆碱、鞣质等。

【鉴别】

1. 粉末　黄棕色。花粉粒黄色，类圆形，直径 20 ～ 33 μm，表面有刺，刺长约 3.5 μm。腺毛头部鞋底形，4 ～ 6 ～ 8 个细胞，两两相对排列，长径 35 ～ 120 μm，短径 33 ～ 67 μm，外被角质层。“T”形毛较多，顶端细胞长大，臂不等长，直径 23 ～ 50 μm，基部 1 ～ 13 个细胞，其中一个稍膨大或皱缩。

2. 化学鉴别

（1）取本品粉末 3 g，加乙醇 40 mL，加热回流 1 h，滤过。取滤液 1 滴，点于滤纸上，喷洒三氯化铝试液，干后，置紫外灯下观察，显黄绿色荧光。

（2）取（1）中滤液 2 mL，加入镁粉少量及盐酸 4 ～ 5 滴，加热，显棕红色。

3. 薄层色谱　供试品色谱中，在与野菊花对照药材色谱和蒙花苷对照品色谱相应的位置上，显相同颜色的荧光斑点。

【检查】水分不得过 14.0%。总灰分不得过 9.0%。酸不溶性灰分不得过 2.0%。

【含量测定】高效液相色谱法。按干燥品计，本品含蒙花苷（$C_{28}H_{32}O_{14}$）不得少于 0.80%。

【商品规格】统货。

【性味功能】性微寒，味苦、辛。归肝、心经。清热解毒，泻火平肝。用于疔疮痈肿，目赤肿痛，头痛眩晕。

【用法用量】9 ～ 15 g。内服煎汤。外用适量，煎汤外洗或制膏外涂。

【贮藏】置阴凉干燥处，防潮，防蛀。

款冬花

Kuandonghua

Farfarae Flos

本品为常用中药，始载于《神农本草经》，列为中品。

【别名】冬花。

【来源】菊科植物款冬 *Tussilago farfara* L. 的干燥花蕾。

【产销】主产于华北、西北地区及四川、湖北、河南等省。销全国。

【采收加工】12 月或地冻前当花尚未出土时采挖，除去花梗和泥沙，阴干。

【炮制】

1. 款冬花 取原药材，除去杂质，拣去残梗、沙石、土块，筛去灰屑。

2. 蜜款冬花 取熟蜜，加适量开水稀释，加入净款冬花拌匀，闷润至透，置炒制容器内，用文火加热，炒至微黄色、不黏手时，取出放凉。每 100 kg 款冬花，用熟蜜 25 kg。

【商品特征】

1. 药材 长圆棒状。单生或 2 ～ 3 个基部连生，长 1 ～ 2.5 cm，直径 0.5 ～ 1 cm。上端较粗，下端渐细或带有短梗，外面被有多数鱼鳞状苞片。苞片外表面紫红色或淡红色，内表面密被白色絮状茸毛。体轻，撕开后可见白色茸毛。气香，味微苦而辛。（图 12-10）

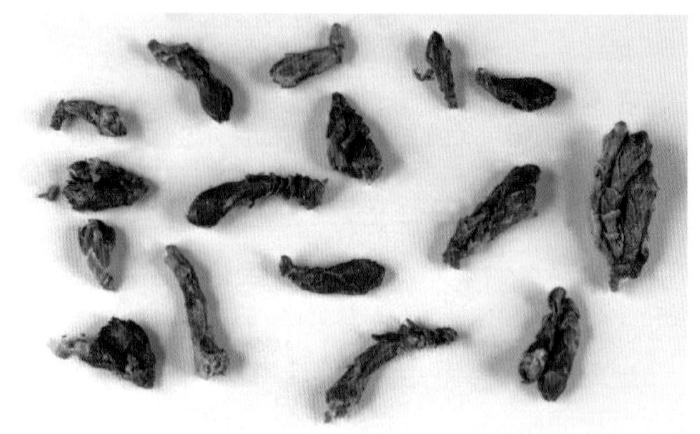

图 12-10 款冬花

以朵大、色紫红、花梗短者为佳。木质老梗及已开放者不可供药用。

2. 饮片

（1）款冬花 同药材性状特征。

（2）蜜款冬花 形如款冬花，表面棕黄色或棕褐色，稍带黏性。具蜜香气，味微甜。（图 12-11）

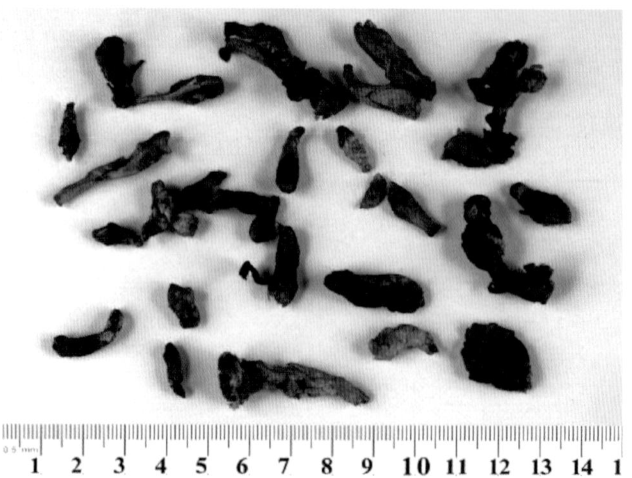

图 12-11 蜜款冬花

【主要成分】含皂苷、挥发油、生物碱、鞣质及黏液质等。如款冬二醇、款冬酮、山金车二醇、千里光碱、芸香苷、金丝桃苷、蒲公英黄色素等。

【鉴别】

1. 粉末 棕色。非腺毛较多，单细胞，扭曲盘绕成团，直径 5 ～ 24 μm。腺毛略呈棒槌形，头部 4 ～ 8 个细胞，柄部细胞 2 列。花粉粒细小，类球形，直径 25 ～ 48 μm，表面具尖刺，3萌发孔。冠毛分枝状，各分枝单细胞，先端渐尖。分泌细胞类圆形或长圆形，含黄色分泌物。

2. 薄层色谱　供试品色谱中，在与款冬花对照药材色谱和款冬酮对照品色谱相应的位置上，显相同颜色的斑点或荧光斑点。

【浸出物】热浸法。乙醇浸出物不得少于 20.0%。

【含量测定】高效液相色谱法。按干燥品计，本品含款冬酮（$C_{23}H_{34}O_5$）不得少于 0.070%。

【商品规格】一般分为两个等级。

一等　干货。长圆形，单生或 2 ～ 3 个基部连生，苞片呈鱼鳞状，花蕾肥大，个头均匀，色泽鲜艳。表面紫红色或粉红色，体轻，撕开可见絮状茸毛。气微香，味微苦。黑头（颜色发黑者）不超过 3%，花柄长度不超过 0.5 cm；无开头（开放花蕾），枝杆、杂质、虫蛀、霉变。

二等　干货。个头较瘦小，不均匀，表面紫褐色或暗紫色，间有绿白色。开头（开放花蕾）、黑头（颜色发黑者）均不超过 10%，花柄长度不超过 1 cm。余同一等。

【性味功能】性温，味辛、微苦。归肺经。润肺下气，止咳化痰。用于新久咳嗽，喘咳痰多，劳嗽咳血。

蜜款冬花，偏于润肺止咳。

【用法用量】5 ～ 10 g。内服煎汤。

【贮藏】置于干燥处，防潮、防蛀。

【附注】本品的药用部位，应为带花蕾的幼株。

蒲黄

Puhuang

Typhae Pollen

本品为常用中药，始载于《神农本草经》，列为上品。

【别名】蒲棒花粉、水烛花粉、毛蜡烛粉、水蜡烛粉。

【来源】香蒲科植物水烛香蒲 *Typha angustifolia* L.、东方香蒲 *Typha orientalis* Presl 或同属植物的干燥花粉。

【产销】水烛香蒲主产于江苏、浙江、山东、安徽等省。东方香蒲主产于贵州、山东、山西及东北各地。销全国，多自产自销。

【采收加工】夏季采收蒲棒上部的黄色雄花序，晒干后碾轧，筛取花粉。

【炮制】

1. 蒲黄　取原药材，揉碎结块，过筛。

2. 蒲黄炭　取净蒲黄，置炒制容器内，用中火加热，炒至棕褐色，喷淋少许清水，灭尽火星，取出晾干。

【商品特征】

1. 药材　黄色粉末。体轻，放水中则飘浮水面。手捻有滑腻感，易附着手指上。气微，味淡。（图 12-12）

以纯净、粉细、质轻、色鲜黄、滑腻感强者为佳。

2. 饮片

（1）蒲黄　同药材性状特征。

（2）蒲黄炭　形如蒲黄，表面棕褐色或黑褐色。具焦香气，味微苦、涩。（图12–13）

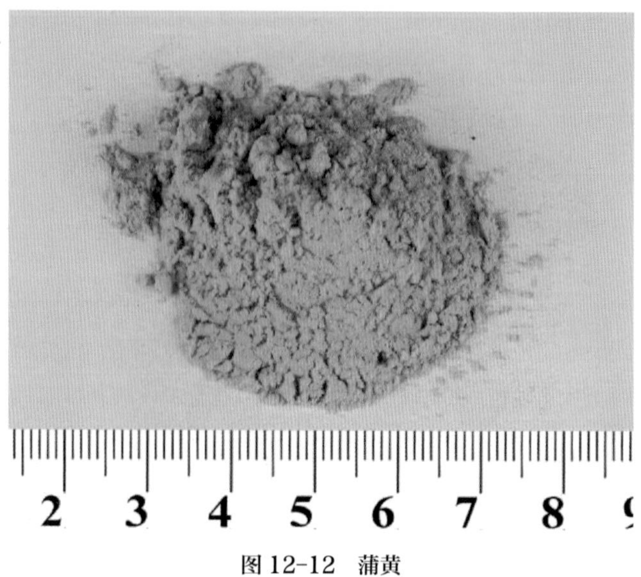

图 12–12　蒲黄

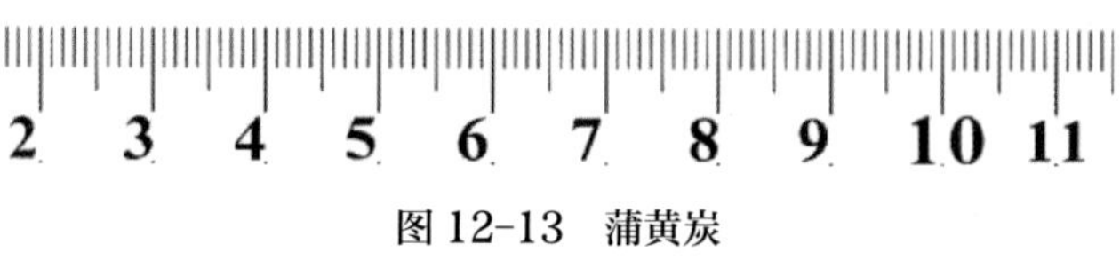

图 12–13　蒲黄炭

【主要成分】含香蒲新苷、异鼠李素 –3–*O*– 新橙皮苷、芸香苷、柚皮素、异鼠李素等黄酮类化合物，还含甾类、烷类、有机酸、挥发油、氨基酸、脂肪、多糖等成分。

【鉴别】

1. 粉末　黄色。花粉粒类圆形或椭圆形，直径 17 ～ 29 μm，表面有网状雕纹，周边轮廓线光滑，呈凸波状或齿轮状，具单孔，不甚明显。

2. 薄层色谱　供试品色谱中，在与异鼠李素 –3–*O*– 新橙皮苷对照品、香蒲新苷对照品色谱相应的位置上，显相同颜色的荧光斑点。

【检查】杂质不得过 10.0%。水分不得过 13.0%。总灰分不得过 10.0%。酸不溶性灰分不得过 4.0%。

【浸出物】热浸法。乙醇浸出物，药材不得少于 15.0%，饮片不得少于 11.0%。

【含量测定】高效液相色谱法。按干燥品计，本品含异鼠李素 –3–*O*– 新橙皮苷（$C_{28}H_{32}O_{16}$）和香蒲新苷（$C_{34}H_{42}O_{20}$）的总量不得少于 0.50%。

【商品规格】统货。

【性味功能】性平，味甘。归肝、心包经。止血，化瘀，通淋。用于吐血，衄血，咯血，崩漏，外伤出血，经闭痛经，胸腹刺痛，跌扑肿痛，血淋涩痛。

【用法用量】5 ～ 10 g。内服煎汤，包煎。外用适量，敷患处。孕妇慎用。

【贮藏】置通风干燥处，防潮，防蛀。

【附注】本品商品常见有以泥沙等掺杂以增加重量，置于水中，可见泥沙等沉淀；置于显微镜下观察，可见大量杂质。

第十三章　果实种子类

八角茴香

Bajiaohuixiang

Anisi Stellati Fructus

本品为较常用中药，始载于《本草品汇精要》。

【别名】八角、大茴、大茴香、大料。

【来源】木兰科植物八角茴香 *Illicium verum* Hook. f. 的干燥成熟果实。

【产销】主产于广西西部和南部、云南东部地区。广东、海南、福建、贵州等地亦产。销全国并出口。

【采收加工】秋、冬二季果实由绿变黄时采摘，置沸水中略烫后干燥或直接干燥。

【炮制】除去果梗及杂质。用时捣碎。

【商品特征】聚合果，多由 8 个蓇葖果组成，放射状排列于中轴上。蓇葖果长 1 ～ 2 cm，宽 0.3 ～ 0.5 cm，高 0.6 ～ 1 cm。外表面红棕色，有不规则皱纹，顶端呈钝尖鸟喙状，上侧多开裂；内表面淡棕色，平滑，有光泽。质硬而脆。果梗长 3 ～ 4 cm，连于果实基部中央，弯曲，常脱落。每个蓇葖果含种子 1 粒，扁卵圆形，长约 6 mm，红棕色或黄棕色，光亮，尖端有种脐；胚乳白色，富油性。气芳香，味辛、甜。（图 13-1）

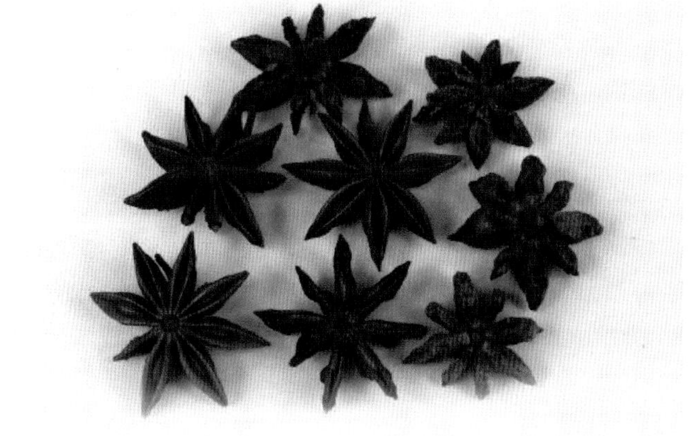

图 13-1　八角茴香

以个大、完整、香气浓郁者为佳。

【主要成分】主含挥发油。挥发油中主要有茴香醛、反式茴香脑、甲基胡椒酚、柠檬烯、黄樟醚等。另含脂肪油、蛋白质、树脂、树胶、糖类等。

【鉴别】

1. 粉末　红棕色。内果皮栅状细胞长柱形，长 200 ～ 546 μm，壁稍厚，纹孔口“十”字状或“人”字状。种皮石细胞黄色，表面观类多角形，壁极厚，波状弯曲，胞腔分枝状，内含棕黑色物；断面观长方形，壁不均匀增厚。果皮石细胞类长方形、长圆形或分枝状，壁厚。纤维长，单个散在或成束，直径 29 ～ 60 μm，壁木化，有纹孔。中果皮细胞红棕色，散有油细胞。内胚乳细胞多角形，含脂肪油滴和糊粉粒，种皮细胞多见方形、长方形草酸钙结晶。

2. 化学鉴别

（1）取本品粗粉 1 g，加石油醚（60 ～ 90 ℃）– 乙醚（1:1）混合溶液 15 mL，密塞，振摇 15 min，滤过，滤液于水浴上挥干，残渣加 2 mL 无水乙醇使溶解，作为供试品溶液。吸取供试品溶液 2 μL，点于硅胶G薄层板上，挥干，再点加间苯三酚盐酸试液 2 μL，显粉红色至紫红色的圆环。

（2）吸取（1）项下的供试品溶液 10 μL，加无水乙醇稀释至 10 mL，摇匀，照紫外 – 可见分光光度法测定，在 259 nm 波长处有最大吸收。

3. 薄层色谱 供试品色谱中，在与八角茴香对照药材色谱相应的位置上，显相同颜色的斑点；在与茴香醛对照品色谱相应的位置上，显相同的橙色至橙红色斑点。

【含量测定】挥发油测定法。本品含挥发油不得少于 4.0%（mL/g）。

气相色谱法。本品含反式茴香脑（$C_{10}H_{12}O$）不得少于 4.0%。

【商品规格】统货。

【性味功能】性温，味辛。归肝、肾、脾、胃经。温阳散寒，理气止痛。用于寒疝腹痛，肾虚腰痛，胃寒呕吐，脘腹冷痛。

【用法用量】3 ～ 6 g。内服煎汤。

【贮藏】置阴凉干燥处。

【附注】伪品：有的有毒性，应注意鉴别。

1. 莽草 木兰科植物莽草 *Illicium lanceolatum* A. C. Smith 的干燥成熟果实。又称“红毒茴”。本品聚合果常由 8 ～ 13 个蓇葖果组成，蓇葖果长 1.5 ～ 2 cm，宽 0.8 ～ 1.2 cm，顶端渐尖而长，向内弯曲成倒钩状，果皮较薄；外表多皱纹。果梗长 3.5 ～ 6 cm。每个蓇葖果含种子 1 粒，扁卵形，棕褐色，平滑，有光泽。气弱，略似樟脑气，味淡，久尝麻舌。本品有毒，应注意区别。

2. 红茴香 同科植物红茴香 *Illicium henryi* Diels. 的干燥成熟果实。聚合果由 7 ～ 8 个蓇葖果组成。蓇葖果长约 1.5 cm，宽 0.4 ～ 0.7 cm，先端渐尖而较长，略向腹面弯曲，果皮较薄，背面粗糙有皱纹。果梗长 3 ～ 5 cm。每个蓇葖果含种子 1 粒。香气特异，味微酸而后甜。

3. 野八角 同科植物野八角 *Illicium simonsii* Maxim. 的干燥成熟果实。聚合果由 8 ～ 13 个蓇葖果组成。蓇葖果长 1 ～ 2 cm，宽 0.4 ～ 0.6 cm，先端渐尖，呈长鸟喙状。果柄长 0.5 ～ 1.5 cm。本品有毒，应注意区别。

4. 多蕊红茴香 同科植物多蕊红茴香 *Illicium henryi* Diels var. *multistamineum* A. C. Smith 的干燥果实。聚合果由 7 ～ 8 个蓇葖果组成。蓇葖果长约 1.5 cm，宽 0.6 ～ 0.9 cm，先端渐尖而较长，略向腹面弯曲。果皮较薄，背面粗糙有皱纹；果梗较细而弯曲，长 3 ～ 5 cm。每个蓇葖果含种子 1 粒。香气特异，味微酸而后甜。

5. 短柱八角 同科植物短柱八角 *Illicium brevistylum* A. C. Smith 的干燥果实。聚合果由 10 ～ 13 个蓇葖果组成。蓇葖果长 1.5 ～ 2 cm，宽 0.8 ～ 1.2 cm，先端急尖，具一较长向后弯曲的钩状尖头。果皮略厚；果梗长 2 ～ 2.5 cm，弯曲。气微，味苦、辣，麻舌。

6. 地枫皮果 同科植物地枫皮 *Illicium difengpi* K. I. B. et K. I. M 的干燥成熟果实。聚合果由 9 ～ 13 个蓇葖果组成。蓇葖果长 1.5 ～ 2 cm，宽 0.8 ～ 1.2 cm，先端急尖，向上弯曲呈钩形。果皮厚薄中等，表面粗糙；果梗弯曲。气香特异，味酸、微辛涩。

小茴香

Xiaohuixiang

Foeniculi Fructus

本品为常用中药，始载于《唐本草》。

【别名】谷香、小茴。

【来源】伞形科植物茴香 *Foeniculum vulgare* Mill. 的干燥成熟果实。

【产销】主产于山西、内蒙古、甘肃、四川等地。销全国并出口。山西产量大，内蒙古产者质佳。全国各地亦有栽培，多自产自销。

【采收加工】秋季果实初熟时采割植株，晒干，打下果实，除去杂质。

【炮制】

1. 小茴香　取原药材，除去杂质。

2. 盐小茴香　取净小茴香，加盐水拌匀，闷透，置锅内，用文火炒至微黄色，香气逸出时，取出放凉。每 100 kg 小茴香，用食盐 2 kg。

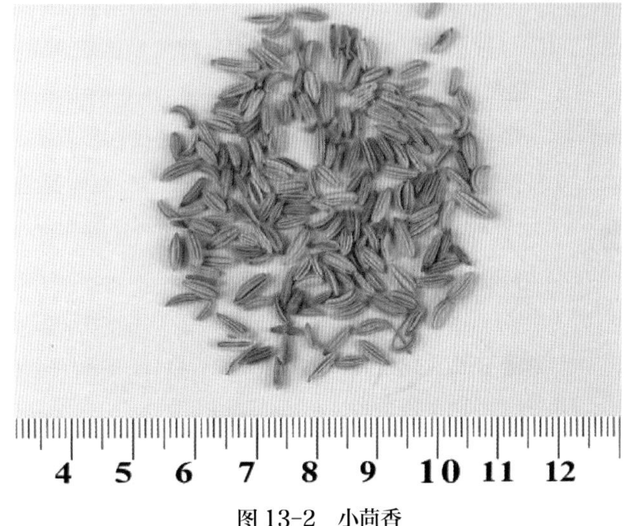

图 13-2　小茴香

【商品特征】

1. 药材　果实为双悬果，呈圆柱形，有的稍弯曲，长 4 ～ 8 mm，直径 1.5 ～ 2.5 mm。表面黄绿色或淡黄色，两端略尖，顶端残留有黄棕色凸起的柱基，基部有时有细小的果梗。分果呈长椭圆形，背面有 5 条纵棱，接合面平坦而较宽。横切面略呈五边形。内有种子 1 粒，富油性。有特异香气，味微甜、辛。（图 13-2）

以粒大饱满、色黄绿、香气浓郁者为佳。

2. 饮片

（1）小茴香　同药材。

（2）盐小茴香　形如小茴香，微鼓起，色泽加深，偶有焦斑。味微咸。（图 13-3）

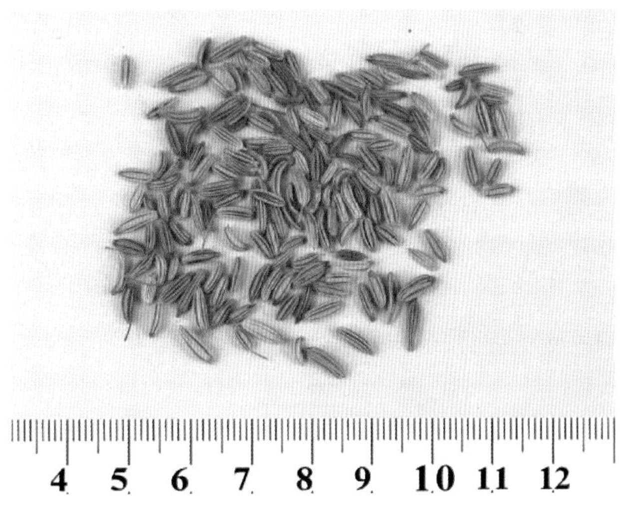

图 13-3　盐小茴香

【主要成分】主含挥发油，包括茴香醚（anethole）、茴香醛、α- 茴香酮（α-fenchone）、甲基胡椒酚（methylchavicol）、反式茴香脑等。尚含油脂、槲皮素、齐墩果酸、蛋白质等。

【鉴别】

1. 分果横切面　外果皮为 1 列扁平细胞，外被角质层。中果皮纵棱处有维管束，其周围有多数木化网纹细胞；背面纵棱间各有大的椭圆形棕色油管 1 个，接合面有油管 2 个，共 6 个。内果皮为 1 列扁平薄壁细胞，细胞长短不一。种皮细胞扁长，含棕色物。胚乳细胞多角形，含多数糊粉粒，每个糊粉粒中含有细小草酸钙簇晶。

2. 粉末 黄棕色。外果皮碎片表皮细胞呈类多角形或类方形，壁稍增厚，气孔类圆形，不定式。网纹细胞类长圆形，壁微木化，具较大的网状纹孔。油管碎片黄棕色或深红棕色，分泌细胞表面观呈多角形，含红棕色分泌物。内果皮镶嵌层细胞，表面观细胞狭长，数个细胞为一组，以长轴作不规则方向嵌列，镶嵌层细胞常与较大的多角形中果皮细胞重叠。内胚乳细胞呈类多角形，内含糊粉粒，每个糊粉粒中含细小草酸钙簇晶；并含脂肪油滴。木薄壁细胞呈长条形，直径 7 ～ 18 μm，位于维管束柱，壁稍厚，微木化，纹孔较大。种皮表皮细胞扁平，壁薄，含黄棕色物。

3. 化学鉴别 取粉末 0.5 g，加入乙醚 10 mL，冷浸 1 h，滤过，滤液浓缩至约 1 mL，加 0.4% 的 2，4– 二羟基苯肼盐酸溶液 2 ～ 3 滴，溶液显橘红色。

4. 薄层色谱 供试品色谱中，在与茴香醛对照品色谱相应的位置上，显相同的橙红色斑点。

【检查】杂质不得过 4%。水分：小茴香不得过 8.0%，盐小茴香不得过 6.0%。总灰分：药材小茴香不得过 10.0%，盐小茴香不得过 12.0%。

【含量测定】挥发油测定法。本品含挥发油不得少于 1.5%（mL/g）。

气相色谱法。含反式茴香脑（$C_{10}H_{12}O$），药材不得少于 1.4%，盐小茴香不得少于 1.3%。

【商品规格】统货。

【性味功能】性温，味辛。归肝、肾、脾、胃经。散寒止痛，理气和胃。用于寒疝腹痛，睾丸偏坠，痛经，少腹冷痛，脘腹胀痛，食少吐泻。

盐小茴香，暖肾散寒止痛。用于寒疝腹痛，睾丸偏坠，经寒腹痛。

【用法用量】3 ～ 6 g。内服煎汤，或入丸、散。

【贮藏】置阴凉干燥处。

【附注】伪品如下。

（1）在甘肃、内蒙古等地，曾将同科植物莳萝 *Anethum graveolens* L. 的果实误作小茴香用。本品果实较小而圆，分果呈广椭圆形，扁平，长 3 ～ 4 mm，直径 2 ～ 3 mm。背棱凸起，侧棱延展成翅，合生面中央有一条棱线。气微香，味辛，麻舌。

（2）在山西、贵州等地，曾用同科植物葛缕子（野茴香）*Carum carvi* L. 的果实充作小茴香。双悬果多分离成分果，呈圆柱形，稍弯曲，两端略尖，长 3 ～ 4 mm，直径约 1 mm。表面棕褐色，有明显纵肋线 5 条，肋线色较浅。用手搓揉有特异而浓烈的香气，味凉而麻舌。

（3）同科植物孜然芹 *Cuminum cyminum* L.、防风 *Saposhnikovia divaricata*（Turcz.）Schischk. 和毒芹 *Cicuta virosa* L. 的干燥成熟果实曾被误作小茴香用，应注意鉴别。

大枣

Dazao

Jujubae Fructus

本品为常用中药，始载于《神农本草经》，列为上品。

【别名】干枣、红枣。

【来源】鼠李科植物枣 *Ziziphus jujuba* Mill. 的干燥成熟果实。

【产销】主产于山东、河南、新疆、河北、陕西、山西、四川等地。山东、河南和新疆产者品质优，销全国并出口。此外，全国大部分地区亦产，多自产自销。

【采收加工】秋季果实成熟时采收，晒干。

【炮制】取原药材，去除杂质，洗净，晒干。

【商品特征】球形或椭圆形，长 2 ～ 3.5 cm，直径 1.5 ～ 2.5 cm。表面暗红色，略带光泽，有不规则皱纹。基部凹陷，有短果梗。外果皮薄，中果皮肉质柔软，棕黄色或淡褐色，富糖性而油润。果核纺锤形，两端尖锐，质坚硬。气微香，味甜。（图 13–4）

以个大、色红、肉厚、核小、油润而味甜者为佳。

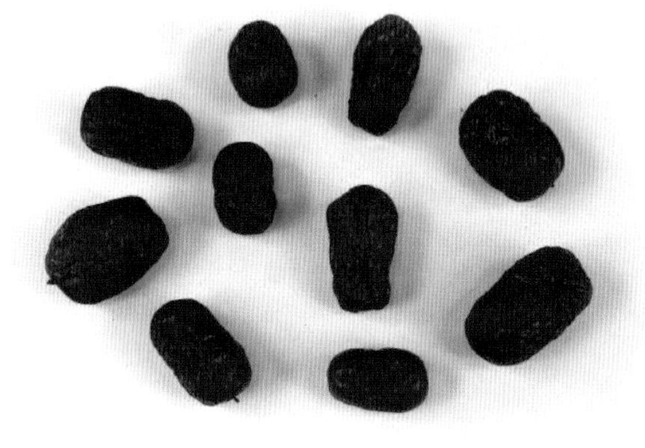

图 13–4　大枣

【主要成分】含生物碱、皂苷、黄酮、维生素、有机酸、甾体化合物等。如齐墩果酸、白桦脂酸，芦丁（rutin）、当药黄素（swertisin）、棘苷，槲皮素（quercetin），β– 谷甾醇（β–sitosterol）、豆甾醇（stigmasterol），胡萝卜苷（daucosterol），维生素 A、B 族维生素、维生素 C 等。

【鉴别】

1. 粉末　棕色。外果皮棕色至棕红色；表皮细胞表面观类方形、多角形或长方形，胞腔内充满棕红色物，断面观外被较厚角质层；表皮下细胞黄色或黄棕色，类多角形，壁稍厚。草酸钙簇晶（有的碎为砂晶）或方晶较小，存在于中果皮薄壁细胞中。果核石细胞淡黄棕色，类多角形，层纹明显，孔沟细密，胞腔内含黄棕色物。

2. 化学鉴别

（1）荧光检查　取样品的乙醇浸出液滴于滤纸上，置紫外灯（365 nm）下观察，显蓝色荧光。

（2）取样品的乙醇浸出液适量，置于蒸发皿中，于水浴上浓缩至干，加稀盐酸溶解，滤过。取滤液分置于 3 支试管中，每支 2 mL，分别加 1 滴碘化铋钾、碘化汞钾、硅钨酸试剂，分别产生橘红色、黄色、白色沉淀。

3. 薄层色谱　供试品色谱中，在与大枣对照药材色谱和齐墩果酸对照品、白桦脂酸对照品色谱相应的位置上，显相同颜色的斑点或荧光斑点。

【商品规格】统货。

【检查】黄曲霉毒素：本品每 1000 g 含黄曲霉毒素 B_1 不得过 5 μg，黄曲霉毒素 G_2、黄曲霉毒素 G_1、黄曲霉毒素 B_2 和黄曲霉毒素 B_1 的总量不得过 10 μg。

【性味功能】性温，味甘。归脾、胃、心经。补中益气，养血安神。用于脾虚食少，乏力便溏，妇人脏躁。

【用法用量】6 ～ 15 g。内服煎汤。

【贮藏】置干燥处，防蛀。

山茱萸

Shanzhuyu

Corni Fructus

本品为常用中药，始载于《神农本草经》，列为中品。

【别名】山萸肉、枣皮、杭萸肉。

【来源】山茱萸科植物山茱萸 *Cornus officinalis* Sieb. et Zucc. 的干燥成熟果肉。

【产销】主产于浙江、安徽、河南等地。销全国并出口。

【采收加工】秋末冬初果皮变红时采收果实，用文火烘或置沸水中略烫后，及时除去果核，干燥。

【炮制】

1. 山萸肉 取原药材，除去杂质及残留果核，洗净，晒干。

2. 酒萸肉 取净山萸肉，加黄酒拌匀，置蒸制容器内，隔水蒸透，或密闭隔水炖至酒被吸尽，药物变黑润，取出，干燥。每 100 kg 山茱萸，用黄酒 20 kg。

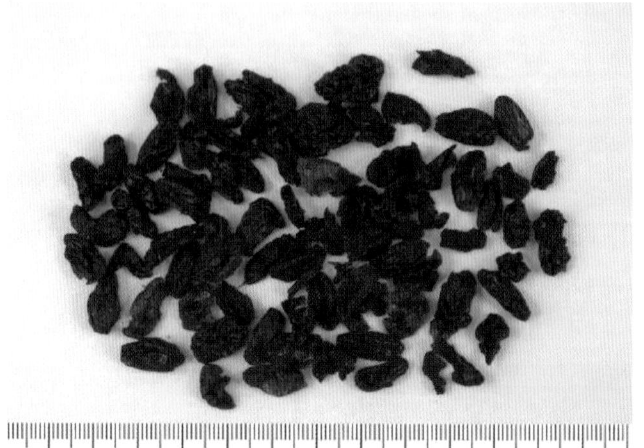

图 13-5 山萸肉

【商品特征】

1. 药材 果肉呈不规则片状或囊状，长 1 ～ 1.5 cm，宽 0.5 ～ 1 cm。表面紫红色至紫黑色，皱缩，有光泽。顶端有的有圆形宿萼痕，基部有果梗痕。质柔软。气微，味酸、涩、微苦。（图 13-5）

以片大、肉厚、柔软、色紫红者为佳。

2. 饮片

（1）山萸肉 形如药材。

（2）酒萸肉 形如山萸肉，表面紫黑色或黑色，质滋润柔软。微有酒香气。（图 13-6）

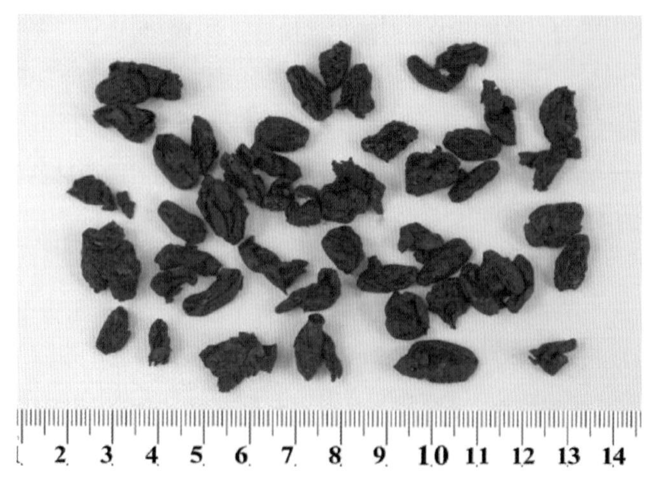

图 13-6 酒萸肉

【主要成分】含环烯醚萜苷类、有机酸、皂苷、鞣质、糖类等。如莫诺苷（morroniside）、马钱苷（loganin）、当药苷（sweroside）、山茱萸新苷（cornuside）、熊果酸、苹果酸等。

【鉴别】

1. 果肉横切面　外果皮为 1 列略扁平的表皮细胞，外被较厚角质层。中果皮宽广，为数列大小不等的薄壁细胞，细胞含深褐色色素块；内侧有维管束环列，近果梗处的横切片中，常见石细胞和纤维束。可见少数草酸钙簇晶。

2. 粉末　红褐色。果皮表皮细胞橙黄色，表面观多角形或类长方形，直径 16 ～ 40 μm，垂周壁连珠状增厚，外平周壁颗粒状角质增厚，胞腔含淡橙黄色物。中果皮细胞橙棕色，多皱缩。草酸钙簇晶少数，直径为 8 ～ 32 μm。石细胞类方形、卵圆形或长方形，纹孔明显，胞腔大。菊糖少见，类圆形。

3. 薄层色谱

（1）供试品色谱中，在与熊果酸对照品色谱相应的位置上，显相同的紫红色斑点；置紫外灯（365 nm）下检视，显相同的橙黄色荧光斑点。

（2）供试品色谱中，在与莫诺苷对照品、马钱苷对照品色谱相应的位置上，显相同颜色的荧光斑点。

【检查】杂质（果核、果梗）不得过 3%。水分不得过 16.0%。总灰分不得过 6.0%。重金属及有害元素：铅不得过 5 mg/kg，镉不得过 1 mg/kg，砷不得过 2 mg/kg，汞不得过 0.2 mg/kg，铜不得过 20 mg/kg。

【浸出物】冷浸法。水溶性浸出物不得少于 50.0%。

【含量测定】高效液相色谱法。按干燥品计，本品含莫诺苷（$C_{17}H_{26}O_{11}$）和马钱苷（$C_{17}H_{26}O_{10}$）的总量，药材不得少于 1.2%，饮片不得少于 0.70%。

【商品规格】一般分为选货与统货两种规格。

选货　干货。表面鲜红色、紫红色至暗红色，皱缩，有光泽。果核在 3% 以内。无虫蛀、霉变。

统货　干货。表面鲜红色至黑红色，但黑红色者不超过 15%。余同选货。

【性味功能】性微温，味酸、涩。归肝、肾经。补益肝肾，收涩固脱。用于眩晕耳鸣，腰膝酸痛，阳痿遗精，遗尿尿频，崩漏带下，大汗虚脱，内热消渴。

【用法用量】6 ～ 12 g。内服煎汤，或入丸、散，或浸酒。

【贮藏】置干燥处，防蛀。

【附注】常见的伪品如下。

1. 滇枣皮　鼠李科植物滇刺枣 *Ziziphus mauritiana* Lam. 的干燥成熟果肉。不规则片状或囊状，长 1.5 ～ 2.5 cm，宽 1 ～ 2 cm，棕红色，光滑或有细皱纹。肉薄。质坚而脆。味酸。

2. 酸枣皮　鼠李科植物酸枣 *Ziziphus jujuba* Mill. var. *spinosa*（Bunge）Hu ex H. F. Chow 的果皮。不规则片状或扁筒状，果皮碎裂，皱缩，形状不完整。外表面暗红色，肉薄。质脆易碎。味酸。

3. 无刺枣　鼠李科植物无刺枣 *Ziziphus jujuba* Mill. var. *inermis*（Bunge）Rehd. 的干燥成熟的果肉。不规则扁筒状或片状，果皮破裂皱缩。暗红棕色，果肉薄，质硬易碎，内面色较浅而粗糙。

4. 雕核樱果　蔷薇科植物雕核樱桃 *Cerasus pleiocerasus*（Koehne）Yü et Li 的果肉。不规则片状或囊状，长椭圆形或类圆形，长 0.7 ～ 1.4 cm，直径 0.6 ～ 1.1 cm。表面紫红色，有光泽，皱缩，基部有果梗痕，质柔软。果核卵圆形，表面有明显棱纹，质坚硬，内有卵形种子一枚。

5. 山楂肉　蔷薇科植物野山楂 *Crataegus cuneata* Sieb. et Zucc. 的干燥果肉。不规则片状，棕红色，无光泽，触之有粗糙感，质地硬。偶见未除净的种子。味酸涩。

6. 葡萄果皮　葡萄科植物葡萄 *Vitis vinifera* L. 的干燥果皮。不规则卷曲囊状，破裂皱缩，长 0.8 ～ 2 cm。表面红褐色，无光泽，微革质。种子倒卵形，光滑。气微，味酸。

7. 小檗果 小檗科植物大叶小檗 *Berberis ferdinandi-coburgii* Schneid. 的干燥果实。果实完整，扁圆形或片状，直径 0.5 ～ 0.8 cm，表面红色或暗红色，有皱纹，顶端有圆盘柱状头，果肉薄。内含种子 2 枚，种子外皮光滑。味酸。

山楂

shanzha

Crataegi Fructus

本品为常用中药，始载于《唐本草》。

【别名】山里红、北山楂。

【来源】蔷薇科植物山里红 *Crataegus pinnatifida.* Bge. var. *major* N. E. Br. 或山楂 *Crataegus pinnatifida* Bge. 的干燥成熟果实。

【产销】主产于山东、河南、河北、辽宁等地。销全国并出口。

【采收加工】秋季果实成熟时采摘，趁鲜横切或纵切两半，晒干。

【炮制】

1. 山楂 除去杂质及脱落的核。

2. 炒山楂 取净山楂置锅内，用文火加热，炒至颜色加深呈棕黄色，取出晾干。

3. 焦山楂 取净山楂置锅内，用武火加热，炒至表面焦褐色、内部黄褐色，取出晾凉，筛去灰屑。

4. 山楂炭 取净山楂置锅内，用武火加热，炒至表面焦黑色、内部焦褐色，取出晾凉，筛去灰屑。

【商品特征】

1. 药材 圆形片，皱缩不平，直径 1 ～ 2.5 cm，厚 2 ～ 4 mm。外皮红色，有细皱纹和灰白色的小斑点。果肉深黄色至浅棕色。中部横切面具 5 粒浅黄色果核，有的已脱落。有的片上可见细短的果梗或凹陷的花萼残迹。气微清香，味酸、微甜。（图 13–7）

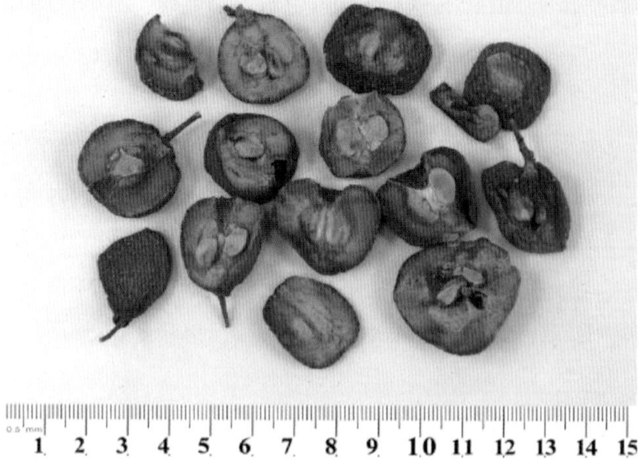

图 13–7 山楂

以片大、皮红、肉厚者为佳。

2. 饮片

（1）山楂 又名山楂片，同药材。

（2）炒山楂 形如山楂片，果肉黄褐色，偶见焦斑。气清香，味酸、微甜。（图 13–8）

（3）焦山楂 形如山楂片，表面焦褐色，内部黄褐色。有焦香气。（图 13–9）

（4）山楂炭 形如山楂片，表面焦黑色，内部焦褐色，味涩。

【主要成分】含山楂酸（crataegolic acid）、酒石酸、枸橼酸、熊果酸、烟酸，以及黄酮类、内酯、糖类、鞣质、皂苷类。从山里红果实中还分离到槲皮素、金丝桃苷（hyperin）、表儿茶素、绿原酸及其甲酯类等。

【鉴别】

1. 横切面

（1）山里红　外果皮细胞 1 列，类方形，外被角质层，内含红棕色物。中果皮极厚，外侧 1 ～ 2 列细胞类长方形，含棕色色素，内侧薄壁细胞类圆形，含大量淀粉粒和草酸钙簇晶、方晶，并可见少数维管束散在。

（2）山楂　果实横切面特征与山里红相似，其主要区别是中果皮薄壁组织中散在多数浅黄色、类圆形石细胞。

2. 粉末　暗红棕色至棕色。石细胞单个散在或成群，无色或淡黄色，类多角形、长圆形或不规则形，直径 19 ～ 125 μm，孔沟及层纹明显，有的胞腔内含深棕色物。果皮表皮细胞表面观呈类圆形或类多角形，壁稍厚，胞腔内常含红棕色或黄棕色物。草酸钙方晶或簇晶存在于果肉薄壁细胞中。

3. 化学鉴别

（1）取少量山楂果实粉末，加甲醇提取，滤过，滤液置试管中，加少量镁粉振荡，滴加几滴盐酸，一两分钟内出现红 – 紫红色。

（2）取甲醇提取液滴于滤纸片上，滴加 1% 的三氯化铝乙醇溶液，干后置紫外灯下观察，可见黄色或黄绿色荧光斑点。

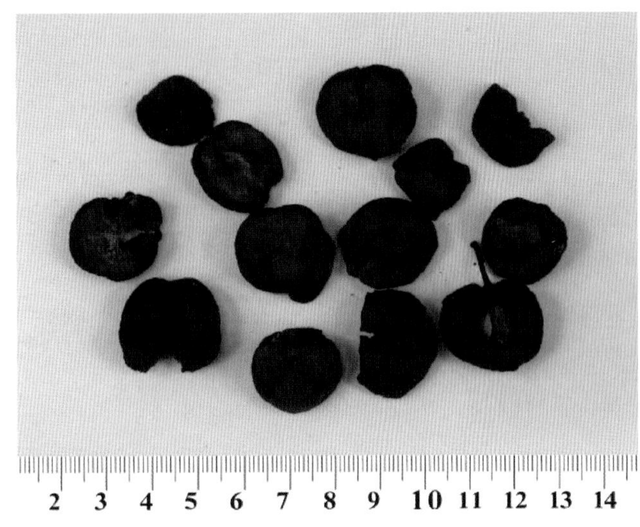

图 13-8　炒山楂

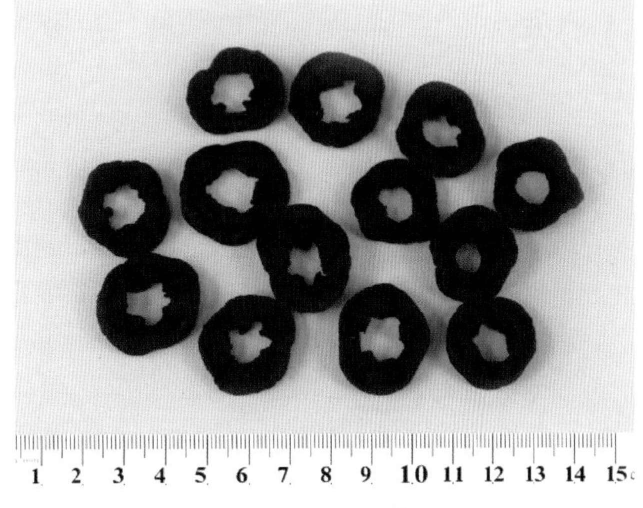

图 13-9　焦山楂

4. 薄层色谱　供试品色谱中，在与熊果酸对照品色谱相应的位置上，显相同的紫红色斑点；置紫外灯（365 nm）下检视，显相同的橙黄色荧光斑点。

【检查】水分不得过 12.0%。总灰分不得过 3.0%。

重金属及有害元素：铅不得过 5 mg/kg；镉不得过 1 mg/kg；砷不得过 2 mg/kg；汞不得过 0.2 mg/kg，铜不得过 20 mg/kg。

【浸出物】热浸法。乙醇浸出物不得少于 21.0%。

【含量测定】酸碱滴定法。按干燥品计，本品含有机酸以枸橼酸（$C_6H_8O_7$）计，药材不得少于 5.0%，饮片不得少于 4.0%。

【商品规格】一般分为三个等级。

一等　片径≥ 2 cm，含杂率≤ 3%，切面平整，大小匀整。

二等　兼有边片，切面较平整，大小较匀整，少量切片可见短而细的果梗或花萼残迹，偶见破损片，片径≥ 1.5 cm，含杂率≤ 5%。

三等　有部分圆形中间片，以边片为主，切面欠平整，大小欠匀整，有的切片可见短而细的果梗或花萼残迹，少量破损片，片径≥ 1.0 cm，含杂率≤ 7%。

【性味功能】性微温，味酸、甘。归脾、胃、肝经。消食健胃，行气散瘀，化浊降脂。用于肉食积滞，胃脘胀满，泻痢腹痛，瘀血经闭，产后瘀阻，心腹刺痛，胸痹心痛，疝气疼痛，高脂血症。

焦山楂，消食导滞作用增强。用于肉食积滞，泻痢不爽。

【用法用量】9 ～ 12 g。脾胃虚弱及孕妇慎服。

【贮藏】置阴凉通风处，防蛀。

南山楂

Nanshanzha

Crataegi Cuneatae Fructus

【别名】野山楂。

【来源】蔷薇科植物野山楂 *Crataegus cuneata* Sieb. et Zucc. 的干燥成熟果实。

【产销】主产于浙江、湖北等地。自产自销。

【采收加工】秋季果实成熟时采摘，置沸水中略烫后干燥或直接干燥。

【炮制】

1. 南山楂　取原药材，拣净杂质，筛去核。

2. 炒山楂　取净南山楂，置锅内用文火炒至表面呈淡黄色，取出，放凉。

3. 焦山楂　取净南山楂，置锅内用武火炒至表面焦褐色、内部黄褐色，喷淋清水，取出，晒干。

4. 山楂炭　取净南山楂，置锅内用武火炒至表面焦黑色，但须存性，喷淋清水，取出，晒干。

【商品特征】

1. 药材　类圆球形，直径 0.8 ～ 1.4 cm，间有压扁成饼状者。表面棕色至棕红色，并有细密皱纹，顶端有凹窝，有花萼残迹，基部有果梗痕。质坚硬，核大，果肉薄，棕红色。种子 5 粒，土黄色。气微，味酸、微涩。（图 13–10）

以个匀、色红、质坚者为佳。

2. 饮片

（1）南山楂　形同药材。

（2）炒山楂　形同药材，表面微黄色。

（3）焦山楂　形同药材，表面焦褐色，内部黄褐色。

（4）山楂炭　形同药材，表面焦黑色，内部焦褐色。

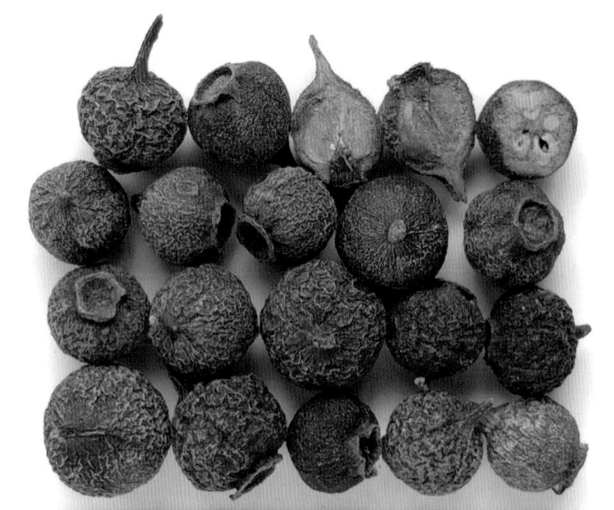

图 13–10　南山楂

【主要成分】含枸橼酸、绿原酸（chlorogenic acid）、咖啡酸、山楂酸（crataegolic acid）、齐墩果酸、槲皮素、金丝桃苷（hyperin）、表儿茶素（epicatechin）等。

【鉴别】

1. 横切面　外果皮细胞 1 列，类方形，外被角质层，内含棕色色素，排列整齐；中果皮外侧 4 ～ 5 列细胞壁稍厚，内含草酸钙簇晶及方晶，直径 8 ～ 20 μm，其内的中果皮薄壁组织中，有多数淡黄色石细胞散在，石细胞类圆形、长方形，直径 40 ～ 100 μm，壁孔及孔沟明显。

2. 粉末　红棕色。石细胞众多，呈类圆形、多角形、梭形、长条形或不规则形，有的边缘凹凸，有的一端或一边尖突，或略呈分枝状，大小不一，直径 27 ～ 144 μm，长约 235 μm，有的层纹细密，孔沟较粗，胞腔内常含棕色或棕红色物。草酸钙方晶散在，或包埋于薄壁细胞的棕色物中，或存在于含晶细胞中，含晶细胞常连接成片。草酸钙方晶直径 14 ～ 34 μm，棱角宽而尖。果肉薄壁细胞皱缩，胞腔内含棕色物，可见包埋的草酸钙结晶。纤维散在或成束，有的上、下层交错排列，有的与石细胞相连，少数纤维旁有成行排列的含方晶细胞。果皮表面细胞表面观类多角形，直径 18 ～ 35 μm，内含黄棕色物。断面观类方形或类圆形，角质层厚约 16 μm。

【检查】水分不得过 12.0%。总灰分不得过 3.0%。

重金属及有害元素：铅不得过 5 mg/kg，镉不得过 0.3 mg/kg，砷不得过 2 mg/kg，汞不得过 0.2 mg/kg，铜不得过 20 mg/kg。

【浸出物】热浸法。乙醇浸出物不得少于 21.0%。

【含量测定】按干燥品计，本品含有机酸以枸橼酸（$C_6H_8O_7$）计不得少于 5.0%。

【商品规格】统货。

【性味功能】性微温，味酸、甘。归脾、胃、肝经。行气散瘀，收敛止泻。用于泻痢腹痛，瘀血经闭，产后瘀阻，心腹刺痛，疝气疼痛，高脂血症。

【用法用量】9 ～ 12 g。内服煎汤，或入丸、散。

【贮藏】置通风干燥处，防蛀。

【附注】地区习惯用药如下。

（1）甘肃山楂 *Crataegus kansuensis* Wils. 的果实，在陕西也作山楂入药。梨果近球形，直径 0.8 ～ 1 cm，红色或橘黄色，小核 2 ～ 3 枚。

（2）辽宁山楂 *Crataegus sanguinea* Pall. 的果实，在新疆部分地区作山楂或南山楂用。果实近球形，直径约 1 cm，血红色，小核 3 枚，稀 5 枚。

（3）湖北山楂 *Crataegus hupehensis* Sarg. 的果实，在河南、陕西、江苏、湖北、江西等地作为南山楂药用。果实近球形，直径 1 ～ 2 cm，外表深红色或橙红色，小核 5 枚。

（4）云南山楂（山林果）*Crataegus scabrifolia*（Franch.）Rehd. 的果实，在广东、云南等地作为山楂药用。

川楝子

Chuanlianzi

Toosendan Fructus

本品为常用中药，始载于《神农本草经》，列为下品。

【别名】金铃子、川楝实。

【来源】楝科植物川楝 *Melia toosendan* Sieb. et Zucc. 的干燥成熟果实。

【产销】主产于四川、贵州和云南等省，以四川产量大，质量佳，销全国。此外，湖北、湖南、甘肃等省亦有产，一般自产自销。

【采收加工】冬季果实成熟时采收，除去杂质，干燥。

【炮制】

1. 川楝子 取原药材拣去杂质，洗净，用时捣碎。

2. 炒川楝子 取净川楝子，切厚片或碾碎，置炒制容器内，用中火加热，炒至表面焦黄色时，取出放凉。

【商品特征】

1. 药材 类球形，直径 2 ～ 3.2 cm。表面金黄色至棕黄色，微有光泽，少数凹陷或皱缩，具深棕色小点。顶端有花柱残痕，基部凹陷，有果梗痕。外果皮革质，与果肉间常有空隙，果肉松软，淡黄色，遇水润湿显黏性。果核球形或卵圆形，质坚硬，两端平截，有 6 ～ 8 条纵棱，内分 6 ～ 8 室，每室含黑棕色长圆形的种子 1 粒或缺如。气特异，味酸、苦。（图 13–11）

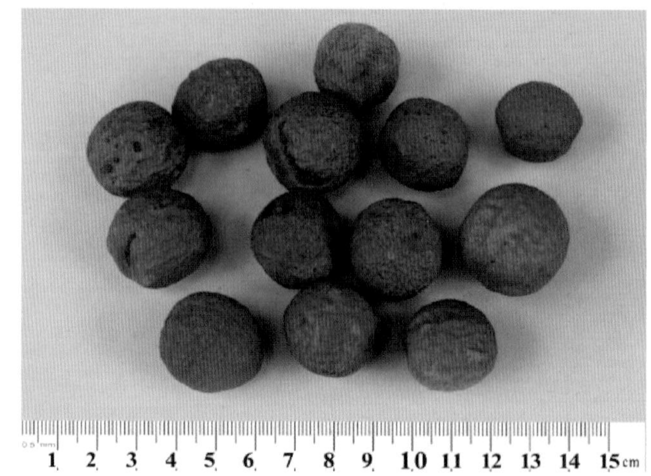

图 13–11 川楝子

以个大饱满、外皮金黄色、果肉黄白色而厚实、有弹性者为佳。

2. 饮片

（1）川楝子 同药材。（图 13–12）

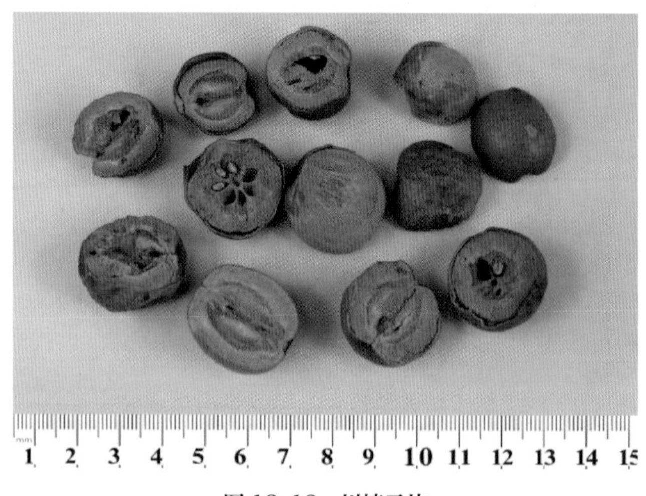

图 13–12 川楝子片

（2）炒川楝子 半球状厚片或不规则的碎块，表面焦黄色，偶见焦斑。气焦香，味酸、苦。（图 13–13）

【主要成分】含黄酮类、生物碱、挥发油、酚酸及甾体类等。如川楝素（toosendanin）、山柰醇、山柰酚、异川楝素（iso–toosendanin）、高北美圣草素、槲皮素、槲皮苷、咖啡碱、丁香酸、异香草酸、对羟基苯甲酸、胡萝卜苷等。

【鉴别】

1. 粉末 黄棕色。果皮纤维成束，末端钝圆，直径 9 ～ 36 μm，壁极厚，周围的薄壁细胞中含草酸钙方晶或少数含簇晶，形成晶纤维。果皮石细胞呈类圆形、不规则长条形或长多角形，有的有瘤状凸起或钝圆短分枝，直径 14 ～ 54 μm，长约 150 μm。种皮细胞鲜黄色或橙黄色，表皮下为一列类方形细胞，直径约 44 μm，壁极厚，有纵向微波状纹理，其下连接色素层。表皮细胞表面观多角形，有较密颗粒状纹理。种皮色素层细胞胞腔内充满红棕色物。种皮含晶细胞直径13～27 μm，壁厚薄不一，厚者形成石细胞，胞腔内充满淡黄色、黄棕色或红棕色物，并含细小草酸钙方晶。

2. 薄层色谱　供试品色谱中，在与川楝子对照药材色谱和川楝素对照品色谱相应的位置上，显相同颜色的斑点。

【检查】水分：药材不得过12.0%，饮片不得过10.0%。总灰分：药材不得过5.0%，饮片不得过4.0%。

【浸出物】热浸法。水溶性浸出物不得少于32.0%。

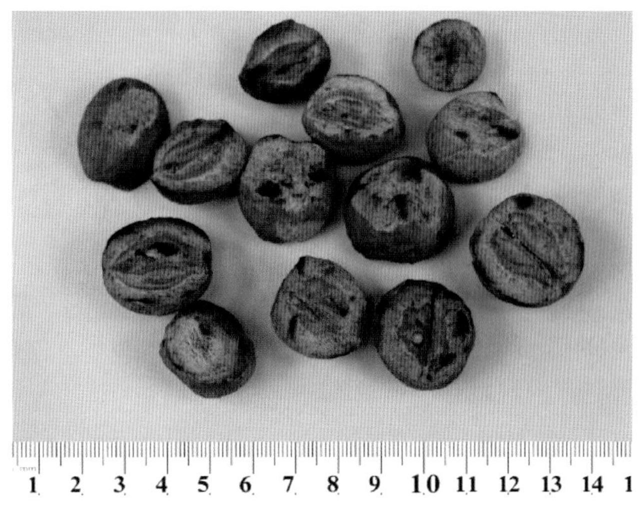

图13-13　炒川楝子

【含量测定】高效液相色谱法。按干燥品计，本品含川楝素（$C_{30}H_{38}O_{11}$），药材应为0.060%～0.20%，饮片应为0.040%～0.20%。

【商品规格】统货。

【性味功能】性寒，味苦；有小毒。归肝、小肠、膀胱经。疏肝泄热，行气止痛，杀虫。用于肝郁化火，胸胁、脘腹胀痛，疝气疼痛，虫积腹痛。

【用法用量】5～10 g。内服煎汤，或入丸、散。外用适量，研末调涂。

【贮藏】置通风干燥处，防蛀。

【附注】地区习惯用药　同科植物楝 *Melia azedarach* L. 的干燥成熟果实（苦楝子），在全国许多地区作川楝子药用。本品呈椭圆形，直径1～2 cm。表面暗黄色，多皱缩，略有光泽。果皮革质，果核长椭圆形，表面具4～5条纵棱，剖开后有4～5室，每室含种子1粒或缺如；种子扁棱形，紫红色。

女贞子

Nüzhenzi

Ligustri Lucidi Fructus

本品为常用中药，始载于《神农本草经》，列为上品。

【别名】女贞实。

【来源】木犀科植物女贞 *Ligustrum lucidum* Ait. 的干燥成熟果实。

【产销】主产于浙江。江苏、湖南、福建、广西、湖北、四川等地亦产。销全国。

【采收加工】冬季果实成熟时采收，除去枝叶，稍蒸或置沸水中略烫后，干燥；或直接干燥。

【炮制】

1. 女贞子　取原药材，除去杂质，洗净，干燥。

2. 酒女贞子　取净女贞子，用黄酒拌匀，放入罐内或其他容器内，封严，隔水加热，蒸至酒被吸尽或蒸透，色泽黑润时，取出晾干。每100 kg女贞子，用黄酒20 kg。

【商品特征】

1. 药材 卵形、椭圆形或肾形，略弯曲，长 6 ～ 8.5 mm，直径 3.5 ～ 5.5 mm。表面黑紫色或灰黑色，皱缩不平，基部有果梗痕或具宿萼及短梗。体轻。外果皮薄，中果皮较松软，易剥离，内果皮木质，黄棕色，具纵棱，破开后种子通常为 1 粒，肾形，紫黑色，油性。气微，味甘、微苦涩。（图 13–14）

以粒大、饱满、色黑紫者为佳。

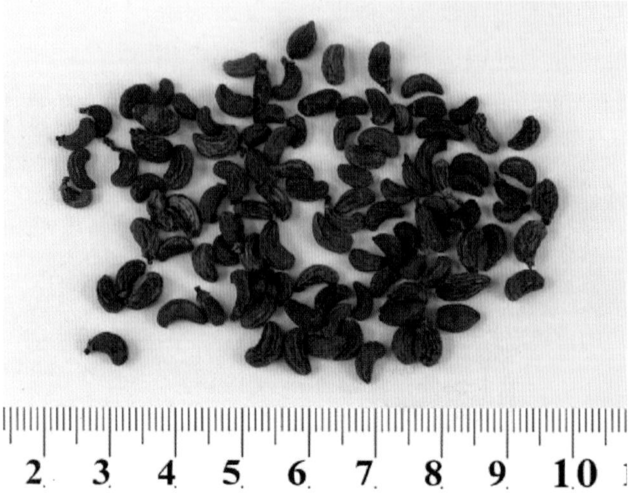

图 13-14 女贞子

2. 饮片

（1）女贞子 形如药材。

（2）酒女贞子 形如女贞子，表面黑褐色或灰黑色，常附有白色粉霜。微有酒香气。（图 13–15）

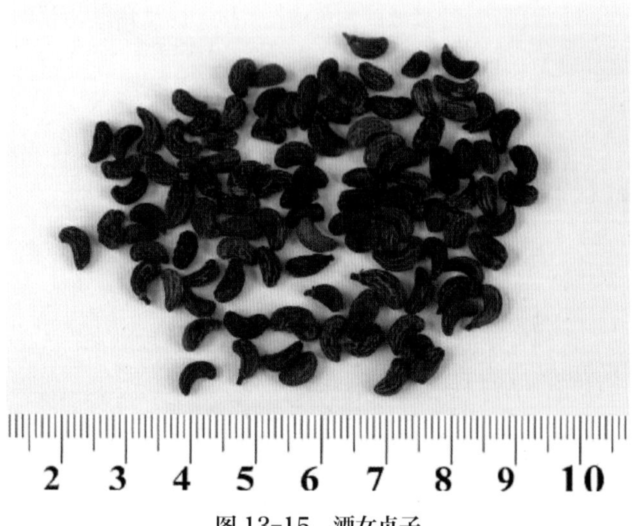

图 13-15 酒女贞子

【主要成分】含挥发油、脂肪油、糖苷类、三萜类化合物等。如女贞子苷（nuezhenide）、特女贞苷（specnuezhenide）、洋橄榄苦苷（oleuropein）、齐墩果酸（oleanolic acid）、4–羟基 –β– 苯乙基 –β–D– 葡萄糖苷、红景天苷、桦木醇（betulin）、α– 甘露醇、亚油酸、女贞子多糖等。

【鉴别】

1. 横切面 外果皮为 1 列细胞，外壁及侧壁加厚，其内常含油滴。中果皮数列薄壁细胞，近内果皮处有 7 ～ 12 个维管束散在。内果皮由 4 ～ 8 列环列的纤维棱环组成。种皮外侧为 1 列切向延长的表皮细胞，长 68 ～ 108 μm，常含油滴。胚乳较厚，外层为棕色薄壁细胞。内有子叶。

2. 粉末 灰棕色或黑灰色。果皮表皮细胞（外果皮）断面观略呈扁圆形，外壁及侧壁呈圆拱形增厚，腔内含黄棕色物。内果皮纤维无色或淡黄色，上下数层纵横交错排列，直径 9 ～ 35 μm。种皮细胞散有类圆形分泌细胞，淡棕色，直径 40 ～ 88 μm，内含黄棕色分泌物及油滴。

3. 化学鉴别 取本品粉末 1 g，加乙醇 3 mL，振摇 5 min，滤过，滤液置蒸发皿中，蒸干，残渣加醋酐 1 mL 使溶解，加硫酸 1 滴，先显桃红色，继变紫红色，最后显污绿色。置紫外灯（365 nm）下观察，显黄绿色荧光。

4. 薄层色谱 供试品色谱中，在与女贞子对照药材色谱相应的位置上，显相同颜色的斑点。

【检查】杂质不得过 3%。水分不得过 8.0%。总灰分不得过 5.5%。

【浸出物】热浸法。30% 乙醇浸出物不得少于 25.0%。

【含量测定】高效液相色谱法。按干燥品计，药材含特女贞苷（$C_{31}H_{42}O_{17}$）不得少于 0.70%，酒女贞子含红景天苷（$C_{14}H_{20}O_{7}$）不得少于 0.20%。

【商品规格】统货。

【性味功能】性凉，味甘、苦。归肝、肾经。滋补肝肾，明目乌发。用于肝肾阴虚，眩晕耳鸣，腰膝酸软，须发早白，目暗不明，内热消渴，骨蒸潮热。

【用法用量】6 ～ 12 g。内服煎汤，或入丸、散。

【贮藏】置干燥处。

【附注】伪品如下。

（1）冬青子为冬青科植物冬青 *Ilex chinensis* Sims 的干燥成熟果实。在湖南、浙江等地区误作女贞子使用，本品果实椭圆形，籽粒较女贞子大，表面棕褐色，上部有凹窝，种子 4 ～ 5 粒，外壳坚硬，背面有 1 深沟，味苦涩。

（2）忍冬科荚蒾属植物蒙古荚蒾 *Viburnum mongolicum*（Pall.）Rehd. 或陕西荚蒾 *Viburnum schensianum* Maxim. 的果实，曾误作女贞子药用或混入正品女贞子商品中销售。蒙古荚蒾核果呈椭圆形，长约 10 mm，黑色，背部有 2 浅槽，腹部有 3 浅槽。陕西荚蒾核果呈短椭圆形，背部略隆起，腹面具 3 浅槽。均有残留的花萼，具 5 微齿，基部有果梗痕，果肉味甜、微酸，种子味涩。应注意鉴别。

马钱子
Maqianzi
Strychni Semen

本品为少常用中药，始载于《本草纲目》。

【别名】番木鳖。

【来源】马钱科植物马钱 *Strychnos nux-vomica* L. 的干燥成熟种子。

【产销】进口马钱子主产于印度、越南、泰国、缅甸等国。销全国。

【采收加工】冬季采收成熟果实，取出种子，晒干。

【炮制】

1. 生马钱子　取原药材，除去杂质。

2. 制马钱子　取洁净砂子置锅内，用武火炒热后，加入净马钱子，不断翻动，烫至鼓起并显棕褐色或深棕色时，取出，筛去砂子，放凉。

【商品特征】

1. 药材　纽扣状圆板形，常一面隆起，另一面稍凹下，直径 1.5 ～ 3 cm，厚 0.3 ～ 0.6 cm。表面密被灰棕色或灰绿色绢状茸毛，自中间向四周呈辐射状排列，有丝样光泽。边缘稍隆起，较厚，有凸起的珠孔，底面中心有凸起的圆点状种脐。质坚硬，平行剖面可见淡黄白色胚乳，角质状，子叶心形，叶脉 5 ～ 7 条。气微，味极苦。（图 13-16）

2. 饮片

（1）生马钱子　形如药材。

（2）制马钱子　形如马钱子，两面均膨胀鼓起，边缘较厚。表面棕褐色或深棕色，质坚脆，平行

剖面可见棕褐色或深棕色的胚乳。微有香气，味极苦。（图 13–17）

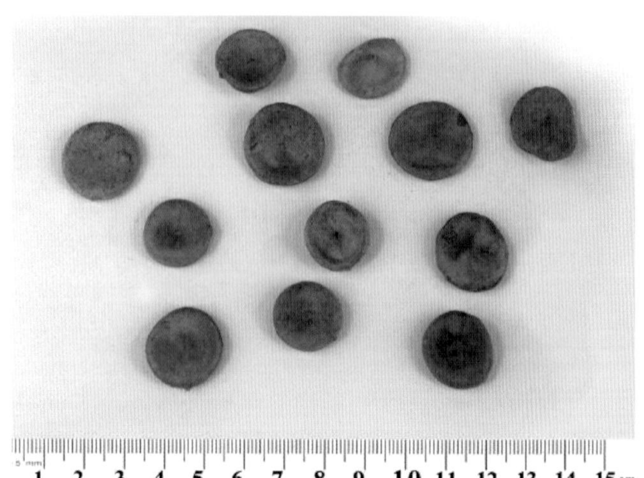

图 13–16　马钱子

【主要成分】含吲哚类生物碱，其中番木鳖碱（士的宁，strychnine）为主要活性成分，其次为马钱子碱（brucine），尚含多种微量生物碱，如α– 可鲁勃林（α–colubrine）及β– 可鲁勃林、异番木鳖碱（isostrychnine）、伪番木鳖碱（pseudostrychnine）、伪马钱子碱（pseudobrucine）、番木鳖次碱（vomicine）、马钱子新碱（novacine）、依卡精（icajine）等。

【鉴别】

1. 种子横切面　种皮表皮细胞分化成单细胞毛，向一侧斜伸，长 500 ～ 1100 μm，直径 25 μm 以上；基部膨大呈石细胞状，直径约 75 μm，壁极厚，强木化；毛体部断面观类圆形；种皮内层为颓废的棕色薄壁细胞，胚乳细胞壁厚，可见胞间连丝，细胞内含脂肪油滴及糊粉粒。

2. 粉末　灰黄色。非腺毛单细胞，基部膨大似石细胞，壁极厚，多碎断，木化。胚乳细胞多角形，壁厚，内含脂肪油滴及糊粉粒。

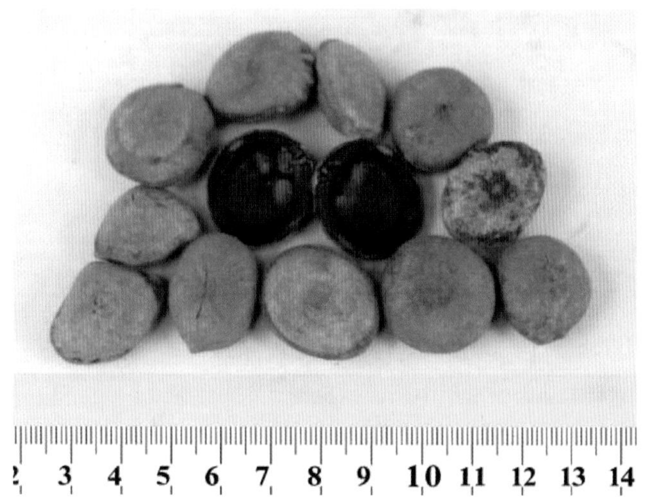

图 13–17　制马钱子

3. 化学鉴别　取胚乳横切片，加 1% 钒酸铵的硫酸溶液 1 滴，胚乳即显紫色；另取胚乳切片，加发烟硝酸 1 滴，即显橙红色。

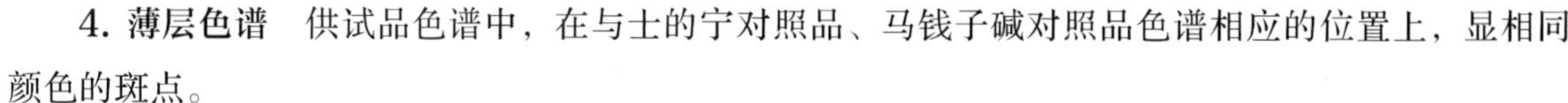

4. 薄层色谱　供试品色谱中，在与士的宁对照品、马钱子碱对照品色谱相应的位置上，显相同颜色的斑点。

【检查】水分：药材不得过 13.0%，饮片不得过 12.0%。总灰分不得过 2.0%。

黄曲霉毒素　本品每 1000 g 含黄曲霉毒素 B_1 ≤ 5 μg，含黄曲霉毒素 G_2、黄曲霉毒素 G_1、黄曲霉毒素 B_2 和黄曲霉毒素 B_1 的总量≤ 10 μg。

【含量测定】高效液相色谱法。按干燥品计，本品含士的宁（$C_{21}H_{22}N_2O_2$）应为 1.20% ～ 2.20%，马钱子碱（$C_{23}H_{26}N_2O_4$）不得少于 0.80%。

【商品规格】统货。

【性味功能】性温，味苦；有大毒。归肝、脾经。通络止痛，散结消肿。用于跌打损伤，骨折肿痛，风湿顽痹，麻木瘫痪，痈疽疮毒，咽喉肿痛。

【用法用量】0.3 ～ 0.6 g，炮制后入丸、散用。孕妇禁用；不宜多服、久服及生用；运动员慎用；有毒成分能经皮肤吸收，故外用不宜大面积涂敷。

【贮藏】置干燥处。

【附注】国产马钱：云南马钱，为同科植物长籽马钱 *Strychnos wallichiana* Steud. ex DC. Prodr. 的干燥成熟种子。亦作马钱子药用。主产于云南、广西、海南。种子呈扁椭圆形或扁圆形，边缘较薄而微翘，子叶卵形，叶脉 3 ～ 5 条。

马钱子粉

Maqianzi Fen

Strychni Semen Pulveratum

本品为马钱子的炮制加工品。

【炮制】取制马钱子，粉碎成细粉，照马钱子【含量测定】项下的方法测定士的宁含量后，加适量淀粉，使含量符合规定，混匀，即得。

【商品特征】黄褐色粉末。气微香，味极苦。

【鉴别】照马钱子【鉴别】项下的“薄层色谱”项试验，显相同的结果。

【检查】水分不得过 14.0%。

【含量测定】高效液相色谱法。按干燥品计，本品含士的宁（$C_{21}H_{22}N_2O_2$）应为 0.78% ～ 0.82%，马钱子碱（$C_{23}H_{26}N_2O_4$）不得少于 0.50%。

【性味功能】性温，味苦；有大毒。归肝、脾经。通络止痛，散结消肿。用于跌打损伤，骨折肿痛，风湿顽痹，麻木瘫痪，痈疽疮毒，咽喉肿痛。

【用法用量】0.3 ～ 0.6 g，入丸、散用。孕妇禁用；不宜多服、久服及生用；运动员慎用；有毒成分能经皮肤吸收，外用不宜大面积涂敷。

【贮藏】密闭保存，置干燥处。

王不留行

Wangbuliuxing

Vaccariae Semen

本品为常用中药，始载于《神农本草经》，列为上品。

【别名】王不留、留行子。

【来源】石竹科植物麦蓝菜 *Vaccaria segetalis*（Neck.）Garcke 的干燥成熟种子。

【产销】全国大部分地区均产，以河北产量大，销全国并出口。

【采收加工】夏季果实成熟、果皮尚未开裂时采割植株，晒干，打下种子，除去杂质，再晒干。

【炮制】

1. 王不留行　取原药材，除去杂质，洗净，干燥。

2. 炒王不留行　取净王不留行，置于锅内，用文火炒至大多数爆开白花时，取出，放凉。

【商品特征】

1. 药材　球形，直径约 2 mm。表面黑色，少数红棕色，略有光泽，有细密颗粒状凸起，一侧有一

凹陷的纵沟。质硬。胚乳白色，胚弯曲成环，子叶 2。气微，味微涩、苦。（图 13-18）

以粒均匀、饱满、色黑者为佳。

2. 饮片

（1）王不留行　同药材性状特征。

（2）炒王不留行　类球形爆花状，表面白色，带有部分黑色种皮和浅棕黄色胚，质松脆。（图 13-19）

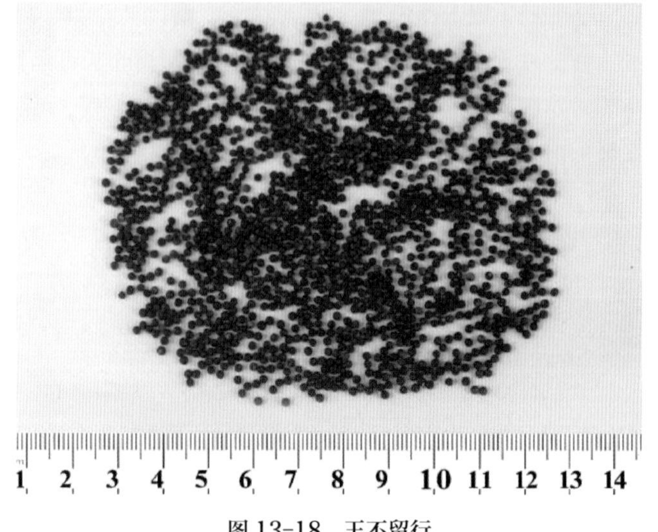

图 13-18　王不留行

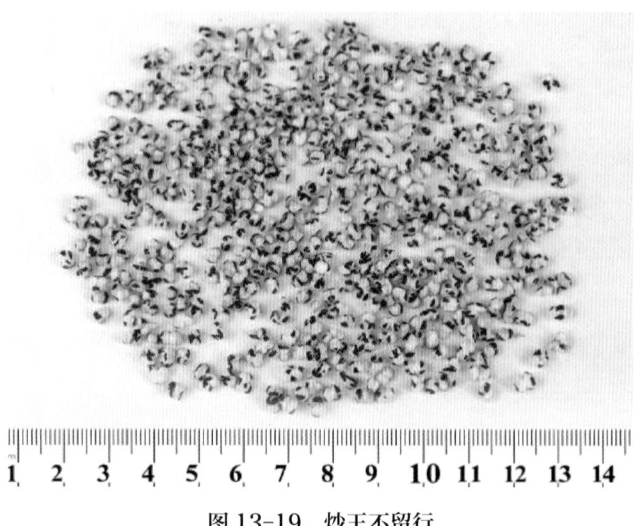

图 13-19　炒王不留行

【主要成分】含环肽、黄酮、生物碱、挥发油等。如王不留行环肽（segetalin）A ～ H、王不留行黄酮苷、油酸酰胺、肉豆蔻酰胺、刺桐碱、正二十八烷、正十五烷。尚含香豆素、类脂、脂肪酸、腺苷、腺嘌呤等。

【鉴别】

1. 粉末　淡灰褐色。种皮表皮细胞黄棕色或红棕色，表面观多角形或长多角形，直径 50 ～ 120 μm，垂周壁增厚，星角状或深波状弯曲。种皮内表皮细胞淡黄棕色，表面观类方形、类长方形或多角形，垂周壁呈紧密的连珠状增厚，表面可见网状增厚纹理。胚乳细胞多角形、类方形或类长方形，胞腔内充满淀粉粒和糊粉粒。子叶细胞含有脂肪油滴。

2. 化学鉴别　取粉末 1 g，加乙醇 5 mL，置水浴上回流 10 min，滤过。取滤液 1 mL，加盐酸 3 ～ 4 滴及少许镁粉，显红色。

3. 薄层色谱　供试品色谱中，在与王不留行对照药材色谱和王不留行黄酮苷对照品色谱相应的位置上，显相同颜色的荧光斑点或斑点。

【检查】水分：药材不得过 12.0%，炒王不留行不得过 10.0%。总灰分不得过 4.0%。

【浸出物】热浸法。乙醇浸出物不得少于 6.0%。

【含量测定】高效液相色谱法。按干燥品计，含王不留行黄酮苷（$C_{32}H_{38}O_{19}$），药材不得少于 0.40%，炒王不留行不得少于 0.15%。

【商品规格】统货。

【性味功能】性平，味苦。归肝、胃经。活血通经，下乳消肿，利尿通淋。用于经闭，痛经，乳汁不下，乳痈肿痛，淋证涩痛。

【用法用量】5 ～ 10 g。内服煎汤。孕妇慎用。

【贮藏】置干燥处。

【附注】

伪品　桑科植物薜荔 *Ficus pumila* Linn. 的干燥隐头花序的花托。在广东、广西、海南曾作王不留行药用。应注意鉴别。

木瓜

Mugua

Chaenomelis Fructus

本品为常用中药，始载于《名医别录》，列为中品。

【别名】皱皮木瓜。

【来源】蔷薇科植物贴梗海棠 *Chaenomeles speciosa*（Sweet）Nakai 的干燥近成熟果实。

【产销】主产于安徽、浙江、湖北、四川等地。安徽宣城、湖北资丘产者，质量佳。销全国并出口。

【采收加工】夏、秋二季果实绿黄时采收，置沸水中烫至外皮灰白色，对半纵剖，晒干。

【炮制】取原药材，洗净，润透或蒸透后切薄片，晒干。

【商品特征】

1. 药材　果实长圆形，多纵剖成两半，长 4 ～ 9 cm，宽 2 ～ 5 cm，厚 1 ～ 2.5 cm。外表面紫红色或红棕色，有不规则的深皱纹；剖面边缘向内卷曲，果肉红棕色，中心部分凹陷，棕黄色；种子扁长三角形，多脱落。质坚硬。气微清香，味酸。（图 13-20）

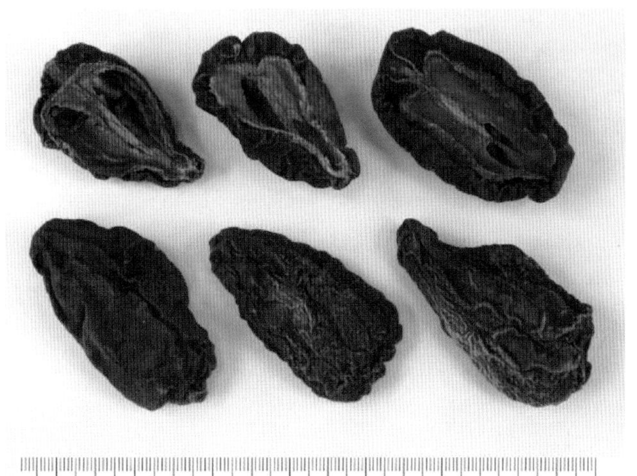

图 13-20　木瓜

以质坚实、味酸者为佳。

2. 饮片　类月牙形薄片。外表紫红色或棕红色，有不规则的深皱纹。切面棕红色。气微清香，味酸。（图 13-21）

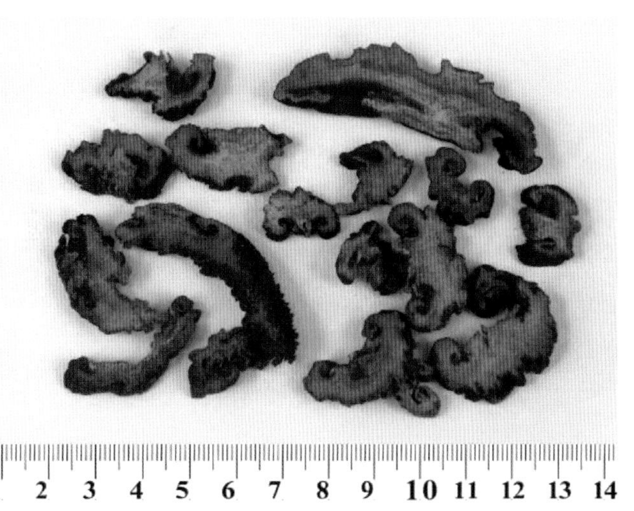

图 13-21　木瓜片

【主要成分】果实含苹果酸（malic acid）、酒石酸（tartaric acid）、熊果酸（ursolic acid）、枸橼酸（citric acid）、齐墩果酸（oleanolic acid），并含维生素 C、蔗糖，以及还原糖、鞣质、氨基酸等。

【鉴别】

1. 粉末　黄棕色至棕红色。石细胞较多，成群或散在，无色、淡黄色或橙黄色，圆形、长圆形或类多角形，直径 20 ～ 82 μm，层纹明显，孔沟细，胞腔含棕色或橙红色物。外果皮细胞多角形或类多角形，直径 10 ～ 35 μm，胞腔内含棕色或红棕色物。中果皮薄壁细胞，淡黄色或浅棕色，类圆形，皱缩，偶含细小草酸钙方晶。

2. 化学鉴别 取本品粉末 1 g，加 70% 乙醇 10 mL，加热回流 1 h，滤过，滤液照下述方法试验。

（1）取滤液 1 mL，蒸干，残渣加醋酐 1 mL 使溶解，倾入试管中，沿管壁加硫酸 1 ～ 2 滴，两液接界处显紫红色环；上层液显棕黄色。

（2）取滤液滴于滤纸上，待干，喷洒三氯化铝试液，干燥后，置紫外灯（365 nm）下观察，显蓝色荧光。

3. 薄层色谱 供试品色谱中，在与木瓜对照药材色谱相应的位置上，显相同颜色的斑点和荧光斑点；在与熊果酸对照品色谱相应的位置上，显相同的紫红色斑点和橙黄色荧光斑点。

【检查】水分不得过 15.0%。总灰分不得过 5.0%。

酸度：pH 应为 3.0 ～ 4.0。

【浸出物】热浸法。乙醇浸出物不得少于 15.0%。

【含量测定】高效液相色谱法。按干燥品计，本品含齐墩果酸（$C_{30}H_{48}O_3$）和熊果酸（$C_{30}H_{48}O_3$）的总量不得少于 0.50%。

【商品规格】统货。

【性味功能】性温，味酸。归肝、脾经。舒筋活络，和胃化湿。用于湿痹拘挛，腰膝关节酸重疼痛，暑湿吐泻，转筋挛痛，脚气水肿。

【用法用量】6 ～ 9 g。内服煎汤，或入丸、散，或浸酒。

【贮藏】置阴凉干燥处，防潮，防蛀。

【附注】

1. 地区习惯用药

（1）同属植物榠楂 *Chaenomeles sinensis*（Thouin）Koehne 的成熟果实作木瓜用，称“光皮木瓜”。本品呈长椭圆形或卵圆形，多纵剖为 2 ～ 4 瓣，长 4 ～ 9 cm，宽 3.5 ～ 4.5 cm。外表面红棕色或棕褐色，光滑无皱纹，或稍带粗糙感；剖面果肉较厚，显颗粒性。种子多数，密集，通常多数脱落。种子扁平三角形。气微，味微酸涩，嚼之有砂粒感。

（2）毛叶木瓜 *Chaenomeles cathayensis*（Hemsl.）Schneid. 的干燥果实。主产于陕西、广西、福建、云南等地。果实表面棕色或棕黑色，因皱缩有多数不规则的深皱纹。横切面果肉较薄，厚约 0.5 cm，每室种子 20 ～ 30 粒，红棕色，扁平三角形。味酸、涩。

（3）西藏木瓜 *Chaenomeles thibetica* Yü 的干燥成熟果实在某些地区也作木瓜使用。果实为长圆形或梨形，多纵切成 2 ～ 4 瓣。长 6 ～ 11 cm，直径 3 ～ 5 cm。外表面红棕色或灰褐色，饱满或皱缩。外形饱满者果肉疏松呈海绵状，外形皱缩者果肉较致密。种子多数密集，每室约 30 粒，红棕色，呈扁平三角形。气特殊，味极酸。

2. 伪品 云南小木瓜为蔷薇科植物云南移㭎 *Docynia delavayi*（Franch.）Schneid. 的干燥成熟果实。果实呈椭圆形，多为横切或纵切的片。周边向内卷曲，直径 2 ～ 3.5 cm，厚 0.3 ～ 0.7 cm。外表面紫红色，有细纵纹，略具蜡样光泽。果肉厚，棕黄色或红棕色。种子略呈三角形，一端尖，另一端钝圆，个小，味酸。

五味子

Wuweizi

Schisandrae Chinensis Fructus

本品为常用中药，始载于《神农本草经》，列为上品。

【别名】北五味、辽五味。

【来源】木兰科植物五味子 *Schisandra chinensis*（Turcz.）Baill. 的干燥成熟果实。习称“北五味子”。

【产销】主产于辽宁、吉林、黑龙江，此外，内蒙古、河北、山西等地亦产。销全国并出口。

【采收加工】秋季果实成熟时采摘，晒干或蒸后晒干，除去果梗和杂质。

【炮制】

1. 五味子　除去杂质，用时捣碎。

2. 醋五味子　取净五味子，加醋拌匀，稍闷，置蒸制容器内，隔水蒸至醋被吸尽，表面显紫黑色，取出，干燥。每 100 kg 五味子，用醋 15 kg。

【商品特征】

1. 药材　不规则球形或扁球形，直径 5 ～ 8 mm。表面红色、紫红色或暗红色，皱缩，显油润，有的表面呈黑红色或出现“白霜”。果肉较柔软，内含 1 ～ 2 粒种子，肾形，棕黄色，有光泽，种皮薄而脆。果肉气微，味酸；种子破碎后，有香气，味辛、微苦。（图 13-22）

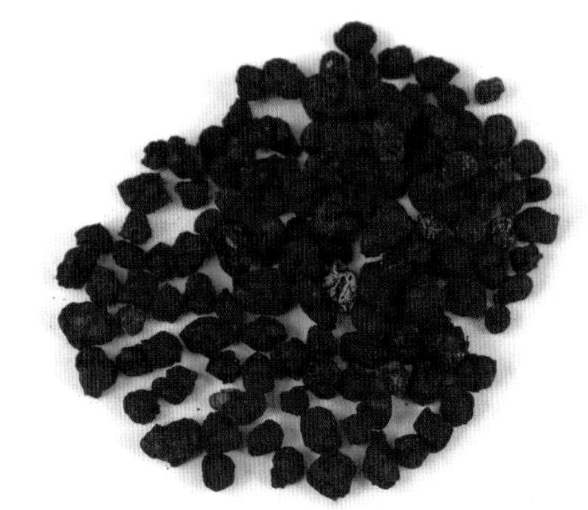

图 13-22　五味子

以粒大、肉厚、色红、有光泽、显油润者为佳。

2. 饮片

（1）五味子　同药材。

（2）醋五味子　形如五味子，表面乌黑色，油润，稍有光泽。果肉柔软，有黏性。种子表面棕红色，有醋香气。（图 13-23）

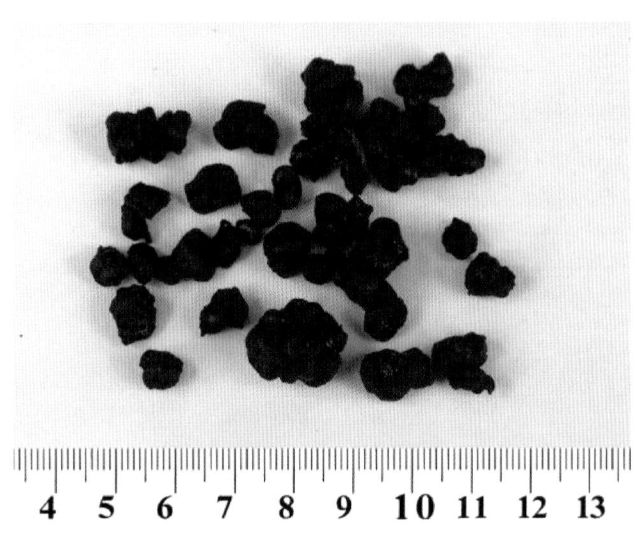

图 13-23　醋五味子

【主要成分】含挥发油、木脂素、有机酸等。如柠檬醛、α- 侧柏烯、α- 松油烯醇、五味子醇甲、五味子素、五味子甲素、伪 - γ - 五味子素、枸橼酸、苹果酸、酒石酸等。

【鉴别】

1. 横切面 外果皮为 1 列长方形或方形细胞，壁稍厚，外被角质层，散有油细胞；中果皮薄壁细胞 10 余列，含淀粉粒，散有小型外韧型维管束；内果皮为 1 列小方形薄壁细胞。种皮最外层为 1 列径向延长的石细胞，壁厚，纹孔和孔沟细密；其下为数列类圆形、三角形或多角形石细胞，纹孔较大；石细胞层下为数列薄壁细胞，种脊部位有维管束；油细胞层为 1 列长方形细胞，含棕黄色油滴；再下为 3 ～ 5 列小形细胞；种皮内表皮为 1 列小细胞，壁稍厚，胚乳细胞含脂肪油滴及糊粉粒。

2. 粉末 暗紫色。种皮表皮石细胞表面观呈多角形或长多角形，直径 18 ～ 50 μm，壁厚，孔沟极细密，胞腔内含深棕色物。种皮内层石细胞呈多角形、类圆形或不规则形，直径约 83 μm，壁稍厚，纹孔较大。果皮表皮细胞呈表面观类多角形，垂周壁略呈连珠状增厚，表面有角质线纹；表皮中散有油细胞。中果皮细胞皱缩，内含暗棕色物，并含淀粉粒。

3. 薄层色谱 供试品色谱中，在与五味子对照药材色谱和五味子甲素对照品色谱相应的位置上，显相同颜色的斑点。

【检查】杂质不得过 1%。水分不得过 16.0%。总灰分不得过 7.0%。

【浸出物】热浸法。乙醇浸出物，醋五味子不得少于 28.0%。

【含量测定】高效液相色谱法。本品含五味子醇甲（$C_{24}H_{32}O_{7}$）不得少于 0.40%。

【商品规格】传统分为两个等级。

一等 干货。不规则球形或椭圆形。表面紫红色或红褐色，皱缩，肉厚，质柔润。内有肾形种子 1 ～ 2 粒。果肉味酸，种子有香气，味辛、微苦。干瘪粒不超过 2%，无枝梗、杂质、虫蛀、霉变等。

二等 表面黑红色、暗红色或淡红色，皱缩，肉较薄。干瘪粒不超过 20%。余同一等。

【性味功能】性温，味酸、甘。归肺、心、肾经。收敛固涩，益气生津，补肾宁心。用于久咳虚喘，梦遗滑精，遗尿尿频，久泻不止，自汗盗汗，津伤口渴，内热消渴，心悸失眠。

【用法用量】2 ～ 6 g。内服煎汤，或入丸、散。

【贮藏】置通风干燥处，防霉。

【附注】过去，五味子与南五味子合称五味子，因性状及成分上存在一定差别，现在《中国药典》将二者分开独立收载。前者多油润，表面具白霜；后者多干瘪，无霜。

南五味子

Nanwuweizi

Schisandrae Sphenantherae Fructus

本品为常用中药，始载于《神农本草经》，列为上品。

【别名】五味子、南五味。

【来源】木兰科植物华中五味子 *Schisandra sphenanthera* Rehd. et Wils. 的干燥成熟果实。

【产销】主产于河南、陕西、湖北、甘肃、四川、云南等地。销全国。

【采收加工】秋季果实成熟时采摘，晒干，除去果梗及杂质。

【炮制】

1. 南五味子 除去杂质。用时捣碎。

2. 醋南五味子 取净南五味子，加醋拌匀，置适宜容器内，加热蒸至黑色，取出，干燥。用时捣碎。每 100 kg 净五味子，用醋 20 kg。

【商品特征】

1. 药材 球形或扁球形，直径 4 ~ 6 mm。表面棕红色至暗棕色，干瘪，皱缩，果肉紧贴于种子上。种子 1 ~ 2 粒，肾形，表面棕黄色，有光泽，种皮薄而脆。果肉气微，味微酸。（图 13-24）

以粒大、肉厚、色红而有光泽、显油润者为佳。

2. 饮片

（1）南五味子 形如药材。

（2）醋南五味子 形如南五味子，表面棕黑色，油润，稍有光泽，微有醋香气。

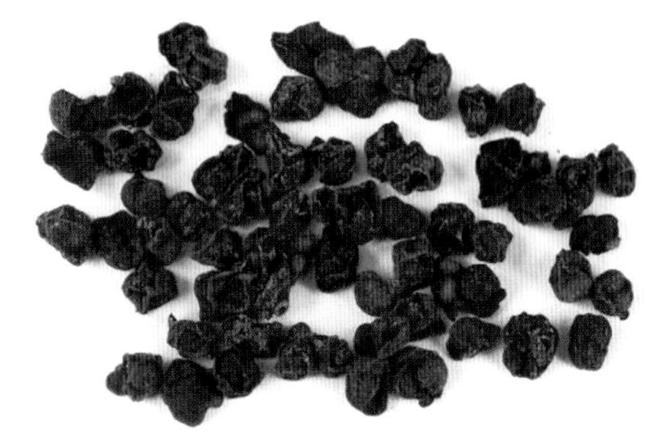

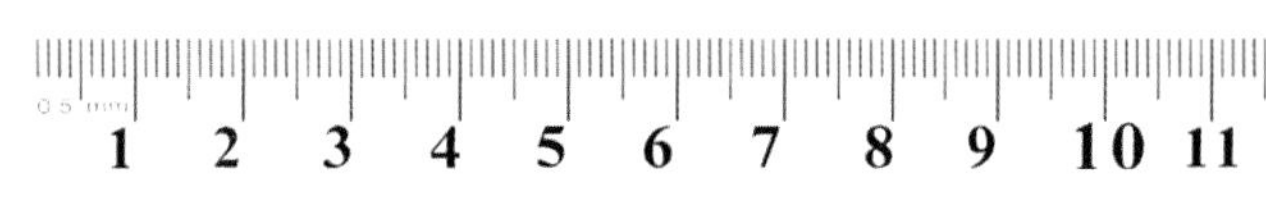

图 13-24 南五味子

【主要成分】主含木脂素，挥发油等。如安五脂素（anwuligan），五味子酯（schisantherin）甲、乙、丙、丁、戊，五味子醇甲，五味子醇乙，五味子甲素，五味子乙素，枸橼醛，柠檬醛，依兰烯等。

【鉴别】

薄层色谱 供试品色谱中，在与南五味子对照药材色谱和安五脂素对照品色谱相应的位置上，显相同的深蓝色斑点。

【检查】杂质不得过 1%。水分不得过 12.0%。总灰分不得过 6.0%。

【含量测定】高效液相色谱法。按干燥品计，本品含五味子酯甲（$C_{30}H_{32}O_9$）不得少于 0.20%。

【商品规格】统货。

【性味功能】性温，味酸、甘。归肺、心、肾经。收敛固涩，益气生津，补肾宁心。用于久嗽虚喘，梦遗滑精，遗尿尿频，久泻不止，自汗盗汗，津伤口渴，内热消渴，心悸失眠。

【用法用量】2 ~ 6 g。内服煎汤，或入丸、散。

【贮藏】置通风干燥处，防霉。

车前子

Cheqianzi

Plantaginis Semen

本品为常用中药，始载于《神农本草经》，列为上品。

【别名】车前实、凤眼前仁、车前仁。

【来源】车前科植物车前 *Plantago asiatica* L. 或平车前 *Plantago depressa* Willd. 的干燥成熟种子。前者习称“大粒车前子”，后者习称“小粒车前子”。

【产销】车前子主产于江西、河南。此外，东北、华北、西南地区亦产。销华中、华南、西南地区，并有出口。平车前主产于河北、山西、辽宁等地。此外，黑龙江、内蒙古、吉林、青海、山东等地亦产。销华北、东北、西北地区。

【采收加工】夏、秋二季种子成熟时采收果穗，晒干，搓出种子，除去杂质。

【炮制】

1. 车前子 取原药材，除去杂质，筛去灰屑。

2. 盐车前子 取净车前子，置炒制容器内，用文火加热，炒至略有爆声时，喷淋盐水，炒干，取出放凉。每 100 kg 车前子，用食盐 2 kg。

【商品特征】

1. 药材 椭圆形、不规则长圆形或三角状长圆形，略扁，长 1 ～ 2 mm，宽 0.6 ～ 1 mm。表面黄棕色至黑褐色，有细皱纹，一面有灰白色凹点状种脐。质硬。气微，味淡。（图 13–25）

以粒大、饱满、干燥、色泽亮润、无杂质者为佳。

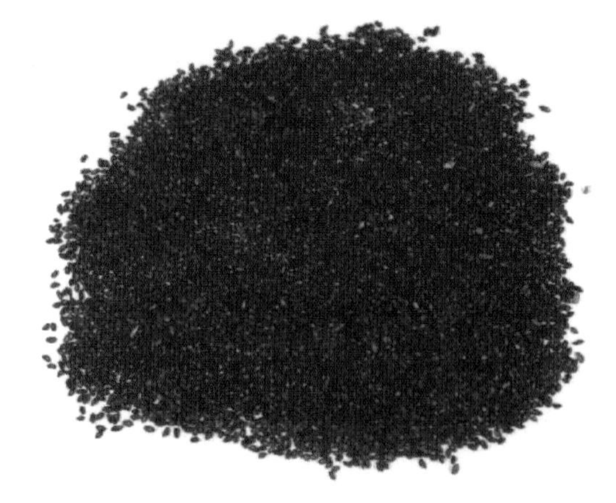

图 13–25 车前子

2. 饮片

（1）车前子 同药材性状特征。

（2）盐车前子 形如车前子，表面黑褐色。气微香，味微咸。（图 13–26）

【主要成分】含黏液、有机酸、脂肪油、多糖等。如车前子酸（planterolic acid）、车前子苷（plantaginin）、车前烯醇酸（plantenolic acid）、京尼平苷酸、琥珀酸、腺嘌呤、胆碱、棕榈酸、毛蕊花糖苷、车前黏多糖等。尚含维生素 A、维生素 B_1 等。

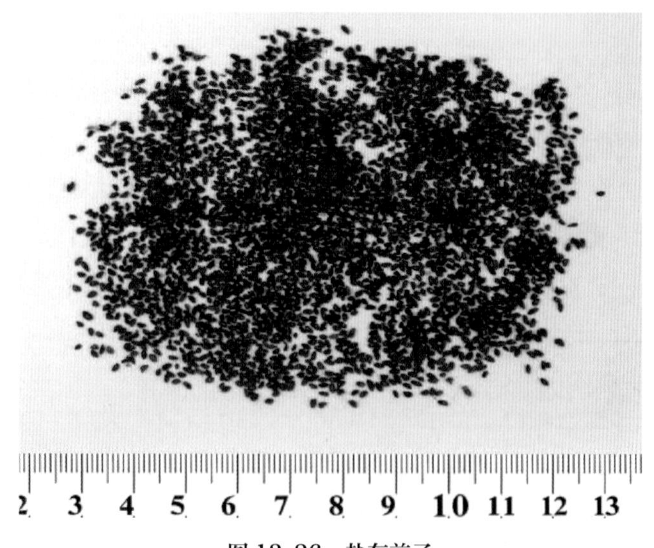

图 13–26 盐车前子

【鉴别】

1. 粉末 深黄棕色。

（1）车前 种皮外表皮细胞断面观类方形或略切向延长，细胞壁黏液质化。种皮内表皮细胞表面观类长方形，直径 5 ～ 19 μm，长约 83 μm，壁薄，微波状，常作镶嵌状排列。内胚乳细胞壁甚厚，胞腔内充满细小糊粉粒。

（2）平车前 种皮内表皮细胞较小，直径 5 ～ 15 μm，长 11 ～ 45 μm。

2. 化学鉴别 取本品粉末 0.1 g，加水 3 mL，振摇，放置 30 min，滤过，滤液中加稀盐酸 3 mL，煮沸 1 min，放冷，加氢氧化钠试液调 pH 至中性，加碱性酒石酸铜试液 1 mL，置水浴中加热，生成红色沉淀。

3. 薄层色谱　供试品色谱中，在与京尼平苷酸对照品、毛蕊花糖苷对照品色谱相应的位置上，显相同颜色的斑点。

【检查】水分：药材不得过 12.0%，盐车前子不得过 10.0%。总灰分：药材不得过 6.0%，盐车前子不得过 9.0%。酸不溶性灰分：药材不得过 2.0%，盐车前子不得过 3.0%。膨胀度：药材应不低于 4.0，盐车前子应不低于 3.0。

【含量测定】高效液相色谱法。按干燥品计，含京尼平苷酸（$C_{16}H_{22}O_{10}$），药材不得少于 0.50%，盐车前子不得少于 0.40%；含毛蕊花糖苷（$C_{29}H_{36}O_{15}$），药材不得少于 0.40%，盐车前子不得少于 0.30%。

【商品规格】按来源可分为大粒车前子和小粒车前子两种规格。均为统货。

【性味功能】性寒，味甘。归肝、肾、肺、小肠经。清热利尿通淋，渗湿止泻，明目，祛痰。用于热淋涩痛，水肿胀满，暑湿泄泻，目赤肿痛，痰热咳嗽。

【用法用量】9 ～ 15 g，内服煎汤，包煎。

【贮藏】置通风干燥处，防潮。

【附注】习用品　同属植物大车前 *Plantago major* L. 的种子，在陕西、湖北、广西等地作车前子用。本品呈扁平不规则倒卵形或类三角形，边缘较薄，长 1 ～ 1.5 mm，宽 0.5 ～ 0.9 mm。表面黄棕色或棕褐色，腹面隆起或近平坦，脐点白色，多位于腹部中央或一端，凹陷。

牛蒡子

Niubangzi

Arctii Fructus

本品为常用中药，以“恶实”之名始载于《名医别录》，列为中品。

【别名】恶实、大力子、牛大力。

【来源】菊科植物牛蒡 *Arctium lappa* L. 的干燥成熟果实。

【产销】主产于吉林、辽宁、浙江等地，以东北产量大，习称“关力子”，销全国并出口；浙江产者质量佳，称“浙大力”，主销江苏、浙江。

【采收加工】秋季果实成熟时采收果序，晒干，打下果实，除去杂质，再晒至全干。

【炮制】

1. 牛蒡子　取原药材，拣去杂质，洗净，干燥。用时捣碎。

2. 炒牛蒡子　取净牛蒡子，置锅内，用文火炒至微鼓起，表面呈微黄色并略有香气时，取出放凉。

【商品特征】

1. 药材　长倒卵形，略扁，微弯曲，长 5 ～ 7 mm，宽 2 ～ 3 mm。表面灰褐色，带紫黑色斑点，有数条纵棱，通常中间 1 ～ 2 条较明显。顶端钝圆，稍宽，顶面有圆环，中间具点状花柱残迹；基部略窄，着生面色较淡。果皮较硬，子叶 2，淡黄白色，富油性。气微，味苦后微辛而稍麻舌。（图 13–27）

以粒大、饱满、色灰褐者为佳。

2. 饮片

（1）牛蒡子　形如药材。

（2）炒牛蒡子　形如牛蒡子，色泽加深，略鼓起。微有香气。（图 13-28）

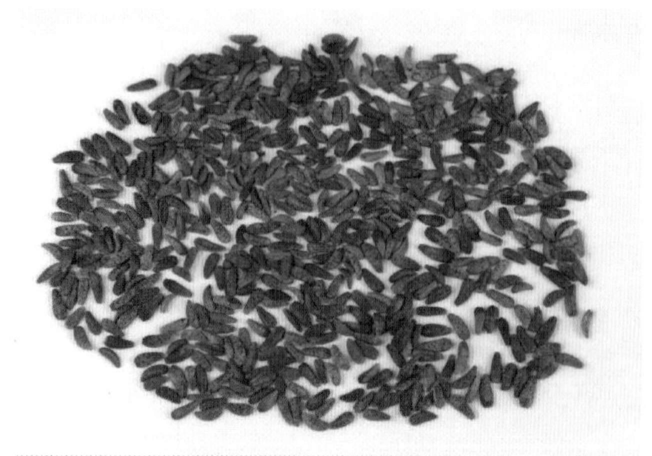

图 13-27　牛蒡子

【主要成分】含生物碱、甾醇、木脂素、脂肪油等。如牛蒡苷（arctiin），牛蒡酚（lappaol）A、B、C、D、E、F、H，花生酸（arachic acid），硬脂酸（steraic acid），棕榈酸（palmitic acid）和亚油酸（linoleic acid）等。

【鉴别】

1. 粉末　灰褐色。内果皮石细胞略扁平，表面观呈尖梭形、长椭圆形或尖卵圆形，长 70 ～ 224 μm，宽 13 ～ 70 μm，壁厚约 20 μm，木化，纹孔横长。侧面观呈类长方形或长条形，侧弯。中果皮网纹细胞横断面观呈类多角形，垂周壁具细点状增厚；外果皮细胞，断面观呈类方形，略径向延长，外被较厚的角质层；表面观呈类多角形，垂周壁稍弯曲。草酸钙方晶直径 3 ～ 9 μm，成片存在于黄色中果皮薄壁细胞中，含晶细胞界限不分明。子叶细胞充满糊粉粒，有的糊粉粒中有细小簇晶，并含脂肪油滴。

2. 荧光检查　取该品粉末少量，置紫外灯（365 nm）下观察，显绿色荧光。

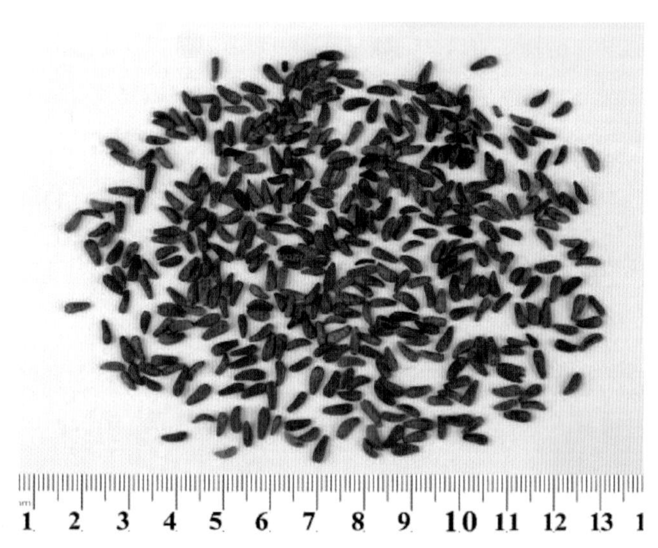

图 13-28　炒牛蒡子

3. 化学鉴别

（1）取本品脱脂粉末 2 g，加乙醇 20 mL 温浸 1 h，滤过。

①取滤液 2 mL，加入 1% 三氯化铝的乙醇溶液，则呈蓝绿色。

②取滤液 2 mL，加入等体积的 3% 碳酸钠溶液，于水浴上煮沸 3 ～ 5 min，放冷，加入重氮化试剂，溶液呈红色。

（2）取该品粗粉 5 g，加稀盐酸 10 mL。浸泡过夜，滤过。取滤液 3 份各 2 mL，置 3 支试管中，分别加碘化汞钾试剂、碘化铋钾试剂、硅钨酸试剂各 1 滴，则分别产生白色、棕红色及白色沉淀。

4. 薄层色谱　供试品色谱中，在与牛蒡子对照药材色谱和牛蒡苷对照品色谱相应的位置上，显相同颜色的斑点。

【检查】水分：药材不得过 9.0%，饮片不得过 7.0%。总灰分不得过 7.0%。

【含量测定】高效液相色谱法。按干燥品计，本品含牛蒡苷（$C_{27}H_{34}O_{11}$）不得少于 5.0%。

【商品规格】统货。

【性味功能】性寒，味辛、苦。归肺、胃经。疏散风热，宣肺透疹，解毒利咽。用于风热感冒，咳嗽痰多，麻疹，风疹，咽喉肿痛，痄腮，丹毒，痈肿疮毒。

【用法用量】6 ～ 12 g。内服煎汤。

【贮藏】置通风干燥处。

【附注】常见伪品如下。

新疆牛蒡子 菊科植物大翅蓟 *Onopordum acanthium* L. 的干燥成熟果实。椭圆形，不弯曲，长 4 ～ 6 mm，直径 2 ～ 3 mm。表面灰白色，有多数隆起的波浪状横纹。顶端钝圆，花柱残基突出，常有白色冠毛残存。

乌梅

Wumei

Mume Fructus

本品为常用中药，始载于《神农本草经》，列为中品。

【别名】梅实、熏梅、酸梅。

【来源】蔷薇科植物梅 *Prunus mume*（Sieb.）Sieb. et Zucc. 的干燥近成熟果实。

【产销】主产于四川、福建、浙江、湖南、江苏等地。销全国。

【采收加工】夏季果实近成熟时采收，低温烘干后闷至色变黑。

【炮制】

1. 乌梅 除去杂质，洗净，干燥。

2. 乌梅肉 取净乌梅，水润使软或蒸软，去核。

3. 乌梅炭 取净乌梅，置炒制容器内，用武火加热，炒至皮肉发泡，表面呈焦黑色，取出晾凉，筛去灰屑。

【商品特征】

1. 药材 类球形或扁球形，直径 1.5 ～ 3 cm。表面乌黑色或棕黑色，皱缩不平，基部有圆形果梗痕。果核坚硬，椭圆形，棕黄色，表面有凹点；种子扁卵形，淡黄色。气微，味极酸。（图 13-29）

以个大、肉厚、色乌黑、气微、味极酸者为佳。

2. 饮片

（1）乌梅 同药材。

（2）乌梅肉 不规则碎块，大小不一，黑褐色，肉较厚，柔软。味极酸。

（3）乌梅炭 形如乌梅，皮肉鼓起，表面焦黑色。味酸略有苦味。（图 13-30）

【主要成分】含有机酸、甾醇、挥发性成分等。如枸橼酸、熊果酸、苹果酸、琥珀酸、酒石酸、谷甾醇、菜油甾醇、对异丙基甲烷、4- 松油烯醇等。尚含苦杏仁苷、茉莉内酯、硬脂酸酯等。

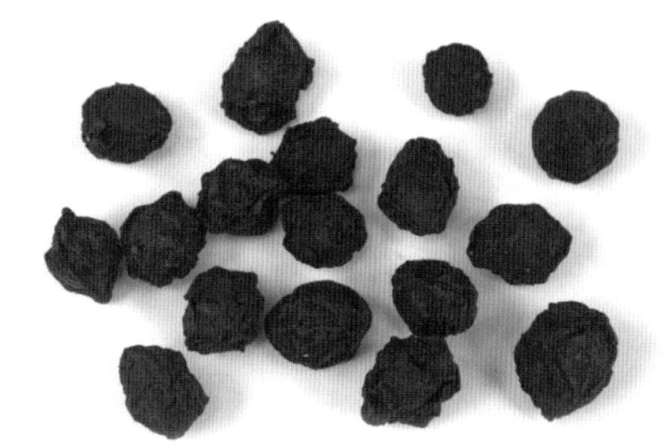

图 13-29 乌梅

【鉴别】

1. 粉末 红棕色。内果皮石细胞极多，单个散在或数个成群，几乎无色或淡绿黄色，类多角形、类圆形或长圆形，直径 10 ～ 72 μm，壁厚，孔沟细密，常内含红棕色物。非腺毛单细胞，稍弯曲或呈钩状，胞腔多含黄棕色物。种皮石细胞棕黄色或棕红色，侧面观呈贝壳形、盔帽形或类长方形，底部较宽，外壁呈半月形或圆拱形，层纹细密。果皮表皮细胞淡黄棕色，表面观类多角形，壁稍厚，非腺毛或茸毛脱落后的痕迹多见。

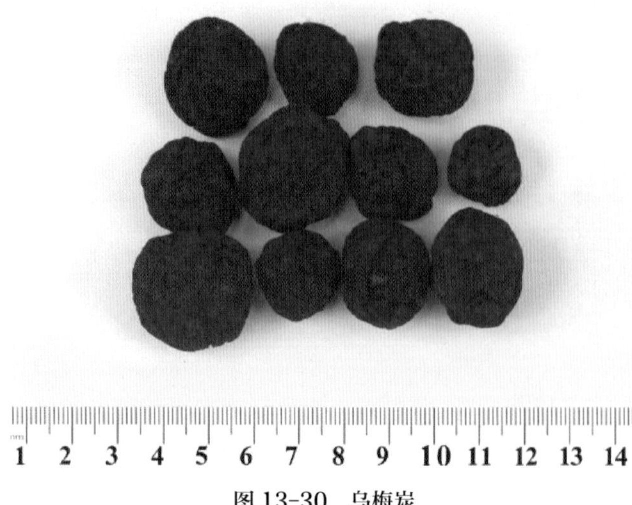

图 13-30 乌梅炭

2. 化学鉴别 取乌梅肉粉末 2 g，加乙醇 15 mL，研磨提取，滤过，用滤液做以下试验。

（1）取滤液 2 mL，置水浴上蒸干，加入新鲜配制的吡啶－醋酐（3:1）5 mL，呈紫檀色。

（2）取滤液 3 mL，置水浴上蒸干，加醋酐 1 mL，使残渣溶解，缓缓加入硫酸 0.5 mL，于界面处显紫色或蓝紫色。

3. 薄层色谱 供试品色谱中，在与乌梅对照药材色谱和熊果酸对照品色谱相应的位置上，显相同颜色的斑点。

【检查】水分不得过 16.0%。总灰分不得过 5.0%。

【浸出物】热浸法。水溶性浸出物，药材不得少于 24.0%，饮片、乌梅炭不得少于 18.0%。

【含量测定】高效液相色谱法。本品按干燥品计，含枸橼酸（$C_6H_8O_7$），药材不得少于 12.0%，饮片、乌梅炭不得少于 6.0%。

【商品规格】一般分为选货和统货两个等级。

选货 个大、肉厚、色乌黑、气微、味极酸。大小较均匀，每千克（kg）不少于 360 粒。杂质少于 3%。无虫蛀、霉变。

统货 大小不分。余同选货。

【性味功能】性平，味酸、涩。归肝、脾、肺、大肠经。敛肺，涩肠，生津，安蛔。用于肺虚久咳，久泻久痢，虚热消渴，蛔厥呕吐腹痛。

【用法用量】6 ～ 12 g。内服煎汤。

【贮藏】置阴凉干燥处，防潮。

火麻仁

Huomaren

Cannabis Fructus

本品为较常用中药，始载于《神农本草经》，列为上品，原名“麻子”。

【别名】麻子、麻子仁、大麻子、大麻仁。

【来源】桑科植物大麻 *Cannabis sativa* L. 的干燥成熟果实。

【产销】全国各地均有栽培。主产于山东、河南、四川、甘肃、云南、江苏、浙江等地。销全国。

【采收加工】秋季果实成熟时采收，除去杂质，晒干。

【炮制】

1. 火麻仁 除去杂质及果皮。

2. 炒火麻仁 取净火麻仁，置锅内用文火炒至微黄色、有香气时，取出晾凉。

【商品特征】

1. 药材 卵圆形，长 4 ～ 5.5 mm，直径 2.5 ～ 4 mm。表面灰绿色或灰黄色，有微细的白色或棕色网纹，两边有棱，顶端略尖，基部有一圆形果梗痕。果皮薄而脆，易破碎。种皮绿色，子叶 2，乳白色，富油性。气微，味淡。（图 13-31）

以粒大、饱满、种仁乳白色者为佳。

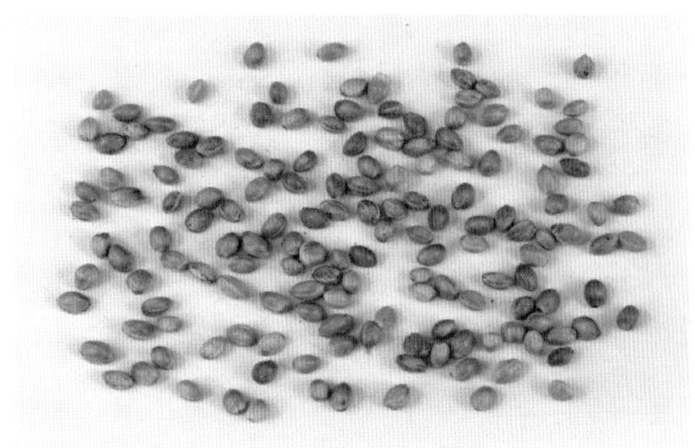

图 13-31 火麻仁

2. 饮片

（1）火麻仁 形如药材，表面绿色，子叶 2，乳白色，富油性。气微，味淡。

（2）炒火麻仁 多数为不完整的碎粒，微黄色，有焦香气。

【主要成分】含胡芦巴碱（trigonell-ine）、L- 右旋异亮氨酸、三甲铵乙内酯、亚油酸（linoleic acid）、亚麻酸（linolenic acid）、油酸（oleic acid）。尚含酚类、生物碱等。

【鉴别】

1. 粉末 深棕色。外果皮石细胞多成片，淡黄色，表面观呈不规则多角形，垂周壁深波状弯曲，有的呈星状分枝，相互嵌列，直径 13 ～ 54 μm。内果皮石细胞成片，黄棕色或淡黄色，顶面观呈类圆形或类多角形，胞间层微波状弯曲，垂周壁甚厚，孔沟细密；断面观呈栅状，长 70 ～ 215 μm，宽约至 52 μm。草酸钙簇晶多存在于皱缩的果皮薄壁细胞中，直径 4 ～ 13 μm。子叶细胞黄色，含脂肪油滴。

2. 薄层色谱 供试品色谱中，在与火麻仁对照药材色谱相应的位置上，显相同颜色的斑点。

【商品规格】统货。

【性味功能】性平，味甘。归脾、胃、大肠经。润肠通便。用于血虚津亏，肠燥便秘。

【用法用量】9 ～ 15 g。内服煎汤。

【贮藏】置阴凉干燥处，防热，防蛀。

石榴皮

Shiliupi

Granati Pericarpium

本品为少常用中药，原名“安石榴”，始载于《名医别录》，列为下品。

【别名】石榴壳、安石榴壳、酸榴皮、西榴皮。

【来源】石榴科植物石榴 *Punica granatum* L. 的干燥果皮。

【产销】主产于江苏、湖南、山东、四川、湖北等地。自产自销。

【采收加工】秋季果实成熟后收集果皮，晒干。

【炮制】

1. 石榴皮 除去杂质，去净内瓤及种子，洗净，切块，干燥。

2. 石榴皮炭 取净石榴皮，置于炒制容器内，武火加热，炒至黑褐色，喷水适量，灭尽火星，取出凉透。

【商品特征】

1. 药材 不规则片状或瓢状，大小不一，厚 1.5 ～ 3 mm。外表面红棕色、棕黄色或暗棕色，略有光泽，粗糙，有多数疣状凸起，有的有凸起的筒状宿萼及粗短果梗或果梗痕。内表面黄色或红棕色，有隆起呈网状的果蒂残痕。质硬而脆，断面黄色，略显颗粒状。气微，味苦涩。（图 13–32）

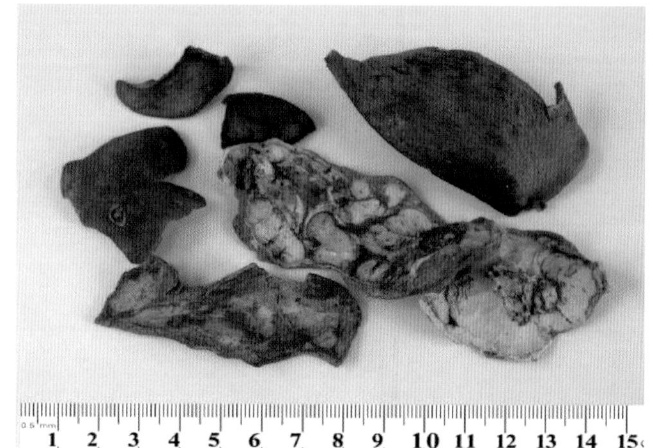

图 13-32 石榴皮

以块大、皮厚、外皮红棕色者为佳。

2. 饮片

（1）石榴皮 不规则的长条块或不规则块状。余同药材。

（2）石榴皮炭 表面黑黄色，内部棕褐色。余同石榴皮。（图 13–33）

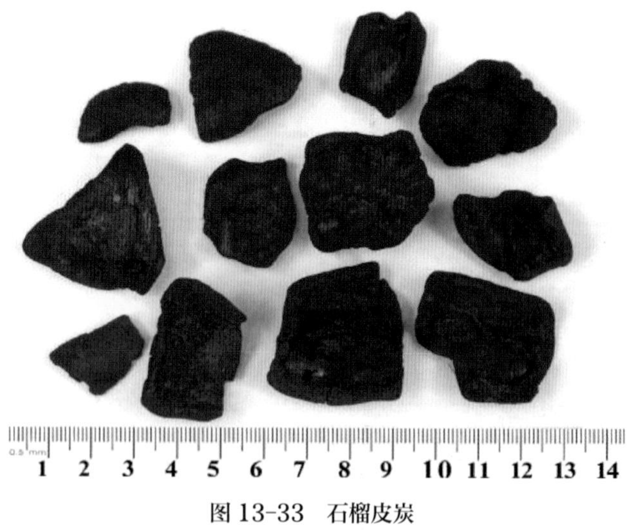

图 13-33 石榴皮炭

【主要成分】含鞣质、有机酸、生物碱等。如没食子酸、鞣花酸（ellagic acid）、甘露醇（mannitol）、苹果酸、石榴皮碱、异石榴皮碱、伪石榴皮碱等。

【鉴别】

1. 横切面 外果皮为 1 列表皮细胞，排列较紧密，外被角质层。中果皮较厚，薄壁细胞内含淀粉粒和草酸钙簇晶或方晶；石细胞单个散在，类圆形、长方形或不规则形，少数呈分枝状，壁较厚；维管束散在。内果皮薄壁细胞较小，亦含淀粉粒和草酸钙晶体，石细胞较小。

2. 粉末 红棕色。石细胞类圆形、长方形或不规则形，少数分枝状，直径 27 ～ 102 μm，壁较厚，孔沟细密，胞腔大，有的含棕色物。表皮细胞类方形或类长方形，壁略厚。草酸钙簇晶直径 10 ～ 25 μm，稀有方晶。螺纹导管和网纹导管直径 12 ～ 18 μm。淀粉粒类圆形，直径 2 ～ 10 μm 。

3. 化学鉴别 本品粉末 1 g，加水 10 mL，置 60 ℃水浴中加热 10 min，趁热滤过。取滤液 1 mL，加 1%

三氯化铁乙醇溶液 1 滴，即显墨绿色。

4. 薄层色谱　供试品色谱中，在与没食子酸对照品色谱相应的位置上，显相同颜色的斑点。

【检查】杂质不得过 6%。水分：药材不得过 17.0%，饮片不得过 15.0%。总灰分不得过 7.0%。

【浸出物】热浸法。乙醇浸出物不得少于 15.0%。

【含量测定】鞣质含量测定法。按干燥品计，本品含鞣质不得少于 10.0%。

高效液相色谱法。按干燥品计，本品含鞣花酸（$C_{14}H_6O_8$）不得少于 0.30%。

【商品规格】统货。

【性味功能】性温，味酸、涩。归大肠经。涩肠止泻，止血，驱虫。用于久泻、久痢、便血、脱肛、崩漏、带下、虫积腹痛。

【用法用量】3 ～ 9 g。内服煎汤。

【贮藏】置阴凉干燥处。

龙眼肉

Longyanrou

Longan Arillus

本品为较常用中药，始载于《神农本草经》，列为上品。

【别名】桂圆、桂圆肉、龙眼。

【来源】无患子科植物龙眼 *Dimocarpus longan* Lour. 的假种皮。

【产销】主产于广西、广东、福建等地。广西产量大，福建质量佳。销全国。

【采收加工】夏、秋二季采收成熟果实，干燥，除去壳、核，晒至干爽不黏。

【商品特征】纵向破裂的不规则薄片，或呈囊状，长约 1.5 cm，宽 2 ～ 4 cm，厚约 0.1 cm。棕黄色至棕褐色，半透明。外表面皱缩不平，内表面光亮而有细纵皱纹。薄片者质柔润，囊状者质稍硬。气微香，味甜。（图 13–34）

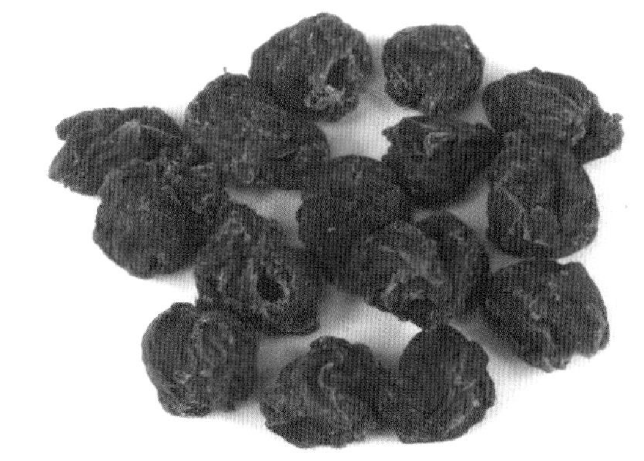

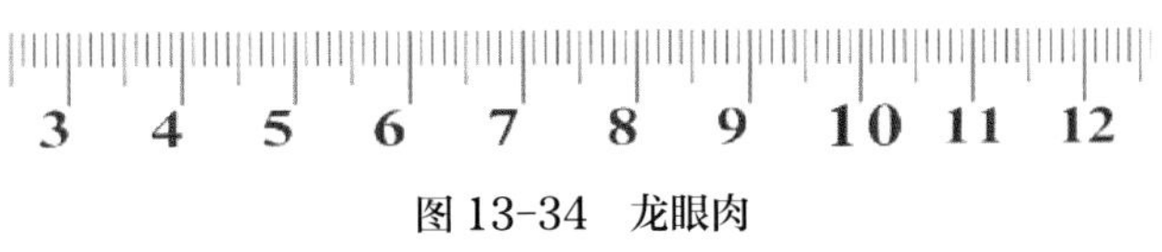

图 13–34　龙眼肉

以身干、肥厚、片大、棕黄色、味甜者为佳。

【主要成分】含糖类、脂类、核苷类、维生素、挥发油等。如葡萄糖，蔗糖，磷脂酰胆碱，磷脂酰甘油，鸟苷、腺苷、尿苷，苯并噻唑（benzothiazole），维生素 B_1、B_2、C、D 等。

【鉴别】

1. 横切面　外表皮细胞 1 列，呈类方形。内表皮细胞 1 列，壁稍厚，外被较厚的角质层。内、外表皮间为多列大型条状薄壁细胞，直径约 148 μm。有的细胞中含淡黄色团块及脂肪油滴。

2. 薄层色谱 供试品色谱中，在与龙眼肉对照药材色谱相应的位置上，显相同颜色的斑点。

【检查】水分不得过 15.0%。总灰分不得过 4.0%。

【浸出物】热浸法。水溶性浸出物不得少于 70.0%。

【商品规格】统货。

【性味功能】性温，味甘。归心、脾经。补益心脾，养血安神。用于气血不足，心悸怔忡，健忘失眠，血虚萎黄。

【用法用量】9 ～ 15 g。

【贮藏】置通风干燥处，防潮，防蛀。

白果

Baiguo

Ginkgo Semen

【来源】银杏科植物银杏 *Ginkgo biloba* L. 的干燥成熟种子。

【采收加工】秋季种子成熟时采收，除去肉质外种皮，洗净，稍蒸或略煮后，烘干。

【炮制】

1. 白果仁 取白果，除去杂质及硬壳。用时捣碎。

2. 炒白果仁 取净白果仁，照清炒法炒至有香气。用时捣碎。

【商品特征】椭圆形，一端稍尖，另一端钝，长 1.5 ～ 2.5 cm，宽 1 ～ 2 cm，厚约 1 cm。表面黄白色或淡棕黄色，平滑，具 2 ～ 3 条棱线。中种皮（壳）骨质，坚硬。内种皮膜质，种仁宽卵球形或椭圆形，一端淡棕色，另一端金黄色，横断面外层黄色，胶质样，内层淡黄色或淡绿色，粉性，中间有空隙。气微，味甘、微苦。

【鉴别】

粉末 浅黄棕色。石细胞单个散在或数个成群，类圆形、长圆形、类长方形或不规则形，有的具凸起，长 60 ～ 322 μm，直径 27 ～ 125 μm，孔沟较细密。内种皮薄壁细胞浅黄棕色至红棕色，类方形、长方形或类多角形。胚乳薄壁细胞多类长方形，内充满糊化淀粉粒。具缘纹孔管胞多破碎，直径 33 ～ 72 μm。

【性味功能】性平，味甘、苦、涩；有毒。归肺、肾经。敛肺定喘，止带缩尿。用于痰多喘咳，带下白浊，遗尿尿频。

【用法用量】5 ～ 10 g。生食有毒。

【贮藏】置通风干燥处。

白扁豆

Baibiando

Lablab Semen Album

本品为常用中药，始载于《名医别录》，列为中品。

【别名】峨眉豆、扁豆。

【来源】豆科植物扁豆 *Dolichos lablab* L. 的干燥成熟种子。

【产销】全国大部分地区均产。主产于安徽、陕西、湖南、河南、浙江、山西等地。销全国。

【采收加工】秋、冬二季采收成熟果实，晒干，取出种子，再晒干。

【炮制】

1. 白扁豆　除去杂质。用时捣碎。

2. 炒白扁豆　取净白扁豆，用文火炒至微黄色，有香气逸出，取出放凉。

【商品特征】

1. 药材　扁椭圆形或扁卵圆形，长 8 ～ 13 mm，宽 6 ～ 9 mm，厚约 7 mm。表面淡黄白色或淡黄色，平滑，略有光泽，一侧边缘有隆起的白色眉状种阜。质坚硬。种皮薄而脆，子叶 2，肥厚，黄白色。气微，味淡，嚼之有豆腥气。（图 13–35）

以粒大、饱满、色白者为佳。

2. 饮片

（1）白扁豆　同药材。

（2）炒白扁豆　形如药材，表面色泽加深，略有焦斑，具香气。

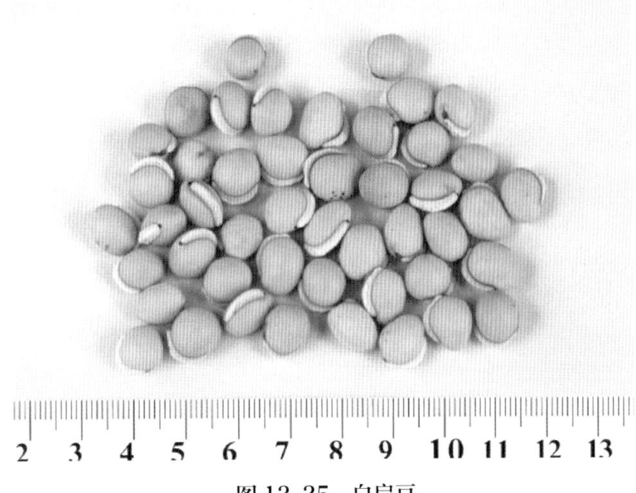

图 13–35　白扁豆

【主要成分】含蛋白质、脂肪、淀粉、维生素，以及微量的钙、磷、铁、锌等矿物质。

【鉴别】

1. 横切面　种皮为 1 列栅状细胞，种脐处 2 列，长 26 ～ 213 μm，宽 526 μm，壁自内向外渐增厚，近外方有光辉带；支柱细胞 1 列，种脐部位 3 ～ 5 列，哑铃状，长 12 ～ 109 μm，宽 34 ～ 54 μm，缢缩部宽 10 ～ 25 μm，其下为 10 余列薄壁细胞，多切向延长。最内 1 列种皮细胞小，类方形。于叶细胞内含淀粉粒。种脐部位栅状细胞的外侧有种阜，细胞类圆形或不规则长圆形，内含淀粉粒，内侧有管胞岛，椭圆形，细胞壁网状增厚，其两侧为星状组织，细胞星芒状，有大型的细胞间隙，有的胞腔含棕色物。

2. 化学鉴别　取本品粉末 1 g，加 70% 乙醇 10 mL 回流提取 20 min，滤过，取滤液蒸干，加醋酸 2 ～ 3 滴和硫酸 1 ～ 2 滴，显黄色，渐变为红色、紫红色、污绿色。

【检查】水分不得过 14.0%。

【商品规格】统货。

【性味功能】性微温，味甘。归脾、胃经。健脾化湿，和中消暑。用于脾胃虚弱，食欲不振，大便溏泻，白带过多，暑湿吐泻，胸闷腹胀。

【用法用量】9 ～ 15 g。内服煎汤。

【贮藏】置于干燥处，防蛀。

瓜蒌子
Gualouzi
Trichosanthis Semen

本品为常用中药，始载于《本草经集注》。

【别名】栝楼子、瓜蒌仁、栝楼仁。

【来源】葫芦科植物栝楼 *Trichosanthes kirilowii* Maxim. 或双边栝楼 *Trichosanthes rosthornii* Harms 的干燥成熟种子。

【产销】栝楼主产于山西、山东、安徽、河南、河北、陕西等地。销全国各地。双边栝楼主产于江西、贵州、湖北、湖南、四川等地。多自产自销。商品瓜蒌子以栽培品为主。

【采收加工】秋季采摘成熟果实，将果实纵剖，瓜瓤和种子放入盆内，加木炭反复搓洗，取种子，洗净后晒干。拣去杂质或瘪粒。

【炮制】

1. 瓜蒌子　取原药材，除去杂质及干瘪的种子，洗净，干燥。用时捣碎。

2. 炒瓜蒌子　取净瓜蒌子，置热锅内，用文火加热，炒至鼓起，取出，放凉。

3. 蜜瓜蒌子　取炼蜜加适量沸水稀释后，加入捣碎的瓜蒌子拌匀，闷透，置热锅内，用文火炒至颜色加深、不黏手为度，取出，放凉。每 100 kg 瓜蒌子，用蜜 5 kg。

4. 瓜蒌子霜　取净瓜蒌子，碾成泥状物，用布包严后蒸至上气，压去油脂，研细。

【商品特征】

1. 药材

（1）栝楼　扁平椭圆形，长 12 ～ 15 mm，宽 6 ～ 10 mm，厚约 3.5 mm。表面浅棕色至棕褐色，平滑，沿边缘有 1 圈沟纹。顶端较尖，有种脐，基部钝圆或较狭。种皮坚硬；内种皮膜质，灰绿色，子叶 2，黄白色，富油性。气微，味淡。

（2）双边栝楼　较大而扁，长 15 ～ 19 mm，宽 8 ～ 10 mm，厚约 2.5 mm。表面棕褐色，钩纹明显而环边较宽。顶端平截。

均以饱满、油性足者为佳。（图 13-36）

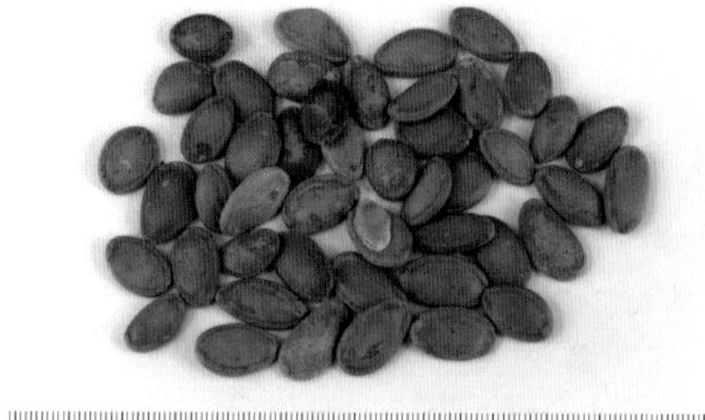

图 13-36　瓜蒌子

本品特征可概括如下。

瓜蒌子扁椭圆形，边缘一圈沟纹明。
表面平滑棕褐色，种皮坚硬富油性。

2. 饮片

（1）瓜蒌子　形同药材。

（2）炒瓜蒌子　种皮鼓起，色泽加深，表面偶有焦斑。气略焦香。余同药材。（图 13-37）

（3）蜜瓜蒌子　碎块深黄色，微显光泽，具香气。

（4）瓜蒌子霜　黄白色松散粉末，微显油性。

【主要成分】富含油脂，脂肪油含量约26%，其中饱和脂肪酸占30%，不饱和脂肪酸占66.5%，以栝楼酸为主成分。甘油酯：1–栝楼酸–2–亚油酸–3–棕榈酸甘油酯，1–栝楼酸–2，3–二亚油酸甘油酯以及1，3–二栝楼酸–2–亚油酸甘油酯等。甾醇：菜油甾醇、豆甾醇、7–菜油甾烯醇、谷甾醇等。三萜类：3，29–二苯甲酰基栝楼仁三醇（3，29–dibenzoyl rarounitriol），栝楼萜二醇，栝楼萜二醇–3–苯甲酸酯，7–氧代二氢栝楼萜二醇，5–去氢栝楼萜二醇等。氨基酸：谷氨酸、精氨酸、天冬氨酸和亮氨酸等。

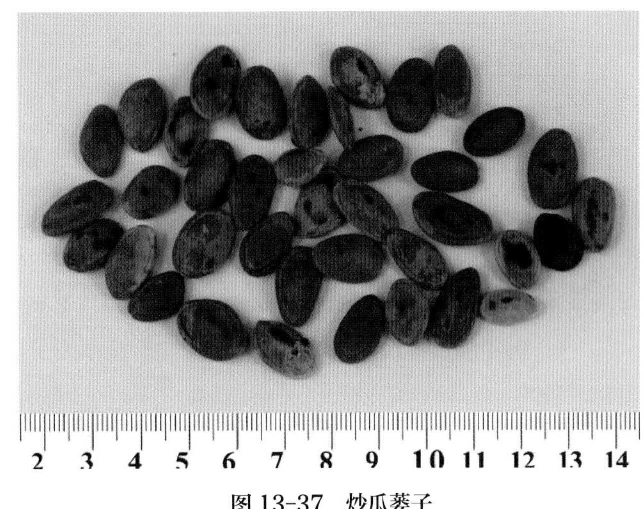

图 13-37　炒瓜蒌子

【鉴别】

1. 横切面

（1）栝楼　种皮表皮细胞1列，长方形，壁具条状增厚纹理，在棱线处表皮细胞延长呈栅状；外被角质层。厚壁细胞6～15列，壁木化；外侧细胞较小，向内细胞大小不一，排列不规则；最内1～2列为石细胞，石细胞类方形或多角形，壁厚10～15 μm。排列紧密。腔隙薄壁组织为4～6列星状细胞，壁微木化。色素层细胞挤压皱缩，界限不清楚。种脊维管束位于腔隙薄壁组织的两端。外胚乳外层细胞的外侧壁角质化，其余细胞皱缩，内胚乳细胞1列，类长方形，内含脂肪油滴及糊粉粒。子叶细胞充满糊粉粒及脂肪油滴。

（2）双边栝楼　种皮表皮细胞长方形，外缘具齿状凸起。厚壁细胞9～19列，最内3～4列为石细胞，石细胞类方形或不规则多角形，壁厚10～12 μm，镶嵌排列。

2. 粉末　暗红棕色。种皮表皮细胞表面观呈类多角形或不规则形，平周壁具稍弯曲或平直的角质条纹。石细胞单个散在或数个成群，棕色，呈长条形、长圆形、类三角形或不规则形，壁波状弯曲或呈短分枝状。星状细胞淡棕色、淡绿色或几乎无色，呈不规则长方形或长圆形，壁弯曲，具数个短分枝或凸起，枝端钝圆。螺纹导管直径20～40 μm。

3. 薄层色谱　供试品色谱中，在与3，29–二苯甲酰基栝楼仁三醇对照品色谱相应的位置上，显相同颜色的斑点。

【检查】水分：瓜蒌子、炒瓜蒌子不得过10.0%。总灰分：瓜蒌子不得过3.0%，炒瓜蒌子不得过5.0%。

【浸出物】冷浸法。石油醚浸出物不得少于4.0%。

【含量测定】高效液相色谱法。按干燥品计，含3，29–二苯甲酰基栝楼仁三醇（$C_{44}H_{58}O_5$），瓜蒌子不得少于0.080%，炒瓜蒌子不得少于0.060%。

【商品规格】统货。

【性味功能】性寒，味甘。归肺、胃、大肠经。润肺化痰，滑肠通便。用于燥咳痰黏，肠燥便秘。

【用法用量】9～15 g。内服煎汤，或入丸、散；外用研末调敷。不宜与川乌、制川乌、草乌、制草乌、附子同用。胃弱者宜去油取霜服。脾虚泄泻者忌服。

【贮藏】置阴凉干燥处，防霉，防蛀。

【附注】常见伪品如下。

（1）湖北栝楼　同属植物湖北栝楼 *Trichosanthes hupehensis* C. Y. Cheng et Yueh 的种子。种子矩圆形，棕色。

（2）苦瓜子　同科植物苦瓜 *Momordica charantia* L. 的种子。种子椭圆形，扁平，长 10 ～ 15 mm，两端具角状凸起，两面均有凹凸不平的条纹（雕纹）。

（3）大子栝楼　同属植物截叶栝楼 *Trichosanthes truncata* C. B. Clarke 的种子，种子椭圆形，稍不对称，长 2 ～ 3 cm，宽 1.5 ～ 2 cm，厚 4 ～ 6 cm；表面黄棕色，光滑。

（4）王瓜子　同属植物王瓜 *Trichosanthes cucumeroides*（Ser.）Maxim. 的种子，湖北省部分地区习用。种子呈长方十字形。长 1 ～ 3 cm，宽 6 ～ 10 mm。表面粗糙，灰棕色至黑棕色，有小颗粒状凸起。

（5）日本瓜蒌　同属植物日本栝楼 *Trichosanthes kirilowii Maxim.* var. *japonica*（Miq.）Kitamura 的种子，在湖北、江西等地作瓜蒌子药用。种子形似瓜蒌子，但稍小而扁平，长 1 ～ 1.5 cm，宽 0.7 ～ 1 cm，厚约 0.3 cm。表面棕褐色或茶褐色。过去一些学者把我国长江以南所产本种标本，订为日本栝楼或中华栝楼。

（6）红花瓜蒌　同属植物红花栝楼 *Trichosanthes rubriflos* Thorel ex Cayla 的种子，在西南地区曾误作瓜蒌子用。种子略似木虫子而稍大，扁三棱椭圆形。种脐端扁而平截，带黑色，另一端钝圆，长 1.4 ～ 1.7 cm，宽约 0.8 cm，厚约 0.5 cm，表面浅棕色至棕灰色。

冬瓜子

Dongguazi

Benincasae Semen

本品为较常用中药，始载于《神农本草经》，列为上品。

【别名】冬瓜仁。

【来源】葫芦科植物冬瓜 *Benincasa hispida*（Thunb.）Cogn. 的干燥种子。

【产销】全国各地均产。以河北、河南、安徽、江苏、浙江和四川产量大，均自产自销。

【采收加工】食用冬瓜时，收集成熟种子，洗净，晒干。

【炮制】

1. 冬瓜子　取冬瓜子，洗净，晒干。

2. 炒冬瓜子　取净冬瓜子，用文火炒至表面显黄色焦斑，取出放凉。

【商品特征】

1. 药材　长椭圆形或卵圆形，扁平，长 1 ～ 1.5 cm，宽 0.5 ～ 1 cm，厚约 0.2 cm。种皮黄白色，略粗糙。一端稍尖，有 2 个小凸起，较大的凸起上有珠孔，较小的凸起为种脐，另一端圆钝。边缘光滑，习称“单边冬瓜子”；或两面边缘各有一环纹，习称“双边冬瓜子”。种皮稍硬而脆，剥去种皮，可见 2 枚白色肥厚的子叶。体轻，富油性。气无，味微甜。（图 13-38）

以颗粒饱满、色白者为佳。

2. 饮片

①冬瓜子　同药材。

②炒冬瓜子　形如冬瓜子，表面可见黄色焦斑。（图 13-39）

【主要成分】含脂肪酸、脂类、甾醇、生物碱、氨基酸等。如亚油酸、棕榈酸、磷脂酰胆碱(phosphatidyl choline)、腺嘌呤、葫芦巴碱(trigonelline)、豆甾醇、β- 谷甾醇、瓜氨酸、组氨酸、天冬氨酸等。

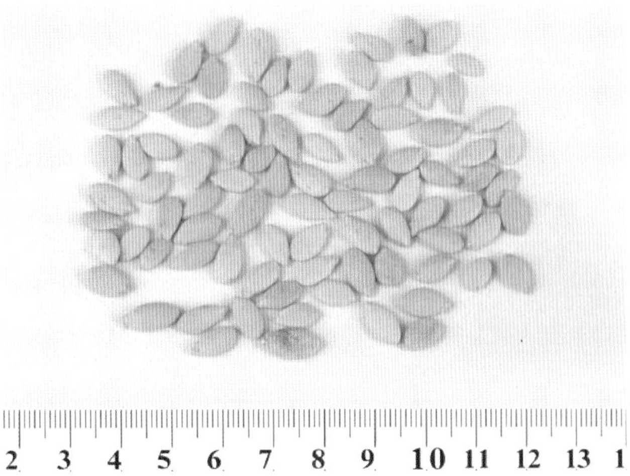

图 13-38　冬瓜子

【鉴别】

1. 横切面　种皮外表皮细胞 1 ～ 2 列，长梭形，壁微木化；下皮层 10 余列薄壁细胞，壁微木化，具纹孔；内侧为 2 ～ 3 列石细胞；紧靠石细胞有 1 列通气薄壁组织细胞，细胞间隙较大；种子两端各有一个维管束。内表皮 1 列细胞。珠心表皮 1 列细胞，外被角质层，内侧为残存的珠心及胚乳。子叶 2，细胞含脂肪油及糊粉粒。

2. 化学鉴别　取本品粗粉 1 g，加水 20 mL，煮沸 10 min，放冷，取上清液置具塞试管中，剧烈振摇，产生持久性泡沫。

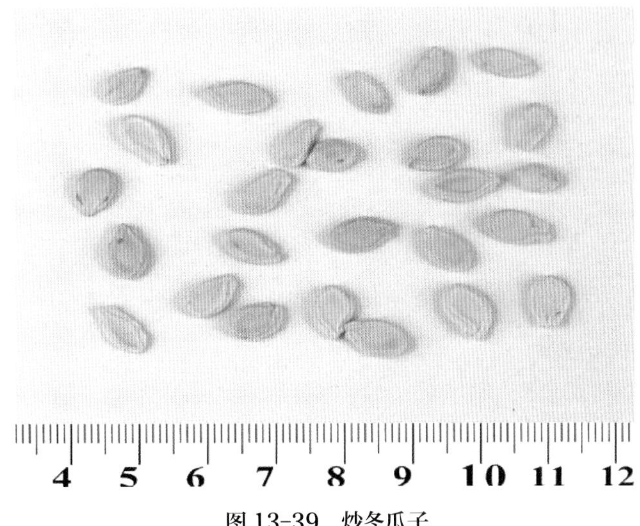

图 13-39　炒冬瓜子

【商品规格】统货。

【性味功能】性微寒，味甘。清热化痰，消痈排脓，利湿。用于痰热咳嗽，肺痈，肠痈，水肿。

【用法用量】5 ～ 15 g。内服煎汤。外用煎水洗或研膏涂敷。

【贮藏】置通风干燥处，密闭，防蛀。

冬瓜皮

Dongguapi

Benincasae Exocarpium

【来源】葫芦科植物冬瓜 *Benincasa hispida*（Thunb.）Cogn. 的干燥外层果皮。

【采收加工】食用冬瓜时，洗净，削取外层果皮，晒干。

【炮制】除去杂质，洗净，切块或宽丝，干燥。

【商品特征】不规则的碎片，常向内卷曲，大小不一。外表面灰绿色或黄白色，被有白霜，有的较光滑不被白霜；内表面较粗糙，有的可见筋脉状维管束。体轻，质脆。气微，味淡。

【鉴别】

粉末 淡棕黄色或黄绿色。果皮表皮细胞表面观类多角形，垂周壁平直；气孔不定式，副卫细胞 5 ～ 7 个。石细胞大多成群，呈类圆形或多角形，直径 10 ～ 56 μm，纹孔和孔沟明显。螺纹导管多见，直径 16 ～ 54 μm。

【检查】水分不得过 12.0%。总灰分不得过 12.0%。

【性味功能】性凉，味甘。归脾、小肠经。利尿消肿。用于水肿胀满，小便不利，暑热口渴，小便短赤。

【用法用量】9 ～ 30 g。

【贮藏】置干燥处。

丝瓜络

Sigualuo

Luffae Fructus Retinervus

本品为较常用中药，始载于《本草纲目》。

【别名】丝瓜瓤、丝瓜网。

【来源】葫芦科植物丝瓜 *Luffa cylindrica*（L.）Roem. 的干燥成熟果实的维管束。

【产销】全国各地均产。以浙江、江苏产者质量佳，销全国并出口。其他各地多自产自销。

【采收加工】夏、秋二季果实成熟，果皮变黄，内部干枯时采摘，除去外皮和果肉，洗净，晒干，除去种子。

【炮制】除去残留种子与外皮，切段。

【商品特征】

1. 药材 丝状维管束交织而成，多呈长圆筒形，略弯曲，长 30 ～ 70 cm，直径 7 ～ 10 cm 。表面黄白色。体轻，质韧，有弹性，不能折断。横切面可见子房多 3 室，呈空洞状。气微，味淡。（图 13-40）

以个大、完整、筋络清晰、色黄白者为佳。

2. 饮片 不规则小段，余同药材。（图 13-41）

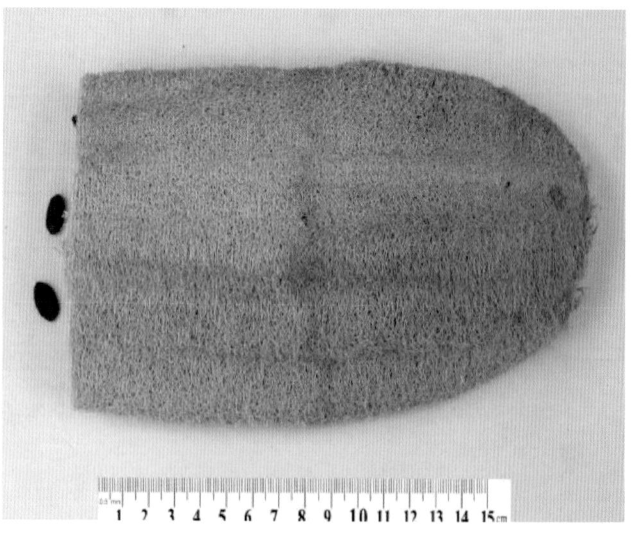

图 13-40 丝瓜络

【主要成分】含木聚糖（xylan）、甘露聚糖、半乳聚糖、丝瓜皂苷、纤维素等。

【鉴别】

粉末 灰白色。木纤维单个散在或成束，细长，稍弯曲，末端斜尖，有分叉或呈短分枝状，直径 7 ～ 39 μm，壁薄。螺纹导管和网纹导管直径 8 ～ 28 μm。

【检查】水分不得过 9.5%。总灰分不得过 2.5%。

【商品规格】统货。

【性味功能】性平，味甘。归肺、胃、肝经。祛风，通络，活血，下乳。用于痹痛拘挛，胸胁胀痛，乳汁不通，乳痈肿痛。

【用法用量】5 ～ 12 g。内服煎汤。

【贮藏】置干燥处。

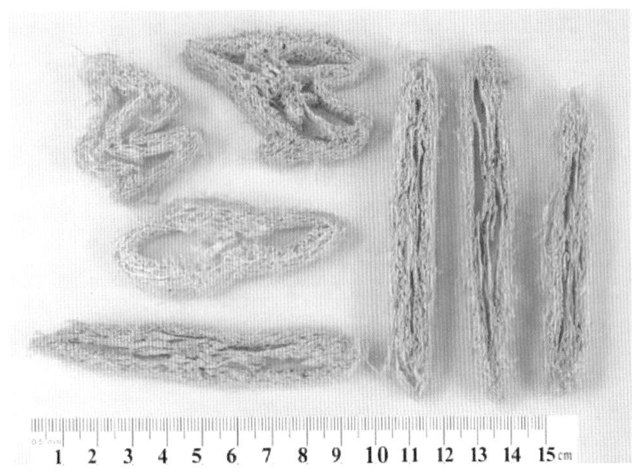

图 13-41 丝瓜络段

地肤子

Difuzi

Kochiae Fructus

本品为较常用中药，始载于《神农本草经》，列为上品。

【别名】扫帚子。

【来源】藜科植物地肤 *Kochia scoparia*（L.）Schrad. 的干燥成熟果实。

【产销】主产于江苏、山东、河南、河北等地。销全国。

【采收加工】秋季果实成熟时采收植株，晒干，打下果实，除去枝、叶等杂质。

【炮制】取原药材，筛去灰屑。

【商品特征】

1. 药材 扁球状五角星形，直径 1 ～ 3 mm。外被宿存花被，表面灰绿色或浅棕色，周围具膜质小翅 5 枚，背面中心有微凸起的点状果梗痕及放射状脉纹 5 ～ 10 条；剥离花被，可见膜质果皮，半透明。种子扁卵形，形似芝麻，长 1 ～ 2.5 mm，黑色。气微，味微苦。（图 13-42）

以色灰绿、饱满、无杂质者为佳。

2. 饮片 同药材。

【主要成分】含三萜皂苷、脂肪油、维生素、生物碱、黄酮、挥发油等。如地肤子皂苷Ⅰc（momordin Ⅰc）、齐墩果酸、正三十烷醇、β- 谷甾醇、胡萝卜苷、5，7，4′- 三羟基 -6- 甲氧基黄酮、异鼠李素、槲皮素、芦丁、维生素 A 等。

【鉴别】

1. 纵切面 果皮细胞 1 ～ 2 列，细胞内含细小方晶。种皮细胞 1 ～ 2 列，黄棕色。外胚乳菲薄，胚乳位于马蹄状胚的中心，含微细淀粉粒。

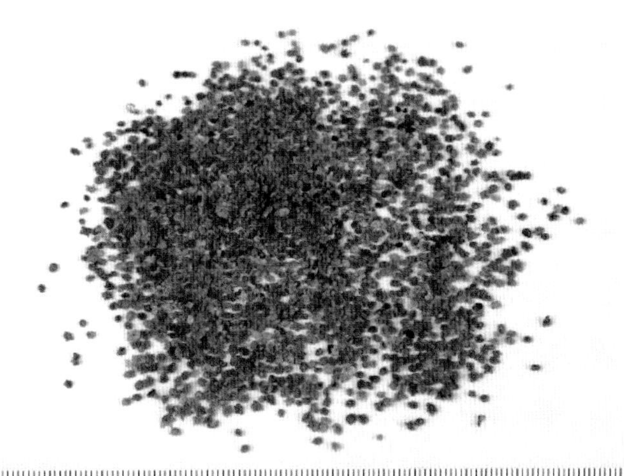

图 13-42 地肤子

2. 粉末 棕褐色。花被表皮细胞多角形，气孔不定式，薄壁细胞中含草酸钙簇晶。果皮细胞呈类长方形或多边形，壁薄，波状弯曲，含众多草酸钙小方晶。种皮细胞棕褐色，呈多角形或类方形，多皱缩。

3. 化学鉴别

（1）取本品粉末 0.5 g 置试管中，加蒸馏水 10 mL，温浸 10 min，滤过。取滤液置试管中，用力振摇，产生持久性泡沫，放置 10 min，泡沫无明显消失。

（2）取本品粉末 10 g，加 15% 硫酸 30 mL，以 100 mL 氯仿提取。取氯仿提取液 5 mL，置蒸发皿中蒸干，滴加三氯化锑的氯仿饱和溶液后，则显棕紫色。

（3）取本品的甲醇浸出液 2 mL，加浓盐酸 4 ～ 5 滴及镁粉少许，置水浴上加热 2 min，则显淡红色。

（4）取本品粉末 10 g，加酸性水温浸 30 min，分别取滤液 2 mL 置 4 支试管中，分别滴加碘化铋钾试剂、碘 – 碘化钾试剂、硅钨酸试剂、碘化汞钾试剂，均产生沉淀。

4. 薄层色谱 供试品色谱中，在与地肤子皂苷 Ⅰc 对照品色谱相应的位置上，显相同的紫红色斑点。

【检查】水分不得过 14.0%。总灰分不得过 10.0%。酸不溶性灰分不得过 3.0%。

【含量测定】高效液相色谱法。按干燥品计，本品含地肤子皂苷 Ⅰc（$C_{41}H_{64}O_{13}$）不得少于 1.8%。

【商品规格】统货。

【性味功能】性寒，味辛、苦。归肾、膀胱经。清热利湿，祛风止痒。用于小便涩痛，阴痒带下，风疹，湿疹，皮肤瘙痒。

【用法用量】9 ～ 15 g。内服煎汤。外用适量，煎汤熏洗。

【贮藏】置通风干燥处，防蛀。

【附注】常见伪品如下。

1. 灰菜子 同科植物藜 *Chenopodium album* L. 的胞果，在辽宁、江苏等地曾误作地肤子用，俗称“灰菜子”。胞果呈五角形，稍压扁，直径 1 ～ 2 mm；宿存花被黄绿色至褐绿色，紧抱果实，周围无膜质小翅，基部有果梗痕，可见棱线 5 条。种子扁平圆球形，有光泽，上有放射状点状纹理。气微弱，味稍苦。

2. 草木樨子 豆科植物草木樨 *Melilotus suaveolens* Ledeb. 的荚果。在四川、云南部分地区误作地肤子用。荚果倒卵形，略扁，长约 0.3 cm，宽约 0.2 cm；表面灰褐色，具网状纹理，顶端渐尖，呈鸟喙状，具宿存的杯状花萼，裂片 5，披针形。荚果不开裂，内含种子 1 粒，卵形，子叶 2 枚，黄色。

3. 岗松子 桃金娘科植物岗松 *Baeckea frutescens* L. 的果实。在广西误作地肤子用。蒴果，具果梗，萼筒直径 0.2 cm，表面具多数小点，下部黄绿色或绿褐色，上部红棕色，先端 5 齿裂，常内卷。萼筒内蒴果多开裂，花柱细长，宿存。种子细小，扁卵形，红黄色，常脱落。

决明子

Juemingzi

Cassiae Semen

本品为常用中药，始载于《神农本草经》，列为上品。

【别名】马蹄决明、草决明。

【来源】豆科植物钝叶决明 *Cassia obtusifolia* L. 或决明（小决明）*Cassia tora* L. 的干燥成熟种子。

【产销】

1. 决明子 全国各地多有栽培，主产于江苏、安徽、四川、湖北等地。销全国。

2. 小决明 主产于广东、广西、福建、云南等地。多自产自销。

【采收加工】秋季采收成熟的果实，晒干，打下种子，除去杂质。

【炮制】

1. 决明子 取原药材，除去杂质，洗净，干燥。用时捣碎。

2. 炒决明子 取净决明子，置预热的炒制容器内，用文火加热，炒至微有爆裂声，微鼓起，内部黄色，并逸出香气时，取出晾凉。用时捣碎。

【商品特征】

1. 药材

（1）决明子 略呈菱方形或短圆柱形，两端平行倾斜，长 3 ～ 7 mm，宽 2 ～ 4 mm。表面绿棕色或暗棕色，平滑有光泽，一端较平坦，另一端斜尖，背腹面各有 1 条凸起的棱线，棱线两侧各有 1 条斜向对称而色较浅的线形凹纹。质坚硬，不易破碎。种皮薄，子叶 2，黄色，呈“S”形折曲并重叠。气微，味微苦。（图 13-43）

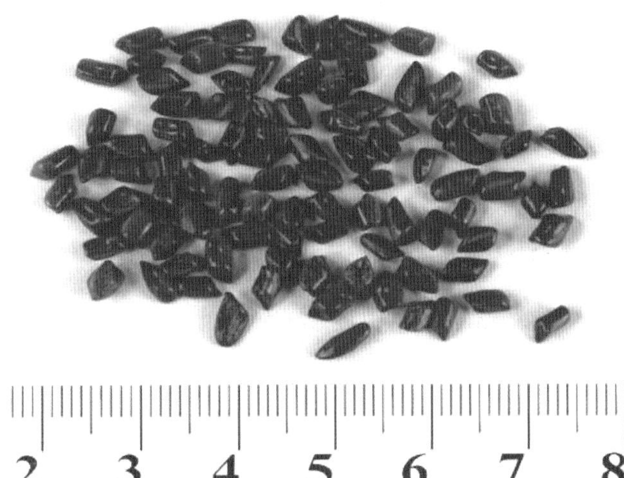

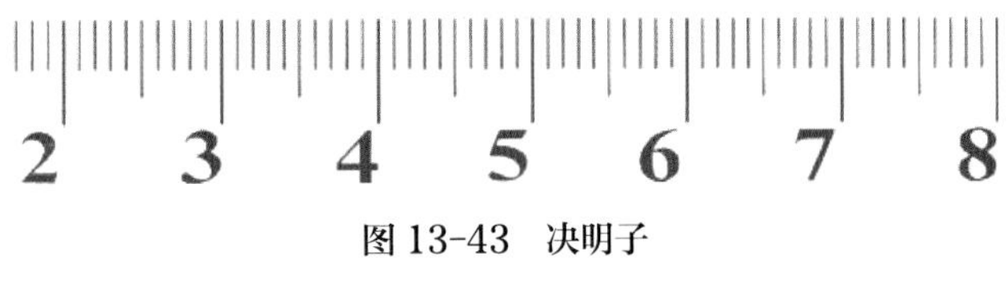

图 13-43 决明子

（2）小决明 短圆柱形，较小，长 3 ～ 5 mm，宽 2 ～ 3 mm。表面棱线两侧各有 1 条较宽的浅黄棕色带。

均以颗粒饱满、均匀、色黄褐者为佳。

2. 饮片

（1）决明子 同药材。

（2）炒决明子 形如决明子，微鼓起，表面绿褐色或暗棕色，偶见焦斑。微有香气。（图 13-44）

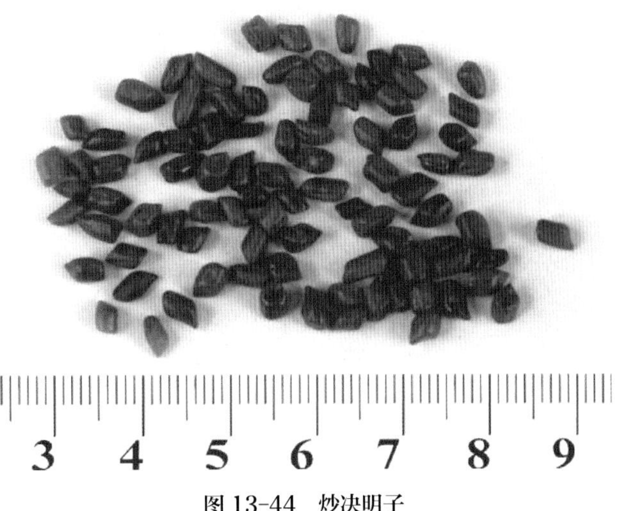

图 13-44 炒决明子

【主要成分】含橙黄决明素（autrantio-obtusin）、大黄酚、大黄素、决明素（obtusin）、决明酮（torachrysone）、决明内酯（toralactone）、红链霉素龙胆二糖苷、维生素 A 样物质等。尚含黏液、蛋白质、葡萄糖苷、谷甾醇、氨基酸及脂肪油等。

【鉴别】

1. 粉末 黄棕色。种皮栅状细胞无色或淡黄色，侧面观细胞 1 列，呈长方形，排列稍不平整，长 42 ～ 53 μm，壁较厚，光辉带 2 条；表面观呈类多角形，壁稍皱缩。种皮支持细胞表面观呈类圆形，直径 10 ～ 35 ～ 55 μm，可见两个同心圆圈；侧面观呈哑铃状或葫芦状。角质层碎片厚 11 ～ 19 μm。草酸钙簇晶众多，多存在于薄壁细胞中，直径 8 ～ 21 μm。

2. 化学鉴别

（1）取粉末 0.2 g，进行微量升华，在显微镜下可见针状或羽毛状黄色结晶，加氢氧化钾试液，结晶溶解，并呈红色。

（2）取粉末 0.5 g，加稀硫酸 20 mL、氯仿 10 mL，微沸回流 15 min，放冷后移入分液漏斗中，取氯仿层，加氢氧化钠试液 10 mL，振摇，放置，碱液层显红色。如显棕色，分取碱液层加过氧化氢试液 1 ～ 2 滴，置水浴加热 4 min，显红色。

3. 薄层色谱 供试品色谱中，在与橙黄决明素对照品、大黄酚对照品色谱相应的位置上，显相同颜色的斑点；置氨蒸气中熏后，斑点变为亮黄色（橙黄决明素）和粉红色（大黄酚）。

【检查】水分：药材不得过 15.0%，饮片不得过 12.0%。总灰分：药材不得过 5.0%，饮片不得过 6.0%。黄曲霉毒素：本品每 1000 g 含黄曲霉毒素 B_1 不得过 5 μg，黄曲霉毒素 G_2、黄曲霉毒素 G_1、黄曲霉毒素 B_2 和黄曲霉毒素 B_1 的总量不得过 10 μg。

【含量测定】高效液相色谱法。按干燥品计，含大黄酚（$C_{15}H_{10}O_4$），药材不得少于 0.20%，饮片不得少于 0.12%。本品含橙黄决明素（$C_{17}H_{14}O_7$）不得少于 0.080%。

【商品规格】统货。

【性味功能】性微寒，味甘、苦、咸。归肝、大肠经。清热明目，润肠通便。用于目赤涩痛，羞明多泪，头痛眩晕，目暗不明，大便秘结。

【用法用量】9 ～ 15 g。内服煎汤。

【贮藏】置干燥处。

【附注】

伪品 豆科植物望江南 *Senna occidentalis*（Linnaeus）Link 的种子，又名“圆决明”，主产于广东、云南、福建、江苏等地。种子呈扁类圆形，表面灰绿色或灰棕色，四周有一圈薄膜包被，表面的两个平面中央各有一椭圆形凹斑。质坚硬，不易破碎。横切面可见灰白色胚乳与 2 枚平直紧贴的黄色子叶。气微，味淡。

麦芽

Maiya

Hordei Fructus Germinatus

本品为常用中药，始载于《名医别录》。

【别名】大麦芽。

【来源】禾本科植物大麦 *Hordeum vulgare* L. 的成熟果实经发芽干燥的炮制加工品。

【产销】全国大部分地区均产。一般自产自销。

【采收加工】将麦粒用水浸泡后，保持适宜温度、湿度，待幼芽长至约 5 mm 时，晒干或低温干燥。

【炮制】

1. 麦芽　取原药材，除去杂质。

2. 炒麦芽　取麦芽置锅内，用文火炒至表面深黄色，偶有焦斑时，取出放凉。

3. 焦麦芽　取麦芽置锅内，用中火炒至有爆声，表面焦黄色时，取出放凉。

【商品特征】

1. 药材　梭形，长 8 ～ 12 mm，直径 3 ～ 4 mm。表面淡黄色，背面为外稃包围，具 5 脉；腹面为内稃包围。除去内、外稃后，腹面有 1 条纵沟；基部胚根处生出幼芽及须根，幼芽长披针状条形，长约 5 mm。须根数条，纤细而弯曲。质硬，断面白色，粉性。气微，味微甘。（图 13–45）

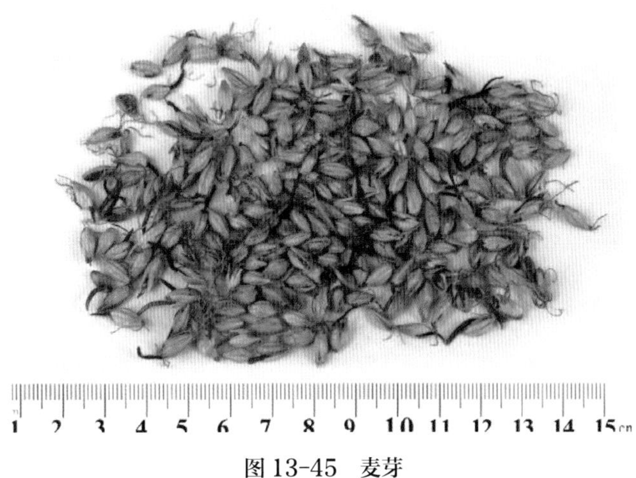

图 13–45　麦芽

以粒大、色淡黄、有胚芽者为佳。

2. 饮片

（1）麦芽　形如药材。

（2）炒麦芽　形如麦芽，表面棕黄色，偶有焦斑。有香气，味微苦。（图 13–46）

（3）焦麦芽　形如麦芽，表面焦褐色，有焦斑。有焦香气，味微苦。

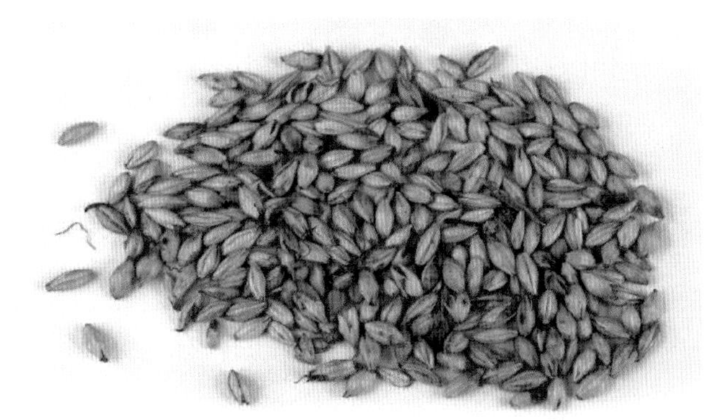

图 13–46　炒麦芽

【主要成分】含淀粉酶、转化糖酶、脂肪、B 族维生素、磷脂、麦芽糖、葡萄糖等。

【鉴别】

1. 粉末　灰白色。淀粉粒单粒类圆形，直径 3 ～ 60 μm，脐点“人”字形或裂隙状。稃片外表皮表面观长细胞与 2 个短细胞（栓化细胞、硅质细胞）交互排列；长细胞壁厚，紧密深波状弯曲，短细胞类圆形，有稀疏壁孔。麦芒非腺毛细长，多碎断；稃片表皮非腺毛壁较薄，长 80 ～ 230 μm；鳞片非腺毛锥形，壁稍厚，长 30 ～ 110 μm。

2. 薄层色谱　供试品色谱中，在与麦芽对照药材色谱相应的位置上，显相同颜色的荧光斑点。

【检查】水分：药材不得过 13.0%，饮片、炒麦芽不得过 12.0%，焦麦芽不得过 10.0%。总灰分：药材不得过 5.0%，饮片不得过 4.0%。出芽率不得低于 85%。黄曲霉毒素：本品每 1000 g 含黄曲霉毒素 B_1 不得过 5 μg，黄曲霉毒素 G_2、黄曲霉毒素 G_3、黄曲霉毒素 B_2 和黄曲霉毒素 B_1 的总量不得过 10 μg。

【商品规格】一般分为三个等级。

一等　干货。出芽率≥ 95%，胚芽露出稃外比例小于 10%。质硬充实，断面白色，粉性。无臭，味微甘。杂质不得过 3%。

二等　出芽率≥ 90%，胚芽露出稃外比例小于 20%。余同一等。

三等　出芽率≥ 85%。余同一等。

【性味功能】性平，味甘。归脾、胃经。行气消食，健脾开胃，回乳消胀。用于食积不消，脘腹胀痛，脾虚食少，乳汁郁积，乳房胀痛，妇女断乳，肝郁胁痛，肝胃气痛。

生麦芽，健脾和胃，疏肝行气。用于脾虚食少，乳汁郁积。

炒麦芽，行气消食回乳。用于食积不消，妇女断乳。

焦麦芽，消食化滞。用于食积不消，脘腹胀痛。

【用法用量】10 ～ 15 g。回乳炒用 60 g。内服煎汤。

【贮藏】置通风干燥处。防蛀。

稻芽

Daoya

Oryzae Fructus Germinatus

本品为常用中药，以“谷芽”之名始载于《本草纲目》。

【别名】谷芽。

【来源】禾本科植物稻 *Oryza sativa* L. 的成熟果实经发芽干燥的炮制加工品。

【产销】全国产稻区均有生产。一般自产自销。

【采收加工】将稻谷用水浸泡后，保持适宜的温度、湿度，待须根长出后，干燥。

【炮制】

1. 稻芽　取原药材，除去杂质。

2. 炒稻芽　取净稻芽，置锅内用文火炒至表面深黄色，微有焦斑时，取出放凉。

3. 焦稻芽　取净稻芽，置锅内用武火炒至表面焦黄色，微喷清水，取出风干。

【主要成分】含淀粉、蛋白质、脂肪、酶、B 族维生素等。

【商品特征】

1. 药材　扁长椭圆形，两端略尖，长 7 ～ 9 mm，直径约 3 mm。外稃黄色，有白色细茸毛，具 5 脉。一端有 2 枚对称的白色条形颖片，长 2 ～ 3 mm，于颖片内侧伸出弯曲的须根 1 ～ 3 条。质硬，断面白色，粉性。气微，味淡。

以身干、粒饱满、大小均匀、色黄、无杂质者为佳。

2. 饮片

（1）稻芽　同药材。

（2）炒稻芽　形同稻芽，表面黄色，有时可见焦斑，气微香。（图 13-47）

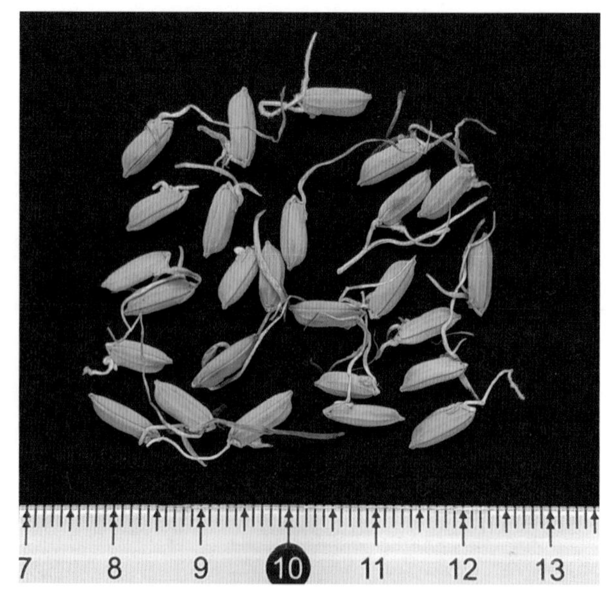

图 13-47　炒稻芽

（3）焦稻芽　形同稻芽，表面焦黄色，有焦香气。（图 13-48）

【检查】出芽率不得低于 85%。水分：药材不得过 13.0%，炒稻芽不得过 10.0%，焦稻芽不得过 9.0%。

【性味功能】性温，味甘。归脾、胃经。消食和中，健脾开胃。用于食积不消，腹胀口臭，脾胃虚弱，不饥食少。

炒稻芽，偏于消食。用于不饥食少。

焦稻芽，善化积滞。用于积滞不消。

【用法用量】9 ～ 15 g。内服煎汤。

【贮藏】置通风干燥处，防蛀。

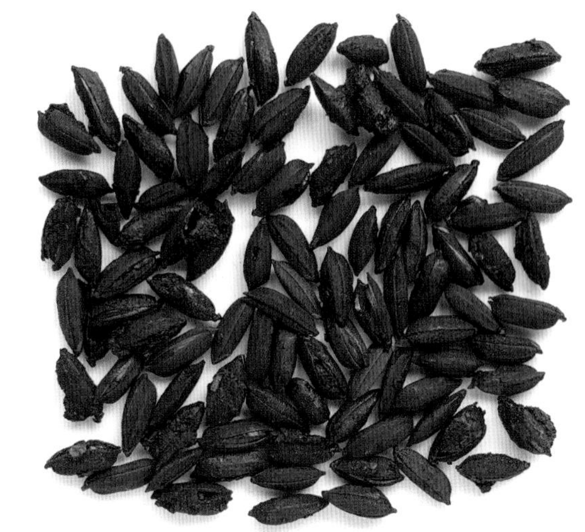

图 13-48　焦稻芽

赤小豆

Chixiaodou

Vignae Semen

本品为常用中药，始载于《神农本草经》，列为上品。

【别名】赤豆、红豆、红小豆。

【来源】豆科植物赤小豆 *Vigna umbellata* Ohwi et Ohashi 或赤豆 *Vigna angularis* Ohwi et Ohashi 的干燥成熟种子。

【产销】

1. 赤小豆　主产于浙江、江西、湖南、广东、广西等地，产量不大。销吉林、甘肃、浙江、上海、福建、湖南、广东、广西、贵州、河南（少数地区）等地，为我国部分地区使用品种。

2. 赤豆　主产于吉林、北京、天津、河北、陕西、山东、安徽、江苏、浙江、江西、广东、四川、云南等地，产量大。销全国，为我国多数地区使用品种。

【采收加工】秋季果实成熟而未开裂时拔取全株，晒干，打下种子，除去杂质，再晒干。

【炮制】取原药材，除去杂质，洗净，干燥。

【商品特征】药材特征如下。

1. 赤小豆　长圆形而稍扁，长 5 ～ 8 mm，直径 3 ～ 5 mm。表面紫红色，无光泽或微有光泽；一侧有线形凸起的种脐，偏向一端，白色，约为全长的 2/3，中间凹陷成纵沟；另一侧有 1 条不明显的棱脊。质硬，不易破碎，子叶 2，乳白色。气微，味微甘。（图 13-49）

2. 赤豆　短圆柱形，两端较平截或钝圆，直径 4 ～ 6 mm。表面暗棕红色，有光泽，种脐不凸起。

均以粒饱满、色紫红者为佳。

【主要成分】含蛋白质、脂肪、碳水化合物、粗纤维、维生素、鞣质、黄酮、三萜类及无机元素等。如硫胺素（维生素 B_1）、核黄素（维生素 B_2）、尼克酸（烟酸）、儿茶素、表儿茶素、槲皮素、没食子酸等。

【鉴别】

1. 横切面

（1）赤小豆 种皮表皮为1列栅状细胞，种脐处2列，细胞内含淡红棕色物，靠外侧可见光辉带明显。支持细胞1列，呈哑铃状，其下为数列薄壁细胞，内侧细胞呈颓废状。子叶细胞含众多淀粉粒，并含有细小草酸钙方晶和簇晶。种脐部位栅状细胞的外侧有种阜，内侧有管胞岛，椭圆形，细胞壁网状增厚，其两侧为星状组织，细胞呈星状，有细胞间隙。

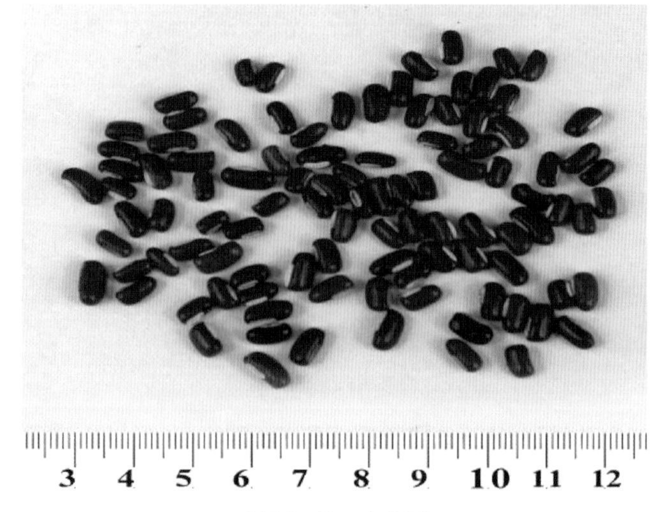

图13-49 赤小豆

（2）赤豆 子叶细胞偶见细小草酸钙方晶，不含簇晶。

2. 化学鉴别 取样品粉末1 g，加70%乙醇10 mL，在沸水浴上加热20 min，冷后滤过。取滤液0.2 mL，置水浴锅上蒸干，加醋酐2～3滴，加硫酸1～2滴，显黄色，渐变为红色、紫红色。

3. 薄层色谱 供试品色谱中，在与赤小豆对照药材色谱相应的位置上，显相同颜色的斑点。

【检查】水分不得过14.0%。总灰分不得过5.0%。

【浸出物】热浸法。75%乙醇浸出物不得少于7.0%。

【商品规格】可分为赤小豆和赤豆两种规格，均为统货。

【性味功能】性平，味甘、酸。归心、小肠经。利水消肿，解毒排脓。用于水肿胀满，脚气浮肿，黄疸尿赤，风湿热痹，痈肿疮毒，肠痈腹痛。

【用法用量】9～30 g。内服煎汤。外用适量，研末调敷。

【贮藏】置干燥处，防蛀。

【附注】常见伪品如下。

1. 相思子 豆科植物相思子 *Abrus precatorius* L. 的成熟种子。在部分地区曾误作赤小豆使用。种子有毒。

2. 木豆 豆科植物木豆 *Cajanus cajan*（L.）Millsp. 的干燥种子。扁球形，一端略平截。直径4～6 mm。表面棕色至暗红色。种脐位于平截一端，白色，长圆形，显著凸起。质硬，不易破碎，种皮薄，内含黄色肥厚的子叶。气微，味淡。

花椒

Huajiao

Zanthoxyli Pericarpium

本品为较常用中药，始载于《神农本草经》，列为下品。

【别名】红椒、川椒、大红袍。

【来源】芸香科植物青椒 *Zanthoxylum schinifolium* Sieb. et Zucc. 或花椒 *Zanthoxylum bungeanum*

Maxim. 的干燥成熟果皮。

【产销】全国大部分地区均有生产。主产于四川、贵州、云南、陕西、河北等地。以四川、陕西、河北产者驰名，视为道地药材。销全国。

【采收加工】秋季果实成熟后采收，晒干，除去杂质和种子。

【炮制】

1. 花椒　除去果梗、种子（椒目）及杂质。

2. 炒花椒　取净花椒置锅内炒至表面焦黄色或棕褐色，有香气、油亮光泽，取出，放凉。

【商品特征】

1. 药材

（1）青椒　多为 2 ～ 3 个上部离生的小蓇葖果，集生于小果梗上，蓇葖果球形，沿腹缝线开裂，直径 3 ～ 4 mm。外表面灰绿色或暗绿色，散有多数油点和细密的网状隆起皱纹；内表面类白色，光滑。内果皮常由基部与外果皮分离。残存种子呈卵形，长 3 ～ 4 mm，直径 2 ～ 3 mm，表面黑色，有光泽。气香，味微甜而辛。

以色青绿、皮厚、香气大、无细梗及椒目者为佳。

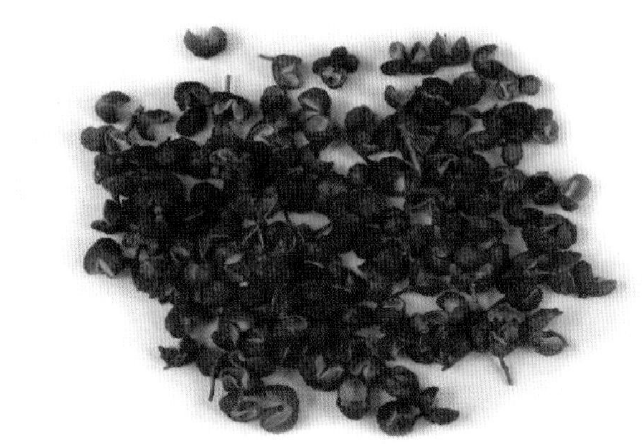

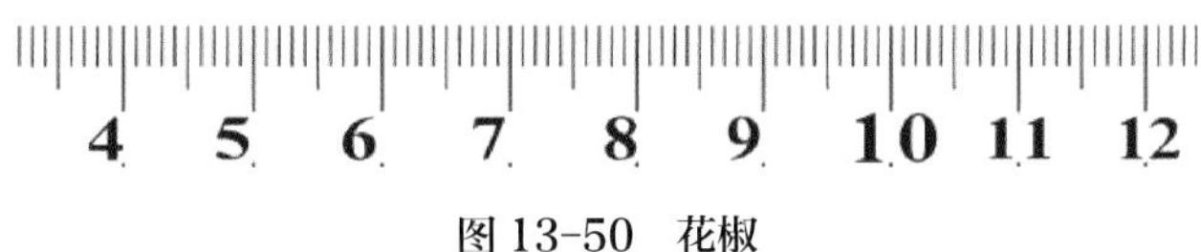

图 13-50　花椒

（2）花椒　蓇葖果多单生，直径 4 ～ 5 mm。外表面紫红色或棕红色，散布多数疣状凸起的油点，直径为 0.5 ～ 1 mm，对光观察半透明；内表面淡黄色。香气浓，味麻辣而持久。（图 13-50）

以粒大、色紫红、香气浓烈者为佳。

2. 饮片

（1）花椒　同药材。

（2）炒花椒　形如花椒，外表面焦黄色或棕褐色，偶有焦斑；内表面深黄色，香气浓郁。（图 13-51）

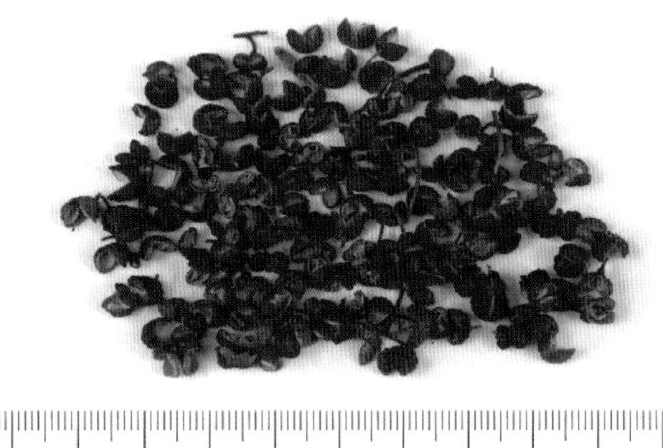

图 13-51　炒花椒

【主要成分】主含挥发油。尚含植物甾醇、不饱和有机酸等。

青椒挥发油中主要有爱草脑（estragole）、桧烯、异茴香脑、佛手内酯、苯甲酸、1- 甲基 -4-（1- 甲基乙基）- 环己烯等。

花椒挥发油中主要有芳樟醇、柠檬烯、β- 香叶烯、桉叶素等。

【鉴别】

1. 果皮横切面

（1）青椒　外果皮细胞内含橙皮苷结晶，表面被角质纹理，可见不定式气孔。中果皮分布有维管束及油室，油室长 200 ～ 400 μm，直径 150 ～ 250 μm，薄壁细胞内含少量草酸钙簇晶。内果皮细胞壁增厚，呈长方形、类圆形或多角形。

（2）花椒　外果皮细胞内含棕色物。中果皮有大型油室，油室长 500 ～ 900 μm，直径 300 ～ 700 μm，薄壁细胞内含草酸钙簇晶，靠近内果皮处尤多。

2. 粉末

（1）青椒　粉末暗棕色。外果皮表皮细胞表面观类多角形，垂周壁平直，外平周壁具细密的角质纹理，细胞内含橙皮苷结晶。内果皮细胞多呈长条形或类长方形，壁增厚，孔沟明显，镶嵌排列或上下交错排列。草酸钙簇晶偶见，直径 15 ～ 28 μm。

（2）花椒　粉末黄棕色。外果皮表皮细胞垂周壁连珠状增厚。草酸钙簇晶较多见，直径 10 ～ 40 μm。

3. 薄层色谱　供试品色谱中，在与花椒对照药材色谱相应的位置上，显相同的红色荧光主斑点。

【含量测定】挥发油测定法。挥发油不得少于 1.5%（mL/g）。

【商品规格】统货。

【性味功能】性温，味辛。归脾、胃、肾经。温中止痛，杀虫止痒。用于脘腹冷痛，呕吐泄泻，虫积腹痛；外治湿疹，阴痒。

【用法用量】5 ～ 10 g。内服煎汤，或作餐饮调料剂。

【贮藏】置通风干燥处。

【附注】

1. 椒目　花椒的种子，亦供药用。本品呈圆形或半圆形，直径约 0.3 cm。表面棕褐色至黑色，有光泽。种皮坚硬，种仁黄白色，油性。气微香，味稍麻辣。本品性寒，味苦、辛；有毒。本品具利水消肿、祛痰平喘之功效，主治水肿胀满、哮喘。

2. 地区习惯用药

（1）竹叶椒，同属植物竹叶椒 *Zanthoxylum planispinum* Sieb. et Zucc. 的干燥成熟果皮。球形蓇葖果自顶端沿腹、背缝线开裂，呈基部相连的 2 瓣状，直经 3 ～ 5 mm。基部有果梗或已脱落。顶端具短小喙尖。外果皮表面红棕色或暗红棕色，散有大而明显的半球形凸起的油腺。内果皮光滑，淡黄色，薄革质，有的与外果皮分离而卷起。香气较浓，味辣。

本品粉末暗红棕色，内果皮细胞淡黄绿色，短纤维状，也有的呈石细胞状。草酸钙簇晶较多见。

（2）野花椒，同属植物野花椒 *Zanthoxylum simulans* Hance 的干燥成熟果皮。球形蓇葖果自顶端沿腹、背缝线开裂，呈基部相连的 2 瓣状，直径 4 ～ 5 mm。基部具明显的子房柄，长 1 ～ 2 mm，着生在果梗上，有的果梗已脱落。外果皮表面棕色或浅红棕色，有皱缩网纹及凸起或凹陷的点状油腺。内果皮光滑，淡黄色，薄革质，常与外果皮分离而卷起。气香，味微辣而后微苦。

本品粉末内果皮细胞无色或微带棕色，呈短纤维状，交错镶嵌排列。草酸钙簇晶较易观察到。

芥子

Jiezi

Sinapis Semen

本品为较常用中药，始载于《名医别录》，列为上品。

【别名】白芥子、黄芥子、芥菜子。

【来源】十字花科植物白芥 *Sinapis alba* L. 或芥 *Brassica juncea*（L.）Czern. et Coss. 的干燥成熟种子。前者习称“白芥子”，后者习称“黄芥子”。

【产销】白芥子主产于山西、山东、安徽、新疆、四川、云南等地，主销华北、东北地区。黄芥子各地均有栽培，销全国。

【采收加工】夏末秋初果实成熟时采割植株，晒干，打下种子，除去杂质。

【炮制】

1. 芥子　取原药材，除去杂质。用时捣碎。

2. 炒芥子　取净芥子，置炒制容器内，用文火加热，炒至淡黄色至深黄色（炒白芥子）或深黄色至棕褐色（炒黄芥子），有爆鸣声，断面浅黄色，有香辣气时即可。用时捣碎。

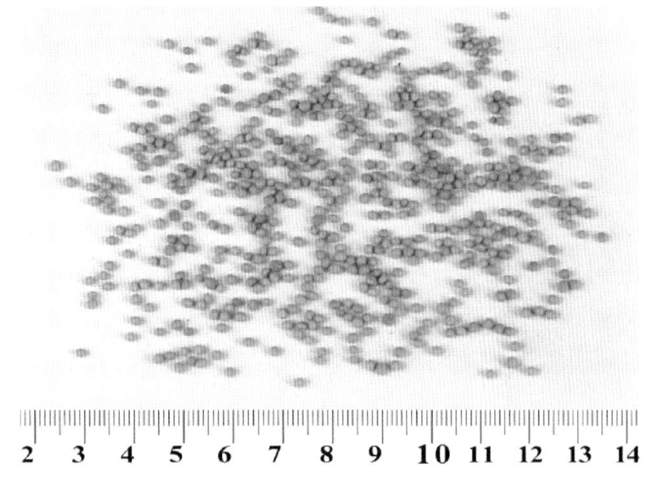

图 13-52　芥子

【商品特征】

1. 药材

（1）白芥子　球形，直径 1.5～2.5 mm。表面灰白色至淡黄色，具细微的网纹，有明显的点状种脐。种皮薄而脆，破开后内有白色折叠的子叶，有油性。气微，味辛辣。

（2）黄芥子　较小，直径 1～2 mm。表面黄色至棕黄色，少数呈暗红色。碾碎后加水浸湿，则产生辛烈的特异臭气。（图 13-52）

均以粒大、饱满者为佳。

2. 饮片

（1）芥子　同药材。

（2）炒芥子　形如芥子，表面淡黄色至深黄色（炒白芥子）或深黄色至棕褐色（炒黄芥子），偶有焦斑。有香辣气。（图 13-53）

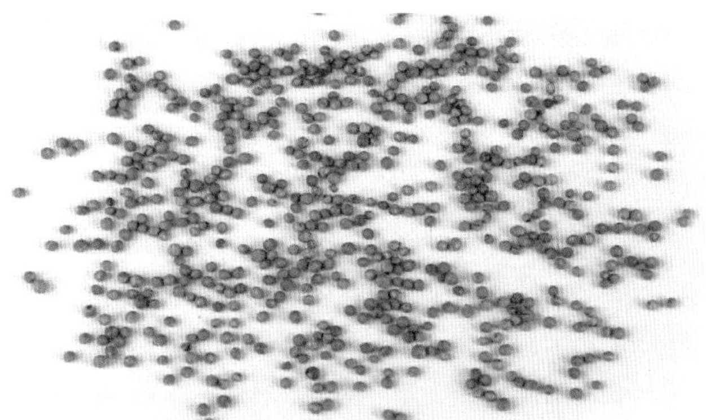

图 13-53　炒芥子

【主要成分】白芥子主含白芥子苷、芥子酶、芥子碱及脂肪油等。黄芥子主含芥子苷、少量芥子酶、芥子酸、芥子碱以及脂肪油、蛋白质、黏液质等。

【鉴别】

1. 横切面

（1）白芥子　种皮表皮为黏液细胞，有黏液质纹理；下皮为 2 列厚角细胞；栅状细胞 1 列，内壁及侧壁增厚，外壁菲薄。内胚乳为 1 列类方形细胞，含糊粉粒。子叶和胚根薄壁细胞含脂肪油滴和糊粉粒。

（2）黄芥子　种皮表皮细胞切向延长；下皮为 1 列菲薄的细胞。

2. 化学鉴别

（1）取粉末 1 g，置试管中，加氢氧化钠一小粒，置酒精灯上灼热，放冷，加水 2 mL 使溶解，滤过，取滤液 1 mL，加 5% 盐酸酸化，即有硫化氢气体产生，遇新制的醋酸铅试纸，显有光泽的棕黑色。

（2）取亚硝基铁氰化钠一小粒，置白瓷板上，加水 1 ～ 2 滴使溶解，加（1）项下样品滤液 2 滴，显紫红色。

3. 薄层色谱　供试品色谱中，在与芥子碱硫氰酸盐对照品色谱相应的位置上，显相同颜色的斑点。

【检查】水分：药材不得过 14.0%，饮片不得过 8.0%。总灰分不得过 6.0%。

【浸出物】冷浸法。水溶性浸出物不得少于 12.0%。

【含量测定】高效液相色谱法。按干燥品计，含芥子碱以芥子碱硫氰酸盐（$C_{16}H_{24}NO_5 \cdot SCN$）计，药材不得少于 0.50%，饮片不得少于 0.40%。

【商品规格】统货。

【性味功能】性温，味辛。归肺经。温肺豁痰利气，散结通络止痛。用于寒痰咳嗽，胸胁胀痛，痰滞经络，关节麻木、疼痛，痰湿流注，阴疽肿毒。

【用法用量】3 ～ 9 g。内服煎汤，或入丸、散。外用适量。

【贮藏】置通风干燥处，防潮。

苍耳子

Cang'erzi

Xanthii Fructus

本品为较常用中药，始载于《神农本草经》，列为中品，原名“葈耳实”。

【别名】苍耳。

【来源】菊科植物苍耳 *Xanthium sibiricum* Patr. 的干燥成熟带总苞的果实。

【产销】全国各地均产。以江苏、山东产者质佳。销全国。

【采收加工】秋季果实成熟时采收，干燥，除去梗、叶等杂质。

【炮制】

1. 苍耳子　取原药材，除去杂质。

2. 炒苍耳子　取净苍耳子，置炒制容器内，用中火加热，炒至黄褐色、刺焦时即可，研去刺，筛净。

【商品特征】

1. 药材　纺锤形或卵圆形，长 1 ～ 1.5 cm，直径 0.4 ～ 0.7 cm。表面黄棕色或黄绿色，全体有钩刺，顶端有2枚较粗的刺，分离或相连，基部有果梗痕。质硬而韧，横切面中央有纵隔膜，2室，各有1枚瘦果。瘦果略呈纺锤形，一面较平坦，顶端具一凸起的花柱基，果皮薄，灰黑色，具纵纹。种皮膜质，浅灰色，子叶2，有油性。气微，味微苦。（图13-54）

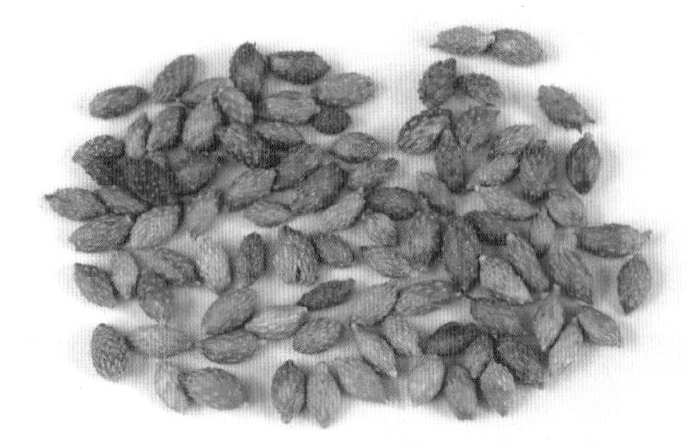

图13-54　苍耳子

以粒大、饱满、色黄棕者为佳。

2. 饮片

（1）苍耳子　同药材。

（2）炒苍耳子　形如苍耳子，表面黄褐色，有刺痕。微有香气。（图13-55）

【主要成分】含苍耳苷、维生素C，以及脂肪油、树脂、生物碱、甾醇和色素等。

【鉴别】

1. 粉末　淡黄棕色至淡黄绿色。总苞纤维成束，常纵横交叉排列。果皮表皮细胞棕色，类长方形，常与下层纤维相连。果皮纤维成束或单个散在，细长梭形，纹孔和孔沟明显或不明显。种皮细胞淡黄色，外层细胞类多角形，壁稍厚；内层细胞具乳头状凸起。木薄壁细胞类长方形，具纹孔。子叶细胞含糊粉粒和油滴。

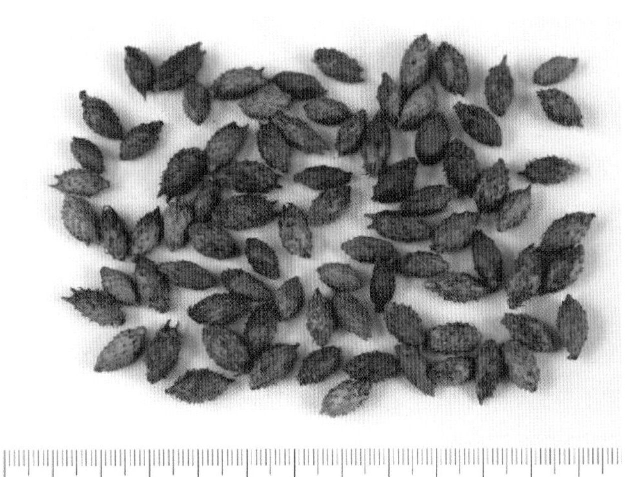

图13-55　炒苍耳子

2. 化学鉴别

（1）取粗粉10 g，加0.5%盐酸乙醇溶液70 mL，回流10 min，滤过，滤液备用。取滤液2 mL，加三氯化铁试液1滴，显绿色。

（2）取上述滤液，用氨试液调pH至中性，蒸干，残渣加少许5%硫酸使溶解，分置2支试管中，一管加硅钨酸试液1滴，产生浅黄色沉淀；另一管加碘化铋钾试液1滴，产生橘红色沉淀。

3. 薄层色谱　供试品色谱中，在与苍耳子对照药材色谱相应的位置上，显相同颜色的斑点。

【检查】水分：药材不得过12.0%，饮片、炒苍耳子不得过10.0%。总灰分不得过5.0%。

【含量测定】高效液相色谱法。按干燥品计，本品含绿原酸（$C_{16}H_{18}O_9$）不得少于0.25%。

【商品规格】统货。

【性味功能】性温，味辛、苦；有毒。归肺经。散风寒，通鼻窍，祛风湿。用于风寒头痛，鼻塞流涕，鼻鼽，鼻渊，风疹瘙痒，湿痹拘挛。

【用法用量】3～10 g。内服煎汤。

【贮藏】置干燥通风处。

芡实

Qianshi

Euryales Semen

本品为常用中药，始载于《神农本草经》，列为上品。

【别名】鸡头米。

【来源】睡莲科植物芡 *Euryale ferox* Salisb. 的干燥成熟种仁。

【产销】主产于安徽、江苏、山东、湖南、湖北、四川等地。销全国。

【采收加工】秋末冬初采收成熟果实，除去果皮，取出种子，洗净，再除去硬壳（外种皮），晒干。

【炮制】

1. 芡实　除去杂质。

2. 麸炒芡实　先将锅烧热，撒入麸皮，待冒烟时，投入净芡实，不断翻动，炒至微黄色，筛去麸皮，放凉。每 100 kg 芡实，用麸皮 15 kg。

【商品特征】

1. 药材　类球形，多破碎，完整者直径 5 ～ 8 mm。表面有棕红色或红褐色内种皮，一端黄白色，约占全体 1/3，有凹点状的种脐痕，除去内种皮者显白色。质较硬，断面白色，粉性。气微，味淡。（图 13–56）

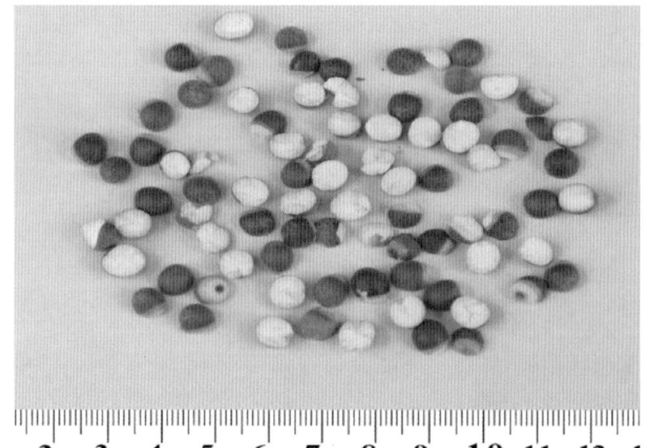

图 13–56　芡实

以断面色白、粉性足、完整者为佳。

2. 饮片

（1）芡实　形如药材。

（2）麸炒芡实　形如芡实，表面黄色或微黄色。味淡，微酸。（图 13–57）

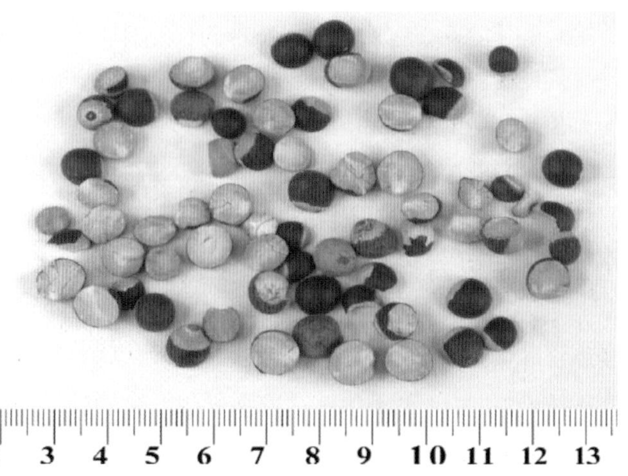

图 13–57　麸炒芡实

【主要成分】含蛋白质、脂肪、糖类、甾萜、粗纤维，以及硫胺素、核黄素、维生素 C 及微量胡萝卜素等。

【鉴别】

1. 粉末　类白色。主要为淀粉粒，单粒类圆形，直径 1 ～ 4 μm，大粒脐点隐约可见；复粒多数由百余分粒组成，类球形，直径 13 ～ 35 μm，少数由 2 ～ 3 分粒组成。

2. 化学鉴别

（1）取样品 1 g，加水 10 mL，加热至 40 ～ 60 ℃，浸泡 20 min，滤过。取滤液 2 mL，加 α- 萘酚 2 ～ 3 滴，沿管壁滴

加硫酸 1 mL，与硫酸接触面产生紫色环。

（2）取样品 5 g，加 5 mL 石油醚冷浸 12 h，滤过。滤液置蒸发皿中蒸干，残渣加 0.5 mL 冰醋酸，使之溶解，再加 0.5 mL 醋酐，最后加 1 滴硫酸，呈现紫红→绿色→污绿色。

3. 薄层色谱　供试品色谱中，在与芡实对照药材色谱相应的位置上，显相同颜色的斑点。

【检查】水分：药材不得过 14.0%，饮片不得过 10.0%。总灰分不得过 1.0%。

【浸出物】热浸法。水溶性浸出物不得少于 8.0%。

【商品规格】统货。

【性味功能】性平，味甘、涩。归脾、肾经。益肾固精，补脾止泻，除湿止带。用于遗精滑精，遗尿尿频，脾虚久泻，白浊，带下。

【用法用量】9 ～ 15 g。内服煎汤。

【贮藏】置通风干燥处，防蛀。

豆蔻

Doukou

Amomi Fructus Rotundus

本品为常用中药，始载于《开宝本草》，列为上品。

【别名】白豆蔻、白蔻、白蔻仁、老蔻。

【来源】姜科植物白豆蔻 *Amomum kravanh* Pierre ex Gagnep. 或爪哇白豆蔻 *Amomum compactum* Soland ex Maton 的干燥成熟果实。按产地不同分为“原豆蔻”和“印尼白蔻”。

【产销】白豆蔻从柬埔寨、泰国、越南、缅甸等国进口。爪哇白豆蔻多从印度尼西亚进口。海南、云南南部、广东、广西有栽培。

【采收加工】7—8 月采收未开裂的成熟果实，除去残留的花被和果梗，晒干，或再用硫黄熏制漂白，使果皮呈黄白色。

【炮制】

1. 白豆蔻　取原药材，除去杂质，筛去皮屑，用时捣碎。

2. 豆蔻仁　取净白豆蔻，除去杂质及果壳，取种仁，用时捣碎。

3. 豆蔻壳　取净白豆蔻，除去杂质，剥取果壳。

【商品特征】

1. 药材

（1）原豆蔻　类球形，直径 1.2 ～ 1.8 cm。表面黄白色至淡黄棕色，有 3 条较深的纵向槽纹，顶端有凸起的柱基，基部有凹下的果梗痕，两端均具浅棕色茸毛。果皮体轻、质脆，易纵向裂开，内分 3 室，每室含种子约 10 粒；种子呈不规则多面体，背面略隆起，直径 3 ～ 4 mm，表面暗棕色，有皱纹，并被有残留的假种皮。气芳香，味辛凉略似樟脑。（图 13–58）

（2）印尼白蔻　个略小。表面黄白色，有的微显紫棕色。果皮较薄。种子瘦瘪。气味较弱。

均以个大、饱满、果皮薄而完整、气辛凉、味浓厚者为佳。

本品特征可概括如下。

豆蔻形如球，种子集成瘤。

气香味辛凉，宽中又止呕。

2. 饮片

（1）豆蔻 同药材。

（2）豆蔻仁 种子集结成团。种子为不规则的多面体，直径为 3 ～ 4 mm，表面暗棕色或灰棕色。质坚硬，断面白色粉质，有油性。气芳香，味辛凉。

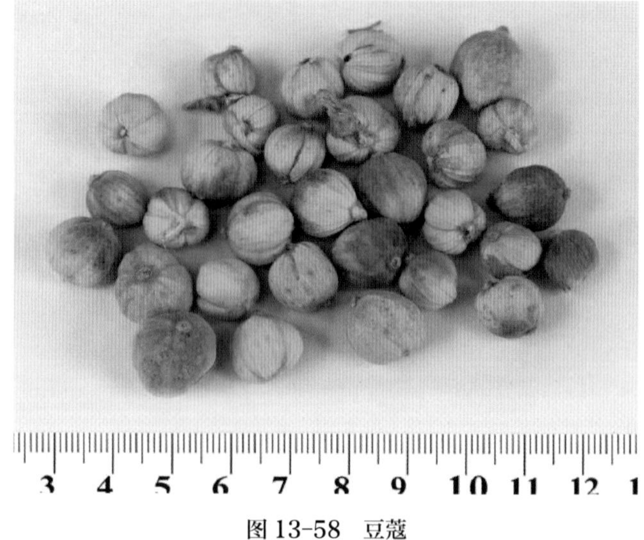

图 13-58 豆蔻

【主要成分】主含挥发油。原豆蔻中主含 1，8- 桉油精（1，8-cineole）、α- 蒎烯及 β- 蒎烯、丁香烯等；印尼白蔻中主含 1，8- 桉油精、葛缕酮（carvone）、α- 松油醇（α-terpineol）等。尚含皂苷、色素及脂肪油等。

【鉴别】

1. 果皮横切面

（1）原豆蔻 外果皮为 1 列扁长方形薄壁细胞。中果皮薄壁细胞类圆形、长圆形，内侧有外韧型维管束。维管束外侧为纤维束，呈半月形，维管束间有 1 ～ 4 列石细胞断续成带，石细胞类方形或类圆形，壁孔明显。内果皮为 1 列长方形薄壁细胞，排列整齐。

（2）印尼白蔻 与原豆蔻果皮的主要区别：外果皮细胞较大，长 20 ～ 40 μm，宽约 12 μm； 中果皮薄壁组织较厚，石细胞壁较薄。

2. 种子横切面

（1）原豆蔻 假种皮为长形薄壁细胞，部分已剥落。种皮表皮细胞径向延长，壁较厚；色素层常为 2 列细胞，壁厚。多切向延长；油细胞层细胞 1 列，类方形，壁薄，径向长 32 ～ 104 μm，切向长 16 ～ 96 μm，内含油滴；色素层为数列压扁的细胞，内含红棕色物质。内种皮为 1 列石细胞，内壁及侧壁极厚，胞腔偏于外侧。种脊维管束位于凹端处。外胚乳细胞含淀粉粒及少数草酸钙结晶。内胚乳细胞含糊粉粒。胚位于内胚乳中央。

（2）印尼白蔻 与原豆蔻的主要区别：种皮表皮细胞较小，长 12 ～ 40 μm，宽 8 ～ 20 μm；油细胞长方形，排列整齐，长 60 ～ 100 μm，宽 60 ～ 80 μm。

3. 粉末 灰棕色至棕色。种皮表皮细胞淡黄色，表面观呈长条形，常与下皮细胞上、下层垂直排列。下皮细胞含棕色或红棕色物。色素层细胞多皱缩，内含深红棕色物。油细胞类圆形或长圆形，含黄绿色油滴。内种皮厚壁细胞黄棕色、红棕色或深棕色，表面观多角形，壁厚，胞腔内含硅质块；断面观为 1 列栅状细胞。外胚乳细胞类长方形或不规则形，充满细小淀粉粒集结成团的淀粉团，有的含细小草酸钙方晶。

4. 薄层色谱 供试品色谱中，在与桉油精对照品色谱相应的位置上，显相同颜色的斑点。

【检查】水分：原豆蔻不得过 11.0%，印尼白蔻不得过 12.0%。杂质：原豆蔻不得过 1%，印尼白蔻不得过 2%。

【含量测定】挥发油测定法。原豆蔻仁含挥发油不得少于5.0%（mL/g），印尼白蔻仁不得少于4.0%（mL/g）。

【商品规格】一般分为原豆蔻和印尼白蔻两个规格，分别分为选货和统货两个等级。

1. 原豆蔻（白豆蔻）

选货　干货。类球形，直径1.6～1.8 cm，百粒重40～55 g。无瘪子及空壳。

统货　干货。直径1.2～1.8 cm，百粒重30～45 g。瘪子及空壳率＜5%。

2. 印尼白蔻（爪哇白豆蔻）

选货　干货。直径1.4～1.5 cm，百粒重25～30 g。无瘪子及空壳。

统货　干货。直径1.2～1.5 cm，百粒重20～25 g。瘪子及空壳率＜5%。

【性味功能】性温，味辛。归肺、脾、胃经。化湿行气，温中止呕，开胃消食。用于湿浊中阻，不思饮食，湿温初起，胸闷不饥，寒湿呕逆，胸腹胀痛，食积不消。

【用法用量】3～6 g。内服煎汤，后下；或入丸、散。阴虚血燥者禁服。

【贮藏】密闭，置阴凉干燥处，防蛀。

【附注】

伪品　小豆蔻，同科植物小豆蔻 *Eletteria cardamomum* Maton 的干燥果实。其药材性状与豆蔻的主要区别：长卵圆形，长1～2 cm，宽1～1.5 cm。表面淡棕色至灰白色，有细密的纵纹。注意鉴别。

连翘

Lianqiao

Forsythiae Fructus

本品为常用中药，始载于《神农本草经》，列为下品。

【别名】青翘、落翘、老翘、黄翘。

【来源】木犀科植物连翘 *Forsythia suspensa*（Thunb.）Vahl 的干燥果实。

【产销】主产于山西、河南、陕西、山东。此外，湖北、河北、四川、甘肃亦产。以山西、河南产量大，销全国并出口。

【采收加工】秋季果实初熟尚带绿色时采收，除去杂质，蒸熟，晒干，习称"青翘"；果实熟透时采收，晒干，除去杂质，习称"黄翘"或"老翘"。

【炮制】除去杂质及果梗，筛去灰屑。

【商品特征】

1. 药材　长卵形至卵形，稍扁，长1.5～2.5 cm，直径0.5～1.3 cm。表面有不规则的纵皱纹及多数凸起的小斑点，两面各有1条明显的纵沟。顶端锐尖，基部有小果梗或已脱落。青翘多不开裂，表面绿褐色，凸起的灰白色小斑点较少，质硬；种子多数，黄绿色，细长，一侧有翅。老翘自顶端开裂或裂成两瓣，表面黄棕色或红棕色，内表面多为浅黄棕色，平滑，具一纵隔，质脆，种子棕色，多已脱落。气微香，味苦。（图13-59）

青翘以色绿褐、不开裂者为佳；黄翘（老翘）以色棕黄、壳厚、瓣大者为佳。

2. 饮片　同药材。

【主要成分】含木脂素、皂苷、黄酮、甾醇、内酯、黄酮醇苷类等。如连翘苷、芸香苷、连翘酚、连翘酯苷A、马苔树脂醇苷、白桦脂酸、齐墩果酸等。

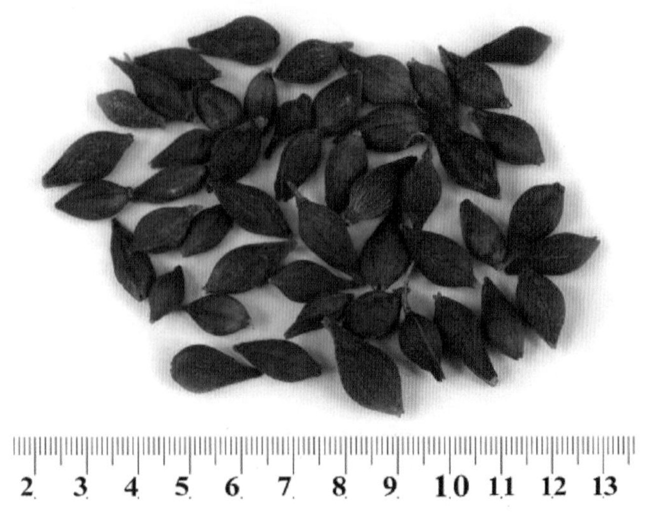

图 13-59 连翘

【鉴别】

1. 粉末 淡黄棕色。内果皮纤维束纵横交错排列，纤维短梭状稍弯曲或形状不规则，部分纤维的侧壁厚薄不一。石细胞呈长方形或多角形，层纹及孔沟明显。外果皮细胞呈多角形，表面微现不规则或网状角质纹理，断面观呈类方形。

2. 化学鉴别

（1）取本品粉末 1 g，加 70% 乙醇 10 mL 热浸，浸出液蒸干。残渣以 1 mL 冰醋酸溶解后，倾入小试管，沿管壁加入硫酸 1 mL，两液层间出现紫红色环。

（2）取本品粉末 0.5 g，加乙醚 5 mL，振摇 5 min，滤过，滤液置小试管中，加 7% 盐酸羟胺甲醇溶液 3 滴，20% 氢氧化钾甲醇溶液 3 滴，于水浴中微热 2 min，放冷，加 1% 盐酸，使呈微酸性，再加 1% 三氯化铁乙醇溶液 2 滴，呈紫红色。

3. 薄层色谱 供试品色谱中，在与连翘对照药材色谱相应的位置上，显相同颜色的斑点或荧光斑点。

【检查】杂质：青翘不得过 3%，老翘不得过 9%。水分不得过 10.0%。总灰分不得过 4.0%。

【浸出物】冷浸法。65% 乙醇浸出物，青翘不得少于 30.0%，老翘不得少于 16.0%。

【含量测定】挥发油测定法。青翘含挥发油不得少于 2.0%（mL/g）。

高效液相色谱法。按干燥品计，本品含连翘苷（$C_{27}H_{34}O_{11}$）不得少于 0.15%；青翘含连翘酯苷（$C_{29}H_{36}O_{15}$）不得少于 3.5%，老翘含连翘酯苷 A（$C_{29}H_{36}O_{15}$）不得少于 0.25%。

【商品规格】传统分为黄翘（老翘）和青翘两个品别，对应两种规格，均为统货。

1. 黄翘（老翘） 干货。长卵形或卵形，两端狭尖，多分裂为两瓣。表面有一条明显的纵沟和不规则的纵皱纹及凸起小斑点，间有残留果梗，表面棕黄色，内面浅黄棕色，平滑，内有纵隔。质坚脆。种子多已脱落。气微香，味苦。无枝梗、种子、杂质、霉变。

2. 青翘 干货。狭卵形至卵形，两端狭尖，多不开裂。表面青绿色，绿褐色，有两条纵沟和凸起的小斑点，内有纵隔。质坚硬。气芳香，味苦。间有残留果梗。无枝叶及枯翘、杂质、霉变。

【性味功能】性微寒，味苦。归肺、心、小肠经。清热解毒，消肿散结。用于痈疽，瘰疬，乳痈，丹毒，风热感冒，温病初起，温热入营，高热烦渴，神昏发斑，热淋涩痛。

【用法用量】6 ～ 15 g。内服煎汤，或入丸、散。

【贮藏】置干燥处。

吴茱萸

Wuzhuyu

Euodiae Fructus

本品为常用中药，始载于《神农本草经》，列为中品。

【别名】吴萸、吴芋、茶辣。

【来源】芸香科植物吴茱萸 *Euodia rutaecarpa*（Juss.）Benth.、石虎 *Euodia rutaecarpa*（Juss.）Benth. var. *officinalis*（Dode）Huang 或疏毛吴茱萸 *Euodia rutaecarpa*（Juss.）Benth. var. *bodinieri*（Dode）Huang 的干燥近成熟果实。

【产销】主产于贵州、广西、湖南、云南、四川、陕西、浙江等地。此外江西、湖北、安徽、福建等地亦产。以贵州、广西产量较大，湖南常德质量佳，销全国并出口。

【采收加工】7—8 月果实尚未开裂时，剪下果枝，晒干或低温干燥，除去枝、叶、果梗等杂质。

【炮制】

1. 吴茱萸 取原药材，除去杂质。

2. 制吴茱萸 取甘草捣碎，加适量水，煎汤，去渣，加入净吴茱萸，闷润吸尽后，炒至微干，取出，干燥。每 100 kg 吴茱萸，用甘草 6 kg。

【商品特征】

1. 药材 球形或略呈五角状扁球形，直径 2 ～ 5 mm。表面暗黄绿色至褐色，粗糙，有多数点状凸起或凹下的油点。顶端有五角星状的裂隙，基部残留被有黄色茸毛的果梗。质硬而脆，横切面可见子房 5 室，每室有淡黄色种子 1 粒。气芳香浓郁，味辛辣而苦。（图 13-60）

2. 饮片

（1）吴茱萸 同药材。

（2）制吴茱萸 形如吴茱萸，稍鼓起，表面棕褐色至暗褐色。（图 13-61）

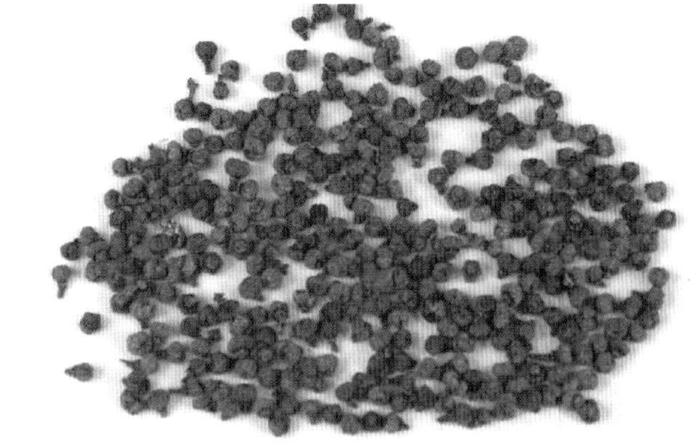

图 13-60 吴茱萸

【主要成分】含挥发油、生物碱等。如吴茱萸碱（evodiamine）、吴茱萸次碱（rutecarpine）、柠檬苦素、吴茱萸烯（evodene）、罗勒烯、吴茱萸内酯、吴茱萸内酯醇、羟基吴茱萸碱、吴茱萸喹酮碱、吴茱萸酸等。

【鉴别】

1. 横切面

（1）果实 外果皮细胞 1 列，类圆形，排列整齐。中果皮较厚，全为薄壁组织，有多数大型油室散在，油室直径 120 ～ 180 μm，薄壁细胞中含草酸钙簇晶。内果皮为 4 ～ 5 列薄壁细胞，长方形，切向排列，较中果皮细胞小。种皮石细胞呈栅栏状排列，壁较厚，胚乳细胞多角形。

（2）果梗 表皮有多数腺毛，头部多细胞，长圆形或梨形，含挥发油，柄 2 ～ 5 个细胞，排成 1 ～ 2

列；并有非腺毛，2 ～ 6 个细胞。

2. 粉末 褐色。非腺毛 1 ～ 4 ～ 9 个细胞，长约 400 μm，平滑或有壁疣，有的胞腔内含棕黄色至棕红色物。腺毛头部 7 ～ 14 个细胞，椭圆形，常含黄棕色内含物；柄 1 ～ 4 个细胞。草酸钙簇晶较多，直径 10 ～ 25 μm；偶有方晶。油室碎片有时可见。

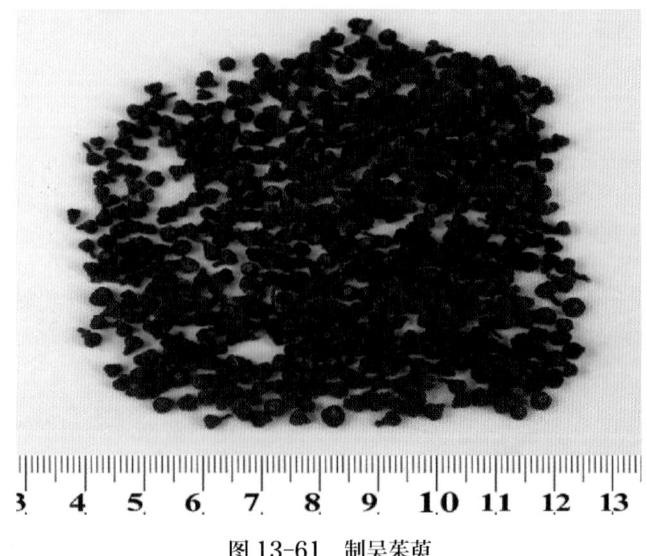

图 13-61 制吴茱萸

3. 化学鉴别

（1）取本品粉末 0.5 g，加盐酸（1 → 100）10 mL，用力振摇数分钟，滤过，取滤液 2 mL，加碘化汞钾试液 1 滴，振摇后，产生黄白色沉淀；另取滤液 1 mL，缓缓加入对二甲氨基苯甲醛试液 2 mL，置水浴上加热，两液接界处生成红褐色环状带。

（2）取粉末 1 g，加入 0.5% 盐酸乙醇溶液 10 mL，在水浴上回流 10 min，趁热滤过。滤液用氨水调节 pH 至中性，在水浴上蒸干，残渣加 5% 硫酸 3 mL 溶解，滤过，滤液加 1 ～ 2 滴硅钨酸试液，有灰白色沉淀产生。

4. 薄层色谱 供试品色谱中，在与吴茱萸次碱对照品、吴茱萸碱对照品色谱相应的位置上，显相同颜色的荧光斑点。

【检查】杂质不得过 7%。水分不得过 15.0%。总灰分不得过 10.0%。

【浸出物】热浸法。稀乙醇浸出物不得少于 30.0%。

【含量测定】高效液相色谱法。按干燥品计，本品含吴茱萸碱（$C_{19}H_{17}N_3O$）和吴茱萸次碱（$C_{18}H_{13}N_3O$）的总量不得少于 0.15%，含柠檬苦素（$C_{26}H_{30}O_8$）不得少于 0.20%。

【商品规格】吴茱萸分大粒、小粒两种规格。大粒者系吴茱萸的果实。小粒者多为石虎及疏毛吴茱萸的果实。均为统货。

大粒 干货。五角状扁球形。表面黑褐色，粗糙，有多数点状凸起或凹下的油点。顶端有五角星状的裂隙。气芳香浓郁，味辛辣而苦。无枝梗、杂质、霉变。

小粒 干货。圆球形，裂瓣不明显，多闭口，饱满。表面绿色或灰绿色。香气较淡，味辛辣而苦。无枝梗、杂质、霉变。

【性味功能】性热，味辛、苦；有小毒。归肝、脾、胃、肾经。散寒止痛，降逆止呕，助阳止泻。用于厥阴头痛，寒疝腹痛，寒湿脚气，经行腹痛，脘腹胀痛，呕吐吞酸，五更泄泻。

【用法用量】2 ～ 5 g。内服煎汤，或入丸、散。外用适量。

【贮藏】置阴凉干燥处。

【附注】常见伪品如下。

臭辣子 同属植物臭辣吴萸 *Evodia fargesii* Dode 的果实。本品呈紫红色或淡红色，直径 4 ～ 7 mm，4 ～ 5 个果瓣，多开裂，不具吴茱萸的特殊香气。表面稍粗糙，油点稀疏，不明显。

佛手

Foshou

Citri Sarcodactylis Fructus

本品为常用中药，始载于《本草纲目》，原名“佛手柑”。

【别名】佛手柑、五指柑、手柑。

【来源】芸香科植物佛手 *Citrus medica* L. var. *sarcodactylis* Swingle 的干燥果实。

【产销】主产于广东、广西、四川等地。产广东、广西者，称“广佛手”；产四川者，称“川佛手”。此外，福建、浙江亦产。销全国。

【采收加工】秋季果实尚未变黄或变黄时采收，纵切成薄片，晒干或低温干燥。

【炮制】取原药材，除去杂质。或润透，切丝，干燥。

【商品特征】

1. 药材　类椭圆形或卵圆形的薄片，常皱缩或卷曲，长 6 ～ 10 cm，宽 3 ～ 7 cm，厚 0.1 ～ 0.2 cm。顶端稍宽，常有 3 ～ 5 个手指状的裂瓣，基部略窄，有的可见果梗痕。外皮黄绿色或橙黄色，有皱纹及油点。果肉浅黄白色或浅黄色，散有凹凸不平的线状或点状维管束。质硬而脆，受潮后柔韧。气香，味微甜而后苦。

以片大、皮黄肉白、香气浓者为佳。

2. 饮片　类椭圆形或卵圆形的薄片，或不规则的丝条。丝条宽 0.2 ～ 1 cm。余同药材性状特征。（图 13-62）

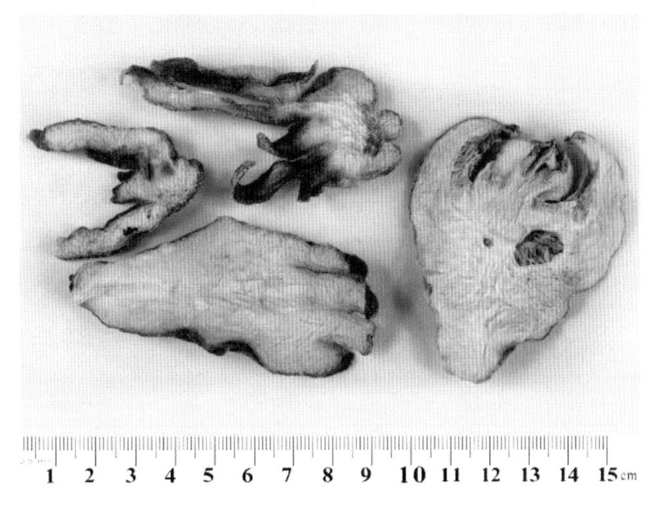

图 13-62　佛手

【主要成分】含挥发油、香豆素、黄酮类成分等。如佛手柑内酯（bergapten）、柠檬内酯（limttin）、橙皮苷、柠檬油素（citropten）、单棕榈酸甘油酯等。

【鉴别】

1. 粉末　淡棕黄色。中果皮薄壁组织众多，细胞呈不规则形或类圆形。果皮表皮细胞表面观呈不规则多角形，偶见类圆形气孔。草酸钙方晶成片存在于多角形的薄壁细胞中，呈多面体形、菱形或双锥形。

2. 荧光检查　取粉末少许进行微量升华，可得到黄色针状或羽毛状结晶。结晶加 95% 乙醇溶解后滴于滤纸上，置于紫外灯（254 nm）下观察，有紫色荧光。

3. 化学鉴别

（1）取粉末 0.5 g，加乙醇适量，浸泡，滤过，滤液加少量镁粉，混匀，滴加浓盐酸数滴，溶液显橙色。

（2）取粉末 0.5 g，加 5% 冰醋酸适量浸提，滤过，滤液加溴水数滴，可见溴水褪色。

4. 薄层色谱　供试品色谱中，在与佛手对照药材色谱相应的位置上，显相同颜色的荧光斑点。

【检查】水分不得过 15.0%。

【浸出物】热浸法。乙醇浸出物不得少于 10.0%。

【含量测定】高效液相色谱法。按干燥品计，本品含橙皮苷（$C_{28}H_{34}O_{15}$）不得少于 0.030%。

【性味功能】性温，味辛、苦、酸。归肝、脾、胃、肺经。疏肝理气，和胃止痛，燥湿化痰。用于肝胃气滞，胸肋胀痛，胃脘痞满，食少呕吐，咳嗽痰多。

【用法用量】3 ～ 10 g。内服煎汤。

【贮藏】置阴凉干燥处，防霉，防蛀。

诃子

Hezi

Chebulae Fructus

本名为较常用中药，始载于《唐本草》，原名“诃黎勒”。

【别名】诃黎勒、火诃子、诃子肉。

【来源】使君子科植物诃子 *Terminalia chebula* Retz. 或绒毛诃子 *Terminalia chebula* Retz. var. *tomentella* Kurt. 的干燥成熟果实。

【产销】原产于印度、缅甸等地。现主产于云南、广东、广西等地。销全国。

【采收加工】秋、冬二季果实成熟时采收，除去杂质，晒干。

【炮制】

1. 诃子　除去杂质，洗净，干燥。用时打碎。

2. 诃子肉　取净诃子，稍浸，闷润，去核，干燥。

【商品特征】

1. 药材　长圆形或卵圆形，长 2 ～ 4 cm，直径 1.5 ～ 2 cm。表面黄棕色或暗棕色，略具光泽，有 5 ～ 6 条纵棱线和不规则的皱纹，基部有圆形果梗痕。质坚实。果肉厚 0.2 ～ 0.4 cm，黄棕色或黄褐色。果核长 1.5 ～ 2.5 cm，直径 1 ～ 1.5 cm，浅黄色，粗糙，坚硬。种子狭长纺锤形，长约 1 cm，直径 0.2 ～ 0.4 cm，种皮黄棕色，子叶 2，白色，相互重叠卷旋。气微，味酸涩而后甜。（图 13-63）

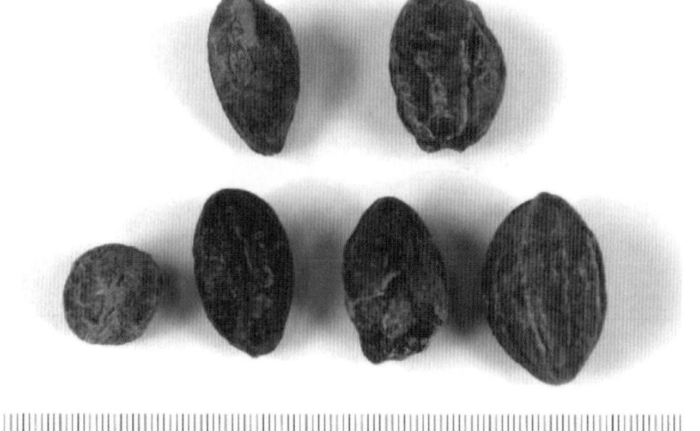

图 13-63　诃子

以肉厚、质坚、表面黄棕色者为佳。

2. 饮片

（1）诃子　同药材。

（2）诃子肉　全裂或半裂开的扁长棱形、扁长圆形或卵圆形，横断裂开的锥形或不规则块状。外表面黄棕色、黄褐色或暗棕褐色，凹凸不平。内表面暗棕色、暗黄褐色或暗棕褐色。质坚脆，气微，味酸、

涩而后甜。（图 13-64）

【主要成分】含诃子酸（chebulinic acid）、诃子素（chebulin）、诃黎勒酸（chebulagic acid）、原诃子酸（terchebin）、莽草酸（shikimic acid）、鞣花酸（ellagic acid）、五倍子酸（gallic acid）、奎宁酸（quinic acid）、番泻苷 A（sennoside A）、鞣酸酶（tannase）等。

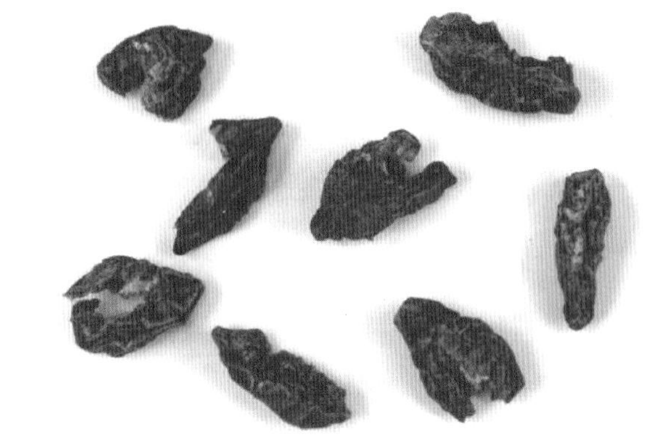

图 13-64　诃子肉

【鉴别】

1. 果实横切面　外果皮为 5 ～ 8 层厚壁细胞，细胞内含棕色物。中果皮由薄壁细胞、厚壁细胞以及维管束等组成。薄壁细胞 2 ～ 5 层，位于外果皮内侧，圆形，浅黄色，细胞内含棕色树脂团块及油滴；厚壁细胞由多数纤维状厚壁细胞纵横交错构成，多切向延长，细胞长 70 ～ 130 ～ 356 μm，直径 5 ～ 20 μm；维管束多为不规则走向，近外果皮的导管，直径 7 ～ 20 μm，以孔纹较常见；近果核的导管直径可达 60 μm。草酸钙簇晶散布于近导管的薄壁细胞中，直径 30 ～ 80 μm。

2. 粉末　黄白色或黄褐色。

（1）诃子　纤维淡黄色，成束，纵横交错排列或与石细胞、木化厚壁细胞相连接。石细胞类方形、类多角形或呈纤维状，直径 14 ～ 40 μm，长至 130 μm，壁厚，孔沟细密；胞腔内偶见草酸钙方晶和砂晶。木化厚壁细胞淡黄色或无色，呈长方形、多角形或不规则形，有的一端膨大成靴状；细胞壁上纹孔密集；有的含草酸钙簇晶或砂晶。草酸钙簇晶直径 5 ～ 40 μm，单个散在或成行排列于细胞中。

（2）绒毛诃子　非腺毛 2 ～ 3 个细胞，含黄棕色分泌物。

3. 薄层色谱　供试品色谱中，在与诃子对照药材色谱相应的位置上，显相同颜色的荧光斑点。

【检查】水分不得过 13.0%。总灰分不得过 5.0%。

【浸出物】冷浸法。水溶性浸出物不得少于 30.0%。

【商品规格】统货。

【性味功能】性平，味苦、酸、涩。归肺、大肠经。涩肠止泻，敛肺止咳，降火利咽。用于久泻久痢，便血脱肛，肺虚喘咳，久嗽不止，咽痛音哑。

【用法用量】3 ～ 10 g。内服煎汤。

【贮藏】置干燥处。

【附注】诃子 *Terminalia chebula* Retz. 的干燥幼果，名“西青果”，为 2020 年版《中国药典》收载的中药材。长卵形，略扁，长 1.5 ～ 3 cm，直径 0.5 ～ 1.2 cm。表面黑褐色，具有明显的纵皱纹，一端较大，另一端略小，钝尖，下部有果梗痕。质坚硬。断面褐色，有胶质样光泽，果核不明显，常有空心，小者黑褐色，无空心。气微，味苦涩，微甘。

本品性味归经同诃子。能清热生津，解毒。用于阴虚白喉。用量为 1.5 ～ 3 g。

以西青果为原料制备的西青果茶和西青果颗粒，2020 年版《中国药典》均予收载，具有清热、利咽、生津之功效。用于阴虚内热、伤津所致咽干、咽痛、咽部充血及慢性咽炎、慢性扁桃体炎见上述证候者。

毛诃子

Maohezi

Terminaliae Belliricae Fructus

【来源】藏族习用药材。使君子科植物毗黎勒 *Terminalia bellirica*（Gaertn.）Roxb. 的干燥成熟果实。

【采收加工】冬季果实成熟时采收，除去杂质，晒干。

【商品特征】卵形或椭圆形，长 2 ～ 3.8 cm，直径 1.5 ～ 3 cm。表面棕褐色，被细密茸毛，基部有残留果梗或果梗痕。具 5 棱脊，棱脊间平滑或有不规则皱纹。质坚硬。果肉厚 2 ～ 5 mm，暗棕色或浅绿黄色，果核淡棕黄色。种子 1 粒，种皮棕黄色，种仁黄白色，有油性。气微，味涩、苦。

【鉴别】

1. 粉末　黄褐色。非腺毛易见，为 2 个细胞，基部细胞常内含棕黄色物。草酸钙簇晶众多，直径 13 ～ 65 μm。石细胞类圆形、卵圆形或长方形，孔沟明显，具层纹。内果皮纤维壁厚，木化，孔沟明显。外果皮表皮细胞具非腺毛脱落的疤痕。可见油滴和螺纹导管。

2. 薄层色谱　供试品色谱中，在与毛诃子对照药材色谱相应的位置上，显相同颜色的斑点。

【检查】水分不得过 12.0%。总灰分不得过 5.0%。

【浸出物】冷浸法，水溶性浸出物不得少于 20.0%。

【性味功能】性平，味甘、涩。清热解毒，收敛养血，调和诸药。用于各种热证，泻痢，黄水病，肝胆病，病后虚弱。

【用法用量】3 ～ 9 g，多入丸、散服。

【贮藏】置干燥处，防蛀。

补骨脂

Buguzhi

Psoraleae Fructus

本品为常用中药，始载于《开宝本草》。

【别名】破故纸、黑故子、故子、川故子、怀故子。

【来源】豆科植物补骨脂 *Psoralea corylifolia* L. 的干燥成熟果实。

【产销】野生极少，多地有栽培。主产于四川、河南、安徽、陕西等地。销全国。河南产者称“怀故子”，质量佳，被视为道地药材。

【采收加工】秋季果实成熟时采收果序。晒干，搓出果实，除去杂质。

【炮制】

1. 补骨脂　取原药材，除去杂质。

2. 盐补骨脂　取净补骨脂，用盐水拌匀，闷润，待盐水被吸尽后，置炒制容器内，用文火加热，炒至微鼓起、迸裂并有香气逸出时，取出晾凉。每 100 kg 补骨脂，用食盐 2 kg。

【商品特征】

1. 药材　肾形，略扁，长3～5 mm，宽2～4 mm，厚约1.5 mm。表面黑色、黑褐色或灰褐色，具细微网状皱纹。顶端圆钝，有一小凸起，凹侧有果梗痕。质硬，果皮薄，与种子不易分离；种子1粒，子叶2，黄白色，有油性。气香，味辛、微苦。（图13-65）

以粒大、饱满、色黑者为佳。

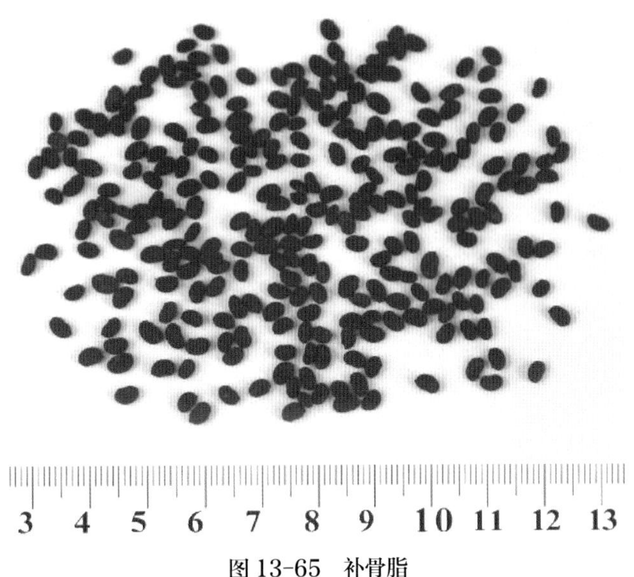

图13-65　补骨脂

2. 饮片

（1）补骨脂　同药材。

（2）盐补骨脂　形如补骨脂，表面黑色或黑褐色，微鼓起。气微香，味微咸。（图13-66）

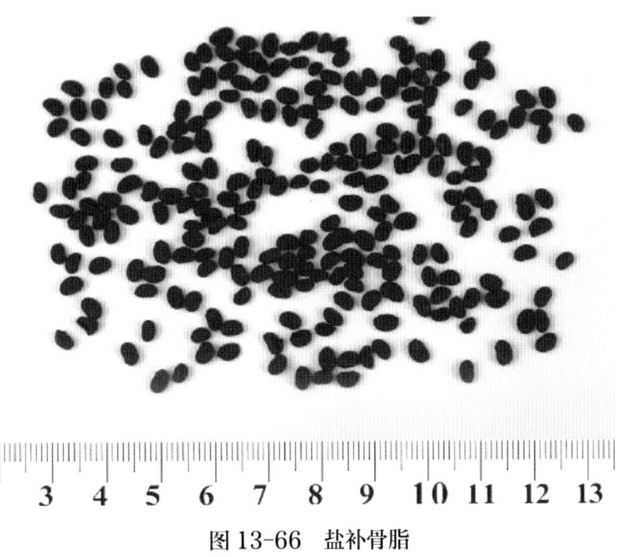

图13-66　盐补骨脂

【主要成分】含香豆素、黄酮、脂类等。如补骨脂素、异补骨脂素、紫云英苷、补骨脂异黄酮醛、补骨脂酚等。尚含对羟基苯甲酸、豆甾醇、棕榈酸、补骨脂多糖等。

【鉴别】

1. 横切面　果皮表皮细胞1列，有时可见小形腺毛。表皮下为薄壁组织；内有众多碟形壁内腺，内含油滴；散有维管束。种皮表皮为1列栅状细胞，壁略呈倒“V”形增厚，其下为1列哑铃状支持细胞，向内为数列薄壁细胞，散有外韧型维管束；色素细胞1列，扁平。种皮内表皮细胞1列。子叶细胞类方形、多角形，充满糊粉粒与油滴。

2. 粉末　灰黄色。种皮栅状细胞侧面观有纵沟纹，光辉带1条，位于上侧近边缘处，顶面观呈多角形，胞腔极小，孔沟细，底面观呈圆多角形，胞腔含红棕色物。支持细胞侧面观呈哑铃形，表面观呈类圆形。壁内腺（内生腺体）多破碎，完整者类圆形，由十数个至数十个纵向延长呈放射状排列的细胞构成。草酸钙柱晶细小，成片存在于中果皮细胞中。

3. 化学鉴别

（1）取本品粉末少许，进行微量升华，可见针状、簇针状结晶。

（2）取本品粉末0.5 g，加乙醇5 mL，温浸30 min，滤过。取滤液1 mL，加新配制的7%盐酸羟胺甲醇溶液1～2滴，20%氢氧化钾甲醇溶液2滴，水浴加热1～2 min，加10%盐酸调pH至酸性，再加1%三氯化铁乙醇溶液1～2滴，溶液呈红色。

4. 薄层色谱　供试品色谱中，在与补骨脂素对照品、异补骨脂素对照品色谱相应的位置上，显相同的两个荧光斑点。

【检查】杂质不得过 5.0%。水分：药材不得过 9.0%，饮片、盐补骨脂不得过 7.5%。总灰分：药材不得过 8.0%，饮片、盐补骨脂不得过 8.5%。酸不溶性灰分不得过 2.0%。

【含量测定】高效液相色谱法。按干燥品计，本品含补骨脂素（$C_{11}H_6O_3$）和异补骨脂素（$C_{11}H_6O_3$）的总量不得少于 0.70%。

【商品规格】统货。

【性味功能】性温，味苦、辛。归肾、脾经。温肾助阳，纳气平喘，温脾止泻；外用消风祛斑。用于肾阳不足，阳痿遗精，遗尿尿频，腰膝冷痛，肾虚作喘，五更泄泻；外用治白癜风，斑秃。

【用法用量】6 ～ 10 g。内服煎汤。外用 20% ～ 30% 酊剂涂患处。

【贮藏】置干燥处。

陈皮

Chenpi

Citri Reticulatae Pericarpium

本品为常用中药，始载于《神农本草经》，列为上品。

【别名】橘皮、广陈皮。

【来源】芸香科植物橘 *Citrus reticulata* Blanco 及其栽培变种的干燥成熟果皮。药材分为“陈皮”和“广陈皮”。栽培变种主要有茶枝柑 *Citrus reticulata* ‘Chachi’（广陈皮）、大红袍 *Citrus reticulata* ‘Dahongpao’、温州蜜柑 *Citrus reticulata* ‘Unshiu’、福橘 *Citrus reticulatai* ‘Tangerina’。

【产销】陈皮主产于长江以南各省，销全国并出口。广陈皮主产于广东新会等县，多出口。

【采收加工】果实成熟时，摘下果实，剥取果皮，晒干或低温干燥。

【炮制】取原药材，除去杂质，喷淋水，润透，切丝，干燥。

【商品特征】

1. 药材

（1）陈皮　常剥成数瓣，基部相连，有的呈不规则的片状，厚 1 ～ 4 mm。外表面橙红色或红棕色，有细皱纹和凹下的点状油室；内表面浅黄白色，粗糙，附黄白色或黄棕色筋络状维管束。质稍硬而脆。气香，味辛、苦。

（2）广陈皮　常 3 瓣相连，形状整齐，厚度均匀，约 1 mm。外表面橙黄色至棕褐色，点状油室较大，对光照视，透明清晰。质较柔软。（图 13-67）

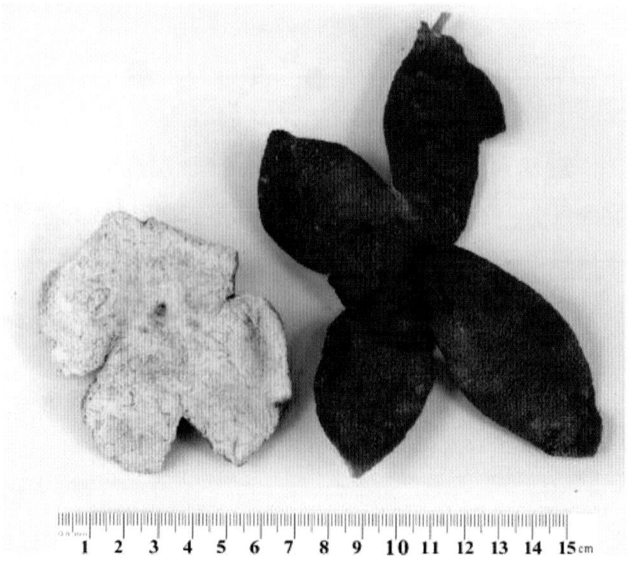

图 13-67　陈皮

均以片大、香气浓者为佳。

2. 饮片　不规则的条状或丝状。余同

药材性状特征。（图 13–68）

【主要成分】含挥发油、黄酮类、有机碱类等。如橙皮苷（hesperidin）、D– 柠檬烯（d–limonene）、β– 月桂烯（β–myrcene）、新橙皮苷（neohesperidin）、柑橘素（tangeretin）、川陈皮素、橘红素、辛弗林、2– 甲氨基苯甲酸甲酯等。

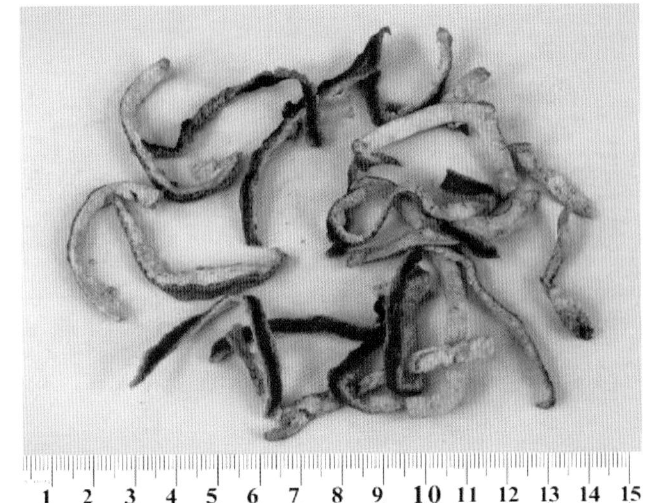

图 13–68　陈皮丝

【鉴别】

1. 粉末　果皮表皮细胞表面观多角形、类方形或长方形，侧面观外被角质层。气孔类圆形，直径 18 ～ 26 μm。草酸钙方晶成片存在于果皮薄壁细胞中，呈多面体形、菱形或双锥形，直径 3 ～ 34 μm。橙皮苷结晶多存在于薄壁细胞中，黄色或无色，类圆形或无定形团块，有的可见放射状条纹。可见螺纹导管、孔纹导管和网纹导管。

2. 荧光检查　取本品粉末的乙醇提取液点于滤纸上，干后在紫外灯（254 nm）下观察，显黄绿色荧光。用氨蒸气熏及加三氯化铝试液后，荧光均为亮黄绿色。

3. 化学鉴别　取粉末 1 g，加乙醇 10 mL，煮沸 3 min，放冷滤过，取滤液 5 mL 于试管中，加镁粉少许，缓缓滴加盐酸 0.5 mL，溶液显红色。

4. 薄层色谱　供试品色谱中，在与橙皮苷对照品色谱相应的位置上，显相同颜色的荧光斑点。

【检查】水分不得过 13.0%。黄曲霉毒素：每 1000 g 含黄曲霉毒素 B_1 不得过 5 μg，含黄曲霉毒素 G_2、黄曲霉毒素 G_1、黄曲霉毒素 B_2 和黄曲霉毒素 B_1 的总量不得过 10 μg。

【含量测定】高效液相色谱法。按干燥品计，本品含橙皮苷（$C_{28}H_{34}O_{15}$），药材不得少于 3.5%，饮片不得少于 2.5%。本品含川陈皮素（$C_{21}H_{22}O_8$）和橘皮素（$C_{20}H_{20}O_7$）的总量，药材不得少于 0.42%，饮片不得少于 0.40%。

【商品规格】

1. 陈皮

一等　干货。不规则片状。片张较大。表面橙红色或棕红色，有无数凹下的油点。内面黄白色。质稍硬而脆。易折断。气香，味辛、苦。无杂质、虫蛀、霉变、病斑。

二等　干货。片张较小，间有破块。内面较松泡。质硬而脆。余同一等。

2. 广陈皮

一等　干货。3 瓣（有的 4 瓣）。裂片多向外反卷。表面橙红色或棕红色，显皱缩，有无数大而凹入的油室。内面白色，略呈海绵状，质柔。片张较厚，断面不齐。气清香浓郁，味微辛，不甚苦。无杂质、虫蛀、霉变、病斑。

二等　干货。质较韧，皮张较薄。余同一等。

三等　干货。质坚而脆，皮薄、片小。余同一等。

【性味功能】性温，味辛、苦。归肺、脾经。理气健脾，燥湿化痰。用于脘腹胀痛，食少吐泻，咳嗽痰多。

【用法用量】3 ~ 10 g。内服煎汤，或入丸、散。

【贮藏】置阴凉干燥处，防霉，防蛀。

青皮

Qingpi

Citri Reticulatae Pericarpium Viride

本品为较常用中药，始载于《珍珠囊》。

【别名】四花青皮、个青皮、青皮子。

【来源】芸香科植物橘 *Citrus reticulata* Blanco 及其栽培变种的干燥幼果或未成熟果实的果皮。药材分别习称“个青皮”“四花青皮”。

【产销】

1. 个青皮 主产于江西、四川、湖南、浙江、广西、广东。销全国。

2. 四花青皮 主产于四川、广西、贵州、广东、福建、云南。销全国。

【采收加工】5—6 月收集自落的幼果，晒干，习称“个青皮”；7—8 月采收未成熟的果实，在果皮上纵剖成四瓣至基部，除尽瓤瓣，晒干，习称“四花青皮”。

【炮制】

1. 青皮 取原药材，除去杂质，洗净，闷润，切厚片或丝，晒干。

2. 醋青皮 取青皮片或丝，用醋拌匀，闷润至醋吸尽，置锅内用文火炒至微黄色，取出晾凉。每 100 kg 青皮丝或片，用醋 15 kg。

【商品特征】

1. 药材

（1）四花青皮 果皮剖成 4 裂片，裂片长椭圆形，长 4 ~ 6 cm，厚 0.1 ~ 0.2 cm。外表面灰绿色或黑绿色，密生多数油室；内表面类白色或黄白色，粗糙，附黄白色或黄棕色小筋络。质稍硬，易折断，断面外缘有油室 1 ~ 2 列。气香，味苦、辛。

以外皮黑绿色、内表面黄白色、香气浓者为佳。

（2）个青皮 类球形，直径 0.5 ~ 2 cm。表面灰绿色或黑绿色，微粗糙，有细密凹下的油室，顶端有稍凸起的柱基，基部有圆形果梗痕。质硬，断面果皮黄白色或淡黄棕色，厚 0.1 ~ 0.2 cm，外缘有油室 1 ~ 2 列。瓤囊 8 ~ 10 瓣，淡棕色。气清香，味酸、苦、辛。（图 13-69）

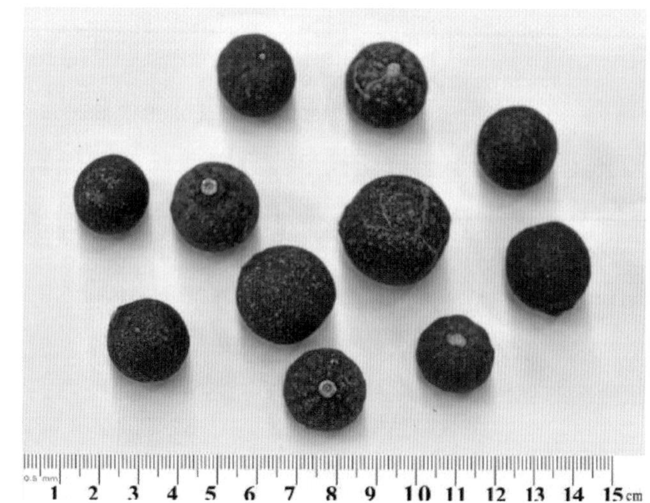

图 13-69 青皮

以色墨绿、质硬、香气浓者为佳。

2. 饮片

（1）青皮　类圆形厚片或不规则丝状。余同药材性状特征。

（2）醋青皮　形如青皮片或丝，色泽加深，略有醋香气，味苦、辛。（图 13-70）

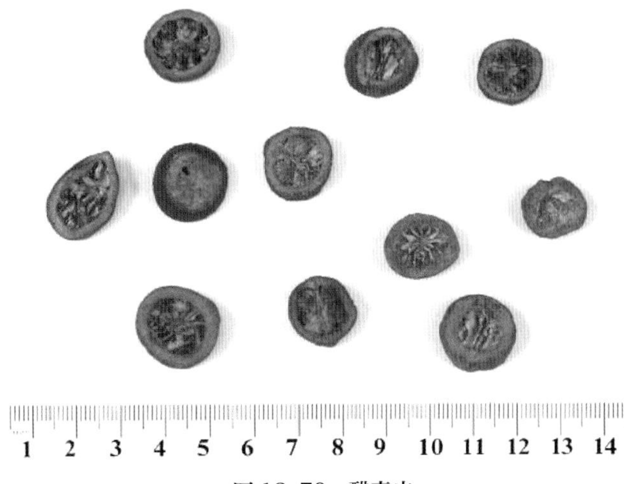

图 13-70　醋青皮

【主要成分】含挥发油、黄酮类、氨基酸、有机碱类等。如柠檬烯、α-蒎烯、β-蒎烯、橙皮苷、对羟福林（synephrine）、肌醇（inositol）、天冬氨酸、谷氨酸、脯氨酸等。

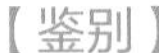
【鉴别】

1. 粉末

（1）四花青皮　灰绿色或淡灰棕色。中果皮薄壁组织众多，细胞形状不规则，壁稍增厚。果皮表皮细胞表面观多角形或类方形，垂周壁增厚，气孔长圆形，直径 20 ～ 28 μm，副卫细胞 5 ～ 7 个；侧面观外被角质层，靠外方的径向壁稍增厚。草酸钙方晶存在于近表皮的薄壁细胞中，呈多面体形、菱形或方形，直径 3 ～ 28 μm，长至 32 μm。橙皮苷结晶棕黄色，呈半圆形、类圆形或无定形团块。螺纹、网纹导管细小。

（2）个青皮　瓤囊表皮细胞狭长，壁薄，有的呈微波状，细胞中含有草酸钙方晶，并含橙皮苷结晶。

2. 化学鉴别　取粉末 0.3 g，加甲醇 10 mL，加热回流 20 min，滤过，取滤液 1 mL，加镁粉少许与盐酸数滴，溶液渐成樱红色。

3. 薄层色谱　供试品色谱中，在与橙皮苷对照品色谱相应的位置上，显相同颜色的荧光斑点。

【检查】水分：药材不得过 13.0%，饮片不得过 11.0%。总灰分不得过 6.0%。

【含量测定】高效液相色谱法。含橙皮苷（$C_{28}H_{23}O_{15}$），药材不得少于 5.0%；青皮不得少于 4.0%，醋青皮不得少于 3.0%。

【商品规格】分为四花青皮和个青皮两种规格，其中个青皮分为三个等级，四花青皮分为选货和统货两种。

1. 个青皮

一等　0.5 cm ≤直径≤ 1.0 cm。

二等　1.0 cm ＜直径≤ 1.5 cm。

三等　1.5 cm ＜直径≤ 2.0 cm。

2. 四花青皮

选货　果皮剖成 4 瓣且 4 裂片完整，外表皮色青绿，内表皮色白，皮厚紧实，油性足，香气浓郁。破损率小于 10%。

统货　果皮 4 裂片完整，外表皮色青绿、灰绿或黑绿，色泽不一，内表面类白色或黄白色。破损率小于 40%。

【性味功能】性温，味苦、辛。归肝、胆、胃经。疏肝破气，消积化滞。用于胸胁胀痛，疝气疼痛，乳癖，乳痈，食积气滞，脘腹胀痛。

【用法用量】3 ～ 10 g。内服煎汤。

【贮藏】置阴凉干燥处。

苦杏仁

Kuxingren

Armeniacae Semen Amarum

本品为常用中药，始载于《名医别录》，列为下品。

【别名】杏仁、山杏仁、北杏仁。

【来源】蔷薇科植物山杏 *Prunus armeniaca* L. var. *ansu* Maxim.、西伯利亚杏 *Prunus sibirica* L.、东北杏 *Prunus mandshurica*（Maxim.）Koehne 或杏 *Prunus armeniaca* L. 的干燥成熟种子。

【产销】山杏主产于辽宁、河北、内蒙古、山东、江苏等地，多野生，亦有栽培。西伯利亚杏主产于东北、华北各地，系野生。东北杏主产于东北各地，系野生。杏主产于东北、华北及西北等地，系栽培。销全国并出口。

【采收加工】夏季采收成熟果实，除去果肉和核壳，取出种子，晒干。

【炮制】

1. 生苦杏仁　取原药材，筛去皮屑杂质，拣净残留的核壳及褐色油粒。用时捣碎。

2. 焯苦杏仁　取净苦杏仁，置沸水锅中略烫，至外皮微胀时，捞出，用水稍浸，取出，搓开种皮与种仁，干燥，筛去种皮。用时捣碎。

3. 炒苦杏仁　取焯苦杏仁，置锅内用文火炒至微黄色，略带焦斑，有香气，取出晾凉。用时捣碎。

【商品特征】

1. 药材　扁心形，长 1 ～ 1.9 cm，宽 0.8 ～ 1.5 cm，厚 0.5 ～ 0.8 cm。表面黄棕色至深棕色，一端尖，另一端钝圆，肥厚，左右不对称，尖端一侧有短线形种脐，圆端合点处向上具多数深棕色的脉纹。种皮薄，子叶 2，乳白色，富油性。气微，味苦。（图 13–71）

以颗粒饱满、完整、味苦者为佳。

2. 饮片

（1）苦杏仁　同药材。

（2）焯苦杏仁　表面乳白色或黄白色，有特异的香气，余同药材性状特征。（图 13–72）

（3）炒苦杏仁　形如焯苦杏仁，表面黄色至棕黄色，微带焦斑。有香气，味苦。（图 13–73）

【主要成分】含苷类、脂肪酸、酶类等，如苦杏仁苷、苦杏仁酶、苦杏仁苷酶、樱叶酶、亚麻酸、亚油酸等。还含蛋白质、

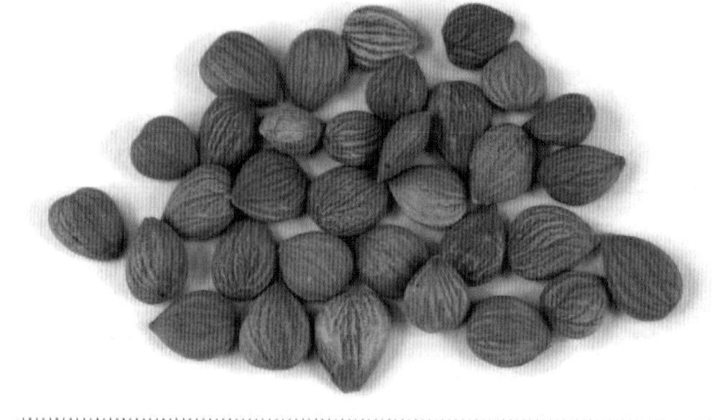

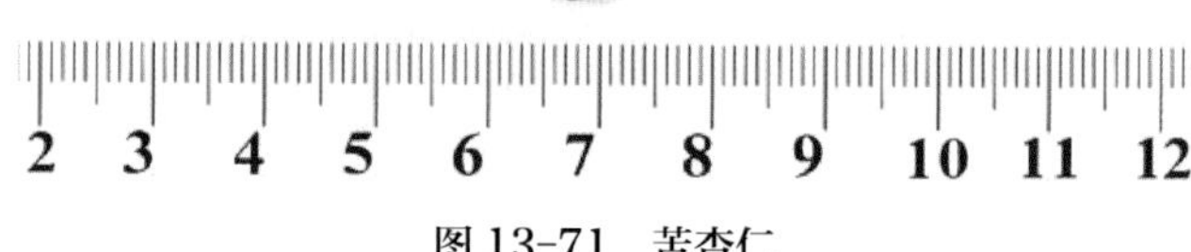

图 13–71　苦杏仁

氨基酸、多种维生素及矿物质元素等。

【鉴别】

1. 种皮表面观 种皮石细胞单个散在或数个相连，黄棕色至棕色，表面观类多角形、类长圆形，侧面观贝壳形，直径25 ～ 150 μm。种皮外表皮细胞浅橙黄色至棕黄色，常与种皮石细胞相连，类圆形，壁常皱缩。

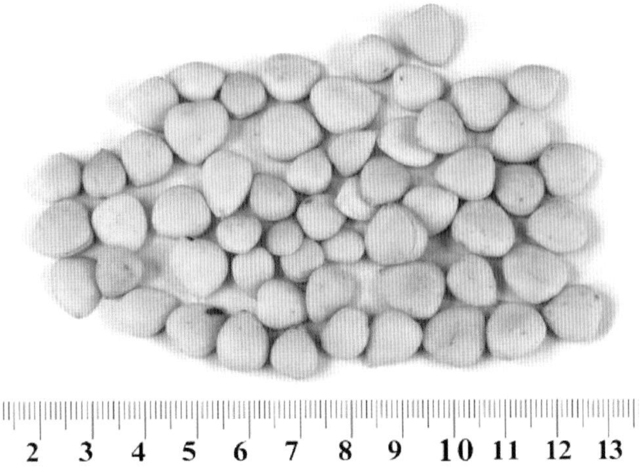

2. 化学鉴别

（1）取本品数粒，加水共研，发生苯甲醛的特殊香气。

图 13-72 燀苦杏仁

（2）取本品数粒，捣碎，称取约 0.1 g，置试管中，加水数滴使湿润，试管中悬挂一条用碳酸钠溶液湿润过的三硝基苯酚试纸，密塞，置温水浴中，10 min 后，试纸显砖红色。

3. 薄层色谱 供试品色谱中，在与苦杏仁苷对照品色谱相应的位置上，显相同颜色的斑点。

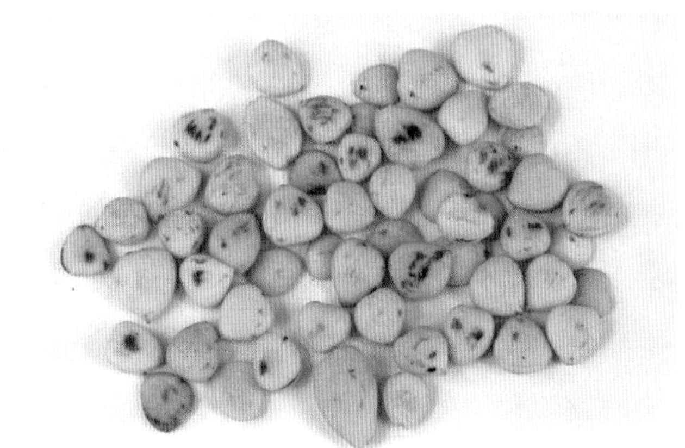

图 13-73 炒苦杏仁

【检查】水分：药材、燀苦杏仁不得过 7.0%，炒苦杏仁不得过 6.0%。过氧化值不得过 0.11。

【含量测定】高效液相色谱法。按干燥品计算，含苦杏仁苷（$C_{20}H_{27}NO_{11}$），药材、饮片苦杏仁不得少于 3.0%；燀苦杏仁不得少于 2.4%，炒苦杏仁不得少于 2.4%。

【商品规格】一般分为选货和统货两种规格。

选货 干货。扁心形，饱满，大小、色泽较均匀；破碎度≤ 1%。含杂率≤ 3%。无走油，无虫蛀、霉变。

统货 大小不分，破碎度≤ 3%。余同选货。

【性味功能】性微温，味苦；有小毒。归肺、大肠经。降气止咳平喘，润肠通便。用于咳嗽气喘，胸满痰多，肠燥便秘。

【用法用量】5 ～ 10 g，内服煎汤，生品入煎剂后下。内服不宜过量，以免中毒。

【贮藏】置阴凉干燥处，防蛀。

【附注】杏及山杏的栽培品种中，有的种仁不苦，苦杏仁苷含量较低，约 0.1%，称为甜杏仁，可作为副食品用。

郁李仁

Yuliren

Pruni Semen

本品为较常用中药，始载于《神农本草经》，列为下品。

【别名】小李仁、大李仁、李仁肉。

【来源】蔷薇科植物欧李 *Prunus humilis* Bge.、郁李 *Prunus japonica* Thunb. 或长柄扁桃 *Prunus pedunculata* Maxim. 的干燥成熟种子。前两种习称“小李仁”，后一种习称“大李仁”。

【产销】小李仁主产于东北、内蒙古、河北、山东等地。大李仁主产于东北、河北等地。销全国。

【采收加工】夏、秋二季采收成熟果实，除去果肉及核壳，取出种子，干燥。

【炮制】取原药材，除尽杂质。用时捣碎。

【商品特征】药材特征如下。

（1）小李仁　卵形，长 5 ～ 8 mm，直径 3 ～ 5 mm。表面黄白色或浅棕色，一端尖，另一端钝圆。尖端一侧有线形种脐，圆端中央有深色合点，自合点处向上具多条纵向维管束脉纹。种皮薄，子叶 2，乳白色，富油性。气微，味微苦。（图 13-74）

（2）大李仁　长 6 ～ 10 mm，直径 5 ～ 7 mm。表面黄棕色。

以颗粒饱满、完整、色黄白者为佳。

本品特征可概括如下。

郁子黄白浅棕色，一端尖来一端圆。

尖端种脐呈线形，圆端维管脉纹显。

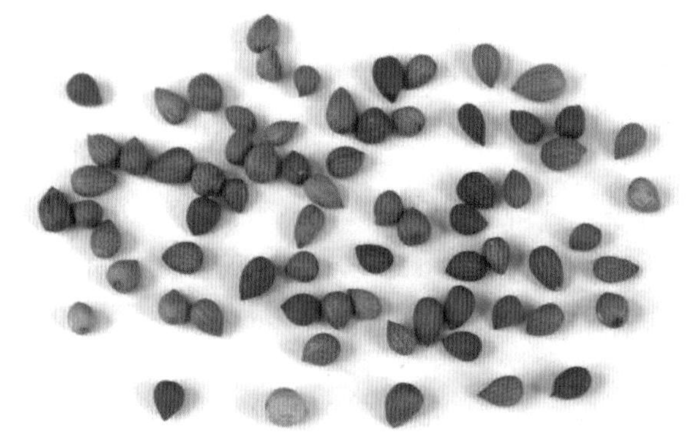

图 13-74　郁李仁

【主要成分】含苦杏仁苷、脂肪酸、挥发性有机酸、粗蛋白质、纤维素、淀粉、油酸等；还含植物甾醇、维生素 B_1。

【鉴别】

1. 化学定性　取本品粉末 0.5 g，置具塞试管中，加 5% 硫酸溶液 3 mL，充分混合。试管中悬挂一条用碳酸钠溶液湿润过的三硝基苯酚试纸（勿使滤纸条与溶液接触），塞紧试管塞，将试管置 40 ～ 50 ℃水浴中，10 min 后试纸条由黄色变为红色。

2. 薄层色谱　供试品色谱中，在与苦杏仁苷对照品色谱相应的位置上，显相同颜色的斑点。

【检查】水分不得过 6.0%。酸败度：酸值不得过 10.0；羰基值不得过 3.0；过氧化值不得过 0.050。

【含量测定】高效液相色谱法。按干燥品计，本品含苦杏仁苷（$C_{20}H_{27}NO_{11}$）不得少于 2.0%。

【商品规格】统货。

【性味功能】性平，味辛、苦、甘。归脾、大肠、小肠经。润肠通便，下气利水。用于津枯肠燥，食积气滞，腹胀便秘，水肿，脚气，小便不利。

【用法用量】6 ～ 10 g。内服煎汤。孕妇慎用。

【贮藏】置阴凉干燥处，防蛀。

【附注】常见地方习惯用药如下。

（1）蔷薇科植物毛樱桃 *Cerasus tomentosa*（Thunb.）Wall. 的种子，在吉林、河北、天津等十多个省市使用。本品较小，长约 5 mm，宽约 4 mm。

（2）蔷薇科植物高盆樱桃 *Cerasus cerasoides*（D. Don）Sok. 的种子，云南用作大李仁。

（3）蔷薇科植物长梗郁李 *Cerasus japonica*（Thunb.）Lois. var. *nakaii*（Lévl.）Yü et Li 的种子，黑龙江、吉林等地用作小李仁。

罗汉果

Luohanguo

Siraitiae Fructus

本品为常用中药，始载于《岭南采药录》。

【别名】汉果、长寿果。

【来源】葫芦科植物罗汉果 *Siraitia grosvenorii*（Swingle）C. Jeffrey ex A. M. Lu et Z. Y. Zhang 的干燥果实。

【产销】主产于广西，销全国。

【采收加工】秋季果实由嫩绿色变深绿色时采收，晾数天后，低温干燥。

【炮制】刷净灰土，用时捣碎。

【商品特征】

药材　卵形、椭圆形或球形，长 4.5 ～ 8.5 cm，直径 3.5 ～ 6 cm。表面褐色、黄褐色或绿褐色，有深色斑块和黄色柔毛，有的具 6 ～ 11 条纵纹。顶端有花柱残痕，基部有果梗痕。体轻，质脆，果皮薄，易破。果瓤（中、内果皮）海绵状，浅棕色。种子扁圆形，多数，长约 1.5 cm，宽约 1.2 cm；浅红色至棕红色，两面中间微凹陷，四周有放射状沟纹，边缘有槽。气微，味甜。（图 13-75）

以个大、完整、摇之不响、色黄褐者为佳。

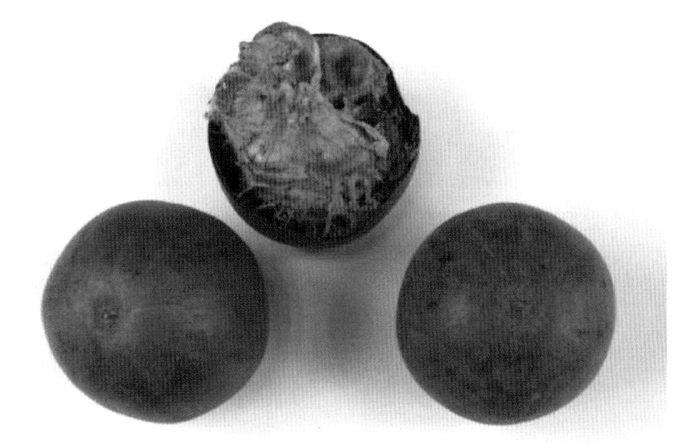

图 13-75　罗汉果

【主要成分】含三萜皂苷类、脂肪酸及多种氨基酸等。如罗汉果皂苷Ⅴ、Ⅵ，罗汉果新苷，果糖，亚油酸，油酸，棕榈酸，硬脂酸等。

【鉴别】

1. 果皮横切面　外果皮为 1 列细胞，外被角质层，气孔微向外突；有时可见多细胞非腺毛或其残基。中果皮外侧为薄壁细胞；向内为 6 ～ 9 列石细胞层，细胞呈圆形、长圆形、类方形或不规则多角形；石细胞层内侧为数列不规则多角形细胞，壁略厚、具壁孔。

2. 粉末 棕褐色。果皮石细胞大多成群，黄色，方形或卵圆形，直径 7 ～ 38 μm，壁厚，孔沟明显。种皮石细胞类长方形或不规则形，壁薄，具纹孔。纤维长梭形，直径 16 ～ 42 μm，胞腔较大，壁孔明显。可见梯纹导管和螺纹导管。薄壁细胞不规则形，具纹孔。

3. 薄层色谱 供试品色谱中，在与罗汉果对照药材色谱和罗汉果皂苷Ⅴ对照品色谱相应的位置上，显相同颜色的斑点。

【检查】水分不得过 15.0%。总灰分不得过 5.0%。

【浸出物】热浸法。水溶性浸出物不得少于 30.0%。

【含量测定】高效液相色谱法。按干燥品计，本品含罗汉果皂苷Ⅴ（$C_{60}H_{102}O_{29}$）不得少于 0.50%。

【商品规格】按果形分为长形果和圆形果两种规格。依据中部围径大小分为若干等级。

1. 特大果 干货。围径 18 cm 以上。

2. 大果 干货。围径 16 cm 以上。

3. 中果 干货。围径 13 cm 以上。

4. 小果 干货。围径 10 cm 以上。

【性味功能】性凉，味甘。归肺、大肠经。清热润肺，利咽开音，滑肠通便。用于肺热燥咳，咽痛失音，肠燥便秘。

【用法用量】9 ～ 15 g。内服煎汤，或泡茶饮。

【贮藏】置干燥处，防霉，防蛀。

金樱子

Jinyingzi

Rosae laevigatae Fructus

本品为常用中药，始载于《蜀本草》。

【别名】糖罐子、刺梨。

【来源】蔷薇科植物金樱子 *Rosa laevigata* Michx. 的干燥成熟果实。

【产销】主产于广东、广西、江西、浙江、江苏等地。销全国。

【采收加工】10—11 月果实成熟变红时采收，干燥，除去毛刺。

【炮制】

1. 金樱子 取原药材，取出杂质，洗净，干燥。

2. 金樱子肉 取净金樱子，略浸，润透，纵切两瓣，除去毛、核（小瘦果），干燥。

【商品特征】

1. 药材 花托发育而成的假果，呈倒卵形，长 2 ～ 3.5 cm，直径 1 ～ 2 cm。表面红黄色或红棕色，有凸起的棕色小点，系毛刺脱落后的残基。顶端有盘状花萼残基，中央有黄色柱基，下部渐尖。质硬。切开后，花托壁厚 1 ～ 2 mm，内有多数坚硬的小瘦果，内壁及瘦果均有淡黄色茸毛。气微，味甘、微涩。（图 13-76）

以个大、肉厚、色红黄者为佳。

2. 饮片

（1）金樱子　同药材。

（2）金樱子肉　倒卵形纵剖瓣。表面红黄色或红棕色，有凸起的棕色小点。顶端有花萼残基，下部渐尖。花托壁厚 1 ～ 2 mm，内面淡黄色，残存淡黄色茸毛。气微，味甘，微涩。（图 13-77）

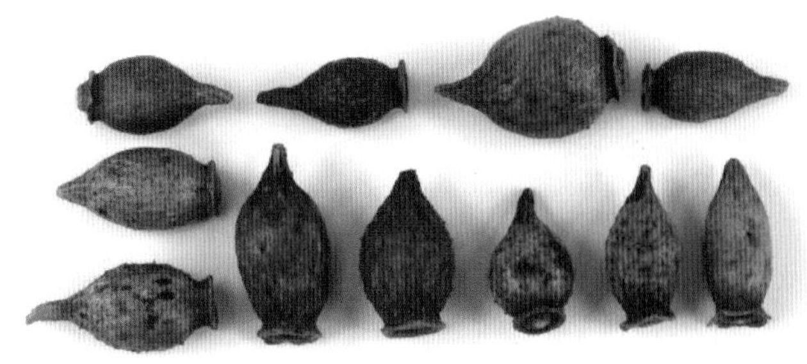

图 13-76　金樱子

【主要成分】含皂苷、有机酸、多糖、维生素等。如苹果酸、柠檬酸、金樱子素、2α，3β，19α，23- 四羟基 -12- 烯 -28- 乌苏酸、维生素 C 等。

【鉴别】

1. 花托壁横切面　外表皮细胞类方形或略径向延长，外壁及侧壁增厚，角质化；表皮上的刺痕纵切面细胞径向延长。皮层薄壁细胞壁稍厚，纹孔明显，含有油滴，并含橙黄色物，有的含草酸钙方晶和簇晶；纤维束散生于近皮层外侧；维管束多存在于皮层中部和内侧，外韧型，韧皮部外侧有纤维束，导管散在或呈放射状排列。内表皮细胞长方形，内壁增厚，角质化；有木化的非腺毛或具残基。

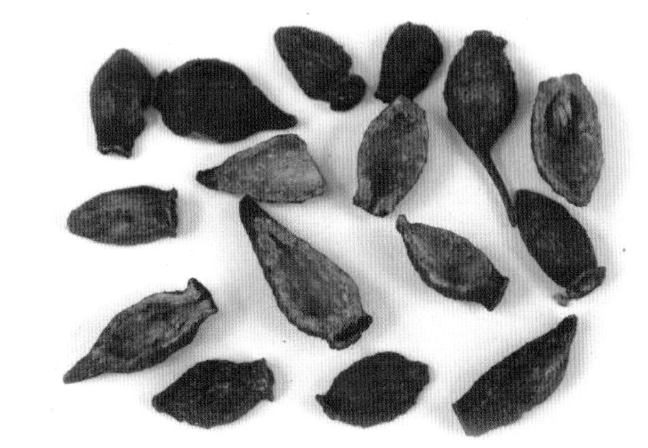

图 13-77　金樱子肉

2. 花托粉末　淡肉红色。非腺毛单细胞或多细胞，长 505 ～ 1836 μm，直径 16 ～ 31 μm，壁木化或微木化，表面常有螺旋状条纹，胞腔内含黄棕色物。表皮细胞多角形，壁厚，内含黄棕色物。草酸钙方晶多见，长方形或不规则形，直径 16 ～ 39 μm；簇晶少见，直径 27 ～ 66 μm。螺纹导管、网纹导管、环纹导管及具缘纹孔导管直径 8 ～ 20 μm。薄壁细胞多角形，木化，具纹孔，含黄棕色物。纤维梭形或条形，黄色，长至 1071 μm，直径 16 ～ 20 μm，壁木化。树脂块不规则形，黄棕色，半透明。

3. 化学鉴别　取本品粉末 5 g，加水 50 mL，置 60 ℃水浴加热 15 min，趁热滤过。取滤液 1 mL，加碱性酒石酸铜试液 4 ～ 5 滴，水浴加热 5 min，生成红棕色沉淀。取滤液 1 mL，加 1% 三氯化铁溶液 1 ～ 2 滴，显暗紫色。取滤液 2 mL，置具塞试管中，用力振摇 1 min，产生大量蜂窝状泡沫，放置 10 min，泡沫无明显消失。

4. 薄层色谱　供试品色谱中，在与金樱子对照药材色谱相应的位置上，显相同颜色的斑点。

【检查】水分：药材不得过 18.0%，饮片不得过 16.0%。总灰分不得过 5.0%。

【含量测定】标准曲线法。按干燥品计，金樱子肉含金樱子多糖以无水葡萄糖（$C_6H_{12}O_6$）计，不得少于 25.0%。

【商品规格】统货。

【性味功能】性平，味酸、甘、涩。归肾、膀胱、大肠经。固精缩尿，固崩止带，涩肠止泻。用于遗精滑精，遗尿尿频，崩漏带下，久泻久痢。

【用法用量】6 ～ 12 g。内服煎汤。

【贮藏】置通风干燥处，防蛀。

荜茇

Bibo

Piperis Longi Fructus

本品为较常用中药，始载于《开宝本草》。

【别名】荜拨。

【来源】胡椒科植物荜茇 *Piper longum* L. 的干燥近成熟或成熟果穗。

【产销】主产于印度尼西亚、菲律宾、越南等国。我国主产于云南、广东、广西、福建等地。销全国。

【采收加工】9—10 月间，果实由绿变黑时采收，除去杂质，晒干。

【炮制】取原药材，拣除杂质，去柄，筛净灰屑，用时捣碎。

【商品特征】

1. 药材 圆柱形，稍弯曲，由多数小浆果集合而成，长 1.5 ～ 3.5 cm，直径 0.3 ～ 0.5 cm。表面黑褐色至浅棕色，有斜向排列整齐的小凸起，基部有果穗梗残存或脱落。质硬而脆，易折断，断面不整齐，颗粒状。小浆果球形，直径约 1.5 mm。有特异香气，味辛辣。（图 13-78）

以肥大、饱满、坚实、气味浓者为佳。

2. 饮片 同药材。

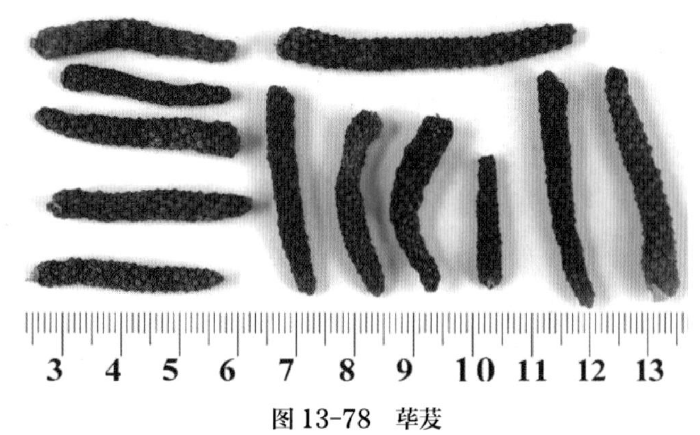

图 13-78 荜茇

【主要成分】含胡椒碱、荜茇亭碱等生物碱，另含挥发油等。

【鉴别】

1. 果穗横切面 果穗轴正中为薄壁组织，有一轮外韧型维管束，中央有的有空隙。每个浆果呈纵切面观，其顶端有的可见微凸起的柱头薄壁细胞，外果皮为 1 列多角形表皮细胞，浅黄色，偶见小腺毛，表皮下有 2 ～ 4 列厚角组织。中果皮外侧有石细胞及油细胞散在，此外，另有油细胞层，靠近内果皮处有细小维管束分布。内果皮为 1 列方形或径向延长的薄壁细胞。种皮为 2 ～ 3 列棕褐色扁平细胞。外胚乳薄壁细胞充满淀粉粒；内胚乳细胞及胚仅通过种子上端可见。各浆果间的中果皮薄壁组织界限不易区分。有的部位可见两浆果间存在的苞片，由径向延长的薄壁细胞组成，亦有油细胞及维管束分布。

2. 粉末 灰褐色。石细胞类圆形、长卵形或多角形，直径 20 ～ 65 μm，壁较厚，有的层纹明显。纤维多见，常与石细胞相连。油细胞类圆形，直径 25 ～ 55 μm。内果皮细胞表面观呈长多角形，垂周壁不规则疣状增厚，常与棕色种皮细胞连接。淀粉粒细小，常聚集成团块。

3. 化学鉴别　取本品粉末少量，加硫酸 1 滴，显鲜红色，渐变红棕色，后转棕褐色。

4. 薄层色谱　供试品色谱中，在与胡椒碱对照品色谱相应的位置上，显相同的蓝色荧光斑点；喷以 10% 硫酸乙醇溶液，加热至斑点显色清晰，在与胡椒碱对照品色谱相应的位置上，显相同的褐黄色斑点。

【检查】杂质不得过 3%。水分不得过 11.0%。总灰分不得过 5.0%。

【含量测定】高效液相色谱法。按干燥品计，本品含胡椒碱（$C_{17}H_{19}NO_3$）不得少于 2.5%。

【性味功能】性热，味辛。归胃、大肠经。温中散寒，下气止痛。用于脘腹冷痛，呕吐，泄泻，寒凝气滞，胸痹心痛，头痛，牙痛。

【用法用量】1 ～ 3 g。内服煎汤。外用适量，研末塞龋齿孔中。

【贮藏】置阴凉干燥处，防蛀。

荜澄茄

Bichengqie

Litseae Fructus

本品为少常用中药，始载于《开宝本草》。

【别名】澄茄子、山苍子。

【来源】樟科植物山鸡椒 *Litsea cubeba*（Lour.）Pers. 的干燥成熟果实。

【产销】主产于云南、广西、四川、贵州等地，销全国。此外，江苏、福建、安徽、广东、湖南、湖北、江西等地亦产，多自产自销。

【采收加工】秋季果实成熟时采收，除去杂质，晒干。

【炮制】取原药材，拣去杂质，摘去果梗，洗净，晒干。

【商品特征】

1. 药材　类球形，直径 4 ～ 6 mm。表面棕褐色至黑褐色，有网状皱纹。基部偶有宿萼及细果梗。除去外皮可见硬脆的果核，种子 1 粒，子叶 2，黄棕色，富油性。气芳香，味稍辣而微苦。（图 13-79）

以个大、气味浓厚、有油质、无杂质者为佳。

2. 饮片　同药材。

【主要成分】主含挥发油，油中主要有 α- 柠檬醛、β- 柠檬醛、柠檬烯、甲基异丁基酮、芳樟醇。

【鉴别】

1. 横切面　外果皮为 1 列切向延长的细胞，外被角质层。中果皮细胞类椭圆形，含草酸钙细针晶，长 5 ～ 6 μm。油细胞众多，内含油滴，散在，以外侧为多。石细胞单个散在或成群，集中分布于靠近胚根的部位，类圆形或长方形，胞腔狭小，孔沟明显。内果皮为 4 ～ 6 列梭形石细胞，呈栅状排列，

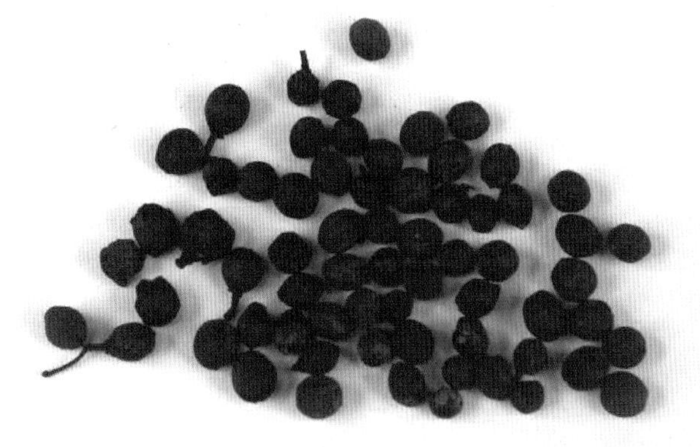

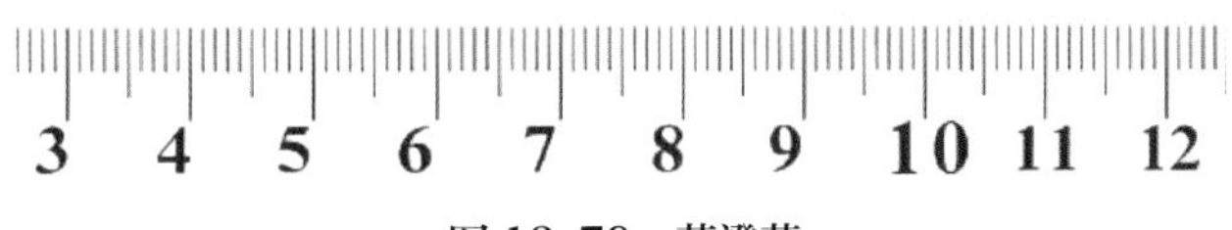

图 13-79　荜澄茄

贴近中果皮的 1 列切向壁外侧细胞间隙埋有小方晶，形成一结晶环，细胞腔内偶含方晶。内果皮的内、外均有 1 列薄的色素层。种皮为数列薄壁细胞，细胞壁具网状纹理。向内为胚乳颓废层。子叶 2，占横切面的大部分，细胞类圆形，含糊粉粒和细小方晶，长 4 ～ 9 μm；少数方晶较大，长可达 35 μm。

2. 粉末　油细胞众多，椭圆形或圆形，长 110 ～ 180 μm，宽 26 ～ 96 μm，内含黄棕色油滴。石细胞成群或单个散在，类圆形或长方形，直径 26 ～ 86 μm，壁厚，胞腔小，纹孔及孔沟明显。外果皮细胞顶面观呈多角形，直径 20 ～ 32 μm，具角质层纹理；侧面观呈类圆形或矩圆形，外被角质层。内果皮为梭形石细胞，黄色，直径约 15 μm，胞腔小，有的含方晶；顶面观呈多角形，外壁附着多数方晶，直径 3 ～ 5 μm。

3. 薄层色谱　供试品色谱中，在与荜澄茄对照药材色谱相应的位置上，显相同颜色的斑点或荧光斑点。

【检查】水分不得过 10.0%。总灰分不得过 5.0%。

【浸出物】热浸法。乙醇浸出物不得少于 28.0% 。

【商品规格】统货。

【性味功能】性温，味辛。归脾、胃、肾、膀胱经。温中散寒，行气止痛。用于胃寒呕逆，脘腹冷痛，寒疝腹痛，寒湿郁滞，小便浑浊。

【用法用量】1 ～ 3 g。内服煎汤。

【贮藏】置阴凉干燥处。

茺蔚子

Chongweizi

Leonuri Fructus

本品为较常用中药，始载于《神农本草经》，列为上品。

【别名】益母草子。

【来源】唇形科植物益母草 *Leonurus japonicus* Houtt. 的干燥成熟果实。

【产销】全国各地均产。销全国。

【采收加工】秋季果实成熟时采割地上部分。晒干，打下果实，除去杂质。

【炮制】

1. 茺蔚子　取原药材，除去杂质，洗净，干燥。

2. 炒茺蔚子　取净茺蔚子，用文火炒至有爆声，表面微鼓起，颜色加深时，取出，放凉。

【商品特征】

1. 药材　三棱形，长 2 ～ 3 mm，宽约 1.5 mm。表面灰棕色至灰褐色，有深色斑点。一端稍宽，平截状，另一端渐窄而钝尖。果皮薄，胚乳、子叶类白色，富油质，气微、味苦。以粒大、饱满者为佳。（图 13–80）

2. 饮片

（1）茺蔚子　同药材。

（2）炒茺蔚子　形如茺蔚子，微鼓起，表面棕褐色，质脆，气微香，味苦。

【主要成分】含益母草宁（leonurinine），水苏碱（stachydrine），亚油酸，γ－亚麻酸，氨基酸及丰富的微量元素 Fe、Mn、Cu、Zn、Mo 等。

【鉴别】

1. 横切面　外果皮为 1 列浅黄色径向延长的细胞。中果皮为 2 ～ 3 列类方形薄壁细胞；近内果皮的细胞中含草酸钙方晶。内果皮坚硬，为 1 列径向延长的石细胞，壁木化。种皮细胞 1 列，切向延长，内含棕色色素。胚乳和子叶细胞含糊粉粒及脂肪油滴。

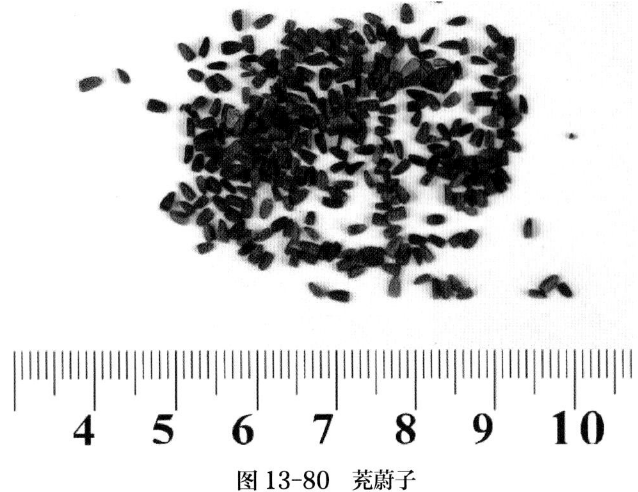

图 13-80　茺蔚子

2. 粉末　黄棕色至深棕色。外果皮细胞横断面观略径向延长，长度不一，形成多数隆起的脊，脊中央为黄色网纹细胞，壁非木化；表面观类多角形，有条状角质纹理，网纹细胞具条状增厚壁。内果皮厚壁细胞断面观略切向延长，内壁极厚，外壁薄，胞腔偏靠外侧，内含草酸钙方晶；表面观呈星状或细胞界限不明显，方晶明显。中果皮细胞表面观类多角形，壁薄，微波状弯曲。种皮表皮细胞类方形，壁稍厚，略波状弯曲，胞腔内含淡黄棕色物。内胚乳细胞含脂肪油滴和糊粉粒。

3. 薄层色谱　供试品色谱中，在与盐酸水苏碱对照品色谱相应的位置处，显相同的橙红色斑点。

【检查】水分不得过 7.0%。总灰分不得过 10.0%。

【浸出物】热浸法。乙醇浸出物不得少于 17.0%。

【含量测定】高效液相色谱法。按干燥品计，本品含盐酸水苏碱（$C_7H_{13}NO_2 \cdot HCl$）不得少于 0.050%。

【商品规格】统货。

【性味功能】性微寒，味辛、苦。归心包、肝经。活血调经，清肝明目。用于月经不调，经闭痛经，目赤翳障，头晕胀痛。

【用法用量】5 ～ 10 g。内服煎汤。瞳孔散大者慎用。

【贮藏】置通风干燥处。

胡芦巴

Huluba

Trigonellae Semen

本品为少常用中药，始载于《嘉祐本草》。

【别名】芦巴子、芦巴。

【来源】豆科植物胡芦巴 *Trigonella foenum-graecum* L. 的干燥成熟种子。

【产销】主产于安徽、四川、甘肃等地，主销华北。云南、陕西、新疆亦产，多自产自销。

【采收加工】夏季果实成熟时采割植株，晒干，打下种子，除去杂质。

【炮制】

1. 胡芦巴 取原药材，拣去杂质，洗净，干燥。

2. 盐胡芦巴 取净胡芦巴，加盐水喷洒拌匀，稍闷，用文火炒至鼓起，微具焦斑，有香气逸出时，取出晾凉。每 100 kg 胡芦巴用食盐 2 kg。

【商品特征】

1. 药材 略呈斜方形或矩形，长 3 ～ 4 mm，宽 2 ～ 3 mm，厚约 2 mm。表面黄绿色或黄棕色，平滑，两侧各具一深斜沟，相交处有点状种脐。质坚硬，不易破碎。种皮薄，胚乳呈半透明状，具黏性；子叶 2，淡黄色，胚根弯曲，肥大而长。气香，味微苦。（图 13–81）

以个大、饱满、无杂质者为佳。

2. 饮片

（1）葫芦巴 同药材。

（2）盐葫芦巴 形如葫芦巴，表面黄棕色至棕色，偶见焦斑。略具香气，味微咸。（图 13–82）

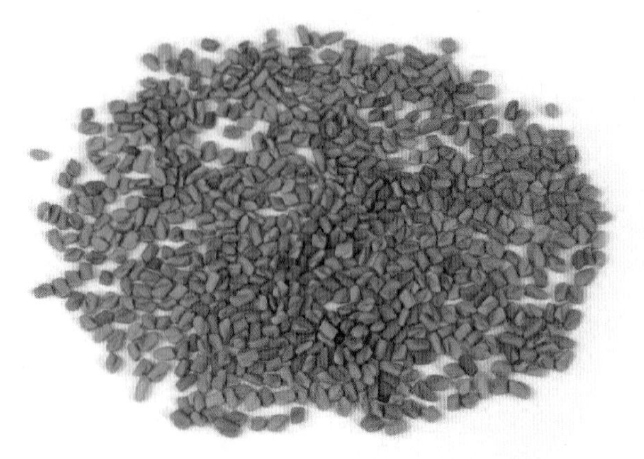

图 13–81 葫芦巴

【主要成分】含胡芦巴碱（trigonellinelline）、薯蓣皂苷元葡萄糖苷（diosgenin–β–D–blucoside）、牡荆素（vitexin）、异牡荆素（saponaretin）、异荭草素（isoorientin）、牡荆素 –7– 葡萄糖苷（vitexin–7–glucoside）等。

【鉴别】

1. 粉末 棕黄色。表皮栅状细胞 1 列，外壁和侧壁上部较厚，有细密纵沟纹，下部胞腔较大，具光辉带；表面观类多角形，壁较厚，胞腔较小。支持细胞 1 列，略呈哑铃状，上端稍窄，下端较宽，垂周壁显条状纹理；底面观呈类圆形或六角形，有密集的放射状条纹增厚，似菊花纹状，胞腔明显。子叶细胞含糊粉粒和脂肪油滴。

2. 化学鉴别

（1）取粉末 1 g，加 0.5% 盐酸乙醇溶液 7 mL，加热回流 10 min，趁热滤过，滤液加氨水调 pH 至中性，蒸干。残渣加 5% 盐酸 2 mL 使溶解，滴加碘化汞钾试液，产生灰白色沉淀。

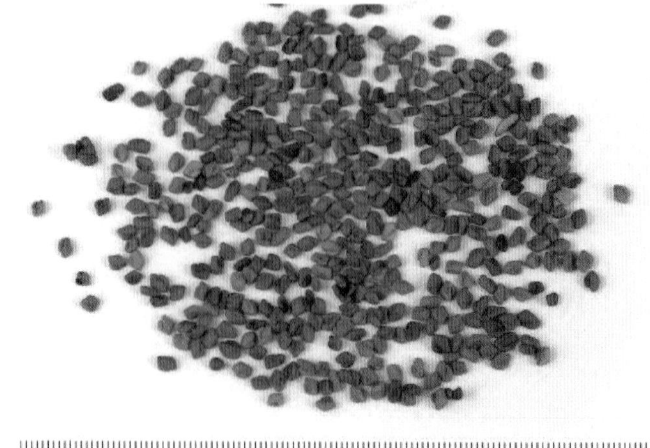

图 13–82 盐葫芦巴

（2）取粉末 2 g，加水 30 mL，水浴加热 10 min，滤过，取滤液 2 mL，置具塞试管中，用力振摇 1 min，产生大量蜂窝状泡沫，放量 10 min 泡沫不消失。

【检查】水分：药材不得过 15.0%，饮片不得过 11.0%。总灰分：药材不得过 5.0%，饮片不得过 7.5%。

酸不溶性灰分不得过 1.0%。

【浸出物】热浸法。稀乙醇浸出物不得少于 18.0%。

【含量测定】高效液相色谱法。按干燥品计，本品含胡芦巴碱（$C_7H_7NO_2$）不得少于 0.45%。

【商品规格】统货。

【性味功能】性温，味苦。归肾经。温肾助阳，祛寒止痛。用于肾阳不足，下元虚冷，小腹冷痛，寒疝腹痛，寒湿脚气。

【用法用量】5 ～ 10 g。内服煎汤。

【贮藏】置干燥处。

胡椒

Hujiao

Piperis Fructus

本品为常用中药，始载于《唐本草》。

【别名】白胡椒、黑胡椒、白川、黑川。

【来源】胡椒科植物胡椒 *Piper nigrum* L. 的干燥近成熟或成熟果实。

【产销】主产于马来西亚、印度尼西亚、印度、泰国、越南等国。我国广东、广西、海南、云南已有大量栽培。销全国。

【采收加工】秋末至次春果实呈暗绿色时采收，晒干，为黑胡椒；果实变红时采收，用水浸渍数日，擦去果肉，晒干，为白胡椒。

【炮制】取原药材，除去杂质及灰屑，用时粉碎成细粉。

【商品特征】

1. 黑胡椒 球形，直径 3.5 ～ 5 mm。表面黑褐色，具隆起网状皱纹，顶端有细小花柱残迹，基部有自果轴脱落的疤痕。质硬，果皮可剥离，种皮灰白色或淡黄色。断面黄白色，粉性，中有小空隙。气芳香，味辛辣。

以粒大、饱满、色黑、皮皱、气味强烈者为佳。

2. 白胡椒 表面灰白色或淡黄白色，平滑，顶端与基部间有多数浅色线状条纹。（图 13-83）

以粒圆、个大、坚实、白色或灰白色、气味强烈者为佳。

【主要成分】含生物碱，挥发油，维生素等。如胡椒碱（piperine），胡椒林碱（piperyline），胡椒油碱（piperoleine）A、B、C，石竹烯，柠檬烯，蒎烯，胡萝卜素，硫胺素等，尚含有机酸、香豆素、酚类化合物、

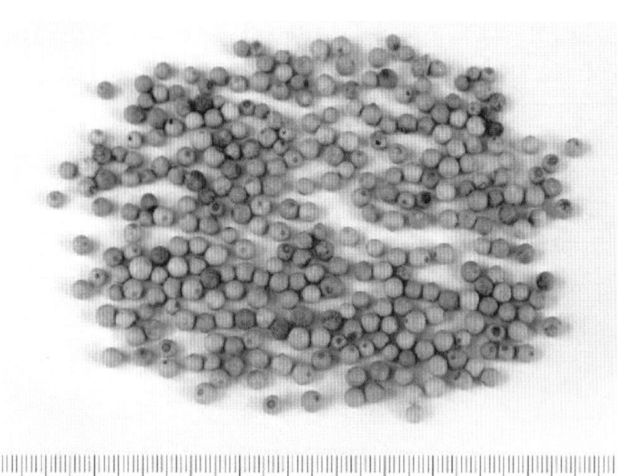

图 13-83 白胡椒

黄酮类化合物、皂苷、甾醇等。

【鉴别】

1. 粉末

（1）黑胡椒　暗灰色。果皮石细胞类方形、长方形或形状不规则，直径 19 ～ 66 μm，壁较厚。种皮细胞棕色，多角形，壁连珠状增厚。油细胞较少，类圆形，直径 51 ～ 75 μm。淀粉粒细小，常聚集成团块。

（2）白胡椒　黄白色。种皮细胞、油细胞、淀粉粒同黑胡椒。

2. 化学鉴别　取本品粉末少量，加硫酸 1 滴，显红色，渐变红棕色，后转棕褐色。

3. 薄层色谱　供试品色谱中，在与胡椒碱对照品色谱相应的位置上，显相同颜色的斑点或荧光斑点。

【检查】水分不得过 14.0%。

【含量测定】高效液相色谱法。按干燥品计，本品含胡椒碱（$C_{17}H_{19}NO_3$）不得少于 3.3%。

【商品规格】统货。

【性味功能】性热、味辛。归胃、大肠经。温中散寒，下气，消痰。用于胃寒呕吐，腹痛泄泻，食欲不振，癫痫痰多。

【用法用量】0.6 ～ 1.5 g，研粉吞服。外用适量。

【贮藏】密闭，置阴凉干燥处。

荔枝核

Lizhihe

Litchi Semen

本品为少常用中药，始载于《开宝本草》。

【别名】荔仁、大荔核。

【来源】无患子科植物荔枝 *Litchi chinensis* Sonn. 的干燥成熟种子。

【产销】主产于广东、广西、海南，销全国。此外，台湾、福建、四川亦产。

【采收加工】夏季采摘成熟果实，除去果皮及肉质假种皮，洗净，晒干。

【炮制】

1. 荔枝核　除去杂质，洗净，干燥。用时捣碎。

2. 盐荔枝核　取净荔枝核，捣碎后加盐水闷润，置锅内用文火炒干，取出晾凉。每 100 kg 荔枝核用食盐 2 kg。

【商品特征】

1. 药材　长圆形或卵圆形，略扁，长 1.5 ～ 2.2 cm，直径 1 ～ 1.5 cm。表面棕红色或紫棕色，平滑，有光泽，略有凹陷及细波纹。一端有类圆形黄棕色的种脐，直径约 7 mm。质硬，子叶 2，棕黄色。气微，味微甘、苦、涩。（图 13–84）

以粒大、饱满、光亮者为佳。

2. 饮片

（1）荔枝核　同药材。

（2）盐荔枝核 呈碎块状，断面棕褐色，偶见焦斑，味苦涩而微咸。

【主要成分】含黄酮类、甾体类、鞣质、萜类、挥发油等。如α-亚甲基环丙基甘氨酸，槲皮素，左旋表儿茶素，豆甾醇，原花青素A6、A1、A2，2-辛基环丙烷辛酸，油酸，亚油酸等。

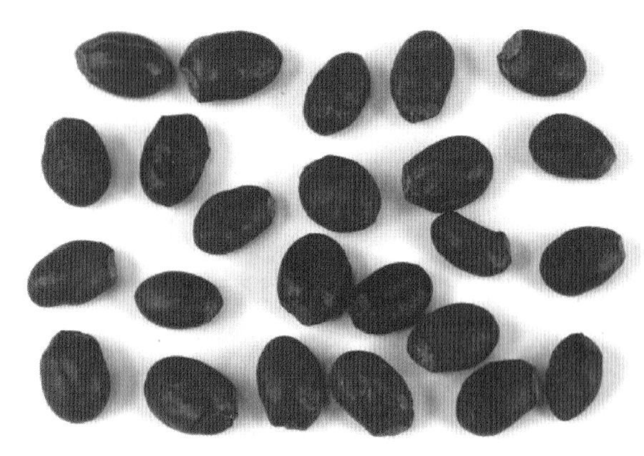

图 13-84 荔枝核

【鉴别】

1. 粉末 棕黄色。镶嵌层细胞黄棕色，呈长条形，由数个细胞为一组，做不规则方向嵌列。星状细胞淡棕色，呈不规则星状分枝，分枝先端平截或稍钝圆，细胞间隙大，壁薄。石细胞成群或单个散在，呈类圆形、类方形、类多角形、长方形或长圆形，多有凸起或分枝。子叶细胞呈类圆形或类圆多角形，充满淀粉粒，并可见棕色油细胞。

2. 化学鉴别 取粉末约0.5 g，加水4 mL，微热，滤过。取滤液1 mL，加三氯化铁试液1滴，产生蓝绿色沉淀。

【商品规格】统货。

【性味功能】性温，味甘、微苦。归肝、肾经。行气散结，祛寒止痛。用于寒疝腹痛，睾丸肿痛。

【用法用量】5～10 g。内服煎汤，或入丸、散。外用适量，研末调敷。

【贮藏】置干燥处，防蛀。

南瓜子

Nanguazi

Cucurbitae Semen

本品为常用中药，始载于《本草纲目》。

【别名】南瓜仁、白瓜子。

【来源】葫芦科植物南瓜 *Cucurbita moschata*（Duch. ex Lam.）Duch. ex Poiret 的干燥种子。

【产销】全国各地广泛栽培。销全国。

【采收加工】夏、秋二季收集成熟种子，除去瓤膜，洗净，晒干。

【炮制】取原药材，除去杂质，筛去灰屑。

【商品特征】

本品呈扁椭圆形，一端略尖，外表黄白色，边缘稍有棱，长1.2～2 cm，宽0.7～1.2 cm，表面带有毛茸，边缘较多。种皮较厚，种脐位于尖的一端；除去种皮，可见绿色菲薄的胚乳，内有2枚黄色肥厚的子叶。子叶内含脂肪油滴，胚根小。气香，味微甘。（图13-85）

以干燥、粒饱满、外壳黄白色者为佳。

【主要成分】种子含油16.4%，其中主要脂肪酸为亚油酸（linoleic acid）、油酸（oleic acid）、棕榈酸（palmitic acid）及硬脂酸（stearic acid），还包括亚麻酸（linolenic acid）、肉豆蔻酸（myristic acid）。本品还含类脂成分，如三酰甘油（triglyceride）、二酰甘油（diglyceride）、单酰胆碱（pholphatidyl choline）、磷酯酰己醇胺（phosphatidyl ethanolamine）、磷脂酰丝氨酸（phosphatidyl setine）、脑苷脂（cetebroside）等。脱脂的种子中可得有效成分南瓜子氨酸（cerebroside）。

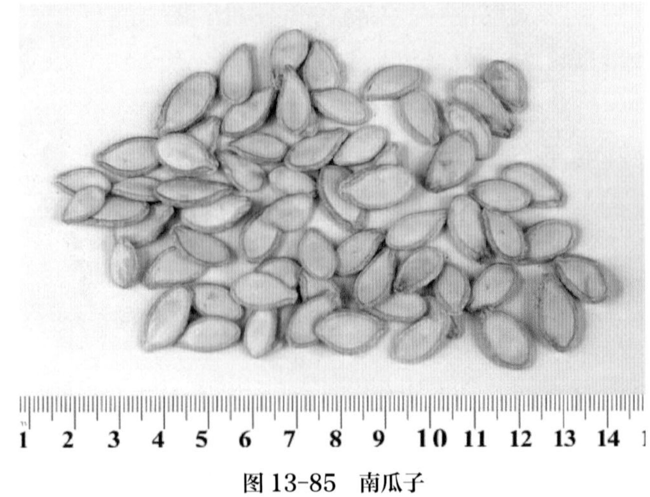

图13-85 南瓜子

【鉴别】

本品横切面种皮外表皮为1列栅状细胞，壁稍厚，微木化，下皮为多列薄壁细胞，细胞呈类圆形或不规则长圆形；石细胞层为1列细胞，类圆形；其内为薄壁细胞，细胞壁向外凸起呈乳头状，细胞间隙较大。种子两端各有一维管束。种子内表皮为1列薄壁细胞。子叶2片，细胞中含有脂肪油滴和糊粉粒。

【检查】水分不得过10.0%。总灰分不得过3.0%。

【浸出物】冷浸法。石油醚（60～90 ℃）浸出物不得少于4.0%。

【商品规格】统货。

【性味功能】性平，味甘。归胃、大肠经。驱绦虫、蛔虫、血吸虫、钩虫、蛲虫等，及治疗产后手足水肿、百日咳、糖尿病。

【用法用量】30～60 g。内服煎汤。外用适量，煎水熏洗。

【贮藏】置干燥通风处。

枳壳

Zhiqiao

Aurantii Fructus

本品为常用中药，始载于《雷公炮炙论》。

【别名】川枳壳、江枳壳、湘枳壳、苏枳壳。

【来源】芸香科植物酸橙 *Citrus aurantium* L. 及其栽培变种的干燥未成熟果实。栽培变种主要有黄皮酸橙 *Citrus aurantium* 'Huangpi'、代代花 *Citrus aurantium* 'Daidai'、朱栾 *Citrus aurantium* 'Chuluan'、塘橙 *Citrus aurantium* 'Tangcheng'。

【产销】主产于江西、四川、湖北、贵州等地。以江西、四川为道地产区。销全国。

【采收加工】7月果皮尚绿时采收，自中部横切为两半，晒干或低温干燥。

【炮制】

1. 枳壳 除去杂质，洗净，润透，切薄片，干燥后筛去碎落的瓤核。

2. 麸炒枳壳 先将锅烧热，均匀撒入麸皮，用中火加热，待烟起时投入枳壳片，不断翻动，炒至淡黄色时取出，筛去麸皮，放凉。每 100 kg 枳壳片用麸皮 10 kg。

【商品特征】

1. 药材 呈半球形，直径 3 ～ 5 cm。外果皮棕褐色至褐色，有颗粒状凸起，凸起的顶端有凹点状油室；有明显的花柱残迹或果梗痕。切面中果皮黄白色，光滑而稍隆起，厚 0.4 ～ 1.3 cm，边缘散有 1 ～ 2 列油室，瓤囊 7 ～ 12 瓣，少数至 15 瓣，汁囊干缩呈棕色至棕褐色，内藏种子。质坚硬，不易折断。气清香，味苦、微酸。（图 13–86）

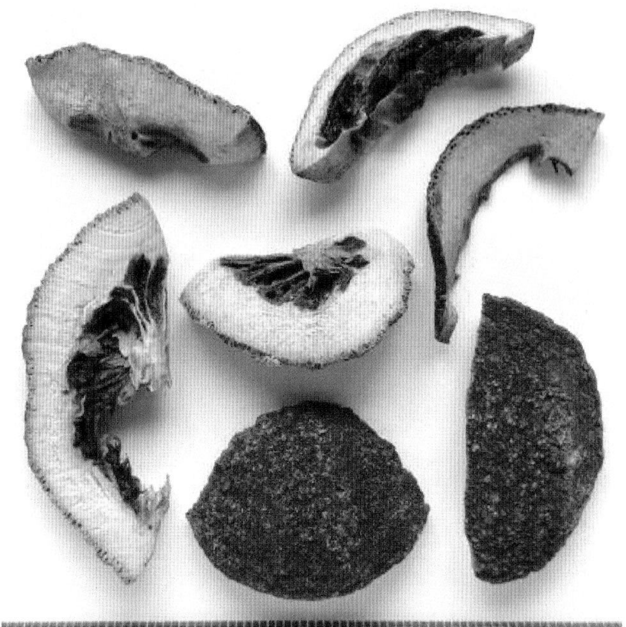

图 13–86 枳壳

以外果皮色绿褐、果肉厚、质坚硬、香气浓者为佳。

本品特征可概括如下。

枳壳个大半球形，外皮绿褐有凹点。

切面光滑微隆起，味苦气香理积滞。

2. 饮片

（1）枳壳 呈不规则弧状条形薄片。切面外果皮棕褐色至褐色，中果皮黄白色至黄棕色，近外缘有 1 ～ 2 列点状油室，内侧有的有少量紫褐色瓤囊。

（2）麸炒枳壳 形如枳壳片，色较深，偶有焦斑。（图 13–87）

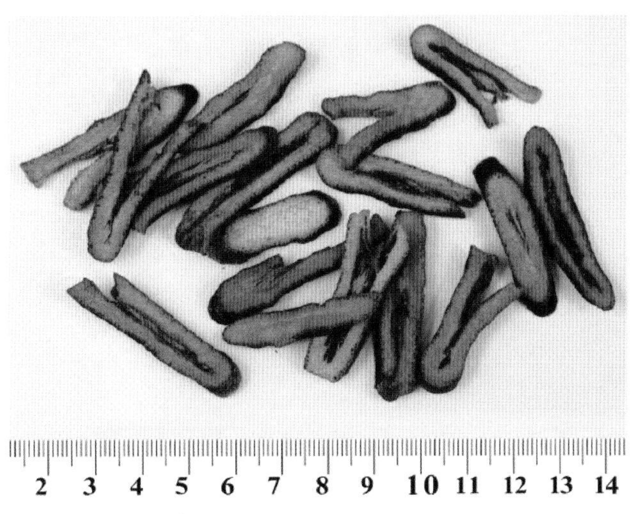

图 13–87 麸炒枳壳

【主要成分】含挥发油、黄酮类、维生素等。如新橙皮苷（neohesperidin）、柚皮苷（naringin）、维生素 C、苦橙素、柠檬醛等。

【鉴别】

1. 果皮横切面 表皮细胞 1 列，较小，外被角质层，有气孔。中果皮薄壁细胞有较大的细胞间隙。大型油室不规则地排列成 1 ～ 2 列，卵圆形或长圆形，径向长 410 ～ 1330 μm，切向长 260 ～ 715 μm。中果皮外侧细胞散有较多草酸钙斜方晶或棱晶；内侧细胞多切向延长，排列紧密，维管束纵横散布。

2. 粉末 黄白色或棕黄色。中果皮细胞类圆形或形状不规则。果皮表皮细胞表面观呈多角形、类方形或长方形，气孔环式，直径 16 ～ 34 μm，副卫细胞 5 ～ 9 个；侧面观外被角质层。汁囊组织淡黄色或无色，细胞多皱缩，并与下层细胞交错排列。草酸钙方晶存在于果皮和汁囊细胞中，呈斜方形、多面体形或双锥形，直径 3 ～ 30 μm。螺纹导管、网纹导管及管胞细小。

3. 化学鉴别 取本品粉末 0.5 g，加甲醇 10 mL，加热回流 10 min，滤过。取滤液 1 mL，加四氢硼钾约 5 mg，摇匀，加盐酸数滴，溶液显樱红色至紫红色。另取滤液 2 mL，加镁粉少许及盐酸数滴，溶液渐呈红色。

4. 薄层色谱 供试品色谱中，在与柚皮苷对照品、新橙皮苷对照品色谱相应的位置上，显相同颜色的荧光斑点。

【检查】水分不得过 12.0%。总灰分不得过 7.0%。

【含量测定】高效液相色谱法。按干燥品计，本品含柚皮苷（$C_{27}H_{32}O_{14}$）不得少于 4.0%，新橙皮苷（$C_{28}H_{34}O_{15}$）不得少于 3.0%。

【商品规格】一般分为两个等级。

一等　干货。肉厚，直径在 3.5 cm 以上，肉厚 0.5 cm 以上。无虫蛀、霉变。

二等　干货。肉薄，直径在 2.5 cm 以上，肉厚 0.35 cm 以上。余同一等。

【性味功能】性微寒，味苦、辛、酸。归脾、胃经。理气宽中，行滞消胀。用于胸胁气滞，胀满疼痛，食积不化，痰饮内停，脏器下垂。

【用法用量】3 ～ 10 g。内服煎汤，或入丸、散。孕妇慎用。

【贮藏】置阴凉干燥处，防蛀。

【附注】枳实与枳壳为相同来源植物果实的不同生长阶段，未成熟的幼果称为“枳实”，近成熟的果实称为“枳壳”。枳实力强，重在破气；枳壳力弱，偏于理气。

地区习惯用药如下所示。

（1）同科植物枳 *Poncirus trifoliate*（L.）Rafin. 的果实，作枳壳药用习称“绿衣枳壳”。产于山东、河南、山西、陕西、甘肃、安徽、江苏、浙江、湖北、湖南、江西、广东、广西、贵州、云南等地。药材直径 2 ～ 3.5 cm，外皮灰绿色，有的有细柔毛。瓤囊 5 ～ 9 个。

（2）同属植物香圆 *Citrus wilsonii* Tanaka 的未成熟果实。产于陕西等地。药材直径 4 ～ 7 cm，外皮灰绿色，常有棕黄色斑块，表面粗糙，果顶具金钱环。

枳实

Zhishi

Aurantii Fructus Immaturus

本品为常用中药，始载于《神农本草经》，列为中品。

【别名】鹅眼枳实。

【来源】芸香科植物酸橙 *Citrus aurantium* L. 及其栽培变种或甜橙 *Citrus sinensis* Osbeck 的干燥幼果。前者又名酸橙枳实，后者又名广柑枳实。栽培变种同枳壳。

【产销】主产于浙江、江西、湖南、四川、湖北等地，销全国并出口。

【采收加工】5—6 月收集自落的果实，除去杂质，自中部横切为两半，晒干或低温干燥，较小者直接晒干或低温干燥。

【炮制】

1. 枳实　除去杂质，洗净，润透，切薄片，干燥。

2. 麸炒枳实　先将锅烧热，均匀撒入麸皮，用中火加热，待烟起时投入枳实片，不断翻动，炒至淡黄色时取出，筛去麸皮，放凉。每 100 kg 枳实用麸皮 10 kg。

【商品特征】

1. 药材　呈半球形，少数为球形，直径 0.5 ～ 2.5 cm。外果皮黑绿色或棕褐色，具颗粒状凸起和皱纹，有明显的花柱残迹或果梗痕。切面中果皮略隆起，厚 0.3 ～ 1.2 cm，黄白色或黄褐色，边缘有 1 ～ 2 列油室，瓤囊棕褐色。质坚硬。气清香，味苦、微酸。（图 13–88）

以外果皮绿褐、果肉厚、质坚硬、香气浓者为佳。

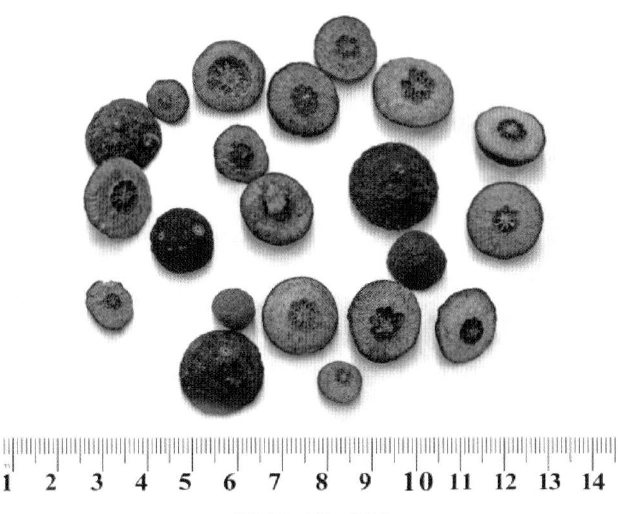

图 13–88　枳实

本品特征可概括如下。

枳实球形半球形，外皮黑绿有颗粒。

切面黄白略隆起，气清香来味苦酸。

2. 饮片

（1）枳实　呈不规则弧状条形或圆形薄片。切面外果皮黑绿色至棕褐色，中果皮部分黄白色至黄棕色，近外缘有 1 ～ 2 列点状油室，条片内侧或圆片中央具棕褐色瓤囊。气清香，味苦、微酸。

（2）麸炒枳实　形如枳实片，色较深，有的有焦斑。气焦香，味微苦、微酸。（图 13–89）

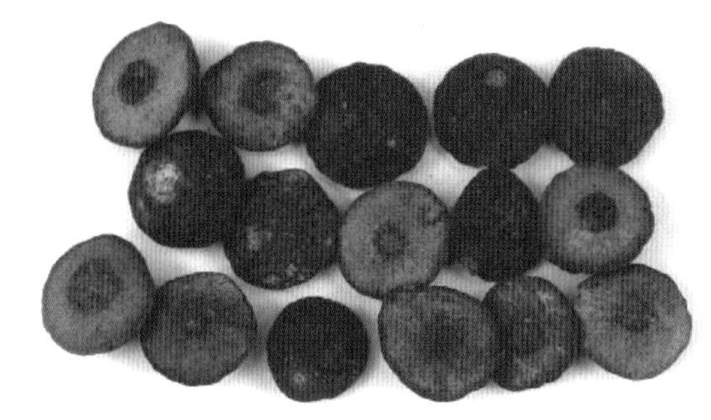

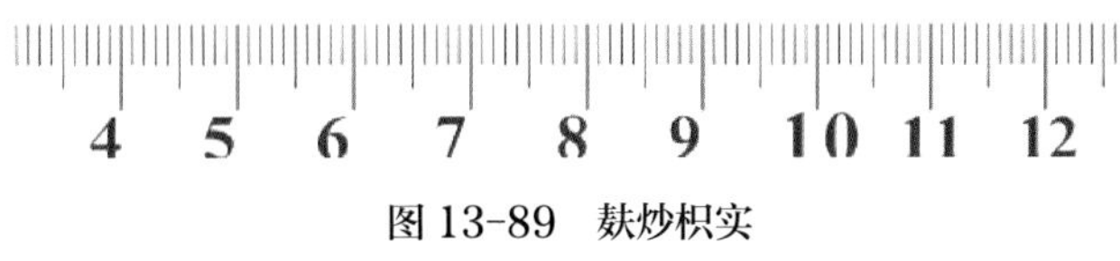

图 13–89　麸炒枳实

【主要成分】含生物碱、挥发油、黄酮类等。如橙皮苷（hesperidin）、新橙皮苷（neohesperidin）、辛弗林（synephrine）、右旋柠檬烯、枸橼醛等。

【鉴别】

1. 粉末　淡黄色或棕黄色。中果皮细胞类圆形或形状不规则。果皮表皮细胞表面观呈多角形、类方形或长方形，气孔环式，直径 18 ～ 26 μm，副卫细胞 5 ～ 9 个；侧面观外被角质层。草酸钙方晶存在于果皮和汁囊细胞中，呈斜方形、多面体形或双锥形，直径 2 ～ 24 μm。橙皮苷结晶存在于薄壁细胞中，黄色或无色，呈圆形或无定形团块，有的显放射状纹理。油室碎片多见，分泌细胞狭长而弯曲。螺纹导管、网纹导管及管胞细小。

2. 化学鉴别　取本品粉末 0.5 g，加甲醇 10 mL，加热回流 10 min，滤过。取滤液 1 mL，加四氢硼钾约 5 mg，摇匀，加盐酸数滴，溶液显樱红色至紫红色。另取滤液 2 mL，加镁粉少许及盐酸数滴，溶液渐呈红色。

3. 薄层色谱 供试品色谱中，在与辛弗林对照品色谱相应的位置上，显相同颜色的斑点。

【检查】水分：药材不得过 15.0%，饮片不得过 10.0%。总灰分不得过 7.0%。

【浸出物】热浸法。70% 乙醇浸出物不得少于 12.0%。

【含量测定】高效液相色谱法。按干燥品计，本品含辛弗林（$C_9H_{13}NO_2$）不得少于 0.30%。

【商品规格】一般分为两个等级。

一等 干货。幼果横切两半，呈半球形，表面青黑色或黑褐色，具颗粒状凸起和皱纹。切面果肉黄白色。肉厚瓤小，质坚硬。气清香，味苦、微酸。直径 1.5 ～ 2.5 cm。无杂质、虫蛀、霉变。

二等 直径 1.5 cm 以下。间有未切的果实，但不得过 30%。余同一等。

【性味功能】性微寒，味苦、辛、酸。归脾、胃经。破气消积，化痰散痞。用于积滞内停，痞满胀痛，泻痢后重，大便不通，痰滞气阻，胸痹，结胸，脏器下垂。

【用法用量】3 ～ 10 g。内服煎汤，或入丸、散。孕妇慎用。

【贮藏】置阴凉干燥处，防蛀。

【附注】地区习惯用药的来源同枳壳。

柏子仁

Baiziren

Platycladi Semen

本品为较常用中药，以“柏实”之名，始载于《神农本草经》，列为上品。

【别名】柏仁、侧柏仁。

【来源】柏科植物侧柏 *Platycladus orientalis*（L.）Franco 的干燥成熟种仁。

【产销】全国各地均产，主产于山东、河南、河北、江苏等地。销全国并出口。

【采收加工】秋、冬二季采收成熟种子，晒干，除去种皮，收集种仁。

【炮制】

1. 柏子仁 取原药材，除去杂质及残留的种皮，筛去灰屑。

2. 柏子仁霜 取净柏子仁，碾成泥状，用布包严，蒸热，压榨去油，如此反复操作，至药物不再黏结成饼为度，再碾细。

【商品特征】

1. 药材 呈长卵形或长椭圆形，长 4 ～ 7 mm，直径 1.5 ～ 3 mm。表面黄白色或淡黄棕色，外包膜质内种皮，顶端略尖，有深褐色的小点，基部钝圆。质软，富油性。气微香，味淡。（图 13-90）

以粒大、饱满、色黄白、油性大而未走油者为佳。

2. 饮片 柏子仁霜为均匀、疏松的淡黄色粉末，微显油性，气微香。（图 13-91）

【主要成分】含脂肪油，主要为侧柏油、亚麻酸、花生四烯酸；尚含柏子仁皂苷、胡萝卜苷、β-谷甾醇、柏子仁双醇、红松内酯，以及鞣质等。

【鉴别】

1. 种仁横切面 最外为1列扁长的种皮细胞，外壁稍厚，内含棕色物。其下方有厚壁细胞1～2列，内含色素物质。胚乳细胞中充满脂肪油滴和糊粉粒。子叶2枚，细胞含脂肪油滴和糊粉粒。

2. 粉末 深黄色至棕色。种皮表皮细胞长条形，常与含棕色色素的下皮细胞相连。内胚乳细胞类多角形或类圆形，胞腔内充满较大的糊粉粒和脂肪油滴，糊粉粒溶化后留有网格样痕迹。子叶细胞呈长方形，胞腔内充满较小的糊粉粒和脂肪油滴。

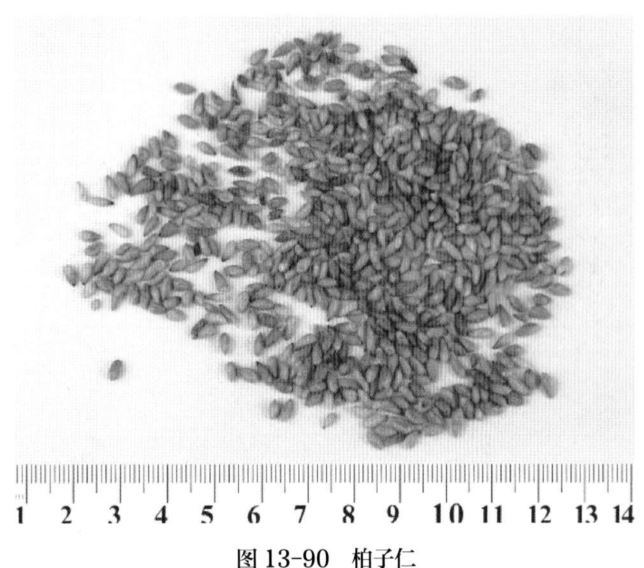

图 13-90 柏子仁

3. 化学鉴别

（1）取柏子仁粗粉2 g，加水10 mL，煮沸10 min，趁热滤过。取滤液2 mL置试管中，用力摇1 min，产生持久性泡沫，放置10 min泡沫仍不消失。

（2）取本品粗粉2 g，加甲醇10 mL，超声处理10 min，滤过。取滤液2 mL置水浴上蒸干，残渣加冰醋酸1 mL溶解，再加醋酐－浓硫酸试剂（19 ∶ 1）1 mL，则显黄色→红色→紫色→污绿色。

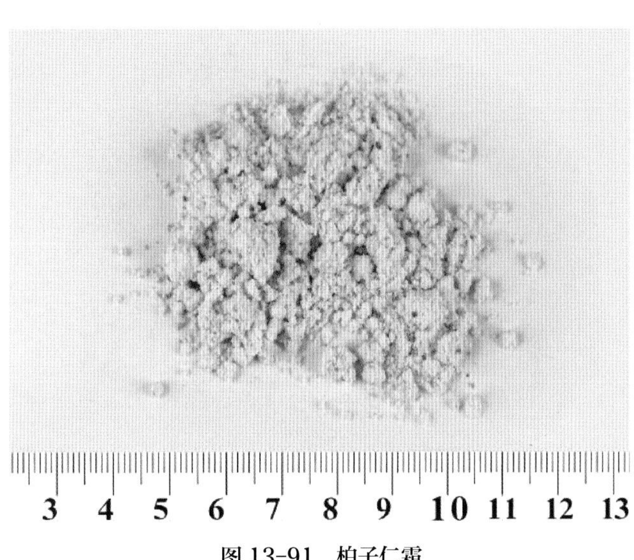

图 13-91 柏子仁霜

【检查】

酸败度：酸值不得过40.0，羰基值不得过30.0，过氧化值不得过0.26。

黄曲霉毒素：本品每1000 g含黄曲霉毒素B_1不得过5 μg，黄曲霉毒素G_2、黄曲霉毒素G_1、黄曲霉毒素B_2和黄曲霉毒素B_1总量不得过10 μg。

【商品规格】依据碎粒率、走油与否等分为选货和统货两个等级。

选货 碎粒率≤1%；走油≤1%；含杂率≤1%。无虫蛀、霉变。

统货 碎粒率≤3%；走油≤3%；含杂率≤3%。无虫蛀、霉变。

【性味功能】性平，味甘。归心、肾、大肠经。养心安神，润肠通便，止汗。用于阴血不足，虚烦失眠，心悸怔忡，肠燥便秘，阴虚盗汗。

【用法用量】3～10 g。内服煎汤，或入丸、散。

【贮藏】置阴凉干燥处，防热，防蛀。

栀子

Zhizi

Gardeniae Fructus

本品为常用中药，始载于《神农本草经》，列为中品。

【别名】山栀、黄栀子、小栀子、山枝子。

【来源】茜草科植物栀子 *Gardenia jasminoides* Ellis 的干燥成熟果实。

【产销】主产于湖南、江西、福建、浙江、四川、湖北等地，以湖南产量大，浙江产品质佳，河南、安徽、广东等地亦产。销全国。

【采收加工】9—11 月果实成熟呈红黄色时采收，除去果梗和杂质，蒸至上气或置沸水中略烫，取出，干燥。

【炮制】

1. 栀子 取原药材，除去杂质，碾碎。

2. 炒栀子 取净栀子碎块置锅内，用文火炒至黄褐色，取出放凉。

3. 焦栀子 取栀子，或碾碎，用中火炒至表面焦褐色或焦黑色，果皮内表面和种子表面为黄棕色或棕褐色，取出，放凉。

4. 栀子炭 取净栀子碎块置锅内，用武火炒至表面呈黑褐色，喷淋少许清水熄灭火星，取出放凉。

【商品特征】

1. 药材 呈长卵圆形或椭圆形，长 1.5 ~ 3.5 cm，直径 1 ~ 1.5 cm。表面红黄色或棕红色，具 6 条翅状纵棱，棱间常有 1 条明显的纵脉纹，并有分枝。顶端残存萼片，基部稍尖，有残留果梗。果皮薄而脆，略有光泽；内表面色较浅，有光泽，具 2 ~ 3 条隆起的假隔膜。种子多数，扁卵圆形，集结成团，深红色或红黄色，表面密具细小疣状凸起。气微，味微酸而苦。（图 13-92）

以完整、皮薄、种子饱满、色红黄者为佳。

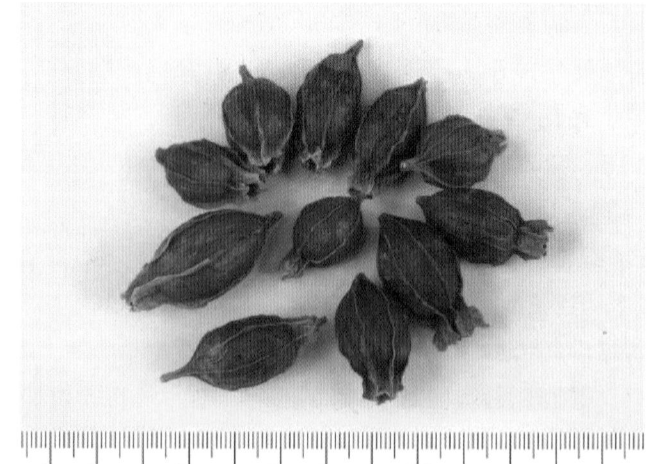

图 13-92 栀子

2. 饮片

（1）栀子 呈不规则的碎块。果皮表面红黄色或棕红色，有的可见翅状纵棱。种子多数，扁卵圆形，深红色或红黄色。气微，味微酸而苦。

（2）炒栀子 形如栀子碎块，黄褐色。（图 13-93）

（3）焦栀子 形同栀子或为不规则的碎块，表面焦褐色或焦黑色。果皮内表面棕色，种子表面为黄棕色或棕褐色。气微，味微酸而苦。（图 13-94）

（4）栀子炭 形如栀子碎块，表面呈黑褐色或焦黑色。

【主要成分】主要含环烯醚萜及其苷类、色素、三萜类等。如栀子苷（geniposide）、羟异栀子苷（gardenoside）、山栀苷（shanzhiside）、栀子素（gardenin）、藏红花素（crocin）、熊果酸、绿原酸等。

【鉴别】

1. 种子横切面　外种皮为1列石细胞，近方形，内壁及侧壁显著增厚，胞腔明显，内含棕红色物质及黄色色素。内种皮为颓废皱缩的薄壁细胞，胚乳细胞呈多角形，中央为子叶细胞，充满糊粉粒。

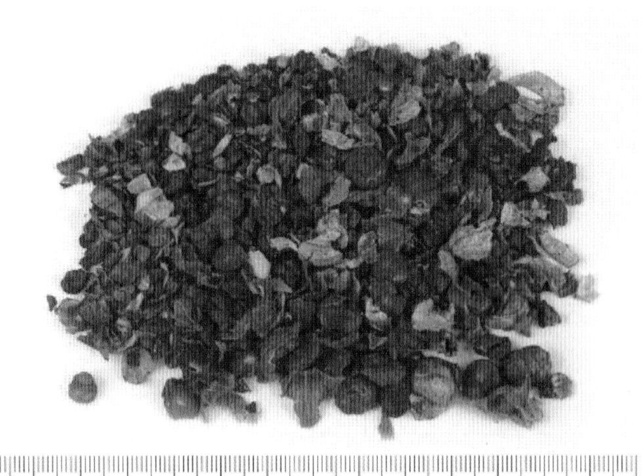

图13-93　炒栀子

2. 粉末　红棕色。内果皮石细胞类长方形、类圆形或类三角形，常上下层交错排列或与纤维连结，直径9～37 μm，长约至102 μm，壁厚4～13 μm；胞腔内常含草酸钙方晶。内果皮纤维细长，梭形，直径8～17 μm，长约至236 μm，常交错、斜向镶嵌状排列。种皮石细胞黄色或淡棕色，长多角形、长方形或形状不规则，直径43～110 μm，长约至200 μm，壁厚，纹孔甚大，胞腔棕红色。草酸钙簇晶直径19～34 μm。

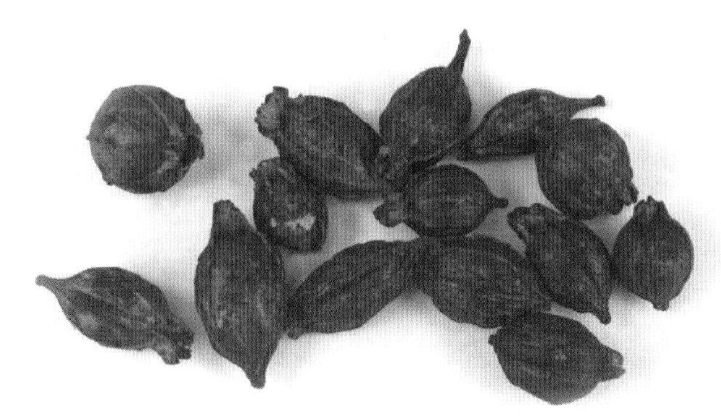

图13-94　焦栀子

3. 化学鉴别　取本品粉末0.2 g，加水5 mL，置水浴中加热3 min，滤过，取滤液5滴，置蒸发皿中蒸干，加硫酸溶液1滴，即显蓝绿色，迅速变为褐色，继转为紫褐色。

4. 薄层色谱　供试品色谱中，在与栀子对照药材色谱和栀子苷对照品色谱相应的位置上，显相同颜色的斑点。

【检查】水分不得过8.5%。总灰分不得过6.0%。

重金属及有害元素：铅不得过5 mg/kg，镉不得过1 mg/kg，砷不得过2 mg/kg，汞不得过0.2 mg/kg，铜不得过20 mg/kg。

【含量测定】高效液相色谱法。按干燥品计，含栀子苷（$C_{17}H_{24}O_{10}$），药材不得少于1.8%，炒栀子不得少于1.5%，焦栀子不得少于1.0%。

【商品规格】一般分为两个等级。

一等　干货。呈长圆形或椭圆形，饱满。表面橙红色、红黄色、淡红色、淡黄色。具有纵棱，顶端有宿存萼片。皮薄革质。略有光泽。破开后种子聚集成团状，橙红色、紫红色或淡红色、棕黄色。气微，味微酸而苦。无黑果、杂质、虫蛀、霉变。

二等　干货。呈长圆形或椭圆形，较瘦小。表面橙黄色、暗棕色或带青色。间有怪形果或破碎。余同一等。

【性味功能】性寒，味苦。归心、肺、三焦经。栀子、炒栀子泻火除烦，清热利湿，凉血解毒；外用消肿止痛。用于热病心烦，湿热黄疸，淋证涩痛，血热吐衄，目赤肿痛，火毒疮疡；外治扭挫伤痛。

焦栀子凉血止血。用于血热吐血，衄血，尿血，崩漏。

栀子炭收敛止血。

【用法用量】6 ～ 10 g。内服煎汤，或入丸、散。外用生品适量，研末调敷。

【贮藏】置通风干燥处。

枸杞子

Gouqizi

Lycii Fructus

本品为常用中药，始载于《神农本草经》，列为上品。

【别名】西枸杞、中宁枸杞。

【来源】茄科植物宁夏枸杞 *Lycium barbarum* L. 的干燥成熟果实。

【产销】主产于宁夏、内蒙古、甘肃、青海、新疆、陕西、河北、天津、山西等地。以宁夏产者质量佳，为道地药材。销全国并出口。

【采收加工】夏、秋二季果实呈红色时采收，热风烘干，除去果梗；或晾至皮皱后，晒干，除去果梗。

【炮制】取原药材，除去杂质、残存果梗，拣除霉坏变质果实。

【商品特征】

1. 药材　呈类纺锤形或椭圆形，长 6 ～ 20 mm，直径 3 ～ 10 mm。表面红色或暗红色，顶端有小凸起状的花柱痕，基部有白色的果梗痕。果皮皱缩；果肉较厚。种子一般不超过 50 粒，类肾形，扁而翘，长 1.5 ～ 1.9 mm，宽 1 ～ 1.7 mm，表面浅黄色或棕黄色。气微，味甜，后微苦涩。（图 13–95）

以干爽不黏、粒大、色红、肉厚、质柔润、入水上浮者为佳。

2. 饮片　同药材。

【主要成分】含枸杞多糖、甜菜碱（bataine）、牛磺酸，以及色素、维生素、蛋白质、有机酸、黄酮类等。尚含挥发性成分，如 4– 去甲基甾醇类、4– 甲基甾醇类和 4'，4– 二甲基甾醇类等。

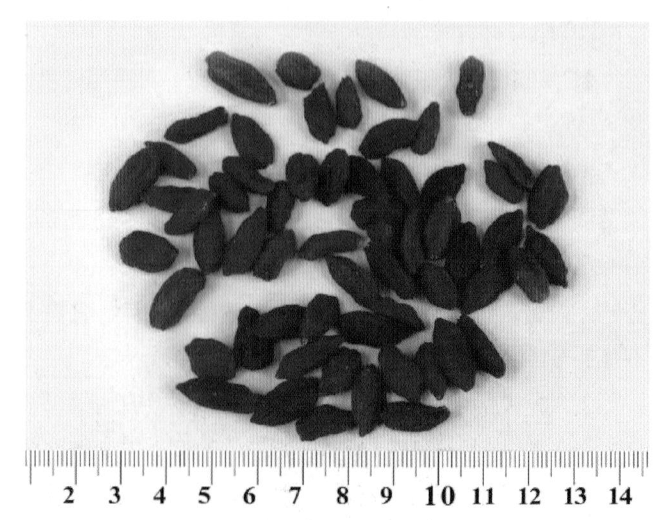

图 13–95　枸杞子

【鉴别】

1. 果皮横切面　外果皮 1 列扁平细胞，壁较厚，外被角质层，外缘不规则细齿状凸起。中果皮为 10 余列薄壁细胞，外侧 1 ～ 2 列细胞较小，中部细胞形状较大，有的细胞中含草酸钙砂晶。维管束双韧型，多数，散列。内果皮细胞 1 列，椭圆形，切向延长。种皮表皮为 1 列石细胞，类长方形，侧壁及内壁呈“U”形增厚。其下为 3 ～ 4 列被挤压的薄壁细胞。最内一层为扁长方形薄壁细胞，微木质化。胚乳及胚根、子叶薄壁细胞含有脂肪油滴及颗粒状物。

2. 粉末　黄橙色或红棕色。外果皮表皮细胞表面观呈类多角形或长多角形，垂周壁平直或微波状弯曲，外平周壁表面有平行的角质条纹。中果皮薄壁细胞呈类多角形，壁薄，胞腔内含橙红色或红棕色球形颗粒。种皮石细胞表面观呈不规则多角形，壁厚，波状弯曲，层纹清晰。

3. 薄层色谱　供试品色谱中，在与枸杞子对照药材色谱相应的位置上，显相同颜色的荧光斑点。

【检查】水分不得过 13%。总灰分不得过 5.0%。

重金属及有害元素：铅不得过 5 mg/kg，镉不得过 1 mg/kg，砷不得过 2 mg/kg，汞不得过 0.2 mg/kg，铜不得过 20 mg/kg。

【浸出物】热浸法。水溶性浸出物不得少于 55.0%。

【含量测定】紫外 – 可见分光光度法：按干燥品计，本品含枸杞多糖以葡萄糖（$C_6H_{12}O_6$）计，不得少于 1.8%。

高效液相色谱法：按干燥品计，本品含甜菜碱（$C_5H_{11}NO_2$）不得少于 0.50%。

【商品规格】传统分为西枸杞和血枸杞（津枸杞）两种。西枸杞为宁夏、甘肃、新疆、内蒙古等地的产品；血枸杞为天津、山西、河北等地的产品。

1. 西枸杞

（1）一等　干货。椭圆形或长卵形，果皮鲜红色、紫红色或红色，糖质多，质柔软滋润，味甜。每 50 g 370 粒以内。无油果、杂质、虫蛀、霉变。

（2）二等　每 50 g 580 粒以内。余同一等。

（3）三等　每 50 g 900 粒以内。果皮红褐色或淡红色。余同二等。

（4）四等　每 50 g 1100 粒以内。油果不超过 15%。余同三等。

（5）五等　每 50 g 1100 粒以上。色泽深浅不一，破子、油果不超过 30%。余同三等。

2. 血枸杞

（1）一等　干货。类纺锤形，略扁。果皮鲜红色或深红色，果肉柔软，味甜微酸。每 50 g 600 粒以内。无油果、黑果、杂质、虫蛀、霉变。

（2）二等　每 50 g 800 粒以内，油果不超过 10%。余同一等。

（3）三等　果皮紫红色或淡红色，深浅不一。每 50 g 800 粒以上，包括油果。余同一等。

【性味功能】性平，味甘。归肝、肾经。滋补肝肾，益精明目。用于虚劳精亏，腰膝酸痛，眩晕耳鸣，阳痿遗精，内热消渴，血虚萎黄，目昏不明。

【用法用量】6 ～ 12 g。内服煎汤，或入丸、散，或浸泡。

【贮藏】置阴凉干燥处，防闷热，防潮，防蛀。

【附注】伪品如下。

1. 枸杞　同属植物枸杞 *Lycium chinense* Mill. 的果实，又称“土枸杞”。果实呈椭圆形或类球形，果皮薄而无光泽，隔皮可见种子。种子 10 ～ 30 粒，稍小，长 1 cm 以下。味微甜、苦。干燥根皮为地骨皮。

2. 北方枸杞 又名河北大枸杞，为同属植物北方枸杞 *Lycium chinense* Mill. var. *potaninii* A. M. Lu. 的果实。果实呈长条状椭圆形，果皮薄，长 2 cm 左右，隔皮可见种子。种子较大，在 20 粒以下，味微苦。

3. 新疆枸杞 同属植物新疆枸杞 *Lycium dasystemum* Pojank. 的果实。果实呈椭圆形或类球形，长 1 cm 以下，隔皮不可见种子，肉少，种子在 20 粒以下或更少。味微甜。

砂仁

Sharen

Amomi Fructus

本品为常用中药，始载于《开宝本草》。

【别名】春砂仁、缩砂仁、缩砂密。

【来源】姜科植物阳春砂 *Amomum villosum* Lour.、绿壳砂 *Amomum villosum* Lour. var. *xanthioides* T. L. Wu et Senjen 或海南砂 *Amomum longiligulare* T. L. Wu 的干燥成熟果实。

【产销】阳春砂主产于广东阳春、阳江、罗定、信宜、茂名等地。绿壳砂主产于云南西双版纳、思茅等地。销全国并出口。海南砂主产于海南。另有进口砂仁，名缩砂，与绿壳砂同种，主产于越南、泰国、缅甸等国。销全国。

【采收加工】夏、秋二季果实成熟时采收，晒干或低温干燥。

【炮制】除去杂质及果壳，捣碎。

【商品特征】

1. 阳春砂、绿壳砂 呈椭圆形或卵圆形，有不明显的三棱，长 1.5 ～ 2 cm，直径 1 ～ 1.5 cm。表面棕褐色，密生刺状凸起，顶端有花被残基，基部常有果梗。果皮薄而软。种子集结成团，具三钝棱，中有白色隔膜，将种子团分成 3 瓣，每瓣有种子 5 ～ 26 粒。种子为不规则多面体，直径 2 ～ 3 mm；表面棕红色或暗褐色，有细皱纹，外被淡棕色膜质假种皮；质硬，胚乳灰白色。气芳香而浓烈，味辛凉、微苦。（图 13-96、图 13-97）

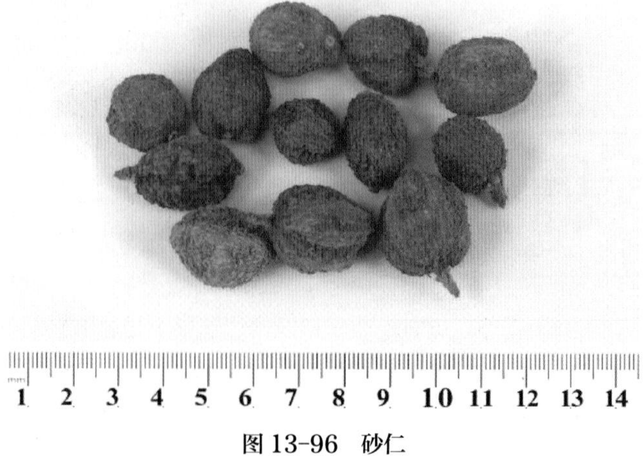

图 13-96 砂仁

2. 海南砂 呈长椭圆形或卵圆形，有明显的三棱，长 1.5 ～ 2 cm，直径 0.8 ～ 1.2 cm。表面被片状、分枝的软刺，基部具果梗痕。果皮厚而硬。种子团较小，每瓣有种子 3 ～ 24 粒；种子直径 1.5 ～ 2 mm。气味较淡。

均以果实均匀、果皮紧贴种子团、种子团饱满呈棕褐色、味辛凉者为佳。

本品特征可概括如下。

砂仁椭圆卵圆形，表面三棱密生刺。

种子成团分三瓣，气味芳香化湿气。

【主要成分】含挥发油、皂苷等。如柠檬烯（limonene）、芳樟醇（linalool）、乙酸龙脑酯（bornylacetate）、β– 蒎烯、苦橙油醇（nerolidol）等。

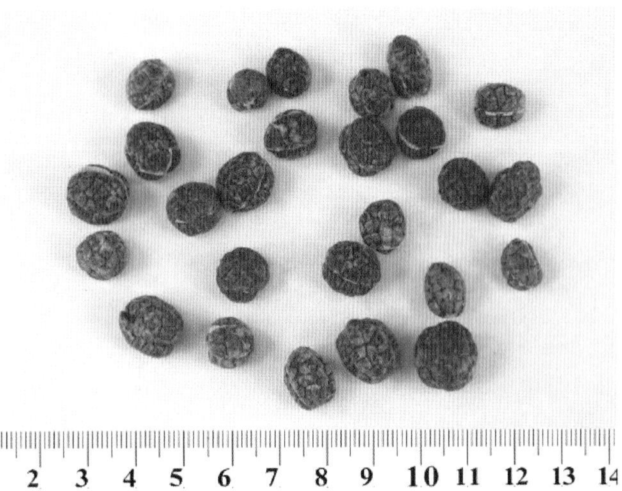

图 13-97　砂仁种子

【鉴别】

1. 阳春砂种子横切面　假种皮有时残存。种皮表皮细胞 1 列，略径向延长，壁稍厚；下皮细胞 1 列，含棕色或红棕色物。油细胞层为 1 列油细胞，长 76 ～ 106 μm，宽 16 ～ 25 μm，含黄色油滴。色素层为数列棕色细胞，细胞呈多角形，排列不规则。内种皮为 1 列栅状厚壁细胞，黄棕色，内壁及侧壁极厚，细胞小，内含硅质块。外胚乳细胞含淀粉粒，并有少数细小草酸钙方晶。内胚乳细胞含细小糊粉粒和脂肪油滴。

2. 粉末　灰棕色。内种皮厚壁细胞红棕色或黄棕色，表面观呈多角形，壁厚，非木化，胞腔内含硅质块；断面观为 1 列栅状细胞，内壁及侧壁极厚，胞腔偏外侧，内含硅质块。种皮表皮细胞淡黄色，表面观呈长条形，常与下皮细胞上下层垂直排列；下皮细胞含棕色或红棕色物。色素层细胞皱缩，界限不清，含红棕色或深棕色物。外胚乳细胞类长方形或不规则形，充满细小淀粉粒集结成的淀粉团，有的包埋有细小草酸钙方晶。内胚乳细胞含细小糊粉粒和脂肪油滴。油细胞无色，壁薄，偶见油滴散在。

3. 薄层色谱　供试品色谱中，在与乙酸龙脑酯对照品色谱相应的位置上，显相同的紫红色斑点。

【检查】水分不得过 15.0%。

【含量测定】挥发油：阳春砂、绿壳砂种子团含挥发油不得少于 3.0%（mL/g）；海南砂种子团含挥发油不得少于 1.0%（mL/g）。

气相色谱法。按干燥品计，本品含乙酸龙脑酯（$C_{12}H_{20}O_2$）不得少于 0.90%。

【商品规格】阳春砂、绿壳砂、海南砂均为统货。传统上，绿壳砂、海南砂可加工成净砂（种子团）和砂壳（果皮），砂壳为统货，净砂分为以下两个等级。

（1）一等　干货。除去外果皮的种子团，子粒饱满。每 50 g150 粒以内。无糖子、果壳、杂质、霉变。

（2）二等　干货。种子团较小而瘪瘦。每 50 g150 粒以上，间有糖子。余同一等。

【性味功能】性温，味辛。归脾、胃、肾经。化湿开胃，温脾止泻，理气安胎。用于湿浊中阻，脘痞不饥，脾胃虚寒，呕吐泄泻，妊娠恶阻，胎动不安。

【用法用量】3 ～ 6 g，内服煎汤，后下。

【贮藏】置阴凉干燥处。

【附注】曾发现的伪品如下所示。

（1）同科植物艳山姜 *Alpinia zerumber*（Pers.）Burtt et Smith 的果实。蒴果呈卵圆形或扁圆形，直径 1.2 ～ 1.8 cm，长 1.5 ～ 3 cm。果皮草质，橙黄色、黄棕色或淡棕色，被黄色长毛，具明显条棱，顶端常带有较大的宿存花萼。种子多散落，种子直径 2 ～ 4 mm，表面棕褐色，外被灰白色假种皮。气微香，味微辛、涩，无清凉感。

（2）同科植物山姜 *Alpinia japonica*（Thunb.）Miq. 的果实，亦称“福建土砂仁”。蒴果呈球形或椭圆形，直径 0.5 ～ 0.8 cm，长 1 ～ 1.8 cm。表面橙黄色，被短柔毛。种子团瘦小，卵圆形，三棱不明显，种子排列紧密，每室有种子 5 ～ 7 粒。种子直径 2 ～ 3 mm，表面深褐色，具不规则细皱纹，常具透明边棱，外被淡灰绿色或淡黄棕色假种皮。气微香，味微苦、辛而涩。

（3）同属植物海南假砂仁 *Amomum chinense* Chen ex T. L. Wu 的果实。蒴果呈卵形或长倒卵形，长 1.5 ～ 2 cm，直径 1 ～ 1.5 cm，表面被疏而长的扁状分枝柔刺。种子团棕红色，三棱较明显，每室有种子 8 ～ 19 粒。种子呈扁球形，表面棕红色，皱缩。气微，味微苦、辛、涩。

（4）同属植物红壳砂仁 *Amomum aurantiacum* H. T. Tsai et S. W. Zhao 的果实。主产于云南，习称“云南红砂仁”，在云南省收购使用。其蒴果较阳春砂小，呈类圆形或椭圆形，三棱明显，长 1.3 ～ 1.8 cm，直径 0.7 ～ 1.1 cm。具细长而粗的刺状凸起，被黄色柔毛，果梗长 1 ～ 1.4 cm。每室有种子 11 ～ 15 粒，种子表面具凹凸不平的皱纹。气香，味微辛。

胖大海

Pangdahai

Sterculiae Lychnophorae Semen

本品为常用中药，始载于《本草纲目拾遗》。

【别名】大海子、通大海。

【来源】梧桐科植物胖大海 *Sterculia lychnophora* Hance. 的干燥成熟种子。

【产销】主产于越南、泰国、柬埔寨、印度尼西亚、马来西亚等国，越南产者质佳。我国广西、海南有少量栽培，产量较小。进口商品主要来自泰国。销全国。

【采收加工】4—6 月果实开裂时，采下成熟种子，晒干。

【炮制】取原药材，除去杂质，筛去灰屑。

【商品特征】

1. 药材 呈纺锤形或椭圆形，长 2 ～ 3 cm，直径 1 ～ 1.5 cm，先端钝圆，基部略尖而歪，具浅色的圆形种脐。表面棕色或暗棕色，微有光泽，具不规则的干缩皱纹。外层种皮极薄，质脆，易脱落。中层种皮较厚，黑褐色，质松易碎，遇水膨胀成海绵状。断面可见散在的树脂状小点。内层种皮可与中层种皮剥离，稍革质，内有 2 片肥厚胚乳，广卵形；子叶 2 枚，菲薄，紧贴于胚乳内侧，与胚乳等大。气微，味淡，嚼之有黏性。（图 13-98）

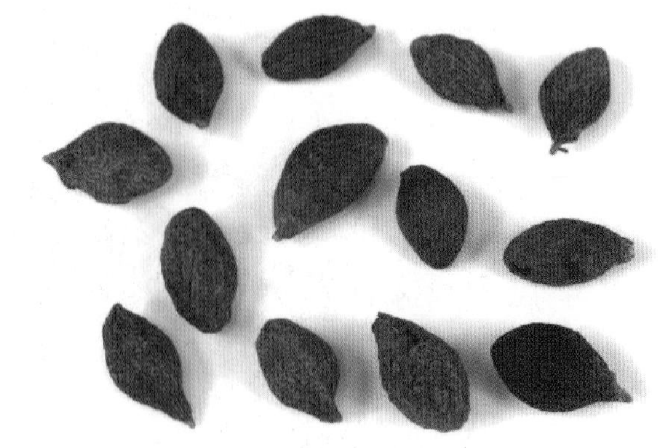

图 13-98 胖大海

以个大、质坚、色黄棕、皱纹细、有光泽、不破皮者为佳。

2. 饮片　同药材。

【主要成分】含多糖、黏液质、脂肪酸、挥发油等。如胖大海素、西黄芪胶黏素、聚戊糖、D– 半乳糖、L– 鼠李糖、蔗糖、2，4– 二羟基苯甲酸、β– 谷甾醇和胡萝卜苷等。

【鉴别】

1. 粉末　棕褐色。种皮表皮细胞表面观呈类方形或五角形，含淡棕黄色物，垂周壁呈连珠状增厚，气孔平轴式。种皮薄壁细胞呈不规则星形，具单纹孔，有的含淡棕黄色物。腺毛较多，头部呈扇形或腺鳞状，8 ～ 20 个细胞，含棕色分泌物，柄部单细胞，极短。内种皮栅状细胞淡黄色，表面观呈多角形，胞腔内含棕黄色物。

2. 化学鉴别

（1）取本品数粒置于烧杯中，加沸水适量，放置数分钟即吸水膨胀成棕色半透明的海绵状物。

（2）取种皮 2 g，捣碎，放入 200 mL 圆底烧瓶中，加水 50 mL，水浴加热 30 min，即有西黄芪胶黏素析出，呈胶黏状。用纱布滤出，放入 200 mL 圆底烧瓶中，加 5% 硫酸溶液 100 mL 煮沸回流 30 min，西黄芪胶黏素即水解成果糖、半乳糖、葡萄糖醛酸。取水解液滤过，滤液用 10% NaOH 试液中和，中和后取出 2 mL，加斐林试剂 A 及 B 各 1 mL，煮沸，有红色沉淀析出。

（3）取粉末 0.2 g，加水 10 mL，置水浴锅上加热 30 min，滤过。取滤液 4 mL，加 NaOH 试剂 3 mL 及碱性酒石酸铜试液 5 mL，置水浴锅加热，即生成红色沉淀。

3. 光谱鉴别　取粉末 0.2 g，加乙醇 20 mL，放置 12 h，滤过，滤液供测试用。在（264 ± 3）nm 波长处有最大吸收。

【检查】水分不得过 16.0%。

黄曲霉毒素：本品每 1000 g 含黄曲霉毒素 B_1 不得过 5 μg，含黄曲霉毒素 G_2、黄曲霉毒素 G_1、黄曲霉毒素 B_2 和黄曲霉毒素 B_1 的总量不得过 10 μg。

【商品规格】统货。

【性味功能】性寒，味甘。归肺、大肠经。清热润肺，利咽开音，润肠通便。用于肺热声哑，干咳无痰，咽喉干痛，热结便闭，头痛目赤。

【用法用量】2 ～ 3 枚。煎服或沸水泡服。

【贮藏】置干燥处，防霉，防蛀。

【附注】曾发现的伪品有圆粒苹婆，其为梧桐科植物圆粒苹婆 *Sterculia scaphigera* Wall. 的干燥成熟种子，也称安南子。呈圆形或近球形，直径 1 ～ 2 cm。表面棕黄色，有较细密的网状纹理，具光泽，种脐歪斜，外种皮质轻而疏松，但不剥落，浸泡于水中呈海绵状，膨胀之后体积为原来的 1.5 ～ 2 倍。内种皮呈红棕色，种子无胚乳。有 2 枚肥厚的子叶。味甘淡，振摇时有响声。

莱菔子

Laifuzi

Raphani Semen

本品为常用中药，始载于《唐本草》。

【别名】萝卜子。

【来源】十字花科植物萝卜 *Raphanus sativus* L. 的干燥成熟种子。

【产销】主产于河北、河南、浙江、湖北、四川等地。销全国。

【采收加工】夏季果实成熟时采割植株，晒干，搓出种子，除去杂质，再晒干。

【炮制】

1. 莱菔子 取原药材，除去杂质，洗净，干燥。用时捣碎。

2. 炒莱菔子 取净莱菔子，用文火炒至微鼓起，有香气逸出时，取出，晾凉。用时捣碎。

【商品特征】

1. 药材 呈类卵圆形或椭圆形，稍扁，长 2.5 ～ 4 mm，宽 2 ～ 3 mm。表面黄棕色、红棕色或灰棕色。一端有深棕色圆形种脐，一侧有数条纵沟。种皮薄而脆，子叶 2 枚，黄白色，有油性。气微，味淡、微苦、辛。（图 13-99）

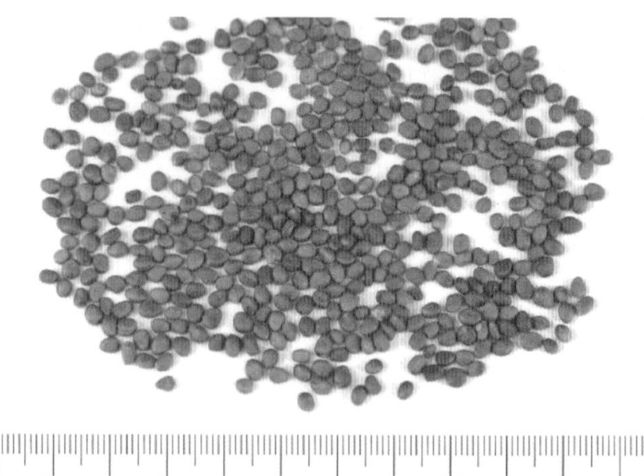

图 13-99 莱菔子

以粒大、饱满、坚实、油性大、色红棕者为佳。

2. 饮片

（1）莱菔子 同药材。

（2）炒莱菔子 形如莱菔子，表面微鼓起，色泽加深，质酥脆，气微香。（图 13-100）

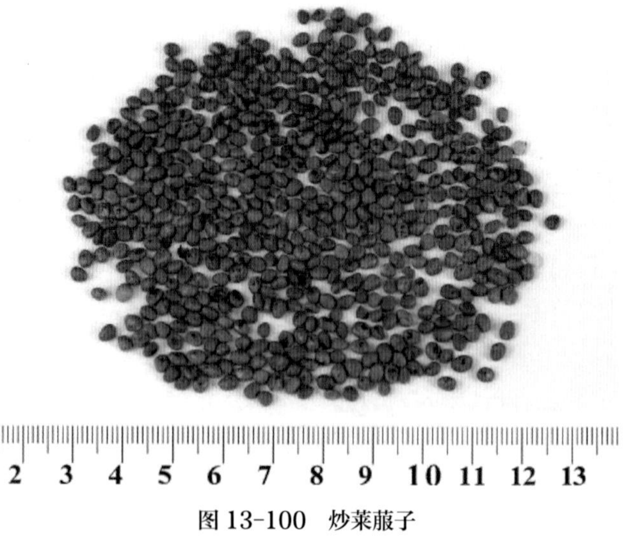

图 13-100 炒莱菔子

【主要成分】含芥子碱（sinapine）、芥子碱硫氰酸盐、莱菔素（raphanin）、甲硫醇（methyl mercaptan）、脂肪酸等。脂肪酸中含大量芥酸（erucic acid）、亚油酸、亚麻酸、芥子酸甘油酯（glycerol sinapate）等。

【鉴别】

1. 粉末 淡黄色至棕黄色。种皮栅状细胞淡黄色、橙黄色、黄棕色或红棕色，表面观呈多角形或长多角形，直径约至 15 μm，常与种皮下皮细胞重叠，可见类多角形或长多角形暗影。内胚乳细胞表面观呈类多角形，含糊粉粒和脂肪油滴。子叶细胞无色或淡灰绿色，壁薄，含糊粉粒及脂肪油滴。

2. 化学鉴别 取粉末 1 g，置于试管中，加氢氧化钠小粒，于酒精灯上加热，放冷，加水 2 mL，使溶解，滤过，取滤液 1 mL，加 5% 盐酸酸化，则有硫化氢产生，遇新制的醋酸铅试液，显有光泽的棕黑色。

3. 薄层色谱 供试品色谱中，在与莱菔子对照药材色谱和芥子碱硫氰酸盐对照品色谱相应的位置上，显相同颜色的荧光斑点；喷以 1% 香草醛的 10% 硫酸乙醇溶液，加热至斑点显色清晰，显相同颜色的斑点。

【检查】水分不得过 8.0%。总灰分不得过 6.0%。酸不溶性灰分不得过 2.0%。

【浸出物】热浸法。乙醇浸出物不得少于 10.0%。

【含量测定】高效液相色谱法。按干燥品计，本品含芥子碱以芥子碱硫氰酸盐（$C_{16}H_{24}NO_5 \cdot SCN$）计，不得少于 0.40%。

【商品规格】一般分为选货和统货。选货分为一、二等。

1. 选货

（1）一等　干货。呈类卵圆形或椭圆形，表面黄棕色、红棕色或灰棕色。一端有深棕色圆形种脐，一侧有数条纵沟。种皮薄而脆，子叶 2 枚，黄白色，有油性。气微，味淡、微苦、辛。大小均匀，饱满，含杂率≤ 1%。

（2）二等　较饱满，含杂率≤ 2%。

2. 统货　干货。大小不一，含杂率不等，但不超过 3%。

【性味功能】性平，味辛、甘。归肺、脾、胃经。消食除胀，降气化痰。用于饮食停滞，脘腹胀痛，大便秘结，积滞泻痢，痰壅喘咳。

【用法用量】5 ～ 12 g。内服煎汤，或入丸、散。

【贮藏】置通风干燥处，防蛀。

莲子

Lianzi

Nelumbinis Semen

本品为常用中药，始载于《神农本草经》藕实茎项下，列为上品。

【别名】藕实、莲实、莲蓬子、莲米。

【来源】睡莲科植物莲 *Nelumbo nucifera* Gaertn. 的干燥成熟种子。

【产销】主产于湖南、湖北、江西、福建等地。销全国。

【采收加工】秋季果实成熟时采割莲房，取出果实，除去果皮，干燥，或除去莲子心后干燥。

【炮制】

1. 莲子肉　有心者，略浸，润透，切开，去心，干燥；或捣碎，去心。无心者，直接入药或捣碎。

2. 炒莲子肉　取净莲子肉，置炒制容器内，用文火加热，炒至表面颜色加深，内表面微黄色，有香气逸出时，取出晾凉。

【商品特征】

1. 药材　略呈椭圆形或类球形，长 1.2 ～ 1.8 cm，直径 0.8 ～ 1.4 cm。表面红棕色，有细纵纹和较宽的脉纹。一端中心呈乳头状凸起，棕褐色，多有裂口，其周边略下陷。质硬，种皮薄，不易剥离。子叶 2 枚，黄白色，肥厚，中有空隙，具绿色莲子心；或底部具有一小孔，不具莲子心。气微，味甘、微涩；莲子心味苦。（图 13–101）

以个大、饱满者为佳。

本品特征可概括如下。

莲子椭圆或类球，表面红棕质地硬。

纵纹细来脉纹宽，气微味甘又带涩。

2. 饮片

（1）莲子肉　略呈椭圆形、类球形、类半球形或不规则碎块。表面红棕色，有细纵纹和较宽的脉纹。一端中心呈乳头状凸起，棕褐色，多有裂口，其周边略下陷。质硬，种皮薄，不易剥离。子叶黄白色，肥厚，中有空隙。气微，味微甘、微涩。

（2）炒莲子肉　形如莲子肉。外表颜色加深，内表面微黄色，略有焦斑。

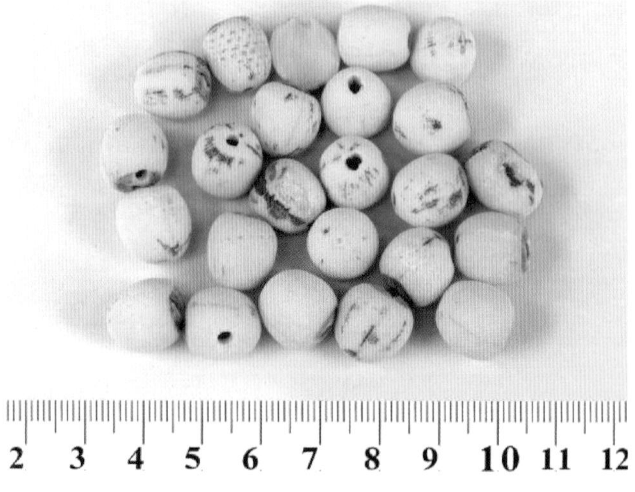

图 13-101　莲子

【主要成分】含淀粉、棉子糖、蛋白质、脂肪、钙、磷、铁等。尚含荷叶碱、原荷叶碱、氧化黄心树宁碱、N- 去甲亚美罂粟碱等。

【鉴别】

1. 粉末　类白色。主为淀粉粒，单粒呈长圆形、类圆形、卵圆形或类三角形，有的具小尖突，直径 4 ～ 25 μm，脐点少数可见，裂缝状或点状；复粒稀少，由 2 ～ 3 分粒组成。色素层细胞黄棕色或红棕色，表面观呈类长方形、类长多角形或类圆形，有的可见草酸钙簇晶。子叶细胞呈长圆形，壁稍厚，有的呈连珠状，隐约可见纹孔域。可见螺纹导管和环纹导管。

2. 化学鉴别

（1）取本品粉末少许，加水适量，混匀，加碘试液数滴，呈蓝紫色，加热后逐渐褪色，放冷，补加碘试液 1 滴，蓝紫色复现。

（2）取本品粉末 0.5 g，加水 5 mL，浸泡，滤过，滤液置试管中，加 α- 萘酚试液数滴，摇匀，沿管壁缓缓滴加硫酸 1 mL，两液接界处出现紫色环。

3. 薄层色谱　供试品色谱中，在与莲子对照药材色谱相应的位置上，显相同颜色的斑点。

【检查】水分不得过 14.0%。总灰分不得过 5.0%。

黄曲霉毒素：本品每 1000 g 含黄曲霉毒素 B_1 不得过 5 μg，黄曲霉毒素 G_2、黄曲霉毒素 G_1、黄曲霉毒素 B_2 和黄曲霉毒素 B_1 总量不得过 10 μg。

【商品规格】统货。

【性味功能】性平，味甘、涩。归脾、肾、心经。补脾止泻，止带，益肾涩精，养心安神。用于脾虚泄泻，带下，遗精，心悸失眠。

【用法用量】6 ～ 15 g。内服煎汤，或入丸、散。

【贮藏】置通风干燥处，防蛀。

【附注】供药用的莲子为去除果皮而带有红棕色种皮的种子，目前市场多见外表类白色已去除种皮者，该类型多为供食用莲子，应注意区别。

莲子心
Lianzixin
Nelumbinis Plumula

本品为少常用中药，始载于《食性本草》。

【别名】苦薏、莲薏、莲心。

【来源】睡莲科植物莲 *Nelumbo nucifera* Gaertn. 的成熟种子中的干燥幼叶及胚根。

【产销】主产于湖南、湖北、江西、福建等地。销全国。

【采收加工】秋季采收莲子时，从莲子中剥取，晒干。

【炮制】取原药材，除去杂质，筛去灰屑。

【商品特征】

本品略呈细圆柱形，长 1 ～ 1.4 cm，直径约 0.2 cm。幼叶绿色，一长一短，卷成箭形，先端向下反折，两幼叶间可见细小胚芽。胚根圆柱形，长约 3 mm，黄白色。质脆，易折断，断面有数个小孔。气微，味苦。（图 13-102）

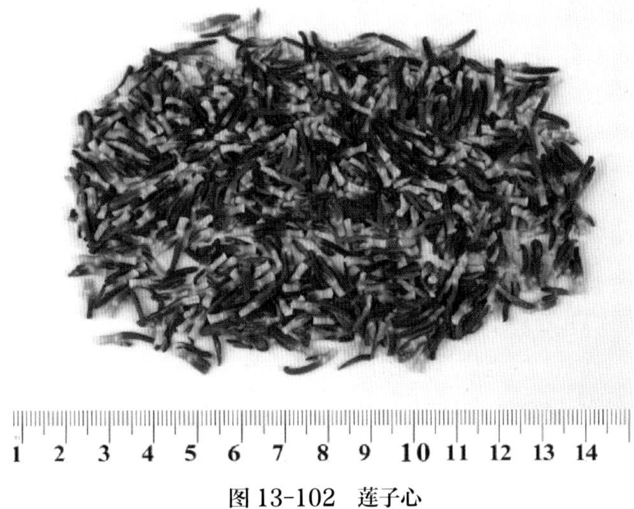
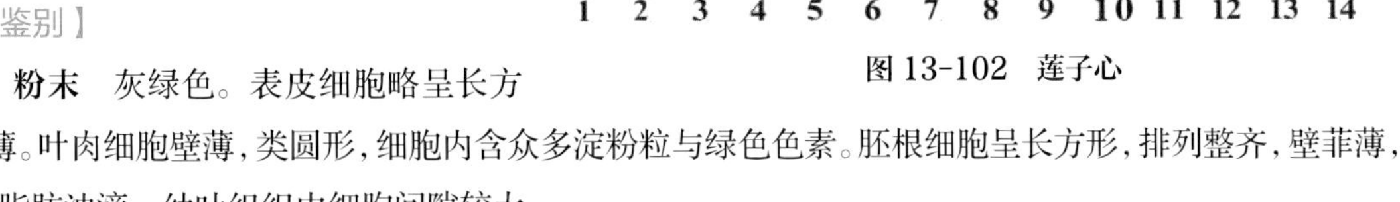

图 13-102　莲子心

【主要成分】含莲心碱（liensinine）、异莲心碱、甲基莲心碱、荷叶碱、前荷叶碱、牛角花素、去甲基乌药碱等。还含木犀草苷（cynaroside）、金丝桃苷、芸香苷等黄酮类。

【鉴别】

1. 粉末　灰绿色。表皮细胞略呈长方形，壁薄。叶肉细胞壁薄，类圆形，细胞内含众多淀粉粒与绿色色素。胚根细胞呈长方形，排列整齐，壁菲薄，有的含脂肪油滴。幼叶组织中细胞间隙较大。

2. 薄层色谱　供试品色谱中，在与莲心碱高氯酸盐对照品色谱相应的位置上，显相同颜色的斑点。

【检查】水分不得过 12.0%。总灰分不得过 5.0%。

【含量测定】高效液相色谱法。按干燥品计，本品含甲基莲心碱（$C_{38}H_{45}N_2O_6$）不得少于 0.70%。

【商品规格】统货。

【性味功能】性寒，味苦。归心、肾经。清心安神，交通心肾，涩精止血。用于热入心包，神昏谵语，心肾不交，失眠遗精，血热吐血。

【用法用量】2 ～ 5 g。内服煎汤，或入丸、散。

【贮藏】置通风干燥处，防潮，防蛀。

桃仁

Taoren

Persicae Semen

本品为常用中药，始载于《神农本草经》，列为下品。

【别名】毛桃仁、扁桃仁、山桃仁。

【来源】蔷薇科植物桃 *Prunus persica*（L.）Batsch 或山桃 *Prunus davidiana*（Carr.）Franch. 的干燥成熟种子。

【产销】全国各地均产，主产于山西、河北、河南、山东、四川、云南等地。销全国并出口。

【采收加工】果实成熟时采摘，除去果肉及核壳，取出种子，晒干。

【炮制】

1. 桃仁　取原药材，除去杂质及残留硬壳，筛去灰屑。

2. 焯桃仁　取净桃仁，置沸水中，加热至种皮微鼓起，捞出，置凉水中浸泡，取出，搓去种皮，干燥。

3. 炒桃仁　取焯桃仁，置炒制容器内，用文火炒至黄色，取出，晾凉。

【商品特征】

1. 药材

（1）桃仁　呈扁长卵形，长 1.2 ～ 1.8 cm，宽 0.8 ～ 1.2 cm，厚 0.2 ～ 0.4 cm。表面黄棕色或红棕色，密布颗粒状凸起。一端尖，中部膨大，另一端钝圆稍偏斜，边缘较薄。尖端有短线形种脐，圆端有颜色略深不甚明显的合点，自合点处散出多数纵向维管束。种皮薄，子叶 2 枚，类白色，富油性。气微，味微苦。

（2）山桃仁　呈类卵圆形，较小而肥厚，厚约 0.5 cm。

均以粒饱满、完整者为佳。（图 13-103）

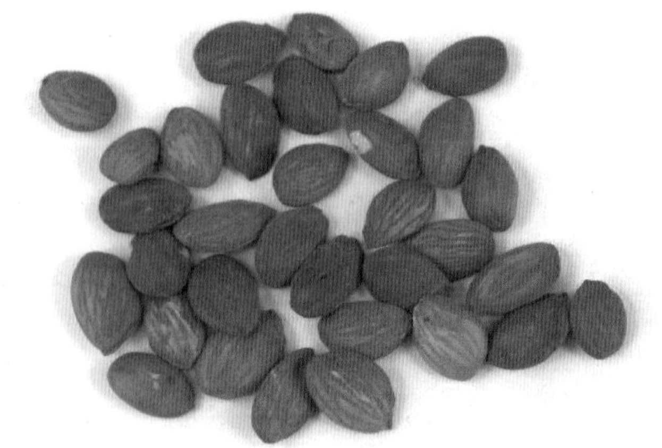

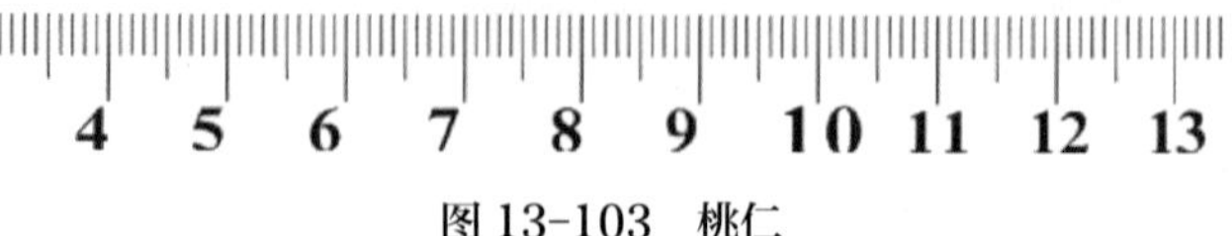

图 13-103　桃仁

2. 饮片

（1）桃仁　形如药材。

（2）焯桃仁　形如桃仁或山桃仁，种皮已除去，表面浅黄白色。（图 13-104）

（3）炒桃仁　形如桃仁或山桃仁，黄色至棕黄色，略具焦斑。

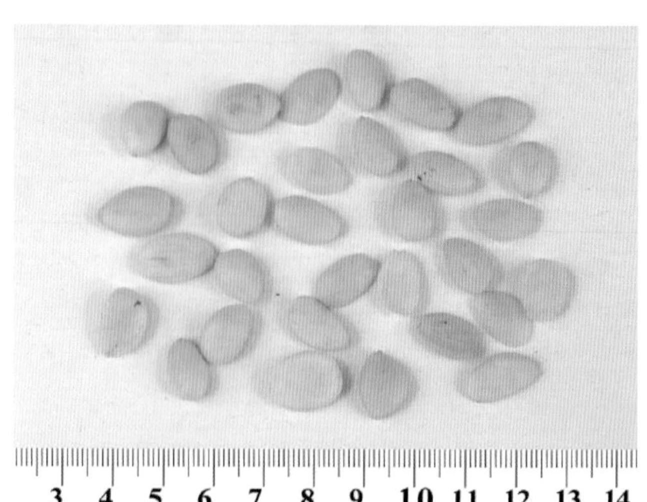

图 13-104　焯桃仁

【主要成分】含苦杏仁苷（amygdalin）、苦杏仁酶（emulsin）、尿囊素酶（allantoinase）、乳糖酶、维生素 B_1，以及脂肪酸、挥发油等。

【鉴别】

1. 种皮粉末（或解离片）

（1）桃仁：石细胞黄色或黄棕色，侧面观呈贝壳形、盔帽形、椭圆形或弓形，高 54 ～ 153 μm，底部宽约至 180 μm，壁一边较厚，层纹细密；表面观呈类圆形、类方形或圆多角形，底部壁上纹孔大而较密。

（2）山桃仁：石细胞淡黄色、橙黄色或橙红色，侧面观呈贝壳形、矩圆形、椭圆形或长条形，高 81 ～ 198（279） μm，宽约至 128（198） μm；表面观呈类圆形、类方形、类六角形或长多角形，底部壁厚薄不均，纹孔较小。

2. 化学鉴别　取粉末 0.5 g，置于具塞试管中，加 5% 硫酸溶液 3 mL，充分混合，试管中悬挂一条用碳酸钠溶液润湿过的三硝基苯酚试纸，塞紧试管塞，将试管置 40 ～ 50 ℃水浴中加热 10 min，试纸条由黄色变为砖红色。

3. 薄层色谱　供试品色谱中，在与苦杏仁苷对照品色谱相应的位置上，显相同颜色的斑点。

【检查】水分不得过 7.0%。酸值不得过 10.0。羰基值不得过 11.0。

重金属及有害元素：铅不得过 5 mg/kg，镉不得过 1 mg/kg，砷不得过 2 mg/kg，汞不得过 0.2 mg/kg，铜不得过 20 mg/kg。

黄曲霉毒素：本品每 1000 g 含黄曲霉毒素 B_1 不得过 5 μg，含黄曲霉毒素 G_2、黄曲霉毒素 G_1、黄曲霉毒素 B_2 和黄曲霉毒素 B_1 的总量不得过 10 μg。

【含量测定】高效液相色谱法。按干燥品计，含苦杏仁苷（$C_{20}H_{27}NO_{11}$），药材不得少于 2.0%；饮片中，焯桃仁不得少于 1.50%，炒桃仁不得少于 1.60%。

【商品规格】有桃仁、山桃仁两种规格，一般均分为三个等级。

1. 桃仁

（1）一等　干货。种仁饱满，长≥ 1.6 cm，宽≥ 1.1 cm。整仁率≥ 95%。无杂质、异味、胶粒。

（2）二等　种仁饱满，长≥ 1.4 cm，宽≥ 0.9 cm。整仁率≥ 90%。余同一等。

（3）三等　长≥ 1.2 cm，宽≥ 0.8 cm。整仁率≥ 80%。余同一等。

2. 山桃仁

（1）一等　干货。种仁饱满，长≥ 1.3 cm，宽≥ 0.8 cm。整仁率≥ 95%。无杂质、异味、胶粒。

（2）二等　种仁饱满，长≥ 1.1 cm，宽≥ 0.7 cm。整仁率≥ 90%。余同一等。

（3）三等　长≥ 0.9 cm，宽≥ 0.5 cm。整仁率≥ 80%。余同一等。

【性味功能】性平，味苦、甘。归心、肝、大肠经。活血祛瘀，润肠通便，止咳平喘。用于经闭痛经，症瘕痞块，肺痈肠痈，跌扑损伤，肠燥便秘，咳嗽气喘。

【用法用量】5 ～ 10 g。内服煎汤，或入丸、散。孕妇慎用。

【贮藏】置阴凉干燥处，防蛀。

夏枯草

Xiakucao

Prunellae Spica

本品为常用中药，始载于《神农本草经》，列为下品。

【别名】夏枯球。

【来源】唇形科植物夏枯草 *Prunella vulgaris* L. 的干燥果穗。

【产销】主产于江苏、安徽、河南等地。销全国。

【采收加工】夏季果穗呈棕红色时采收，除去杂质，晒干。

【炮制】取原药材，除去杂质，晒干。

【商品特征】

1. 药材　呈圆柱形，略扁，长 1.5 ～ 8 cm，直径 0.8 ～ 1.5 cm；淡棕色至棕红色。全穗由数轮至 10 数轮宿萼与苞片组成，每轮有对生苞片 2 片，呈扇形，先端尖尾状，脉纹明显，外表面有白毛。每一苞片内有花 3 朵，花冠多已脱落，宿萼二唇形，内有小坚果 4 枚，卵圆形，棕色，尖端有白色凸起。体轻，气微，味淡。（图 13–105）

以穗大、色棕红、摇之作响者为佳。

2. 饮片　同药材。

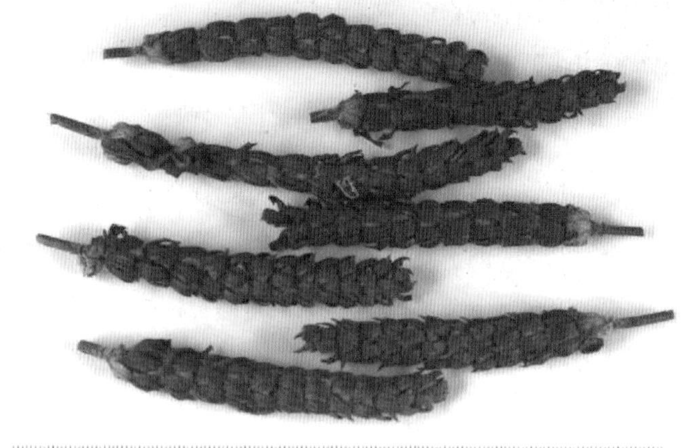

图 13–105　夏枯草

【主要成分】含迷迭香酸、芸香苷、金丝桃苷、夏枯草苷、熊果酸、齐墩果酸、顺式和反式咖啡酸，以及维生素 A、C、K 和 B 族维生素等。含挥发油，油中主要成分为右旋樟脑、小茴香酮等。

【鉴别】

1. 粉末　灰棕色。非腺毛单细胞多见，呈三角形；多细胞者有时可见中间几个细胞缢缩，表面具细小疣状凸起。腺毛有两种：一种单细胞头，双细胞柄；另一种双细胞头，单细胞柄，后者有的胞腔内充满黄色分泌物。腺鳞顶面观头部类圆形，4 细胞，直径 39 ～ 60 μm，有的内含黄色分泌物。宿存花萼异形细胞表面观垂周壁深波状弯曲，直径 19 ～ 63 μm，胞腔内有时含淡黄色或黄棕色物。

2. 薄层色谱　供试品色谱中，在与迷迭香酸对照品色谱相应的位置上，显相同颜色的荧光斑点。

【检查】水分不得过 14.0%。总灰分不得过 12.0%。酸不溶性灰分不得过 4.0%。

【浸出物】热浸法。水溶性浸出物不得少于 10.0%。

【含量测定】高效液相色谱法。按干燥品计，本品含迷迭香酸（$C_{18}H_{16}O_8$）不得少于 0.20%。

【商品规格】一般按照表面颜色深浅及长短的均匀度或一致性分为选货和统货两个等级。

选货：果穗长≥ 3 cm。淡棕色至棕红色。残留果穗梗的长度不超过 1.5 cm。含杂率≤ 3%。无虫蛀、霉变。

统货：果穗长 1.5 ～ 8 cm。间有黄绿色、暗褐色，颜色深浅不一。余同选货。

【性味功能】性寒，味辛、苦。归肝、胆经。清热泻火，明目，散结消肿。用于目赤肿痛，目珠夜痛，头痛眩晕，瘰疬，瘿瘤，乳痈，乳癖，乳房胀痛。

【用法用量】9 ～ 15 g。内服煎汤，或熬膏服。

【贮藏】置干燥处。

【附注】目前夏枯草的主流商品为果穗，部分地区也以带果穗的全草入药。

益智

Yizhi

Alpiniae Oxyphyllae Fructus

本品为常用中药，始载于《开宝本草》。

【别名】益智仁、益智子。

【来源】姜科植物益智 *Alpinia oxyphylla* Miq. 的干燥成熟果实。

【产销】主产于海南、广东、广西、云南、福建等地。销全国并出口。

【采收加工】夏、秋间果实由绿变红时采收，晒干或低温干燥。

【炮制】

1. 益智仁　除去杂质及外壳。用时捣碎。

2. 盐益智仁　取益智仁，用盐水拌匀，微炒至干，取出放凉。用时捣碎。每 100 kg 益智仁用食盐 2 kg。

【商品特征】

1. 药材　呈椭圆形，两端略尖，长 1.2 ～ 2 cm，直径 1 ～ 1.3 cm。表面棕色或灰棕色，有纵向凹凸不平的凸起棱线 13 ～ 20 条，顶端有花被残基，基部常残留果梗。果皮薄而稍韧，与种子紧贴。种子集结成团，中有隔膜将种子团分为 3 瓣，每瓣有种子 6 ～ 11 粒。种子呈不规则的扁圆形，略有钝棱，直径约 3 mm，表面灰褐色或灰黄色，外被淡棕色膜质的假种皮；质硬，胚乳白色。有特异香气，味辛、微苦。（图 13-106）

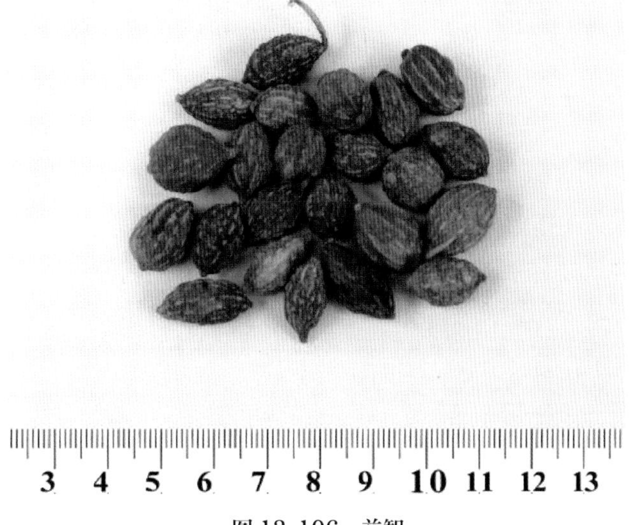

图 13-106　益智

以个大、饱满、气味浓者为佳。

本品特征可概括如下。

益智椭圆两端尖，表面棕色纵棱点。

种子成团分三瓣，气香特异肾脾固。

2. 饮片

（1）益智仁 种子集结成团，中有隔膜。种子呈不规则扁圆形，略有钝棱，直径约 3 mm，表面灰黄色至灰褐色，具细皱纹，外被淡棕色膜质的假种皮；质硬，胚乳白色。有特异香气，味辛、微苦。（图 13–107）

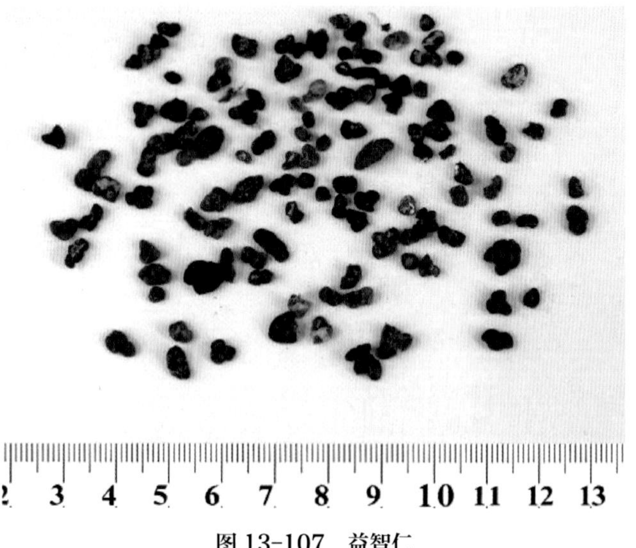

图 13–107 益智仁

（2）盐益智仁 形同益智仁，表面黑褐色或棕褐色，略有咸味。（图 13–108）

【主要成分】含挥发油，如桉油精、姜烯（zingiberene）、姜醇（zinginerol）等。尚含丰富的 B 族维生素及维生素 C，以及微量元素锰、锌、铁、铜等。

【鉴别】

1. 种子横切面 假种皮薄壁细胞有时残存。种皮表皮细胞类圆形、类方形或长方形，略径向延长，壁较厚；下皮为 1 列薄壁细胞，含黄棕色物；色素层为数列黄棕色细胞，其间散列油细胞，含黄色油滴；内种皮为 1 列栅状厚壁细胞，黄棕色或红棕色，内壁与侧壁极厚，胞腔小，内含硅质块。内胚乳细胞含糊粉粒和脂肪油滴。

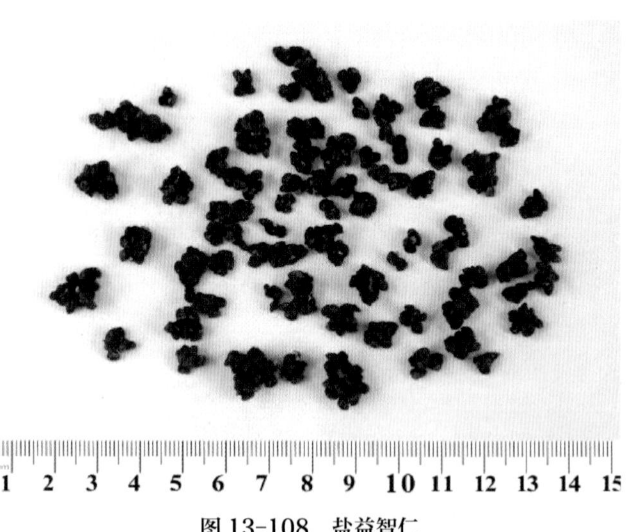

图 13–108 盐益智仁

2. 粉末 黄棕色。种皮表皮细胞表面观呈长条形，直径约至 29 μm，壁稍厚，常与下皮细胞上下层垂直排列。色素层细胞皱缩，界线不清楚，含红棕色或深棕色物，常碎裂成不规则色素块。油细胞类方形、长方形，或散列于色素层细胞间。内种皮厚壁细胞黄棕色或棕色，表面观呈多角形，壁厚，非木化，胞腔内含硅质块；断面观细胞 1 列，栅状，内壁和侧壁极厚，胞腔偏外侧，内含硅质块。内胚乳细胞含糊粉粒和脂肪油滴。

3. 薄层色谱 供试品色谱中，在与益智对照药材色谱相应的位置上，显相同颜色的斑点或荧光斑点。

【检查】总灰分不得过 8.5%。酸不溶性灰分不得过 1.5%。

【含量测定】本品种子含挥发油不得少于 1.0%（mL/g）。

【商品规格】统货。

【性味功能】性温，味辛。归脾、肾经。暖肾固精缩尿，温脾止泻摄唾。用于肾虚遗尿，小便频数，遗精白浊，脾寒泄泻，腹中冷痛，口多唾涎。

【用法用量】3 ～ 10 g。内服煎汤。

【贮藏】置阴凉干燥处。

娑罗子

Suoluozi

Aesculi semen

本品为少常用中药，原名天师栗，始载于《本草纲目》。

【别名】梭罗子、天师栗、苏罗子。

【来源】七叶树科植物七叶树 *Aesculus chinencis* Bge.、浙江七叶树 *Aesculus chinensis* Bge. var. *chekiangensis*（Hu et Fang）Fang 或天师栗 *Aesculus wilsonii* Rehd. 的干燥成熟种子。前二者习称“苏罗子”，后者习称“娑罗子”。

【产销】苏罗子主产于陕西、河南、浙江、江苏等地。销江苏、浙江等地。娑罗子主产于四川、湖北、贵州等地。销江苏、上海、浙江等地。

【采收加工】秋季果实成熟时采收，除去果皮，晒干或低温干燥。

【炮制】

1. 娑罗子　取原药材，除去外壳、杂质，用时打碎。

2. 娑罗子片　取净娑罗子，略浸润透，切薄片。

【商品特征】

1. 药材　呈不规则扁球形或类球形，似板栗，直径 1.5 ～ 4 cm。表面棕色或棕褐色，多皱缩，凹凸不平，略具光泽；种脐色较浅，近圆形，占种子面积的 1/4 ～ 1/2；其一侧有 1 条凸起的种脊，有的不甚明显。种皮硬而脆，子叶 2 枚，肥厚，坚硬，黄白色或淡棕色，粉性。气微，味先苦后甜。（图 13-109）

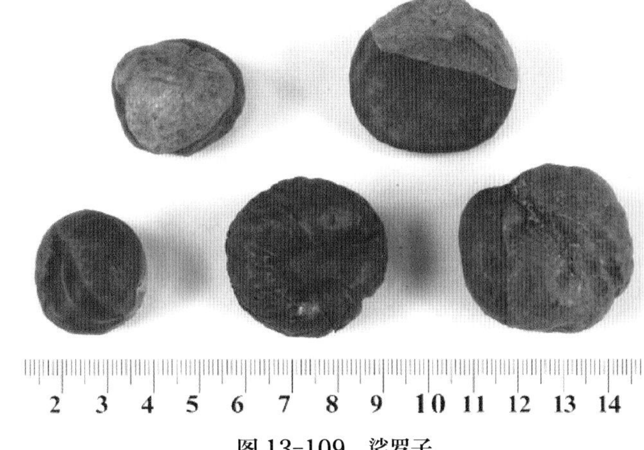

图 13-109　娑罗子

以饱满、种仁色黄白者为佳。

2. 饮片

（1）娑罗子　同药材。

（2）娑罗子片　呈圆片状，表面黄白色或淡棕色，粉质，气微，味苦。

【主要成分】含三萜皂苷、脂肪酸、糖类等。如七叶皂苷（aescins）A、B、C、D，油酸和硬脂酸的甘油酯等。

【鉴别】

1. 种皮横切面　外表皮细胞鲜黄色，外被角质层，下方有 40 列左右的黄色细胞，内层细胞的壁较厚，其间散有维管束。内表皮为 1 列皱缩的黄色细胞。子叶为薄壁组织，内含脂肪油滴及淀粉粒，淀粉粒多为单粒，长圆形、卵形或球形，直径 2 ～ 35 μm，脐点呈星状、点状或裂隙状，层纹隐约可见，复粒少见，由 2 ～ 3 分粒组成。

2. 粉末　淡红棕色至黄棕色。种皮外表皮细胞黄棕色，表面观呈多角形，壁略不均匀增厚，角部略有凸起。种皮下皮细胞卵圆形、类圆形或类长方形，壁稍厚。种皮分枝细胞较大，常多层重叠；分枝细胞类多角形或不规则形，分枝长短不一，有的可见纹孔域。淀粉粒较多，单粒长圆形或类圆形，直径2～38 μm，脐点可见；复粒由2～3分粒组成。

3. 化学鉴别 取样品粉末5 g，加水适量并加热提出，滤过，取滤液进行下列试验。

（1）取滤液1 mL，加入新配制的碱性酒石酸铜试液5滴，水浴加热，有红棕色沉淀产生。

（2）取滤液1 mL，加入5% α–萘酚乙醇溶液3滴，摇匀，沿试管壁缓慢加入浓硫酸0.5 mL，在试液和硫酸的交界面处有深红色环产生。

4. 照【含量测定】项下的方法试验 对照品色谱图中4个主成分峰，以出峰前后的顺序分别为七叶皂苷A、七叶皂苷B、七叶皂苷C和七叶皂苷D。供试品色谱中应呈现与七叶皂苷钠对照品四个主峰保留时间相同的色谱峰。

【检查】水分不得过13.0%。总灰分不得过5.0%。

【含量测定】高效液相色谱法。按干燥品计，本品含七叶皂苷A（$C_{55}H_{86}O_{24}$）不得少于0.70%。

【商品规格】统货。

【性味功能】性温，味甘。归肝、胃经。疏肝理气，和胃止痛。用于肝胃气滞，胸腹胀闷，胃脘疼痛。

【用法用量】3～9 g。内服煎汤。

【贮藏】置干燥处，防霉，防蛀。

浮小麦

Fuxiaomai

Tritici Levis Fructus

本品为少常用中药，始载于《本草纲目》。

【别名】浮麦。

【来源】禾本科植物小麦 *Triticum aestivum* L. 的干瘪轻浮的果实。

【产销】我国产麦区均有生产。销全国。

【采收加工】收麦时选取轻浮瘪瘦的麦粒，除去杂质，干燥。

【炮制】

1. 浮小麦 取原药材，除去杂质，洗净，捞出，干燥。

2. 炒浮小麦 取净浮小麦，置锅内，用文火炒至棕黄色，取出放凉。

【商品特征】

1. 药材 干瘪颖果呈长圆形，两端略尖，长2～6 mm，直径1.5～2.5 mm。表面黄色或淡黄棕色，略皱缩。腹面中央有较深的纵沟，顶端有黄色柔毛；基部有不明显的胚1枚。质硬，少数极瘪者质地较软。断面白色或淡黄棕色，粉性差。少数带有颖及稃。气微，味淡。（图13–110）

以粒均匀、轻浮者为佳。

2. 饮片

（1）浮小麦 同药材。

（2）炒浮小麦　形如浮小麦，表面棕黄色，略具香气。

【主要成分】含蛋白质、糖类、脂肪、粗纤维等。如5-二十一烷基间苯二酚、棉子糖、葡萄糖、谷甾醇、卵磷脂、精氨酸、淀粉酶、蛋白分解酶及维生素E、B族维生素等。

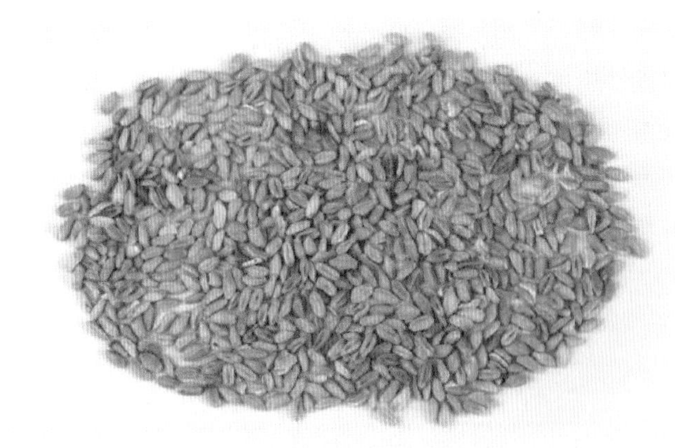

图13-110　浮小麦

【鉴别】

粉末　黄白色。淀粉粒为圆形、椭圆形或圆三角形，直径30～40 μm，侧面观呈双透镜状、贝壳状，脐点裂缝状；复粒少数，由2～4分粒或多分粒组成。果皮表皮细胞呈类长方形或长多角形，长64～220 μm，直径16～42 μm，壁念珠状增厚。果皮中层细胞呈长条形或不规则形，壁念珠状增厚。横细胞成片，细长圆柱形，长28～232 μm，直径6～21 μm，壁念珠状增厚。非腺毛单细胞长40～950 μm，直径10～30 μm。

【商品规格】统货。

【性味功能】性凉，味甘。归心经。止汗，养心安神。用于骨蒸劳热，自汗盗汗。

【用法用量】15～30 g。内服煎汤，或入丸、散。

【贮藏】置通风干燥处。

预知子

Yuzhizi

Akebiae Fructus

【来源】木通科植物木通 *Akebia quinata*（Thunb.）Decne.、三叶木通 *Akebia trifoliate*（Thunb.）Koidz. 或白木通 *Akebia trifoliate*（Thunb.）Koidz. var. *australis*（Diels）Rehd. 的干燥近成熟果实。

【采收加工】夏、秋二季果实绿黄时采收，晒干，或置沸水中略烫后晒干。

【炮制】洗净，晒干。用时打碎。

【商品特征】本品呈肾形或长椭圆形，稍弯曲，长3～9 cm，直径1.5～3.5 cm。表面黄棕色或黑褐色，有不规则的深皱纹，顶端钝圆，基部有果梗痕。质硬，破开后，果瓤淡黄色或黄棕色；种子多数，扁长卵形，红褐色至黑褐色，具光泽，宽端具黄白色种阜样物，两侧有钝棱。气微香，味苦。

【鉴别】

1. 粉末　黄棕色。果皮石细胞较多，类多角形、类长圆形或不规则形，直径13～90 μm，壁厚，纹孔及孔沟明显，可见层纹，有的胞腔内含草酸钙方晶。草酸钙方晶直径4～14 μm。种皮表皮细胞黄棕色，类长方形，直径6～16 μm。果皮表皮细胞表面观呈多角形，有的胞腔内含黄棕色物。

2. 薄层色谱　供试品色谱中，在与对照药材色谱和α-常春藤皂苷对照品色谱相应的位置上，显相同颜色的斑点。

【检查】水分不得过 11.0%。总灰分不得过 6.5%。

【含量测定】高效液相色谱法。按干燥品计，本品含 α- 常春藤皂苷（$C_{42}H_{66}O_{12}$）不得少于 0.20%。

【性味功能】性寒，味苦。归肝、胆、胃、膀胱经。疏肝理气，活血止痛，散结，利尿。用于脘胁胀痛，痛经经闭，痰核痞块，小便不利。

【用法用量】3 ～ 9 g。

【贮藏】置通风干燥处。

桑椹

Sangshen

Mori Fructus

本品为较常用中药，始载于《神农本草经》，列为中品。

【别名】桑果、桑椹子。

【来源】桑科植物桑 *Morus alba* L. 的干燥果穗。

【产销】全国大部分地区有产。销全国。

【采收加工】4—6 月果实变红时采收，晒干或略蒸后晒干。

【炮制】取原药材，拣去硬梗和杂质，洗净，干燥。

【商品特征】

1. 药材　聚花果，由多数小瘦果集合而成，呈长圆形，长 1 ～ 2 cm，直径 0.5 ～ 0.8 cm。暗紫色、棕红色或黄棕色，有短果序梗。小瘦果卵圆形，稍扁，长约 2 mm，宽约 1 mm，外具肉质花被片 4 枚。气微，味微酸而甜。（图 13-111）

以个大、色棕红、肉厚者为佳。

2. 饮片　形同药材。

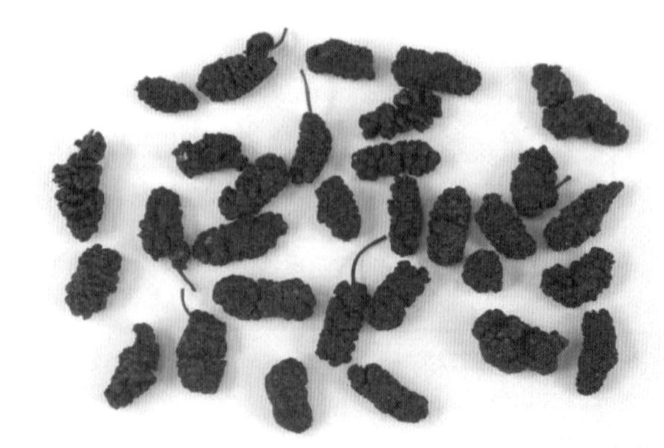

图 13-111　桑椹

【主要成分】含黄酮类、脂肪酸、挥发油、维生素等。如芦丁、花青素苷、矢车菊素、亚油酸、油酸、棕榈酸、肉豆蔻酸、棕榈油酸、桉油醇、香叶醇、胡萝卜素、维生素 A、C 及 B 族维生素等。

【鉴别】

1. 粉末　红紫色。内果皮石细胞成片，淡黄色，表面观呈不规则多角形，垂周壁深波状弯曲，壁厚，孔沟和纹孔明显。内果皮含晶细胞成片，每个细胞含一草酸钙方晶，方晶直径 7 ～ 11 μm，花被薄壁细胞充满紫红色或棕红色色素块，非腺毛单细胞，多碎断，长短不一，直径 12 ～ 45 μm，有的足部膨大。草酸钙簇晶散在或存在于花被薄壁细胞中，直径 3 ～ 22 μm，种皮表皮细胞黄棕色，表面观呈类长方形或多角形，直径 7 ～ 18 μm，垂周壁连珠状增厚，孔沟明显。

2. 化学鉴别　取粗粉 3 g，加乙醇 20 mL，置水浴上加热 10 min，滤过。

（1）取滤液 10 mL，加少许镁粉混匀，滴加盐酸数滴，微热，呈樱红色。

（2）取上述滤液 1 滴，点于滤纸上，置紫外灯（254 nm）下观察，呈蓝色荧光；滴加三氯化铝试液后，则呈亮蓝色荧光。

【检查】水分不得过 18.0%。总灰分不得过 12.0%。

【浸出物】热浸法。85% 乙醇浸出物不得少于 15.0%。

【商品规格】统货。

【性味功能】性寒，味甘、酸。归心、肝、肾经。滋阴补血，生津润燥。用于肝肾阴虚，眩晕耳鸣，心悸失眠，须发早白，津伤口渴，内热消渴，肠燥便秘。

【用法用量】9 ～ 15 g。煎服。

【贮藏】置通风干燥处，防蛀。

菟丝子

Tusizi

Cuscutae Semen

本品为常用中药，始载于《神农本草经》，列为上品。

【别名】吐丝子。

【来源】旋花科植物菟丝子 *Cuscuta chinensis* Lam. 或南方菟丝子 *Cuscuta australis* R. Br. 的干燥成熟种子。

【产销】主产于江苏、吉林、辽宁、河北、山东、河南等地。销全国。

【采收加工】秋季果实成熟时采收植株，晒干，打下种子，除去杂质。

【炮制】

1. 菟丝子　取原药材，除去杂质，洗净，干燥。

2. 盐菟丝子　取净菟丝子，加盐水拌匀，闷润，待盐水被吸尽后，置炒制容器内，用文火加热，炒至略鼓起，微有爆裂声，并有香气逸出时，取出，晾凉。每 100 kg 菟丝子用食盐 2 kg。

3. 炒菟丝子　取净菟丝子，置炒制容器内，用文火加热，炒至微黄色，有爆裂声，取出晾凉。

4. 酒菟丝子饼　取净菟丝子，置锅内，加适量水，煮至开裂，不断翻动，待水被吸净时，加入黄酒、面粉拌匀，取出，压成片，切成长方块，干燥。每 100 kg 菟丝子用黄酒 15 kg、白面 15 kg。

【商品特征】

1. 药材　呈类球形，直径 1 ～ 2 mm。表面灰棕色至棕褐色，粗糙，种脐线形或扁圆形。质坚实，不易以指甲压碎。气微，味淡。（图 13–112）

以粒饱满者为佳。

2. 饮片

（1）菟丝子　形如药材。

（2）盐菟丝子　形如菟丝子，表面棕黄色至黑褐色，易压碎，略有香气。

（3）炒菟丝子　形如菟丝子，黄棕色至黑褐色，气微香，味淡。（图 13-113）

（4）酒菟丝子饼　小长方块，长约 2 cm，宽约 1.5 cm，厚约 1 cm，表面灰褐色或棕黄色，略具酒气。

【主要成分】含金丝桃苷（hyperoside）、胆甾醇（cholesterol）、菜油甾醇（campesterol）、β- 谷甾醇（β-sitosterol）等。另含槲皮素（quercetin）、紫云英苷（astragalin）等黄酮类化合物，以及树脂苷、糖类等。

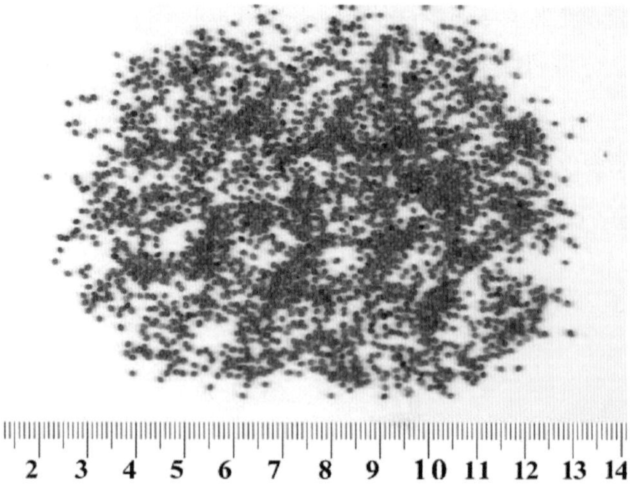

【鉴别】

1. 物理鉴别　取本品少许，用开水浸泡，表面有黏性，加热煮至种皮破裂时，露出黄白色卷旋状的胚，状如吐丝。

2. 横切面　表皮细胞类方形，壁不均匀增厚，木化细胞外壁中央凹陷，角隅处呈角状凸起，内含棕色物质。栅状细胞 2 列，外列细胞略短，壁木化，内列细胞较长，壁非木化，外侧有光辉带；栅状细胞内侧为颓废组织。胚乳细胞呈多角形，壁厚薄不一，内含糊粉粒。子叶细胞类圆形或多边形，内含糊粉粒和脂肪油滴。

图 13-112　菟丝子

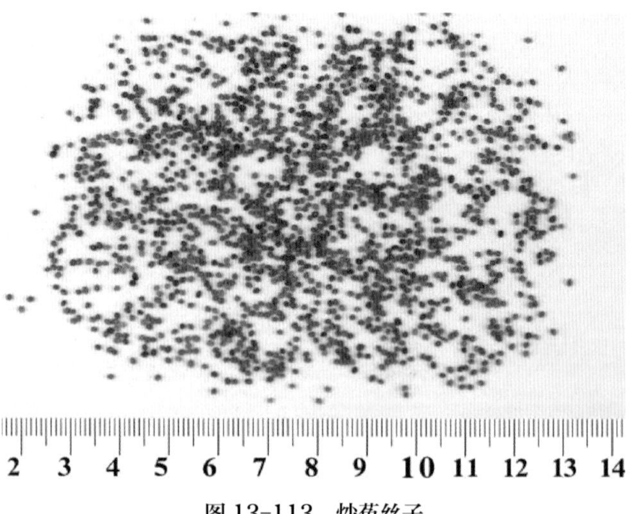

图 13-113　炒菟丝子

3. 粉末　黄褐色或深褐色。种皮表皮细胞断面观呈类方形或类长方形，侧壁增厚；表面观呈圆多角形，角隅处壁明显增厚。种皮栅状细胞成片，断面观 2 列，外列细胞较内列细胞短，内列细胞的外缘具光辉带；栅状细胞表面观呈多角形，皱缩。胚乳细胞呈多角形，内含糊粉粒。子叶细胞含糊粉粒及脂肪油滴。

4. 化学鉴别　取粉末 1 g，加甲醇 10 mL，冷浸 12 h，滤过。取滤液 2 mL，加少许镁粉、数滴盐酸，溶液呈桃红色。

5. 薄层色谱　供试品色谱中，在与菟丝子对照药材色谱和金丝桃苷对照品色谱相应的位置上，显相同颜色的荧光斑点。

【检查】水分不得过 10.0%。总灰分不得过 10.0%。酸不溶性灰分不得过 4.0%。

【含量测定】高效液相色谱法。按干燥品计，本品含金丝桃苷（$C_{21}H_{20}O_{12}$）不得少于 0.10%。

【商品规格】统货。

【性味功能】性平，味辛、甘。归肝、肾、脾经。补益肝肾，固精缩尿，安胎，明目，止泻；外用消风祛斑。用于肝肾不足，腰膝酸软，阳痿遗精，遗尿尿频，肾虚胎漏，胎动不安，目昏耳鸣，脾肾虚泻；

外治白癜风。

盐制，能增强补肾固精安胎的作用；炒制，能提高煎出效果。酒菟丝子饼，温肾壮阳固精的作用增强。

【用法用量】6 ～ 12 g。内服煎汤。外用适量。

【贮藏】置通风干燥处。

【附注】地方习惯用药有大菟丝子，同属植物日本菟丝子（金灯藤）*Cuscuta japonica* Choisy 的种子，在湖北、四川、贵州等地有的作为菟丝子使用。种子较大，直径 3 ～ 5 mm，表面淡褐色或黄棕色，放大镜下可见不整齐的短线状斑纹。

蛇床子

Shechuangzi

Cnidii Fructus

本品为较常用中药，始载于《神农本草经》，列为上品。

【别名】野胡萝卜子、蛇床实。

【来源】伞形科植物蛇床 *Cnidium monnieri*（L.）Cuss. 的干燥成熟果实。

【产销】主产于河北、山东、浙江、江苏、四川等地。销全国。

【采收加工】夏、秋二季果实成熟时，将全株割下，晒干，打下果实，除去杂质。

【炮制】除去杂质，筛去灰屑。

【商品特征】

1. 药材　双悬果，呈椭圆形，长 2 ～ 4 mm，直径约 2 mm。表面灰黄色或灰褐色，顶端有 2 枚向外弯曲的柱基，基部偶有细梗。分果的背面有薄而凸起的纵棱 5 条，接合面平坦，有 2 条棕色略凸起的纵棱线。果皮松脆，揉搓易脱落。种子细小，灰棕色，显油性。气香，味辛凉，有麻舌感。（图 13-114）

以果粒饱满、色灰黄、香气浓郁、无灰屑者为佳。

2. 饮片　同药材。

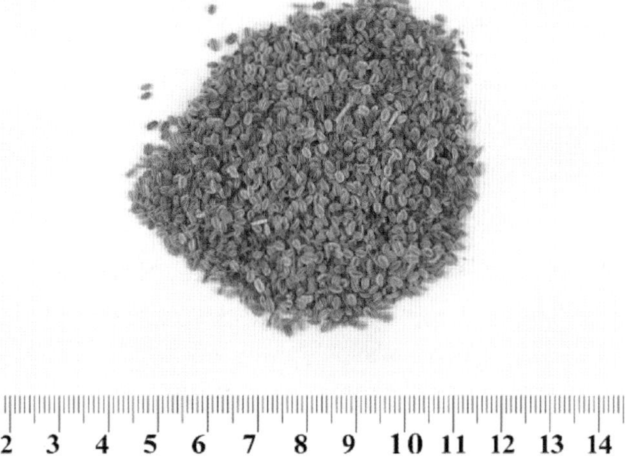

图 13-114　蛇床子

【主要成分】含挥发油及香豆素类化合物等。如蒎烯、异缬草酸龙脑酯（bornyl isovalarate）、欧芹酚甲醚（osthole）、二氢欧山芹醇、佛手柑内酯（bergapten）、蛇床子素、异茴芹素（isopimpinellin）等。

【鉴别】

1. 分果横切面　外果皮为 1 列扁平细胞，外被角质层。中果皮较厚，背面纵棱突出，中部有维管束，其周围有厚壁木化网纹细胞；纵棱间各有椭圆形油管 1 个，接合面有油管 2 个，共有 6 个。内果皮为 1 列扁平细胞。种皮为 1 列淡棕色细胞。胚乳细胞含糊粉粒，糊粉粒中含有细小草酸钙簇晶。

2. 粉末 黄绿色。油管多破碎，内壁有金黄色分泌物，可见类圆形油滴。内果皮镶嵌层细胞浅黄色，表面观细胞呈长条形，壁呈连珠状增厚。薄壁细胞呈类方形或类圆形，无色，壁条状或网状增厚。草酸钙簇晶或方晶，直径 3 ～ 6 μm，内胚乳细胞多角形，细胞内含有糊粉粒和细小草酸钙簇晶。

3. 荧光检查 取粉末 2 g，加乙醇 20 mL，加热回流 30 min，滤过。取滤液数滴，点于白瓷板上，置紫外灯（365 nm）下观察，显蓝紫色荧光。

4. 化学鉴别 取上述滤液 2 mL，加等量的 3% 硼酸钠溶液，加热 5 min，放冷，再加新制的重氮对硝基苯胺试液 1 ～ 2 滴，即显樱红色。

5. 薄层色谱 供试品色谱中，在与蛇床子对照药材色谱和蛇床子素对照品色谱相应的位置上，显相同颜色的荧光斑点。

【检查】水分不得过 13.0%。总灰分不得过 13.0%。酸不溶性灰分不得过 6.0%。

【浸出物】冷浸法。乙醇浸出物不得少于 7.0%。

【含量测定】高效液相色谱法。按干燥品计，本品含蛇床子素（$C_{15}H_{16}O_3$）不得少于 1.0%。

【商品规格】统货。

【性味功能】性温，味辛、苦；有小毒。归肾经。燥湿祛风，杀虫止痒，温肾壮阳。用于阴痒带下，湿疹瘙痒，湿痹腰痛，肾虚阳痿，宫冷不孕。

【用法用量】3 ～ 10 g。内服煎汤。外用适量，多煎汤熏洗，或研末调敷。

【贮藏】置干燥处。

紫苏子

Zisuzi

Perillae Fructus

【别名】苏子，黑苏子。

【来源】唇形科植物紫苏 *Perilla frutescens*（L.）Britt. 的干燥成熟果实。

【产销】主产于湖北、河南、山东、江西等地。全国各地均有栽培。以湖北产量较大，销全国。其他地方一般自产自销。

【采收加工】秋季果实成熟时割取全草或果穗，阴干，打下果实，除去杂质，晒干。

【炮制】

1. 紫苏子 取原药材，除去杂质，洗净，干燥。

2. 炒紫苏子 取净紫苏子，置锅内，用文火炒至有爆声或有香气时，取出放凉。

【商品特征】

1. 药材 呈卵圆形或类球形，直径 0.6 ～ 2 mm。表面灰棕色或灰褐色，有微隆起的暗紫色网状花纹，基部稍尖，有灰白色点状果梗痕。果皮薄而脆，易压碎。种皮膜质，子叶 2，类白色，有油性。压碎有香气，味微辛。（图 13–115）

以粒饱满、色灰棕、油性足者为佳。

2. 饮片

（1）紫苏子 形同药材。

（2）炒紫苏子　形如紫苏子，表面灰褐色，有细裂口，有焦香气。（图 13-116）

【主要成分】含挥发油、脂肪酸、黄酮类、酚酸、无机元素及维生素等。如α-亚麻酸、亚油酸、木犀草素、芹菜素、迷迭香酸等。

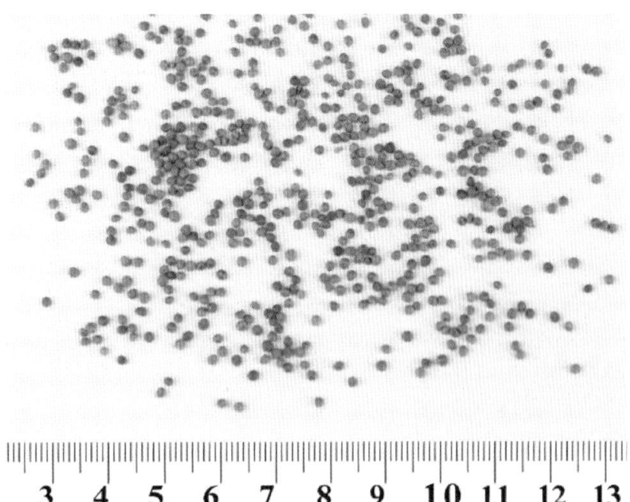

图 13-115　紫苏子

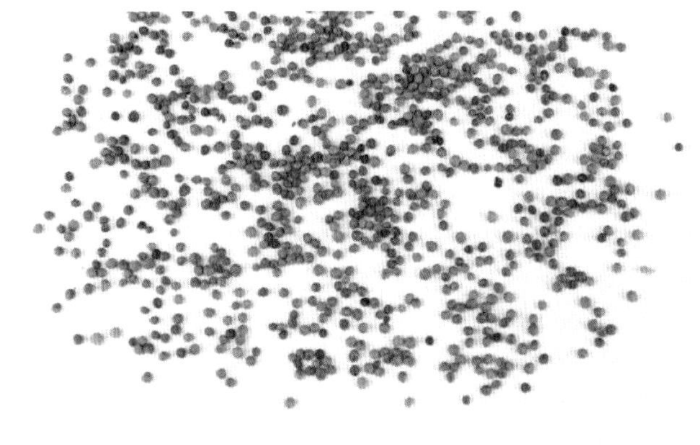

图 13-116　炒紫苏子

【鉴别】

1. 横切面　外果皮被角质层。中果皮为 2 ～ 3 列薄壁细胞，有维管束散在，其内为 1 列色素细胞，表面观呈多角形，棕色，其下为 1 列内果皮异形石细胞，长 120 ～ 140 μm，直径 30 ～ 40 μm，石细胞顶端有 8 ～ 10 个柱状凸起，外壁有圆钩状凸起，孔沟细窄，木化。果皮的内表面细胞壁微木化，有密集的小单纹孔。种皮外层为 1 列壁呈条纹或网纹增厚的细胞，表面观呈圆形或椭圆形，前者直径 40 ～ 52 μm，后者长径 48 ～ 80 μm，短径 36 ～ 48 μm，其下为 2 ～ 3 列薄壁细胞。子叶含油滴。

2. 粉末　灰棕色。种皮表皮细胞断面观细胞极扁平，具钩状增厚壁；表面观呈类椭圆形，壁具致密雕花钩纹状增厚。外果皮细胞黄棕色，断面观细胞扁平，外壁呈乳突状；表面观呈类圆形，壁稍弯曲，表面具角质细纹理。内果皮组织断面观主为异型石细胞，呈不规则形；顶面观呈类多角形，细胞间界限不分明，胞腔星状。内胚乳细胞大小不一，含脂肪油滴；有的含细小草酸钙方晶。子叶细胞呈类长方形，充满脂肪油滴。

3. 化学鉴别

（1）取本品粉末 2 g，加乙醚 20 mL，温浸 30 min 后滤过，取乙醚提取液 2 mL，置玻璃皿上，室温挥去乙醚，将残渣与无水硫酸钠 1 ～ 2 粒直接加热，产生气泡并有刺激性特臭的白色气体。

（2）取本品粉末，加香荚兰醛少许，研匀，加浓硫酸 3 ～ 4 滴，初呈黄色至棕色，加水数滴后，呈紫红色。

（3）取本品的石油醚提取液 1 滴，滴于滤纸上，喷洒 0.05% 荧光素溶液后，将滤纸暴露于碘蒸气中，呈黄色，背景显淡红色。

（4）取本品的 10% 乙醇提取液 1 mL，加 2，4- 二硝基苯肼试液 3 mL，产生橙黄色沉淀。

【检查】水分不得过 8.0%。

【含量测定】高效液相色谱法。按干燥品计，本品含迷迭香酸（$C_{18}H_{16}O_8$）不得少于 0.25%。

【商品规格】统货。

【性味功能】性温，味辛。归肺经。降气化痰，止咳平喘，润肠通便。用于痰壅气逆，咳嗽气喘，肠燥便秘。

【用法用量】3 ～ 9 g。内服煎汤。

【贮藏】置通风干燥处，防蛀。

黑芝麻

Heizhima

Sesami Semen Nigrum

本品为少常用中药，原名胡麻，始载于《神农本草经》，列为上品。

【别名】胡麻、脂麻、黑脂麻。

【来源】脂麻科（胡麻科）植物脂麻 *Sesamum indicum* L. 的干燥成熟种子。

【产销】全国各地均产。销全国。

【采收加工】秋季果实成熟时采割植株，晒干，打下种子，除去杂质，再晒干。

【炮制】

1. 黑芝麻　除去杂质，洗净，晒干。用时捣碎。

2. 炒黑芝麻　取净黑芝麻置锅中，用文火炒至有爆声，取出放凉。用时捣碎。

【商品特征】

1. 药材　呈扁卵圆形，长约 3 mm，宽约 2 mm。表面黑色，平滑或有网状皱纹。尖端有棕色点状种脐。种皮薄，子叶 2 枚，白色，富油性。气微，味甘，有油香气。（图 13–117）

以粒饱满、色黑者为佳。

2. 饮片

（1）黑芝麻　同药材。

（2）炒黑芝麻　形如黑芝麻，微鼓起，有的可见爆裂痕，有油香气。

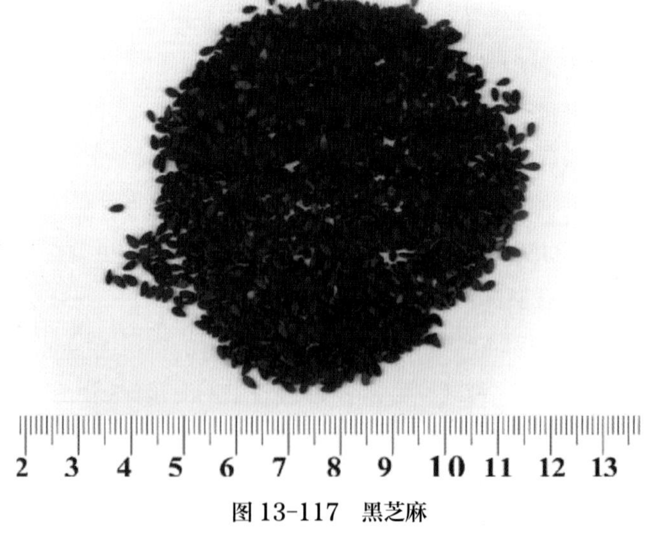

图 13–117　黑芝麻

【主要成分】含芝麻素（sesamin）、芝麻林素（sesamolin）、芝麻酚（sesamol）、胡麻苷（pedaliin）、车前糖（planteose）、芝麻糖（sesamose）等。另含脂肪酸，主要为油酸、亚油酸、棕榈酸、硬脂酸、花生油酸等。

【鉴别】

1. 粉末　灰褐色或棕黑色。种皮表皮细胞成片，表面观呈多角形，内含球状结晶体；断面观呈栅状，外壁和上半部侧壁增厚，下半部侧壁和内壁较薄。草酸钙结晶常见，球形或半球形结晶散在或存在于种皮表皮细胞中，直径 14 ～ 38 μm；柱晶散在或存在于颓废细胞中，长约至 24 μm，直径 2 ～ 12 μm。

2. 化学鉴别　取本品 1 g，碾碎，加石油醚（60 ～ 90 ℃）10 mL，浸泡 1 h，倾取上清液，置试管中，加含蔗糖 0.1 g 的盐酸 10 mL，振摇半分钟，酸层显粉红色，静置后，渐变为红色。

3. 薄层色谱　供试品色谱中，在与黑芝麻对照药材色谱和芝麻素对照品色谱相应的位置上，显相同颜色的斑点。

【检查】杂质不得过 3%。水分不得过 6.0%。总灰分不得过 8.0%。

【商品规格】统货。

【性味功能】性平，味甘。归肝、肾、大肠经。补肝肾，益精血，润肠燥。用于精血亏虚，头晕眼花，耳鸣耳聋，须发早白，病后脱发，肠燥便秘。

【用法用量】9 ～ 15 g。内服煎汤。

【贮藏】置通风干燥处，防蛀。

蒺藜

Jili

Tribuli Fructus

本品为常用中药，以“蒺藜子”之名始载于《神农本草经》，列为上品。

【别名】刺蒺藜、白蒺藜。

【来源】蒺藜科植物蒺藜 *Tribulus terrestris* L. 的干燥成熟果实。

【产销】主产于河南、江苏、四川、山西、陕西等地。销全国并出口。

【采收加工】秋季果实成熟时采割植株，晒干，打下果实，除去杂质。

【炮制】

1. 蒺藜　取原药材，除去杂质，筛去灰屑。

2. 炒蒺藜　取净蒺藜，用文火炒至微黄色，取出，放凉。

【商品特征】

1. 药材　由 5 个分果瓣组成，呈放射状排列，直径 7 ～ 12 mm。常裂为单一的分果瓣，分果瓣呈斧状，长 3 ～ 6 mm；背部黄绿色，隆起，有纵棱及多数小刺，并有对称的长刺和短刺各 1 对，两侧面粗糙，有网纹，灰白色。质坚硬。气微，味苦、辛。（图 13–118）

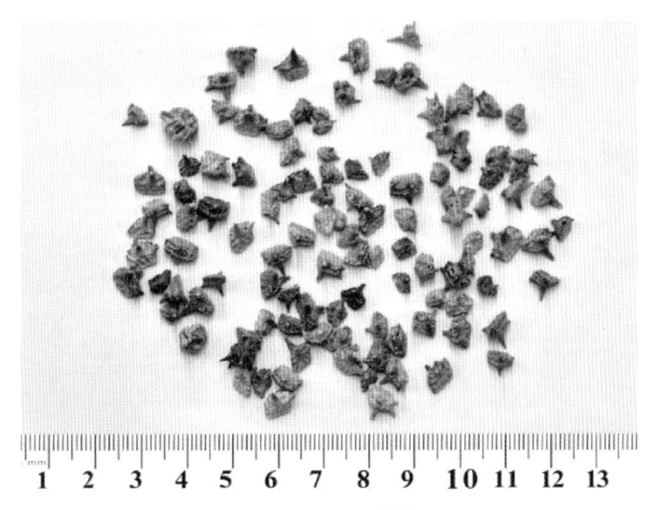

图 13–118　蒺藜

以粒大、饱满、色黄白带绿者为佳。

2. 饮片

（1）蒺藜　同药材。

（2）炒蒺藜　多为单一的分果瓣，分果瓣呈斧状，长 3 ～ 6 mm，背部黄色至棕黄色，隆起，有纵棱，两侧面粗糙，有网纹。气微香，味苦、辛。（图 13–119）

【主要成分】含甾体皂苷，其皂苷元

为薯蓣皂苷元（diosgenin）、鲁斯可皂苷元（ruscogenin）、吉托皂苷元（gitogenin）等。另含蒺藜皂苷（tribuloside）、山柰酚-3-芸香糖苷（kaempferol-3-rutinoside）、哈尔满碱（harmine），以及挥发油、脂肪酸、鞣质、树脂素等。

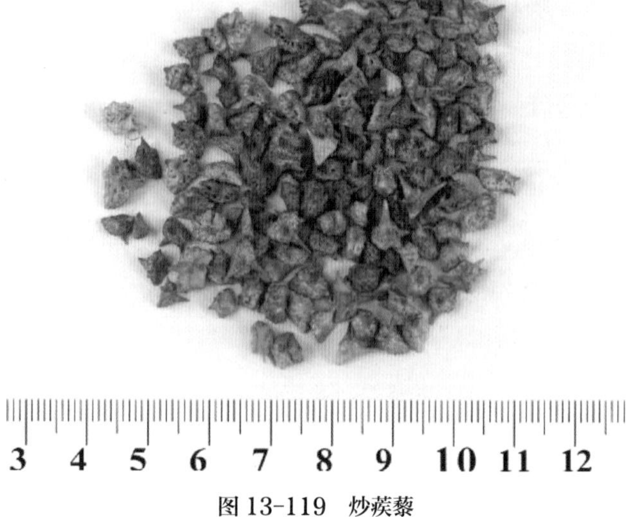

图 13-119 炒蒺藜

【鉴别】

1. 横切面 外果皮为 1 列细胞，有单细胞非腺毛。中果皮薄壁细胞中偶含草酸钙簇晶，靠近内果皮的 1 列细胞含有草酸钙方晶，形成结晶层；维管束细小，纵横散布；分果刺的部位有圆锥形纤维束，纤维壁极厚，木化，基部有石细胞群。内果皮为纵横交错排列的纤维层。种皮细胞 1 层，排列紧密，细胞壁网状增厚。子叶薄壁细胞内含有油滴。

2. 粉末 黄绿色。内果皮纤维木化，上下层纵横交错排列，少数单个散在，有时纤维束与石细胞群相连结。中果皮纤维多成束，多碎断，直径 15 ～ 40 μm，壁甚厚，胞腔疏具圆形点状纹孔。石细胞长椭圆形或类圆形，黄色，成群。种皮细胞多角形或类方形，直径约 30 μm，壁网状增厚，木化。草酸钙方晶多见。

3. 化学鉴别

（1）取粉末 5 g，加水 20 mL，水浴加热 15 min，滤过。取滤液 5 mL，置具塞试管中，剧烈振摇后产生大量气泡，放置 15 min，泡沫不减少。

（2）取粉末 5 g，加 70% 乙醇 20 mL，浸泡 3 h，滤过。取滤液 5 mL，蒸去乙醇，放冷，残渣溶于少量醋酐中，加入浓硫酸数滴，呈红紫色。

4. 薄层色谱 供试品色谱中，在与蒺藜对照药材色谱相应的位置上，显相同颜色的斑点。

【检查】水分不得过 9.0%。总灰分不得过 12.0%。

【含量测定】紫外-可见分光光度法。按干燥品计，本品含蒺藜总皂苷以蒺藜苷元（$C_{27}H_{38}O_4$）计，不得少于 1.0%。

【商品规格】一般分为三个等级。

一等 背部黄绿色，侧面灰白色，每 10 g 320 粒及以内，含杂率≤ 1%。

二等 背部黄绿色至灰白色，侧面灰白色，每 10 g 320 粒以上，含杂率≤ 2%。

三等 背部、侧面灰白色至黑褐色，含杂率≤ 3%。

【性味功能】性微温，味辛、苦；有小毒。归肝经。平肝解郁，活血祛风，明目，止痒。用于头痛眩晕，胸胁胀痛，乳闭乳痈，目赤翳障，风疹瘙痒。

【用法用量】6 ～ 10 g。内服煎汤。

【贮藏】置干燥处，防霉。

路路通

Lulutong

Liquidambaris Fructus

本品为少常用中药，原名“枫果”，始载于《本草纲目拾遗》枫果项下。

【别名】枫香果、枫树球、枫实。

【来源】金缕梅科植物枫香树 *Liquidambar formosana* Hance 的干燥成熟果序。

【产销】主产于浙江、江苏、安徽、湖北、湖南、陕西、福建等地。销全国。

【采收加工】冬季果实成熟后采收，除去杂质，干燥。

【炮制】

1. 路路通　取原药材，拣净杂质，剪去果梗，洗净，干燥。

2. 炒路路通　取净路路通置锅内，用武火加热，炒至外表焦褐色，取出晾凉。筛去灰屑。

【商品特征】

1. 药材　本品为聚花果，由多数小蒴果聚合而成，呈球形，直径 2 ～ 3 cm。基部有总果梗。表面灰棕色或棕褐色，众多宿存萼齿呈尖刺和喙状小钝刺状，长 0.5 ～ 1 mm，常折断。小蒴果木质，空间开裂为 2 片，外观呈蜂窝状小孔。体轻，质硬，不易破开。气微，味淡。（图 13-120）

以个大、无果梗者为佳。

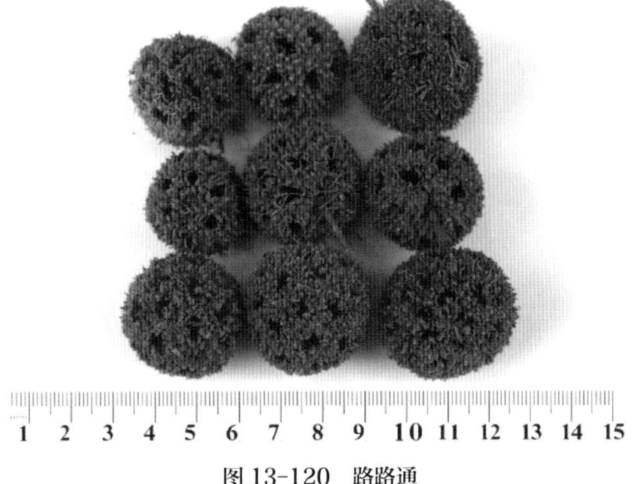

图 13-120　路路通

2. 饮片

（1）路路通　同药材。

（2）炒路路通　形同路路通，外表焦褐色。

【主要成分】含黄酮类、酚类、有机酸、萜类及挥发油等。如 28- 去甲齐墩果酮酸、左旋肉桂酸龙脑酯、苏合香素、环氧苏合香素、路路通酸、路路通内酯、β- 松油烯、β- 蒎烯、柠檬烯等。

【鉴别】

1. 粉末　棕褐色。纤维多碎断，直径 13 ～ 45 μm，末端稍钝或钝圆，壁多波状弯曲，木化，胞腔宽或窄，内常含棕黄色物。果皮石细胞类方形、菱形、不规则形或分枝状，直径 53 ～ 398 μm，壁极厚，孔沟分枝状。表皮细胞断面观长方形，长 34 ～ 55 μm；表面观多角形，直径 6 ～ 17 μm，壁厚，具孔沟，内含棕黄色物。单细胞非腺毛，常弯曲，长 42 ～ 126 μm，基部宽 11 ～ 19 μm，含棕黄色物。

2. 化学鉴别

（1）取本品 1 g，加水 5 mL，水浴加热 20 min，滤过，取滤液 2 mL，加碱性酒石酸铜试液 2 mL，在沸水浴中加热 10 min，产生红色沉淀。

（2）取本品 1 g，加 95% 乙醇 10 mL，水浴加热 15 min，放冷，滤过。滤液供下述试验。

①取滤液 2 mL，蒸干，加浓硫酸 – 醋酐试剂 2 滴，显红紫色，渐变为紫棕色，最后显污绿色。

②取滤液 2 mL，加锌粉少许，滴加浓硫酸 3 ～ 4 滴，水浴加热 15 ～ 20 min，显橙色。

3. 薄层色谱 供试品色谱中，在与路路通酸对照品色谱相应的位置上，显相同颜色的斑点。

【检查】水分不得过 9.0%。总灰分不得过 5.0%。酸不溶性灰分不得过 2.5%。

【含量测定】高效液相色谱法。按干燥品计，本品含路路通酸（$C_{30}H_{46}O_3$）不得少于 0.15%。

【商品规格】统货。

【性味功能】性平，味苦。归肝、肾经。祛风活络，利水，通经。用于关节痹痛，麻木拘挛，水肿胀满，乳少，经闭。

【用法用量】5 ～ 10 g。内服煎汤。

【贮藏】置干燥处。

蔓荆子

Manjingzi

Viticis Fructus

本品为常用中药，始载于《神农本草经》，列为上品。

【别名】万荆子、蔓荆实。

【来源】马鞭草科植物单叶蔓荆 *Vitex trifolia* L. var. *simplicifolia* Cham. 或蔓荆 *Vitex trifolia* L. 的干燥成熟果实。

【产销】单叶蔓荆主产于山东、江西、浙江、福建等地；蔓荆主产于广东、广西、云南等地。以山东产量较大，质量佳。销全国并出口。

【采收加工】秋季果实成熟时采收，除去杂质，晒干。

【炮制】

1. 蔓荆子 取原药材，除去杂质。

2. 炒蔓荆子 取净蔓荆子，用文火微炒至有香气逸出时，取出放凉。用时捣碎。

【商品特征】

1. 药材 呈球形，直径 4 ～ 6 mm。表面灰黑色或黑褐色，被灰白色粉霜状茸毛，有纵向浅沟 4 条，顶端微凹，基部有灰白色宿萼及短果梗。萼长为果实的 1/3 ～ 2/3，5 齿裂，其中 2 裂较深，密被茸毛。体轻，质坚韧，不易破碎。横切面可见 4 室，每室有种子 1 枚。气特异而芳香，味淡、微辛。（图 13-121）

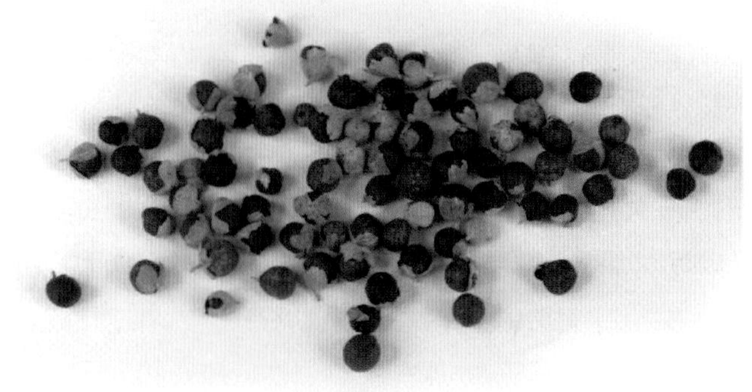

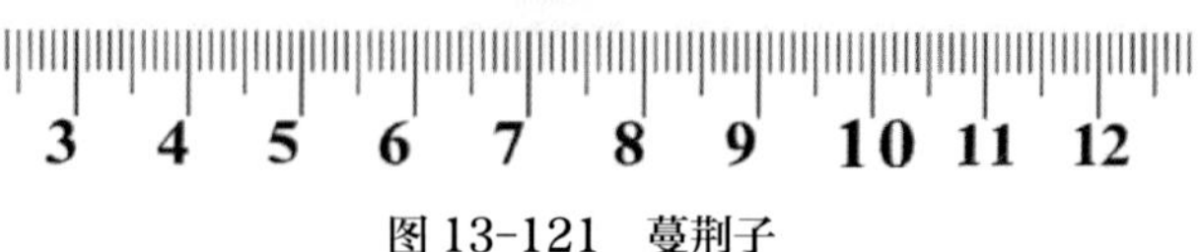

图 13-121 蔓荆子

以粒大饱满，气味浓者为佳。

2. 饮片

（1）蔓荆子 同药材。

（2）炒蔓荆子 形如蔓荆子，表面黑色或黑褐色，基部有的可见残留的宿萼和短果梗。气特异而芳香，味淡、微辛。（图

13–122）

【主要成分】含挥发油、萜类、生物碱、维生素等。如莰烯（camphene）、蒎烯、维生素 A、蔓荆子黄素（casticin）、牡荆子黄酮（紫花牡荆素）、棕榈酸、亚油酸等。

【鉴别】

1. 粉末　灰褐色。花萼表皮细胞类方形；非腺毛 1 ～ 5 细胞，顶端细胞基部稍粗，有疣状凸起。外果皮细胞呈多角形，有角质纹理和毛茸脱落后的痕迹，并有腺毛与非腺毛：腺毛分头部单细胞、柄 1 ～ 2 细胞及头部 2 ～ 6 细胞、柄单细胞两种；非腺毛 1 ～ 5 细胞，多弯曲，有壁疣。中果皮细胞呈长圆形或类圆形，壁微木化，纹孔明显。油管多破碎，含分泌物，周围细胞有淡黄色油滴。内果皮石细胞呈椭圆形或近方形，直径 10 ～ 35 μm。种皮细胞呈圆形或类圆形，直径 42 ～ 73 μm，壁有网状纹理，木化。

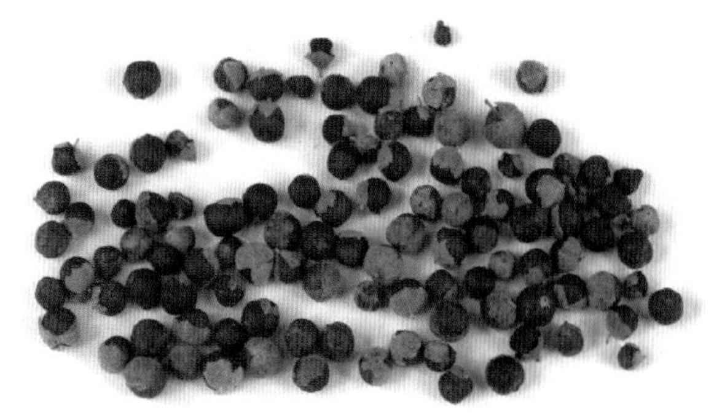

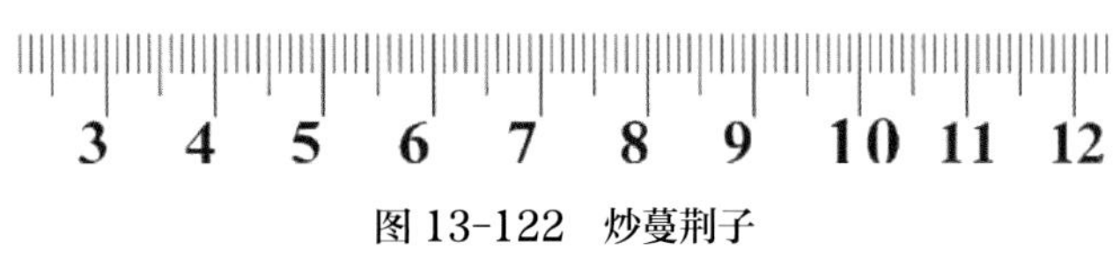

图 13–122　炒蔓荆子

2. 化学鉴别　取本品粉末 1 g，加丙酮 10 mL，冷浸 4 ～ 6 h，滤过，滤液挥干，残渣加 1 mL 丙酮使溶解。取 3 支试管，各加丙酮 3 ～ 5 滴，分别加镁粉 – 盐酸、锌粉 – 盐酸、1% 三氯化铁乙醇试剂，分别显深红色、樱红色和污绿色。

3. 薄层色谱　供试品色谱中，在与蔓荆子黄素对照品色谱相应的位置上，显相同颜色的斑点。

【检查】杂质不得过 2.0%。水分不得过 14.0%。总灰分不得过 7.0%。

【浸出物】热浸法。甲醇浸出物不得少于 8.0%。

【含量测定】高效液相色谱法。按干燥品计，本品含蔓荆子黄素（$C_{19}H_{18}O_8$）不得少于 0.030%。

【商品规格】统货。

【性味功能】性微寒，味辛、苦。归膀胱、肝、胃经。疏散风热，清利头目。用于风热感冒头痛，齿龈肿痛，目赤多泪，目暗不明，头晕目眩。

【用法用量】5 ～ 10 g。内服煎汤。

【贮藏】置阴凉干燥处。

槟榔

Binglang

Arecae Semen

本品为常用中药，始载于《名医别录》，列为中品。

【别名】花槟榔、大白。

【来源】棕榈科植物槟榔 *Areca catechu* L. 的干燥成熟种子。

【产销】主产于海南琼海、万宁、屯昌、琼中、陵水、保亭、三亚，广东电白、海康、徐闻等，台湾、云南、福建、广西等地亦产。均为栽培品。销全国。四大南药之一。进口者主产于菲律宾、印度尼西亚、印度、斯里兰卡等国。

【采收加工】春末至秋初采收成熟果实，用水煮后，干燥，除去果皮，取出种子，干燥。

【炮制】

1. 槟榔 除去杂质，浸泡，润透，切薄片，阴干。

2. 炒槟榔 取槟榔片，置炒制容器内，用文火加热，炒至微黄色，取出晾凉，筛去碎屑。

3. 焦槟榔 取槟榔片，置炒制容器内，用中火加热，炒至焦黄色，取出晾凉，筛去碎屑。

【商品特征】

1. 药材 呈扁球形或圆锥形，高 1.5 ～ 3.5 cm，底部直径 1.5 ～ 3 cm。表面淡黄棕色或淡红棕色，具稍凹下的网状沟纹；底部中心有圆形凹陷的珠孔，其旁有 1 明显瘢痕状种脐。质坚硬，不易破碎，断面可见棕色种皮与白色胚乳相间的大理石样花纹。气微，味涩，微苦。（图 13–123）

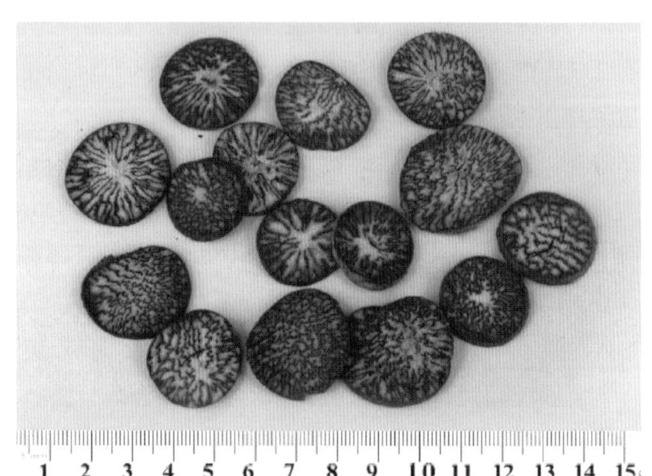

图 13–123 槟榔

以个大、体重、质坚、无破裂者为佳。

本品特征可概括如下。

槟榔外形似窝头，外色淡黄淡红棕。

底部凹陷为珠孔，断面大理石花纹。

2. 饮片

（1）槟榔 呈类圆形的薄片。切面可见棕色种皮与白色胚乳相间的大理石样花纹。气微，味涩、微苦。

（2）炒槟榔 形如槟榔片，表面微黄色，可见大理石样花纹。（图 13–124）

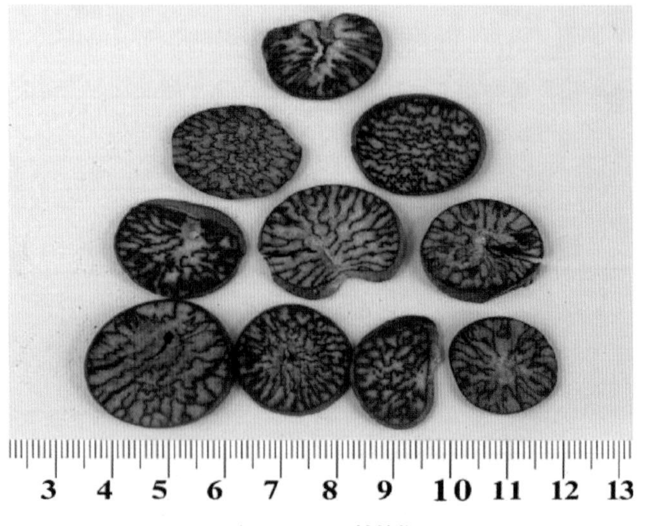

图 13–124 炒槟榔

（3）焦槟榔 形如槟榔片，表面焦黄色，可见大理石样花纹。质脆，易碎。气微，味涩、微苦。

【主要成分】含多种生物碱及鞣质、脂肪酸等。生物碱有槟榔碱、槟榔次碱、去甲基槟榔次碱、氢溴酸槟榔碱、去甲基槟榔碱、槟榔副碱、高槟榔碱以及异去甲基槟榔碱等。鞣质有槟榔红色素等。脂肪酸有月桂酸、肉豆蔻酸、棕榈酸等。

【鉴别】

1. 横切面 种皮组织分内、外层，外层为数列切向延长的扁平石细胞，内含红棕色物，石细胞形状、大小不一，常有细胞间隙；内层为数列薄壁细胞，含棕红色物，并散有少数维管束。外胚乳较狭窄，种皮内层与外胚乳常插入内胚乳中，形成错入组织；内胚乳细胞白色，多角形，壁厚，纹孔大，含脂肪油滴和糊粉粒。

2. 粉末　红棕色至棕色。内胚乳细胞极多，多破碎，完整者呈不规则多角形或类方形，直径 56 ～ 112 μm，纹孔较多，甚大，类圆形或矩圆形。外胚乳细胞呈类方形、类多角形或长条状，胞腔内大多数充满红棕色至深棕色物。种皮石细胞呈纺锤形、多角形或长条形，淡黄棕色，纹孔少数，裂缝状，有的胞腔内充满淡红棕色物。

3. 荧光鉴别　在紫外灯下观察，可见饮片白色胚乳部分有亮白色荧光。

4. 化学鉴别　取本品粉末约 0.5 g，加水 4 mL 及稀硫酸 1 滴，微热数分钟，滤过，取溶液滴于载玻片上，加碘化铋钾试液 1 滴，即显红色且浑浊，置显微镜下观察，可见石榴红色的球晶或方晶。

5. 薄层色谱　供试品色谱中，在与槟榔对照药材色谱和氢溴酸槟榔碱对照品色谱相应的位置上，显相同颜色的斑点。

【检查】水分：槟榔、槟榔片、炒槟榔不得过 10.0%，焦槟榔不得过 9.0%。

黄曲霉毒素：本品每 1000 g 含黄曲霉毒素 B_1 不得过 5 μg，含黄曲霉毒素 G_2、黄曲霉毒素 G_1、黄曲霉毒素 B_2 和黄曲霉毒素 B_1 总量不得过 10 μg。

总灰分：焦槟榔不得过 2.5%。

【含量测定】高效液相色谱法。按干燥品计，含槟榔碱（$C_8H_{13}NO_2$），槟榔、槟榔片、炒槟榔不得少于 0.20%，焦槟榔不得少于 0.10%。

【商品规格】一般分为两个等级。

一等　干货。呈扁圆形或圆锥形。表面淡黄色或棕黄色。质坚实。断面有灰白色与红棕色交错的大理石样花纹。味涩、微苦。每 1000 g 160 个及以内。无枯心、破碎、杂质、虫蛀、霉变。

二等　干货。每 1000 g 160 个以上，破碎、枯心者不超过 5%，轻度虫蛀者不超过 3%。余同一等。

【性味功能】性温，味苦、辛。归胃、大肠经。杀虫，消积，行气，利水，消积，截疟。用于绦虫病，蛔虫病，姜片虫病，虫积腹痛，积滞泻痢，里急后重，水肿脚气，疟疾。

炒槟榔与焦槟榔功用相似，长于消食导滞。用于食积不消，泻痢后重。

【用法用量】3 ～ 10 g。内服煎汤，或入丸、散。驱绦虫、姜片虫时用 30 ～ 60 g。

【贮藏】置通风干燥处，防蛀。

【附注】

1. 大腹皮　槟榔的干燥果皮。详见“大腹皮”。

2. 枣槟榔　槟榔的干燥未成熟果实，又名枣儿槟、槟榔干、榔干。本品呈长椭圆形。外表深棕色至近黑色，有密纵皱纹，微带光润，一端残存果梗及宿萼。剖开，内有不成熟的种子 1 枚，红褐色，瘦长，有皱纹。消积、降气、祛痰。

3. 马槟榔　白花菜科植物马槟榔 *Capparis masaikai* Levl. 的干燥成熟种子。本品呈不规则扁圆形，直径 1 ～ 2 cm。表面棕褐色，边缘有突出的种脐。外种皮质硬而脆，种仁黄白色，子叶交叉折叠，盘旋卷曲，状如蜗牛。气微，味微涩而甜。主产于广东、广西、云南、贵州等地。清热解毒，用于热病咽喉肿痛，疮疡肿毒。

大腹皮

Dafupi

Arecae Pericarpium

本品为较常用中药，始载于侯宁极《药谱》。

【别名】槟榔皮、大腹毛、槟榔衣。

【来源】棕榈科植物槟榔 *Areca catechu* L. 的干燥果皮。

【产销】同槟榔，详见“槟榔”。

【采收加工】冬季至翌年春季采收未成熟的果实，煮后干燥，纵剖两半，剥取果皮，习称“大腹皮”；春末至秋初采收成熟果实，煮后干燥，剥取果皮，打松，晒干，习称“大腹毛”。

【炮制】

1. 大腹皮 取原药材，除去杂质，洗净，切段，干燥。

2. 大腹毛 取原药材，除去杂质，洗净，干燥或卷紧用线扎成小团。

【商品特征】

1. 药材

（1）大腹皮 略呈椭圆形或长卵形瓢状，长 4 ～ 7 cm，宽 2 ～ 3.5 cm，厚 0.2 ～ 0.5 cm。外果皮棕黄色至深棕色，具不规则的纵皱纹及隆起的横纹，顶端有花柱残痕，基部有果梗及残存萼片。内果皮凹陷，褐色或深棕色，光滑呈硬壳状。体轻，质硬，纵向撕裂后可见中果皮纤维。气微，味微涩。（图 13–125）

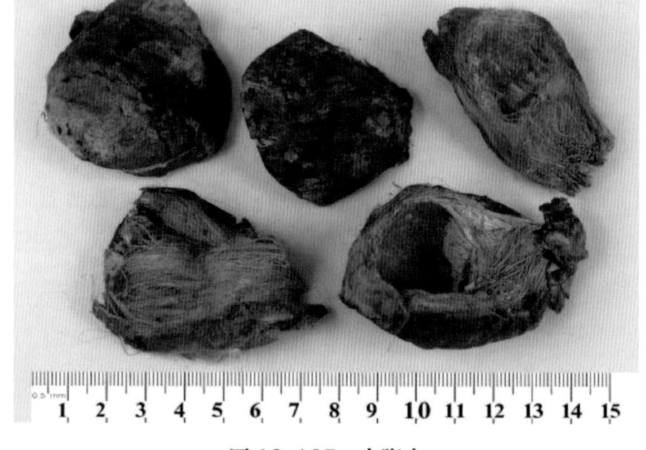

图 13–125 大腹皮

以色深褐、皱皮结实者为佳。

（2）大腹毛 略呈椭圆形或瓢状。外果皮多已脱落或残存。中果皮棕毛状，黄白色或淡棕色，疏松质柔。内果皮硬壳状，黄棕色或棕色，内表面光滑，有时纵向破裂。气微，味淡。

以色黄白、质柔韧者为佳。

本品特征可概括如下。

大腹皮呈椭圆形，外有纵皱及横纹。

中果皮呈纤维状，内里光滑略凹陷。

2. 饮片

（1）大腹皮 形如药材，段长 10 ～ 15 mm、厚 0.2 ～ 0.5 cm。

（2）大腹毛 黄色或深褐色的纤维毛茸。扎成团者为椭圆形团状。

【主要成分】主要含有脂肪酸、脂肪醇、三萜类化合物、鞣质等。还含有挥发性成分，如萘（naphthalene）、二丁基羟基甲苯（butylated hydroxytoluene）、3，4– 二甲氧基甲苯（3，4–dimethoxytoluene）等。另含有儿茶素（catechin）等。

【鉴别】

本品粉末黄白色或黄棕色。中果皮纤维成束，细长，直径 8 ～ 15 μm，微木化，纹孔明显，周围细胞中含有圆簇状硅质块，直径约 8 μm，内果皮细胞呈不规则多角形、类圆形或椭圆形，直径 48 ～ 88 μm，纹孔明显。

【检查】水分不得过 12.0%。

【商品规格】统货。市场上有硬统（大腹皮）、软统（大腹毛）等。

【性味功能】性微温，味辛。归脾、胃、大肠、小肠经。行气宽中，行水消肿。用于湿阻气滞，脘腹胀闷，大便不爽，水肿胀满，脚气浮肿，小便不利。

【用法用量】5 ～ 10 g。内服煎汤，或入丸、散。外用煎水洗；或研末调敷。气虚体弱者慎服。

【贮藏】置干燥处。

酸枣仁

Suanzaoren

Ziziphi Spinosae Semen

本品为常用中药，始载于《神农本草经》，列为上品。

【别名】枣仁、山枣仁、小酸枣仁。

【来源】鼠李科植物酸枣 *Ziziphus jujuba* Mill. var. *spinosa*（Bunge）Hu ex H. F. Chou 的干燥成熟种子。

【产销】主产于河北、陕西、辽宁、河南。以河北邢台、辽宁朝阳产量较大，销全国并出口。此外，内蒙古、甘肃、山西、山东、安徽等地亦产，多自产自销。

【采收加工】秋末冬初采收成熟果实，除去果肉及核壳，收集种子，晒干。

【炮制】

1. 酸枣仁　除去杂质及残留核壳，洗净，干燥。用时捣碎。

2. 炒酸枣仁　取净酸枣仁，置炒制容器内，用文火加热，炒至表面微鼓起，色微变深，有香气逸出时，取出放凉。用时捣碎。

【商品特征】

1. 药材　呈扁圆形或扁椭圆形，长 5 ～ 9 mm，宽 5 ～ 7 mm，厚约 3 mm。表面紫红色或紫褐色，平滑有光泽，有的有裂纹。有的两面均呈圆隆状凸起；有的一面较平坦，中间有 1 条隆起的纵线纹，另一面稍凸起。一端凹陷，可见线形种脐；另一端有细小凸起的合点。种皮较脆，胚乳白色，子叶 2 枚，浅黄色，富油性。气微，味淡。（图 13-126）

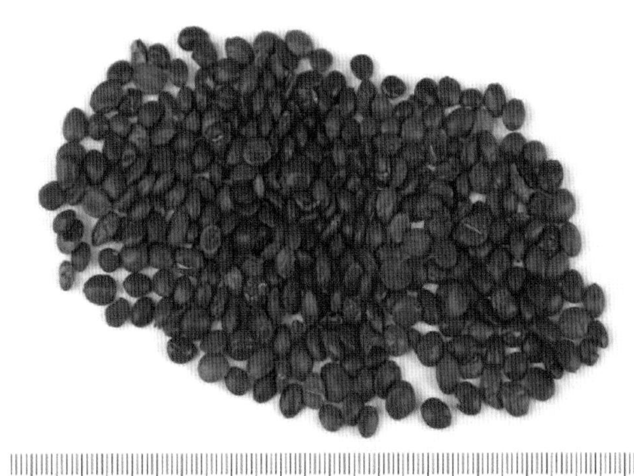

图 13-126　酸枣仁

以粒大、饱满、外皮色紫红、种仁色

黄白者为佳。

2. 饮片

（1）酸枣仁　形如药材。

（2）炒酸枣仁　形如酸枣仁，表面微鼓起，微具焦斑。略有焦香气，味淡。（图13–127）

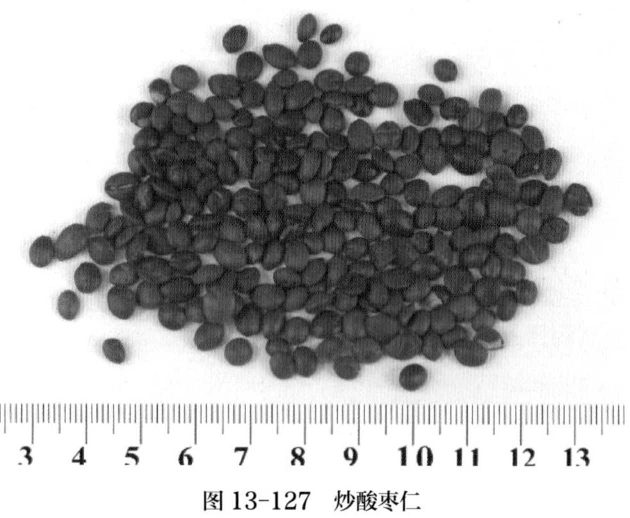

图 13–127　炒酸枣仁

【主要成分】含生物碱、黄酮类、三萜类、脂肪酸、蛋白质、甾醇、挥发油等。如酸枣仁皂苷（jujuboside）A、B，酸李碱，斯皮诺素（spinosin），白桦脂酸（betulinic acid），白桦脂醇（betulin），胡萝卜苷等。

【鉴别】

1. 粉末　棕红色。种皮栅状细胞棕红色，表面观呈多角形，直径约 15 μm，壁厚，木化，胞腔小；侧面观呈长条形，外壁增厚，侧壁上、中部甚厚，下部渐薄；底面观呈类多角形或圆多角形。种皮内表皮细胞棕黄色，表面观呈长方形或类方形，垂周壁连珠状增厚，木化；子叶表皮细胞含细小草酸钙簇晶和方晶。

2. 荧光鉴别　取本品乙醇提取液点在滤纸上，滴加 1% 三氯化铝乙醇液，在紫外灯（365 nm）下，显深黄色荧光。

3. 化学鉴别

（1）取本品粗粉 1 g，加水 10 mL，浸泡过夜；滤过，取滤液 1 mL 置试管内，剧烈振摇，产生泡沫，经久不消。

（2）取本品乙醇提取液适量置试管中，加入 3 滴浓盐酸及少量镁粉，溶液呈红色。

4. 薄层色谱

（1）供试品色谱中，在与酸枣仁皂苷 A 对照品、酸枣仁皂苷 B 对照品色谱相应的位置上，显相同颜色的斑点。

（2）供试品色谱中，在与酸枣仁对照药材色谱和斯皮诺素对照品色谱相应的位置上，显相同的蓝色荧光斑点。

【检查】杂质（核壳等）不得过 5%。

水分：药材不得过 9.0%，饮片不得过 7.0%。

总灰分：药材不得过 7.0%，饮片不得过 4.0%。

重金属及有害元素：铅不得过 5 mg/kg，镉不得过 1 mg/kg，砷不得过 2 mg/kg，汞不得过 0.2 mg/kg，铜不得过 20 mg/kg。

黄曲霉毒素：本品每 1000 g 含黄曲霉毒素 B_1 不得过 5 μg，含黄曲霉毒素 G_2、黄曲霉毒素 G_1、黄曲霉毒素 B_2 和黄曲霉毒素 B_1 的总量不得过 10 μg。

【含量测定】高效液相色谱法。按干燥品计，本品含酸枣仁皂苷 A（$C_{58}H_{94}O_{26}$）不得少于 0.030%；含斯皮诺素（$C_{28}H_{32}O_{15}$）不得少于 0.080%。

【商品规格】一般分为两个等级。

一等 干货。饱满。核壳不超过 2%，碎仁不超过 5%。无黑仁、杂质、虫蛀、霉变。

二等 干货。较瘪瘦。核壳不超过 5%，碎仁不超过 10%。余同一等。

【性味功能】性平，味甘、酸。归肝、胆、心经。养心补肝，宁心安神，敛汗，生津。用于虚烦不眠，惊悸多梦，体虚多汗，津伤口渴。

【用法用量】10 ～ 15 g。内服煎汤，或入丸、散。

【贮藏】置阴凉干燥处，防蛀。

【附注】曾发现的伪品如下所示。

1. 理枣仁 鼠李科枣属植物滇刺枣 *Ziziphus mauritiana* Lam. 的成熟种子。本品呈扁圆形，长 5 ～ 8 mm，宽 4 ～ 6 mm，厚 1 ～ 3 mm，表面棕黄色，平滑有光泽，有的具黄色或棕黄色斑点。一面平坦，中间无凸起的纵线纹。种皮薄而脆。气微，味微酸。其无水乙醇浸提液在波长 211 nm 处有最大吸收峰。

2. 枳椇子 鼠李科枳椇属植物北枳椇 *Hovenia dulcis* Thunb. 的干燥种子。本品略小，扁平圆形，长 4 ～ 5 mm，宽 3 ～ 4 mm，厚 1 ～ 2 mm，表面红棕色至红褐色，少数黑色，平滑有光泽。腹面有一条纵行隆起的种脊，基部有椭圆形点状种脐，顶端有微凸的合点。种皮坚硬，不易破碎。

薏苡仁

Yiyiren

Coicis Semen

本品为常用中药，始载于《神农本草经》，列为上品。

【别名】薏米、薏仁。

【来源】禾本科植物薏米 *Coix lacryma-jobi* L. var. *ma-yuen*（Roman.）Stapf 的干燥成熟种仁。

【产销】全国各地均产，主产于福建、河北、辽宁、湖北等地。销全国。

【采收加工】秋季果实成熟时采割植株，晒干，打下果实，再晒干，除去外壳、黄褐色种皮和杂质，收集种仁。

【炮制】

1. 薏苡仁 取原药材，去除杂质。

2. 炒薏苡仁 取净薏苡仁，置炒制容器内，用中火加热，炒至表面淡黄色，微鼓起时，取出晾凉。

3. 麸炒薏苡仁 将麸皮撒于热锅中，用中火加热至冒烟，迅速倒入净薏苡仁，翻炒至薏苡仁表面微黄色时，取出放凉，筛去麸皮。每 100 kg 薏苡仁用麸皮 15 kg。

【商品特征】

1. 药材 呈长椭圆形或宽卵形，长 4 ～ 8 mm，宽 3 ～ 6 mm。表面乳白色，光滑，偶有残存的黄褐色种皮；一端钝圆，另一端较宽而微凹，有一淡棕色点状种脐；背面圆凸，腹面有 1 条较宽而深的纵沟。质坚实，断面白色，粉性。气微，味微甜。（图 13–128）

以粒大充实、色白、无破碎者为佳。

2. 饮片

（1）薏苡仁 同药材。

（2）炒薏苡仁　形如薏苡仁，微鼓起，表面微黄色或黄色，有焦斑，具香气。（图 13–129）

（3）麸炒薏苡仁　形如薏苡仁，微鼓起，表面微黄色，略有香气。

【主要成分】含脂肪酸、酯类、糖类、黄酮类等。如薏苡素，薏苡仁酯，棕榈酸，硬脂酸，甘油三油酸酯，甘油三亚油酸酯，薏苡仁多糖（coixan）A、B、C，黄烷酮，大豆异黄橙酮等。

【鉴别】

1. 粉末　类白色。主为淀粉粒，单粒呈类圆形或多面形，直径 2 ～ 20 μm，脐点星状；复粒少见，一般由 2 ～ 3 分粒组成。

2. 薄层色谱　供试品色谱中，在与薏苡仁油对照提取物色谱相应的位置上，显相同颜色的斑点。

3. 高效液相色谱　供试品色谱图中，应呈现与甘油三油酸酯对照品色谱峰保留时间一致的色谱峰；并呈现与薏苡仁油对照提取物色谱峰保留时间一致的 7 个主要色谱峰。

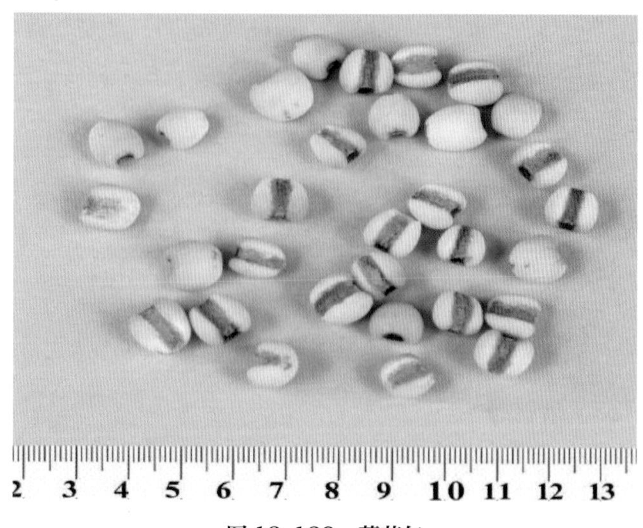

图 13–128　薏苡仁

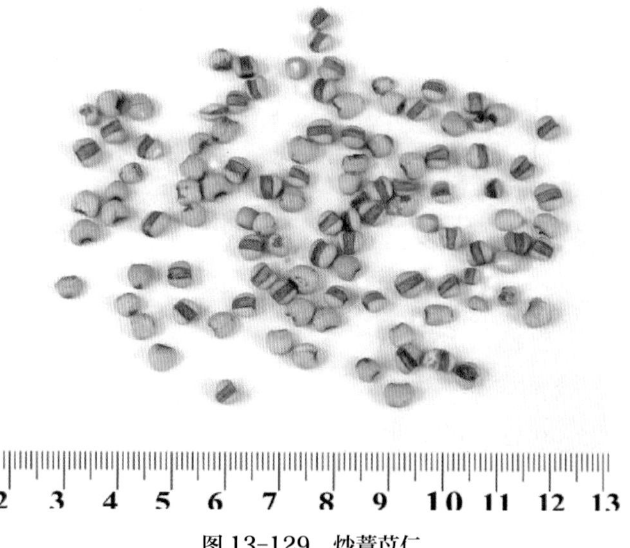

图 13–129　炒薏苡仁

【检查】杂质：药材不得过 2%，饮片不得过 1%。

水分：药材不得过 15.0%，饮片中麸炒薏苡仁不得过 12.0%。

总灰分：药材不得过 3.0%，饮片均不得过 2.0%。

黄曲霉毒素：本品每 1000 g 含黄曲霉毒素 B_1 不得过 5 μg，含黄曲霉毒素 G_2、黄曲霉毒素 G_1、黄曲霉毒素 B_2 和黄曲霉毒素 B_1 的总量不得过 10 μg。

玉米赤霉烯酮：照真菌毒素测定法中玉米赤酶烯酮测定法第一法测定，本品每 1000 g 含玉米赤霉烯酮不得过 500 μg。

【浸出物】热浸法。无水乙醇浸出物不得少于 5.5%。

【含量测定】高效液相色谱法。按干燥品计，含甘油三油酸酯（$C_{57}H_{104}O_6$），药材不得少于 0.50%，饮片中麸炒薏苡仁不得少于 0.40%。

【商品规格】统货。

【性味功能】性凉，味甘、淡。归脾、胃、肺经。利水渗湿，健脾止泻，除痹，排脓，解毒散结。用于水肿，脚气，小便不利，脾虚泄泻，湿痹拘挛，肺痈，肠痈，赘疣，癌肿。

【用法用量】9 ～ 30 g。内服煎汤，或煮食。孕妇慎用。

【贮藏】置通风干燥处，防蛀。

【附注】本品的混淆品有草珠子，为薏苡（原变种）*Coix lacryma-jobi* L. 的种仁，野生，全国各地分布，品种多，品相各异。旧时多作为念珠（菩提珠子）、门帘的材料。总苞坚硬，美观，按压不破，有白色、灰色、蓝紫色等各色，有光泽而平滑，基端孔大，易于穿线成串。颖果小，淀粉少。种仁表面的纵沟与宽度之比约为 1 ∶ 2（薏苡仁约为 1 ∶ 3）。

橘络

Juluo

Citri Reticulatae Fructus Retinervus

本品为较常用中药，原名“橘丝”，始载于《本草拾遗》。

【别名】橘筋。

【来源】芸香科植物橘 *Citrus reticulata* Blanco 及其栽培变种的干燥果皮内层的筋络（维管束）。

【产销】主产于福建、浙江、湖南、江西、四川、广东等地。销全国。

【采收加工】冬季果实成熟时采收，剥下橘皮，撕取果皮内面的筋络，干燥，为“金丝橘络”（乱络、散丝橘络）；撕下的筋络晒至九成干，将筋络理顺，置小匣内压紧，用纸包好，用微火烘干，为“凤尾橘络”（顺络、顺丝橘络）；用刀削下的筋络，干燥，为“铲橘络”（铲络）。

【商品特征】

1. 凤尾橘络　丝状或网络状，有的上端与蒂相连，长 3.5 ～ 7.5 cm。多数压紧为长方块状，黄白色或棕黄色。体轻，质柔软，易折断。气香，味微苦。

2. 金丝橘络　呈不整齐的松散团状，又如乱丝，长短不一，与蒂相混合，其余与凤尾橘络相同。（图 13-130）

3. 铲橘络　多疏散碎断，并连带少量橘白，呈白色片状小块，有时夹杂橘蒂及少量内瓤碎皮。

以凤尾橘络品质最佳，铲橘络品质最差。

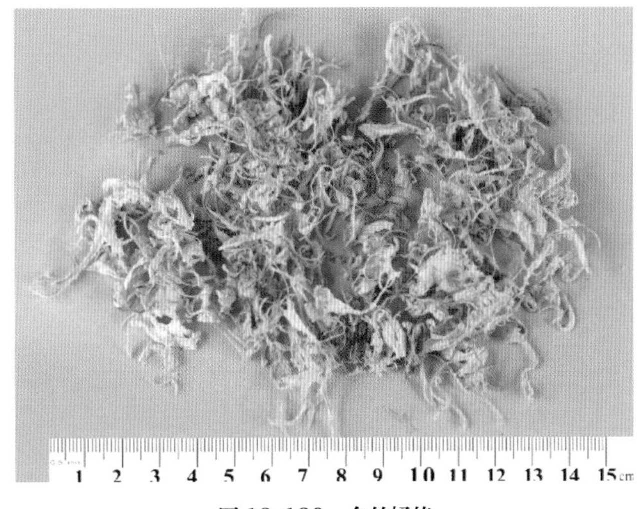

图 13-130　金丝橘络

【商品规格】统货。亦可按加工方法分为凤尾橘络、金丝橘络和铲橘络三种规格。

【性味功能】性平，味甘、苦。顺气化痰，通络。用于痰滞经络，久咳胸痛，痰中带血，咯血。

【用法用量】3 ～ 9 g。内服煎汤。

【贮藏】在木箱或竹篓内垫防潮纸包装。置通风阴凉干燥处，防蛀，防潮。

橘核

Juhe

Citri Reticulatae Semen

本品为较常用中药，始载于《本草纲目》。

【别名】橘子仁，橘子核。

【来源】芸香科植物橘 *Citrus reticulata* Blanco 及其栽培变种的干燥成熟种子。栽培变种主要有大红袍 *Citrus reticulata* ‘Dahongpao’、福橘 *Citrus reticulata* ‘Tangerina’。

【产销】主产于福建、浙江、湖南、江西、四川、广东等地。销全国。

【采收加工】果实成熟后收集，洗净，干燥。

【炮制】

1. 橘核　取原药材，除去杂质，洗净，干燥。用时捣碎。

2. 炒橘核　取净橘核，置锅内，用文火炒至黄色，略见焦斑时，取出放凉。

3. 盐橘核　取净橘核，用盐水拌匀，闷透，置锅内，用文火炒至微黄色，并有香气逸出时，取出，晾凉。每 100 kg 橘核用盐 2 kg。

【商品特征】

1. 药材　略呈卵形，长 0.8 ~ 1.2 cm，直径 0.4 ~ 0.6 cm。表面淡黄白色或淡灰白色，光滑，一侧有种脊棱线，一端钝圆，另一端渐尖成小柄状。外种皮薄而韧，内种皮菲薄，淡棕色，子叶 2 枚，黄绿色，有油性。气微，味苦。（图 13–131）

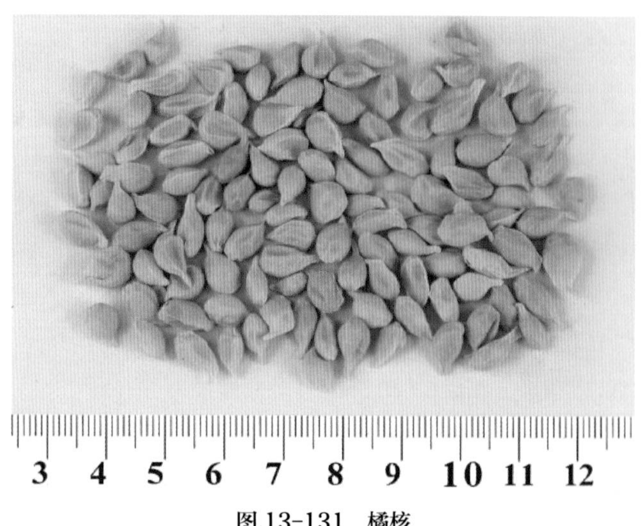

图 13–131　橘核

以粒大、饱满、油性足者为佳。

2. 饮片

（1）橘核　同药材。

（2）炒橘核　形如橘核，表面黄色，可见焦斑，有香气。

（3）盐橘核　形如橘核。子叶淡棕色或黄绿色，少淡绿色。气微，味微咸、苦。（图 13–132）

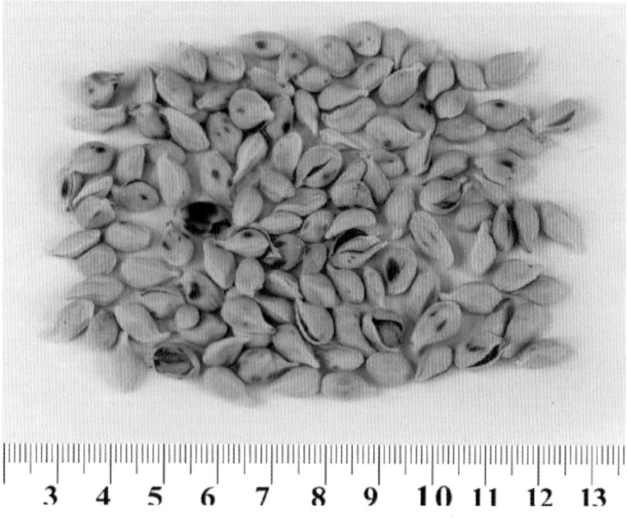

图 13–132　盐橘核

【主要成分】含脂肪酸、三萜类、黄酮类、蛋白质等。如诺米林（nomilin）、柠檬苦素（limonin）、黄柏酮（obakunone）、腺苷、橙皮苷、β– 谷甾醇、α– 单软脂酸甘油酯（α–monopalmitin）等。

【鉴别】本品横切面：种皮表皮细胞为黏液细胞层；其下为 1 列厚壁细胞，排列成栅状，外壁完整或上端呈尾状凸起，壁厚薄不均，木化；色素层细胞含橙黄色或黄棕色物，并含草酸钙方晶，直径 7 ～ 16 μm。胚乳细胞 3 ～ 4 列，有的壁连珠状增厚，含脂肪油滴。子叶细胞含细小草酸钙簇晶或方晶，并含脂肪油滴和针簇状橙皮苷结晶。

【商品规格】统货。

【性味功能】性平，味苦。归肝、肾经。理气，散结，止痛。用于疝气疼痛，睾丸肿痛，乳痈乳癖。

【用法用量】3 ～ 9 g。内服煎汤。

【贮藏】置干燥处，防霉，防蛀。

橘红

Juhong

Citri Exocarpium Rubrum

【来源】芸香科植物橘 *Citrus reticulata* Blanco 及其栽培变种的干燥外层果皮。栽培变种主要有大红袍 *Citrus reticulata* ‘Dahongpao’、福橘 *Citrus reticulata* ‘Tangerina’。

【采收加工】秋末冬初果实成熟后采收，用刀削下外果皮，晒干或阴干。

【炮制】除去杂质，切碎。

【商品特征】本品呈长条形或不规则薄片状，边缘皱缩向内卷曲。外表面黄棕色或橙红色，存放后呈棕褐色，密布黄白色凸起或凹下的油室。内表面黄白色，密布凹下透光小圆点。质脆易碎。气芳香，味微苦、麻。

【鉴别】本品粉末淡黄棕色。果皮表皮细胞表面观呈多角形、类方形或长方形，垂周壁增厚，气孔类圆形，直径 18 ～ 26 μm，副卫细胞不清晰；侧面观外被角质层，径向壁的外侧增厚。油室碎片的外围薄壁细胞壁微增厚。草酸钙方晶成片存在于薄壁组织中。

【含量测定】高效液相色谱法。按干燥品计，本品含橙皮苷（$C_{28}H_{34}O_{15}$）不得少于 1.7%。

【性味功能】性温，味辛、苦。归肺、脾经。理气宽中，燥湿化痰。用于咳嗽痰多，食积伤酒，呕恶痞闷。

【用法用量】3 ～ 10 g。

【贮藏】置阴凉干燥处，防蛀。

化橘红

Huajuhong

Citri Grandis Exocarpium

本品为较常用中药，以“化州橘红”之名，始载于《本草纲目拾遗》。

【别名】化州桔红、橘红、毛橘红、光七爪、光五爪。

【来源】芸香科植物化州柚 *Citrus grandis* ‘Tomentosa’或柚 *Citrus grandis*（L.）Osbeck 的未成熟

或近成熟的干燥外层果皮。前者习称“毛橘红”，后者习称“光七爪”“光五爪”。

【产销】化橘红主产于广东、广西、湖北、湖南、四川、江西、浙江等地，毛橘红主产于广东化州、廉江及广西南宁、博白等地，为广东道地药材。销全国。

【采收加工】夏季果实未成熟时采收，置沸水中略烫后，将果皮割成 5 或 7 瓣，除去果瓤及部分中果皮，压制成型，干燥。

【炮制】取原药材，除去杂质，洗净，闷润，切丝或块。晒干。

【商品特征】

1. 药材

（1）化州柚　呈对折的七角或展平的五角星状，单片呈柳叶形。完整者展平后直径 15 ～ 28 cm，厚 0.2 ～ 0.5 cm。外表面黄绿色，密布茸毛，有皱纹及小油室；内表面黄白色或淡黄棕色，有脉络纹。质脆，易折断，断面不整齐，外缘有 1 列不整齐的下凹的油室，内侧稍柔而有弹性。气芳香，味苦、微辛。（图 13–133）

（2）柚　外表面黄绿色至黄棕色，无毛。

均以片厚薄均匀、气味香浓者为佳。

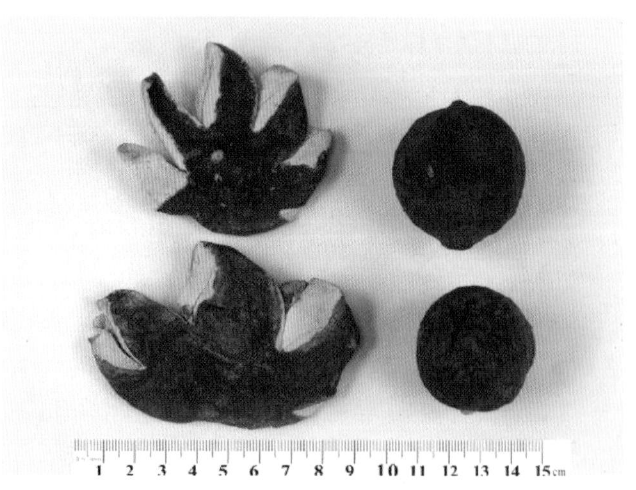

图 13–133　化橘红

2. 饮片　呈不规则丝状或片状、块状。余同药材性状特征。（图 13–134）

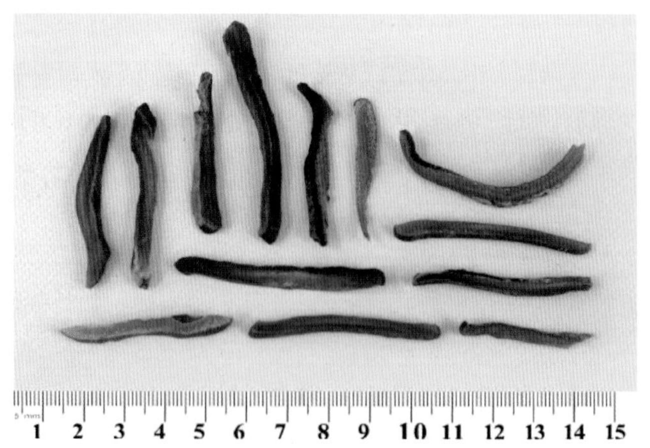

图 13–134　化橘红片

【主要成分】主含挥发油、黄酮类等，如柠檬烯、柠檬醛、牻牛儿醇（geraniol）、芳樟醇、柚皮苷、新橙皮苷（neohesperidin）、枳属苷（poncirin）、福橘素、川陈皮素（nobiletin）等。还含水苏碱（stachydrine）、伞形花内酯、橙皮油内酯（aurapten）、甘氨酸（glycine）等。另含蛋白质，脂肪，糖类，胡萝卜素，维生素 B_1、维生素 B_2、维生素 C，烟酸，钙、磷等。

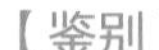

【鉴别】

1. 粉末　暗绿色至棕色。中果皮薄壁细胞形状不规则，壁不均匀增厚，有的呈连珠状或在角隅处特厚。果皮表皮细胞表面观呈多角形、类方形或长方形，垂周壁增厚，气孔类圆形，直径 18 ～ 31 μm，副卫细胞 5 ～ 7 个，侧面观外被角质层，靠外方的径向壁增厚。偶见碎断的非腺毛，碎段细胞多至十数个，最宽处直径约 33 μm，具壁疣或外壁光滑、内壁粗糙，胞腔内含淡黄色或棕色颗粒状物。草酸钙方晶成片或成行存在于中果皮薄壁细胞中，呈多面体形、菱形、棱柱形、长方形或不规则形，直径 1 ～ 32 μm，长 5 ～ 40 μm。导管为螺纹导管和网纹导管。偶见石细胞及纤维。

2. 化学鉴别 取本品粉末 1 g，加甲醇 10 mL，加热回流 20 min，放冷，滤过，取滤液 1 mL，加四氢硼钾约 5 mg，摇匀，加盐酸数滴，即显樱红色或紫红色。

3. 薄层色谱 供试品色谱中，在与柚皮苷对照品色谱相应的位置上，显相同颜色的荧光斑点。

【检查】水分不得过 11.0%。总灰分不得过 5.0%。

【含量测定】高效液相色谱法。按干燥品计，本品含柚皮苷（$C_{27}H_{32}O_{14}$）不得少于 3.5%。

【商品规格】可按来源及加工方法分为毛橘红、光七爪、光五爪等规格。一般为统货。

【性味功能】性温，味辛、苦。归肺、脾经。理气宽中，燥湿化痰。用于咳嗽痰多，食积伤酒，呕恶痞闷。

【用法用量】3 ～ 6 g。内服煎汤，或入丸、散。

【贮藏】置阴凉干燥处，防蛀。

【附注】目前广东与广西地区有将化州柚幼果加工成圆果或长果等，作为化橘红药用。另外，市场上柚的加工品还有大五爪、七爪红和六爪红等，有的经过熏硫处理。

覆盆子

Fupenzi

Rubi Fructus

本品为常用中药，始载于《名医别录》，列为中品。

【别名】山泡、三月泡。

【来源】蔷薇科植物华东覆盆子 *Rubus chingii* Hu 的干燥果实。

【产销】主产于江苏、浙江、福建、江西等地。销全国。

【采收加工】夏初果实由绿变绿黄时采收，除去梗、叶，置沸水中略烫或略蒸，取出，干燥。

【炮制】

1. 覆盆子 取原药材，筛去灰屑，拣净杂质，去梗。

2. 盐覆盆子 取净覆盆子加盐水拌匀，闷润至盐水吸尽后，蒸透，取出，干燥。每 100 kg 净覆盆子用食盐 2 kg。

【商品特征】

1. 药材 聚合果，由多数小核果聚合而成，呈圆锥形或扁圆锥形，高 0.6 ～ 1.3 cm，直径 0.5 ～ 1.2 cm。表面黄绿色或淡棕色，顶端钝圆，基部中心凹入。宿萼棕褐色，下有果梗痕。小果易剥落，每个小果呈半月形，背面密被灰白色茸毛，两侧有明显的网纹，腹部有凸起的棱线。体轻，质硬。气微，味微酸涩。（图 13-135）

以颗粒完整、饱满、坚实、色黄绿、具酸味者为佳。

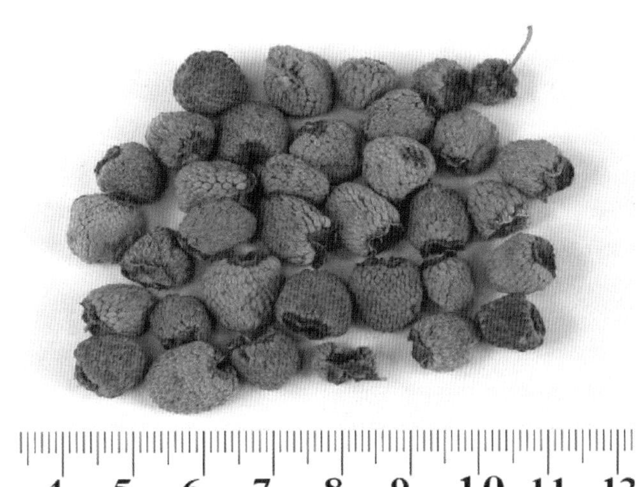

图 13-135 覆盆子

2. 饮片

（1）覆盆子　同药材。

（2）盐覆盆子　形如覆盆子，表面颜色加深，气微，味咸，微酸、涩。

【主要成分】含有机酸、甾醇类、糖类等。如β-谷甾醇（β-sitosterol）、山柰酚-3-*O*-芸香糖苷、没食子酸（ellagic acid）、鞣花酸、覆盆子酸等。尚含少量维生素C等。

【鉴别】

1. 小核果纵切面　外果皮为1列薄壁细胞，有的分化为单细胞非腺毛。中果皮为数列细胞，有的内含草酸钙簇晶。内果皮较厚，外侧为薄壁细胞，内侧为多列纤维。种皮为数列薄壁细胞，内含棕色色素。胚乳及子叶薄壁细胞含脂肪油滴及糊粉粒。

2. 粉末　棕黄色。非腺毛单细胞，长60～450 μm，直径12～20 μm，壁甚厚，木化，有的可见双螺状裂纹，有的体部易脱落，足部残留而埋于表皮层，表面观呈圆多角形或长圆形，直径约至23 μm，胞腔分枝，似石细胞状。草酸钙簇晶较多见，直径18～50 μm。果皮纤维黄色，上下层垂直、斜向交错或平行排列。

3. 薄层色谱　供试品色谱中，在与山柰酚-3-*O*-芸香糖苷对照品色谱相应的位置上，显相同颜色的荧光斑点。

【检查】水分不得过12.0%。总灰分不得过9.0%。酸不溶性灰分不得过2.0%。

【浸出物】热浸法。水溶性浸出物不得少于9.0%。

【含量测定】高效液相色谱法。按干燥品计，本品含鞣花酸（$C_{14}H_6O_8$）不得少于0.20%；含山柰酚-3-*O*-芸香糖苷（$C_{27}H_{30}O_{15}$）不得少于0.03%。

【商品规格】统货。

【性味功能】性温，味甘、酸。归肝、肾、膀胱经。益肾固精缩尿，养肝明目。用于遗精滑精，遗尿尿频，阳痿早泄，目暗昏花。

【用法用量】6～12 g。内服煎汤。

【贮藏】置干燥处。

【附注】全国各地有同科属多种植物的果实伪充覆盆子入药，应注意鉴别。常见伪品如下所示。

（1）同科植物悬钩子 *Rubus palmatus* Thunb. 的果实。主产于江苏、安徽、浙江、广西等地。聚合果近球形，黄色，直径1～1.5 cm，习称“大粒覆盆子”。

（2）同科植物插田泡 *Rubus coreanus* Miq. 的果实。在陕西、四川等地作为覆盆子使用。聚合果呈扁球形，成熟时紫黑色。

（3）同科植物西藏覆盆子 *Rubus idaeopsis* Focke 的果实。主产于西藏，当地作为覆盆子使用。果实成熟时紫红色。

（4）同科植物山莓 *Rubus corchorifolius* L. f. 的未成熟干燥果实。主产于安徽、福建、湖北、浙江等地。浙江一带称“小粒覆盆子”。呈圆球形，直径0.3～0.5 cm，高0.4～0.9 cm，表面微有茸毛，具弱绢丝光泽。

（5）同科植物灰毛果莓 *Rubus foliolosus* D. Don 的果实。主产于云南、贵州、四川、西藏等地。云南作为覆盆子药用。聚合果呈扁球形，直径约1 cm，红色（成熟后紫黑色），密被茸毛。

（6）同科植物毛柱莓 *Rubus laistus* Focke. 的果实，习称“毡毛泡”，湖北少数地区习用。聚合果呈圆锥形或正圆形，表面灰白色至灰棕色，密被茸毛，有的带有棕色宿萼及果梗。

第十四章　全　草　类

大蓟

Daji

Cirsii Japonici Herba

【别名】大刺儿菜。

【来源】菊科植物蓟 *Cirsium japonicum* Fisch. ex DC. 的干燥地上部分。

【产销】全国大部分地区均产，主产于江苏、浙江、四川等地。销全国。

【采收加工】夏、秋二季花开时采割地上部分，除去杂质，晒干。

【炮制】

1. 大蓟　取原药材，除去杂质，抢水洗或润软后，切段，干燥。

2. 大蓟炭　取大蓟段，置炒制容器内，用武火加热，炒至表面焦黑色，内部棕褐色，喷洒少许清水，灭尽火星，取出晾干。

【商品特征】

1. 药材　茎呈圆柱形，基部直径可达 1.2 cm；表面绿褐色或棕褐色，有数条纵棱，被丝状毛；断面灰白色，髓部疏松或中空。叶皱缩，多破碎，完整叶片展平后呈倒披针形或倒卵状椭圆形，羽状深裂，边缘具不等长的针刺；上表面灰绿色或黄棕色，下表面色较浅，两面均具灰白色丝状毛。头状花序顶生，球形或椭圆形，总苞黄褐色，羽状冠毛灰白色。气微，味淡。（图 14–1）

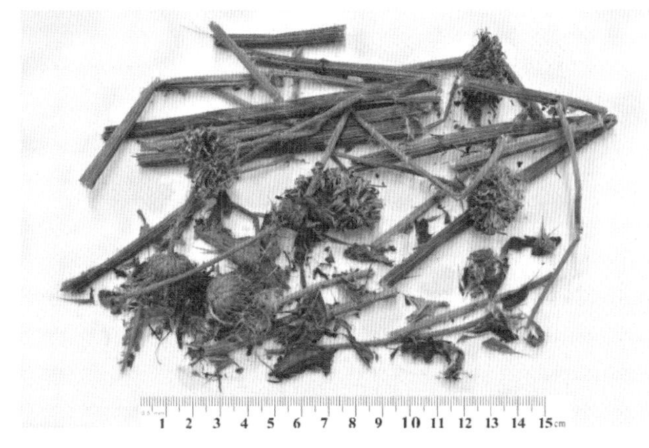

图 14-1　大蓟

以色灰绿、干燥、带头状花序、无杂质者为佳。

2. 饮片

（1）大蓟　呈不规则的段。茎短圆柱形，表面绿褐色，有数条纵棱，被丝状毛；切面灰白色，髓部疏松或中空。叶皱缩，多破碎，边缘具不等长的针刺；两面均具灰白色丝状毛。头状花序多破碎。气微，味淡。（图 14–2）

（2）大蓟炭　形如大蓟段，表面黑褐色。质松脆，具焦香气，味苦。（图 14–3）

【主要成分】全草含柳穿鱼叶苷、生物碱、挥发油等。大蓟炭含柳穿鱼黄素。

【鉴别】

1. 叶表面观 上表皮细胞呈多角形；下表皮细胞呈类长方形，垂周壁波状弯曲。气孔不定式或不等式，副卫细胞3～5个。非腺毛4～18细胞，顶端细胞细长而扭曲，直径约7 μm，壁具交错的角质纹理。

2. 薄层色谱 大蓟（段）或大蓟炭供试品色谱中，在与大蓟对照药材色谱相应的位置上，显相同颜色的荧光主斑点。另外，大蓟炭供试品色谱中，在与柳穿鱼黄素对照品色谱相应的位置上，显相同颜色的荧光斑点。

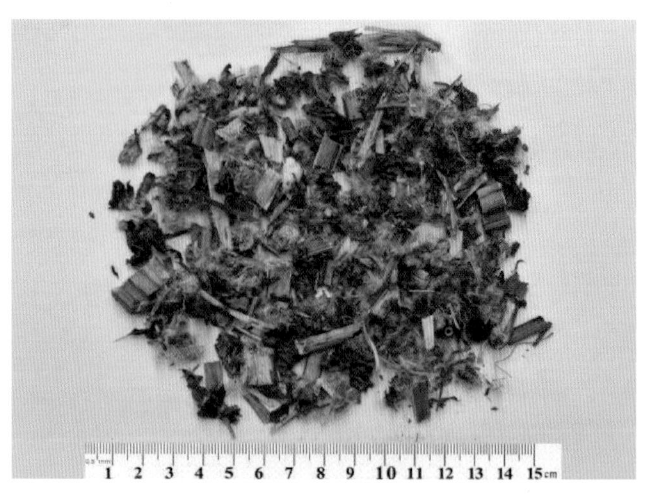

图14-2 大蓟段

【检查】杂质不得过2%。水分不得过13.0%。酸不溶性灰分不得过3.0%。

【浸出物】热浸法。药材稀乙醇浸出物不得少于15.0%；大蓟炭70%乙醇浸出物不得少于13.0%。

【含量测定】高效液相色谱法。按干燥品计，本品含柳穿鱼叶苷（$C_{28}H_{34}O_{15}$）不得少于0.20%。

【商品规格】统货。

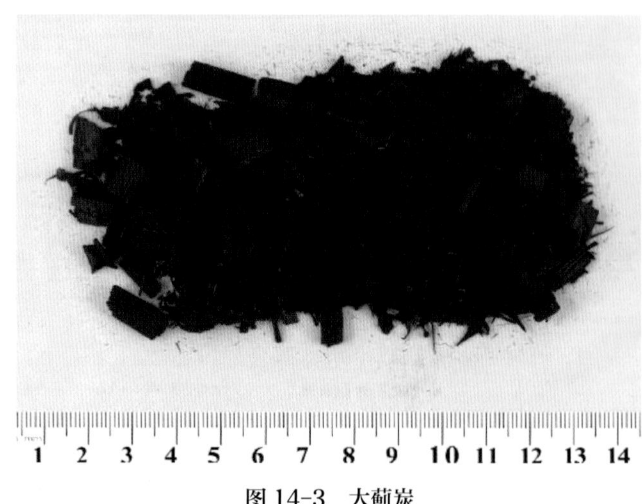

图14-3 大蓟炭

【性味功能】大蓟性凉，味甘、苦。归心、肝经。凉血止血，散瘀解毒消痈。用于衄血，吐血，尿血，便血，崩漏，外伤出血，痈肿疮毒。

大蓟炭性凉，味苦、涩。功专凉血止血。用于衄血，吐血，尿血，便血，崩漏，外伤出血。

【用法用量】大蓟9～15 g。内服煎汤。外用捣敷，或捣汁涂。大蓟炭5～10 g，多入丸、散。

【贮藏】大蓟，置通风干燥处；大蓟炭，置阴凉干燥处。

【附注】常见伪品如下所示。

1. 大刺儿菜 菊科植物大刺儿菜 *Cirsium eriophoroideum*（Hook. f.）Petrak. 的全草。植株高50～100 cm，茎直立，上部有分枝，被疏毛或绵毛；叶羽状分裂，基部叶有柄，上部无柄，抱茎；花单生或数个散生于枝端，密被绵毛，总苞片外层顶端有刺，冠毛羽状。

2. 飞廉 菊科植物丝毛飞廉 *Carduus crispus* L. 的全草或根。植株高50～120 cm，主根肥厚，伸直或偏斜；茎直立，具纵棱，有绿色间歇的三角形刺齿状翼；叶常无柄抱茎，羽状深裂，边缘有针刺长3～10 mm，上表面具细毛或光滑，下表面具蛛丝状毛；花序2～3个簇生于枝端或单生于叶腋，管状花。

小蓟

Xiaoji

Cirsii Herba

【别名】刺儿菜、刺儿草。

【来源】菊科植物刺儿菜 *Cirsium setosum*（Willd.）MB. 的干燥地上部分。

【产销】全国各地均产，多自产自销。

【采收加工】夏、秋二季花开时采割，除去杂质，晒干。

【炮制】

1. 小蓟　取原药材，除去杂质，稍润，切段，干燥。

2. 小蓟炭　取净小蓟段，置炒制容器内，用武火加热，炒至表面黑褐色，内部黄褐色，喷洒少许清水，灭尽火星，取出，晾干。

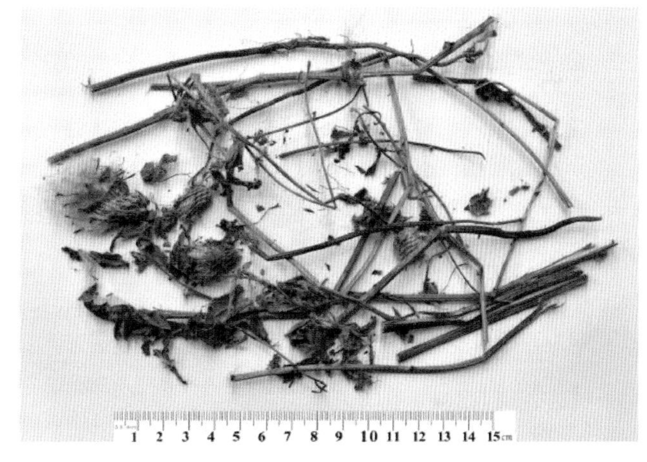

图 14-4　小蓟

【商品特征】

1. 药材　茎呈圆柱形，有的上部分枝，长 5 ～ 30 cm，直径 0.2 ～ 0.5 cm；表面灰绿色或带紫色，具纵棱及白色柔毛；质脆，易折断，断面中空。叶互生，无柄或有短柄；叶片皱缩或破碎，完整者展平后呈长椭圆形或长圆状披针形，长 3 ～ 12 cm，宽 0.5 ～ 3 cm；全缘或齿裂，齿尖具针刺；上表面绿褐色，下表面灰绿色，两面均具白色柔毛。头状花序单个或数个顶生；总苞钟状，苞片 5 ～ 8 层，黄绿色；花紫红色。气微，味微苦。（图 14-4）

以色绿、叶多者为佳。

2. 饮片

（1）小蓟　呈不规则的段。茎呈圆柱形，表面灰绿色或带紫色，具纵棱和白色柔毛。切面中空。叶片多皱缩或破碎，叶齿尖具针刺；两面均具白色柔毛。头状花序，总苞钟状；花紫红色。气微，味苦。（图 14-5）

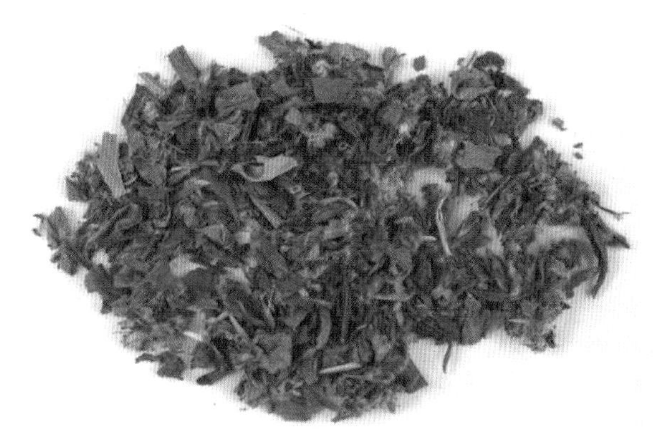

图 14-5　小蓟段

（2）小蓟炭　形如小蓟段，外表面黑褐色，内部焦褐色。质松脆。具焦香气，味苦。（图 14-6）

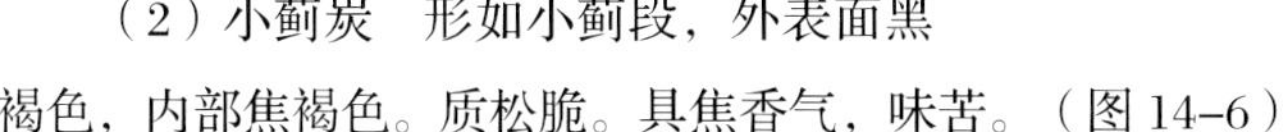

【主要成分】含芦丁、蒙花苷（buddleoside）、原儿茶酸、咖啡酸、绿原酸，以及生物碱、皂苷等。

【鉴别】

1. 叶表面观 上表皮细胞呈多角形，表面角质纹理明显；下表皮垂周壁波状弯曲，上、下表皮均有气孔及非腺毛。气孔不定式或不等式。非腺毛3至10余细胞，顶端细胞细长呈鞭状，皱缩扭曲。叶肉细胞中含草酸钙结晶，多呈针簇状。

2. 薄层色谱 供试品色谱中，在与小蓟对照药材色谱和蒙花苷对照品色谱相应的位置上，显相同颜色的荧光斑点。

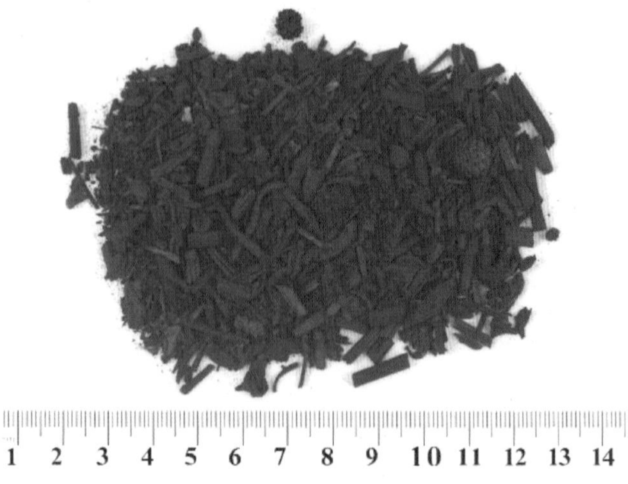

图 14-6 小蓟炭

【检查】杂质不得过2%。水分不得过12.0%。酸不溶性灰分不得过5.0%。

【浸出物】热浸法。稀乙醇浸出物，药材不得少于19.0%，饮片不得少于14.0%。

【含量测定】高效液相色谱法。按干燥品计，本品含蒙花苷（$C_{28}H_{32}O_{14}$）不得少于0.70%。

【商品规格】统货。

【性味功能】性凉，味甘、苦。归心、肝经。凉血止血，散瘀解毒消痈。用于衄血，吐血，尿血，血淋，便血，崩漏，外伤出血，痈肿疮毒。

【用法用量】5～12 g。内服煎汤，或入丸、散。外用鲜品适量，捣敷患处。

【贮藏】置通风干燥处。

【附注】

1. 地区习惯用药

（1）菊科植物刻叶刺儿菜 *Cirsium setosum* Bieb. 的全草，在东北、华北及西北亦作为小蓟入药。其与小蓟的主要区别：茎稍粗，直径0.3～0.5 cm，叶缘有明显的缺刻，具刚刺毛，头状花序多数或排成伞房状。

（2）菊科植物线叶蓟（轮蓟）*Cirsium lineare*（Thunb.）Sch. –Bip. 的根，在广西作为小蓟药用；总状蓟 *Cirsium botryodes* Petrak 的根，在云南作为小蓟药用。

（3）菊科植物蓟 *Cirsium japonicum* Fisch. ex DC. 的根，在湖北、广东作为小蓟药用。

2. 伪品 苣荬菜，菊科植物苣荬菜 *Sonchus brachyotus* DC. 的干燥地上部分。本品根茎呈长圆柱形，下部渐细。表面淡黄棕色，有纵皱纹；叶片灰绿色，有稀疏缺刻或羽状浅裂至深裂，边缘具细尖齿。气微，味微咸。应注意鉴别。

广金钱草

Guangjinqiancao

Desmodii Styracifolii Herba

本品为广东、广西常用草药，始载于《岭南草药志》。

【别名】金钱草、广东金钱草。

【来源】豆科植物广金钱草 *Desmodium styracifolium*（Osb.）Merr. 的干燥地上部分。

【产销】主产于广东、广西。销两广、北京。

【采收加工】夏、秋二季采割，除去杂质，晒干。

【炮制】除去杂质，切段，晒干。

【商品特征】

1. 药材 茎呈圆柱形，长可达 1 m；密被黄色伸展的短柔毛；质稍脆，断面中部有髓。叶互生，小叶 1 或 3，圆形或矩圆形，直径 2 ～ 4 cm；先端微凹，基部心形或钝圆，全缘；上表面黄绿色或灰绿色，无毛，下表面具灰白色紧贴的茸毛，侧脉羽状；叶柄长 1 ～ 2 cm，托叶 1 对，披针形，长约 0.8 cm。气微香，味微甘。

以叶多、色绿、干燥者为佳。

2. 饮片 不规则段状，茎叶混合。茎呈圆柱形，密被黄色茸毛，质脆易断，断面浅黄色，中部具白色髓。叶皱缩，上表面灰绿色至暗绿色，无毛，下表面浅绿色，密被白色茸毛。气微香，味微甘。（图 14–7）

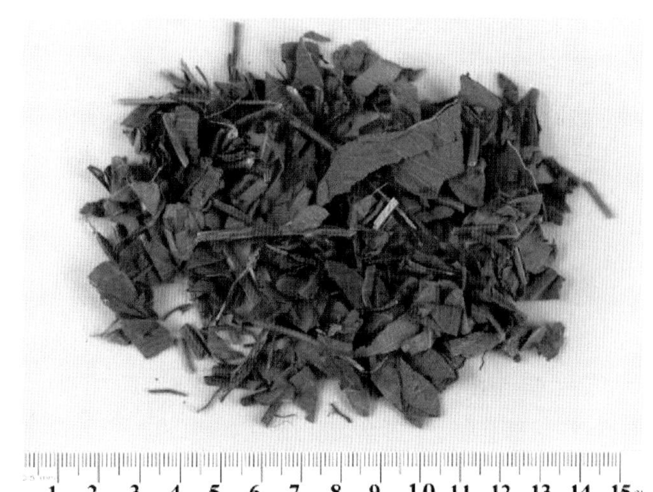

图 14–7 广金钱草

【主要成分】全草含黄酮类、三萜类、酚类、生物碱类等。如夏佛塔苷（schaftoside）、槲皮素、异槲皮素、山柰酚、大豆皂苷 B、广金钱草碱、广金钱草内酯、水杨酸、阿魏酸、β– 谷甾醇、尿嘧啶等。

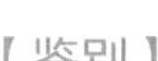

【鉴别】

1. 粉末 黄绿色至淡绿色。非腺毛有两种：一种呈线状，长可达 1000 μm，顶端渐尖；另一种呈钩状，较短，顶端弯曲成钩状。腺毛球棒状，头部 1 ～ 2 细胞，延长，基部膨大。纤维成束，薄壁细胞含草酸钙方晶，形成晶鞘纤维。叶下表皮细胞垂周壁波状弯曲，具非腺毛，气孔多平轴式。

2. 化学鉴别 取粗粉 2 g，加水 30 mL，煮沸 10 min，滤过。滤液蒸干后，加乙醇 2 mL，使溶解，再加镁粉少许与盐酸 0.5 mL，即显红棕色。

3. 薄层色谱 供试品色谱中，在与广金钱草对照药材色谱和夏佛塔苷对照品色谱相应的位置上，显相同颜色的荧光斑点。

【检查】水分不得过 12.0%。总灰分不得过 11.0%。酸不溶性灰分不得过 5.0%。

【浸出物】冷浸法。水溶性浸出物不得少于 5.0%。

【含量测定】高效液相色谱法。按干燥品计，本品含夏佛塔苷（$C_{26}H_{28}O_{14}$）不得少于 0.13%。

【商品规格】统货。

【性味功能】性凉，味甘、淡。归肝、肾、膀胱经。利湿退黄，利尿通淋。用于黄疸尿赤，热淋，石淋，小便涩痛，水肿尿少。

【用法用量】15 ～ 30 g。内服煎汤。外用捣敷。

【贮藏】置干燥处。

【附注】

（1）"金钱草"类似品较多，《中国药典》1985—2020年版中记载有三种，分别为金钱草（报春花科植物过路黄，习称小叶金钱草）、广金钱草（豆科植物广金钱草，习称大叶金钱草）、连钱草（唇形科植物活血丹，习称江苏金钱草、遍地香），三者效能相同或近似。此外，伞形科植物天胡荽在江西等地作为金钱草使用（习称江西金钱草）。

（2）广金钱草另有多种伪品，如伞形科植物积雪草，旋花科植物马蹄金，报春花科植物聚花过路黄、点腺过路黄等。应注意鉴别。

金钱草

Jinqiancao

Lysmachiae Herba

以"仙人对坐草"之名始载于《本草纲目拾遗》，以"过路黄"之名载于《植物名实图考》。

【来源】报春花科植物过路黄 *Lysimachia christinae* Hance 的干燥全草。

【采收加工】夏、秋二季采收，除去杂质，晒干。

【炮制】除去杂质，抢水洗，切段，干燥。

【商品特征】常缠结成团，无毛或被疏柔毛。茎扭曲，表面棕色或暗棕红色，有纵纹，下部茎节上有时具须根，断面实心。叶对生，多皱缩，展平后呈宽卵形或心形，长1～4 cm，宽1～5 cm，基部微凹，全缘；上表面灰绿色或棕褐色，下表面色较浅，主脉明显凸起，用水浸后，对光透视可见黑色或褐色条纹；叶柄长1～4 cm。有的带花，花黄色，单生于叶腋，具长梗。蒴果球形。气微，味淡。（图14–8）

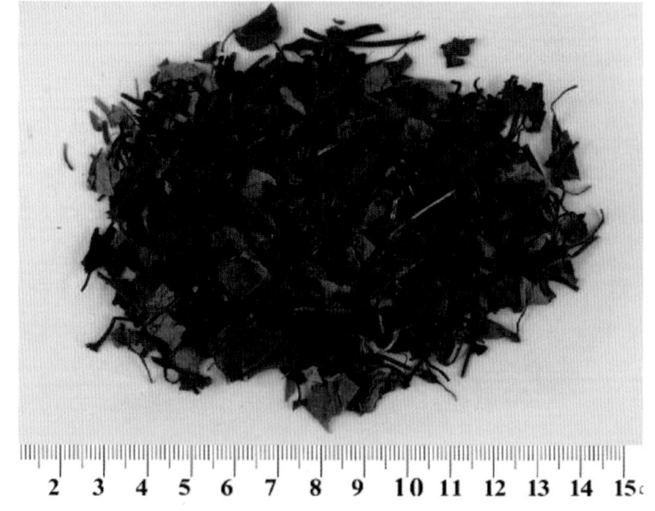

图14–8 金钱草

【鉴别】

1. 茎横切面 表皮细胞外被角质层，有时可见腺毛，头部单细胞，柄部1～2细胞。皮层宽广，细胞中有的含红棕色分泌物；分泌道散在，周围分泌细胞5～10个，内含红棕色块状分泌物；内皮层明显。中柱鞘纤维断续排列成环，壁微木化。韧皮部狭窄。木质部连接成环。髓常为空腔。薄壁细胞含淀粉粒。

2. 叶表面观 腺毛红棕色，头部单细胞，类圆形，直径25 μm，柄单细胞。分泌道散在于叶肉组织内，直径45 μm，含红棕色分泌物。被疏毛者茎、叶表面可见非腺毛，1～17细胞，平直或弯曲，有的细胞呈缢缩状，长59～1070 μm，基部直径13～53 μm，表面可见细条纹，胞腔内含黄棕色物。

【检查】杂质不得过8%。水分不得过14.0%。总灰分不得过13.0%。酸不溶性灰分不得过5.0%。

【浸出物】热浸法。75% 乙醇浸出物不得少于 8.0%。

【含量测定】高效液相色谱法。按干燥品计，本品含槲皮素（$C_{15}H_{10}O_7$）和山柰酚（$C_{15}H_{10}O_6$）的总量不得少于 0.10%。

【性味功能】性微寒，味甘、咸。归肝、胆、肾、膀胱经。利湿退黄，利尿通淋，解毒消肿。用于湿热黄疸，胆胀胁痛，石淋，热淋，小便涩痛，痈肿疔疮，蛇虫咬伤。

【用法用量】15 ～ 60 g。

【贮藏】置干燥处。

连钱草

Lianqiancao

Glechomae Herba

【来源】唇形科植物活血丹 *Glechoma longituha*（Nakai）Kupr. 的干燥地上部分。

【采收加工】春至秋季采收，除去杂质，晒干。

【商品特征】本品疏被短柔毛。茎呈方柱形，细而扭曲；表面黄绿色或紫红色，节上有不定根；质脆，易折断，断面常中空。叶对生，叶片多皱缩，展平后呈肾形或近心形，长 1 ～ 3 cm，宽 1.5 ～ 3 cm，灰绿色或绿褐色，边缘具圆齿；叶柄纤细，长 4 ～ 7 cm。轮伞花序腋生，花冠二唇形。搓之气芳香，味微苦。（图 14–9）

【性味功能】性微寒，味辛、微苦。归肝、肾、膀胱经。利湿通淋，清热解毒，散瘀消肿。用于热淋，石淋，湿热黄疸，疮痈肿痛，跌打损伤。

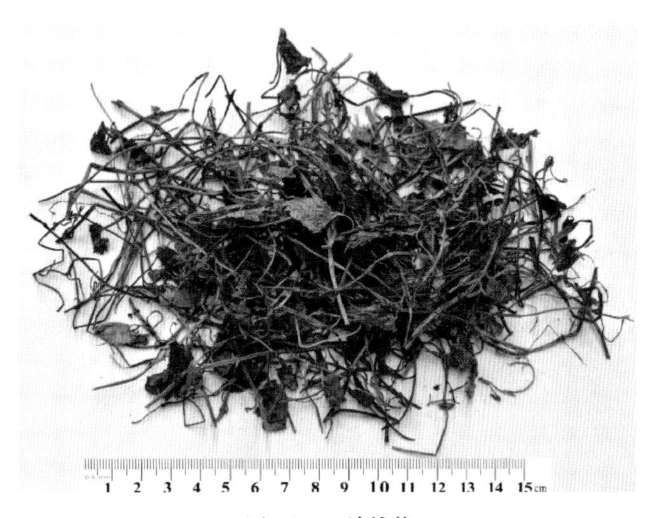

图 14-9　连钱草

广藿香

Guanghuoxiang

Pogostemonis Herba

本品为常用中药，始载于《嘉祐本草》。

【别名】藿香、枝香。

【来源】唇形科植物广藿香 *Pogostemon cablin*（Blanco）Benth. 的干燥地上部分。按产地不同分为石牌广藿香及海南广藿香。

【产销】主产于广东湛江、肇庆、广州市郊（石牌），海南万宁、琼山、琼海等地。此外，广西、台湾、云南亦产；多为栽培品。商品以海南广藿香（包括湛江产品）为大宗，销全国各地。石牌广藿香销广州市及省外部分地区。

【采收加工】本品因产地不同，采收季节及方法有所差异。广州市郊 6 月采收；肇庆地区 12 月采收；海南 7 月、11 月各采收 1 次。采收时将全株拔起，除去根，暴晒两天，堆起，用草席覆盖两天，摊开再晒，反复至干，或晒至半干时捆成把，再晾至全干即可。

【炮制】除去残根和杂质，先抖下叶，筛净另放；茎洗净，润透，切段，晒干，再与叶混匀。

【商品特征】

1. 药材　茎略呈方柱形，多分枝，枝条稍曲折，长 30 ～ 60 cm，直径 0.2 ～ 0.7 cm；表面被柔毛；质脆，易折断，断面中部有髓；老茎类圆柱形，直径 1 ～ 1.2 cm，被灰褐色栓皮。叶对生，皱缩成团，展平后叶片呈卵形或椭圆形，长 4 ～ 9 cm，宽 3 ～ 7 cm；两面均被灰白色茸毛；先端短尖或钝圆，基部楔形或钝圆，边缘具大小不规则的钝齿；叶柄细，长 2 ～ 5 cm，被柔毛。香气特异，味微苦。

以茎粗壮、不带须根、香气浓郁者为佳。

本品特征可概括如下。

广藿香茎方柱形，枝条弯曲多分枝。

叶片对生卵圆形，气香特异味微苦。

2. 饮片　呈不规则的段。茎略呈方柱形，表面灰褐色、灰黄色或带红棕色，被柔毛。切面有白色髓。叶破碎或皱缩成团，完整者展平后呈卵形或椭圆形，两面均被灰白色茸毛；基部楔形或钝圆，边缘具大小不规则的钝齿；叶柄细，被柔毛。香气特异，味微苦。（图 14-10）

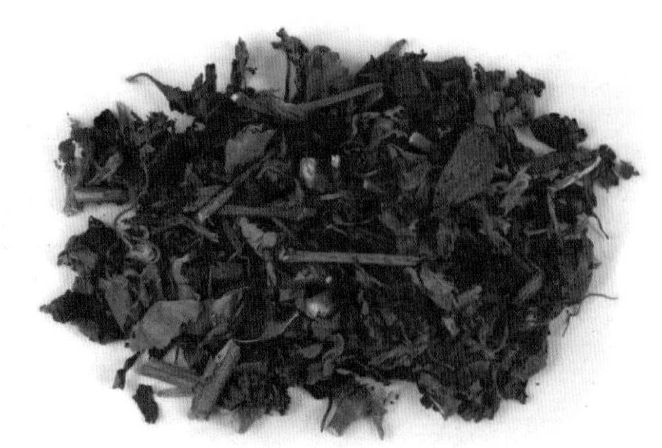

图 14-10　广藿香

【主要成分】含挥发油，油中主要成分为广藿香醇（patchouli alcohol，百秋李醇）、广藿香酮（pogostone）。尚有苯甲醛（benzaldehyde）、丁香酚、桂皮醛（cinnamaldehyde）；生物碱类有广藿香吡啶、表愈创吡啶（epiguaipyridine）等。

【鉴别】

1. 粉末　淡棕色。叶表皮细胞呈不规则形。气孔直轴式。非腺毛 1 ～ 6 细胞，平直或先端弯曲，长约至 590 μm，壁具疣状凸起，有的胞腔含黄棕色物。腺鳞头部 8 细胞，直径 37 ～ 70 μm；柄单细胞，极短，间隙腺毛存在于叶肉组织的细胞间隙中，头部单细胞，呈不规则囊状，直径 13 ～ 50 μm，长约至 113 μm；柄短，单细胞。小腺毛头部 2 细胞；柄 1 ～ 3 细胞，甚短。草酸钙针晶细小，散在于叶肉细胞中，长约至 27 μm。

2. 化学鉴别

（1）取本品挥发油 1 滴，加氯仿 0.5 mL，再加 5% 溴的氯仿溶液数滴，石牌广藿香先褪色，继显绿色；海南广藿香先褪色，继显紫色。

（2）取本品挥发油 1 滴，加苯 0.5 mL，再加 5% 醋酸铜溶液少量，充分混合，放置分层，吸取上层苯液，点于载玻片上，待苯挥发后，于残留物上加乙醇 1 ～ 2 滴，放置后，显微镜下观察。石牌广藿香可见众多蓝色针状结晶；海南广藿香可见少量灰蓝色结晶及绿色无定形物。

3. 薄层色谱　供试品色谱中，在与百秋李醇对照品色谱相应的位置上，显相同的紫蓝色斑点。

【检查】杂质不得过 2%。水分不得过 14.0%。总灰分不得过 11.0%。酸不溶性灰分不得过 4.0%。叶不得少于 20%。

【浸出物】冷浸法。乙醇浸出物不得少于 2.5%。

【含量测定】气相色谱法。按干燥品计，本品含百秋李醇（$C_{15}H_{26}O$）不得少于 0.10%。

【商品规格】传统按产地不同分为石牌香、高要香和海南香。

1. 石牌香　统货。干货。全草除净根。枝叶相连。老茎多呈圆形，茎节较密；嫩茎略呈方形，密被毛茸。断面白色，髓心较小，叶面灰黄色，叶背灰绿色。气纯香，味微苦而凉。散叶不超过 10%。无死香、杂质、霉变、虫蛀。

2. 高要香　统货。干货。全草除净根。枝叶相连。枝干较细，茎节较密；嫩茎呈方形，密被毛茸。断面白色，髓心较大。叶片灰绿色。气清香，味微苦而凉。散叶不超过 15%。无枯死、杂质、虫蛀、霉变。

3. 海南香　统货。干货。全草除净根。枝叶相连。枝干粗大，近方形，茎节密；嫩茎呈方形，具稀疏毛茸。断面白色，髓心大。叶片灰绿色，较厚。气香浓，叶微苦而凉。散叶不超过 20%。无枯死、杂质、虫蛀、霉变。

【性味功能】性微温，味辛。归脾、胃、肺经。芳香化浊，和中止呕，发表解暑。用于湿浊中阻，脘痞呕吐，暑湿表证，湿温初起，发热倦怠，胸闷不舒，寒湿闭暑，腹痛吐泻，鼻渊头痛。

【用法用量】3 ～ 10 g，鲜者加倍。内服煎汤，不宜久煎；或入丸、散。外用煎水含漱，或浸泡患部；或研末调敷。阴虚者禁服。

【贮藏】置阴凉干燥处，防潮。

附：藿香（土藿香）

藿香（土藿香）

Huoxiang

Agastachis Herba

本品为常用中药。始载于《名医别录》。

【别名】土藿香。

【来源】本品为唇形科植物藿香 *Agastache rugosus*（Fisch. et Mey.）O. Ktze. 的干燥地上部分。5—8 月枝叶茂盛时或花初开时采割地上部分，阴干。

【产销】主产于四川、江苏、浙江、湖北、云南、辽宁等地。销全国各地。

【商品特征】茎呈方柱形，分枝常对生，长 30 ～ 90 cm，直径 0.2 ～ 1 cm；表面黄绿色；质脆，易折断，断面白色，中空。叶对生，叶片较薄，多皱缩破碎，完整者呈卵形或长卵形，长 2 ～ 8 cm，宽 1 ～ 5 cm，边缘有钝锯齿，叶柄长 1 ～ 4 cm。穗状轮伞花序顶生。气香而特异，味淡，微凉。

以茎枝绿色、叶多、香气浓者为佳。

【主要成分】含挥发油，主要为甲基胡椒酚（methylchavicol）。

【性味功能】祛暑解表，化湿和中，理气开胃。用于暑湿感冒，胸闷，腹痛吐泻，食欲不振。

【用法用量】6 ～ 12 g。

马齿苋

Machixian

Portulacae Herba

本品为常用中药，始载于《本草经集注》。

【别名】马苋菜、马齿草。

【来源】马齿苋科植物马齿苋 *Portulaca oleracea* L. 的干燥地上部分。

【产销】全国各地有产。多自产自销。

【采收加工】夏、秋二季采收，除去残根和杂质，洗净，略蒸或烫后晒干。

【炮制】除去杂质，洗净，稍润，切段，干燥。

【商品特征】

1. 药材 多皱缩卷曲，常结成团。茎呈圆柱形，长可达 30 cm，直径 0.1 ～ 0.2 cm，表面黄褐色，有明显纵沟纹。叶对生或互生，易破碎，完整叶片呈倒卵形，长 1 ～ 2.5 cm，宽 0.5 ～ 1.5 cm；绿褐色，先端钝平或微缺，全缘。花小，3 ～ 5 朵生于枝端，花瓣 5，黄色。蒴果卵球形，长约 5 mm，内含多数细小种子。气微，味微酸。

以质嫩、叶多、干后青绿色、无杂质者为佳。

2. 饮片 呈不规则的段。余同药材性状特征。（图 14–11）

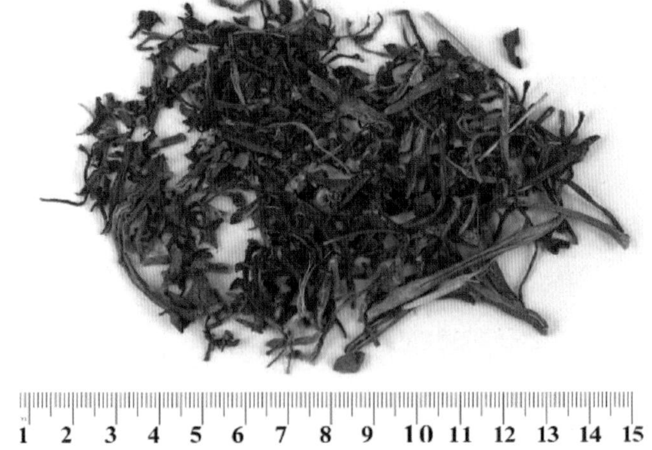

图 14–11 马齿苋

【主要成分】含去甲肾上腺素，多巴明及少量多巴（二羟苯丙氨酸），维生素 B_1、维生素 B_2、维生素 C，胡萝卜素等。尚含香豆素、糖类、有机酸等。

【鉴别】

1. 粉末 灰绿色。草酸钙簇晶众多，大小不一，直径 7 ～ 108 μm，大型簇晶的晶块较大，棱角钝。草酸钙方晶宽 8 ～ 69 μm，长至 125 μm，有的方晶堆砌成簇晶状。叶表皮细胞垂周壁弯曲或较平直，气孔平轴式。含晶细胞常位于维管束旁，内含细小草酸钙簇晶。内果皮石细胞大多成群，呈长梭形或长方形，壁稍厚，可见孔沟与纹孔。种皮细胞棕红色或棕黄色，表面观呈多角星状，表面密布不整齐小凸起。花粉粒呈类球形，直径 48 ～ 65 μm，表面具细刺状纹饰，萌发孔短横线状。

2. 化学鉴别 取粉末 2 g，加盐酸乙醇溶液（1 → 20）15 mL，加热回流 10 min，趁热滤过。取滤液 2 mL，加 3% 碳酸钠溶液 1 mL，水浴加热 3 min，冷却，加少量活性炭，搅拌滤过，滤液加新配制的重氮化对硝基苯胺试液 2 滴，显红色。

3. 薄层色谱 供试品色谱中，在与马齿苋对照药材色谱相应的位置上，显相同颜色的斑点。

【检查】水分：药材不得过 12.0%，饮片不得过 9.0%。

【商品规格】统货。

【性味功能】性寒，味酸。归肝、大肠经。清热解毒，凉血止血，止痢。用于热毒血痢，痈肿疔疮，湿疹，丹毒，蛇虫咬伤，便血，痔血，崩漏下血。

【用法用量】9 ～ 15 g，鲜品 30 ～ 60 g。内服煎汤，或捣汁内服。外用适量，捣敷患处。

【贮藏】置通风干燥处，防潮。

马鞭草

Mabiancao

Verbenae Herba

本品为较常用中药，始载于《名医别录》，列为下品。

【别名】铁马鞭、马鞭梢、疟马鞭。

【来源】马鞭草科植物马鞭草 *Verbena officinalis* L. 的干燥地上部分。

【产销】全国大部分地区均产，主产于湖北、江苏、贵州、广西等地。多自产自销。

【采收加工】6—8 月花开时采割，除去杂质，晒干。

【炮制】除去残根及杂质，洗净，稍润，切段，干燥。

【商品特征】

1. 药材　茎呈方柱形，多分枝，四面有纵沟，长 50 ～ 100 cm；表面绿褐色，粗糙；质硬而脆，断面有髓或中空。叶对生，皱缩，多破碎，绿褐色，完整者展平后叶片 3 深裂，边缘有锯齿。穗状花序细长，花小而多；有的已成果序。气微，味苦。（图 14-12）

以色青绿、带花穗、无杂质者为佳。

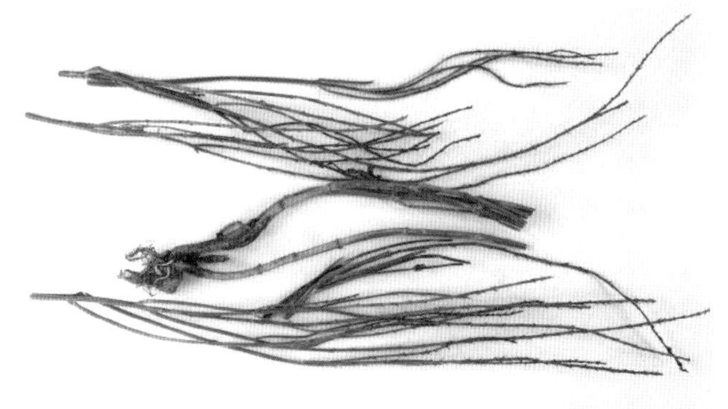

图 14-12　马鞭草

2. 饮片　不规则小段，茎、叶、花混合。茎呈方柱形，四面有纵沟，表面绿褐色，粗糙。切面有髓或中空。叶多破碎，绿褐色，完整者展平后叶片 3 深裂，边缘有锯齿。穗状花序，有小花多数。气微，味苦。（图 14-13）

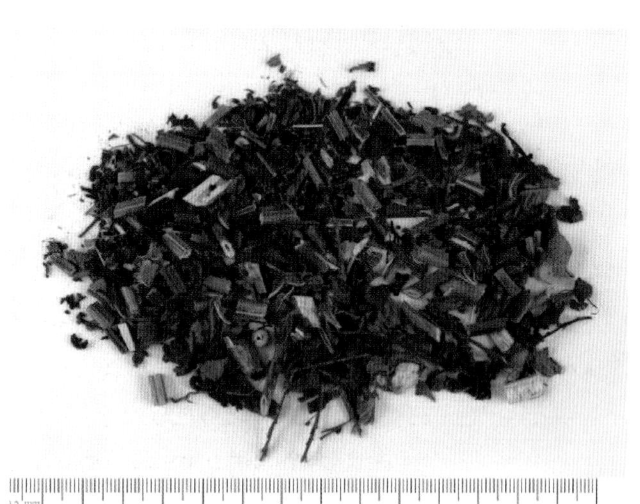

图 14-13　马鞭草段

【主要成分】含马鞭草苷、5- 羟基马鞭草苷、强心苷、芹菜素、熊果酸、齐墩果酸、β- 胡萝卜素、咖啡酸、葡萄糖，以及挥发油、鞣质等。

【鉴别】

1. 茎横切面 表皮细胞1列，长方形；四个角隅处有厚角细胞，内含浅黄色色素。茎的四角处有皮层纤维束。韧皮部狭窄。木质部稍宽，由导管、木薄壁细胞及木纤维组成。髓部宽广。

2. 粉末 绿褐色。茎表皮细胞呈长多角形或类长方形，具气孔。叶下表皮细胞垂周壁波状弯曲，气孔不定式或不等式，副卫细胞3～5个。非腺毛单细胞。花粉粒类圆形或类圆三角形，直径24～35 μm，表面光滑，有3个萌发孔。

3. 薄层色谱 供试品色谱中，在与马鞭草对照药材色谱和马鞭草苷对照品、戟叶马鞭草苷对照品色谱相应的位置上，显相同颜色的斑点。

【检查】水分不得过10.0%。总灰分不得过12.0%。酸不溶性灰分不得过4.0%。

【含量测定】高效液相色谱法。按干燥品计，本品含齐墩果酸（$C_{30}H_{48}O_3$）和熊果酸（$C_{30}H_{48}O_3$）总量不得少于0.30%。

【商品规格】统货。

【性味功能】性凉，味苦。归肝、脾经。活血散瘀，截疟，解毒，利水，退黄。用于症瘕积聚，痛经经闭，黄疸，疟疾，喉痹，痈肿，水肿。

【用法用量】5～10 g，鲜品20～40 g。内服煎汤，或入丸、散，亦可捣汁服。孕妇慎用。

【贮藏】置干燥处。

车前草

Cheqiancao

Plantaginis Herba

本品为常用中药，始载于《神农本草经》，列为上品。

【别名】车前。

【来源】车前科植物车前 *Plantago asiatica* L. 或平车前 *Plantago depressa* Willd. 的干燥全草。

【产销】全国各地有产，主产于江西、安徽、江苏等地。销全国。

【采收加工】夏季采挖，除去泥沙，晒干。

【炮制】取原药材，除去杂质，洗净，稍润，切段，干燥。

【商品特征】

1. 药材

（1）车前　根丛生，须状。叶基生，具长柄，叶片皱缩，展平后呈卵状椭圆形或宽卵形，长6～13 cm，宽2.5～8 cm，表面灰绿色或污绿色，具明显弧形脉5～7条；先端钝或短尖，基部宽楔形，全缘或有不规则波状浅齿。穗状花序数条，花茎长。蒴果盖裂，萼宿存。气微香，味微苦。

（2）平车前　主根直而长。叶片较狭，长椭圆形或长椭圆披针形，长5～14 cm，宽2～3 cm。

均以叶片完整、色灰绿者为佳。

2. 饮片 不规则的段。根须状或直而长。叶片皱缩，多破碎，表面灰绿色或污绿色，脉明显。可见

穗状花序。气微，味微苦。（图 14-14）

【主要成分】全草含车前苷（plantagin）、大车前苷（plantamajoside）、高车前苷（homoplantagin）、桃叶珊瑚苷（aucubin），以及熊果酸、β-谷甾醇、豆甾醇等。

【鉴别】

1. 叶表面观

（1）车前　上、下表皮细胞类长方形，上表皮细胞具角质线纹。气孔不定式，副卫细胞 3 ～ 4 个。腺毛头部 2 细胞，椭圆形，柄单细胞。非腺毛少见，2 ～ 5 细胞，长 100 ～ 320 μm，壁稍厚，微具疣状凸起。

（2）平车前　与车前相似，但非腺毛 3 ～ 7 细胞，长 350 ～ 900 μm。

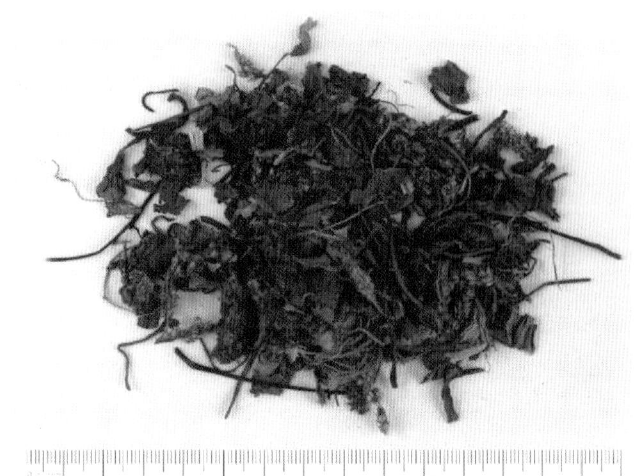

图 14-14　车前草

2. 荧光鉴别　粉末用 Ehrlich 试剂（对二甲氨基苯甲醛 1 g 溶于 36% 盐酸 25 mL 及甲醇 75 mL 的混合液中）湿润，包在滤纸中压榨，然后将滤纸吹干，滤纸显蓝色。在紫外灯（365 nm）下观察，滤纸显红色荧光。

3. 薄层色谱　供试品色谱中，在与大车前苷对照品色谱相应的位置上，显相同颜色的斑点。

【检查】水分不得过 13.0%。总灰分不得过 15.0%。酸不溶性灰分不得过 5.0%。

【浸出物】热浸法。水溶性浸出物不得少于 14.0%。

【含量测定】高效液相色谱法。按干燥品计，本品含大车前苷（$C_{29}H_{36}O_{16}$）不得少于 0.10%。

【商品规格】统货。

【性味功能】性寒，味甘。归肝、肾、肺、小肠经。清热利尿通淋，祛痰，凉血，解毒。用于水肿尿少，热淋涩痛，暑湿泄泻，痰热咳嗽，吐血衄血，痈肿疮毒。

【用法用量】9 ～ 30 g，鲜品加倍。内服煎汤。外用适量，捣敷。

【贮藏】置通风干燥处。

【附注】地区习惯用药：同属植物大车前 *Plantagomajor* L. 的干燥全草，在四川、河北、陕西等地作为车前草药用。其形态特征与车前草相似，但植株较大，叶长 15 ～ 30 cm，宽 10 ～ 15 cm，上、下表皮均具毛。

北刘寄奴

Beiliujinu

Siphonostegiae Herba

本品为较常用中药。

【别名】刘寄奴、阴行草、金钟茵陈。

【来源】玄参科植物阴行草 *Siphonostegia chinensis* Benth. 的干燥全草。

【产销】主产于东北、河北、河南、山东等地。销东北、华北、西北、华东等地各省区。

【采收加工】秋季采收，除去泥沙、杂质，晒干。

【商品特征】长 30 ～ 80 cm，全体被短毛。茎呈圆柱形，直立而硬，有棱，棕褐色或棕黑色；质脆，易折断，断面黄白色，纤维性。但上部叶常互生，多脱落破碎，完整者羽状深裂，黑绿色。总状花序顶生，花萼长筒状，宿存（包裹果实）长 1 ～ 1.5 cm，黄棕色至黑棕色，有明显 10 条纵棱，先端 5 裂，有时可见残存的黄色唇形花冠。蒴果狭卵状椭圆形，棕黑色，质脆易破裂。种子多数，长形，表面皱缩。气微，味淡。（图 14–15）。

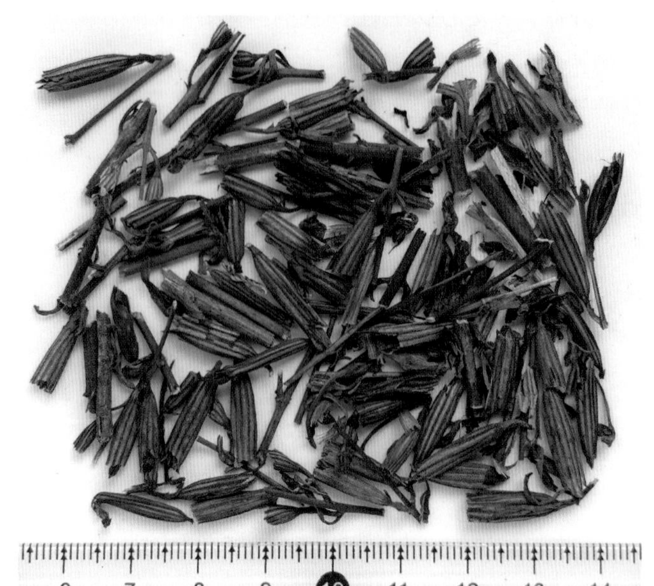
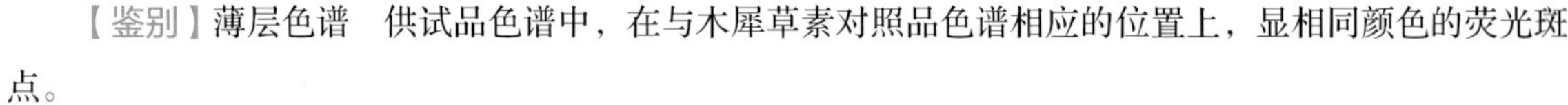

图 14–15　北刘寄奴（阴行草）

以果多、干燥、无泥沙者为佳。

【主要成分】含强心苷和挥发油。

【鉴别】薄层色谱　供试品色谱中，在与木犀草素对照品色谱相应的位置上，显相同颜色的荧光斑点。

【性味功能】性寒，味苦。归脾、胃、肝、胆经。活血祛瘀，通经止痛，凉血止血，清热利湿。用于跌打损伤，外伤出血，血瘀、血淋、水肿。

【用法用量】6 ～ 9 g。

【贮藏】置干燥处。

南刘寄奴

Nanliujinu

Artemisiae Anomalae Herba

本品为较常用中药。

【来源】本品为菊科植物奇蒿 *Artemisia anomala* S. Moore 的地上部分。

【产销】主产于浙江、江苏等地，主销华东各省区。

【采收加工】7—8 月开花时采收，连根拔起，去泥沙、杂质，晒干，打捆，防止变黑。

【商品特征】全草长 60 ～ 120 cm，茎呈圆柱形，直径 0.2 ～ 0.4 cm，表面棕黄色或棕褐色，有纵条纹及细小稀疏的白毛，质硬而脆，折断面黄白色，边缘有纤维，中央具疏松的髓部。叶互生，通常干枯皱缩或脱落，展开后上表面暗绿色，下表面灰绿色，均密被白毛；枝梢聚生多数黄白色头状小花。气微芳香，味淡。

以叶绿、花穗多而黄、气香、干燥者为佳。

【主要成分】全草含香豆素、黄酮苷等。

【鉴别】粉末　黄绿色。T 形非腺毛众多，顶端细胞较平直或弯曲，长约至 730 μm，直径 5 ～ 44 μm；柄 2 ～ 7 个细胞，多皱缩，直径 9 ～ 27 μm，含淡黄色物。腺毛较多，顶面观呈椭圆形或鞋底形，两两相对排成 3 ～ 4 层，长径约 72 μm，短径约 36 μm，壁细波状弯曲，细胞含淡黄色分泌物；侧面观顶部凹陷，角质层与细胞间距离较大。栅栏细胞含细小簇晶，直径 3 ～ 6 μm。草酸钙方晶可见，存在于薄壁细胞中，直径 8 ～ 15 μm。

【性味功能】破血通经，消肿止痛。用于闭经，产后瘀血腹痛，跌打损伤。

【用法用量】3 ～ 9 g；外用适量，捣敷或研末撒。

石斛

Shihu

Dendrobii Caulis

本品为较常用中药，始载于《神农本草经》，列为上品。

【别名】枫斗、黄草、川斛、金石斛。

【来源】兰科植物金钗石斛 *Dendrobium nobile* Lindl.、鼓槌石斛 *Dendrobium chrysotoxum* Lindl. 或流苏石斛 *Dendrobium fimbriatum* Hook. 的栽培品及其同属植物近似种的新鲜或干燥茎。

【产销】金钗石斛主产于广西、贵州、云南、四川、湖北、湖南。鼓槌石斛、流苏石斛主产于广西、贵州、云南、四川。销全国。

【采收加工】全年均可采收，鲜用者除去根和泥沙；干用者采收后，除去杂质，用开水略烫或烘软，再边搓边烘晒，至叶鞘搓净，干燥。

【炮制】

1. 鲜石斛　除去须根，洗净，拭去表皮上的薄膜，切段。

2. 干石斛　除去残根，洗净，切段，干燥。

【商品特征】

1. 药材性状

（1）鲜石斛　呈圆柱形或扁圆柱形，长约 30 cm，直径 0.4 ～ 1.2 cm。表面黄绿色，光滑或有纵纹，节明显，色较深，节上有膜质叶鞘。肉质多汁，易折断。气微，味微苦而回甜，嚼之有黏性。

（2）金钗石斛　呈扁圆柱形，长 20 ～ 40 cm，直径 0.4 ～ 0.6 cm，节间长 2.5 ～ 3 cm。表面金黄色或黄中带绿色，有深纵沟。质硬而脆，断面较平坦而疏松。气微，味苦。（图 14-16）

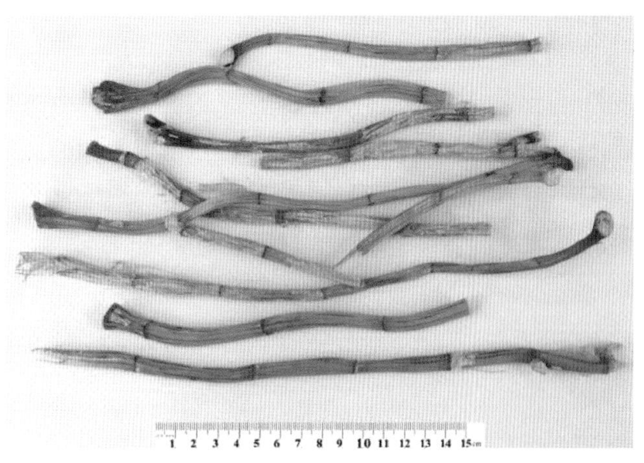

图 14-16　石斛

（3）鼓槌石斛　呈粗纺锤形，中部直径 1 ～ 3 cm，具 3 ～ 7 节。表面光滑，金黄色，有明显凸起的棱。质轻而松脆，断面海绵状。气微，味淡，嚼之有黏性。

（4）流苏石斛　呈长圆柱形，长 20 ～ 150 cm，直径 0.4 ～ 1.2 cm，节明显，节间长 2 ～ 6 cm。表面黄色至暗黄色，有深纵槽。质疏松，断面平坦或呈纤维性。味淡或微苦，嚼之有黏性。

均以色金黄、有光泽、质柔韧者为佳。

2. 饮片

（1）鲜石斛　呈圆柱形或扁圆柱形的段。直径 0.4 ～ 1.2 cm。表面黄绿色，光滑或有纵纹，肉质多汁。气微，味微苦而回甜，嚼之有黏性。

（2）干石斛　呈扁圆柱形或圆柱形的段。表面金黄色、绿黄色或棕黄色，有光泽，有深纵沟或纵棱，有的可见棕褐色的节。切面黄白色至黄褐色，有多数散在的筋脉点。气微，味淡或微苦，嚼之有黏性。（图 14-17）

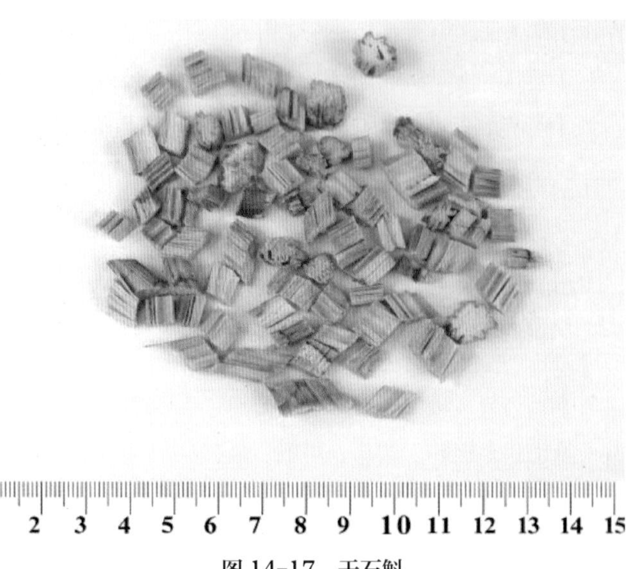

图 14-17　干石斛

【主要成分】含石斛碱、毛兰素、石斛酚、石斛胺、石斛次碱、石斛星碱、石斛因碱、6- 羟石斛星碱。尚含黏液质、淀粉等。

【鉴别】

1. 横切面

（1）金钗石斛　表皮细胞 1 列，扁平，外被鲜黄色角质层。基本组织细胞大小较悬殊，有壁孔，散在多数外韧型维管束，排成 7 ～ 8 圈。维管束外侧纤维束呈新月形或半圆形，其外侧薄壁细胞有的含类圆形硅质块，木质部有 1 ～ 3 个导管直径较大。含草酸钙针晶的细胞多见于维管束旁。

（2）鼓槌石斛　表皮细胞扁平，外壁及侧壁增厚，胞腔狭长形；角质层淡黄色。基本组织细胞大小差异较显著。多数外韧型维管束略排成 10 ～ 12 圈。木质部导管大小近似，有的可见含草酸钙针晶束细胞。

（3）流苏石斛　表皮细胞呈扁圆形或类方形，壁增厚或不增厚。基本组织细胞大小相近或有差异，散列多数外韧型维管束，略排成数圈。维管束外侧纤维束呈新月形或呈帽状，其外缘小细胞有的含硅质块；内侧纤维束无或有，有的内外侧纤维束连接成鞘。有的薄壁细胞中含草酸钙针晶束和淀粉粒。

2. 粉末　灰绿色或灰黄色。角质层碎片黄色；表皮细胞表面观呈长多角形或类多角形，垂周壁连珠状增厚。束鞘纤维成束或离散，长梭形或细长，壁较厚，纹孔稀少，周围具排成纵行的含硅质块的小细胞。木纤维细长，末端尖或钝圆，壁稍厚。网纹导管、梯纹导管或具缘纹孔导管直径 12 ～ 50 μm。草酸钙针晶成束或散在。

3. 薄层色谱

（1）金钗石斛　供试品色谱中，在与石斛碱对照品色谱相应的位置上，显相同颜色的斑点。

（2）鼓槌石斛　供试品色谱中，在与毛兰素对照品色谱相应的位置上，显相同颜色的斑点。

（3）流苏石斛　供试品色谱中，在与石斛酚对照品色谱相应的位置上，显相同颜色的斑点。

【检查】干石斛：水分不得过 12.0%，总灰分不得过 5.0%。

【含量测定】

金钗石斛　气相色谱法。按干燥品计，本品含石斛碱（$C_{16}H_{25}NO_2$）不得少于 0.40%。

鼓槌石斛　高效液相色谱法。按干燥品计，本品含毛兰素（$C_{18}H_{22}O_5$）不得少于 0.030%。

【商品规格】因品种、产地和加工方法不同，石斛的规格较为复杂，一般分为鲜石斛和干石斛两大类。多为统货。

鲜石斛可分为金钗型（茎扁，为金钗石斛的茎）和黄草型（茎圆，为石斛属多种植物的茎）。

干石斛可分为金钗石斛（金钗石斛的干燥茎）、流苏石斛（流苏石斛的干燥茎）和鼓槌石斛（鼓槌石斛的干燥茎）。

【性味功能】性微寒，味甘。归胃、肾经。益胃生津，滋阴清热。用于热病津伤，口干烦渴，胃阴不足，食少干呕，病后虚热不退，阴虚火旺，骨蒸劳热，目暗不明，筋骨痿软。

【用法用量】6 ～ 12 g，鲜品 15 ～ 30 g。内服煎汤。

【贮藏】干品置通风干燥处，防潮；鲜品置阴凉潮湿处，防冻。

【附注】石斛的品种极为复杂，原植物有 20 余种。其中产量较大，使用较广的除上述品种外，还有以下几种。

1. 铁皮石斛 *Dendrobium officinale* Kimura et Migo　该品在《中国药典》（2020 年版）中单独收载。11 月至翌年 3 月采收，剪去部分须根，边加热边扭成螺旋形或弹簧状，烘干；或切成段，干燥或低温烘干，前者习称“铁皮枫斗”（耳环石斛）；后者习称“铁皮石斛”。

铁皮枫斗呈螺旋形或弹簧状，一般为 2 ～ 4 个螺旋纹，拉直后长 3 ～ 8 cm，直径 0.2 ～ 0.3 cm。表面金黄色，有纵皱纹，一端可见茎基部留下的短须根。质坚实，易折断，断面平坦。嚼之有黏性。

铁皮石斛为呈圆柱形的段，长短不等。

2. 环草石斛 *Dendrobium loddigesii* Rolfe　本品茎呈长圆柱形，常弯曲或盘绕成团，长 15 ～ 35 cm，直径 0.1 ～ 0.3 cm，节间长 1 ～ 2 cm；表面金黄色，有光泽，具细皱纹。质柔韧而实，断面较平坦。无臭，味淡。

3. 钩状石斛 *Dendrobium aduncum* Lindl.　药材名黄草。茎呈圆柱形，上部略弯曲，有的上部可见分枝，直径 1.5 ～ 3.5 cm；表面金黄色或暗黄色，有纵沟及纵纹，略扭曲。

4. 罗河石斛 *Dendrobium lohohense* Tang et Wang　药材亦名黄草。茎呈长圆锥形，有分枝，中部直径 0.3 ～ 0.4 cm；表面金黄色或黄色，有纵沟。

5. 重唇石斛 *Dendrobium hercoglossum* Rchb.f.　药材亦名黄草。茎呈细长纺锤形，长 9 ～ 26 cm，直径 0.2 ～ 0.4 cm；表面金黄色，有细纵皱纹，残留的叶鞘纤维呈毛须状。

6. 霍山石斛 *Dendrobium huoshanense* C. Z. Tang et S.J.Cheng　《中国药典》（2020 年版）一部将其收载于石斛项下。产于河南西南部（南召）、安徽西南部（霍山）。生于山地林中树干上和山谷岩石上。11 月至翌年 3 月采收。鲜用；或加热、除去叶鞘，制成干条；或边加热边扭曲成螺旋状或弹簧状，干燥，即霍山石斛枫斗。茎肉质，长 2 ～ 9 cm，直径 1 ～ 4 mm，从基部上方向上逐渐变细，不分枝，具 3 ～ 7 节，节间长 3 ～ 8 mm，淡黄绿色，有时带淡紫红色斑点，干后淡黄色。叶革质，先端钝且微凹，基部具抱茎的鞘；叶鞘膜质。枫斗呈螺旋状或弹簧状，常为 2 ～ 5 个螺旋纹，拉直后性状同干条。气微，味淡。嚼之有黏性，少渣。

仙鹤草

Xianhecao

Agrimoniae Herba

本品为较常用中药，始载于《本草图经》，仙鹤草之名始见于《伪药条辨》。

【别名】龙牙草。

【来源】蔷薇科植物龙牙草 *Agrimonia pilosa* Ledeb. 的干燥地上部分。

【产销】主产于浙江、江苏、湖北，销全国并出口。全国其他各地亦有产，多自产自销。

【采收加工】夏、秋二季茎叶茂盛时采割，除去杂质，晒干。

【炮制】除去残根和杂质，洗净，稍润，切段，干燥。

【商品特征】

1. 药材　长 50 ～ 100 cm，全体被白色柔毛。茎下部圆柱形，直径 4 ～ 6 mm，红棕色，上部方柱形，四面略凹陷，绿褐色，有纵沟和棱线，有节；体轻，质硬，易折断，断面中空。单数羽状复叶互生，暗绿色，皱缩卷曲；质脆，易碎；叶片有大小 2 种，相间生于叶轴上，顶端小叶较大，完整小叶平展后呈卵形或长椭圆形，先端尖，基部楔形，边缘有锯齿；托叶 2，抱茎，斜卵形。总状花序细长，花萼下部（萼筒）呈陀螺状，表面有纵棱，上部有钩刺。果实倒卵圆锥形，长 7 ～ 8 mm，表面（宿萼）有纵棱，顶端有数层小钩刺。气微，味微苦。（图 14-18）

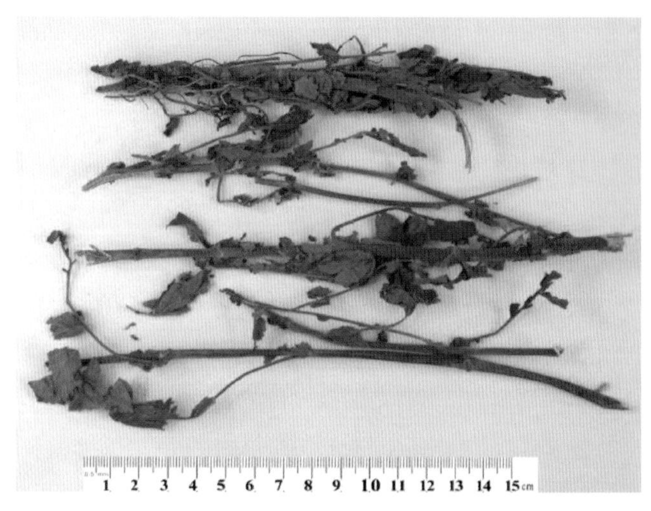

图 14-18　仙鹤草

以质嫩、叶多者为佳。

本品特征可概括如下。

茎基木化淡红棕，光滑无毛茎节明。

上部褐绿白柔毛，质轻断面中心空。

羽状复叶成互生，大叶小叶不相等。

总状花序细而长，收敛止血又解毒。

2. 饮片　不规则的段，茎多数呈方柱形，有纵沟和棱线，有节。切面中空。叶多破碎，暗绿色，边缘有锯齿；托叶抱茎。有时可见黄色花或带钩刺的果实。气微，味微苦。（图 14-19）

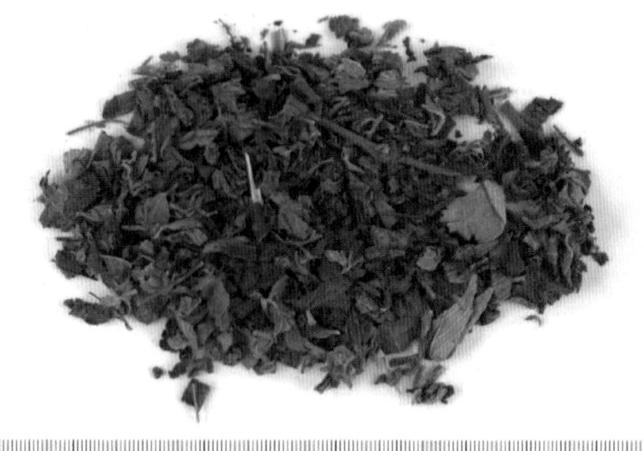

图 14-19　仙鹤草段

【主要成分】含鹤草甲素与乙素（止血有效成分）、仙鹤草酚 B。尚含黄酮类、有机酸、内酯、香豆素、鞣质、皂苷及挥发油等。

【鉴别】

1. 叶的粉末　暗绿色。上表皮细胞呈多角形；下表皮细胞壁波状弯曲，气孔不定式或不等式。非腺毛单细胞，长短不一，壁厚，木化，具疣状凸起，少数有螺旋纹理。小腺毛头部 1 ～ 4 细胞，卵圆形，柄 1 ～ 2 细胞。草酸钙簇晶甚多，直径 9 ～ 50 μm。

2. 化学鉴别　取本品粉末 20 g，用 70% 乙醇 100 mL 回流提取 1 h，回收乙醇至浓缩液约 10 mL，供以下试验用。

（1）取浓缩液 2 mL，加 5% 香草醛浓硫酸溶液 2 mL，界面出现红褐色环。

（2）取浓缩液 2 mL，加 3% 氯化铁试液 1 mL，呈污绿色。

（3）取浓缩液 2 mL，加 5% 明胶溶液 2 mL，产生白色沉淀。

3. 薄层色谱　供试品色谱中，在与仙鹤草对照药材色谱和仙鹤草酚 B 对照品色谱相应的位置上，显相同颜色的斑点。

【检查】水分：药材不得过 12.0%，饮片不得过 10.0%。

总灰分不得过 10.0%。

【商品规格】统货。

【性味功能】性平，味苦、涩。归心、肝经。收敛止血，截疟，止痢，解毒，补虚。用于咯血，吐血，崩漏下血，疟疾，血痢，痈肿疮毒，阴痒带下，脱力劳伤。

【用法用量】6 ～ 12 g。内服煎汤。外用适量。研末撒或用鲜品捣敷。

【贮藏】置通风干燥处。

【附注】龙牙草的带短小根茎的芽称“鹤草芽”。秋末地上部分枯萎后至翌年春地上部分萌发前均可采挖，掰下带短小根茎的芽，洗净，晒干。该品具有清热解毒、驱虫的功效。用于风寒感冒，咳嗽痰多，食积虫积腹痛。

白花蛇舌草

Baihuasheshecao

Hedyotidis Diffusae Herba

本品为较常用中药，历代本草均未记载，始见于《广西中药志》。

【别名】蛇舌草、二叶葎、蛇总管。

【来源】茜草科植物白花蛇舌草 *Hedyotis diffusa* Willd. 的干燥全草。

【产销】主产于广东、广西、福建、云南、贵州、湖南、湖北。多自产自销。

【采收加工】夏、秋二季采收全草，洗净，晒干。

【炮制】取原药材除去杂质，洗净，晾干，切段，干燥，筛去灰屑。

【商品特征】

1. 药材　全草常扭缠成团，灰绿色或灰棕色，全长 10 ～ 30 cm，主根 1 条，直径 2 ～ 4 mm，须根纤细。茎细而卷曲，质脆易折断，中央有白色髓部，基部常分枝，粗糙无毛。叶对生，无柄，多皱缩破碎，常已脱落，完整者展开后叶片呈条状或条形披针状，长 1 ～ 3 cm，宽 1 ～ 3 mm，边缘略反卷，光滑无毛。花小，单一或少数双生于叶腋。蒴果扁球形，直径 2 ～ 2.5 mm，两侧各有一条纵沟，萼宿存。种子细小

而多。气微，味淡。（图 14–20）

以茎叶完整、色灰绿、带果实、无杂质者为佳。

2. 饮片 长约 1 cm 的小段，余同药材性状特征。（图 14–21）

【主要成分】含齐墩果酸、熊果酸、对香豆酸、豆甾醇、β–谷甾醇及其葡萄糖苷、6–*O*–对香豆酰鸡屎藤次苷甲酯（6–*O*–*p*–coumaroyl scandoside methyl ester）、6–*O*–对甲氧基桂皮酰鸡屎藤次苷甲酯（6–*O*–*p*–methoxy cinnamyl scandoside methyl ester）、6–*O*–阿魏酰鸡屎藤次苷甲酯（6–*O*–feruloyl scandoside methyl ester）、车叶草苷等。

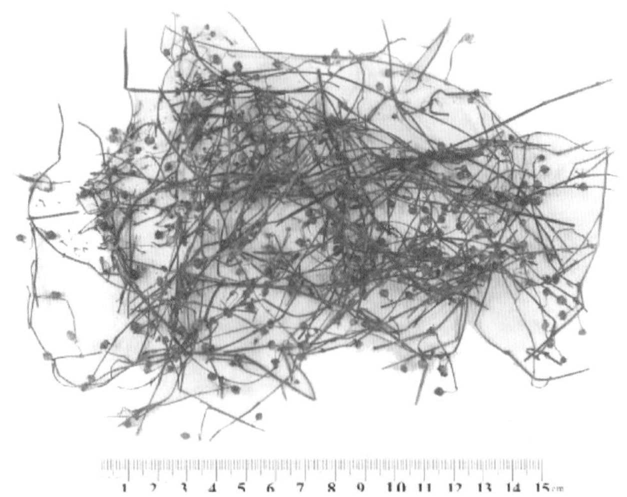

图 14–20 白花蛇舌草

【鉴别】

1. 茎横切面 表皮细胞 1 列，类方形或卵圆形，常有单个细胞向外凸起，形成非腺毛，外被角质层。皮层较窄，细胞呈类圆形，有的含草酸钙针晶。内皮层细胞 1 列。韧皮部狭窄，木质部较宽，木纤维壁较厚；射线细胞 1 ～ 2 列。髓部宽广，常中空。

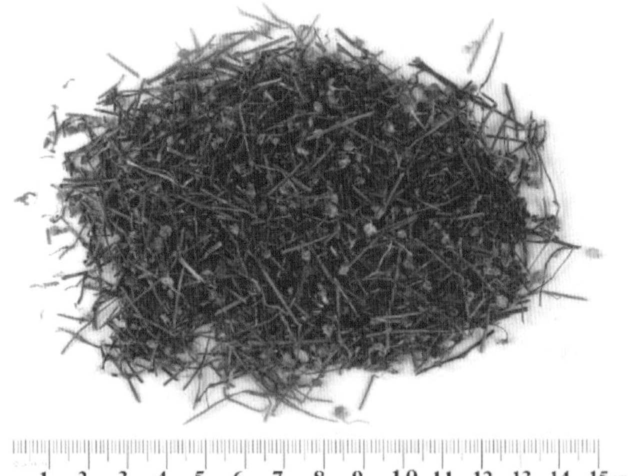

图 14–21 白花蛇舌草段

2. 粉末 灰黄色。表皮细胞呈多角形；气孔平轴形，茎表皮细胞呈长条形。导管为环纹导管或螺纹导管。叶肉组织中含草酸钙簇晶，草酸钙针晶多见，成束或散在。淀粉粒众多，单粒类圆形，复粒由 2 ～ 3 分粒组成。

3. 薄层色谱 供试品色谱中，在与熊果酸、齐墩果酸对照品色谱相应的位置上，显相同颜色的斑点。

【商品规格】统货。

【性味功能】性寒，味甘、苦。归心、肺、肝、大肠经。清热解毒，利尿消肿，活血止痛。用于疮毒、咽喉肿痛、肠痈腹痛、毒蛇咬伤、热淋涩痛、小便不利。

【用法用量】15 ～ 30 g。内服煎汤。外用鲜品适量，捣烂敷于患处。

【贮藏】置通风干燥处。

【附注】

1. 地方习惯用药

（1）水线草 茜草科植物水线草 *Hedyotis corymbosa*（L.）Lamk. 的全草。茎呈不规则四棱形；蒴果球形，2 ～ 4 个腋生。本品在多数地区作为白花蛇舌草药用。

（2）松叶耳草 茜草科植物松叶耳草 *Hedyotis pinifolia* Wall. 的全草。叶狭窄，状如松针。本品在广西部分地区作为白花蛇舌草药用。

2. 常见伪品　纤花耳草，茜草科植物纤花耳草*Hedyotis tenelliflora* Blume的全草。茎呈四棱形，叶较长，长 2 ～ 3.5 cm；蒴果卵形，2 ～ 3 个腋生，无柄。

半边莲

Banbianlian

Lobeliae Chinensis Herba

本品为少常用中药，始载于《本草纲目》。

【别名】急解索、鱼尾花、半边花。

【来源】桔梗科植物半边莲 *Lobelia chinensis* Lour. 的干燥全草。

【产销】主产于安徽、江苏、浙江、江西、湖南、福建、广东等地。多自产自销。

【采收加工】夏季采收，除去泥沙，洗净，晒干。

【炮制】除去杂质，洗净，切段，干燥。

【商品特征】

1. 药材　常缠结成团。根细小，黄色，侧生纤细须根。茎细长，平滑或有细纵纹，有分枝，灰绿色，节明显，有的可见附生的细根。叶互生，无柄或有短柄，叶片多皱缩，绿褐色，展平后叶片呈狭披针形，长 1 ～ 2.5 cm，宽 0.2 ～ 0.5 cm，基部圆形至阔楔形，全缘或顶端有明显锯齿。花梗细长，花小，单生于叶腋，花冠基部筒状，上部 5 裂，偏向一边，浅紫红色，花冠筒内有白色茸毛。气微特异，味微甘而辛。

以干燥、叶绿、根黄、无泥土杂质者为佳。

2. 饮片　呈不规则的段，根、茎、叶、花混合。余同药材性状特征。（图 14–22）

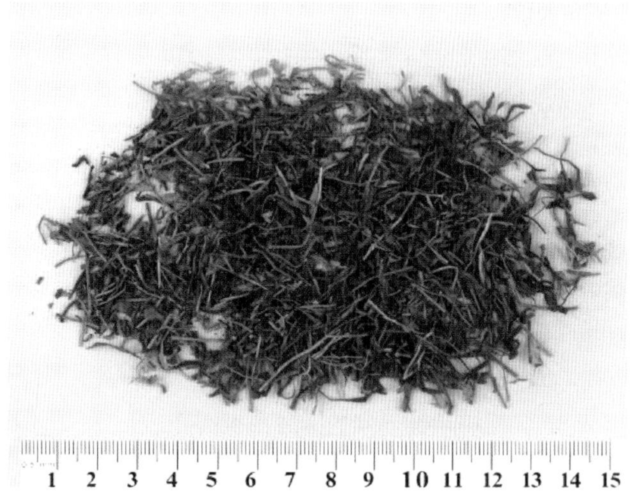

图 14–22　半边莲

【主要成分】含多种生物碱，如山梗菜碱、山梗菜酮碱、异山梗花酮碱、山梗花醇碱等。尚含黄酮苷、皂苷、山梗花果聚糖等。

【鉴别】

1. 茎横切面　表皮细胞 1 列，壁较厚，有角质层。皮层细胞含菊糖及少数草酸钙簇晶，内皮层明显。韧皮部散在乳汁管；木质部导管呈放射状排列。髓部明显。

2. 粉末　灰绿黄色或淡棕黄色。叶表皮细胞垂周壁微波状，气孔不定式，副卫细胞 3 ～ 7 个。螺纹导管和网纹导管多见，直径 7 ～ 34 μm。草酸钙簇晶常存在于导管旁，有时排列成行。导管旁可见乳汁管，内含颗粒状物和油滴状物。薄壁细胞中含菊糖，薄壁细胞呈长方形，细胞壁螺纹状增厚。

3. 薄层色谱　供试品色谱中，在与半边莲对照药材色谱相应的位置上，显相同颜色的斑点或荧光斑点。

【检查】水分不得过 10.0%。

【浸出物】热浸法。乙醇浸出物不得少于 12.0%。

【商品规格】统货。

【性味功能】性平，味辛。归心、小肠、肺经。清热解毒，利尿消肿。用于痈肿疔疮，蛇虫咬伤，臌胀水肿，湿热黄疸，湿疹湿疮。

【用法用量】9 ～ 15 g，鲜品 30 ～ 90 g。内服煎汤，或捣汁服。外用鲜品适量，捣烂敷于患处。

【贮藏】置干燥处。

半枝莲

Banzhilian

Scutellariae Barbatae Herba

本品为较常用中药，最早见于明末《外科正宗》，作为药品始载于《江苏植物药材志》。

【别名】并头草、牙刷草、狭叶韩信草。

【来源】唇形科植物半枝莲 *Scutellaria barbata* D. Don 的干燥全草。

【产销】主产于江苏、浙江、福建等地，华中、华北及西南地区亦产。销全国各地。

【采收加工】夏、秋二季茎叶茂盛时采挖，除去杂质，洗净，晒干。

【炮制】取原药材，除去杂质，洗净，切段，干燥。

【商品特征】

1. 药材 全长 15 ～ 35 cm，无毛或花轴上被疏毛。根纤细。茎丛生，较细，四棱形，表面暗紫色或棕绿色。叶对生，有短柄或近无柄；叶片多皱缩，完整者展平后呈三角状卵形或披针形，长 1.5 ～ 3 cm，宽 0.5 ～ 1 cm，先端钝，基部宽楔形，全缘或有少数不明显的钝齿；上表面暗绿色，下表面灰绿色。花单生于茎枝上端叶腋，花萼裂片钝或较圆；花冠二唇形，棕黄色或浅蓝紫色；长约 1.2 cm，被毛。小坚果扁球形，浅棕色。气微，味微苦。

以色绿、味苦者为佳。

2. 饮片 不规则的小段，根、茎、叶、花、果混合。余同药材性状特征。（图 14–23）

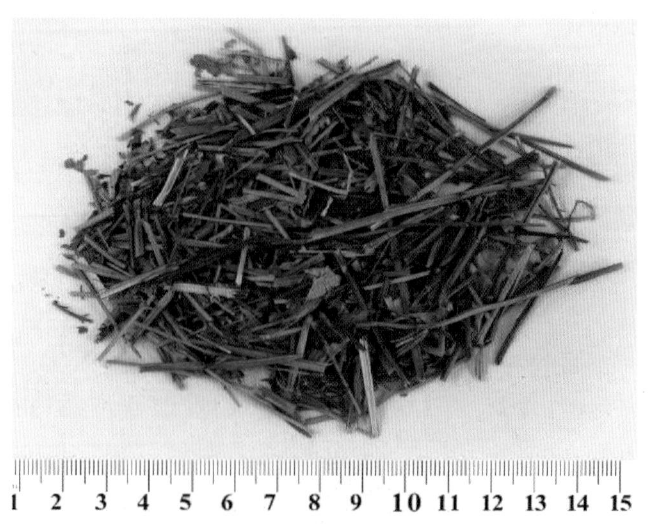

图 14–23 半枝莲

【主要成分】全草含黄酮类，如红花素（carthamidin）、异红花素（isocarthamidin）、高山黄芩素（scutellarein）、高山黄芩苷（scutellarin），并含 β- 谷甾醇、硬脂酸、生物碱、多糖等。

【鉴别】

1. 叶表面观 上、下表皮细胞呈长多角形，垂周壁波状弯曲，上表皮细胞较大。非腺毛由 1 ～ 3 个细胞组成，圆锥形，壁具疣状凸起，基部细胞具角质层纹理。腺鳞头部呈扁圆球形，由 7 ～ 8 个细胞组成，腺柄单细胞。气孔直轴式。

2. 化学鉴别

（1）取粉末 10 g，加 80% 乙醇 50 mL，置水浴上回流 30 min，趁热滤过，取滤液 1 mL，加镁粉少许及浓盐酸数滴，渐显绯红色。

（2）取上述滤液 1 mL，加 1% 三氯化铁试液 1 ～ 2 滴，溶液显墨绿色。

（3）取上述滤液 4 mL，置水浴上蒸干，残渣加 5% 盐酸 5 mL，搅拌溶解，滤过。滤液分置 3 支试管内分别加碘化铋钾试液、碘化汞钾试液、硅钨酸试液各 1 ～ 2 滴，均分别产生沉淀。

【含量测定】紫外 – 可见分光光度法。按干燥品计，本品含总黄酮以野黄芩苷（$C_{21}H_{18}O_{12}$）计，不得少于 1.50%。

高效液相色谱法。按干燥品计，本品含野黄芩苷（$C_{21}H_{18}O_{12}$）不得少于 0.20% 。

【商品规格】统货。

【性味功能】性寒，味辛、苦。归肺、肝、肾经。清热解毒，化瘀利尿。用于疔疮肿毒，咽喉肿痛，跌扑伤痛，水肿，黄疸，蛇虫咬伤。

【用法用量】15 ～ 30 g，鲜品加倍。内服煎汤，或入丸、散。外用鲜品捣敷，捣汁涂，或点眼。

【贮藏】置干燥处。

肉苁蓉

Roucongrong

Cistanches Herba

本品为常用中药，始载于《神农本草经》，列为上品。

【别名】大芸、淡大芸、苁蓉。

【来源】列当科植物肉苁蓉 *Cistanche deserticola* Y. C. Ma 或管花肉苁蓉 *Cistanche tubulosa*（Schrenk）Wight 的干燥带鳞叶的肉质茎。

【产销】主产于内蒙古、陕西、甘肃、宁夏、新疆等地。以内蒙古阿拉善、巴彦淖尔为道地产区。管花肉苁蓉主产于新疆。销全国并出口。

【采收加工】春季苗刚出土时或秋季冻土之前采挖，除去茎尖，切段，晒干。

【炮制】

1. 肉苁蓉片　除去杂质，洗净，润透，切厚片，干燥。

2. 酒苁蓉　取净肉苁蓉片，用黄酒拌匀，置罐内密闭，置水浴锅中，隔水加热蒸至酒吸尽，取出，晾干。每 100 kg 肉苁蓉用黄酒 30 kg。

【商品特征】

1. 药材

（1）肉苁蓉　呈扁圆柱形，稍弯曲，长 3 ～ 15 cm，直径 2 ～ 8 cm。表面棕褐色或灰棕色，密被覆瓦状排列的肉质鳞叶，通常鳞叶先端已断。体重，质硬，微有柔性，不易折断，断面棕褐色，有淡棕色点状维管束，排列成波状环纹。气微，味甜、微苦。

（2）管花肉苁蓉　呈类纺锤形、扁纺锤形或扁柱形，稍弯曲，长 5 ～ 25 cm，直径 2.5 ～ 9 cm。表面棕褐色至黑褐色。断面颗粒状，灰棕色至灰褐色，散生点状维管束。

以条粗壮、密被鳞片、色棕褐、质柔润者为佳。（图 14–24、图 14–25）

本品特征可概括如下。

苁蓉扁圆稍弯曲，表面棕褐多鳞叶。

断面环纹呈波状，味甜微苦补肾精。

2. 饮片

（1）肉苁蓉片　不规则的厚片。表面棕褐色或灰棕色。有的可见肉质鳞叶。切面有淡棕色或棕黄色点状维管束，排列成波状环纹。气微，味甜、微苦。（图 14–26）

（2）管花肉苁蓉片　切面散生点状维管束。

（3）酒肉苁蓉　形如肉苁蓉片。表面黑棕色，切面有点状维管束，排列成波状环纹。质柔润。略有酒香气，味甜，微苦。（图 14–27）

（4）酒管花肉苁蓉　切面散生点状维管束。

【主要成分】主含肉苁蓉苷 A、B、C、H（cistanoside A、B、C、H），松果菊苷，毛蕊花糖苷，胡萝卜苷，甜菜碱，以及多糖、氨基酸等。

【鉴别】

1. 茎横切面

（1）肉苁蓉　表皮为 1 列扁平细胞，外被角质层。皮层由数 10 列薄壁细胞组成，散有叶迹维管束。中柱维管束外韧型，排列成深波状或锯齿状圆环；形成层不甚明显；木质部导管多数成群。髓射线明显。髓部呈星状。薄壁细胞含淀粉粒。

（2）管花肉苁蓉　维管束散生，髓不明显。

2. 粉末　深棕色。淀粉粒众多，单粒，类圆形或广卵形，有的一端平截，直径 5～45 μm，长 16～54（或 16～61）μm，

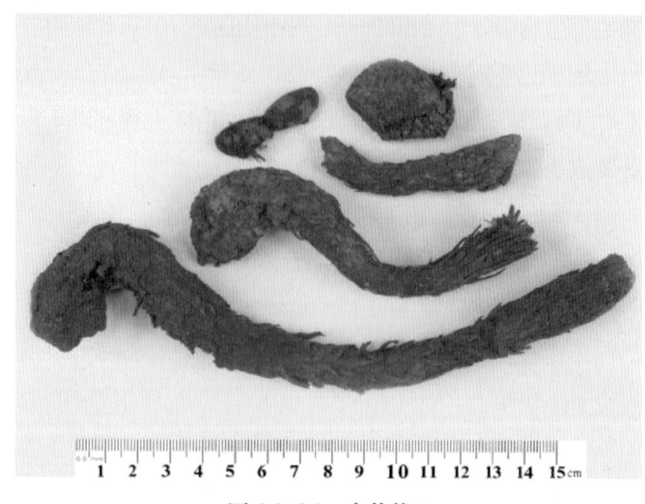

图 14–24　肉苁蓉 1

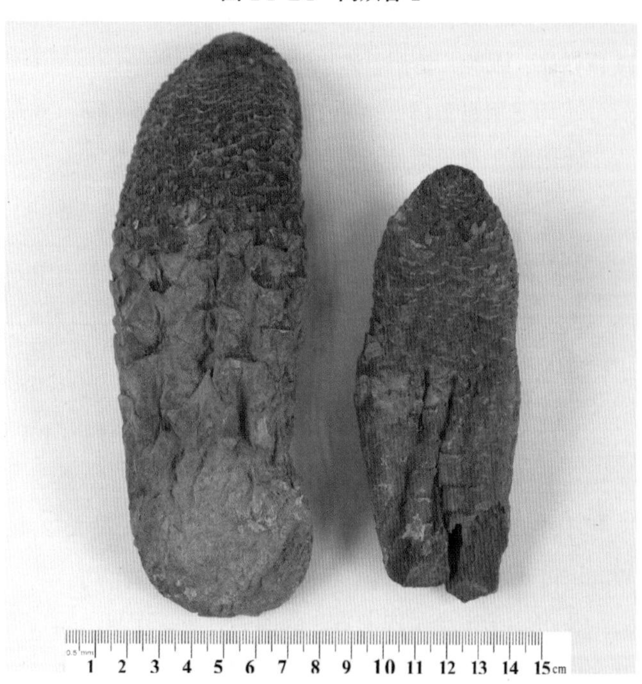

图 14–25　肉苁蓉 2

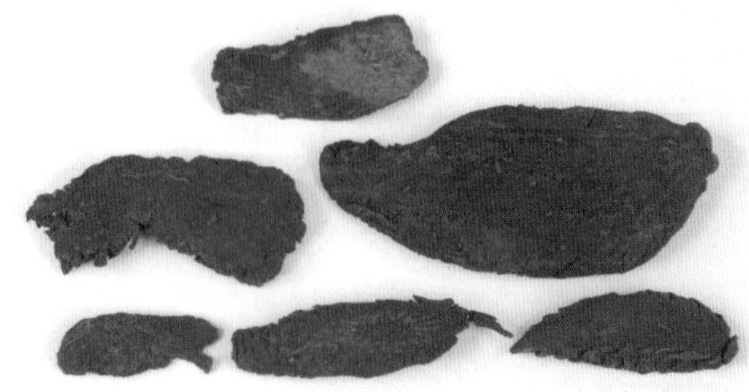

图 14–26　肉苁蓉片

脐点点状、短缝状，层纹大多明显；复粒较少，由 2 ～ 4 分粒组成。导管散在或与淡棕色薄壁细胞连结，多为网纹导管，少为螺纹、具缘纹孔导管，直径 11 ～ 54 μm，导管分子较短。纤维多成束，淡黄色，长 99 ～ 504 μm，直径 9 ～ 20（或 9 ～ 25）μm，木化。表皮细胞表面观呈类多角形或类长方形，有的外壁向外拱起。薄壁细胞内含淡棕色物。

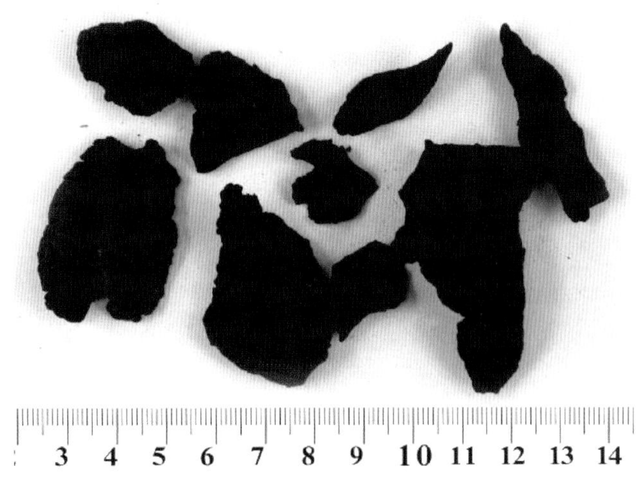

图 14-27　酒肉苁蓉

3. 化学鉴别　取本品粉末 1 g，加含 0.5% 盐酸的乙醇溶液 8 mL，加热回流 10 min，趁热滤过，滤液加氨试液调节至中性，蒸干，残渣加 1% 盐酸 3 mL 使溶解，滤过。取滤液 1 mL，加碘化铋钾试液 1 ～ 2 滴，生成橘红色或红棕色沉淀。

4. 薄层色谱　供试品色谱中，在与松果菊苷对照品、毛蕊花糖苷对照品色谱相应的位置上，显相同颜色的荧光斑点。

【检查】水分不得过 10.0%。总灰分不得过 8.0%。

【浸出物】冷浸法。稀乙醇浸出物，肉苁蓉不得少于 35.0%，管花肉苁蓉不得少于 25.0%。

【含量测定】高效液相色谱法。按干燥品计，含松果菊苷（$C_{35}H_{46}O_{20}$）和毛蕊花糖苷（$C_{29}H_{36}O_{15}$）的总量，肉苁蓉不得少于 0.30%，管花肉苁蓉不得少于 1.5%。

【商品规格】传统按加工方法不同，肉苁蓉商品分为甜苁蓉和咸苁蓉两种。

1. 甜苁蓉　统货。干货。呈圆柱形，略扁，微弯曲。表面赤褐色或暗褐色，有多数鳞片呈覆瓦状排列。体重，质坚硬或柔韧，断面棕褐色，有淡棕色斑点组成的波状环纹。气微、味微甜，枯心不超过 10%。去净芦头，无干梢、杂质、虫蛀、霉变。

2. 咸苁蓉　统货。干货。呈圆柱形或扁长条形，表面黑褐色，有多数鳞片呈覆瓦状排列，附有盐霜。质柔软，断面黑色或黑绿色，有光泽，味咸，枯心不超过 10%。无干梢、杂质、霉变。

【性味功能】性温，味甘、咸。归肾、大肠经。补肾阳，益精血，润肠通便。用于肾阳不足，精血亏虚，阳痿不孕，腰膝酸软，筋骨无力，肠燥便秘。

酒苁蓉补肾助阳之力增强。多用于阳痿，腰痛，不孕。

【用法用量】15 ～ 25 g。内服煎汤，或入丸、散，或浸酒。相火偏旺、大便滑泄、实热便结者禁服。

【贮藏】置通风干燥处，防蛀。

寻骨风

Xungufeng

Aristolochiae Mollissimae Herba

本品为少常用中药，始载于《植物名实图考》。

【别名】清骨风、白毛藤。

【来源】马兜铃科植物绵毛马兜铃 *Aristolochia mollissima* Hance 的干燥全草。

【产销】主产于江苏、浙江、江西、河南等地。销全国。

【采收加工】5 月开花前采收，连根挖出，除去泥土杂质，洗净，切段，晒干，扎成小把。

【炮制】除去杂质，洗净，润透，切段，干燥。

【商品特征】

1. 药材 本品多扎成小把。根茎呈细长圆柱形，多分枝，直径 0.2 ～ 0.5 cm，表面棕黄色，有纵皱纹，节处有须根或圆点状根痕，断面黄白色，有放射状纹理。茎细长，淡绿色，外被白柔毛。叶互生，皱缩，灰绿色或黄绿色，展平后呈卵圆形或卵状心形，两面密被白柔毛，全缘。质脆易碎。气微香，味辛、苦。

以叶绿色、根茎多、香气浓郁者为佳。

2. 饮片 不规则小段。余同药材性状特征。（图 14–28）

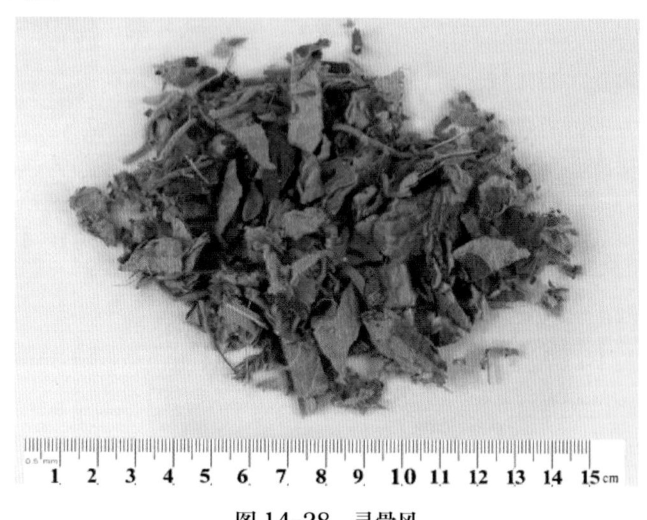

图 14–28 寻骨风

【主要成分】含有马兜铃酸（aristolochic acid）A、D，马兜铃内酯（aristolactone），绵毛马兜铃内酯（mollislactone），尿囊素（allantoin），β– 谷甾醇（β–sitosterol），以及生物碱、挥发油等。

【鉴别】

1. 叶横切面 上表皮细胞切向延长，有众多细长非腺毛和钩状毛；非腺毛 4 ～ 6 个细胞，钩状毛 2 ～ 3 个细胞。栅状细胞 1 列，有分泌细胞散在；叶肉组织中有少数簇晶，类圆形。气孔不定式。

2. 根茎横切面 木栓层细胞多列。皮层较窄，石细胞成群或单个散在。中柱鞘纤维排列成断续环状。维管束 3 ～ 8 个放射状排列，大小不等。髓部明显。薄壁细胞内含草酸钙簇晶。

【性味功能】性平，味辛、苦。归肝经。祛风通络，止痛。用于风湿痹痛，胃痛，睾丸肿痛，跌打伤痛，痈肿。

【用法用量】10 ～ 20 g。煎服；外用适量，研末敷患处。阴虚内热者不宜服用。不宜大量或长期服用，肾病患者、孕妇忌服。

【贮藏】置通风干燥处。

伸筋草

Shenjincao

Lycopodii Herba

本品为较常用中药，始载于《本草拾遗》。

【别名】石松。

【来源】石松科植物石松 *Lycopodium japonicum* Thunb. 的干燥全草。

【产销】主产于浙江、湖北、江苏等地，湖南、四川亦产。销全国。

【采收加工】夏、秋二季茎叶茂盛时采收，除去杂质，晒干。

【炮制】取原药材，除去杂质，洗净，切段，干燥。

【商品特征】

1. 药材　匍匐茎呈细圆柱形，略弯曲，长可达 2 m，直径 1 ～ 3 mm，其下有黄白色细根；直立茎作二叉状分枝。叶密生茎上，螺旋状排列，皱缩弯曲，线形或针形，长 3 ～ 5 mm，黄绿色至淡黄棕色，无毛，先端芒状，全缘，易碎断。质柔软，断面皮部浅黄色，木部类白色。气微，味淡。（图 14–29）

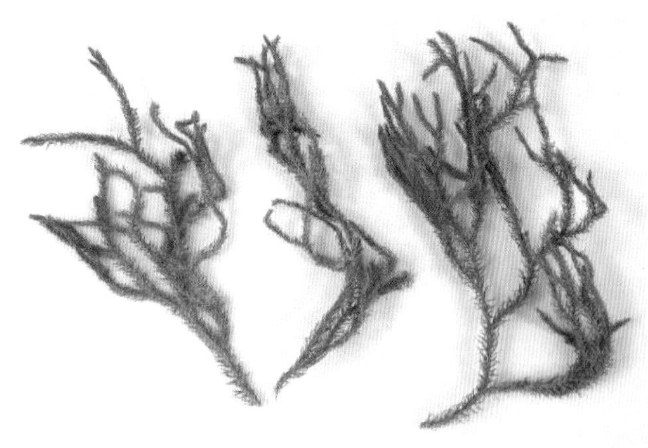

图 14-29　伸筋草

以茎长、色黄绿者为佳。

2. 饮片　呈不规则的段，茎呈圆柱形，略弯曲。叶密生茎上，螺旋状排列，皱缩弯曲，线形或针形，黄绿色至淡黄棕色，先端芒状，全缘。切面皮部浅黄色，木部类白色。气微，味淡。（图 14–30）

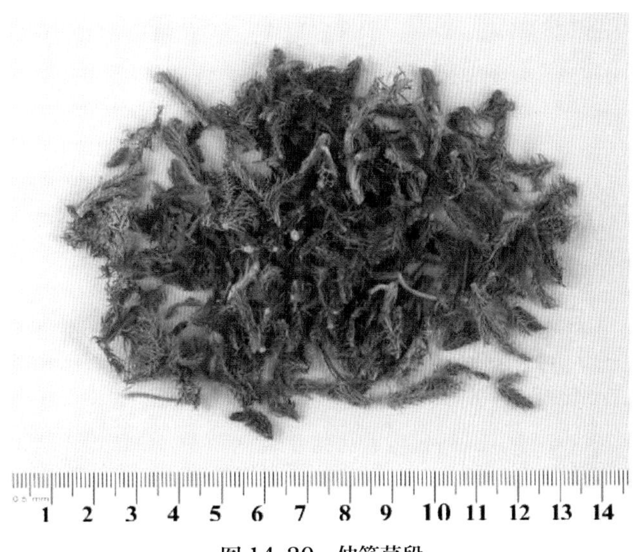

图 14-30　伸筋草段

【主要成分】含生物碱、三萜醇类、蒽醌、甾体类化合物等。如石松碱（lycopodine）、棒石松碱（clavatine）、石松醇（lycoclavanol）、α– 芒柄花萜醇（α–onocerin）、阿魏酸（ferulic acid）、β– 谷甾醇、豆甾醇、菜油甾醇及其葡萄糖苷等。

【鉴别】

1. 茎横切面　表皮细胞 1 列。皮层宽广，有叶迹维管束散在，表皮下方和中柱外侧各有 10 至 20 余列厚壁细胞，其间有 3 ～ 5 列细胞壁略增厚；内皮层不明显。中柱鞘为数列薄壁细胞，木质部束呈不规则的带状或分枝状，韧皮部束交错其间，有的细胞含黄棕色物。

2. 粉末　黄绿色。叶表皮细胞表面观呈类长方形，垂周壁念珠状增厚。气孔的副卫细胞 4 ～ 7 个。管胞主要有梯纹、网纹和孔纹。木纤维直径 12 ～ 42 μm，壁厚 3 ～ 16 μm。

3. 化学鉴别　取本品粉末 3 g，加乙醇 30 mL，加热回流 20 min，滤过；滤液蒸干，残渣加 1% 盐酸 10 mL，搅拌，滤过；滤液用氨试液调节 pH 至 8，用氯仿 10 mL 提取，氯仿液蒸干，残渣加 1% 盐酸 5 mL，使溶解。取溶液各 1 mL，分别置于 2 支试管中，一管加碘化铋钾试液 2 滴，即生成橙红色沉淀；另一管加硅钨酸试液 2 滴，即生成白色沉淀。

4. 薄层色谱 供试品色谱中，在与伸筋草对照药材色谱相应的位置上，显相同颜色的斑点。

【检查】水分不得过 10.0%。总灰分不得过 6.0%。

【性味功能】性温，味微苦、辛。归肝、脾、肾经。祛风除湿，舒筋活络。用于关节酸痛，屈伸不利。

【用法用量】3 ～ 12 g。内服煎汤，或浸酒。外用捣敷。

【贮藏】置干燥处。

【附注】地区习惯用药如下所示。

1. 垂穗石松 又名铺地蜈蚣，为石松科垂穗石松属植物垂穗石松 *Palhinhaea cernua*（L.）Vasc. et Franco 的干燥全草。在浙江、四川、江西、广东、广西、云南等地作为伸筋草药用。本品上部多分枝，长 30 ～ 50 cm，或已折成短段，直径 0.1 ～ 0.2 cm，表面黄色或黄绿色。质脆，易折断，断面类白色，中央有小木心。叶密生，线状钻形，长 2 ～ 3 mm，黄绿色或浅绿色，全缘，常向上弯曲，薄而易碎。枝顶常有孢子囊穗，短圆形或圆柱形，长 0.5 ～ 1.5 cm，无柄。气微，味淡。

2. 在我国作为伸筋草药用的其他植物 石松属植物玉柏石松 *Lycopodium obscurum* Linn.、蔓杉石松 *Lycopodium annotinum* L.、华中石松 *Lycopodium centrochinense* Ching、藤石松 *Lycopodiastrum casuarinoides*（Spring）Holub ex Dixit，扁枝石松属植物扁枝石松 *Diphasiastrum complanatum*（L.）Holub。

青蒿

Qinghao

Artemisiae Annuae Herba

本品为常用中药，始载于《神农本草经》，列为下品。

【别名】草蒿、苦蒿、香蒿、蒿子。

【来源】菊科植物黄花蒿 *Artemisia annua* L. 的干燥地上部分。

【产销】全国各地均产，主产于湖北、浙江、江苏、安徽等地。多自产自销。

【采收加工】秋季花盛开时采割，除去老茎，阴干。

【炮制】除去杂质，喷淋清水，稍润，切段，干燥。

【商品特征】

1. 药材 茎呈圆柱形，上部多分枝，长 30 ～ 80 cm，直径 0.2 ～ 0.6 mm。表面黄绿色或棕黄色，具纵棱线；质略硬，易折断，断面黄白色，中部有髓。叶互生，暗绿色或棕绿色，卷缩易碎，完整者展平后为三回羽状深裂，裂片和小裂片矩圆形或长椭圆形，两面被短毛。花黄色。气香特异，味微苦。

以色绿、叶多、香气浓者为佳。

2. 饮片 不规则的段，茎、叶、花蕾混合。余同药材性状特征。（图 14–31）

【主要成分】含倍半萜类、香豆素、黄酮类、挥发油等。如青蒿素、青蒿酸甲酯、青蒿醇、紫花牡荆苷、猫眼草酚、蒿酮、异蒿酮、桉叶素、左旋樟脑、β- 香树脂醇乙酸酯、β- 谷甾醇等。

【鉴别】

1. 茎横切面 表皮细胞 1 列，具非腺毛及腺毛；皮层细胞多列，棱脊处有厚角细胞；内皮层明显；维管束环列，韧皮纤维呈半月形；木质部纤维多数；髓部大，占横切面的 1/2 ～ 2/3。

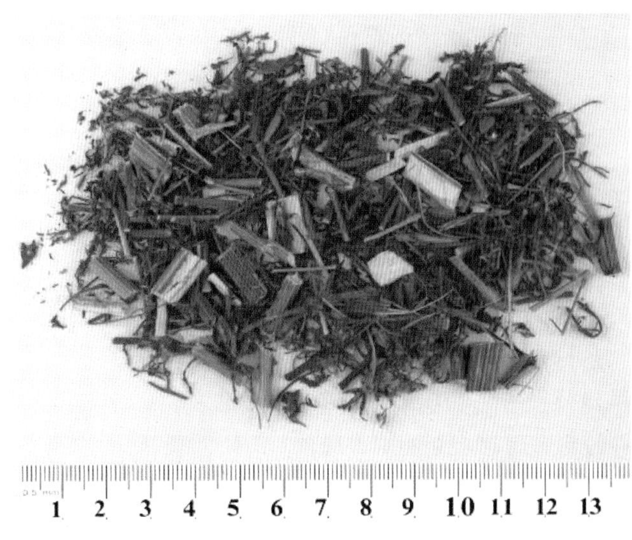

图 14-31　青蒿

2. 叶表面观　上、下表皮细胞垂周壁常波状弯曲，均有气孔分布，气孔多为不定式。非腺毛有两种，一种由 5 ～ 10 个细胞组成，另一种为丁字毛，柄细胞 3 ～ 5 个，顶细胞狭长，横生，常脱落，腺毛头部为双细胞。

3. 化学鉴别　取叶粉末 1 g，加甲醇 50 mL 浸泡。取甲醇提取液，挥去溶剂，加 7% 盐酸羟胺甲醇溶液与 10% 氢氧化钾甲醇溶液（1 ∶ 1）1 mL，在水浴中微热；冷却后用 10% 盐酸调至 pH 3 ～ 4，加 1% 三氯化铁乙醇溶液 1 ～ 2 滴，即显紫色。

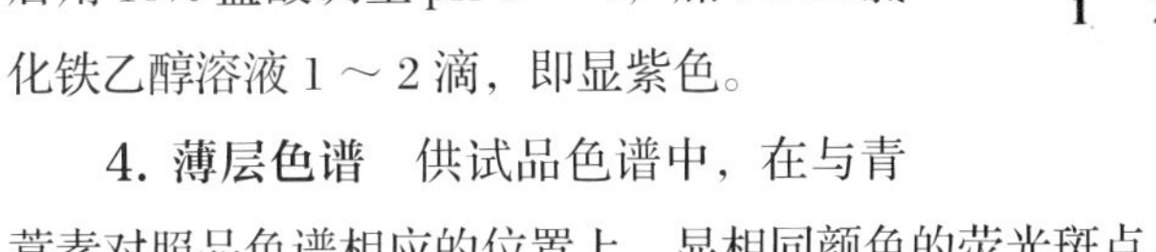

4. 薄层色谱　供试品色谱中，在与青蒿素对照品色谱相应的位置上，显相同颜色的荧光斑点。

【检查】水分不得过 14.0%。总灰分不得过 8.0%。

【浸出物】冷浸法。无水乙醇浸出物不得少于 1.9%。

【商品规格】统货。

【性味功能】性寒，味苦、辛。归肝、胆经。清虚热，除骨蒸，解暑热，截疟，退黄。用于温邪伤阴，夜热早凉，阴虚发热，骨蒸劳热，暑邪发热，疟疾寒热，湿热黄疸。

【用法用量】6 ～ 12 g。内服煎汤，后下。

【贮藏】置阴凉干燥处。

【附注】已发现的伪品如下所示。

（1）同属植物青蒿 *Artemisia apiacea* Hance（香蒿）在个别地区也作为青蒿入药。其与黄花蒿的主要区别为叶片二回分裂，两面无毛；头状花序半球形，较大，直径约 5 mm，夏末秋初开花。茎、叶含挥发油，全草不含青蒿素，其水浸液对常见致病性皮肤真菌有抑制作用。

（2）北方如辽宁，有以猪毛蒿 *Artemisia scoparia* Waldst. et Kit. 的地上部分作为青蒿用；南方如四川、福建、湖南、浙江、广西等地，有以茵陈蒿 *Artemisia capillaris* Thunb. 的地上部分作为青蒿用。另外，上海、江苏、安徽、四川、广西等地，尚有以牡蒿 *Artemisia japonica* Thunb. 或南牡蒿 *Artemisia eriopoda* Bge. 的地上部分作为青蒿用。上述混淆品不含青蒿素，应注意鉴别。

垂盆草

Chuipencao

Sedi Herba

本品为较常用中药，始载于《本草纲目拾遗》。

【别名】狗牙半支、石指甲、瓜子草、偏甲草。

【来源】景天科植物垂盆草 *Sedum sarmentosum* Bunge 的干燥全草。

【产销】我国大部分地区均产，主产于江苏、安徽、浙江。均为野生。主销上海、江苏、浙江一带。

【采收加工】夏、秋二季采收，除去杂质，干燥。

【炮制】将原药材拣去杂草，抖去泥灰，干切或用清水喷潮后切0.5～1 cm的段，晒干或烘干，筛去灰屑。

【商品特征】

1. 药材　茎纤细，长可达20 cm以上，部分节上可见纤细的不定根。3叶轮生，叶片倒披针形至矩圆形，绿色，肉质，长1.5～2.8 cm，宽0.3～0.7 cm，先端近急尖，基部急狭，有距。气微，味微苦。

以茎叶完整、叶黄绿色者为佳。

2. 饮片　不规则的段。余同药材性状特征。（图14–32）

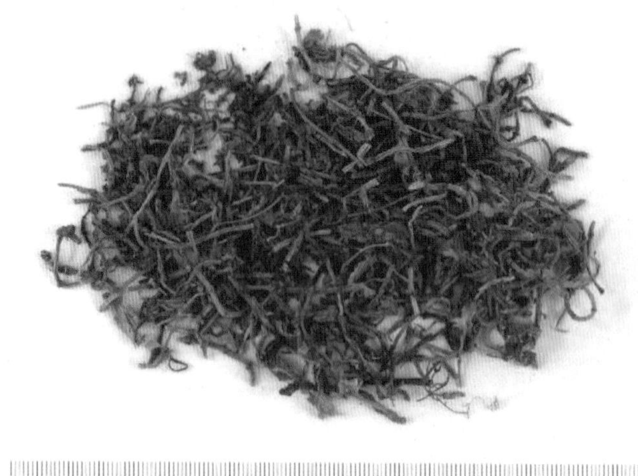

图14-32　垂盆草

【主要成分】含垂盆草苷（sarmentosin，氰苷类化合物）、槲皮素、山柰酚、异鼠李素，以及生物碱、氨基酸、糖类物质等。

【鉴别】

1. 茎横切面　表皮为1列类长方形细胞，外壁增厚。内层为约10列薄壁细胞。中柱小，维管束外韧型，导管类圆形。髓部呈三角状，细胞呈多角形，壁甚厚，非木化。紧靠韧皮部细胞及髓部细胞中含红棕色分泌物。

2. 薄层色谱　供试品色谱中，在与垂盆草对照药材色谱相应的位置上，显相同颜色的斑点。

【检查】水分不得过13.0%。酸不溶性灰分不得过6.0%。

【浸出物】热浸法。水溶性浸出物不得少于20.0%。

【含量测定】高效液相色谱法。按干燥品计，本品含槲皮素（$C_{15}H_{10}O_7$）、山柰酚（$C_{15}H_{10}O_6$）和异鼠李素（$C_{16}H_{12}O_7$）的总量不得少于0.10%。

【商品规格】统货。

【性味功能】性凉，味甘、淡。归肝、胆、小肠经。清热解毒，利湿退黄。用于湿热黄疸、小便不利、痈肿疮疡。

【用法用量】15～30 g，鲜品250 g。内服煎汤。

【贮藏】置干燥处。

佩兰

Peilan

Eupatorii Herba

本品为常用中药，始载于《神农本草经》，列为上品。

【别名】省头香、香草。

【来源】菊科植物佩兰 *Eupatorium fortunei* Turcz. 的干燥地上部分。

【产销】主产于河北、陕西、山东、江苏、安徽、浙江、江西、湖北、湖南、广东、广西、四川、贵州、云南等地。销全国。

【采收加工】夏、秋二季分两次采割。除去杂质，晒干。

【炮制】除去杂质，洗净，稍润，切段，干燥。

【商品特征】

1. 药材　茎呈圆柱形，长 30 ～ 100 cm，直径 0.2 ～ 0.5 cm；表面黄棕色或黄绿色，有的带紫色，有明显的节及纵棱线；质脆，断面髓部白色或中空。叶对生，有柄，叶片多皱缩、破碎，绿褐色；完整叶片 3 裂或不分裂，分裂者中间裂片较大，展平后呈披针形或长圆状披针形，基部狭窄，边缘有锯齿；不分裂者展平后呈卵圆形、卵状披针形或椭圆形。气芳香，味微苦。

以质嫩、叶多、色绿、香气浓者为佳。

2. 饮片　呈不规则的段。茎呈圆柱形，表面黄棕色或黄绿色，有的带紫色，有明显的节和纵棱线。切面髓部白色或中空。叶对生，叶片多皱缩、破碎，绿褐色。气芳香，味微苦。（图 14–33）

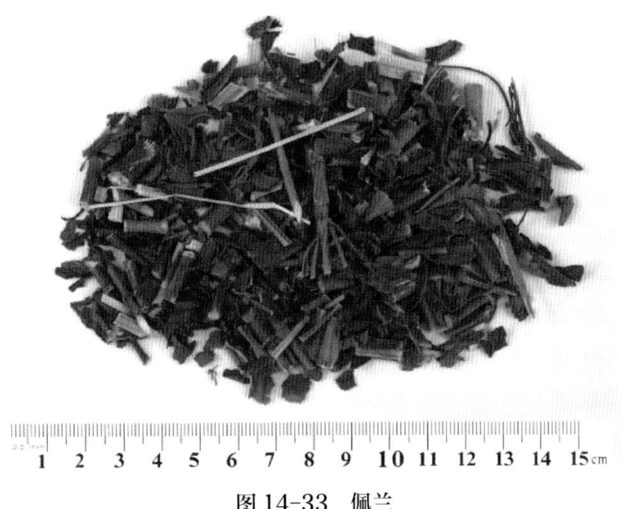

图 14–33　佩兰

【主要成分】全草含挥发油类成分：对聚伞花素、乙酸橙花酯、5– 甲基麝香草醚等。叶含香豆素类、麝香草氢醌等成分。花及叶中含蒲公英甾醇、蒲公英甾醇乙酸酯、蒲公英甾醇棕榈酸酯等成分。根含泽兰素等成分。

【鉴别】

1. 叶表面观　上表皮细胞垂周壁略弯曲；下表皮细胞垂周壁波状弯曲，偶见非腺毛，由 3 ～ 6 个细胞组成，长可达 105 μm；叶脉上非腺毛较长，由 7 ～ 8 个细胞组成，长 120 ～ 160 μm。气孔不定式。

2. 化学鉴别　取叶的粉末 1 g，加乙醇 10 mL，置水浴上温浸 20 min，滤过。取滤液 2 mL，加 3% 硫酸钠溶液 2 mL，加热至沸，放冷后，加新制的重氮对硝基苯胺试液 2 滴，即显樱红色。

3. 薄层色谱　供试品色谱中，在与佩兰对照药材色谱相应的位置上，显相同颜色的斑点。

【检查】水分不得过 11.0%。总灰分不得过 11.0%。酸不溶性灰分不得过 2.0%。

【含量测定】挥发油，药材不得少于 0.30%（mL/g）；饮片不得少于 0.25%（mL/g）。

【商品规格】统货。

【性味功能】性平，味辛。归脾、胃、肺经。芳香化湿，醒脾开胃，发表解暑。用于湿浊中阻，脘痞呕恶，口中甜腻，口臭，多涎，暑湿表证，湿温初起，发热倦怠，胸闷不舒。

【用法用量】3 ～ 10 g。内服煎汤。

【贮藏】置阴凉干燥处。

【附注】

1. 地区习惯用药 同属植物中尚有多种在不同地区作为佩兰药用。

（1）白头婆 *Eupatorium japonicum* Thunb.（单叶佩兰、圆梗泽兰）。分布广泛。本品高80～200 cm。茎全部有短毛；叶对生，两面粗涩，被柔毛及腺点；头状花序全部苞片绿色或带紫红色，花白色或带红紫色或粉红色。香气较佩兰差。

全草含香豆素类、邻－香豆酸、麝香草氢醌；还含鞣质及挥发油，挥发油含量以花蕾期最高。根含泽兰素。其水煎剂（1 ∶ 1）对金黄色葡萄球菌有抑制作用。

（2）尖佩兰 *Eupatorium lindleyanum* DC.（林泽兰、白鼓钉、野马追、轮叶佩兰、土升麻）。分布于东北、华东、中南等地。本品叶无柄，对生，条状披针形，基出三脉，边缘有深或浅犬齿；不分裂或三全裂。

（3）大麻叶泽兰 *Eupatorium cannabinum* L.（西藏佩兰、西藏泽兰）。在西藏以全草作为佩兰入药。本品为多年生草本，高达150 cm，全株密被短硬毛。根茎粗壮，有节，生多数细根。茎直立，全部或下部淡紫红色，不分枝或仅在茎顶有伞房状花序分枝，茎基部径达5 cm；全部茎枝被短柔毛。叶对生，中下部茎叶三全裂；上部茎叶三全裂或不分裂；边缘有锯齿。头状花序排列成紧缩的短总状花序，总苞片淡紫色，多层；花白色，全为两性，管状，5齿裂。

2. 伪品 江苏个别地区误将唇形科罗勒属植物罗勒 *Ocimum basilicum* L. 作为佩兰用。本品茎钝四棱形。叶对生，两面近无毛。总状花序顶生于茎、枝上，由多数具6花交互对生的轮伞花序组成，下部的轮伞花序远离，彼此相距可达2 cm。果时花萼宿存、增大，明显下倾，脉纹显著。

鱼腥草

Yuxingcao

Houttuyniae Herba

本品为常用中药，以“蕺”之名始载于《名医别录》，列为下品。

【别名】折耳根、侧耳根、蕺菜。

【来源】三白草科植物蕺菜 *Houttuynia cordata* Thunb. 的新鲜全草或干燥地上部分。

【产销】主产于华东、中南、华南、西南地区，如浙江、江苏、安徽、湖南、湖北、四川、河南、广东、广西、贵州、云南等地。销全国。

【采收加工】鲜品全年均可采割；干品夏季茎叶茂盛、花穗多时采割，除去杂质，晒干。

【炮制】

1. 鲜鱼腥草 除去杂质。

2. 干鱼腥草 除去杂质，迅速洗净，切段，干燥。

【商品特征】

1. 药材

（1）鲜鱼腥草 茎呈圆柱形，长20～45 cm，直径0.25～0.45 cm；上部绿色或紫红色，下部白色，节明显，下部节上生有须根，无毛或被疏毛，叶互生，叶片心形，长3～10 cm，宽3～11 cm，先端渐尖，全缘，上表面绿色，密生腺点，下表面常紫红色，叶柄细长，基部与托叶合生成鞘状。穗状花序顶生。

具鱼腥气，味涩。

（2）干鱼腥草　茎呈扁圆柱形，扭曲，表面黄棕色，具纵棱数条；质脆，易折断。叶片卷折皱缩，展平后呈心形，上表面暗黄绿色至暗棕色，下表面灰绿色或灰棕色。穗状花序黄棕色。（图 14-34）

以叶多、色绿、有花穗、鱼腥气浓者为佳。

2. 饮片　不规则的段。茎呈扁圆柱形，表面淡红棕色至黄棕色，有纵棱。叶片多破碎，黄棕色至暗棕色。穗状花序黄棕色。搓碎具鱼腥气，味涩。（图 14-35）

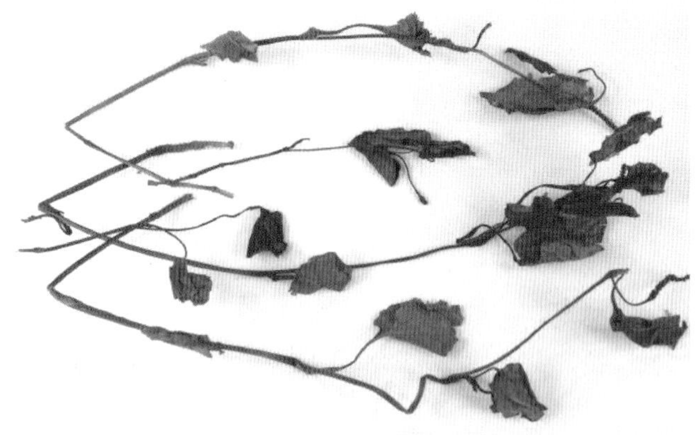

图 14-34　鱼腥草

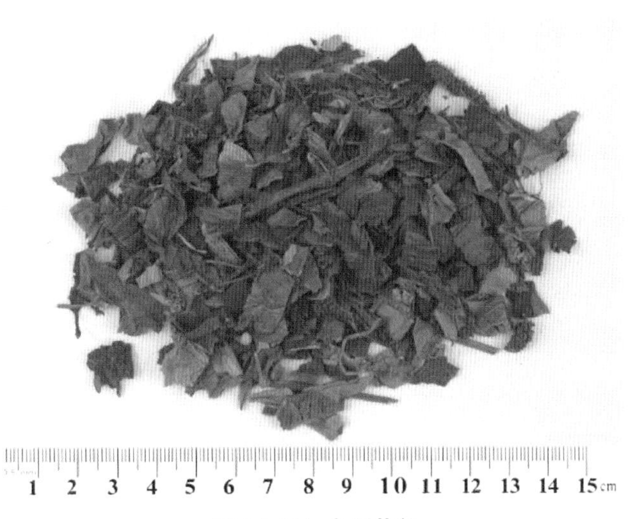

图 14-35　鱼腥草段

【主要成分】全草含挥发油，油中有效成分为癸酰乙醛及月桂醛。另含有甲基壬酮、癸醛、癸酸、阿福豆苷、金丝桃苷、槲皮素、芦丁、绿原酸等。

【鉴别】

1. 粉末　灰绿色至棕色。油细胞类圆形或椭圆形，直径 28 ～ 104 μm，内含黄色油滴。非腺毛 1 ～ 16 个细胞，基部直径 12 ～ 104 μm，表面具线状纹理。腺毛头部 2 ～ 5 个细胞，内含淡棕色物，直径 9 ～ 24 μm。叶表皮细胞表面具波状条纹，气孔不定式。草酸钙簇晶直径可达 57 μm。

2. 化学鉴别

（1）取本品粉末适量，置小试管中，用玻棒压紧，滴加品红亚硫酸试液少量至上层粉末湿润，放置片刻，自侧壁观察，湿粉末显粉红色或红紫色。

（2）取本品粉末 1 g，加乙醇 10 mL，加热回流 10 min，滤过。取滤液 2 mL，加镁粉少量与盐酸 3 滴，置水浴中加热，显红色。

3. 薄层色谱　供试品色谱中，在与甲基正壬酮对照品色谱相应的位置上，显相同的黄色斑点。

【检查】水分（干鱼腥草）不得过 15.0%。酸不溶性灰分（干鱼腥草）不得过 2.5%。

【浸出物】冷浸法。水溶性浸出物（干鱼腥草）不得少于 10.0%。

【商品规格】统货。

【性味功能】性微寒，味辛。归肺经。清热解毒，消痈排脓，利尿通淋。用于肺痈吐脓，痰热喘咳，热痢，热淋，痈肿疮毒。

【用法用量】15 ～ 25 g，鲜品加倍。内服煎汤，不宜久煎；或捣汁服。外用适量，捣敷或煎汤熏洗患处。

【贮藏】干鱼腥草置干燥处；鲜鱼腥草置阴凉潮湿处。

泽兰

Zelan

Lycopi Herba

本品为较常用中药，始载于《神农本草经》，列为中品。

【别名】地瓜儿苗、地笋。

【来源】唇形科植物毛叶地瓜儿苗 *Lycopus lucidus* Turcz. var. *hirtus* Regel 的干燥地上部分。

【产销】全国大部分地区均产，主产于江苏。多自产自销。

【采收加工】夏、秋二季茎叶茂盛时采割，晒干。

【炮制】取原药材，除去杂质，略洗，润透，切段，干燥。

【商品特征】

1. 药材 茎呈方柱形，少分枝，四面均有浅纵沟，长 50 ～ 100 cm，直径 0.2 ～ 0.6 cm；表面黄绿色或带紫色，节处紫色明显，有白色茸毛；质脆，断面黄白色，髓部中空。叶对生，有短柄或近无柄；叶片多皱缩，展平后呈披针形或长圆形，长 5 ～ 10 cm；上表面黑绿色或暗绿色，下表面灰绿色，密具腺点，两面均有短毛；先端尖，基部渐狭，边缘有锯齿。轮伞花序腋生，花冠多脱落，苞片和花萼宿存，小苞片披针形，有缘毛，花萼钟形，5 齿。气微，味淡。（图 14–36）

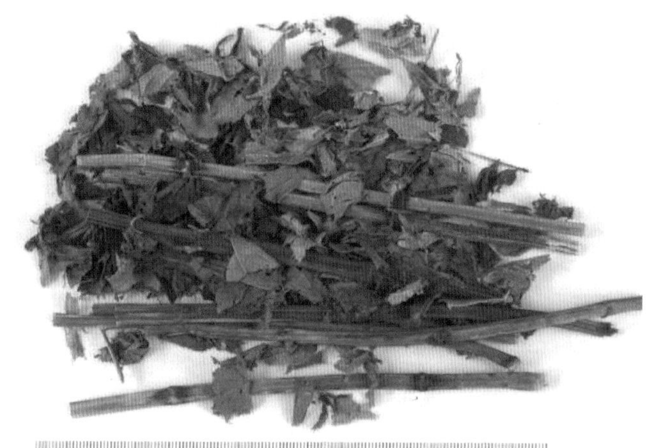

图 14–36 泽兰

以叶多、茎实、带有花枝、色黄绿、完整者为佳。

2. 饮片 呈不规则的段。茎呈方柱形，四面均有浅纵沟，表面黄绿色或带紫色，节处紫色明显，有白色茸毛。切面黄白色，中空。叶多破碎，展平后呈披针形或长圆形，边缘有锯齿。有时可见轮伞花序。气微，味淡。（图 14–37）

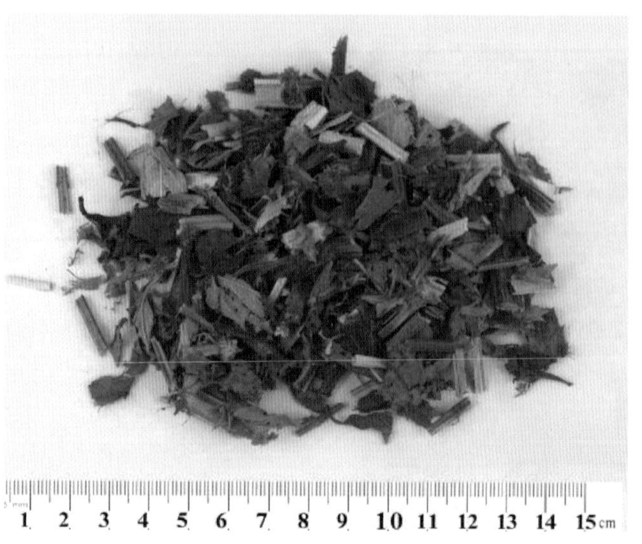

图 14–37 泽兰段

【主要成分】含熊果酸、桦木酸、泽兰糖（lycopose）、棉子糖（raffinose）、水苏糖（stachyose）、漆蜡酸、β- 谷甾醇，以及挥发油、黄酮苷类、酚类、氨基酸、鞣质等。

【鉴别】

1. 叶表面观 上表皮细胞垂周壁近平

直，非腺毛较多，由 1 ～ 5 个细胞组成，表面有疣状凸起。下表皮细胞垂周壁波状弯曲，角质线纹明显，气孔直轴式，主脉和侧脉上非腺毛较多，由 3 ～ 6 个细胞组成，表面有疣状凸起。腺鳞头部类圆形，8 个细胞，直径 66 ～ 83 μm。

2. 薄层色谱　供试品色谱中，在与熊果酸对照品色谱相应的位置上，显相同颜色的斑点。

【检查】水分不得过 13.0%。总灰分不得过 10.0%。

【浸出物】热浸法。乙醇浸出物不得少于 7.0%。

【商品规格】统货。

【性味功能】性微温，味苦、辛。归肝、脾经。活血调经，祛瘀消痈，利水消肿。用于月经不调，经闭，痛经，产后瘀血腹痛，疮痈肿毒，水肿腹水。

【用法用量】6 ～ 12 g。内服煎汤。

【贮藏】置通风干燥处。

【附注】下列同属植物在不同地区亦作为泽兰入药。

（1）地笋 *Lycopus lucidus* Turcz. 的干燥地上部分，在全国部分地区作为泽兰入药。其与泽兰的主要区别是茎无白色毛茸，叶片上、下两面均无刚毛。

（2）欧地笋（羽裂地笋）*Lycopus europaeus* L.，该品形态与地笋的区别为叶边缘呈羽状深裂或浅裂，在新疆作为泽兰入药。

（3）异叶地笋 *Lycopus lucidus* var. *maackianus* Maxim. ex Herd. 和小叶地笋 *Lycopus cavaleriei* L. 的全草，在有些地区也作为泽兰入药。

荆芥

Jingjie

Schizonepetae Herba

本品为常用中药。始载于《神农本草经》，列为上品。

【别名】香荆芥、线芥、假苏。

【来源】唇形科植物荆芥 *Schizonepeta tenuifolia* Briq. 的干燥地上部分。

【产销】全国大部分地区均产。主产于浙江、江苏、江西、湖南、湖北、河北等地。销全国并出口。

【采收加工】夏、秋二季花开到顶、穗绿时采割，除去杂质，晒干。

【炮制】

1. 荆芥　除去杂质，喷淋清水，洗净，润透，于 50 ℃烘 1 h，切段，干燥。

2. 荆芥炭　取荆芥段，置于炒制锅内，用武火翻炒至表面焦黑色，内部焦黄色，喷淋清水少许，熄灭火星，取出，晾干。

3. 炒荆芥　取荆芥段，置于炒制锅内，用文火翻炒至微黄色，取出，放凉。

【商品特征】

1. 药材　茎呈方柱形，上部有分枝，长 50 ～ 80 cm，直径 0.2 ～ 0.4 cm；表面淡黄绿色或淡紫红色，被短柔毛；体轻，质脆，断面类白色。叶对生，多已脱落，叶片 3 ～ 5 羽状分裂，裂片细长。穗状轮伞花序顶生，长 2 ～ 9 cm，直径约 0.7 cm。花冠多脱落，宿萼钟状，先端 5 齿裂，淡棕色或黄绿色，被短

柔毛；小坚果棕黑色。气芳香，味微涩而辛、凉。（图 14–38）

以色淡黄绿、穗长而密、香气浓者为佳。

本品特征可概括如下。

荆芥方柱有分枝，表面黄绿柔毛短。

叶片指状三分裂，轮伞花序呈穗状。

2. 饮片

（1）荆芥　呈不规则的段。茎呈方柱形，表面淡黄绿色或淡紫红色，被短柔毛。切面类白色。叶多已脱落。穗状轮伞花序。气芳香，味微涩而辛凉。（图 14–39）

（2）荆芥炭　呈不规则的段。全体黑褐色。茎断面焦褐色。叶对生，多已脱落。花冠多脱落，宿萼钟状。略具焦香气，味苦而辛。（图 14–40）

【主要成分】含挥发油，油中主要成分为右旋薄荷酮、消旋薄荷酮、右旋柠檬烯、胡薄荷酮等。

【鉴别】

1. 茎横切面　表皮细胞 1 列，外壁厚而角质化；气孔少数；腺毛头部 1 ～ 2 个细胞，柄单细胞；腺鳞头部 8 个细胞，类圆形，直径约为 85 μm，柄单细胞，极短；非腺毛 1 ～ 6 个细胞，长约 700 μm，壁具疣状凸起；茎四棱处表皮内侧为厚角组织。中柱鞘纤维束断续成环。形成层不明显。木质部较宽。射线 1 ～ 2 列细胞。中央为髓部。

2. 粉末　黄棕色。宿萼表皮细胞垂周壁深波状弯曲。腺鳞头部 8 个细胞，直径 96 ～ 112 μm，柄单细胞，棕黄色。小腺毛头部 1 ～ 2 个细胞，柄单细胞。非腺毛有 1 ～ 6 个细胞，大多具壁疣。外果皮细胞表面观为多角形，壁黏液化，胞腔含棕色物；断面观细胞呈类方形或类长方形，胞腔小。内果皮石细胞淡棕色，表面观垂周壁深波状弯曲，密具纹孔。纤维直径 14 ～ 43 μm，

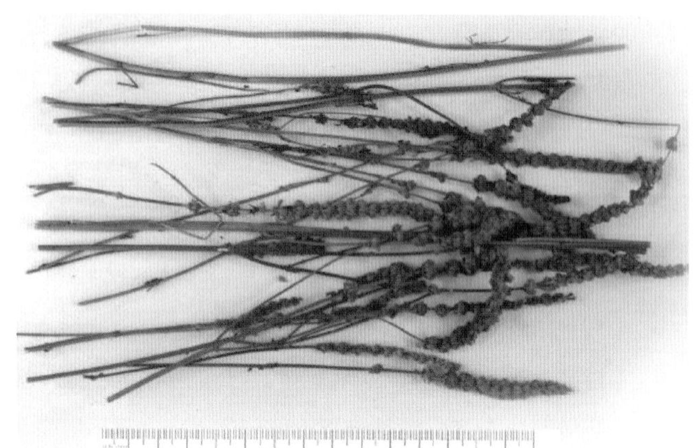

图 14–38　荆芥

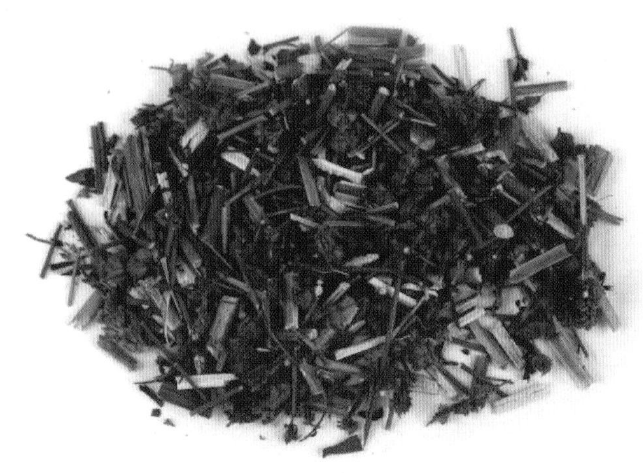

图 14–39　荆芥段

图 14–40　荆芥炭

壁平直或微波状。

3. 化学鉴别

（1）取荆芥挥发油 2 滴，置试管中，加乙醇 2 mL 溶解，然后加 1% 香草醛浓硫酸 2 滴，振摇混合均匀，滤液呈淡红色。

（2）取荆芥挥发油 2 滴，置试管中，加入 2，4– 二硝基苯肼试液 0.5 mL，振摇，溶液显黄色，并呈浑浊状。将试管放入沸水中加热 5 min，溶液澄清，分层，上层显红色。

4. 薄层色谱　供试品色谱中，在与荆芥对照药材色谱相应的位置上，显相同颜色的斑点。

【检查】水分不得过 12.0%。总灰分不得过 10.0%。酸不溶性灰分不得过 3.0%。

【浸出物】热浸法。荆芥炭 70% 乙醇浸出物不得少于 8.0%。

【含量测定】荆芥含挥发油不得少于 0.60%（mL/g）；荆芥段含挥发油不得少于 0.30%（mL/g）。

高效液相色谱法。按干燥品计，本品含胡薄荷酮（$C_{10}H_{16}O$）不得少于 0.020%。

【商品规格】统货。

【性味功能】荆芥性微温，味辛。归肺、肝经。解表散风，透疹，消疮。用于感冒，头痛，麻疹，风疹，疮疡初起。

荆芥炭性微温，味辛、涩。归肺、肝经。收敛止血。用于便血，崩漏，产后血晕。

【用法用量】5 ～ 10 g。内服煎汤，或入丸、散。外用煎水熏洗，或捣烂敷，或研末调敷。祛风解表生用，止血炒炭用。表虚自汗，阴虚头痛者禁服。

【贮藏】置阴凉干燥处。

茵陈

Yinchen

Artemisiae Scopariae Herba

本品为常用中药，始载于《神农本草经》，列为上品。

【别名】绵茵陈、茵陈蒿、绒蒿。

【来源】菊科植物滨蒿（猪毛蒿）*Artemisia scoparia* Waldst. et Kit. 或茵陈蒿 *Artemisia capillaris* Thunb. 的干燥地上部分。

【产销】主产于陕西、河北、安徽、江西、湖北、河南、江苏等地，以安徽、江西、湖北、江苏产量大，陕西产者称“西茵陈”，质量佳。销全国。

【采收加工】春季幼苗高 6 ～ 10 cm 时采收，或秋季花蕾长成时采割。春季采收的习称“绵茵陈”，秋季采割的称“花茵陈”。除去杂质和老茎，晒干。

【炮制】绵茵陈筛去灰屑。花茵陈除去残根和杂质，搓碎或切碎。

【商品特征】

1. 绵茵陈　多卷曲成团状，灰白色或灰绿色，全体密被白色茸毛，绵软如绒。茎细小，长 1.5 ～ 2.5 cm，直径 0.1 ～ 0.2 cm，除去表面白色茸毛后可见明显纵纹；质脆，易折断。叶具柄；展平后叶片呈一至三回羽状分裂，叶片长 1 ～ 3 cm，宽约 1 cm；小裂片卵形或稍呈倒披针形、条形，先端锐尖。气清香，味微苦。（图 14–41）

以幼嫩、绵软、色灰白、香气浓、干燥者为佳。

2. 花茵陈 茎呈圆柱形，多分枝，长 30 ～ 100 cm，直径 2 ～ 8 mm；表面淡紫色或紫色，有纵条纹，被短柔毛；体轻，质脆，断面类白色。叶密集，或多脱落；下部叶二至三回羽状深裂，裂片条形或细条形，两面密被白色柔毛；茎生叶一至二回羽状全裂，基部抱茎，裂片细丝状。头状花序卵形，多数集成圆锥状，长 1.2 ～ 1.5 mm，直径 1 ～ 1.2 mm，有短梗；总苞片 3 ～ 4 层，卵形，苞片 3 裂；外层雌花 6 ～ 10 个，可多达 15 个，内层两性花 2 ～ 10 个。瘦果长圆形，黄棕色。气芳香，味微苦。

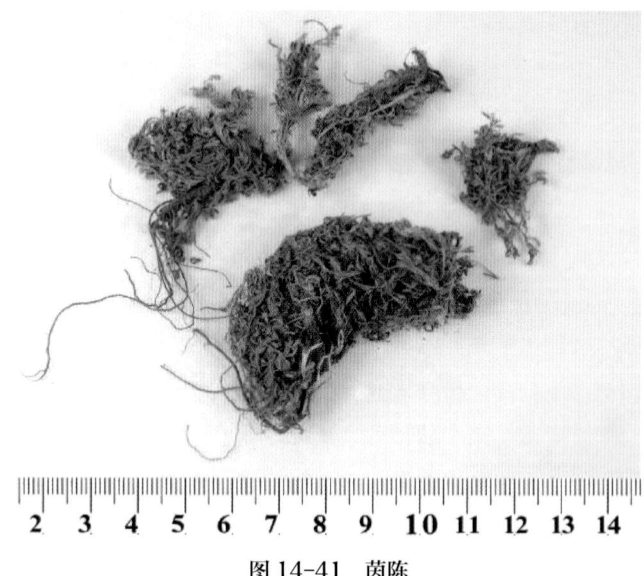

图 14-41 茵陈

以花多、果多、香气浓、干燥者为佳。

【主要成分】绵茵陈含绿原酸、对羟基苯乙酮等。花茵陈含蒿属香豆素（即 6，7- 二甲氧基香豆素）、绿原酸、香豆素、异香豆素、对羟基苯乙酮、茵陈色原酮及挥发油等。

【鉴别】

1. 绵茵陈

（1）粉末 灰绿色。非腺毛 T 形，长 600 ～ 1700 μm，中部略折成 V 形，两臂不等长，细胞壁极厚，胞腔多呈细缝状，柄 1 ～ 2 个细胞。叶下表皮细胞垂周壁波状弯曲，气孔不定式，副卫细胞 3 ～ 5 个。腺毛较小，顶面观呈椭圆形或鞋底状，细胞成对叠生。

（2）薄层色谱 供试品色谱中，在与绿原酸对照品色谱相应的位置上，显相同颜色的荧光斑点。

2. 花茵陈 薄层色谱：供试品色谱中，在与滨蒿内酯对照品色谱相应的位置上，显相同颜色的荧光斑点。

【检查】水分不得过 12.0%。

【浸出物】热浸法。绵茵陈水溶性浸出物不得少于 25.0%。

【含量测定】高效液相色谱法。

绵茵陈，按干燥品计，含绿原酸（$C_{16}H_{18}O_9$）不得少于 0.50%。

花茵陈，按干燥品计，含滨蒿内酯（$C_{11}H_{10}O_4$）不得少于 0.20%。

【商品规格】可按采收期分为绵茵陈、花茵陈两种规格，均为统货。

【性味功能】性微寒，味苦、辛。归脾、胃、肝、胆经。清利湿热，利胆退黄。用于黄疸尿少，湿温暑湿，湿疮瘙痒。

【用法用量】6 ～ 15 g。内服煎汤。外用适量，煎汤熏洗。

【贮藏】置阴凉干燥处，防潮。

穿心莲

Chuanxinlian

Andrographis Herba

本品为较常用中药，载于 1954 年《印度药典》，我国于 20 世纪 50 年代引种。

【别名】一见喜、苦草、榄核莲。

【来源】爵床科植物穿心莲 *Andrographis paniculata*（Burm. f.）Nees 的干燥地上部分。

【产销】主产于广东、广西、福建，现云南、四川、江西、江苏、浙江、上海、山东、北京等地均有栽培。商品药材均为栽培品，销全国。

【采收加工】秋初茎叶茂盛时采割，除去杂质，晒干。

【炮制】除去杂质，洗净，切段，干燥。

【商品特征】

1. 药材　茎呈方柱形，多分枝，长 50 ～ 70 cm，节稍膨大；质脆，易折断。单叶对生，叶柄短或近无柄；叶片皱缩，易碎，完整者展平后呈披针形或卵状披针形，长 3 ～ 12 cm，宽 2 ～ 5 cm，先端渐尖，基部楔形下延，全缘或波状；上表面绿色，下表面灰绿色，两面光滑。有时可见鞘果，长约 1 cm。气微，味极苦。

以色绿、叶多、味苦者为佳。

2. 饮片　呈不规则的段。茎呈方柱形，节稍膨大。切面可见类白色髓。余同药材性状特征。（图 14–42）

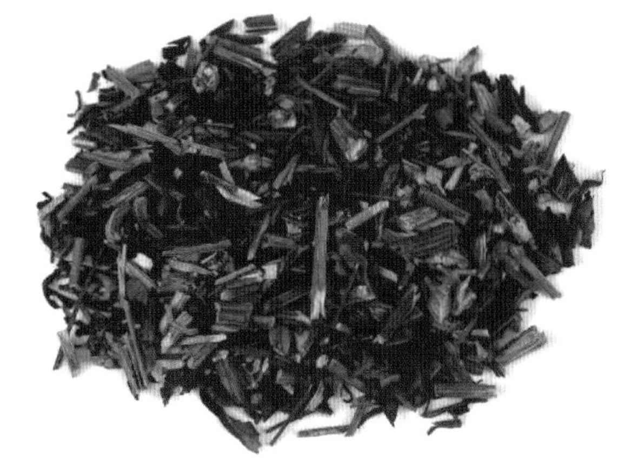

图 14–42　穿心莲

【主要成分】含穿心莲内酯（andrographolide）、新穿心莲内酯（neoandrographolide）、14– 去氧穿心莲内酯、穿心莲内酯苷（andrographoside）、14– 去氧穿心莲内酯苷（14–deoxyandrographoside），以及黄酮类化合物等。

【鉴别】

1. 叶横切面　上表皮细胞呈类方形或长方形，下表皮细胞较小，上、下表皮均有含圆形、长椭圆形或棒状钟乳体的晶细胞；并有腺鳞，有时可见非腺毛。栅栏组织为 1 ～ 2 列细胞，贯穿于主脉上方；海绵组织排列疏松。主脉维管束外韧型，呈凹槽状，木质部上方亦有晶细胞。

2. 叶表面观　上、下表皮均有增大的晶细胞，内含大型螺状钟乳体，直径约至 36 µm，长约至 180 µm，较大端有脐样点痕，层纹波状。下表皮气孔密布，直轴式，副卫细胞大小悬殊，也有不定式。腺鳞头部扁球形，4 个、6 个或 8 个细胞，直径至 40 µm；柄极短。非腺毛 1 ～ 4 个细胞，长约至 160 µm，基部直径约至 40 µm，表面有角质纹理。

3. 叶粉末　墨绿色，味极苦。晶细胞含大型钟乳体，呈卵形、椭圆形或长圆形，直径约至 36 µm，长约至 180 µm。气孔直轴式，副卫细胞大小悬殊，少数为不定式。腺鳞头部扁球形，4 个、6 个、8 个细胞，直径 27 ～ 33 μm，柄极短，约 3 μm。非腺毛圆锥形，先端钝圆，1 ～ 4 个细胞，长约至 160 μm，基部直径至 40 μm，表面具角质线纹。

4. 化学鉴别 取粉末约 1 g，加乙醇 20 mL，水浴加热至沸，滤过，滤液加活性炭 0.3 g，搅拌，滤过。取滤液 1 mL，加 2% 3，5- 二硝基苯甲酸的乙醇溶液与乙醇制氢氧化钾试液的等容混合液 1 ～ 2 滴，即显紫红色。取滤液 1 mL，加碱性三硝基苯酚试液 1 滴，逐渐显棕色。另取滤液 1 mL，加乙醇制氢氧化钾试液数滴，逐渐显红色，放置后变为黄色。

5. 薄层色谱 供试品色谱中，在与穿心莲对照药材色谱和穿心莲内酯、新穿心莲内酯、14- 去氧穿心莲内酯及脱水穿心莲内酯对照品色谱相应的位置上，分别显相同颜色的荧光斑点。

【检查】叶不得少于 30%。

【浸出物】热浸法。乙醇浸出物不得少于 8.0%。

【含量测定】高效液相色谱法。按干燥品计，本品含穿心莲内酯（$C_{20}H_{30}O_5$）、新穿心莲内酯（$C_{26}H_{40}O_8$）、14- 去氧穿心莲内酯（$C_{20}H_{30}O_4$）和脱水穿心莲内酯（$C_{20}H_{28}O_4$）的总量不得少于 1.5%。

【商品规格】统货。

【性味功能】性寒，味苦。归心、肺、大肠、膀胱经。清热解毒，凉血，消肿。用于感冒发热、咽喉肿痛、口舌生疮、顿咳劳嗽、泄泻痢疾、热淋涩痛、痈肿疮疡、蛇虫咬伤。

【用法用量】6 ～ 9 g。内服煎汤，或入丸、散、片剂。外用适量，煎水洗或捣敷。

【贮藏】置干燥处。

绞股蓝

Jiaogulan

Gynostemmatis Pentaphylli Herba

本品为少常用中药，始载于《救荒本草》。

【别名】七叶胆。

【来源】葫芦科植物绞股蓝 *Gynostemma pentaphyllum*（Thunb.）Makino 的干燥全草。

【产销】主产于陕西、甘肃、江西、湖南等地。销全国。

【采收加工】夏、秋二季割取地上茎叶，晒干。

【炮制】取原药材，除去杂质，喷淋，稍润，切段，干燥。

【商品特征】

1. 药材 全草多皱缩。茎纤细，具纵棱，灰棕色，被稀疏茸毛，卷须多 2 歧，生于叶腋。叶展平后呈鸟足状，具 3 ～ 9 小叶，小叶片卵状披针形，中央小叶较长，长 3 ～ 12 cm，宽 1 ～ 3.5 cm，先端渐尖，基部楔形，两面被疏毛，边缘有锯齿；叶柄长 3 ～ 7 cm。圆锥花序。浆果球形，直径约 5 mm。味苦，具草腥气。

2. 饮片 不规则的段，长 1 ～ 3 cm。余同药材性状特征。（图 14-43）

【主要成分】含皂苷类、多糖、黄酮类等。如人参皂苷 Rb_1、绞股蓝皂苷 A、商陆素、异鼠李素、商陆苷、喙果黄素等。多糖由甘露糖、鼠李糖、葡萄糖醛酸、半乳糖醛酸等多种单糖组成。尚含维生素、生物碱、挥发油等。

【鉴别】

1. 茎横切面　表皮细胞切向延长，外被角质层，有非腺毛及腺毛。棱角处有厚角组织；皮层有纤维束环带。维管束 8 ～ 10 束，导管类圆多角形，直径 15 ～ 120 μm；束内形成层较明显。中央髓部较大。薄壁细胞含淀粉粒。

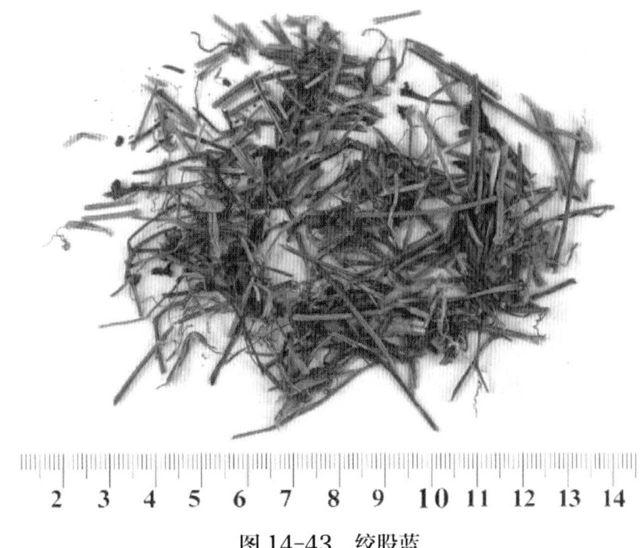

图 14-43　绞股蓝

2. 粉末　绿色。叶上表皮少有气孔，下表皮气孔较多，气孔为不定式或不等式。腺毛呈倒卵形，头部细胞 1 ～ 6 个，柄单细胞。非腺毛牛角状，多弯曲，表面有的具条状角质纹理，长短不一。茎表皮细胞狭长方形，表面具不规则角质纹；导管多为具缘纹孔导管，少为环纹及螺纹导管；纤维直径 10 ～ 20 μm，纹孔沟明显。薄壁细胞含细小淀粉粒，多为单粒。

3. 化学鉴别　取本品粉末 1 g，用甲醇 10 mL 浸渍过夜，滤过。取滤液 2 mL，蒸干，用醋酐溶解，置试管中；沿管壁加入浓硫酸 1 mL，两液层间出现紫红色环。

【商品规格】统货。

【性味功能】性寒，味苦、微甘。归肺、脾、肾经。益气健脾，化痰止咳，清热解毒。用于胸痹、咳喘、热毒疮疡、癌肿、溃疡。

【用法用量】15 ～ 30 g。内服煎汤，或泡茶饮。外用适量，捣烂涂擦。

【贮藏】置阴凉干燥处。

益母草

Yimucao

Leonuri Herba

本品为常用中药，始载于《神农本草经》，列为上品。

【别名】茺蔚草。

【来源】唇形科植物益母草 *Leonurus japonicus* Houtt. 的新鲜或干燥地上部分。

【产销】全国大部分地区均产。销全国。

【采收加工】鲜品春季幼苗期至初夏花前期采割；干品夏季茎叶茂盛、花未开或初开时采割，晒干，或切段晒干。

【炮制】

1. 鲜益母草　除去杂质，迅速洗净。

2. 干益母草　除去杂质，迅速洗净，略润，切段，干燥。

【商品特征】

1. 药材

（1）鲜益母草　茎呈方柱形，上部多分枝，四面凹下成纵沟，长 30 ～ 60 cm，直径 0.2 ～ 0.5 cm；表面青绿色；断面中部有髓。茎下部叶卵形，掌状 3 裂。茎中部叶菱形，常分裂成 3 个长圆状线形的裂片；花序最上部的苞叶近于无柄，线形或线状披针形。轮伞花序腋生，具 8 ～ 15 花；花萼管状钟形，长 6 ～ 8 mm，齿 6，先端刺尖；花冠二唇形，淡紫红色。气微，味微苦。

（2）干益母草　茎表面灰绿色或黄绿色；体轻，质韧，断面中部有髓。叶片灰绿色，多皱缩、破碎，易脱落。轮伞花序腋生，花萼筒状。切段者长约 2 cm。（图 14–44）

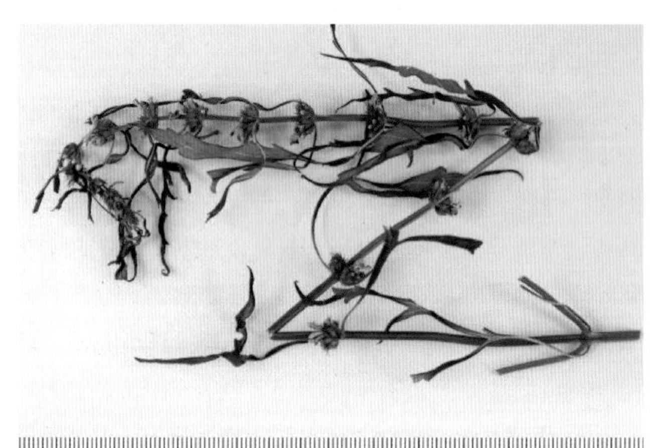

图 14–44　益母草

以质嫩、叶多、色灰绿者为佳。

2. 饮片　呈不规则的段。茎方形，四面凹下成纵沟，灰绿色或黄绿色。切面中部有白髓。叶片灰绿色，多皱缩、破碎。轮伞花序腋生，花萼筒状，齿 5。气微，味微苦。（图 14–45）

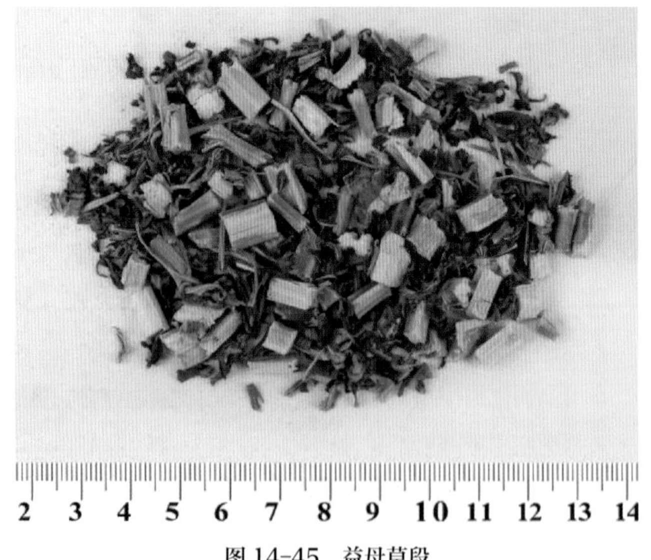

图 14–45　益母草段

【主要成分】含生物碱、萜类、多糖等。如益母草碱、盐酸水苏碱、益母草素（hipanolone）、前益母草乙素（prekoheterin）、益母草定、芦丁、槲皮素等。

【鉴别】

1. 茎横切面　表皮细胞外被角质层，有茸毛；腺鳞头部 4 个、6 个或 8 个细胞，柄单细胞；非腺毛 1 ～ 4 个细胞。下皮厚角细胞在棱角处较多。皮层为数列薄壁细胞；内皮层明显。中柱鞘纤维束微木化。韧皮部较窄。木质部在棱角处较发达。髓部薄壁细胞较大。薄壁细胞含细小草酸钙针晶和小方晶。鲜品近表皮部分皮层薄壁细胞含叶绿体。

2. 粉末　灰绿色。非腺毛有两种，茎叶非腺毛由 1 ～ 4 个细胞组成，大多向一侧弯曲，长 37 ～ 113 μm，顶端细胞占全长的 1/2 ～ 2/3。苞片非腺毛为单细胞，锥形，平直或略弯曲，长 25 ～ 204 μm，壁稍厚。腺鳞少见，头部 4 个、6 个或 8 个细胞。叶片上表皮细胞呈多角形，垂周壁平直；叶肉细胞中充满细小的草酸钙针晶。内果皮厚壁细胞棕色或淡棕色，顶面观呈星状，壁不均匀增厚，深波状弯曲，木化，胞腔内含草酸钙方晶。分枝状细胞多与下皮纤维连结，长短不一，壁厚约 2 μm，有少数纹孔，下皮纤维直径 4 ～ 7 μm，纹孔稀而小。草酸钙方晶和簇晶散在，方晶呈方形、菱形或多面体形，直径 3 ～ 17 μm。导管主要为具缘纹孔导管，少数为梯纹导管及螺纹导管，直径 8 ～ 34 μm。木纤维呈长菱形，稍弯曲，直径 9 ～ 17 μm，壁稍厚，有纹孔。

3. 化学鉴别　取粗粉 5 g，加氨试液 2 mL，加乙醇 50 mL，加热回流 1 h，放冷，滤过。滤液用氨试液调至碱性，用氯仿提取 2 次，每次 10 mL，合并氯仿液，蒸干，残渣加 1% 盐酸 5 mL 使溶解，滤过。取滤液分置于 3 支试管中，每支 1 mL，一管加碘化铋钾试液 2 ～ 3 滴，产生橙红色沉淀；一管加碘化汞钾试液 2 ～ 3 滴，产生黄白色沉淀；一管加硅钨酸试液 2 ～ 3 滴，产生灰白色沉淀。

4. 薄层色谱　供试品色谱中，在与盐酸水苏碱对照品色谱相应的位置上，显相同颜色的斑点。

【检查】干益母草：水分不得过 13.0%，总灰分不得过 11.0%。

【浸出物】热浸法。水溶性浸出物，干益母草不得少于 15.0%，饮片不得少于 12.0%。

【含量测定】高效液相色谱法。按干燥品计，干益母草含盐酸水苏碱（$C_7H_{13}NO_2 \cdot HCl$）不得少于 0.50%，含盐酸益母草碱（$C_{14}H_{21}O_5N_3 \cdot HCl$）不得少于 0.050%；饮片含盐酸水苏碱（$C_7H_{13}NO_2 \cdot HCl$）不得少于 0.40%，含盐酸益母草碱（$C_{14}H_{21}O_5N_3 \cdot HCl$）不得少于 0.040%。

【商品规格】统货。

【性味功能】性微寒，味苦、辛。归肝、心包、膀胱经。活血调经，利尿消肿，清热解毒。用于月经不调，痛经经闭，恶露不尽，水肿尿少，疮疡肿毒。

【用法用量】9 ～ 30 g，鲜品 12 ～ 40 g。内服煎汤，或入丸、散。外用捣敷或捣汁涂擦。孕妇慎用。

【贮藏】干益母草置干燥处；鲜益母草置阴凉潮湿处。

【附注】本品果实为中药茺蔚子。详见“茺蔚子”。

麻黄

Mahuang

Ephedrae Herba

本品为常用中药，始载于《神农本草经》，列为中品。

【别名】麻黄草、草麻黄。

【来源】麻黄科植物草麻黄 *Ephedra sinica* Stapf、中麻黄 *Ephedra intermedia* Schrenk et C. A. Mey. 或木贼麻黄 *Ephedra equisetina* Bge. 的干燥草质茎。

【产销】主产于华北、西北各省区，尤以山西、内蒙古、新疆等地为主产区。商品中 3 种常混用，其中以草麻黄产量较大，中麻黄次之，均销全国并出口；木贼麻黄产量小，多自产自销。

【采收加工】秋季采割绿色的草质茎，晒干。

【炮制】

1. 麻黄　取原药材，除去木质茎、残根及杂质，切段。

2. 蜜麻黄　取炼蜜用适量开水稀释后，加入麻黄段拌匀，闷透，置于锅内，用文火加热，翻炒至不黏手为度，取出放凉。每 100 kg 麻黄用炼蜜 20 kg。

【商品特征】

1. 药材

（1）草麻黄　呈细长圆柱形，少分枝，直径 1 ～ 2 mm。有的带少量棕色木质茎。表面淡绿色至黄绿色，有细纵脊线，触之略有粗糙感。节明显，节间长 2 ～ 6 cm。节上有膜质鳞叶，长 3 ～ 4 mm；裂片 2（稀 3），锐三角形，先端灰白色，反曲，基部联合成筒状，红棕色。体轻，质脆，易折断，断面略显纤维性，周边绿黄色，髓部红棕色，近圆形。气微香，味涩、微苦。

（2）中麻黄　多分枝，直径 1.5 ～ 3 mm，有粗糙感。节上膜质鳞叶长 2 ～ 3 mm，裂片 3（稀 2），先端锐尖。断面髓部呈三角状圆形。

（3）木贼麻黄　较多分枝，直径 1 ～ 1.5 mm，无粗糙感。节间长为 1.5 ～ 3 cm。膜质鳞叶长 1 ～ 2 mm；裂片 2（稀 3），上部为短三角形，灰白色，先端多不反曲，基部棕红色至棕黑色。

均以外皮黄绿色、内心红棕色者为佳。（图 14–46）

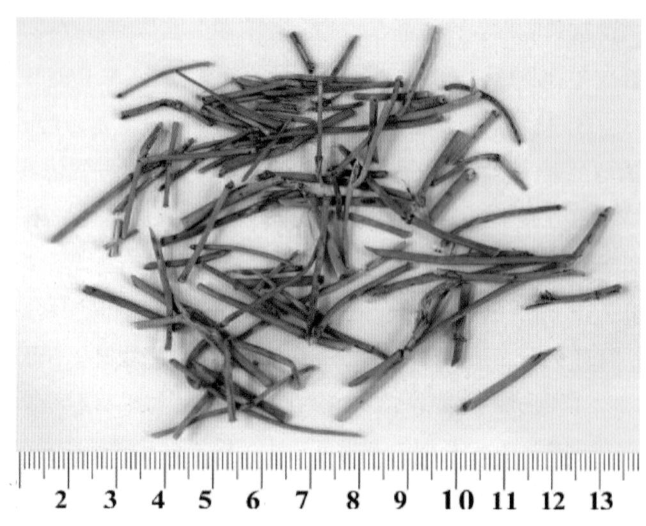

图 14–46　麻黄

2. 饮片

（1）麻黄　呈圆柱形的段。表面淡黄绿色至黄绿色，粗糙，有细纵脊线，节上有细小鳞叶。切面中心显红黄色。气微香，味涩、微苦。

（2）蜜麻黄　形如麻黄段。表面深黄色，微有光泽，略具黏性。有蜜香气味，味甜。（图 14–47）

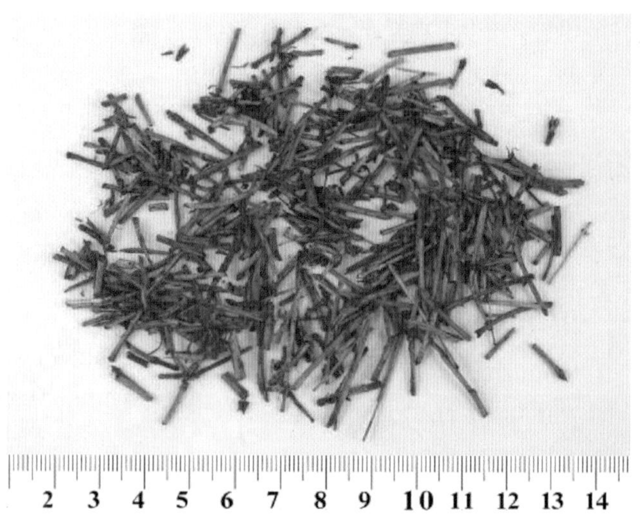

图 14–47　蜜麻黄

【主要成分】含生物碱类，如左旋麻黄碱（ephedrine）、右旋伪麻黄碱（pseudoephedrine）、左旋去甲基麻黄碱（norephedrine）、右旋去甲基伪麻黄碱（norepseudoephedrine）、左旋甲基麻黄碱（methylephedrine），以及痕量右旋甲基伪麻黄碱（methylpseudoephedrine）等。

黄酮类，如芹菜素（apigenin）、小麦黄素（tricin）、山柰酚（kaempferol）、蜀葵苷元（herbacetin）、3– 甲氧基蜀葵苷元（3–methoxyherbacetin）等。

有机酚酸类，如苯甲酸（benzoic acid）、对羟基苯甲酸（*p*–hydroxybenzoic acid）、桂皮酸（cinnamic acid）、对香豆素（*p*–coumaric acid）、香草酸（vanillic acid）、原儿茶酸（protocatechuic acid）等。

尚含挥发油、多糖、鞣质、单萜糖苷、木脂素类成分以及胡萝卜苷（daucosterol）、β– 谷甾醇（β–sitosterol）和辛酸乙酯等。

【鉴别】

1. 横切面

（1）草麻黄 表皮细胞外被厚的角质层；脊线较密，有蜡质疣状凸起，两脊线间有下陷气孔。下皮纤维束位于脊线处，壁厚，非木化。皮层较宽，纤维成束散在。中柱鞘纤维束呈新月形。维管束外韧型，8～10个。形成层环为类圆形。木质部呈三角状。髓部薄壁细胞含棕色块；偶有环髓纤维。表皮细胞外壁、皮层薄壁细胞及纤维均有多数微小草酸钙砂晶或方晶。

（2）中麻黄 维管束12～15个。形成层环呈类三角形。环髓纤维成束或单个散在。

（3）木贼麻黄 维管束8～10个。形成层环呈类圆形。无环髓纤维。

2. 粉末 草麻黄粉末淡棕色。表皮细胞断面观呈类长方形，外壁布满草酸钙砂晶；角质层极厚。气孔长圆形，侧面观保卫细胞呈电话筒状。皮层纤维细长，直径10～24 μm，壁极厚，壁上布满砂晶，形成嵌晶纤维。螺纹、具缘纹孔导管直径10～15 μm，导管分子端壁斜面相接，接触面具多数穿孔（麻黄式穿孔板）。薄壁细胞含细小簇晶、色素块等。

3. 化学鉴别 取本品粉末0.2 g，加水5 mL与稀盐酸1～2滴，煮沸2～3 min，滤过。滤液置分液漏斗中，加氨试液数滴使呈碱性，再加三氯甲烷5 mL，振摇萃取。分取三氯甲烷液，置2支试管中，一管加氨制氯化铜试液与二硫化碳各5滴，振摇，静置，三氯甲烷层显深黄色；另一管为空白，以三氯甲烷5滴代替二硫化碳5滴，振摇后三氯甲烷层无色或显微黄色。

4. 薄层色谱 供试品色谱中，在与盐酸麻黄碱对照品色谱相应的位置上，显相同的红色斑点。

【检查】麻黄杂质不得过5%。

麻黄及麻黄段水分不得过9.0%。

麻黄总灰分不得过10.0%，麻黄段不得过9.0%，蜜麻黄不得过8.0%。

【含量测定】高效液相色谱法。按干燥品计，本品含盐酸麻黄碱（$C_{10}H_{15}NO \cdot HCl$）和盐酸伪麻黄碱（$C_{10}H_{15}NO \cdot HCl$）的总量不得少于0.80%。

【商品规格】统货。

【性味功能】性温，味辛、微苦。归肺、膀胱经。发汗散寒，宣肺平喘，利水消肿。用于风寒感冒，胸闷咳喘，风水浮肿。

蜜麻黄润肺止咳。多用于表证已解，气喘咳嗽。

【用法用量】2～10 g。内服煎汤，或入丸、散。外用研末嗜鼻或研末敷。生用发汗力强，发汗、利水用之；炙用发汗力弱，蜜炙兼能润肺，止咳平喘多用。体虚自汗、盗汗及虚喘者禁服。

【贮藏】置通风干燥处。防潮。

附：麻黄根

麻黄根

Mahuanggen

Ephedrae Radix et Rhizoma

【来源】麻黄科植物草麻黄 *Ephedra sinica* Stapf 或中麻黄 *Ephedra intermedia* Schrenk et C. A. Mey. 的干燥根和根茎。

【采收加工】秋末采挖，除去残茎、须根和泥沙，干燥。

【商品特征】呈圆柱形，略弯曲，长 8 ～ 25 cm，直径 0.5 ～ 1.5 cm。表面红棕色或灰棕色，有纵皱纹和支根痕。外皮粗糙，易呈片状剥落。根茎具节，节间长 0.7 ～ 2 cm，表面有横长凸起的皮孔。体轻，质硬而脆，断面皮部黄白色，木部淡黄色或黄色，射线放射状，中心有髓。气微，味微苦。（图 14-48）

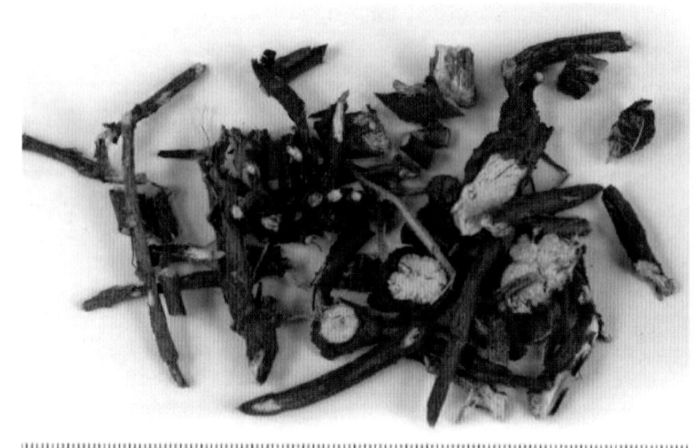

图 14-48　麻黄根

【性味功能】性平，味甘、涩。归心、肺经。固表止汗。用于自汗，盗汗。

【用法用量】3 ～ 9 g。外用适量，研粉撒扑。

淫羊藿

Yinyanghuo

Epimedii Folium

本品为常用中药，始载于《神农本草经》，列为中品。

【别名】仙灵脾、三枝九叶草。

【来源】小檗科植物淫羊藿 *Epimedium brevicornu* Maxim.、箭叶淫羊藿 *Epimedium sagittatum*（Sieb. et Zucc.）Maxim.、柔毛淫羊藿 *Epimedium pubescens* Maxim. 或朝鲜淫羊藿 *Epimedium koreaum* Nakai 的干燥叶。

【产销】淫羊藿主产于陕西、山西、河南等地；箭叶淫羊藿全国大部分地区均产，以四川、湖北、湖南、安徽、浙江、江西、江苏等地为多；柔毛淫羊藿主产于四川、陕西；朝鲜淫羊藿主产于辽宁、吉林。均销全国。

【采收加工】夏、秋季茎叶茂盛时采收，晒干或阴干。

【炮制】

1. 淫羊藿　除去杂质，摘取叶片，喷淋清水，稍润，切丝，干燥。

2. 炙淫羊藿　取羊脂油加热熔化，加入淫羊藿丝，用文火炒至均匀有光泽，取出，放凉。每 100 kg 淫羊藿用羊脂油（炼油）20 kg。

【商品特征】

1. 药材

（1）淫羊藿　二回三出复叶；小叶片卵圆形，长 3 ～ 8 cm，宽 2 ～ 6 cm；先端微尖，顶生小叶基部心形，两侧小叶较小，偏心形，外侧较大，呈耳状，边缘具黄色刺毛状细锯齿；上表面黄绿色，下表面灰绿色，主脉 7 ～ 9 条，基部有稀疏细长毛，细脉两面凸起，网脉明显；小叶柄长 1 ～ 5 cm。叶片近革质。气微，味微苦。

（2）箭叶淫羊藿　一回三出复叶；小叶片长卵形至卵状披针形，长 4 ～ 12 cm，宽 2.5 ～ 5 cm；先端渐尖，两侧小叶基部明显偏斜，外侧呈箭形。下表面疏被粗短伏毛或近无毛。叶片革质。

（3）柔毛淫羊藿　一回三出复叶；叶下表面及叶柄密被茸毛状柔毛。

（4）朝鲜淫羊藿　二回三出复叶；小叶较大，长 4 ～ 10 cm，宽 3.5 ～ 7 cm，先端长尖。叶片较薄。

均以叶多、色黄绿、不碎者为佳。（图 14-49）

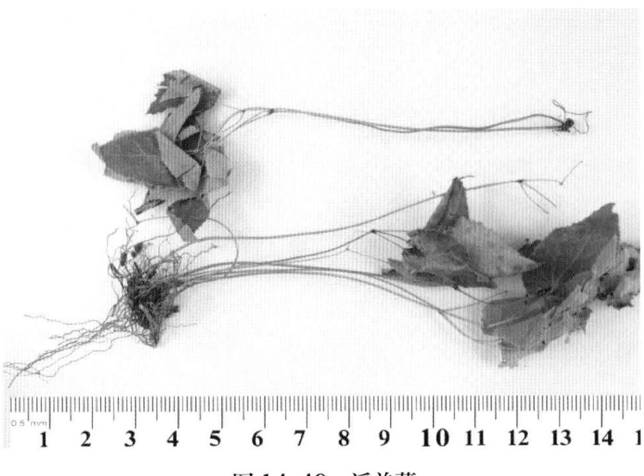

图 14-49　淫羊藿

2. 饮片

（1）淫羊藿　呈丝片状。上表面绿色、黄绿色或浅黄色，下表面灰绿色，网脉明显，中脉及细脉突出，边缘具黄色刺毛状细锯齿。近革质。气微，味微苦。

（2）炙淫羊藿　形如淫羊藿丝。表面浅黄色显油亮光泽。微有羊脂油气。（图 14-50）

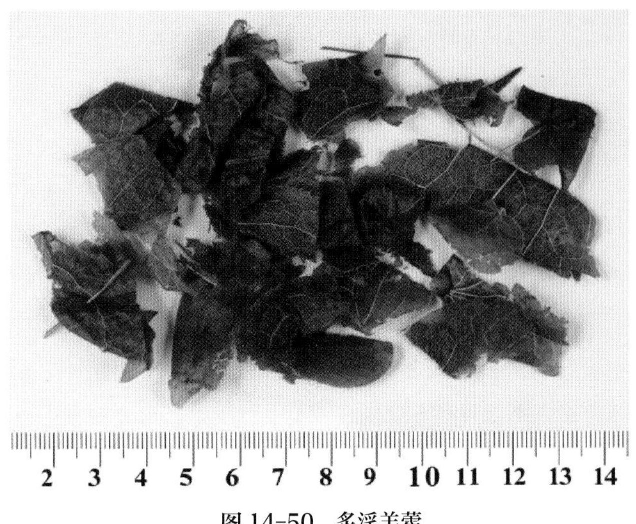

图 14-50　炙淫羊藿

【主要成分】含淫羊藿苷（icariin），朝藿定（epimedin）A、B、C，宝藿苷Ⅰ（baohuoside Ⅰ），以及皂苷、苦味质、鞣质、挥发油和钾、钙等无机元素等。

【鉴别】

1. 叶表面观

（1）淫羊藿　上、下表皮细胞垂周壁深波状弯曲，沿叶脉两侧叶肉组织有异细胞纵向排列；下表皮气孔众多，不定式，有时可见非腺毛。

（2）箭叶淫羊藿　上、下表皮细胞较小；下表皮气孔较密，具有多数非腺毛脱落形成的疣状凸起，有时可见非腺毛。

（3）柔毛淫羊藿　下表皮气孔较稀疏，具有多数细长的非腺毛。

（4）朝鲜淫羊藿　下表皮气孔和非腺毛均易见。

2. 化学鉴别　取粉末 0.5 g，加乙醇 5 mL，水浴温浸 30 min，滤过。取滤液 2 mL，加镁粉少许及盐酸数滴，显橙红色。

3. 薄层色谱　供试品色谱中，在与淫羊藿苷对照品色谱相应的位置上，显相同的暗红色斑点；喷以三氯化铝试液，再置紫外灯（365 nm）下检视，显相同的橙红色荧光斑点。

【检查】杂质不得过 3.0%。

水分：药材和淫羊藿丝不得过 12.0%，炙淫羊藿不得过 8.0%。

总灰分不得过 8.0%。

【浸出物】冷浸法。稀乙醇浸出物不得少于 15.0%。

【含量测定】

1. 总黄酮 紫外 – 可见分光光度法。按干燥品计，本品含总黄酮以淫羊藿苷（$C_{33}H_{40}O_{15}$）计，≥ 5.0%。

2. 总黄酮醇苷 高效液相色谱法。按干燥品计，叶片含朝藿定 A（$C_{39}H_{50}O_{20}$）、朝藿定 B（$C_{38}H_{48}O_{19}$）、朝藿定 C（$C_{39}H_{50}O_{19}$）和淫羊藿苷（$C_{33}H_{40}O_{15}$）的总量，朝鲜淫羊藿不得少于 0.50%；淫羊藿、柔毛淫羊藿、箭叶淫羊藿均不得少于 1.5%。

3. 炙淫羊藿的总黄酮醇苷 高效液相色谱法。按干燥品计，含宝霍苷 I（$C_{27}H_{30}O_{10}$）不得少于 0.030%；含朝藿定 A（$C_{39}H_{50}O_{20}$）、朝藿定 B（$C_{38}H_{48}O_{19}$）、朝藿定 C（$C_{39}H_{50}O_{19}$）和淫羊藿苷（$C_{33}H_{40}O_{15}$）的总量，朝鲜淫羊藿不得少于 0.40%；淫羊藿、柔毛淫羊藿、箭叶淫羊藿均不得少于 1.2%。

【商品规格】统货。

【性味功能】性温，味辛、甘。归肝、肾经。补肾阳，强筋骨，祛风湿。用于肾阳虚衰，阳痿遗精，筋骨痿软，风湿痹痛，麻木拘挛。

【用法用量】6 ～ 10 g。内服煎汤，或浸酒。

【贮藏】置通风干燥处。

【附注】《贵州省中药材、民族药材质量标准》将粗毛淫羊藿和黔岭淫羊藿也列为正品的来源。

除上述品种外，同属多种植物的地上部分在一些地区亦作为淫羊藿药用。如宽序淫羊藿、光叶淫羊藿、尖叶淫羊藿、湖南淫羊藿等。它们与淫羊藿的主要区别：叶型（单叶、复叶），叶片形状及长宽比例，叶背被毛与否以及毛茸性质（柔毛、伏毛、粗硬毛）、分布位置及疏密程度。应注意鉴别。

巫山淫羊藿

Wushan Yinyanghuo

Epimedii Wushanensis Folium

【来源】小檗科植物巫山淫羊藿 *Epimedium wushanense* T. S. Ying 的干燥叶。

【采收加工】夏、秋季茎叶茂盛时采收，除去杂质，晒干或阴干。

【炮制】

1. 药材 除去杂质，喷淋清水，稍润，切丝，干燥。

2. 饮片 取羊脂油加热熔化，加入巫山淫羊藿丝，用文火炒至均匀有光泽，取出，放凉。每 100 kg 巫山淫羊藿用羊脂油（炼油）20 kg。

【商品特征】三出复叶，小叶片披针形至狭披针形，长 9 ～ 23 cm，宽 1.8 ～ 4.5 cm，先端渐尖或长渐尖，边缘具刺齿，侧生小叶基部的裂片偏斜，内边裂片小，圆形，外边裂片大，三角形，渐尖。下表面被绵毛或秃净。近革质。气微，味微苦。

【鉴别】

薄层色谱 供试品色谱中，在与朝藿定 C 对照品色谱相应的位置上，显相同的黄绿色荧光斑点。

【检查】杂质不得过 3%。水分不得过 12.0%。总灰分不得过 8.0%。

【浸出物】冷浸法。稀乙醇浸出物不得少于 15.0%。

【含量测定】高效液相色谱法。按干燥品计，本品含朝藿定 C（$C_{39}H_{50}O_{17}$）不得少于 1.0%。

【性味功能】性温，味辛、甘。归肝、肾经。补肾阳，强筋骨，祛风湿。用于肾阳虚衰，阳痿遗精，筋骨痿软，风湿痹痛，麻木拘挛，绝经期眩晕。

【用法用量】3 ～ 9 g。

【贮藏】置通风干燥处。

苏败酱

Subaijiang

Thlaspi Herba

本品为少常用中药。

【来源】十字花科植物菥蓂 *Thlaspi arvensis* L. 的干燥带果全草。

【产销】主产于江苏、浙江、湖北、安徽等地。销南方诸省及香港，国外销日本，或自产自销。

【采收加工】5—6 月果实近成熟时采收，晒干。

【商品特征】全草长 15 ～ 50 cm。茎呈圆柱形，直径 0.1 ～ 0.5 cm，灰黄色或灰绿色，质脆易折断，断面有白色髓。叶多脱落破碎。果序总状，生于茎顶或叶腋；果实扁平卵圆形，长 0.8 ～ 1.5 cm，宽 0.5 ～ 1.3 cm，灰黄色或灰绿色，中央略隆起，边缘有宽薄翅，两面中央各有一纵棱线，先端凹陷；果实 2 室，中间有纵膈膜，每室各有种子 5 ～ 7 粒。种子扁圆形，棕黑色，两面各有 5 ～ 6 条凸起的偏心性环纹。气微，味淡。

以色黄绿、果实多而完整者为佳。

【主要成分】含芥子苷、芥子酶、吲哚。种子含脂肪酸、挥发油、卵磷脂。

【性味功能】清肝明目，和中解毒。用于目赤肿痛，消化不良，脘腹胀痛，阑尾炎，疮疖痈肿。

【用法用量】9 ～ 15 g。

败酱草

Baijiangcao

Patriniae Herba

本品为常用中药。

【来源】败酱科植物黄花败酱 *Patrinia scabiosaefolia* Fisch. 或白花败酱 *Patrima villosa*（Thunb.）Juss. 的干燥全草。

【产销】主产于四川、江西、福建等地。销全国。

【采收加工】夏季花开前采收，晒至半干，扎把，再晒干。

【商品特征】

1. 黄花败酱　长 50 ～ 100 cm。根茎呈圆柱形，多向一侧弯曲，有节，节间不超过 2 cm，节上有细根。茎呈圆柱形，直径 0.2 ～ 0.8 cm，黄绿色至黄棕色，节明显，常有倒生粗毛，质脆，断面中部有髓，或呈小空洞。叶对生，叶片薄，多卷缩或破碎，完整者展平后呈羽状深裂至全裂，裂片边缘有粗锯齿，绿色或黄棕色，叶柄短或近无柄，茎上部叶较小，常 3 裂，裂片狭长。有的枝端带有伞房花序或圆锥花序。气特异，味微苦。（图 14–51）

2. 白花败酱　根茎节间长 3 ～ 6 cm，着生数条粗壮的根。茎不分枝，有倒生的白色长毛及纵沟纹。茎生叶多不分裂，叶柄长 1 ～ 4 cm，有翼。

均以根长、叶多而色绿、气浓者为佳。

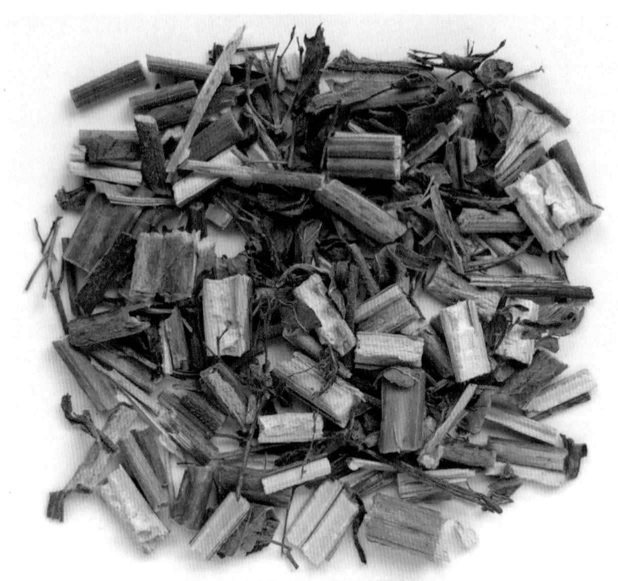

图 14–51　黄花败酱

【主要成分】黄花败酱根含挥发油，多种皂苷如败酱皂苷、黄花败酱皂苷，鞣质及糖类。

白花败酱根及根茎含皂苷类、马钱苷等。

【鉴别】

1. 黄花败酱（叶片表面观）　上表皮细胞表面有角质线纹，垂周壁多平直，略呈珠状增厚，下表皮细胞垂周壁略弯曲。气孔不定式。非腺毛多着生于叶缘及叶脉，单细胞，长 200 ～ 1250 μm，壁厚，表面有细小颗粒状凸起。腺毛多存在于下表皮，头部 4 个细胞，近球形，直径 25 ～ 40 μm，柄短，单细胞。海绵组织中含草酸钙簇晶，直径约 30 μm。

2. 白花败酱（叶片表面观）　非腺毛长约 550 μm，壁较薄，无草酸钙簇晶。

3. 化学鉴别

（1）取叶的粗粉 0.5 g，加水 10 mL，置水浴上加热 10 min，滤过。取滤液 2 mL，置具塞试管中，强力振摇 1 min，产生持久性泡沫，放置 10 min，泡沫不消失。

（2）取上述滤液，点于滤纸上，干后，置紫外灯（365 nm）下观察，显浅紫蓝色荧光，再加 1% NaOH 溶液 1 滴，则显绿黄色荧光。

【性味功能】清热解毒，祛瘀排脓。用于热毒痈肿，肠痈腹痛，下痢脓血，产后瘀血，丹毒目赤。

【用法用量】9 ～ 15 g。

萹蓄

Bianxu

Polygoni Avicularis Herba

本品为常用中药，始载于《神农本草经》，列为下品。

【别名】通淋草。

【来源】蓼科植物萹蓄 *Polygonum aviculare* L. 的干燥地上部分。

【产销】全国大部分地区有产，主产于东北、河北、河南、北京、山西、湖北等地。多自产自销。

【采收加工】夏季叶茂盛时采收，除去根和杂质，晒干。

【炮制】取原药材，除去杂质，洗净，切段，干燥。

【商品特征】

1. 药材　茎呈圆柱形而略扁，有分枝，长 15 ～ 40 cm，直径 0.2 ～ 0.3 cm。表面灰绿色或棕红色，有细密微凸起的纵纹；节部稍膨大，有浅棕色膜质的托叶鞘，节间长约 3 cm；质硬，易折断，断面髓部白色。叶互生，近无柄或具短柄，叶片多脱落或皱缩、破碎，完整者展平后呈披针形，全缘，两面均呈棕绿色或灰绿色。气微，味微苦。

以质嫩、叶多、色灰绿色者为佳。

2. 饮片　不规则的段。余同药材性状特征。（图 14–52）

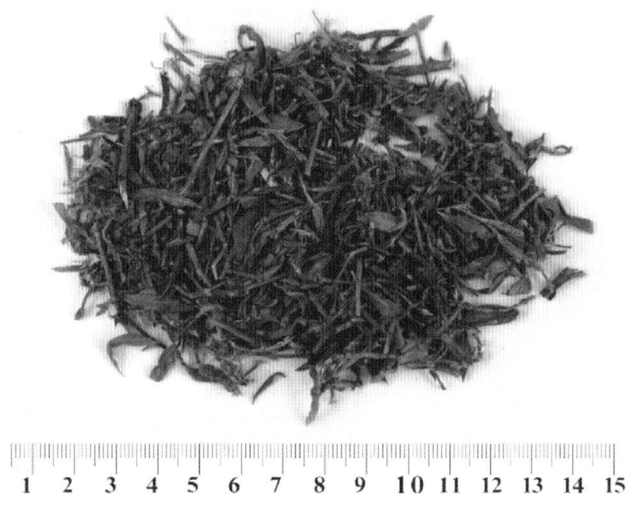

图 14–52　萹蓄

【主要成分】全草含萹蓄苷（avicularin）、槲皮苷（quercitrin）、杨梅苷、α– 儿茶酚（α–catechol）、绿原酸（chlorogenic acid）、对香豆酸（*p*–coumaric acid）、草酸、糖类等。

【鉴别】

1. 茎横切面　表皮细胞 1 列，长方形，外壁稍厚，内含棕黄色物，外被角质层。皮层为数列薄壁细胞，角棱处有下皮纤维束。中柱鞘纤维束断续排列成环。韧皮部较窄。形成层成环。木质部导管单个散列；木纤维发达。髓较大。薄壁组织间有分泌细胞。有的细胞含草酸钙簇晶。

2. 叶表面观　上、下表皮细胞均为长多角形、长方形或多角形，垂周壁微弯曲或近平直，呈细小连珠状增厚，外平周壁表面均有角质线纹。气孔不定式，副卫细胞 2 ～ 4 个。叶肉组织中可见众多草酸钙簇晶，直径 5 ～ 55 μm。

3. 粉末　灰绿色。叶上、下表皮细胞垂周壁微弯曲或近平直，平周壁有角质线纹。气孔多为不定式，副卫细胞 2 ～ 4 个。叶肉断面观为两面栅栏式。薄壁细胞含草酸钙簇晶，直径 5 ～ 55 μm。

4. 荧光鉴别　取粗粉 2 g，加甲醇 30 mL，回流提取 30 min，滤过，取滤液 10 mL，浓缩至 4 mL。

（1）取滤液点在滤纸上，滴加 1% 三氯化铝乙醇溶液 1 滴，在紫外灯（365 nm）下观察，显棕黄色荧光。

（2）取滤液点在滤纸上，置氨气中熏后，在紫外灯（365 nm）下观察，显黄色荧光。

5. 化学鉴别　取上述滤液点在滤纸上，加 0.1% 溴酚蓝溶液 1 滴，显黄色斑点。

6. 薄层色谱　供试品色谱中，在与杨梅苷对照品色谱相应的位置上，显相同颜色的荧光斑点。

【检查】水分不得过 12.0%。总灰分不得过 14.0%。酸不溶性灰分不得过 4.0%。

【浸出物】热浸法。稀乙醇浸出物，药材不得少于 8.0%，饮片不得少于 10.0%。

【含量测定】避光操作。高效液相色谱法。按干燥品计，本品含杨梅苷（$C_{21}H_{20}O_{12}$）不得少于 0.030%。

【商品规格】统货。

【性味功能】性微寒，味苦。归膀胱经。利尿通淋，杀虫，止痒。用于热淋涩痛，小便短赤，虫积腹痛，皮肤湿疹，阴痒带下。

【用法用量】9 ～ 15 g。内服煎汤。外用适量，煎洗患处。

【贮藏】置干燥处。

【附注】

1. 地方习惯用药

（1）异叶蓼　蓼科植物异叶蓼 *Polygonum aviculare* L. var. *vegetum* Ledeb. 的干燥全草。主产于安徽、江苏、浙江、四川、云南等地。在安徽、江苏、浙江、四川、云南、贵州等地使用。四川称“大萹蓄”。主要特征：叶有柄；茎横切面无中柱鞘纤维束；薄壁细胞中无草酸钙晶体。

（2）见习蓼　蓼科植物见习蓼 *Polygonum plebeium* R. Br. 的干燥全草。除西藏外，全国各地有产。四川称“小萹蓄”。性状与萹蓄相似，主要区别：植株矮小，茎较细弱，全体红棕色，节间短而紧密，叶短小。叶片长 0.5 ～ 1.5 cm，宽 1 ～ 3 mm，倒披针形，侧脉不明显。

2. 伪品　豆科植物鸡眼草 *Kummerowia striata*（Thunb.）Schindl. 及长萼鸡眼草 *Kummerowia stipulacea*（Maxim.）Makino 的干燥全草。在福建北部、东部混充萹蓄使用，其茎枝纤细，有向下倒生的白色细毛，叶互生，完整叶片三出羽状复叶，花蝶形，荚果。

紫花地丁

Zihuadiding

Violae Herba

本品为较常用中药，始载于《千金方》。

【别名】地丁草、箭头草、犁头草。

【来源】堇菜科植物紫花地丁 *Viola yedoensis* Makino 的干燥全草。

【产销】主产于江苏、湖北、浙江、安徽等地。多自产自销。

【采收加工】春、秋二季采收，除去杂质，晒干。

【炮制】除去杂质，洗净，切段，干燥。

【商品特征】

1. 药材　多皱缩成团。主根长圆锥形，直径 1 ～ 3 mm；淡黄棕色，有细纵皱纹。叶基生，灰绿色，展平后叶片呈披针形或卵状披针形，长 1.5 ～ 6 cm，宽 1 ～ 2 cm；先端钝，基部截形或稍心形，边缘具钝锯齿，两面有毛；叶柄细，长 2 ～ 6 cm，上部具明显狭翅。花茎纤细；花瓣 5，紫堇色或淡棕色；花距细管状。蒴果椭圆形或 3 裂，种子多数，淡棕色。气微，味微苦而稍黏。（图 14-53）

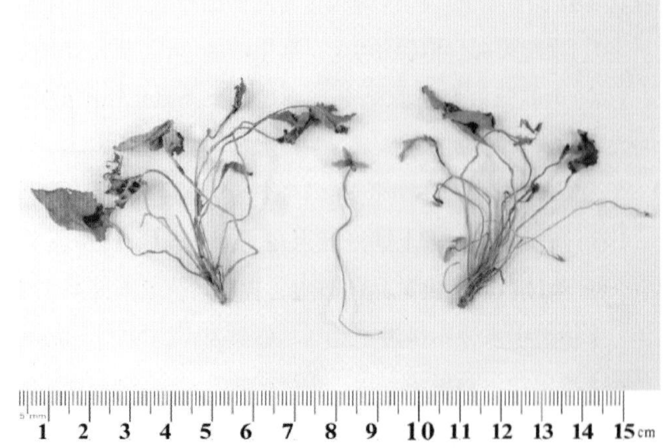

图 14-53　紫花地丁

以色绿、带花或果、根黄色者为佳。

2. 饮片　长 0.5 ～ 1 cm 的段。余同药材性状特征。

【主要成分】含黄酮类、蒽醌、皂苷类、糖类及苷类等。如木犀草素、芹菜素、槲皮素、秦皮乙素、硬脂酸、β- 谷甾醇、6，7- 二羟基香豆素、软脂酸甲酯、葡萄糖、木糖、阿拉伯糖等。

【鉴别】

1. 叶横切面　上表皮细胞较大，切向延长，外壁较厚，内壁黏液化，常膨胀成半圆形；下表皮细胞较小，偶有黏液细胞；上、下表皮有单细胞非腺毛，长 32 ～ 240 μm，直径 24 ～ 32 μm，具角质短线纹。栅栏细胞 2 ～ 3 列；海绵细胞类圆形，含草酸钙簇晶，直径 11 ～ 40 μm。主脉维管束外韧型，上、下表皮内方有厚角细胞 1 ～ 2 列。

2. 薄层色谱　供试品色谱中，在与紫花地丁对照药材色谱和秦皮乙素对照品色谱相应的位置上，显相同颜色的荧光斑点。

【检查】水分不得过 13.0%。总灰分不得过 18.0%。酸不溶性灰分不得过 4.0%。

【浸出物】冷浸法。乙醇浸出物不得少于 5.0%。

【含量测定】高效液相色谱法。按干燥品计，本品含秦皮乙素（$C_9H_6O_4$）不得少于 0.20%。

【商品规格】统货。

【性味功能】性寒，味苦、辛。归心、肝经。清热解毒，凉血消肿。用于疔疮肿毒，痈疽发背，丹毒，毒蛇咬伤。

【用法用量】15 ～ 30 g。内服煎汤。外用适量，煎水洗，或捣敷。

【贮藏】置干燥处。

【附注】药名中含“地丁”二字的中药材还有苦地丁、甜地丁、广地丁、黄花地丁等。多具清热解毒作用。

广地丁

Guangdiding

Herba Gentianae Loureiri

本品为少常用中药。

【别名】龙胆地丁。

【来源】龙胆科植物华南龙胆 *Gentiana loureiri*（D. Don）Griseb. 的干燥全草。

【产销】主产于广东、广西。均自产自销。

【采收加工】春、夏开花期采收带根全草，除去泥沙、杂质，晒干。

【商品特征】全草多皱缩成团，全株长 3 ～ 10 cm。根细小，土黄色。茎丛生，常呈暗紫色。叶对生，椭圆形或倒卵状披针形，基部叶密集，较大，上端叶稀疏，较小，绿色，先端尖锐，基部下延连合成鞘状，全缘，有小睫毛。花单生于枝顶；花萼筒状，先端 5 裂；花冠漏斗状，淡黄色或淡蓝色。蒴果倒卵形。种子微小，具网纹。质脆易碎，气微，味微苦。

以叶绿色、花紫蓝色、完整、干燥、洁净者为佳。

【主要成分】含黄酮类、苷类、多糖类成分。

【性味功能】清热解毒，凉血消肿。用于流行性感冒，咽喉肿痛，阑尾炎，疔疮肿毒。

【用法用量】6 ~ 15 g；外用适量，鲜品捣敷。

【附注】地区习惯用药如下所示。

1. 川地丁 龙胆科植物尖叶龙胆 *Gentianaaristata* Maxim. 的全草，在四川作为地丁入药。药材与广地丁相似，但叶为披针形，顶端具芒尖；花较少，花冠长 1 ~ 1.2 cm，天蓝色至淡蓝色。

2. 竹叶地丁 远志科植物日本远志（瓜子金）*Polygala japonica* Houtt. 或卵叶远志 *Polygala sibirica* L. 的带根全草，在浙江、云南等省部分地区作为地丁入药。

苦地丁

Kudiding

Corydalis Bungeanae Herba

本品为少常用中药。

【来源】罂粟科植物地丁草 *Corydalis bungeana* Turcz. 的干燥全草。

【采收加工】夏季花果期采收，除去杂质，晒干。

【炮制】除去杂质，洗净，切段，干燥。

【商品特征】

1. 药材 皱缩成团，长 10 ~ 30 cm。主根圆锥形，表面棕黄色。茎细，多分枝，表面灰绿色或黄绿色，具 5 纵棱，质软，断面中空。叶多皱缩破碎，暗绿色或灰绿色，完整叶片二至三回羽状全裂。花少见，花冠唇形，有距，淡紫色。蒴果扁长椭圆形，呈荚果状。种子扁心形，黑色，有光泽。气微，味苦。

2. 饮片 呈不规则的段。茎细，表面灰绿色，具 5 纵棱，断面中空。叶多破碎，暗绿色或灰绿色。花少见，花冠唇形，有距，淡紫色。蒴果扁长椭圆形，呈荚果状。种子扁心形，黑色，有光泽。气微，味苦。

【鉴别】

1. 茎横切面 表皮细胞 1 列，类圆形，外被厚的角质层，气孔下陷。皮层薄壁细胞形状不规则，棱脊处厚角细胞 7 ~ 10 列。中柱鞘为 1 ~ 2 列纤维，环状排列，棱脊处纤维排成半月状。外韧型维管束位于棱脊处，韧皮部狭窄，木质部由导管、管胞、纤维及薄壁细胞组成。髓部较宽广，中央具大空腔。

2. 薄层色谱 供试品色谱中，在与紫堇灵对照品色谱相应的位置上，显相同颜色的斑点。

【检查】杂质不得过 2%。水分不得过 13.0%。

【浸出物】热浸法，水溶性浸出物不得少于 18.0%。

【含量测定】高效液相色谱法。按干燥品计，本品含紫堇灵（$C_{21}H_{21}O_5N$）不得少于 0.14%。

【性味功能】性寒，味苦。归心、肝、大肠经。清热解毒，散结消肿。用于时疫感冒，咽喉肿痛，疔疮肿痛，痈疽发背，痄腮丹毒。

【用法用量】9 ~ 15 g。外用适量，煎汤洗患处。

【贮藏】置干燥处。

甜地丁

Tiandiding

Herbe Gueldenstaedtiae

本品为少常用中药，原名紫花地丁，因其根略带甜味，故名甜地丁。

【来源】豆科植物米口袋 *Gueldenstaedtia verna*（Georgi）A. Bor. 的干燥全草。

【产销】主产于东北、内蒙古、华东、湖北等地。主销东北、华东、中南、四川等地区。

【采收加工】4—5 月间采挖全草，洗去泥沙、杂物，晒干。

【商品特征】主根直立，呈圆锥形，略弯曲，长 10 ～ 20 cm，近根头部直径 0.8 ～ 1 cm，红棕色或淡黄棕色，粗糙，质坚韧，不易折断，断面有放射状纹理，皮部乳白色，绵毛状，纤维甚多，中柱黄白色，颗粒性。根茎簇生，细长圆柱形，直径约 0.1 cm，灰绿色，密生毛茸。基生奇数羽状复叶，小叶片全缘，椭圆形或长卵形，大小不一，灰绿色，被有白色柔毛。花茎自叶丛中抽出，较叶长或等长。花冠蝶形，紫色或黄棕色，多脱落，花萼钟形，长 5 ～ 6 mm，先端有 5 齿裂，黄棕色，膜质，被柔毛。荚果圆筒状，内无纵隔，2 瓣裂。气微弱，味淡而稍甜。

以根粗长、叶灰绿色、干燥、洁净者为佳。

【主要成分】含生物碱及黄酮类。

【性味功能】清热解毒，凉血消肿。用于痈肿疔疮。

【用法用量】6 ～ 30 g；外用鲜品适量，捣敷。

紫苏梗

Zisugeng

Perillae Caulis

本品为较常用中药，始载于《本草蒙筌》。

【别名】紫苏茎、苏梗。

【来源】唇形科植物紫苏 *Perilla frutescens*（L.）Britt. 的干燥茎。

【产销】全国大部分地区均产，主产于湖北、江苏、四川等地，多为栽培。销全国并出口。

【采收加工】秋季果实成熟后采割，除去杂质，晒干，或趁鲜切片，晒干。

【炮制】除去杂质，稍浸，润透，切厚片，干燥。

【商品特征】

1. 药材　呈方柱形，四棱钝圆，长短不一，直径 0.5 ～ 1.5 cm。表面紫棕色或暗紫色，四面有纵沟和细纵纹，节部稍膨大，有对生的枝痕和叶痕。体轻，质硬，断面裂片状，切片厚 2 ～ 5 mm，常呈斜长方形，木部黄白色，射线细密，呈放射状，髓部白色，疏松或脱落。气微香，味淡。

以外皮紫棕色、有香气者为佳。

本品特征可概括如下。

苏梗茎方节膨大，表面紫棕有纵沟。

体轻质硬气微香，射线放射髓中空。

2. 饮片 呈类方形的厚片。表面紫棕色或暗紫色，有的可见对生的枝痕和叶痕。切面木部黄白色，有细密的放射状纹理，髓部白色，疏松或脱落。气微香，味淡。（图14-54）

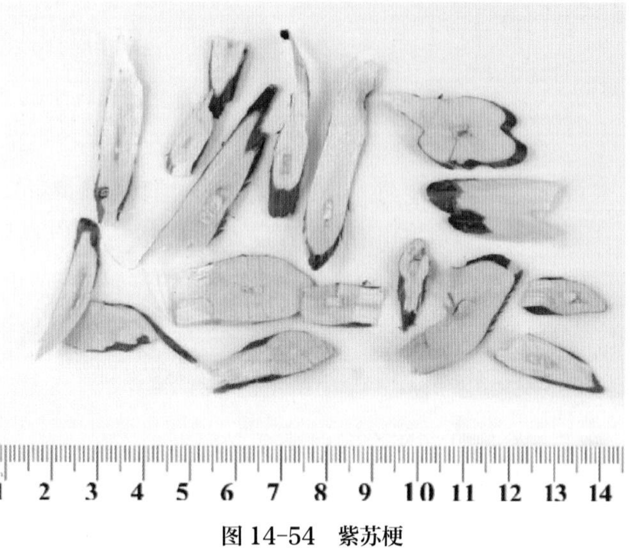

图 14-54 紫苏梗

【主要成分】梗含迷迭香酸、挥发油等，油中主要成分为左旋紫苏醛。另含左旋柠檬烯、氨基酸等。

【鉴别】

1. 粉末 黄白色至灰绿色。木纤维众多，多成束，直径 8 ～ 45 μm。中柱鞘纤维淡黄色或黄棕色，长梭形，直径 10 ～ 46 μm，有的孔沟明显。表皮细胞棕黄色，表面观呈多角形或类方形，垂周壁连珠状增厚。草酸钙针晶细小，充塞于薄壁细胞中。

2. 薄层色谱 供试品色谱中，在与迷迭香酸对照品色谱相应的位置上，显相同颜色的荧光斑点。

【检查】水分不得过 9.0%。总灰分不得过 5.0%。

【含量测定】避光操作。高效液相色谱法。按干燥品计，本品含迷迭香酸（$C_{18}H_{16}O_8$）不得少于 0.10%。

【商品规格】统货。

【性味功能】性温，味辛。归肺、脾经。理气宽中，止痛，安胎。用于胸膈痞闷，胃脘疼痛，嗳气呕吐，胎动不安。

【用法用量】5 ～ 10 g。内服煎汤。

【贮藏】置干燥处。

锁阳

Suoyang

Cynomorii Herba

本品为较常用中药，始载于《本草衍义补遗》。

【别名】不老药。

【来源】锁阳科植物锁阳 *Cynomorium songaricum* Rupr. 的干燥肉质茎。

【产销】主产于新疆、宁夏、青海、甘肃、内蒙古等地。销全国。

【采收加工】春季采挖，除去花序，切段，晒干。

【炮制】将药材洗净，润透，切薄片，干燥。

【商品特征】

1. 药材 呈扁圆柱形，微弯曲，长 5 ～ 15 cm，直径 1.5 ～ 5 cm。表面棕色或棕褐色，粗糙，具明显纵沟和不规则凹陷，有的残存三角形的黑棕色鳞片。体重，质硬，难折断，断面浅棕色或棕褐色，有

黄色三角状维管束。气微，味甘而涩。（图14-55）

以条粗壮、色红棕、断面肉质者为佳。

2. 饮片　不规则形或类圆形的片。外表皮棕色或棕褐色，粗糙，具明显纵沟及不规则凹陷。切面浅棕色或棕褐色，散在黄色三角状维管束。气微，味甘而涩。（图14-56）

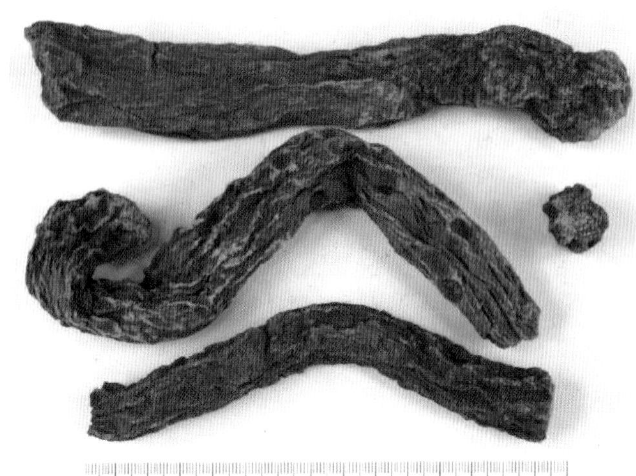

图 14-55　锁阳

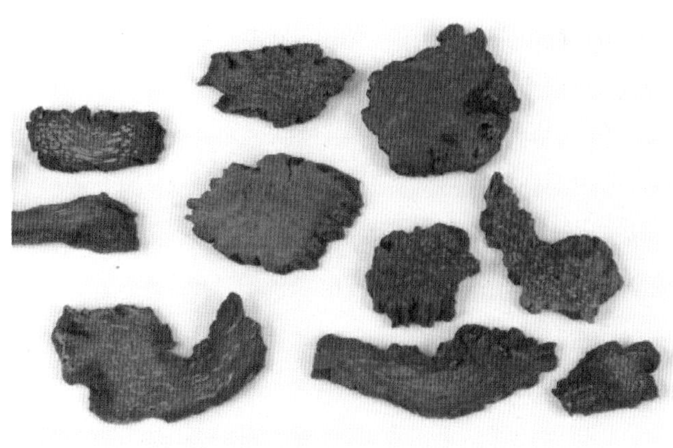

图 14-56　锁阳片

【主要成分】含花色苷（anthocyanin）、三萜皂苷、鞣质、胡萝卜苷、β-谷甾醇、熊果酸、儿茶素（catechin）、脯氨酸、没食子酸。尚含挥发性成分，棕榈酸和油酸为其主要成分。

【鉴别】

1. 粉末　黄棕色。淀粉粒极多，常存在于含棕色物的薄壁细胞中，或包埋于棕色块中；单粒类球形或椭圆形，直径4～32 μm，脐点十字状、裂缝状或点状，大粒层纹隐约可见。栓内层细胞淡棕色，表面观呈类方形或类长方形，壁多微波状弯曲，有的表面有纹理。导管黄棕色或近无色，主要为网纹导管，也有螺纹导管，有的导管含淡棕色物。棕色块形状不一，略透明，常可见圆孔状腔隙。

2. 化学鉴别

（1）取本品粉末0.5 g，加水20 mL，水浴温热10 min，冷却，滤过，取滤液2 mL，加5% α-萘酚试液2滴，缓缓加硫酸1 mL，两溶液界面呈红紫色。

（2）取上述滤液2 mL，加1%三氯化铁溶液1滴，产生蓝绿色沉淀。

（3）取本品粉末0.5 g，加乙醇20 mL，水浴回流提取20 min，冷却，滤过。滤液蒸干，用稀盐酸溶解，滤过。滤液加碘化铋钾试液，生成橙红色沉淀。

3. 薄层色谱

（1）供试品色谱中，在与脯氨酸对照品色谱相应的位置上，显相同颜色的斑点。

（2）供试品色谱中，在与熊果酸对照品色谱相应的位置上，显相同的紫红色斑点。

【检查】杂质不得过2%。水分不得过12.0%。总灰分：药材不得过14.0%，饮片不得过9.0%。

【浸出物】热浸法。乙醇浸出物，药材不得少于14.0%，饮片不得少于12.0%。

【商品规格】统货。

【性味功能】性温，味甘。归肝、肾、大肠经。补肾阳，益精血，润肠通便。用于肾阳不足，精血亏虚，腰膝痿软，阳痿滑精，肠燥便秘。

【用法用量】5 ～ 10 g。内服煎汤，或入丸、散。

【贮藏】置通风干燥处。

蒲公英

Pugongying

Taraxaci Herba

本品为常用中药，始载于《唐本草》。

【别名】黄花地丁。

【来源】菊科植物蒲公英 *Taraxacum mongolicum* Hand. –Mazz.、碱地蒲公英 *Taraxacum sinicum* Kitag. 或同属数种植物的干燥全草。

【产销】全国大部分地区均产，主产于山西、河北、山东及东北各省。多自产自销。

【采收加工】春至秋季花初开时采挖，除去杂质、洗净，晒干。

【炮制】除去杂质，抢水洗净，沥干，切段，晒干，筛去灰屑。

【商品特征】

1. 药材 呈皱缩卷曲的团块。根呈圆锥状，多弯曲，长 3 ～ 7 cm；表面棕褐色，抽皱；根头部有棕褐色或黄白色的茸毛，有的已脱落。叶基生，多皱缩破碎。完整叶片呈倒披针形，绿褐色或暗灰绿色，先端尖或钝，边缘浅裂或羽状分裂，基部渐狭，下延成柄状，下表面主脉明显。花茎 1 至数条，每条顶生头状花序，总苞片多层，内面一层较长，花冠黄褐色或淡黄白色。有的可见多数具白色冠毛的长椭圆形瘦果。气微，味微苦。（图 14–57）

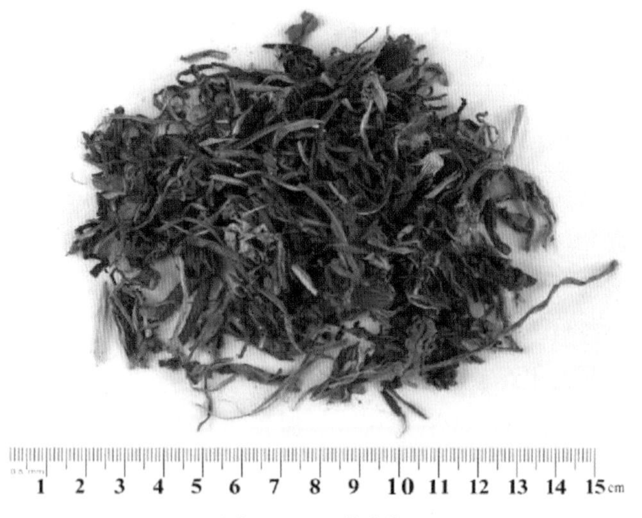

图 14–57 蒲公英

以叶绿褐色、带花序、干燥者为佳。

2. 饮片 不规则的段。余同药材性状特征。

【主要成分】含蒲公英甾醇、豆甾醇、咖啡酸、菊苣酸、蒲公英素、胆碱、菊糖，以及皂苷类、果胶、树脂等。

【鉴别】

1. 根横切面 木栓细胞数列，棕色。韧皮部宽广，乳管群断续排列成数轮。形成层成环。木质部较小，射线不明显；导管较大，散列。薄壁细胞含菊糖。

2. 叶表面观 上、下表皮细胞垂周壁波状弯曲，表面角质纹理明显或稀疏可见。上、下表皮均有非腺毛，3 ～ 9 个细胞，直径 17 ～ 34 μm，顶端细胞甚长，皱缩成鞭状或脱落。下表皮气孔较多，不定式或不等式，副卫细胞 3 ～ 6 个。叶肉细胞含细小草酸钙结晶。叶脉旁可见乳汁管。

3. 化学鉴别

（1）取本品甲醇提取液 1 mL，置水浴上蒸干。用冰醋酸 1 mL 溶解残渣，加入醋酐 – 浓硫酸试剂（19 ∶ 1）1 mL，观察颜色反应：黄色→红色→紫色→青绿色→污绿色。

（2）取粉末 1 g，加乙醇 10 mL，冷浸过夜，滤过。滤液蒸干，残渣加稀盐酸 4 mL 溶解，滤过。取滤液 1 mL，加改良碘化铋钾试液 2 滴，产生橙色沉淀。

4. 薄层色谱 供试品色谱中，在与蒲公英对照药材色谱和菊苣酸对照品色谱相应的位置上，显相同颜色的荧光斑点。

【检查】水分：药材不得过 13.0%，饮片不得过 10.0%。

【浸出物】热浸法。饮片中 75% 乙醇浸出物不得少于 18.0%。

【含量测定】高效液相色谱法。按干燥品计，本品含菊苣酸（$C_{22}H_{18}O_{12}$）不得少于 0.45%。

【商品规格】统货。

【性味功能】性寒，味苦、甘。归肝、胃经。清热解毒，消肿散结，利尿通淋。用于疔疮肿毒，乳痈，瘰疬，目赤，咽痛，肺痈，肠痈，湿热黄疸，热淋涩痛。

【用法用量】10 ～ 15 g。内服煎汤。外用鲜品适量，捣敷或煎汤洗患处。

【贮藏】置通风干燥处，防潮，防蛀。

【附注】已发现的伪品如下所示。

（1）滇苦菜 菊科植物滇苦菜 *Picris divaricata* Vaniot. 的全草。在昆明地区作为蒲公英入药。其根细小直立，有分枝，表面土黄色，根头部具白色分叉状钩毛。叶基生或茎生。基生叶倒披针状长椭圆形，散生粗毛。头状花序多数或少数，单生于二叉分枝顶端。

（2）部分地区使用的“土公英”，为菊科多种植物的全草，如舌状花亚科野苦荬属植物 *Ixeris* spp.（福建）、山莴苣属植物 *Lactuca* spp.（江西、广西）、苦荬菜属植物 *Sonchus* spp.（福建），以及管状花亚科植物一点红 *Emilia sonchifolia*（L.）DC（广西）、地胆草 *Elephantopus scaber* L.（广东）等，均非正品蒲公英。应注意鉴别。

墨旱莲

Mohanlian

Ecliptae Herba

本品为常用中药，始载于《新修本草》。

【别名】旱莲草、鳢肠。

【来源】菊科植物鳢肠 *Eclipta prostrate* L. 的干燥地上部分。

【产销】全国大部分地区均产，主产于江苏、浙江、江西、湖北、广东等地。销全国。

【采收加工】花开时采割，晒干。

【炮制】

1. 墨旱莲 除去杂质，抢水洗净，沥干，切段，晒干，筛去灰屑。

2. 墨旱莲炭 取净墨旱莲段，用中火炒至焦褐色，喷淋少许清水，灭尽火星，取出凉透。

【商品特征】

1. 药材 全体被糙毛。茎呈圆柱形，有纵棱，直径 2 ～ 5 mm；表面绿褐色或墨绿色。叶对生，近无柄，叶片皱缩卷曲或破碎，完整者展平后呈长披针形，全缘或具浅齿，墨绿色。头状花序直径 2 ～ 6 mm。瘦果三棱形或扁四棱形，长 2 ～ 3 mm，棕色或淡褐色。气微，味微咸。（图 14–58）

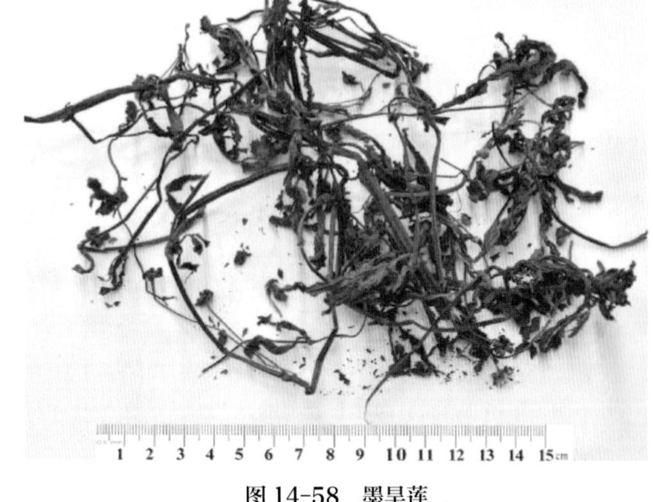

图 14-58 墨旱莲

以色墨绿、叶多者为佳。

2. 饮片

（1）墨旱莲 不规则的段，余同药材性状特征。

（2）墨旱莲炭 形如墨旱莲段，表面焦褐色。

【主要成分】含旱莲苷 A（ecliptasaponin A）、蟛蜞菊内酯（wedelolactone）、烟碱。尚含皂苷类、蛋白质、鞣质、苦味质、甾体类、挥发油及异黄酮苷类。

【鉴别】

1. 叶表面观 非腺毛多为 3 个细胞，长 260 ～ 700 μm，基部细胞稍膨大，中部细胞较长，壁增厚，有明显疣状凸起，顶端细胞急尖而短，近三角形。气孔不定式，副卫细胞 3 ～ 4 个。

2. 化学鉴别

（1）取本品浸水后，搓其茎叶，呈墨绿色。

（2）取 50% 乙醇提取液 1 mL，加 0.2% 茚三酮试剂，沸水浴中加热数分钟，溶液显红紫色。

（3）取乙醚提取液，水浴蒸干，加 1 滴醋酐硫酸溶液即显蓝色，放置后显绿色。

3. 薄层鉴别 供试品色谱中，在与墨旱莲对照药材色谱和旱莲苷 A 对照品色谱相应的位置上，显相同颜色的斑点。

【检查】水分不得过 13.0%。总灰分不得过 14.0%。酸不溶性灰分不得过 3.0%。

【含量测定】高效液相色谱法。按干燥品计，本品含蟛蜞菊内酯（$C_{16}H_{12}O_7$）不得少于 0.040%。

【商品规格】统货。

【性味功能】性寒，味甘、酸。归肾、肝经。滋补肝肾，凉血止血。用于肝肾阴虚，牙齿松动，须发早白，眩晕耳鸣，腰膝酸软，阴虚血热吐血、衄血、尿血、血痢，崩漏下血，外伤出血。

【用法用量】6 ～ 12 g。内服煎汤。外用鲜品适量，捣敷或搽患处。

【贮藏】置通风干燥处。

【附注】伪品：苋科植物喜旱莲子草 *Alternanthera philoxeroides*（Mart.）Griseb. 及莲子草（虾钳菜）*Alternanthera sessilis*（L.）DC. 的全草。其与墨旱莲的主要区别：全株无白色茸毛，置水中水不变黑色，头状花序小，苞片，小苞片膜质，胞果扁平。

薄荷

Bohe

Menthae Haplocalycis Herba

本品为常用中药，始载于《唐本草》。

【别名】薄荷草。

【来源】唇形科植物薄荷 *Mentha haplocalyx* Briq. 的干燥地上部分。

【产销】主产于江苏、河南、浙江、安徽及江西等地，大面积栽培，江苏省为主要产区。销全国。

【采收加工】夏、秋二季茎叶茂盛或花开至三轮时，选晴天分次采割，晒干或阴干。

【炮制】取原药材，除去老茎及杂质，略喷清水，稍润，切短段，及时低温干燥。

【商品特征】

1. 药材　茎呈方柱形，有对生分枝，长 15 ～ 40 cm，直径 0.2 ～ 0.4 cm；表面紫棕色或淡绿色，棱角处具茸毛，节间长 2 ～ 5 cm；质脆，断面白色，髓部中空。叶对生，有短柄；叶片皱缩卷曲，完整者展平后呈宽披针形、长椭圆形或卵形，长 2 ～ 7 cm，宽 1 ～ 3 cm；上表面深绿色，下表面灰绿色，稀被茸毛，有凹点状腺鳞。轮伞花序腋生，花萼钟状，先端 5 齿裂，花冠淡紫色。揉搓后有特殊清凉香气，味辛、凉。（图 14-59）

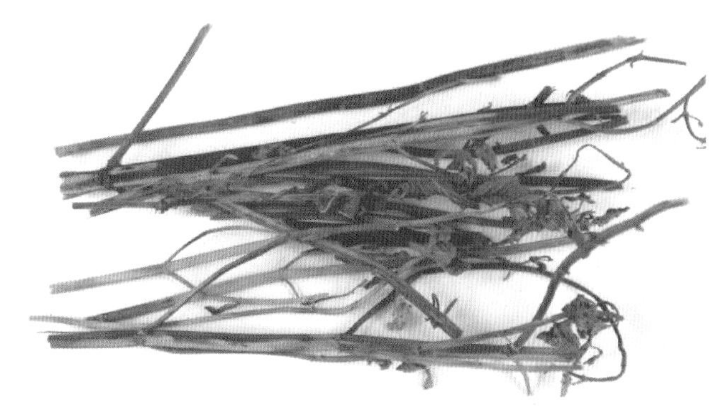

图 14-59　薄荷

以叶多、色深绿、香气浓者为佳。

2. 饮片　呈 5 ～ 8 cm 的短段，余同药材性状特征。（图 14-60）

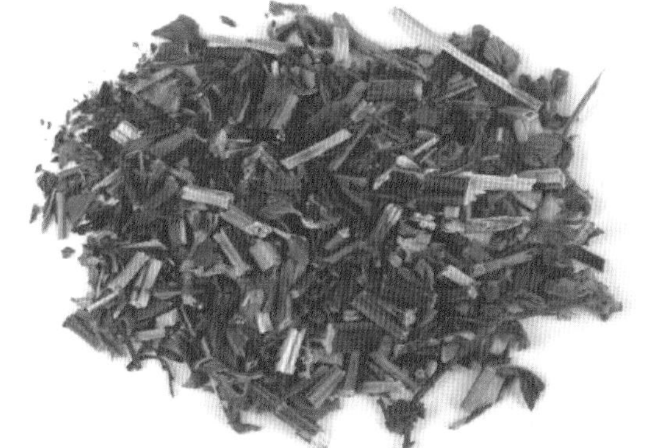

图 14-60　薄荷段

【主要成分】含挥发油，油中主要含薄荷脑、薄荷醇、薄荷酮、乙酸薄荷酯、莰烯、柠檬烯、异薄荷酮、蒎烯、薄荷烯酮。另含迷迭香酸，以及黄酮类、树脂及少量鞣质等。

【鉴别】

1. 叶表面观　腺鳞头部 8 个细胞，直径约至 90 μm，柄单细胞；小腺毛头部和柄部均为单细胞。非腺毛 1 ～ 8 个细胞，常弯曲，壁厚，微具疣状凸起。下表皮气孔多见，直轴式。

2. 叶的粉末　绿色。表皮细胞壁薄，呈波状弯曲。上、下表皮有众多直轴式气孔。腺鳞的头部呈扁球形，由8个分泌细胞排列成辐射状，腺鳞表面有角质层，分泌细胞含浅黄色油质，柄单细胞。小腺毛为单细胞头，单细胞柄。非腺毛由 1 ～ 8 个细胞组成，常弯曲，壁厚，表面有疣状凸起。

3. 化学鉴别 取粉末少许，经微量升华得到油状物，放置片刻，镜下观察有针簇状结晶；加硫酸 2 滴及香草醛结晶少许，初显黄色至橙黄色，再加水 1 滴，即变紫红色。

4. 薄层色谱 供试品色谱中，在与薄荷对照药材色谱和薄荷脑对照品色谱相应的位置上，显相同颜色的荧光斑点。

【检查】叶不得少于 30%。水分：药材不得过 15.0%，饮片不得过 13.0%。总灰分不得过 11.0%。酸不溶性灰分不得过 3.0%。

【含量测定】挥发油：药材不得少于 0.80%（mL/g）；饮片不得少于 0.40%（mL/g）。

气相色谱法。按干燥品计算，含薄荷脑（$C_{10}H_{20}O$），药材不得少于 0.20%，饮片不得少于 0.13%。

【商品规格】一般分为头刀薄荷与二刀薄荷。头刀薄荷枝条肥壮，叶较少，多作为提取挥发油的原料；二刀薄荷枝条较细，叶较密，多供药用。

【性味功能】性凉，味辛。归肺、肝经。疏散风热，清利头目，利咽，透疹，疏肝行气。用于风热感冒，风温初起，头痛，目赤，喉痹，口疮，风疹，麻疹，胸胁胀闷。

【用法用量】3 ～ 6 g。内服煎汤，宜后下；或入丸、散。

【贮藏】置阴凉干燥处。

瞿麦

Qumai

Dianthi Herba

本品为较常用中药，始载于《神农本草经》，列为中品。

【别名】山瞿麦、石竹。

【来源】石竹科植物瞿麦 *Dianthus superbus* L. 或石竹 *Dianthus chinensis* L. 的干燥地上部分。

【产销】主产于河北、四川、湖北、湖南、浙江、江苏等地。销全国。

【采收加工】夏、秋二季花果期采割，除去杂质，干燥。

【炮制】除去杂质，洗净，稍润，切段，干燥。

【商品特征】

1. 药材

（1）瞿麦　茎呈圆柱形，上部有分枝，长 30 ～ 60 cm；表面淡绿色或黄绿色，光滑无毛，节明显，略膨大，断面中空。叶对生，多皱缩，展平叶片呈条形至条状披针形。叶基合生成鞘状。枝端具花及果实，花萼筒状，长 2.7 ～ 3.7 cm；苞片 4 ～ 6，宽卵形，长约为萼筒的 1/4；花瓣棕紫色或棕黄色，卷曲，先端深裂成丝状。蒴果长筒状，与宿萼等长。种子细小，多数。气微，味淡。

（2）石竹　萼筒长 1.4 ～ 1.8 cm，苞片长约为萼筒的 1/2；花瓣先端浅齿裂。

均以色黄绿、穗及叶多、干燥者为佳。（图 14–61）

2. 饮片　呈不规则的段。叶多破碎。余同药材性状特征。（图 14–62）

【主要成分】

1. 瞿麦　含瞿麦皂苷A、B、C、D，大黄素甲醚，大黄素，大黄素-8-*O*-葡萄糖苷，3，4-二羟基苯甲酸甲酯，3-（3′，4′-二羟基苯基）丙酸甲酯，β-谷甾醇。尚含黄酮类化合物、生物碱及多糖等。

2. 石竹　含皂苷。花含挥发油，主要成分有丁香酚、苯乙醇、苯甲酸苄酯、水杨酸甲酯等。

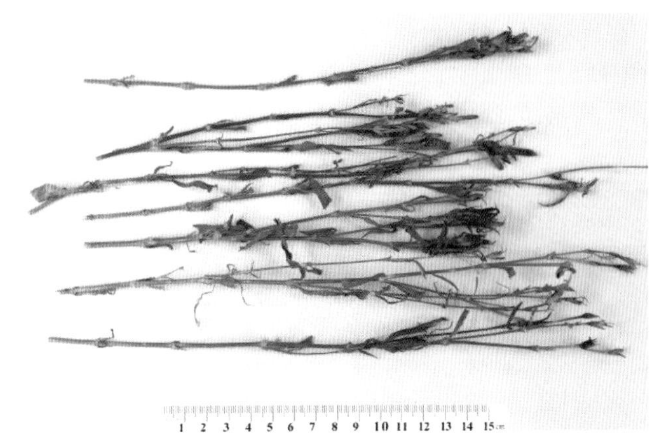

图14-61　瞿麦

【鉴别】

1. 粉末　绿黄色或浅绿棕色。纤维多成束，边缘平直或波状，直径10～25（或10～38）μm；有的纤维束外侧的细胞含有草酸钙簇晶，形成晶纤维。草酸钙簇晶较多，直径7～35 μm，散在或存在于薄壁细胞中。花粉粒类圆球形，直径31～75 μm，具散孔，表面有网状雕纹。

2. 化学鉴别　取粉末0.5 g，加水10 mL，加热10 min，趁热滤过，放冷。取滤液2 mL，置具塞试管中，用力振摇1 min，产生持久性泡沫，10 min内泡沫不消失。

3. 薄层色谱　供试品色谱中，在与瞿麦对照药材色谱或石竹对照药材色谱相应的位置上，显相同颜色的荧光斑点。

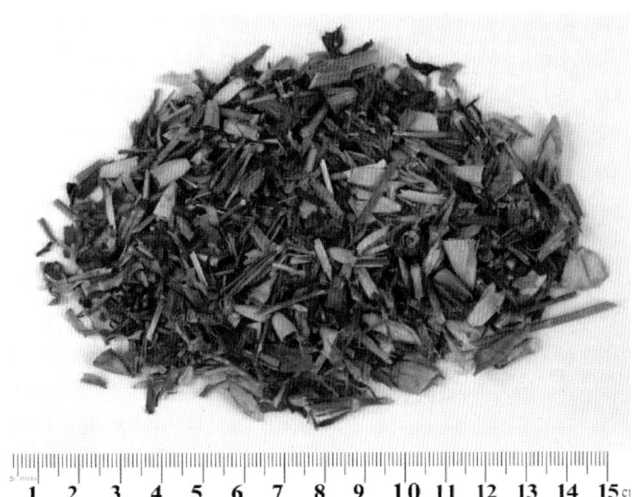

图14-62　瞿麦段

【检查】水分不得过12.0%。总灰分不得过10.0%。

【商品规格】可以按来源分为瞿麦与石竹瞿麦两种规格，均为统货。

【性味功能】性寒，味苦。归心、小肠经。利尿通淋，活血通经。用于热淋，血淋，石淋，小便不通，淋沥涩痛，经闭瘀阻。

【用法用量】9～15 g。内服煎汤。孕妇慎用。

【贮藏】置通风干燥处。

第十五章　菌、藻、树脂类

银耳

Yiner

Tremella

本品为少常用中药，始载于《神农本草经》，列为中品。

【别名】白木耳、白银耳。

【来源】银耳科真菌银耳 *Tremella fuciformis* Berk. 的干燥子实体。

【产销】主产于四川、贵州、福建、江苏、浙江、湖北、陕西等地。多为人工培植品，销全国并出口。

【采收加工】4—9 月间采收。在早晚或阴雨天，用竹刀将银耳刮下，淘净，捡去杂质，晒干或烘干。

【商品特征】

1. 鲜品　子实体纯白色，胶质，半透明，宽 5 ～ 10 cm，由多数宽而薄的瓣片组成，新鲜时软，干后收缩。表面光滑，有光泽，基蒂黄褐色。

2. 药材　子实体由多数瓣片组成，瓣片薄而多皱褶，扁球形或不规则形，直径 3 ～ 15 cm，黄白色或淡黄棕色。质硬而脆，半透明。气微，味甘、淡。水浸泡后膨胀，瓣片肉质而厚，透明，光滑柔软，具黏性。（图 15-1）

以色黄白、光亮、朵大、体轻、膨胀性强者为佳。

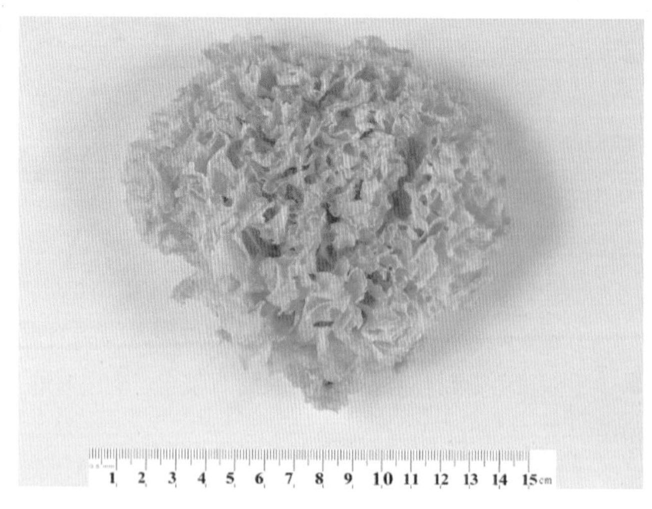

图 15-1　银耳

【主要成分】含蛋白质、银耳多糖、维生素、无机盐等。

【商品规格】统货。

【性味功能】性平，味甘。归肺、胃、肾经。滋阴润肺，养胃生津。用于虚劳咳嗽，痰中带血，体虚，肺痿，大便秘结。

【用法用量】3 ～ 6 g。煎服或用冰糖炖服。

【贮藏】置阴凉干燥处，防霉，防蛀。

木耳

Muer

Auriculariae Auriculae Fructificatio

本品为少常用中药，始载于《神农本草经》。

【别名】黑木耳、耳子。

【来源】木耳科真菌木耳 *Auricularia auricula*（L. ex Hook）Underw. 的干燥子实体。

【产销】主产于广西、云南、四川、湖北、广东等地。销全国并出口。

【采收加工】夏、秋二季采集，除去杂质，晒干或烘干。

【炮制】除去杂质，干燥。

【商品特征】呈不规则块片状，多卷缩，表面平滑，黑褐色或紫褐色。质脆，易碎。用水浸泡则膨胀，棕褐色，柔润而微透明，表面有黏液，润滑。气微，味淡。（图 15–2）

以朵大、完整、肉厚、无杂质者为佳。

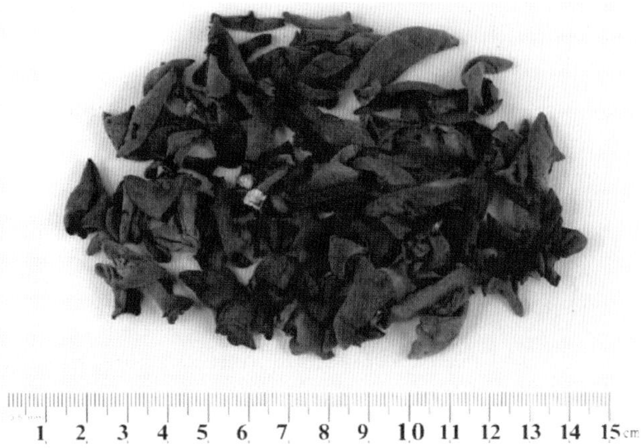

【主要成分】含蛋白质，氨基酸，木耳多糖，卵磷脂，胡萝卜素，维生素 A、维生素 B_1、维生素 B_2，以及锌、铁、钙、锰等无机元素。

图 15–2　木耳

【商品规格】统货。

【性味功能】性平，味甘。归肺、脾、大肠、肝经。补气养血，润肺，止血。用于气虚血亏，肺虚久咳，咯血，吐血，衄血，高血压，便秘。

【用法用量】9 ～ 30 g。煮食、炒食或研末服。

【贮藏】置阴凉干燥处，防潮。

血耳

Xueer

Tremellae Sporocarp

【别名】血木耳。

【来源】银耳科真菌血耳 *Tremella sanguinea* Peng 的干燥子实体。

【产销】主产于湖北襄阳、郧阳及神农架林区，已有人工栽培。销全国。

【采收加工】夏、秋二季采收，除去杂质，晒干或烘干。

【商品特征】集成半球状或裂成块片状，形似银耳；表面暗紫褐色至黑色，略具光泽，有粉状色素层。厚约 0.5 mm。水浸泡后呈棕褐色至黑色半透明状，水液呈棕色。气微，味甘、淡。（图 15–3）

以朵大、完整、色暗褐者为佳。

【主要成分】含甾体类、生物碱、木脂素、脂肪酸、酚酸等。如酒酵母甾醇、2-吡咯酮、烟酰胺、亚油酸、3-苯基乳酸、(9Z, 12Z, 15Z)-2, 3-二羟丙基十八碳三烯酸酯等。

【性味功能】性温，味甘。益气活血，养阴生津。用于妇女崩漏下血。

【用法用量】3～9 g。内服煎汤。

【贮藏】置阴凉干燥处，防潮。

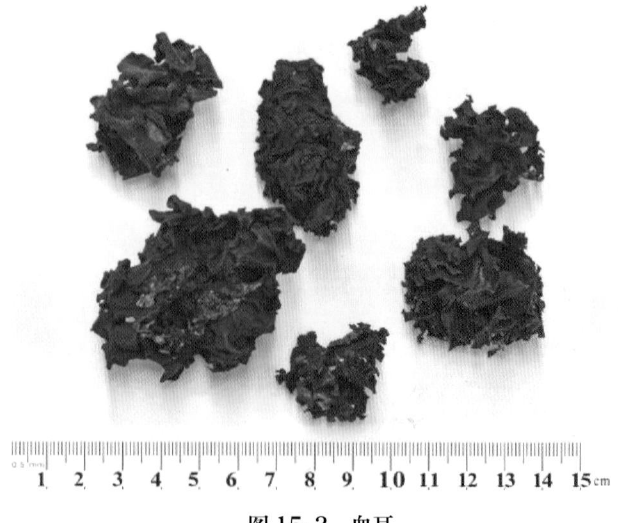

图 15-3　血耳

冬虫夏草

Dongchongxiacao

Cordyceps

本品为较常用的名贵中药，始载于《本草从新》。

【别名】虫草、冬虫草。

【来源】麦角菌科真菌冬虫夏草菌 *Cordyceps sinensis*（BerK.）Sacc. 寄生在蝙蝠蛾科昆虫幼虫上的子座和幼虫尸体的干燥复合体。

【产销】主产于四川、云南、青海、甘肃、贵州、西藏等地。销全国并出口。

【采收加工】夏初子座出土、孢子未发散时挖取。晒至六七成干，除去似纤维状的附着物及杂质，晒干或低温干燥。

【炮制】除去杂质，筛去灰屑。

【商品特征】

1. 药材　由虫体与从虫头部长出的真菌子座相连而成。虫体似蚕，长 3～5 cm，直径 0.3～0.8 cm；表面深黄色至黄棕色，有环纹 20～30 个，近头部的环纹较细；头部红棕色；足 8 对，中部 4 对较明显；质脆，易折断，断面略平坦，淡黄白色；有的可见一条深色线纹（肠管残迹），略呈 V 形。子座细长圆柱形，长 4～7 cm，直径约 0.3 cm；表面深棕色至棕褐色，有细纵皱纹，上部稍膨大；质柔韧，断面类白色。气微腥，味微苦。（图 15-4）

以完整、虫体肥壮、色黄、子座短者为佳。

本品特征可概括如下。

夏似草来冬为虫，虫体蚕形色黄棕。

子座细长圆柱形，微腥微苦补肺肾。

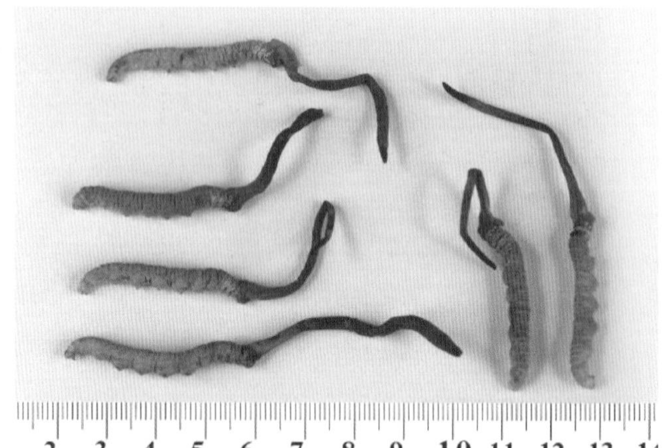

图 15-4　冬虫夏草

2. 饮片 同药材。

【主要成分】含脂肪、粗蛋白、粗纤维、氨基酸、虫草多糖等。如谷氨酸、组氨酸、腺苷（adenosine）、虫草酸（cordycepic acid）、虫草素（cordycepin）、D- 甘露醇等。

【鉴别】

1. 横切面

（1）子座头部横切面 子囊壳卵形至椭圆形，其下半部陷入子座内，先端突出于子座之外；每一个子囊壳内有多数线形的子囊，子囊内有多数具有横隔膜的子囊孢子；子座中央充满菌丝，间有裂隙；具不育顶端。

（2）虫体横切面 不规则形，虫体驱壳上着生锐刺毛和长茸毛，有的呈分枝状。躯壳内为大量菌丝。

2. 化学鉴别 取本品粉末适量，用乙醚除杂后，加氯仿提取，趁热滤过，滤液挥去氯仿。残渣滴加冰醋酸 2 滴，再加醋酸酐 2 滴，最后加浓硫酸 1 ～ 2 滴，显棕黄色→红紫色→污绿色。

【含量测定】高效液相色谱法。本品含腺苷（$C_{10}H_{13}N_5O_4$）不得少于 0.010%。

【商品规格】一般可分为选货与统货两种规格，选货可分为六个等级。

1. 选货

（1）一等 每 1 kg 1500 条及以内，无断草、瘪草、黑草、穿条，无杂质、虫蛀、霉变。

（2）二等 每 1 kg 1501 ～ 2000 条，余同一等。

（3）三等 每 1 kg 2001 ～ 2500 条，余同一等。

（4）四等 每 1 kg 2501 ～ 3000 条，余同一等。

（5）五等 每 1 kg 3001 ～ 3500 条，余同一等。

（6）六等 每 1 kg 3501 ～ 4000 条，余同一等。

2. 统货 不限制条数。无断草、黑草、穿条，无杂质、虫蛀、霉变。

【性味功能】性平，味甘。归肺、肾经。补肾益肺，止血化痰。用于肾虚精亏，阳痿遗精，腰膝酸痛，久咳虚喘，劳嗽咯血。

【用法用量】3 ～ 9 g。内服煎汤，或入丸、散。谨遵医嘱，不宜过量或久服。

【贮藏】置阴凉干燥处，防蛀。

【附注】常见的伪品如下所示。

1. 凉山虫草 麦角菌科植物凉山虫草 *Cordyceps liangshanensis* Zang，Liu et Hu 的虫体与子座。虫体似蚕，表面被棕褐色菌膜，除去菌膜显暗红棕色，断面类白色，周边红棕色。子座线形，纤细而长，表面黄棕色或黄褐色。子实体头部无不孕顶端。

2. 霍克斯虫草（又称亚香棒虫草） 麦角菌科植物亚香棒虫草 *Cordyceps hawkesii* Gray 的虫体与子座。虫体似蚕，表面有类白色的菌膜，除去菌膜显褐色，可见黑色点状气门。子座单生或有分枝，黑色，有纵皱纹或棱。子实体头部无不孕顶端。气微香，味淡。

3. 地蚕 唇形科植物地蚕 *Stachys geobombycis* C. Y. Wu 的干燥块茎。块茎呈梭形，略弯曲，3 ～ 15 个环节，节上有点状芽痕和须根痕。外表淡黄色。气微，味甜，有黏性。

4. 模压虫草 用面粉、玉米粉、石膏粉等经加工模压而成。“虫体”光滑，呈黄白色，环纹明显。质重。折断面类白色，滴加少量碘液显蓝色。

竹黄

Zhuhuang

Shiraiae Stroma

本品为少常用中药，以竹膏之名，始载于《本草纲目》。

【别名】淡竹黄。

【来源】肉座菌科真菌竹黄 *Shiraia bambusicola* P. Henn. 的干燥子座。

【产销】主产于江苏、浙江、安徽、四川等地。销全国。

【采收加工】全年可采，晒干。

【炮制】取原药材，除去杂质。

【商品特征】呈不规则瘤状，椭圆形或纺锤形。背部隆起，有不规则横沟，基部凹陷，常残留有竹的小枝竿。表面粉红色，有细密纹理和灰色小斑点。质疏松，易折断。横断面略呈扇形，外层粉红色，内层及基部色浅。气特异，味淡。（图 15-5）

以个大、色粉红者为佳。

【主要成分】含竹红菌素（hypocrellin）A、B、C，麦角甾醇，蛋白酶，淀粉酶，D-甘露醇（D-mannitol），以及丙氨酸、谷氨酸、γ-氨基丁酸等多种氨基酸。

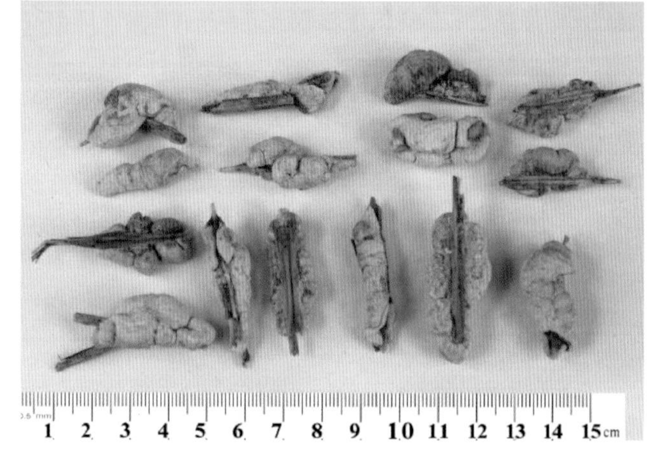

图 15-5 竹黄

【鉴别】

1. 粉末 粉红色。水装片可见菌丝多数黏结成团，横壁可见，分枝少，菌丝含细小油滴，遇苏丹Ⅲ试液显橙红色。子囊孢子和分生孢子众多。

2. 化学鉴别

（1）本品遇碱变为翠绿色，滴加三氯化铁试液显紫红色。

（2）子座切面在紫外灯下观察，红色菌丝显亮红色荧光，如滴加稀碱液，即转为翠绿色，荧光消失。

【商品规格】统货。

【性味功能】性平，味淡、辛。归心、肝经。祛风除湿，活血舒经，止痛。用于风湿痹痛，四肢麻木，跌打损伤，小儿百日咳，白带过多。

【用法用量】6 ～ 15 g。内服煎汤。外用适量，酒浸敷。

【贮藏】置阴凉干燥处，防霉，防蛀。

灵芝

Lingzhi

Ganoderma

本品为较常用中药，始载于《神农本草经》，列为上品。

【别名】赤芝、红芝、紫芝、灵芝草。

【来源】多孔菌科真菌赤芝 *Ganoderma lucidum*（Leyss. ex Fr.）Karst. 或紫芝 *Ganoderma sinense* Zhao，Xu et Zhang 的干燥子实体。

【产销】赤芝产于华东、西南及山西、河北、江西、广西等地。紫芝产于江西、湖南、浙江、广西等地。两者现均有人工栽培，但野生及栽培的紫芝均较赤芝少。销全国。

【采收加工】全年采收，除去泥沙及杂质，阴干或烘干。

【炮制】除去杂质，剪除附有朽木、泥沙或培养基质的下端菌柄，阴干或者在 40 ～ 50 ℃烘干。

【商品特征】

1. 赤芝 外形呈伞状，菌盖呈肾形、半圆形或近圆形，直径 10 ～ 18 cm，厚 1 ～ 2 cm。皮壳坚硬，黄褐色至红褐色，有光泽，具环状棱纹和辐射状皱纹，边缘薄而平截，常稍内卷。菌肉白色至淡棕色。菌柄呈圆柱形，侧生，少偏生，长 7 ～ 15 cm，直径 1 ～ 3.5 cm，红褐色至紫褐色，光亮。孢子细小，黄褐色。气微香，味苦涩。（图 15-6、图 15-7）

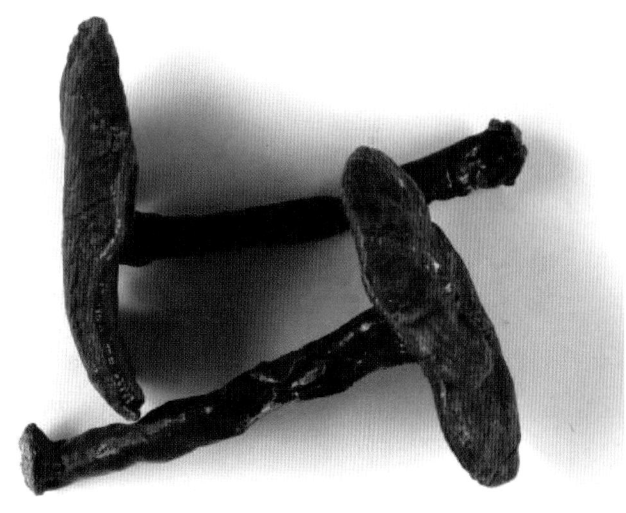

图 15-6 灵芝

2. 紫芝 皮壳紫黑色，有漆样光泽。菌肉锈褐色。菌柄长 17 ～ 23 cm。

3. 栽培品 子实体较粗壮、肥厚，直径 12 ～ 22 cm，厚 1.5 ～ 4 cm。皮壳外常被有大量粉尘样的黄褐色孢子。

【主要成分】

1. 赤芝 含麦角甾醇（ergosterol）、真菌溶菌酶和酸性蛋白酶、齐墩果酸，以及生物碱（甜菜碱、γ- 三甲氨基丁酸）等。其水提取液中含有水溶性蛋白酶、氨基酸、多肽及多糖类。尚含灵芝酸（ganoderic acid）、赤芝酸（lucidenic acid）等多种苦味物质。

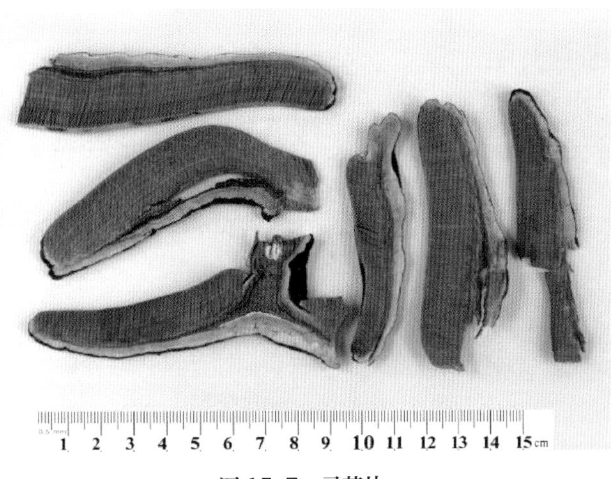

图 15-7 灵芝片

2. 紫芝 含麦角甾醇、海藻糖、氨基葡萄糖、甘露醇，以及有机酸（顺蓖麻酸、延胡索酸等）、树脂、生物碱等。

【鉴别】

1. 粉末 浅棕色、棕褐色至紫褐色。菌丝散在或者黏结成团，无色或淡棕色，细长，稍弯曲，有分枝，直径 2.5 ～ 6.5 μm。孢子褐色，卵形，顶端平截，外壁无色，内壁有疣状凸起，长 8 ～ 12 μm，宽 5 ～ 8 μm。

2. 薄层色谱

（1）供试品色谱中，在与灵芝对照药材色谱相应的位置上，显相同颜色的荧光斑点。

（2）供试品色谱中，在与半乳糖对照品、葡萄糖对照品、甘露糖对照品和木糖对照品色谱相应的位置上，显相同颜色的荧光斑点。其中最强荧光斑点为葡萄糖，甘露糖和半乳糖荧光斑点强度相近，位于葡萄糖斑点上、下两侧，木糖斑点在甘露糖上，荧光斑点强度最弱。

【检查】水分不得过 17.0%。总灰分不得过 3.2%。

【浸出物】热浸法。水溶性浸出物不得少于 3.0%。

【含量测定】紫外 – 可见分光光度法。按干燥品计，本品含灵芝多糖以无水葡萄糖（$C_6H_{12}O_6$）计，不得少于 0.90%；含三萜及甾醇以齐墩果酸（$C_{30}H_{48}O_3$）计，不得少于 0.50%。

【商品规格】统货。

【性味功能】性平，味甘。归心、肺、肝、肾经。补气安神，止咳平喘。用于心神不宁，失眠心悸，肺虚咳喘，虚劳短气，不思饮食。

【用法用量】6 ～ 12 g。内服煎汤，或研末吞服，或浸酒。

【贮藏】置干燥处，防霉，防蛀。

【附注】常见伪品如下所示。

1. 树舌 多孔菌科植物树舌 *Ganoderma applanatum*（Pers. ex Wallr）Pat. 的干燥子实体。呈半圆形、近扇形或不规则形，无柄。菌盖木质，表面灰棕色或灰褐色，无漆样光泽；厚达 10 cm，有同心环沟和环带；菌肉浅栗色，有时近皮壳处白色。气微，味淡。

2. 层叠树舌 多孔菌科植物层叠树舌 *Ganoderma lobatum*（Schw.）Atk 的干燥子实体。子实体无柄或有短柄。菌盖扁或下凹，灰色或浅褐色，有同心环层，菌肉浅栗色。

3. 树芝 多孔菌科植物薄树芝 *Ganoderma capensa*（Lloyd）Teng 的子实体，亦供药用，但疗效较缓。菌盖表面无轮纹，菌肉有明显的轮纹，子实体无柄或有短柄。

茯苓
Fuling
Poria

本品为常用中药，始载于《神农本草经》，列为上品。

【别名】松茯苓、茯兔、松腴、云苓。

【来源】多孔菌科真菌茯苓 *Poria cocos*（Schw.）Wolf 的干燥菌核。

【产销】野生品主产于云南丽江地区，家种茯苓主产于湖北罗田、英山、麻城，安徽金寨、霍山、岳西，河南商城。其中安徽所产称为“安苓”；云南所产为“云苓”。此外，广东、广西、福建、四川、湖南、浙江亦产。销全国并出口。

【采收加工】多于 7—9 月采挖，挖出后除去泥沙，堆置“发汗”后，摊开晾至表面干燥，再“发汗”，反复数次至现皱纹、内部水分大部分散失，阴干，称为“茯苓个”；或将鲜茯苓按不同部位切制，阴干，分别称为“茯苓块”和“茯苓片”。

【炮制】取茯苓个，浸泡，洗净，润后稍蒸，及时削去外皮，切制成块或切厚片，晒干。

【商品特征】

1. 药材

（1）茯苓个　呈类球形、椭圆形、扁圆形或不规则团块，大小不一。外皮薄而粗糙，棕褐色至黑褐色，有明显的皱缩纹理。体重，质坚实，断面颗粒性，有的具裂隙，外层淡棕色，内部白色，少数淡红色，有的中间抱有松根。气微，味淡，嚼之黏牙。（图 15–8）

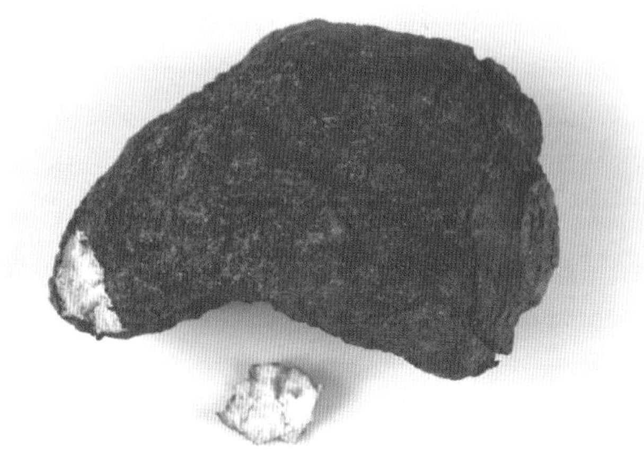

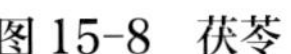

图 15–8　茯苓

（2）茯苓块　去皮后切制的茯苓，呈立方块状或方块状厚片。白色、淡红色或淡棕色。（图 15–9）

（3）茯苓片　去皮后切制的茯苓，呈不规则厚片。白色、淡红色或淡棕色。

以坚实、外皮黑褐色、有光泽、无裂隙、断面白色、细腻、黏牙力强者为佳。

本品特征可概括如下。

茯苓个呈类球形，外皮棕褐至黑褐。

断面颗粒有裂隙，气微味淡嚼黏牙。

2. 饮片　同药材中的茯苓块或茯苓片。

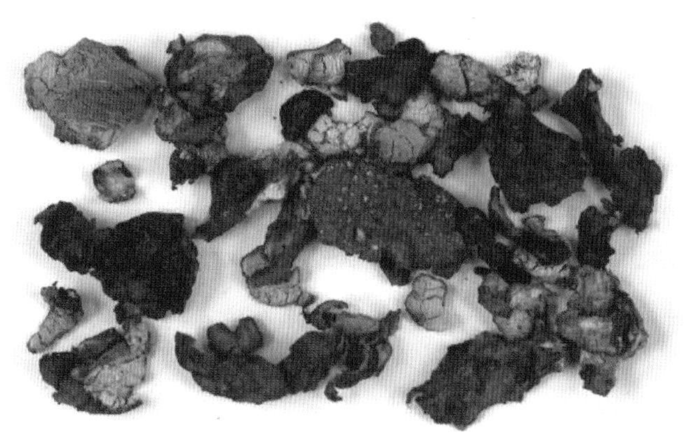

图 15–9　茯苓块

【主要成分】三萜类：茯苓酸（pachymic acid），茯苓酸甲酯（pachymic acid methyl ester），多孔菌酸 C 甲酯（polyperic acid C methyl ester），齿孔酸（eburicoic acid），去氢齿孔酸（dehydroeburicoic acid）。

多糖：β– 茯苓聚糖（β–pachyman），为具有 β–（1→6）吡喃葡萄糖支链的 β–（1→3）葡萄糖聚糖，含量可高达 75%；茯苓次聚糖（pachymaran），具有抗肿瘤活性。

其他：尚含麦角甾醇（ergosterol），辛酸（caprylic aid），十一烷酸（undecanoic acid），月桂酸（lauric acid），棕榈酸（palmitic acid）以及无机元素。

【鉴别】

1. 粉末　灰白色。不规则颗粒状团块和分枝状团块无色，遇水合氯醛液渐溶化。菌丝无色或淡棕色，细长，稍弯曲，有分枝，直径 3 ～ 8 μm，少数至 16 μm。

2. 化学鉴别

（1）取本品粉末少量，加碘化钾试液 1 滴，显深红色；粉末加 α– 萘酚及浓硫酸，显橙红色至淡红色。

（2）取本品粉末 0.5 g，加丙酮 10 mL，水浴温浸 10 min，滤过。滤液蒸干，残渣加冰醋酸 1 mL 使溶解，再加硫酸 1 滴，显淡红色，后变淡褐色。

3. 薄层色谱 供试品色谱中，在与茯苓对照药材色谱相应的位置上，显相同颜色的主斑点。

【检查】水分不得过 18.0%。总灰分不得过 2.0%。

【浸出物】热浸法。稀乙醇浸出物不得少于 2.5%。

【商品规格】

1. 个苓

一等　干货。呈不规则圆球形或块状。表面黑褐色或棕褐色。体坚实、皮细。断面白色。味淡。大小圆扁不分。无杂质、霉变。

二等　干货。呈不规则圆球形或块状。表面黑褐色或棕色。体轻泡、皮粗、质松。断面白色至黄赤色。味淡。间有沙皮、水锈、破伤。无杂质、霉变。

2. 白苓片

一等　干货。茯苓去净外皮，切成薄片。白色或灰白色。质细。毛边（不修边）。厚度为每厘米 7 片，片面长宽不得小于 3 cm。无杂质、霉变。

二等　干货。厚度为每厘米 5 片。余同一等。

3. 白苓块 统货。干货。茯苓去净外皮切成扁平方块。白色或灰白色。厚度为 0.4 ～ 0.6 cm，长度为 4 ～ 5 cm，边缘苓块可不呈方形。间有 1.5 cm 以上的碎块。无杂质、霉变。

4. 赤苓块 统货。干货。茯苓去净外皮切成扁平方块。赤黄色。厚度为 0.4 ～ 0.6 cm，长度为 4 ～ 5 cm，边缘苓块可不呈方形。间有 1.5 cm 以上的碎块。无杂质、霉变。

5. 茯神块 统货。干货。茯苓去净外皮切成扁平方块。色泽不分，每块含有松木心。厚度为 0.4 ～ 0.6 cm，长宽为 4 ～ 5 cm。木心直径不超过 1.5 cm。边缘苓块可不呈方形。间有 1.5 cm 以上的碎块，无杂质、霉变。

6. 骰方 统货。干货。茯苓去净外皮切成立方形块。白色。质坚实。长、宽、厚在 1 cm 以内，均匀整齐。间有不规则的碎块，但不超过 10%。无粉末、杂质、霉变。

7. 白碎苓 统货。干货。加工茯苓时的白色或灰白色的大小碎块或碎屑，均属此等。无粉末、杂质、虫蛀、霉变。

8. 赤碎苓 统货。干货。加工茯苓时的赤黄色大小碎块或碎屑，均属此等。无粉末、杂质、虫蛀、霉变。

【性味功能】性平，味甘、淡。归心、肺、脾、肾经。利水渗湿，健脾，宁心。用于水肿尿少，痰饮眩悸，脾虚食少，便溏泄泻，心神不安，惊悸失眠。

【用法用量】10 ～ 15 g。内服煎汤，或入丸、散。宁心安神用朱砂拌。阴虚而无湿热、虚寒滑精、气虚下陷者慎服。

【贮藏】置干燥处，防潮。

【附注】伪品：茯神与茯苓片中曾发现有用茯苓粉末加黏合剂包埋松木块伪充茯苓者。有的用淀粉加工伪制茯苓片，其切面白色，细腻，无颗粒感，遇稀碘液变蓝色。

附：茯苓皮

茯苓皮

Fulingpi

Poriae Cutis

【来源】多孔菌科真菌茯苓 *Poria cocos*（Schw.）Wolf 菌核的干燥外皮。

【采收加工】多于7—9月采挖，加工“茯苓片”“茯苓块”时，收集削下的外皮，阴干。

【商品特征】呈长条形或不规则块片，大小不一。外表面棕褐色至黑褐色，有疣状凸起，内面淡棕色并常带有白色或淡红色的皮下部分。质较松软，略具弹性。气微、味淡，嚼之黏牙。

【鉴别】

1. 粉末　棕褐色。菌丝淡棕色，细长，直径 3 ～ 8 μm，密集交结成团。

2. 薄层色谱　供试品色谱中，在与茯苓对照药材色谱相应的位置上，显相同颜色的主斑点。

【检查】水分不得过 15.0%。总灰分不得过 5.5%。酸不溶性灰分不得过 4.0%。

【浸出物】热浸法。稀乙醇浸出物不得少于 6.0%。

【性味功能】性平，味甘、淡。归肺、脾、肾经。利水消肿。用于水肿，小便不利。

【用法用量】15 ～ 30 g。

【贮藏】置干燥处，防潮。

猪苓

Zhuling

Polyporus

本品为常用中药，始载于《神农本草经》，列为中品。

【别名】猪屎苓。

【来源】多孔菌科真菌猪苓 *Polyporus umbellatus*（Pers.）Fries 的干燥菌核。

【产销】主产于陕西、河南、河北、云南、山西等地。陕西产量大，质量佳。销全国并出口。

【采收加工】春、秋二季采挖，除去泥沙，干燥。

【炮制】除去杂质，浸泡，洗净，润透，切厚片，干燥。

【商品特征】

1. 药材　呈条形、类圆形或扁块状，有的有分枝，长 5 ～ 25 cm，直径 2 ～ 6 cm。表面黑色、灰黑色或棕黑色，皱缩或有瘤状凸起。体轻，质硬，断面类白色或黄白色，略呈颗粒状。气微，味淡。（图 15–10）

以个大、皮黑、光亮、质致密、断面细腻类白色者为佳。

2. 饮片　呈类圆形或不规则的厚片。外表皮黑色或棕黑色，皱缩。切面类白色或黄白色，略呈颗粒状。气微，味淡。（图 15–11）

【主要成分】含糖类、酸类、生物素、粗蛋白等。如猪苓葡聚糖Ⅰ、麦角甾醇（ergosterol）、苹果酸、维生素 H、粗纤维等。

【鉴别】

1. 横切面 全体由菌丝紧密交织而成。外层厚 27 ～ 54 μm，菌丝棕色，不易分离；内部菌丝无色，弯曲，直径 2 ～ 10 μm，有的可见横隔，有分枝或呈结节状膨大。菌丝间有众多草酸钙方晶，大多呈正方八面体形、规则的双锥八面体形或不规则多面体，直径为 3 ～ 60 μm，有时数个结晶集合。

2. 化学鉴别 取本品粉末 1 g，加入稀盐酸 10 mL，水浴煮沸 15 min，搅拌，使其呈黏胶状。另取少量粉末，加氢氧化钠适量，搅拌，为悬浮状，不呈黏胶状（与茯苓有别）。

3. 薄层色谱 供试品色谱中，在与麦角甾醇对照品色谱相应的位置上，显相同颜色的斑点。

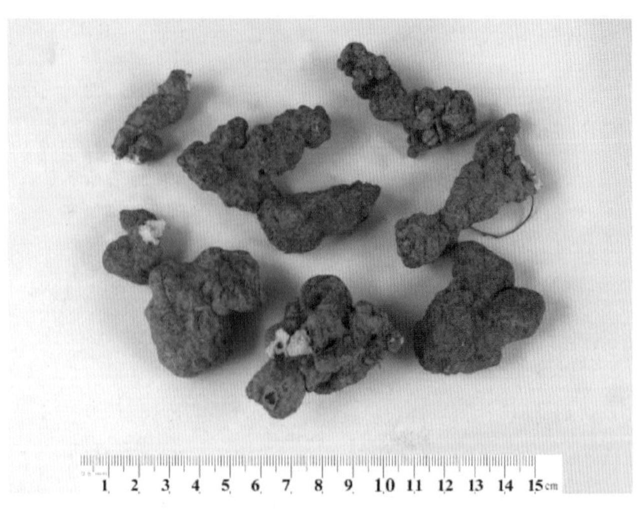

图 15-10 猪苓

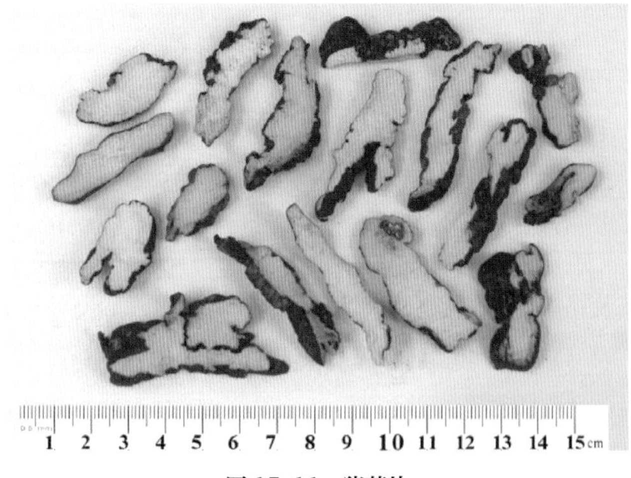

图 15-11 猪苓片

【检查】水分：药材不得过 14.0%，饮片不得过 13.0%。

总灰分：药材不得过 12.0%，饮片不得过 10.0%。

酸不溶性灰分不得过 5.0%。

【含量测定】高效液相色谱法。按干燥品计，本品含麦角甾醇（$C_{28}H_{44}O$），药材不得少于 0.070%，饮片不得少于 0.050%。

【商品规格】统货。

【性味功能】性平，味甘、淡。归肾、膀胱经。利水渗湿。用于小便不利，水肿，泄泻，淋浊，带下。

【用法用量】6 ～ 12 g。内服煎汤，或入丸、散。无水湿者禁用，以免伤阴。

【贮藏】置通风干燥处。

海藻

Haizao

Sargassum

本品为常用中药，始载于《神农本草经》，列为中品。

【别名】海蒿子、羊栖菜。

【来源】马尾藻科植物海蒿子 *Sargassum pallidum*（Turn.）C. Ag. 或羊栖菜 *Sargassum fusiforme*（Harv.）

Setch. 的干燥藻体。前者习称 “大叶海藻”，后者习称“小叶海藻” 。

【产销】大叶海藻主产于山东、辽宁等地，销北方诸省。小叶海藻主产于浙江、福建、广东、广西、海南等地，销全国。

【采收加工】夏、秋二季采捞，除去杂质，洗净，晒干。

【炮制】除去杂质，洗净，稍晾，切段，干燥。

【商品特征】

1. 药材

（1）大叶海藻　皱缩卷曲，黑褐色，有的被白霜，长 30 ～ 60 cm。主干呈圆柱状，具圆锥形凸起，主枝自主干两侧生出，侧枝自主枝叶腋生出，具短小的刺状凸起。初生叶披针形或倒卵形，长 5 ～ 7 cm，宽约 1 cm，全缘或具粗锯齿；次生叶条形或披针形，叶腋间有着生条状叶的小枝。气囊黑褐色，球形或卵圆形，有的有柄，顶端钝圆；有的具细短尖。质脆，潮润时柔软；水浸后膨胀，肉质，黏滑。气腥，味微咸。

（2）小叶海藻　较小，长 15 ～ 40 cm。分枝互生，无刺状凸起。叶条形或细匙形，先端稍膨大，中空。气囊腋生，纺锤形或球形，囊柄较长。质较硬。

均以色黑褐、盐霜少、枝嫩、无沙石者为佳。

2. 饮片　不规则的段，卷曲状。余同药材性状特征。（图 15-12）

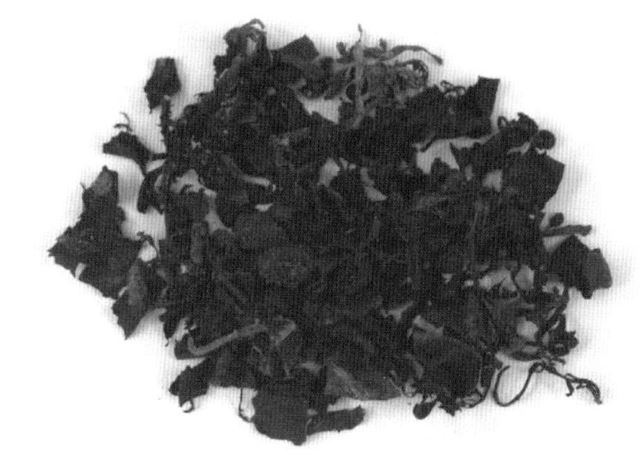

图 15-12　海藻

【主要成分】含藻胶酸、粗蛋白、甘露醇、钾、碘及海藻多糖等。大叶海藻含磷脂酰乙醇胺、维生素 C 和多肽等。小叶海藻含 ATP- 硫酸化酶等。

【鉴别】取本品 1 g，剪碎，加水 20 mL，冷浸数小时，滤过，滤液浓缩至 3 ～ 5 mL，加三氯化铁试液 3 滴，生成棕色沉淀。

【检查】水分不得过 19.0%。

重金属及有害元素：铅不得过 5 mg/kg，镉不得过 4 mg/kg，汞不得过 0.1 mg/kg，铜不得过 20 mg/kg。

【浸出物】热浸法。乙醇浸出物不得少于 6.5%。

【含量测定】紫外 - 可见分光光度法。按干燥品计，本品含海藻多糖以岩藻糖（$C_6H_{12}O_5$）计，不得少于 1.70%。

【商品规格】统货。

【性味功能】性寒，味苦、咸。归肝、胃、肾经。消痰软坚散结，利水消肿。用于瘿瘤、瘰疬，睾丸肿痛，痰饮水肿。

【用法用量】6 ～ 12 g。内服煎汤，或入丸、散。不宜与甘草同用。

【贮藏】置干燥处。

【附注】常见伪品如下所示。

（1）瓦氏马尾藻 *Sargassum vachellianum* Grev. 的干燥藻体。本品长达 90 cm。固着器呈圆盘状。枝纤细，无刺，无钩；叶长披针形，具疏齿，气囊球形。气腥，味咸。

（2）鼠尾藻 *Sargassum thunbergii*（Mert）O. Kuntze 的干燥藻体。本品黑褐色，卷曲。固着器呈扁平圆盘状，边缘常有裂缝。主枝长 50 ～ 70 cm，直径约 0.3 cm，有纵沟纹，生有多数短分枝。叶鳞片状或丝状，气囊很小，纺锤形。

（3）海黍子 *Sargassum kjellmanianum* Yendo 的干燥藻体。本品黑褐色，卷曲，表面被有白霜。固着器呈盘状。枝呈圆柱状，有纵沟纹。叶披针形或楔形。气囊球形或梨形。

以上几种植物的藻体习称“野海藻”，在有些地区混充海藻用。

昆布

Kunbu

Laminariae Thallus Eckloniae Thallus

本品为常用中药，始载于《神农本草经》，列为中品。

【别名】海带。

【来源】海带科植物海带 *Laminaria japonica* Aresch. 或翅藻科植物昆布 *Ecklonia kurome* Okam. 的干燥叶状体。

【产销】海带产于沿海各省，昆布主产于福建、浙江。销全国。

【采收加工】夏、秋二季采捞，晒干。

【炮制】除去杂质，漂净，稍晾，切宽丝，晒干。

【商品特征】

1. 药材

（1）海带　卷曲折叠成团状，或缠结成把。全体呈黑褐色或绿褐色，表面附有白霜。用水浸软则膨胀成扁平长带状，长 50 ～ 150 cm，宽 10 ～ 40 cm，中部较厚，边缘较薄而呈波状。类革质，残存柄部扁圆柱状。气腥，味咸。

（2）昆布　卷曲皱缩成不规则团状。全体呈黑色，较薄，有的有白霜。用水浸软则膨胀成扁平的叶状，长宽为 16 ～ 26 cm，厚约 1.6 mm；两侧呈羽状深裂，裂片呈长舌状，边缘有小齿或全缘。质柔滑。

2. 饮片　呈宽丝状，黑褐色或绿褐色。用水浸泡膨胀，中部较厚，边缘较薄，全缘或有浅齿。类革质，质柔滑。气腥，味咸。（图 15-13）

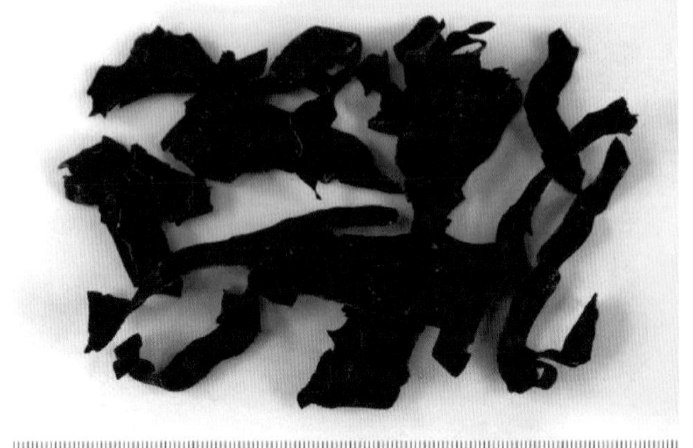

图 15-13　昆布

【主要成分】海带含多糖类、脂肪、蛋白质、粗纤维，并含多种维生素、氨基酸及微量元素。多糖类化合物有藻胶酸、海带聚糖、半乳聚糖等。昆布含藻胶酸、粗蛋白、甘露醇、多糖类及碘、钾等。

【鉴别】

1. 物理鉴别 本品体厚，以水浸泡即膨胀，表面黏滑，附着透明黏液质。手捻不分层者为海带，分层者为昆布。

2. 化学鉴别 取本品约 10 g，剪碎，加水 200 mL，浸泡数小时，滤过，滤液浓缩至约 100 mL。取浓缩液 2 ～ 3 mL，加硝酸 1 滴与硝酸银试液数滴，即生成黄色乳状沉淀，在氨试液中微溶解，在硝酸中不溶解。

【检查】水分不得过 16.0%。总灰分不得过 46%。

重金属及有害元素：铅不得过 5 mg/kg，镉不得过 4 mg/kg，汞不得过 0.1 mg/kg，铜不得过 20 mg/kg。

【浸出物】热浸法。乙醇浸出物不得少于 7.0%。

【含量测定】滴定法。按干燥品计，本品海带含碘（I）不得少于 0.35%；昆布含碘（I）不得少于 0.20%。

紫外 – 可见分光光度法。按干燥品计，本品含昆布多糖以岩藻糖（$C_6H_{12}O_5$）计，不得少于 2.0%。

【商品规格】统货。

【性味功能】性寒，味咸。归肝、胃、肾经。消痰软坚散结，利水消肿。用于瘿瘤，瘰疬，睾丸肿痛，痰饮水肿。

【用法用量】6 ～ 12 g。煮食，或入丸、散。

【贮藏】置干燥处。

【附注】常见伪品如下所示。

1. 裙带菜 翅藻科裙带菜 *Undaria pinnatifida*（Harv.）Sur. 的干燥叶状体。主产于辽宁至浙江沿海，以北方为多。形似昆布，但带片部中肋略隆起（昆布不隆起），柄部有木耳状孢子叶（昆布无）。

2. 石莼与孔石莼 此两种分别为石莼科绿藻石莼 *Ulva lactuca* L. 和孔石莼 *Ulva pertusa* Kjellm. 的叶状体。全国沿海均产，石莼主产于长江以南，孔石莼主产于长江以北。两者藻体小，椭圆形，不裂，内部组织简单，分化不明显。鲜时碧绿色至草绿色，干后浅黄白色，膜质，极薄。横切面观细胞仅两层，且形态相同。二者在南方有的省区中药店以白昆布或绿昆布之名伪充昆布。

血竭

Xuejie

Draconis Sanguis

本品为较常用中药，始载于《唐本草》。

【别名】麒麟竭。

【来源】棕榈科植物麒麟竭 *Daemonorops draco* Bl. 果实中渗出的树脂经加工制成。

【产销】主产于印度尼西亚、马来西亚。我国主要从新加坡进口或经香港转口，销全国。

【采收加工】将采集的成熟果实充分晒干，加贝壳同入笼中强力振摇，使附在鳞片上的松脆树脂块脱落，筛去果实鳞片及杂质，用布包起，入热水中使软化成团，取出放冷，即为原装血竭。

【炮制】除去杂质，打成碎粒或研成粉末。

【商品特征】呈扁圆形、圆形或不规则团块，大小不等。表面红褐色、红色或砖红色，附有因摩擦而产生的红粉。质硬而脆，断面有光泽或无光泽而粗糙，有时可见鳞片状杂物。粉末为血红色或砖红色。气无，味淡。

本品不溶于水，在热水中软化，易溶于乙醇、二硫化碳、氯仿及碱液。

以外色黑似铁、粉末红如血、火燃呛鼻、有苯甲酸样香气者为佳。

【主要成分】含血竭红素、血竭素等黄烷类色素和血竭树脂鞣醇，以及苯甲酸、苯甲酰乙酸的化合物。

【检查】

1. 松香 取粉末 0.1 g，置具塞试管中，加石油醚（60 ～ 90 ℃）10 mL，振摇数分钟，滤过，取滤液 5 mL，置另一试管中，加新配的 0.5% 醋酸铜溶液 5 mL，振摇后静置分层，石油醚层不得显绿色。

2. 总灰分 不得过 6.0%。

3. 醇不溶物 取本品粉末约 2g，精密称定，置于已知重量的滤纸筒中，置索氏提取器内，加乙醇 200 ～ 400 mL，回流提取至提取液无色，取出滤纸筒，挥去乙醇，于 105 ℃干燥 4 h，精密称定，计算，不得过 25.0%。

【含量测定】高效液相色谱法。本品含血竭素（$C_{17}H_{14}O_3$）不得少于 1.0%。

【商品规格】分为原装血竭和加工血竭。原装血竭为原产地采取麒麟竭的果实经初加工所得的团块，无固定形状，一般不加入辅料，含血竭的主成分多，质量较好。但可能含有果实的鳞片、采摘和初加工时混入的非药用部位及泥沙等杂质。加工血竭，原装血竭加入辅料达玛树脂、原白树脂等进行加工，并多用布袋扎成类圆四方形，底部贴有手牌、皇冠牌、B 牌、AA 牌、金鱼牌等商标。直径 6 ～ 15 cm，高 5 ～ 10 cm。表面红褐色，习称“猪肝色”，有光泽，局部黏附红色粉尘。底部平圆，顶端有包扎成型时形成的纵折纹。质硬脆易碎。断面有蜂窝眼，暗红色。一般按商标牌号分规格，按质量分等级。

【性味功能】性平，味甘、咸。归心、肝经。活血定痛，化瘀止血，生肌敛疮。用于跌打损伤，心腹瘀痛、外伤出血，疮疡不敛。

【用法用量】研末，1 ～ 2 g，或入丸剂。外用研末撒或入膏药用。

【贮藏】置阴凉干燥处。

安息香

Anxixiang

Benzoinum

本品为少常用中药，始载于《唐本草》。

【来源】安息香科植物白花树 *Styrax tonkinensis*（Pierre）Craib ex Hart. 或安息香 *Styrax benzoin* Dryand 的干燥树脂。前者习称“泰国安息香”（越南安息香），后者习称“苏门答腊安息香”。

【产销】主产于泰国、印度尼西亚，多经中国香港及新加坡进口。我国广西、云南、广东有产。销全国。

【采收加工】树干经自然损伤或于夏、秋二季割裂树干，收集流出的树脂，阴干。

【商品特征】

1. 泰国安息香　大小不等的扁平块状或泪滴状物。表面黄白色至淡黄棕色，不透明，部分外表带有透明状树脂层。常温时质脆易断，断面平坦，外层显黄棕色，内层显乳白色，放置后渐变红棕色，加热则软化。气芳香，味微辛，嚼之有沙粒感。

2. 苏门答腊安息香　大小不等的颗粒压结成的团块，表面红棕色至灰棕色，嵌有黄白色及灰白色不透明的杏仁样颗粒，表面粗糙，不平坦。常温下质坚脆，加热即软化。气芳香，味微辛。

均以表面黄色或淡黄棕色、断面乳白色、显油润、香气浓而无杂质者为佳。

【主要成分】树脂。

【鉴别】

（1）取粉末 1 g，加 80% 乙醇 10 mL 溶解，加水立即呈白色乳状，遇石蕊试纸显酸性反应。

（2）取粉末 0.25 g，置干燥试管中，缓缓加热，即产生白色、带辛辣味的苯甲酸烟雾，并在管壁上生成棱柱状结晶的升华物。

（3）取粉末 0.1 g，加乙醇 5 mL 溶解，加 5% 三氯化铁乙醇溶液 0.5 mL，即显亮绿色，后变为黄绿色。

【检查】干燥失重：减失重量不得过 2.0%。总灰分不得过 0.50%。醇中不溶物不得过 2.0%。

【含量测定】高效液相色谱法。本品含总香脂酸以苯甲酸（$C_7H_6O_2$）计，不得少于 27.0%。

【商品规格】商品主要有泰国安息香与苏门答腊安息香两种。苏门答腊安息香习称“块状安息香”，近年来我国很少进口。

【性味功能】性平，味辛、苦。归心、脾经。开窍醒神，行气活血，止痛。用于中风痰厥，气郁暴厥，中恶昏迷，心腹疼痛，产后血晕，小儿惊风。

【用法用量】0.6 ～ 1.5 g；入丸、散服。

【贮藏】置阴凉干燥处。

阿魏

Awei

Ferulae Resina

本品为少常用中药，始载于《唐本草》。

【别名】五彩阿魏、彩魏、臭阿魏。

【来源】伞形科植物新疆阿魏 *Ferula sinkiangensis* K. M. Shen 或阜康阿魏 *Ferula fukanensis* K. M. Shen 的树脂。

【产销】主产于新疆。销全国。

【采收加工】春末夏初盛花期至初果期，分次由茎上部往下斜割，收集渗出的乳状树脂，阴干。

【炮制】取原药材，除去杂质，切成小块。

【商品特征】本品呈不规则的块状和脂膏状。颜色深浅不一，表面蜡黄色至棕黄色。块状者体轻，质地似蜡，断面稍有孔隙；新鲜切面颜色较浅，放置后色渐深。脂膏状者黏稠，灰白色。具强烈而持久的蒜样特异臭味，味辛辣，嚼之黏牙，有强烈刺激性和灼烧感。加水研磨，呈乳白色乳液。

以块状、表面具彩色、断面乳白色或稍带红色、蒜气浓厚、无杂质者为佳。

【主要成分】挥发油、树脂及树胶等。

【鉴别】

（1）取本品少许，加硫酸数滴使溶解，显黄棕色至红棕色，再滴加氨试液使呈碱性，置紫外灯（365 nm）下观察，显亮天蓝色荧光。

（2）取本品少许，加盐酸 0.5 mL，煮沸，显淡黄棕色或淡紫红色，再加入间苯三酚少量，颜色即变浅，继续煮沸，变为紫褐色。

（3）取本品块状者切断，在断面滴加硝酸 1 滴，由草绿色渐变为黄棕色。

【检查】水分不得过 8.0%。总灰分不得过 5.0%。

【含量测定】本品含挥发油不得少于 10.0%。

【性味功能】性温，味苦、辛。归脾、胃经。消积，化症，散痞，杀虫。用于肉食积滞，瘀血症瘕，腹中痞块，虫积腹痛。

【用法用量】1 ～ 1.5 g；孕妇禁用。

【贮藏】密闭，置阴凉干燥处。

乳香

Ruxiang

Olibanum

本品为常用中药，始载于《名医别录》，列为上品。

【别名】原乳香、滴乳香、乳香珠。

【来源】橄榄科植物乳香树 *Boswellia carterii* Birdw. 及同属植物 *Boswellia bhaw-dajiana* Birdw. 树皮渗出的树脂。本品分为索马里乳香和埃塞俄比亚乳香，每种乳香又可分为乳香珠和原乳香。

【产销】主产于埃塞俄比亚、索马里、阿拉伯半岛南部等地。苏丹、土耳其、利比亚等亦产。销世界各地。

【采收加工】以春季为盛产期，切伤树皮，数天后即可采收树脂。

【炮制】

1. 乳香　取原药材，除去杂质，捣碎。

2. 醋乳香　取净乳香，置锅内，用文火加热，炒至冒烟，表面微熔，喷淋米醋，再炒至表面显油亮光泽，取出放凉。每 100 kg 乳香用醋 5 kg。

3. 炒乳香　取净乳香，置锅内，用文火加热，炒至冒烟，表面黑褐色显油亮光泽，取出放凉。

【商品特征】

1. 药材　呈长卵形滴乳状、类圆形颗粒或黏合成大小不等的不规则块状物。大者长达 2 cm（乳香珠）或 5 cm（原乳香）。表面黄白色，半透明，被有黄白色粉末，久存则颜色加深。质脆，遇热软化。破碎面有玻璃样或蜡样光泽。具特异香气，味微苦。（图 15–14）

以色淡黄白色、断面半透明、质硬而脆、香气浓厚、无杂质者为佳。

2. 饮片

（1）乳香　形如药材，嚼之初散成粒状，但无砂石感，继之乳化成白色胶块。

（2）醋乳香　表面深黄色，微带焦斑痕，显油亮光泽，略有醋香气。（图15-15）

（3）炒乳香　表面油黄色，略透明，质坚脆，气微香。

【主要成分】乳香树含树脂、树胶、挥发油。树脂的主要成分为游离 α- 乳香脂酸（α-boswellic acid）、β- 乳香脂酸、结合乳香脂酸、乳香树脂烃（olibanorescene）、邻甲基苯乙酮（*o*-methylacetophenone）、葛缕酮（carvone）、紫苏醛（perillaldehyde）、优葛缕酮（eucarvone）等。尚含乙酸辛酯、α- 蒎烯等。

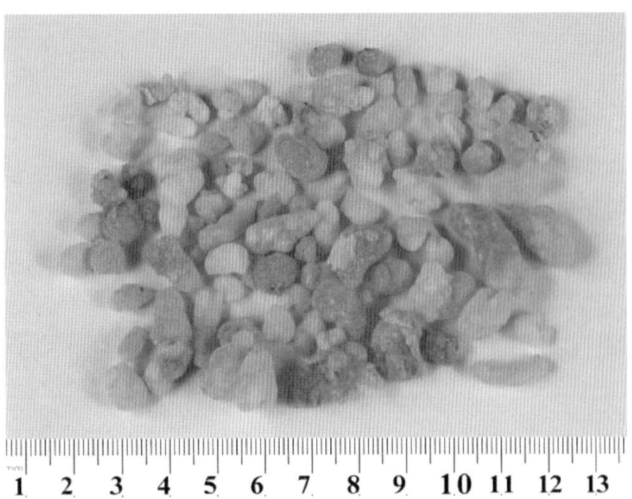

图 15-14　乳香

【鉴别】

1. 粉末　黄白色。可见许多不规则的晶状块片，大小不等，半透明或微显淡黄色，有光泽。块状者边缘不整齐，棱角明显。片状者边缘常不整齐。

2. 化学鉴别

（1）本品燃烧时显油性，冒黑烟，有香气；加水研磨，呈白色或黄白色乳状液。

（2）取本品粗粉少许，置蒸发皿中，加入苯酚－四氯化碳（1 ∶ 2）溶液 2 ～ 3 滴，再滴加溴－四氯化碳（1 ∶ 5）溶液 1 ～ 2 滴，即显褐紫色或紫色。

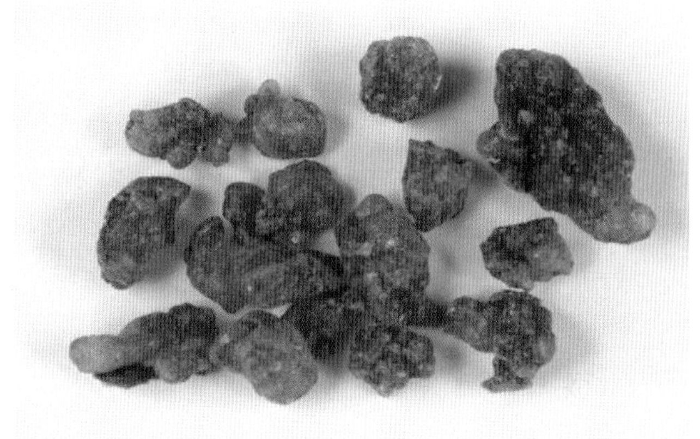

图 15-15　醋乳香

3. 气相色谱

（1）索马里乳香　供试品溶液色谱中，应呈现与 α- 蒎烯对照品溶液色谱峰保留时间相一致的色谱峰。

（2）埃塞俄比亚乳香　供试品溶液色谱中，应呈现与乙酸辛酯对照品溶液色谱峰保留时间相一致的色谱峰。

【检查】杂质：乳香珠不得过 2%，原乳香不得过 10%。

【含量测定】挥发油：索马里乳香不得少于 6.0%（mL/g）；埃塞俄比亚乳香不得少于 2.0%（mL/g）。

【商品规格】一般分为索马里乳香和埃塞俄比亚乳香两个品别，再各分为乳香珠和原乳香两种规格。均为统货。

【性味功能】性温，味辛、苦。归心、肝、脾经。活血定痛，消肿生肌。用于胸痹心痛，胃脘疼痛，痛经经闭，产后瘀阻，症瘕腹痛，风湿痹痛，筋脉拘挛，跌打损伤，痈肿疮疡。

【用法用量】3 ～ 5 g。内服煎汤，或入丸、散。外用适量，研末调敷。孕妇及胃弱者慎用。

【贮藏】置阴凉干燥处。

【附注】伪品如下所示。

1. 洋乳香 漆树科植物黏胶乳香树 *Pistacia lentiscus* L. 的树干或树枝经切伤后流出的树脂。本品为圆形颗粒，直径 3 ～ 8 mm。鲜品表面有光泽，半透明，质脆，断面具玻璃样光泽。气微香，味苦。嚼之软化成可塑性团块，不黏牙。与水共研，不成乳状液。

2. 松香 松科植物马尾松 *Pinus massoniana* Lamb. 或同属数种植物树干分泌的油树脂经加工除去挥发油后的固体树脂。本品为不规则颗粒，淡黄色至黄色，表面常附有黄色粉霜。质脆易碎，断面有光泽，触之黏手，加热则软化，具松节油气味。与水共研，不成乳状液。

没药

Moyao

Myrrha

本品为常用中药，始载于《药性本草》。

【来源】橄榄科植物地丁树 *Commiphora myrrha* Engl. 或哈地丁树 *Commiphora molmol* Engl. 的干燥树脂。分为天然没药和胶质没药。

【产销】主产于索马里、埃塞俄比亚、阿拉伯半岛南部。以索马里产没药质量佳，销世界各地。

【采收加工】11 月至翌年 2 月切伤树皮，采收由伤口或树皮裂缝渗出的树脂。

【炮制】

醋没药 取净没药，置炒制容器内，用文火加热，炒至冒黑烟，表面微熔，喷淋定量米醋，边喷边炒至表面显油亮光泽时，迅速取出，摊开放凉。每 100 kg 没药用醋 5 kg。

【商品特征】

1. 药材

（1）天然没药 呈不规则颗粒性团块，大小不等，大者直径长达 6 cm 以上。表面黄棕色或红棕色，近半透明部分呈棕黑色，被有黄色粉尘。质坚脆，破碎面不整齐，无光泽。有特异香气，味苦而微辛。（图 15–16）

（2）胶质没药 呈不规则块状和颗粒，多黏结成大小不等的团块，大者直径长达 6 cm 以上，表面棕黄色至棕褐色，不透明，质坚实或疏松，有特异香气，味苦而有黏性。

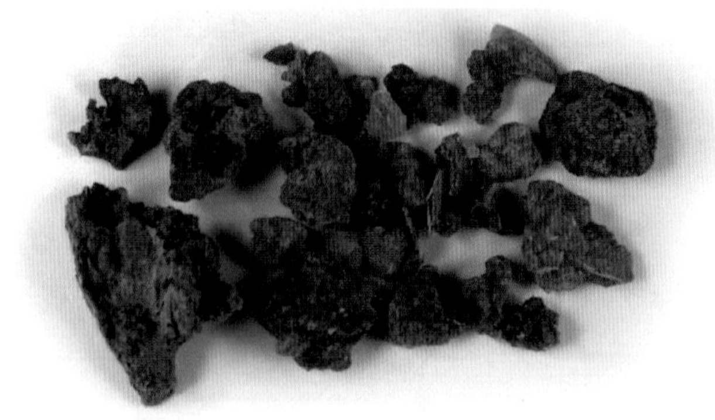

图 15–16 没药

2. 饮片

醋没药 呈不规则小块状或类圆形颗粒状，表面棕褐色或黑褐色，有光泽。具特异香气，略有醋香气，味苦而微辛。（图 15–17）

【主要成分】含挥发油、树脂、树胶等。如 α– 没药酸、β– 没药酸、γ – 没药酸、没药萜醇、香树脂酮、丁香油酚等。尚含甲酸、醋酸，以及少量苦味质、蛋白质、甾体、氧化酶等。

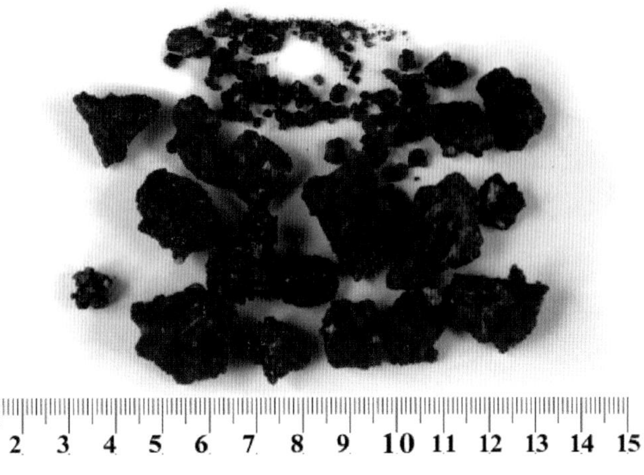

图 15-17　醋没药

【鉴别】

（1）取本品粉末 0.1 g，加乙醚 3 mL，振摇，滤过，滤液置蒸发皿中，挥尽乙醚，残留的黄色液体滴加硝酸，显褐紫色。

（2）取本品粉末少量，加香草醛试液数滴，天然没药立即显红色，继而变为红紫色；胶质没药立即显紫红色，继而变为蓝紫色。

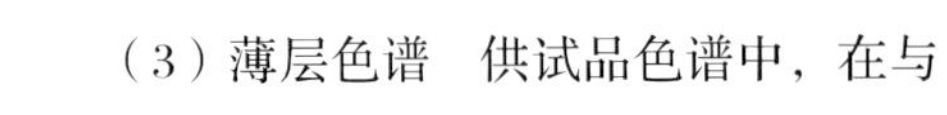

（3）薄层色谱　供试品色谱中，在与天然没药对照药材或胶质没药对照药材色谱相应的位置上，显相同颜色的斑点。

【检查】杂质：天然没药不得过 10%，胶质没药不得过 15%。

总灰分不得过 15.0%。酸不溶性灰分：药材不得过 10.0%，饮片不得过 8.0%。

【含量测定】挥发油：天然没药不得少于 4.0%（mL/g）；胶质没药不得少于 2.0%（mL/g）；饮片不得少于 2.0%（mL/g）。

【商品规格】统货。

【性味功能】性平，味辛、苦。归心、肝、脾经。散瘀定痛，消肿生肌。用于胸痹心痛，胃脘疼痛，痛经经闭，产后瘀阻，癥瘕腹痛，风湿痹痛，跌打损伤，痈肿疮疡。

【用法用量】3 ～ 5 g。炮制去油，多入丸、散。孕妇及胃弱者慎用。

【贮藏】置阴凉干燥处。

【附注】伪品：松香的加工品。呈不规则团块，色灰黑，具松节油气。乙醚提取物遇硝酸无反应。

第十六章　动 物 类

阿胶

Ejiao

Asini Corii Colla

本品为常用中药，始载于《神农本草经》，列为中品。

【别名】驴皮胶、东阿胶。

【来源】马科动物驴 *Equus asinus* L. 的干燥皮或鲜皮经煎煮、浓缩制成的固体胶。

【产销】主产于山东，浙江、河北、河南、湖北亦产，销全国。

【炮制】

1. 阿胶　取本品捣成碎块，或烘软切成小立方块。

2. 阿胶珠　取阿胶，烘软，切成丁。取蛤粉置锅内用文火加热，放入阿胶丁，拌炒至鼓起呈圆珠状，内无溏心时，取出，筛去蛤粉，放凉。

【商品特征】

1. 阿胶　本品为呈长方形或方形扁块，表面棕色至黑褐色，平滑有光泽。对光透视，边缘呈半透明状。质硬而脆，断面显玻璃样光泽，碎片对光照视呈棕色半透明状。气微，味微甘。置沸水中溶解后呈棕红色，较澄明，静置后溶液不变稠。

以色乌黑、断面光亮、质脆味甘、无腥气者为佳。

2. 阿胶珠　呈类球形，表面灰白色或深土黄色，质脆，中空，略呈海绵状，不互相粘连，无枯焦，易碎。

【主要成分】阿胶多由骨胶原组成，经水解后得到多种氨基酸。

【鉴别】

高效液相色谱－质谱法　供试品离子流色谱中，呈现与阿胶对照药材色谱保留时间一致的色谱峰。

【检查】水分不得过 15.0%。

【含量测定】

氨基酸　高效液相色谱法。按干燥品计，本品含 L－羟脯氨酸不得少于 8.0%，甘氨酸不得少于 18.0%，丙氨酸不得少于 7.0%，L－脯氨酸不得少于 10.0%。

特征多肽　高效液相色谱－质谱法。按干燥品计，本品含特征多肽以驴源多肽 A_1（$C_{41}H_{68}N_{12}O_{13}$）和驴源多肽 A_2（$C_{51}H_{82}N_{18}O_{18}$）的总量计，应不得少于 0.15% 。

【性味功能】性平，味甘。归肺、肝、肾经。补血止血，滋阴润燥。用于血虚萎黄，眩晕心悸，肌痿无力，心烦不眠，虚风内动，肺燥咳嗽。单用或配止血药用于吐血、咯血、衄血、便血、尿血、崩漏、妊娠胎漏。

【用法用量】3 ～ 9 g；烊化冲服或兑服。

【贮藏】密闭。

土鳖虫

Tubiechong

Eupolyphaga Steleophaga

本品为常用中药，以“䗪虫”之名，始载于《神农本草经》，列为中品。

【别名】土元、地鳖虫、䗪虫。

【来源】鳖蠊科昆虫地鳖 *Eupolyphaga sinensis* Walker 或冀地鳖 *Steleophaga plancyi*（Boleny）的雌虫干燥体。

【产销】地鳖主产于江苏、安徽、湖北、河南、四川等地；冀地鳖主产于山东、浙江等地。销全国。

【采收加工】捕捉后，置沸水中烫死，晒干或烘干。

【炮制】

1. 土鳖虫　取原药材，除去杂质，洗净，晒干。

2. 炒土鳖虫　取净土鳖虫，置锅内用文火炒至略见焦斑时，取出晾凉。

【商品特征】

1. 药材

（1）地鳖　呈扁平卵形，长 1.3 ～ 3 cm，宽 1.2 ～ 2.4 cm。前端较窄，后端较宽，背部紫褐色，具光泽，无翅。前胸背板较发达，盖住头部；腹背板 9 节，呈覆瓦状排列。腹面红棕色，头部较小，有丝状触角 1 对，常脱落，胸部有足 3 对，具细毛和刺。腹部有横环节。质松脆，易碎。气腥臭，味微咸。（图 16-1）

（2）冀地鳖　长 2.2 ～ 3.7 cm，宽 1.4 ～ 2.5 cm。背部黑棕色，通常在边缘带有淡黄褐色斑块及较明显的黑色小点。

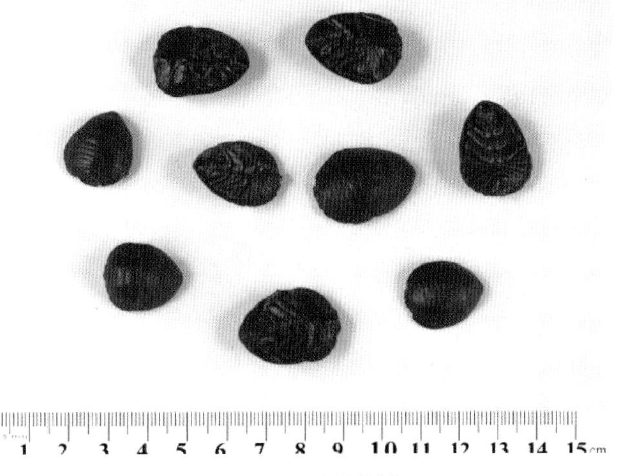

图 16-1　地鳖药材

2. 饮片

（1）土鳖虫　同药材性状特征。

（2）炒土鳖虫　形同药材，表面有焦斑。

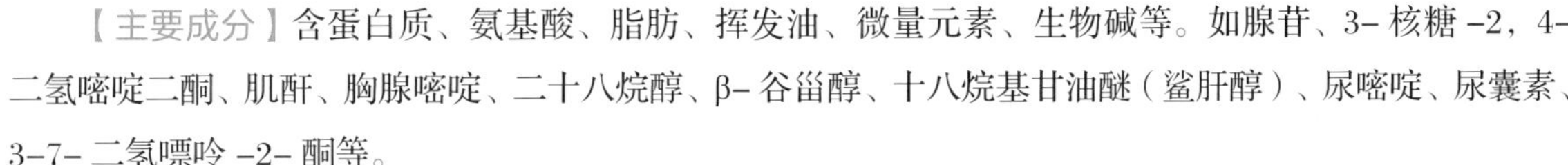

【主要成分】含蛋白质、氨基酸、脂肪、挥发油、微量元素、生物碱等。如腺苷、3- 核糖 -2，4- 二氢嘧啶二酮、肌酐、胸腺嘧啶、二十八烷醇、β- 谷甾醇、十八烷基甘油醚（鲨肝醇）、尿嘧啶、尿囊素、3-7- 二氢嘌呤 -2- 酮等。

【鉴别】

1. 粉末　灰棕色。体壁碎片深棕色或黄色，表面有不规则纹理，其上着生短粗或细长刚毛，常可见刚毛脱落后的圆形毛窝，直径 5 ～ 32 μm；刚毛棕黄色或黄色，先端锐尖或钝圆，长 12 ～ 270 μm，直径 10 ～ 32 μm，有的具纵直纹理。横纹肌纤维无色或淡黄色，常碎断，有细密横纹，平直或呈微波状，明带较暗带宽。

2. 薄层色谱　供试品色谱中，在与土鳖虫对照药材色谱相应的位置上，显相同颜色的斑点与荧光斑点。

【检查】杂质不得过 5%。水分不得过 10.0%。总灰分不得过 13.0%。酸不溶性灰分不得过 5.0%。

黄曲霉毒素：本品每 1000 g 含黄曲霉毒素 B_1 不得过 5 μg，含黄曲霉毒素 G_2、黄曲霉毒素 G_1、黄曲霉毒素 B_2 和黄曲霉毒素 B_1 的总量不得过 10 μg。

【浸出物】热浸法。水溶性浸出物不得少于 22.0%。

【商品规格】商品按来源分为地鳖、冀地鳖两种规格，均为统货。

【性味功能】性寒，味咸；有小毒。归肝经。破血逐瘀，续筋接骨。用于跌打损伤，筋伤骨折，血瘀经闭，产后瘀阻腹痛，症瘕痞块。

【用法用量】3 ～ 10 g。内服煎汤，或入丸、散。孕妇禁用。

【贮藏】置通风干燥处，防蛀。

【附注】习用品如下所示。

1. 金边土鳖　姬蠊科昆虫赤边水蠊（东方后片蠊）*Opisthoplatia orientalis* Burm. 的虫体。广东、福建等地作为土鳖虫药用。本品呈扁椭圆形，微弯曲，长约 3 cm，宽约 2 cm。背面黑棕色，腹面红棕色。头小，足 3 对；前胸背板的前缘有一黄色镶边。

2. 水鳖虫　龙虱科昆虫东方潜龙虱 *Cybister tripunctatus orientalis* Gschew. 的虫体。本品呈长卵形，长 2 ～ 3 cm，宽 1 ～ 1.5 cm。背面黑绿色，有一对较厚的鞘翅，翅鞘边缘有棕黄色狭边，除去翅鞘可见 2 对膜质翅。胸部有足 3 对。腹部棕褐色或黑褐色，有横纹。质松脆。气腥，味微咸。

瓦楞子
Walengzi
Arcae Concha

本品为常用中药，曾以“魁蛤”之名见于《名医别录》，列为上品。以“蚶壳”之名见于《本草拾遗》；以“瓦楞子”之名始见于《本草备要》。

【别名】瓦垄子、蚶壳、蚶子壳。

【来源】蚶科动物毛蚶 *Arca subcrenata* Lischke、泥蚶 *Arca gnanosa* Linnaeus 或魁蚶 *Arca inflata* Reeve 的贝壳。

【产销】主产于辽宁、江苏、山东、福建、广东沿海，销全国。以广东产量大，质优。

【采收加工】秋、冬至翌年春捕捞，洗净，置沸水中略煮，去肉，干燥。

【炮制】

1. 瓦楞子　取原药材，洗净，干燥，碾碎或研粉。

2. 煅瓦楞子　取净瓦楞子，置适宜容器内，置无烟炉火中锻至酥脆，取出晾凉，碾碎。

【商品特征】

1. 药材

（1）毛蚶　略呈三角形或扇形，长 4 ～ 5 cm，高 3 ～ 4 cm。壳外面隆起，有棕褐色茸毛或已脱落；壳顶突出，向内卷曲，自壳顶至腹面有延伸的放射肋 30 ～ 34 条。壳内面平滑，白色，壳缘有与壳面直楞相对应的凹陷，铰合部具小齿 1 列。质坚，气微，味淡。

（2）泥蚶　长 2.5 ～ 4 cm，高 2 ～ 3 cm。壳外面无棕褐色茸毛，放射肋 18 ～ 21 条，肋上有颗粒状凸起。

（3）魁蚶　长 7 ～ 9 cm，高 6 ～ 8 cm。壳外面放射肋 42 ～ 48 条。

均以整齐、无残肉、无杂质、色白者为佳。

2. 饮片

（1）瓦楞子　呈不规则碎块或粉状，类白色、灰白色至灰黄色。较大碎块外表面可见放射状肋线，有的可见棕褐色茸毛。质坚硬。研粉后呈白色无定形粉末。气微，味淡。（图 16-2）

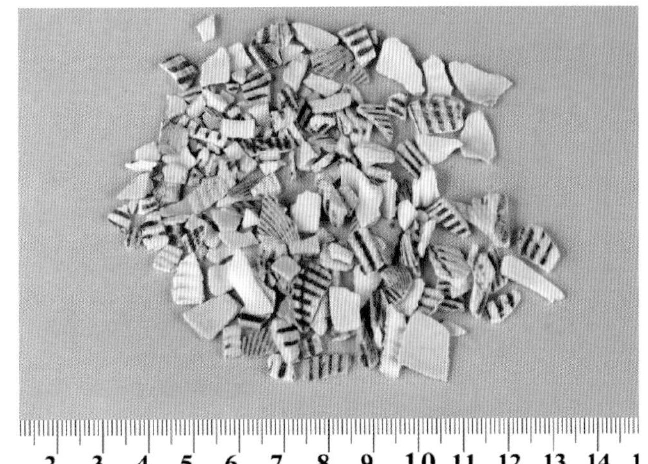

图 16-2　瓦楞子

（2）煅瓦楞子　呈不规则颗粒或粉状，灰白色或深灰色，无光泽。质酥脆，研粉后呈灰白色无定形粉末，无颗粒。气微，味淡。（图 16-3）

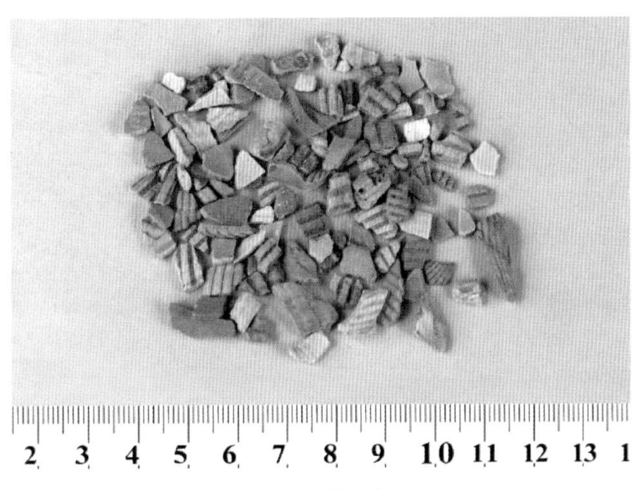

图 16-3　煅瓦楞子

【主要成分】含碳酸钙、磷酸钙等。

毛蚶尚含硅酸盐和无机元素铝、氯、铬、铜、铁、钾、锰、钠等。泥蚶尚含有机质及少量镁、铁、硅酸盐、硫酸盐、磷酸盐、氯化物等。魁蚶尚含镁、铁、硅酸盐、硫酸盐、氯化物及有机质等。

【鉴别】粉末，类白色。碎块长条状、类圆形或不规则块状，有明显的颗粒性，有的碎块表面可见平直或稍弯曲的条纹。

【含量测定】滴定法。按干燥品计，含碳酸钙（$CaCO_3$），药材不得少于 93.0%；煅瓦楞子不得少于 95.0%。

【商品规格】商品按来源分为毛蚶瓦楞、泥蚶瓦楞和魁蚶瓦楞三种规格，均为统货。

【性味功能】性平，味咸。归肺、胃、肝经。消痰化瘀，软坚散结，制酸止痛。用于顽痰胶结，黏稠难咯，瘿瘤，瘰疬，癥瘕痞块，胃痛泛酸。

【用法用量】9 ～ 15 g。内服煎汤，先煎。

【贮藏】置干燥处。

水牛角

Shuiniujiao

Bubali Cornu

本品为少常用中药，始载于《名医别录》。

【别名】牛角尖、沙牛角。

【来源】牛科动物水牛 *Bubalus bubalis* Linnaeus 的角。

【产销】主产于华东、中南。销全国。

【采收加工】全年均可采收，取角后，水煮，除去角塞，干燥。

【炮制】洗净，用温水浸泡，镑片或锉成粗粉，或蒸后趁热刨成薄片。

【商品特征】

1. 药材 呈稍扁平而弯曲的锥形，长短不一。表面棕黑色或灰黑色，一侧有数条横向的沟槽，另一侧有密集的横向凹陷条纹。上部渐尖，有纵纹，基部略呈三角形，中空。角质，坚硬。气微腥，味淡。（图16-4）

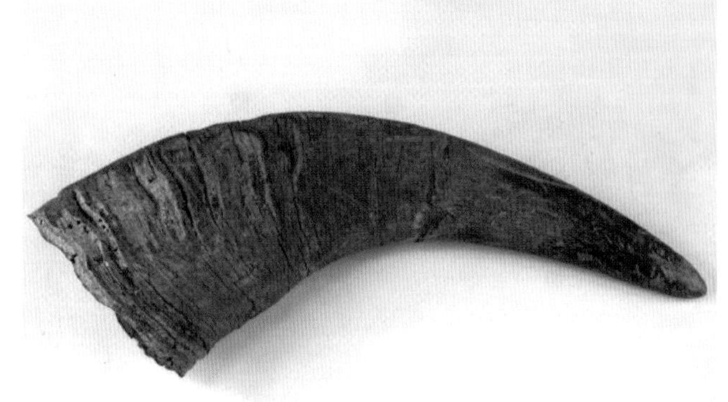

图 16-4 水牛角

2. 饮片

（1）水牛角片 不规则薄片，表面棕黑色或灰黑色，有纹理，角质坚硬，气微腥，味淡。（图 16-5）

（2）水牛角粉 灰褐色粗粉。气微、味淡。

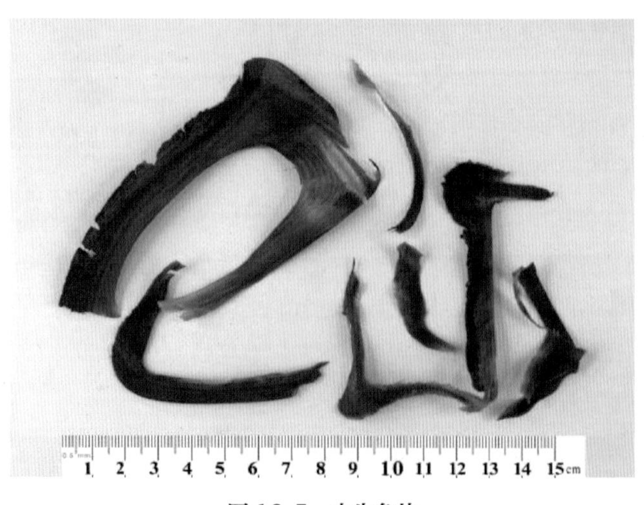

图 16-5 水牛角片

【主要成分】含胆甾醇，赖氨酸、组氨酸、甘氨酸、丙氨酸、脯氨酸、缬氨酸、亮氨酸等多种氨基酸，以及肽类、蛋白质等。

【鉴别】

粉末 灰褐色。不规则碎块淡灰白色或灰黄色。纵断面观可见细长梭形纹理，有纵长裂缝，布有微细灰棕色色素颗粒；横断面观梭形纹理平行排列，并弧状弯曲似波峰样，有众多黄棕色色素颗粒。有的碎块表面较平整，色素颗粒及裂隙较小，难于察见。

【商品规格】统货。

【性味功能】性寒，味苦。归心、肝经。清热凉血，解毒，定惊。用于温病高热，神昏谵语，发斑发疹，吐血衄血，惊风，癫狂。

【用法用量】15～30 g。内服煎汤，宜先煎 3 h 以上。

【贮藏】置干燥处，防霉。

水蛭
Shuizhi
Hirudo

本品为少常用中药，始载于《神农本草经》，列为下品。

【别名】马蛭、蚂蟥。

【来源】水蛭科动物蚂蟥 *Whitmania pigra* Whitman、水蛭 *Hirudo nipponica* Whitman 或柳叶蚂蟥 *Whitmania acranulata* Whitman 的干燥全体。

【产销】主产于山东、江苏、湖北等地。销全国。

【采收加工】夏、秋二季捕捉，用沸水烫死，晒干或低温干燥。

【炮制】

1. 水蛭　洗净，切段，干燥。

2. 烫水蛭　取滑石粉置热锅内，中火加热炒至灵活状态时，投入水蛭段，勤加翻动，拌炒至微鼓起，呈黄棕色时取出，筛去滑石粉，放凉。每 100 kg 水蛭用滑石粉 40 kg。

【商品特征】

1. 药材

（1）蚂蟥　呈扁平纺锤形，有多数环节，长 4～10 cm，宽 0.5～2 cm。背部黑褐色或黑棕色，稍隆起，用水浸后，可见黑色斑点排成 5 条纵纹；腹面平坦，棕黄色。两侧棕黄色，前端略尖，后端钝圆，两端各具 1 吸盘，前吸盘不显著，后吸盘较大。质脆，易折断，断面胶质状。气微腥。

（2）水蛭　扁长圆柱形，体多弯曲扭转，长 2～5 cm，宽 0.2～0.3 cm。

（3）柳叶蚂蟥　狭长而扁，长 5～12 cm，宽 0.1～0.5 cm。

2. 饮片

（1）水蛭　呈扁圆形或扁平纺锤形。余同药材性状特征。（图 16-6）

（2）烫水蛭　呈不规则扁块状或扁圆柱状，略鼓起，表面棕黄色至黑褐色，附有少量白色滑石粉。断面松泡，灰白色至焦黄色。气微腥。

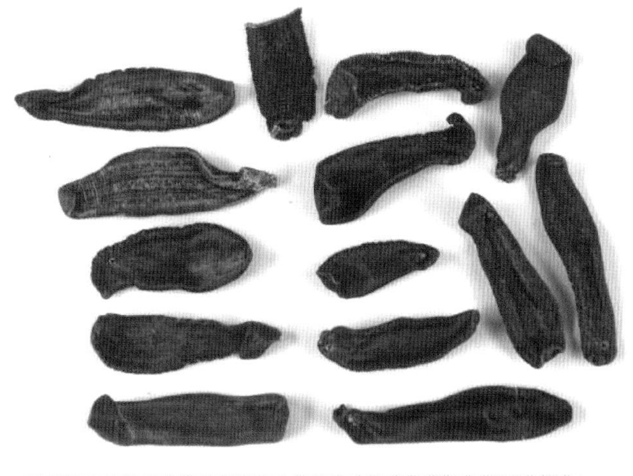

图 16-6　水蛭

【主要成分】含肝素、水蛭素等抗凝血物质。尚含谷氨酸、天冬氨酸、亮氨酸等多种氨基酸，以及铁、锰、锌、硅等多种微量元素。

【鉴别】

薄层色谱 供试品色谱中，在与水蛭对照药材色谱相应的位置上，显相同的紫红色斑点；紫外灯（365 nm）下显相同的橙红色荧光斑点。

【检查】水分：药材不得过 18.0%，饮片不得过 14.0%。

总灰分：药材不得过 8.0%，饮片不得过 10.0%。

酸不溶性灰分：药材不得过 2.0%，饮片不得过 3.0%。

酸碱度：pH 应为 5.0 ～ 7.5。

重金属及有害元素：铅不得过 10 mg/kg，镉不得过 1 mg/kg，砷不得过 5 mg/kg，汞不得过 1 mg/kg。

黄曲霉毒素：本品每 1000 g 含黄曲霉毒素 B_1 不得过 5 μg，黄曲霉毒素 G_2、黄曲霉毒素 G_1、黄曲霉毒素 B_2 和黄曲霉毒素 B_1 的总量不得过 10 μg。

【含量测定】本品每 1 g 含抗凝血酶活性，水蛭应不低于 16.0 U，蚂蟥、柳叶蚂蟥应不低于 3.0 U。

【商品规格】可按来源分为水蛭、蚂蟥（又称宽体金线蛭）、柳叶蚂蟥三种规格。水蛭一般为统货，蚂蟥、柳叶蚂蟥一般可再各分为两个等级。

1. 蚂蟥

（1）一等 干货。呈扁平纺锤形，长≥ 7 cm，宽≥ 1.5 cm；无破碎；每 1 kg 350 条及以下。含杂率≤ 3%。无虫蛀、霉变。

（2）二等 干货。长≥ 4 cm，宽≥ 0.5 cm；破碎率≤ 10%；每 1 kg 350 条以上。余同一等。

2. 柳叶蚂蟥

（1）一等 干货。狭长而扁，长≥ 9 cm，宽≥ 0.4 cm；无破碎。每 1 kg 680 条及以下。含杂率≤ 3%。无虫蛀、霉变。

（2）二等 干货。长≥ 5 cm，宽≥ 0.1 cm；破碎率≤ 10%；每 1 kg 680 条以上。余同一等。

【性味功能】性平，味咸、苦；有小毒。归肝经。破血通经，逐瘀消症。用于血瘀经闭，症瘕痞块，中风偏瘫，跌扑损伤。

【用法用量】1 ～ 3 g。内服入丸、散。外用用活体置病处吸吮，或浸液滴。孕妇禁用。

【贮藏】置干燥处，防蛀。

【附注】由于野生资源减少，水蛭商品一般为人工饲养品。干燥方法有吊干、烘干、晒干，以及烫死再干燥等。尚存在加矾或腹内填充增重物质等掺伪现象，应注意鉴别。

乌梢蛇

Wushaoshe

Zaocys

本品为较常用中药。以“乌蛇”之名始见于《药性论》，乌梢蛇载于《开宝本草》。

【别名】乌蛇、剑脊蛇。

【来源】游蛇科动物乌梢蛇 *Zaocys dhumnades*（Cantor）的干燥体。

【产销】主产于浙江、江苏、江西、贵州等地。销全国。

【采收加工】多于夏、秋二季捕捉，剖开腹部或先剥皮留头尾，除去内脏，盘成圆盘状，干燥。

【炮制】

1. 乌梢蛇　去头及鳞片，切寸段。

2. 乌梢蛇肉　去头及鳞片后，用黄酒闷透，除去皮骨，干燥。

3. 酒乌梢蛇　取净乌梢蛇段，加入定量黄酒拌匀，稍闷润，待酒被吸尽后，置炒制容器内，用文火加热，炒至微黄色，取出晾凉，筛去灰屑。每 100 kg 乌梢蛇用黄酒 20 kg。

【商品特征】

1. 药材　呈圆盘状，盘径约 16 cm。表面黑褐色或绿黑色，密被菱形鳞片；背鳞行数成双，背中央 2 ～ 4 行鳞片强烈起棱，形成两条纵贯全体的黑线。头盘在中间，扁圆形，眼大而下凹陷，有光泽。上唇鳞 8 枚，第 4、5 枚入眶，颊鳞 1 枚，眼前下鳞 1 枚，较小，眼后鳞 2 枚。脊部高耸成屋脊状。腹部剖开边缘向内卷曲，脊肌肉厚，黄白色或淡棕色，可见排列整齐的肋骨。尾部渐细而长，尾下鳞双行。剥皮者仅留头尾之皮鳞，中段较光滑。气腥，味淡。（图 16–7）

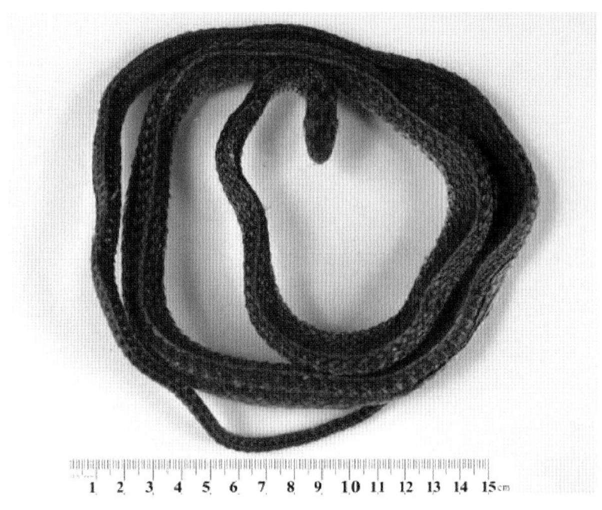

图 16–7　乌梢蛇

以身干、头尾齐全、皮黑褐、肉黄白、脊背有棱、体坚实者为佳。

本品特征可概括如下。

乌梢蛇卷圆盘形，表面黑褐被细鳞。

脊背高耸屋脊状，肌肉丰满气味腥。

2. 饮片

（1）乌梢蛇　呈段状，长 2 ～ 4 cm，背部表面黑褐色或灰黑色，腹部黄白色或浅棕色。脊部隆起成屋脊状，两侧各有 2 ～ 3 条黑线。腹部剖开边缘向内卷曲，肋骨排列整齐，肉淡黄色或浅棕色。质坚硬，气腥，味淡。

（2）乌梢蛇肉　呈不规则段片状，长 2 ～ 4 cm，淡黄色至黄褐色。质脆。气腥，略有酒气。

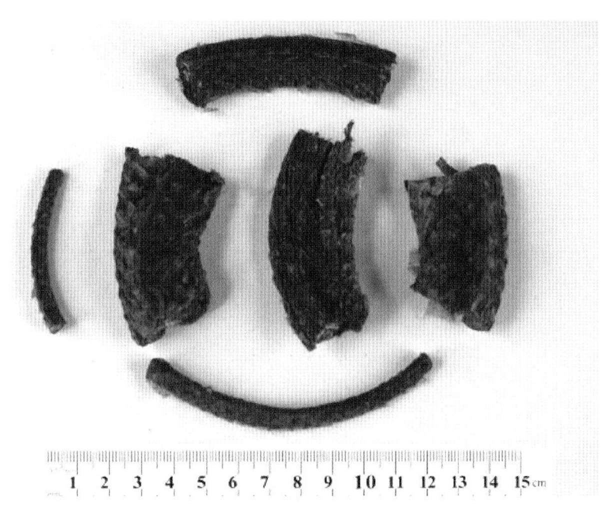

图 16–8　酒乌梢蛇

（3）酒乌梢蛇　形如乌梢蛇段。表面棕褐色至黑色，肉浅棕黄色至黄褐色，质坚硬。略有酒气。（图 16–8）

【主要成分】含邻苯二甲酸 –1– 丁酯 –2– 异丁酯、二氢阿魏酸、β– 谷甾醇、胸腺嘧啶、4– 羟基苯甲醛、天冬氨酸、苏氨酸、丝氨酸等。含骨胶原（collagen）、蛋白质、脂肪等。

【鉴别】

1. 粉末 黄色或淡棕色。角质鳞片近无色或淡黄色，表面具纵向条纹，条纹间距 13.7 ～ 27.4 μm。表皮表面观密布棕色或棕黑色色素颗粒，常连成网状、分枝状或聚集成团。横纹肌纤维淡黄色或近无色。有明暗相间的细密横纹。骨碎片近无色或淡灰色，呈不规则碎块，骨陷窝长梭形，大多同方向排列，骨小管密而较粗。

2. 聚合酶链式反应法 供试品凝胶电泳图谱中，在与乌梢蛇对照药材凝胶电泳图谱相应的位置上，在 300 ～ 400 bp 处应有单一 DNA 条带。

3. 紫外光谱 本品的石油醚浸出液在 215.0 nm、240.0 nm、246.0 nm 波长处有吸收峰；乙醇浸出液在 210.0 nm 波长处有吸收峰。

【浸出物】热浸法。稀乙醇浸出物不得少于 12.0%。

【商品规格】统货。

【性味功能】性平，味甘。归肝经。祛风，通络，止痉。用于风湿顽痹，麻木拘挛，中风口眼㖞斜，半身不遂，抽搐痉挛，破伤风，麻风，疥癣。

【用法用量】6 ～ 12 g。泡酒饮，或研末入丸、散。外用烧灰调敷。

【贮藏】置干燥处，防霉，防蛀。

【附注】伪品：乌梢蛇商品中常混伪多种蛇类的干燥体，如游蛇科赤链蛇 *Dinodon rufozonatum*（Cantor）、黑眉晨蛇 *Orthriophis taeniurus*（Cope）及王锦蛇 *Elaphe carinata*（Guether）等。主要区别见表 16–1。

表 16–1 乌梢蛇与混伪品的主要区别

部位	乌梢蛇	赤链蛇	黑眉晨蛇	王锦蛇
头部	头扁圆似龟头，黑褐色，眼大不陷	头略扁圆，黑色，眼较细	头黄褐色，眼后有 2 条黑纹延伸至头	头略呈三角形，黄色，头顶有“王”字黑纹
脊部	脊高耸如屋脊，背脊两侧各有 1 条黑线纵贯至尾，全体黑色	背部有多数红色窄横纹，两侧有红黑相间斑点	背部黄绿色，体前部有黑色梯状纹，体中部起有 4 条黑纹延伸至尾	体前半部有 30 多条黄色斜横纹
腹部	白色	外侧有黑斑	灰白色至淡黄色	黄色有黑斑
尾部	细而长	有红斑	4 条黑线到尾	尾细长
鳞片	颈下 16 行，体中部 16 行，肛前 14 行，尾背鳞 2 ～ 4 行	颈下 19 行，中部 17 行，肛前 15 行，鳞片平行	颈下 25 行，中部 23 ～ 25 行，肛前 19 行	颈下 23 行，中部 21 ～ 23 行，肛前 19 行

石决明

Shijueming

Haliotidis Concha

本品为常用中药，始载于《名医别录》，列为上品。

【别名】九孔石决明、鲍鱼壳。

【来源】鲍科动物杂色鲍 *Haliotis diversicolor* Reeve、皱纹盘鲍 *Haliotis discus hannai* Ino、羊鲍 *Haliotis ovina* Gmelin、澳洲鲍 *Haliotis ruber*（Leach）、耳鲍 *Haliotis asinina* Linnaeus 或白鲍 *Haliotis laevigata*（Donovan）的贝壳。其中，杂色鲍习称“光底石决明”，皱纹盘鲍习称“毛底石决明”。

【产销】杂色鲍主产于广东、福建。皱纹盘鲍主产于辽宁、山东。羊鲍、耳鲍主产于我国海南、台湾，印度尼西亚、非洲沿海亦产。澳洲鲍、白鲍主产于澳洲海域一带。销全国。

【采收加工】夏、秋二季捕捞，去肉，洗净，干燥。

【炮制】

1. 石决明 取原药材，除去杂质，洗净，干燥，碾碎。

2. 煅石决明 取净石决明，置容器内，用武火加热，煅至红透，取出，放凉，碾碎。

【商品特征】

1. 药材

（1）杂色鲍（九孔鲍，光底石决明） 呈长卵圆形，内面观略呈耳形，长 7 ～ 9 cm，宽 5 ～ 6 cm，高约 2 cm。表面暗红色，有多数不规则的螺肋和细密生长线，螺旋部小，体螺部大，从螺旋部顶处开始向右排列有 20 余个疣状凸起，末端 6 ～ 9 个开孔，孔口与壳面平。内面光滑，具珍珠样彩色光泽。壳较厚，质坚硬，不易破碎。气微，味微咸。

（2）皱纹盘鲍（盘大鲍，毛底石决明） 呈长椭圆形，长 8 ～ 12 cm，宽 6 ～ 8 cm，高 2 ～ 3 cm。表面灰棕色，有多数粗糙而不规则的皱纹，生长线明显，常有苔藓类或石灰虫等附着物，末端 4 ～ 5 个开孔，孔口突出壳面，壳较薄。

（3）羊鲍（小石决明） 近圆形，长 4 ～ 8 cm，宽 2.5 ～ 6 cm，高 0.8 ～ 2 cm，壳顶位于近中部而高于壳面，螺旋部与体螺部各占 1/2，从螺旋部边缘有 2 行整齐的凸起，尤以上部较为明显，末端 4 ～ 5 个开孔，呈管状。

（4）澳洲鲍（大石决明） 呈扁平卵圆形，长 13 ～ 17 cm，宽 11 ～ 14 cm，高 3.5 ～ 6 cm。表面砖红色，螺旋部约为壳面的 1/2，螺肋和生长线呈波状隆起，疣状凸起 30 余个，末端 7 ～ 9 个开孔，孔口突出壳面。

（5）耳鲍（小石决明） 狭长，略扭曲，呈耳状，长 5 ～ 8 cm，宽 2.5 ～ 3.5 cm，高约 1 cm。表面光滑，具翠绿色、紫色及褐色等多种颜色形成的斑纹，螺旋部小，体螺部大，末端 5 ～ 7 个开孔，孔口与壳平，多为椭圆形，壳薄，质较脆。

（6）白鲍（光滑鲍） 呈卵圆形，长 11 ～ 14 cm，宽 8.5 ～ 11 cm，高 3 ～ 6.5 cm。表面砖红色，光滑，壳顶高于壳面，生长线颇为明显，螺旋部约为壳面的 1/3，疣状凸起 30 余个，末端 9 个开孔，孔口与壳平。（图 16–9）

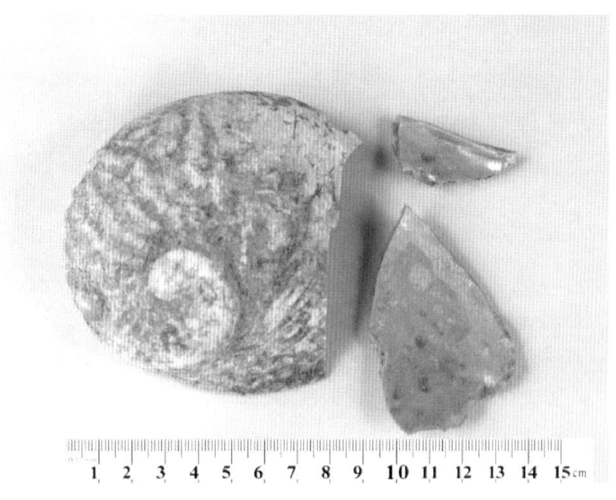

图 16–9 石决明

本品特征可概括如下。

光底杂色鲍，毛底皱纹盘；

大鲍澳洲鲍，小鲍耳与羊；

耳鲍耳形光滑美丽，白鲍不白砖红色。

2. 饮片

（1）石决明 不规则的碎块。灰白色，

有珍珠样彩色光泽。质坚硬，气微，味微咸。（图 16-10）

（2）煅石决明　不规则的碎块或粉状。灰白色，无光泽，质酥脆。断面呈层状。

【主要成分】含碳酸钙、壳角质、胆壳素及多种氨基酸等。

【鉴别】

1. 粉末　类白色。珍珠层碎块不规则形，表面多不平整，或呈明显的颗粒状，边缘多不整齐，有的呈层状结构；棱柱层碎块少见，断面观呈棱柱状，多有明显的平行条纹。

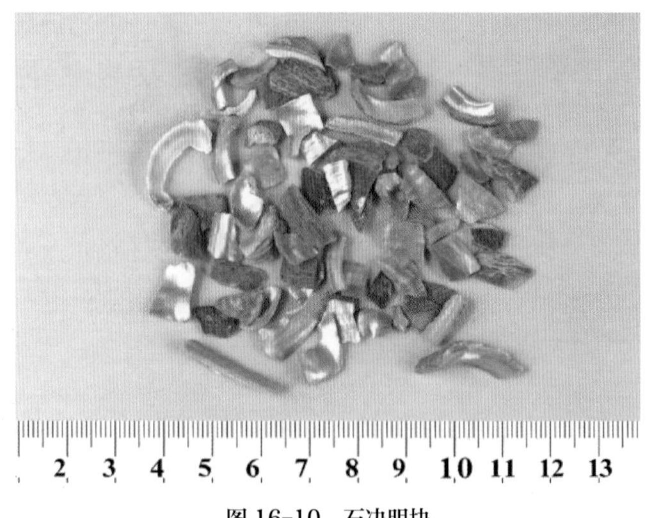

图 16-10　石决明块

2. 荧光鉴别

（1）取本品粉末于紫外灯下观察，杂色鲍壳呈苔绿色荧光；皱纹盘鲍显橙黄色荧光；耳鲍呈雪白色荧光。

（2）取本品粉末 1 g，加蒸馏水 20 mL，摇匀后取出 1 mL，加醋酸锌乙醇饱和液 2 ～ 3 滴，置紫外灯（365 nm）下观察，杂色鲍显草绿色荧光；耳鲍显浅黄绿色荧光；皱纹盘鲍显浅黄绿色荧光。

3. 化学鉴别　取本品粉末适量，加稀盐酸，发生气泡，通入石灰水后，产生白色沉淀。

【含量测定】滴定法。本品含碳酸钙（$CaCO_3$），药材不得少于 93.0%；煅石决明不得少于 95.0%。

【商品规格】统货。

【性味功能】性寒，味咸。归肝经。平肝潜阳，清肝明目。用于头痛眩晕，目赤翳障，视物昏花，青盲雀目。

【用法用量】6 ～ 20 g。内服煎汤，先煎。

【贮藏】置干燥处。

地龙

Dilong

Pheretima

本品为常用中药，曾以“白颈蚯蚓”之名始载于《神农本草经》，列为下品；“地龙”之名始见于《图经本草》。

【别名】蚯蚓。

【来源】钜蚓科动物参环毛蚓 *Pheretima aspergillum*（E. Perrier）、通俗环毛蚓 *Pheretima vulgaris* Chen、威廉环毛蚓 *Pheretima guillelmi*（Michaelsen）或栉盲环毛蚓 *Pheretima pectinifera* Michaelsen 的干燥体。前一种习称“广地龙”，后三种习称“沪地龙”。

【产销】广地龙主产于广东、广西、福建等地。沪地龙主产于上海、江苏、浙江等地。销全国并出口。

【采收加工】广地龙春季至秋季捕捉，沪地龙夏季捕捉，捕得后及时剖开腹部，除去内脏及泥沙，洗净，晒干或低温干燥。

【炮制】

1. 生地龙 取原药材，除去杂质，洗净，切段，干燥。

2. 酒地龙 取地龙段，加定量黄酒拌匀，稍闷润，酒被吸尽后，置炒制容器内，用文火炒至表面棕色时，取出晾凉。每 100 kg 地龙段用黄酒 12.5 kg。

【商品特征】

1. 药材

（1）广地龙 呈长条状薄片，弯曲，边缘略卷，长 15 ～ 20 cm，宽 1 ～ 2 cm。全体具环节，背部棕褐色至紫灰色，腹部浅黄棕色；第 14 ～ 16 环节为生殖带，习称“白颈”，较光亮。体前端稍尖，尾端钝圆，刚毛圈粗糙而硬，色稍浅。雄生殖孔在第 18 环节腹侧刚毛圈一小孔突上，外缘有数环绕的浅皮褶，内侧刚毛圈隆起，前面两边有横排（一排或二排）小乳突，每边 10 ～ 20 个不等。受精囊孔 2 对，位于 7/8 至 8/9 环节间一椭圆形凸起上，约占节周 5/11。体轻，略呈革质，不易折断，气腥，味微咸。

（2）沪地龙 长 8 ～ 15 cm，宽 0.5 ～ 1.5 cm。全体具环节，背部棕褐色至黄褐色，腹部浅黄棕色；第 14 ～ 16 环节为生殖带，较光亮。第 18 环节有一对雄生殖孔。通俗环毛蚓的雄交配腔能全部翻出，呈花菜状或阴茎状；威廉环毛蚓的雄交配腔孔呈纵向裂缝状；栉盲环毛蚓的雄生殖孔内侧有 1 个或多个小乳突。受精囊孔 3 对，在 6/7 至 8/9 环节间。

2. 饮片

（1）地龙 薄片状小段，边缘略卷，宽 1 ～ 2 cm。气腥，味微咸。（图 16–11）

（2）酒地龙 形同地龙，表面色泽加深，偶见焦斑，略具酒气。

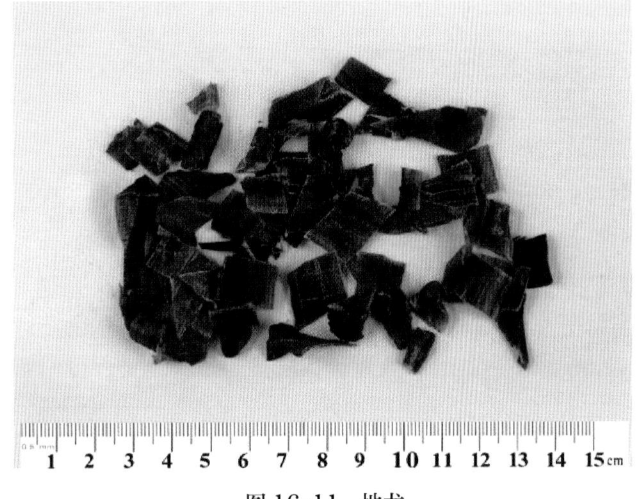

图 16–11 地龙

【主要成分】含蚯蚓解热碱、琥珀酸、次黄嘌呤、蚯蚓素、蚯蚓毒素、蚓激酶、纤溶酶、胆碱酯酶、过氧化氢酶、油酸、硬脂酸，以及赖氨酸、亮氨酸、缬氨酸等多种氨基酸。

【鉴别】

1. 粉末 淡灰色或灰黄色。斜纹肌纤维无色或淡棕色，肌纤维散在或相互绞结成片状，多稍弯曲，直径 4 ～ 26 μm，边缘常不平整。表皮细胞呈棕黄色，细胞界限不明显，布有暗棕色的色素颗粒。刚毛少见，常碎断散在，淡棕色或黄棕色，直径 24 ～ 32 μm，先端多钝圆，有的表面可见纵裂纹。

2. 薄层色谱

（1）供试品色谱中，在与赖氨酸对照品、亮氨酸对照品、缬氨酸对照品色谱相应的位置上，显相同颜色的斑点。

（2）供试品色谱中，在与地龙对照药材色谱相应的位置上，显相同颜色的荧光斑点。

【检查】杂质不得过 6%。水分不得过 12.0%。总灰分不得过 10.0%。酸不溶性灰分不得过 5.0%。

重金属不得过 30 mg/kg。

黄曲霉毒素：本品每 1000 g 含黄曲霉毒素 B_1 不得过 5 μg，黄曲霉毒素 G_2、黄曲霉毒素 G_1、黄曲霉毒素 B_2 和黄曲霉毒素 B_1 的总量不得过 10 μg。

【浸出物】热浸法。水溶性浸出物不得少于 16.0%。

【商品规格】统货。

【性味功能】性寒，味咸。归肝、脾、膀胱经。清热定惊，通络，平喘，利尿。用于高热神昏，惊痫抽搐，关节痹痛，肢体麻木，半身不遂，肺热喘咳，水肿尿少。

【用法用量】5 ～ 10 g。内服煎汤。

【贮藏】置通风干燥处，防霉，防蛀。

全蝎

Quanxie

Scorpio

本品为常用中药，始载于《蜀本草》。

【别名】全虫、蝎子。

【来源】钳蝎科动物东亚钳蝎 *Buthus martensii* Karsch 的干燥体。

【产销】主产于山东、河北、河南，销全国并出口。陕西、山西、湖北、安徽、江苏、北京、辽宁等地亦产，多自产自销。

【采收加工】春末至秋初捕捉，除去泥沙，置沸盐水中，煮至全身僵硬，捞出，置通风处，阴干。

【炮制】除去杂质，洗净，干燥。

【商品特征】本品头胸部与前腹部呈扁平长椭圆形，后腹部呈尾状，皱缩弯曲，完整者体长约 6 cm。头胸部呈绿褐色，前面有 1 对短小的螯肢和 1 对较长大的钳状脚须，形似蟹螯，背面覆有梯形背甲，腹面有足 4 对，均为 7 节，末端各具 2 爪钩；前腹部由 7 节组成，第 7 节色深，背甲上有 5 条隆脊线。背面绿褐色，后腹部棕黄色，6 节，节上均有纵沟，倒数第二节带青黑色；末节有锐钩状毒刺，毒刺下方无距。气微腥，味咸。（图 16–12）

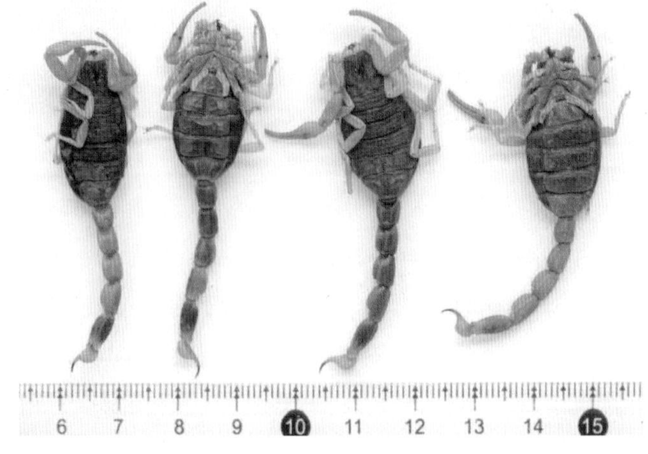

图 16-12　全蝎

【主要成分】含蝎毒素（buthotoxin）、牛磺酸、软脂酸、硬脂酸、胆固醇、卵磷脂、苦味酸羟胺、三甲胺、甜菜碱及多种氨基酸等。

【鉴别】

本品粉末黄棕色或淡棕色。体壁碎片外表皮表面观呈多角形网格样纹理，表面密布细小颗粒，可见毛窝、细小圆孔和淡棕色或近无色的瘤状凸起；内表皮无色，有横向条纹，内、外表皮纵贯较多长短不一的微细孔道。刚毛红棕色，多碎断，先端锐尖或钝圆，具纵直纹理，髓腔细窄。横纹肌纤维多碎断，明带较暗带宽，明带中有一暗线，暗带有致密的短纵纹理。

【检查】水分不得过 20.0%。总灰分不得过 17.0%。酸不溶性灰分不得过 3.0%。

黄曲霉毒素：本品每 1000 g 含黄曲霉毒素 B_1 不得过 5 μg，黄曲霉毒素 G_2、黄曲霉毒素 G_1、黄曲霉毒素 B_2 和黄曲霉毒素 B_1 的总量不得过 10 μg。

【浸出物】热浸法。乙醇浸出物不得少于 18.0%。

【商品规格】一般可分为选货、统货两个等级。选货又可分为若干等级。

（1）选货一等　干货。虫体干而不脆，较完整，大小均匀，体长≥ 5.5 cm；虫体背面绿褐色，后腹部棕黄色。气微腥，无异味。破碎率≤ 15%，无泥沙等杂质；表面无明显盐霜、盐粒。

（2）选货二等　体长 4.5 ～ 5.5 cm。破碎率≤ 30%。余同一等。

（3）统货　个体大小不一。破碎率≤ 40%。余同一等。

【性味功能】性平，味辛；有毒。归肝经。息风镇痉，通络止痛，攻毒散结。用于肝风内动，痉挛抽搐，小儿惊风，中风口㖞，半身不遂，破伤风，风湿顽痹，偏正头痛，疮疡，瘰疬。

【用法用量】3 ～ 6 g。内服煎汤，或浸酒。孕妇禁用。

【贮藏】置干燥处，防蛀。

牡蛎

Muli

Ostreae Concha

本品为常用中药，始载于《神农本草经》，列为上品。

【别名】蛎蛤、左壳、蚝壳、海蛎子壳。

【来源】牡蛎科动物长牡蛎 *Ostrea gigas* Thunberg、大连湾牡蛎 *Ostrea talienwhanensis* Crosse 或近江牡蛎 *Ostrea rivularis* Gould 的贝壳。

【产销】主产于我国沿海各地。以福建沿海产量大。销全国。

【采收加工】全年均可捕捞，去肉，洗净，晒干。

【炮制】

1. 牡蛎　取原药材，洗净，干燥，碾碎。

2. 煅牡蛎　取净牡蛎，置耐火容器内或无烟炉火上，用武火加热，煅至酥脆时，取出放凉，碾碎。

【商品特征】

1. 药材

（1）长牡蛎　呈长片状，背腹缘几乎平行，长 10 ～ 50 cm，高 4 ～ 15 cm。右壳较小，鳞片坚厚，层状或层纹状排列。壳外面平坦或具数个凹陷，淡紫色、灰白色或黄褐色；内面瓷白色，壳顶二侧无小齿。左壳凹陷深，鳞片较右壳粗大，壳顶附着面小。质硬，断面层状，洁白。气微，味微咸。

（2）大连湾牡蛎　呈类三角形，背腹缘呈八字形。右壳外面淡黄色，具疏松的同心鳞片，鳞片起伏成波浪状，内面白色。左壳同心鳞片坚厚，自壳顶部放射肋数个，明显，内面凹下呈盒状，铰合面小。

（3）近江牡蛎　呈圆形、卵圆形或三角形等。右壳外面稍不平，有灰、紫、棕、黄等色，环生同心

鳞片，幼体者鳞片薄而脆，多年生长后鳞片层层相叠，内面白色，边缘有的淡紫色。（图 16-13）

均以个大、质坚、内面光洁、色白者为佳。

2. 饮片

（1）牡蛎　不规则的碎块。白色。质硬，断面层状。气微，味微咸。（图 16-14）

（2）煅牡蛎　不规则的碎块或粉状。灰白色。质酥脆，断面层状。（图 16-15）

【主要成分】含碳酸钙、磷酸钙、硫酸钙及氧化铁、镁、铝、硅等。

【鉴别】

1. 粉末　灰白色。珍珠层呈不规则碎块，较大碎块呈条状或片状，表面隐约可见细小条纹。棱柱层少见，断面观呈棱柱状，断端平截，长 29 ～ 130 μm，宽 10 ～ 36 μm，有的一端渐尖，亦可见数个并列成排；表面观呈类多角形、方形或三角形。

2. 薄层色谱　供试品色谱中，在与牡蛎对照药材色谱相应的位置上，显相同颜色的斑点。

3. 荧光鉴别　取粉末置紫外灯下观察，大连湾牡蛎显浅灰色荧光，近江牡蛎显紫灰色荧光。

【检查】酸不溶性灰分不得过 2.0%。

重金属及有害元素：铅不得过 5 mg/kg，镉不得过 0.3 mg/kg，砷不得过 2 mg/kg，汞不得过 0.2 mg/kg，铜不得过 20 mg/kg。

【含量测定】滴定法。本品含碳酸钙（$CaCO_3$）不得少于 94.0%。

【商品规格】统货。

【性味功能】性微寒，味咸。归肝、胆、肾经。重镇安神，潜阳补阴，软坚散结。用于惊悸失眠，眩晕耳鸣，瘰疬痰核，症瘕痞块。

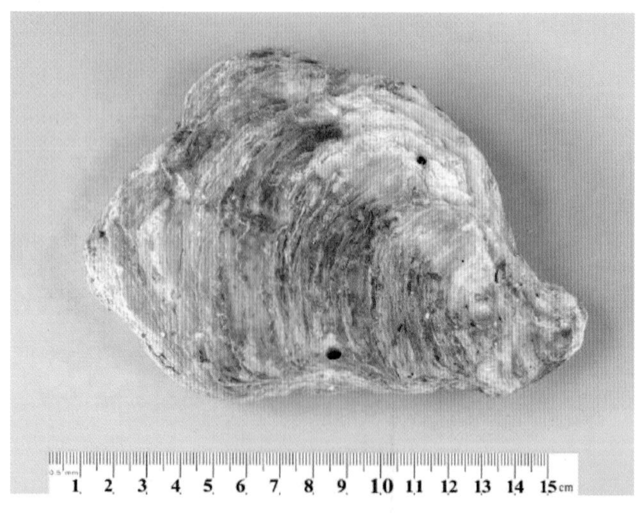

图 16-13　牡蛎

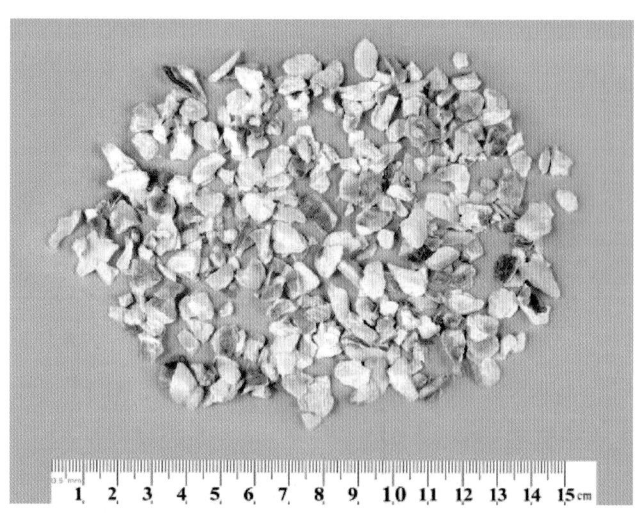

图 16-14　牡蛎块

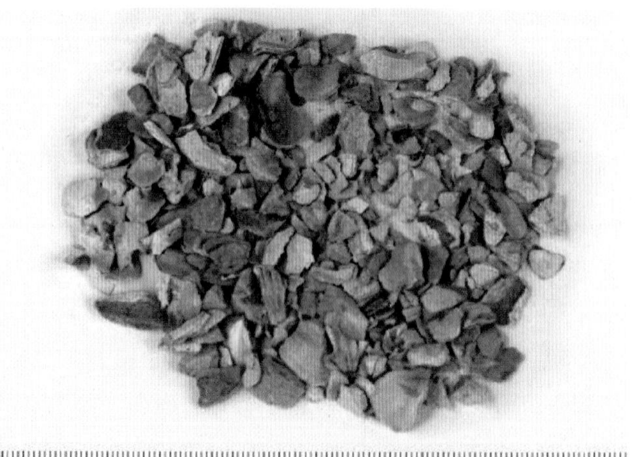

图 16-15　煅牡蛎

煅牡蛎收敛固涩，制酸止痛。用于自汗盗汗，遗精滑精，崩漏带下，胃痛吞酸。

【用法用量】9～30 g。内服煎汤，先煎。

【贮藏】置干燥处。

【附注】地区习惯用药：同科动物密鳞牡蛎 *Ostrea denselamellose* Lischke 的贝壳。主产于辽宁、山东。贝壳大型，近圆形或三角形，壳面灰褐色；右壳较平坦，顶部较光滑，其他部分鳞片密薄而脆，呈舌状，覆瓦状排列；左壳凹下很深，表面环生坚厚的同心鳞片，放射肋粗大；两壳大小几乎相等。粉末在紫外灯下观察，显浅灰绿色荧光。本品在部分地区作为牡蛎药用。

龟甲

Guijia

Testudinis Carapax et Plastrum

本品为常用中药，始载于《神农本草经》，列为上品。

【别名】龟板、乌龟壳。

【来源】龟科动物乌龟 *Mauremys reevesii*（Gray）的背甲及腹甲。

【产销】主产于湖北、湖南、浙江、江苏等地。销全国。

【采收加工】全年均可捕捉，以秋、冬二季为多，捕捉后杀死，或用沸水烫死，剥取背甲和腹甲，除去残肉，晒干。

【炮制】

1. 龟甲　取原药材，置蒸锅内，沸水蒸 45 min，取出，放入热水中，立即用硬刷除去皮肉，洗净，晒干。

2. 醋龟甲　取砂子置炒制容器内，用武火加热至滑利状态、容易翻动时，投入大小分档的净龟甲，炒至表面淡黄色，质酥脆时，取出，筛去砂子，立即投入醋中淬之，捞出，干燥，用时捣碎。每 100 kg 龟甲用醋 20 kg。

【商品特征】

1. 药材　背甲及腹甲由甲桥相连，背甲稍长于腹甲，与腹甲常分离。背甲呈长椭圆形拱状，长 7.5～22 cm，宽 6～18 cm；外表面棕褐色或黑褐色，脊棱 3 条；颈盾 1 块，前窄后宽；椎盾 5 块，第 1 椎盾长大于宽或近相等，第 2～4 椎盾宽大于长；肋盾两侧对称，各 4 块；缘盾每侧 11 块；臀盾 2 块。腹甲呈板片状，近长方椭圆形，长 6.4～21 cm，宽 5.5～17 cm；外表面淡黄棕色至棕黑色，盾片 12 块，每块常具紫褐色放射状纹理，腹盾、胸盾和股盾中缝均长，喉盾、肛盾次之，肱盾中缝最短；内表面黄白色至灰白色，有的略带血迹或残肉，除净后可见骨板 9 块，呈锯齿状嵌接；前端钝圆或平截，后端具三角形缺刻，两侧残存呈翼状向斜上方弯曲的甲桥。质坚硬。气微腥，味微咸。

以块大、完整、无残肉者为佳。

2. 饮片

（1）龟甲　同药材。（图 16–16）

（2）醋龟甲　呈不规则的块状。背甲盾片略呈拱状隆起，腹甲盾片呈平板状，大小不一。表面黄色或棕褐色，有的可见深棕褐色斑点，有不规则纹理。内表面棕黄色或棕褐色，边缘有的呈锯齿状。断面不平整，有的有蜂窝状小孔。质松脆。气微腥，味微咸，微有醋香气。（图 16–17）

【主要成分】含骨胶原（collagen）、胆固醇，以及天冬氨酸、苏氨酸、甲硫氨酸、苯丙氨酸、亮氨酸等多种氨基酸。另含脂肪、钙盐及多种无机元素。

【鉴别】

薄层色谱　供试品色谱中，在与龟甲对照药材色谱和胆固醇对照品色谱相应的位置上，显相同颜色的斑点。

【浸出物】热浸法。水溶性浸出物，药材不得少于4.5%；醋龟甲不得少于8.0%。

【商品规格】统货。

【性味功能】性微寒，味咸、甘。归肝、肾、心经。滋阴潜阳，益肾强骨，养血补心，固经止崩。用于阴虚潮热，骨蒸盗汗，头晕目眩，虚风内动，筋骨痿软，心虚健忘，崩漏经多。

【用法用量】9 ～ 24 g。内服煎汤，先煎。

【贮藏】置干燥处，防蛀。

【附注】

1. 习惯用法　古代乌龟的背甲、腹甲皆入药。宋代以后，仅用腹甲，取补阴之意，称为龟板。现今背甲、腹甲皆用。

2. 常见主要混伪品

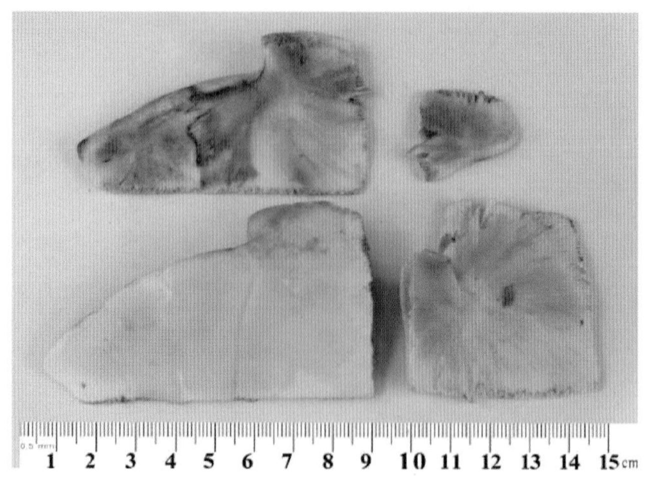

图 16-16　龟甲

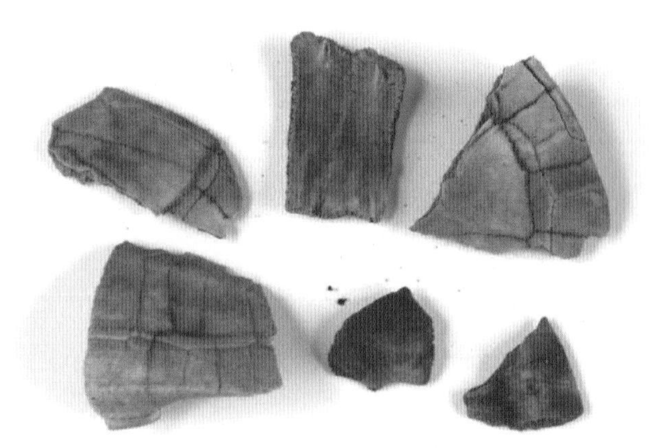

图 16-17　醋龟甲

（1）黄缘闭壳龟 *Cuora flavomarginata*（Gray）的干燥背甲、腹甲，产于湖北、湖南、浙江、福建。其背甲显著拱起，边缘整齐，棕褐色，脊棱3条，正中脊棱黄色或淡褐色。腹甲大而平坦，前后浑圆，无同心环，边缘及甲桥黄色。

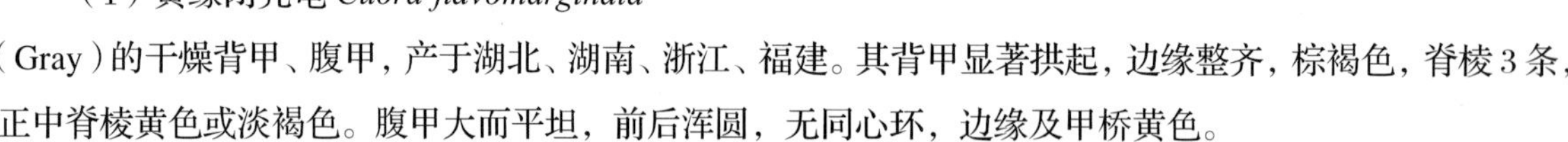

（2）三线闭壳龟 *Cuora trifasciata*（Bell）的干燥背甲、腹甲，产于福建、广东、广西。其背甲脊棱3条，显黑色。腹甲大而平坦，前缘浑圆，后缘缺刻，黑色，边缘黄色。

（3）黄喉拟水龟 *Mauremys mutica*（Cantor，1842）的干燥背甲、腹甲，主产于浙江、福建、广东、云南。其背甲具3条纵棱；后缘微呈锯齿状，棕色，盾片后缘黑色。腹甲前端向上翘，前缘平切，后缘缺刻深，黄白色，每一盾片外侧有大的墨渍斑。

（4）平胸龟 *Platysternon megacephalum* Gray 的干燥背甲、腹甲，主产于安徽、江西、福建、广东。腹甲略呈方形，前缘平切，后缘凹入，具下缘盾。

（5）花龟 *Mauremys sinensis*（Gray，1834）的干燥背甲、腹甲，主产于广东。其背甲略拱起，背棱3条；后缘略呈锯齿状，棕色。腹甲平坦，前缘平切，后缘缺刻，棕黄色，每一盾片具1块墨渍斑。

鸡内金

Jineijin

Galli Gigerii Endothelium Corneum

本品为常用中药，曾以“鸡肶胵里黄皮”之名始载于《神农本草经》，列为下品。“鸡内金”之名始见于《本草蒙筌》。

【别名】鸡肫皮、鸡内筋。

【来源】雉科动物家鸡 *Gallus gallus domesticus* Brisson 的干燥砂囊内壁。

【产销】全国各地均产。多自产自销。

【采收加工】杀鸡后，取出鸡肫，立即剥下内壁，洗净，干燥。

【炮制】

1. 鸡内金　除去杂质，洗净，干燥。

2. 炒鸡内金　取净鸡内金，置炒制容器内，用中火加热至滑利状态，容易翻动时，投入大小一致的鸡内金，不断翻动，炒至鼓起卷曲、酥脆、呈淡黄色时取出，筛去砂子，放凉。

3. 醋鸡内金　取净鸡内金，置锅内用文火加热，炒至鼓起，喷醋，取出，干燥。每 100 kg 鸡内金用醋 15 kg。

【商品特征】

1. 药材　不规则卷片，厚约至 2 mm。表面黄色、黄绿色或黄褐色，较薄处半透明，具明显的条状皱纹。质脆，易碎，断面角质样，有光泽。气微腥，味微苦。

以干燥、完整、个大、色黄者为佳。

2. 饮片

（1）鸡内金　同药材性状特征。（图 16-18）

（2）炒鸡内金　表面暗黄褐色至焦黄色，用放大镜观察，显颗粒状或微细泡状。轻折即断，断面有光泽。

（3）醋鸡内金　形如炒鸡内金，略有醋香气。

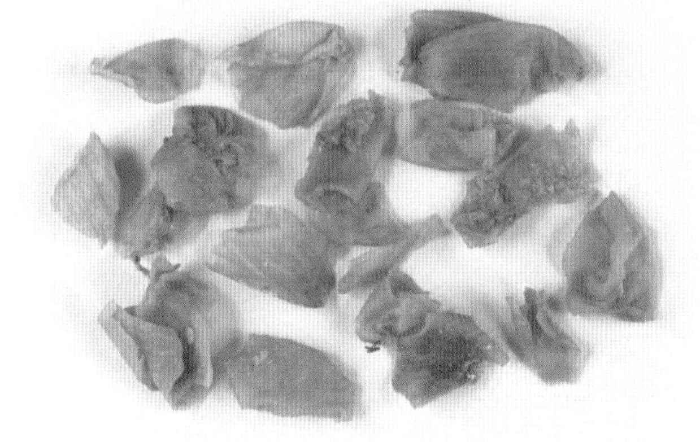

图 16-18　鸡内金

【主要成分】主含胃激素（ventriculin），角蛋白（keratin），微量胃蛋白酶（pepsin），淀粉酶（diastase），维生素 B_1、维生素 B_2 和多种无机元素，氨基酸等。

【检查】水分不得过 15.0%。总灰分不得过 2.0%。

【浸出物】热浸法。稀乙醇浸出物不得少于 7.5%。

【商品规格】统货。

【性味功能】性平，味甘。归脾、胃、小肠、膀胱经。健胃消食，涩精止遗，通淋化石。用于食积不消，呕吐泻痢，小儿疳积，遗尿，遗精，石淋涩痛，胆胀胁痛。

【用法用量】3 ～ 10 g。内服煎汤。

【贮藏】置干燥处，防蛀。

【附注】鸭内金，为鸭科动物鸭 *Anaspla tyrhynchos domestica*（Linnaeus）的干燥沙囊内壁。有以此混充鸡内金用，应注意区别。本品呈碟形片状，较鸡内金大且厚。表面暗绿色或黄棕色，皱纹少，质硬，断面角质。气腥，味微苦。

金钱白花蛇

Jinqianbaihuashe

Bungarus Parvus

本品为常用中药，始载于《饮片新参》。

【别名】小白花蛇、白花蛇、银环蛇。

【来源】眼镜蛇科动物银环蛇 *Bungarus multicinctus* Blyth 的幼蛇干燥体。

【产销】主产于广西、广东、湖北、江西等地。销全国。

【采收加工】夏、秋二季捕捉，剖开腹部，除去内脏，擦净血迹，用乙醇浸泡处理后，盘成圆形，用竹签固定，干燥。

【商品特征】呈圆盘状，盘径 3 ～ 6 cm，蛇体直径 0.2 ～ 0.4 cm。头盘在中间，尾细，常纳口内，口腔内上颌骨前端有毒沟牙 1 对，鼻间鳞 2 片，无颊鳞，上、下唇鳞通常各为 7 片。背部黑色或灰黑色，有白色环纹约至 58 个，黑白相间，白环纹在背部宽 1 ～ 2 行鳞片，向腹面渐增宽，黑环纹宽 3 ～ 5 行鳞片，背正中明显凸起一条脊棱，脊鳞扩大呈六角形，背鳞细密，通身 15 行，尾下鳞单行。气微腥，味微咸。（图 16–19）

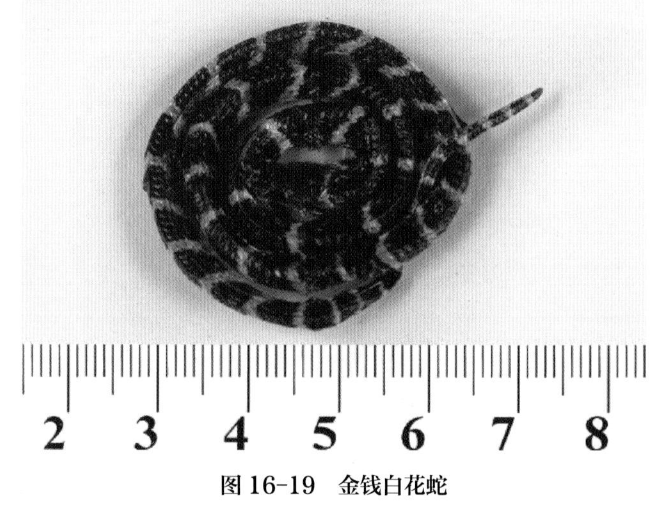

图 16–19　金钱白花蛇

以身干、头尾齐全、有白色环纹、盘径 3 cm 左右者为佳。

本品特征可概括如下。

金钱白花蛇，体鳞十五行。

背部呈黑色，相间白色环。

【主要成分】含蛋白质、脂肪、核苷、胆固醇、氨基酸及钙、磷、镁、铁、铝、锌等多种无机元素。蛇毒中含有凝血酶样物质、胆碱酯酶、磷酸二酯酶、磷脂酶 A 及透明质酸酶，以及抗凝血物质等。其中 α–环蛇毒素（α–bungarotoxin）是一种神经毒素。

【鉴别】

1. 背鳞外表面观　鳞片无色或黄白色，具有众多细密纵直条纹，间距 1.1 ～ 1.7 μm。沿鳞片基部至先端方向径向排列。

2. 背鳞横切面观　内、外表面均较平直，真皮不向外方突出，真皮中色素较少。

【浸出物】热浸法。稀乙醇浸出物不得少于 15.0%。

【商品规格】统货。

【性味功能】性温，味甘、咸；有毒。归肝经。祛风，通络，止痉。用于风湿顽痹，麻木拘挛，中风口眼㖞斜，半身不遂，抽搐痉挛，破伤风，麻风，疥癣。

【用法用量】2 ～ 5 g。研粉吞服，或浸酒。

【贮藏】置干燥处，防霉，防蛀。

【附注】常见混淆品如下所示。

1. 百花锦蛇　游蛇科动物百花锦蛇 *Elaphe moellendorffi*（Boettger，1886）的干燥体。在广西、广东等地常作为金钱白花蛇使用。本品呈圆盘状，头在蛇盘的中央而稍翘起，头顶棕紫红色，蛇体背面青绿色至灰黑色，具黑色近六角形斑 3 行，中行大，两侧较小，错综交织成纹。尾较长，尾部背面 3 行黑斑相连为横带，间呈鲜红色。尾鳞无角质鳞片。有的还用该品来伪无蕲蛇。

2. 金环蛇　眼镜蛇科动物金环蛇 *Bungarus fasciatus* 的干燥体。本品呈圆盘状，头背及背面棕褐色，有金黄色宽 4 ～ 5 鳞片的横斑纹，背鳞平滑，通体 5 行，尾下鳞单行。

3. 赤链蛇　游蛇科动物赤链蛇 *Dinodon rufozonatum* 的干燥体。本品呈圆盘状，头背黑色，鳞缘红色，体背部黑色或黑褐色，可见多数红色横斑纹，体侧有红黑相间的点状斑纹，背鳞平滑，尾下鳞双行。

4. 水赤链游蛇　游蛇科动物水赤链游蛇 *Natrix annularis*（Hallowell）的干燥体。本品呈圆盘状，头背灰棕色，体背灰褐色，可见多数黑色横斑纹，背鳞平滑，尾下鳞双行。

珍珠母

Zhenzhumu

Margaritifera Concha

本品为少常用中药，始载于《图经本草》。

【别名】珠母、明珠母。

【来源】蚌科动物三角帆蚌 *Hyriopsis cumingii*（Lea）、褶纹冠蚌 *Cristaria plicata*（Leach）或珍珠贝科动物马氏珍珠贝 *Pteria martensii*（Dunker）的贝壳。

【产销】主产于江苏、浙江、湖北、安徽等地。销全国。

【采收加工】全年均可采收。捞取，除去肉质、泥土，洗净，放入碱水中煮，然后用水浸洗，刮去外层黑皮，晒干或烘干。

【炮制】

1. 珍珠母　取原药材，除去杂质及灰屑，碾碎。

2. 煅珍珠母　取净珍珠母，置耐火容器内，用武火加热，煅至酥脆，取出放凉，打碎或研粉。

【商品特征】

1. 药材

（1）三角帆蚌　略呈不等边四边形。壳面生长轮呈同心环状排列。后背缘向上凸起，形成大的三角形帆状后翼。壳内面外套痕明显；前闭壳肌痕呈卵圆形，后闭壳肌痕略呈三角形。左右壳均具两枚拟主齿，左壳具两枚长条形侧齿，右壳具一枚长条形侧齿；具光泽。质坚硬。气微腥，味淡。（图 16–20）

（2）褶纹冠蚌　呈不等边三角形。后背缘向上伸展成大形的冠。壳内面外套痕略明显；前闭壳肌痕大呈楔形，后闭壳肌痕呈不规则卵圆形，在后侧齿下方有与壳面相应的纵肋和凹沟。左、右壳均具一枚短而略粗的后侧齿和一枚细弱的前侧齿，均无拟主齿。

（3）马氏珍珠贝　呈斜四方形，后耳大，前耳小，背缘平直，腹缘圆，生长线极细密，呈片状。闭壳肌痕大，长圆形。具一凸起的长形主齿。

以色白、有“珠光”者为佳。

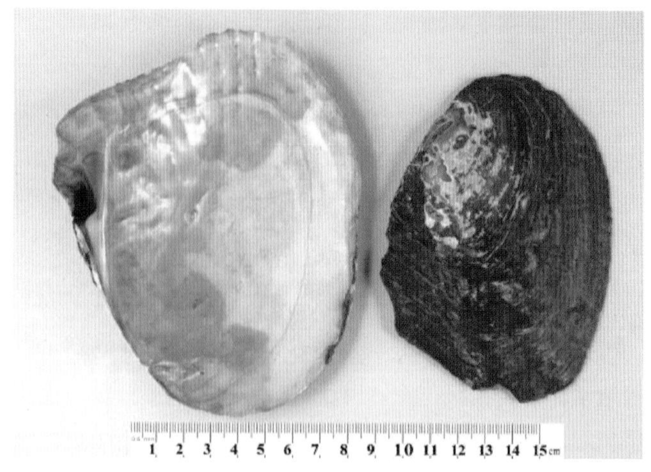

图 16-20　珍珠母

2. 饮片

（1）珍珠母　呈不规则碎块状，黄玉白色或银灰白色，有光彩，习称“珠光”。质硬而重，气微，味淡。（图 16-21）

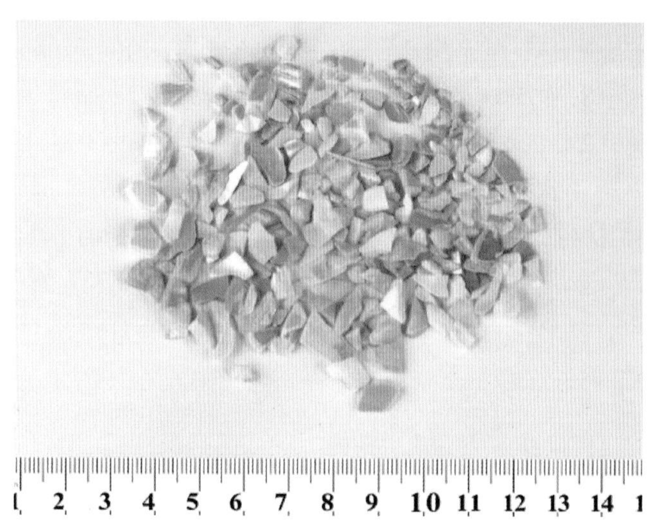

图 16-21　珍珠母块

（2）煅珍珠母　呈不规则碎块状或粉状，青灰色，“珠光”少见或消失。质松酥脆，易碎。（图 16-22）

【主要成分】含碳酸钙，少量壳角质及硅酸盐、硫酸盐、氯化物，多种氨基酸，微量元素如铁、镁等。

【鉴别】

1. 粉末　类白色。不规则碎块，表面多不平整，呈明显的颗粒性，有的呈层状结构，边缘多数为不规则微波状或锯齿状。棱柱形碎块少见，断面观呈棱柱状，断面大多平截，有明显的横向条纹，少数条纹不明显。

2. 化学鉴别　取本品粉末，加稀盐酸，即产生大量气泡，滤过，滤液显钙盐的鉴别反应。

【检查】酸不溶性灰分不得过 4.0%。

【商品规格】统货。

【性味功能】性寒，味咸。归肝、心经。平肝潜阳，安神定惊，明目退翳。用于头痛眩晕，惊悸失眠，目赤翳障，视物昏花。

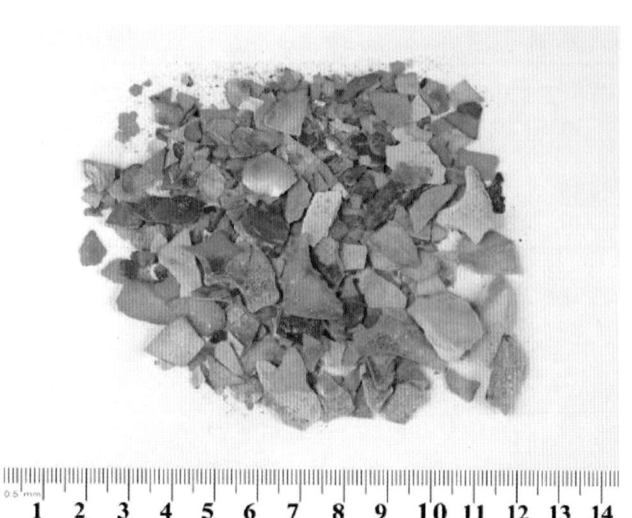

图 16-22　煅珍珠母

【用法用量】10 ～ 25 g。内服煎汤，先煎。

【贮藏】置干燥处，防尘。

哈蟆油

Hamayou

Ranae Oviductus

本品为较常用中药，原名"虾膜"，始载于《神农本草经》，列为上品。以"哈蟆油"之名始见于《饮片新参》。

【别名】蛤蟆油、林蛙油、哈士蟆油、雪蛤油。

【来源】蛙科动物中国林蛙 *Rana temporaria chensinensis* David 雌蛙的输卵管。

【产销】主产于黑龙江、吉林、辽宁等地。销全国并出口。

【采收加工】9—10 月，以霜降期捕捉最好，选肥大的雌蛙，用麻绳从口部穿起，挂于露天风干。干燥后，用热水浸润，立即捞起，放麻袋中闷润过夜，次日剖开腹皮，将输卵管轻轻取出，去尽卵子及其内脏，置通风处阴干。

【商品特征】本品呈不规则块状，由不规则小团块叠合而成，一面鼓凸，另一面凹陷。长 1 ～ 2 cm。外表黄白色至棕黄色，具脂肪样光泽，带有灰白色皮膜，手摸之有滑腻感，遇温水可膨胀至 10 ～ 15 倍。气腥，味微甘，嚼之有黏滑感。（图 16-23）

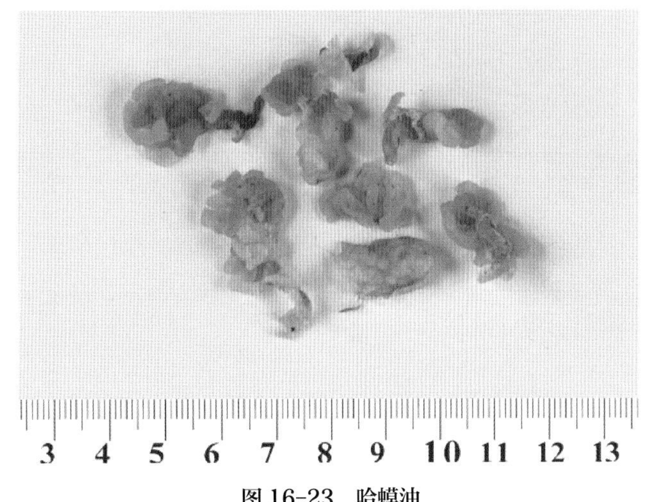

图 16-23　哈蟆油

以块大、肥厚、黄白色、有光泽、不带皮膜、无血筋及卵子者为佳。

本品特征可概括如下。

哈蟆油呈厚块状，块体弯曲又重叠。

外表黄白有光泽，气腥味甘嚼黏滑。

【主要成分】含蛋白质、脂肪、氨基酸，并含钙、钾、镁、钠、铁、磷等无机元素。还含甾体类、固醇类、磷脂、维生素等。如雌酮、胆甾醇、1- 甲基海因及维生素 A、维生素 C、维生素 D、维生素 E 和 B 族维生素等。

【鉴别】

1. 紫外吸收　取粉末 0.2 g，加乙醇 10 mL，浸 12 h，滤液在（270 ± 4）nm 波长处有最大吸收。

2. 高效液相色谱　供试品色谱中应呈现与 1- 甲基海因对照品色谱峰保留时间相同的色谱峰。

【检查】膨胀度。本品的膨胀度不得低于 55。

【商品规格】一般为统货。也可按大小、颜色、完整度、有无杂质等分为若干等级。

一等　干货。块大整齐，黄白色或金黄色，有光泽，半透明，无皮膜、血筋及卵等杂物，无变质。

二等　干货。块大小不均匀。余同一等。

三等　干货。块小破碎，暗黄色并杂有红色、白色及黑色等，有少量皮膜、黑色血管肌筋、卵子及其他杂物。

【性味功能】性平，味甘、咸。归肺、肾经。补肾益精，养阴润肺。用于病后体弱，神疲乏力，心悸失眠，盗汗，痨嗽咳血。

【用法用量】5 ～ 15 g。用水浸泡，炖服，或作丸剂服。

【贮藏】置通风干燥处，防潮，防蛀。

【附注】目前市场上有“块油”与“条油”两种商品。块油即上述加工方法所得商品。条油是趁鲜剥取输卵管干燥而得。条油呈不规则连珠状长条形，类白色。余同块油。

伪品：哈蟆油常见混伪品主要来源于牛蛙、中华大蟾蜍等动物的输卵管等，表面特征差异较大，膨胀度较小，应注意鉴别。

海马（海蛆）

Haima

Hippocampus

本品为少常用中药，始载于《本草拾遗》。

【别名】水马、马头鱼。

【来源】海龙科动物线纹海马 *Hippocampus kelloggi* Jordan et Snyder、刺海马 *Hippocampus histrix* Kaup、大海马 *Hippocampus kuda* Bleeker、三斑海马 *Hippocampus trimaculatus* Leach 或小海马（海蛆）*Hippocampus japonicus* Kaup 的干燥体。

【产销】主产于广东、福建、台湾等地。以广东产量大，销全国。

【采收加工】夏、秋二季捕捞，洗净，晒干；或除去皮膜和内脏，晒干。

【炮制】用时捣碎或研粉。

【商品特征】药材特征如下。（图 16-24）

（1）线纹海马　呈扁长形而弯曲，体长约 30 cm。表面黄白色。头略似马头，有冠状凸起，具管状长吻，口小，无牙，两眼深陷。躯干部七棱形，尾部四棱形，渐细卷曲，体上有瓦楞形的节纹并具短棘。体侧可见白色斑点组成的不规则线纹。体轻，骨质，坚硬。气微腥，味微咸。

（2）刺海马　体长 15 ～ 20 cm。头部及体上环节间的棘细而尖。

（3）大海马　体长 20 ～ 30 cm。黑褐色。

（4）三斑海马　体侧背部第 1、4、7 节的短棘基部各有 1 黑斑。

（5）小海马（海蛆）　体形小，长

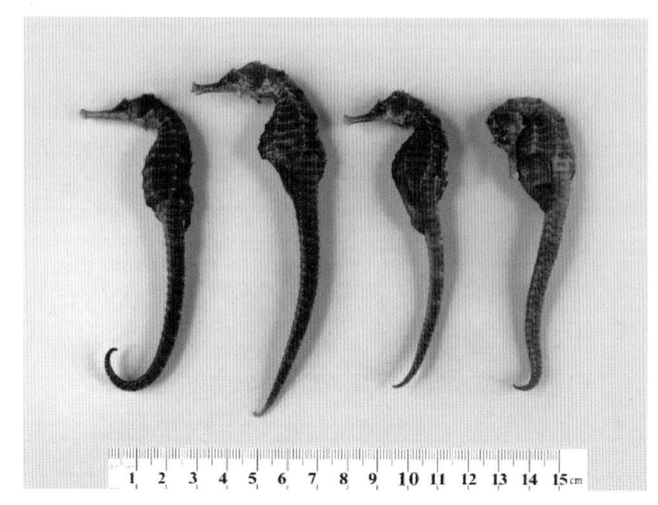

图 16-24　海马

7～10 cm。黑褐色。节纹和短棘均较细小。

均以体大、坚实、头尾齐全者为佳。

【主要成分】含蛋白质、脂肪、多种氨基酸。刺海马含 γ–胡萝卜素（γ–carotene），红色素（astaxanthin，虾青素），虾红素（astacene），黑色素（melanin）。三斑海马含硬脂酸（stearic acid）、胆甾醇（cholesterol）和胆甾二醇（cholesterdiol）等。线纹海马和刺海马尚含乙酰胆碱酯酶、蛋白酶、胆碱酯酶等。

【鉴别】本品粉末白色或黄白色。横纹肌纤维多碎断，有明暗相间的细密横纹；横断面观呈类长方形或长卵圆形，表面平滑，可见细点或裂缝状空隙。胶原纤维相互缠绕成团。皮肤碎片表面观细胞界限不清，可见棕色颗粒状色素物。骨碎片不规则形，骨陷窝呈长条形或裂缝状。

【商品规格】可按来源分为线纹海马、刺海马、大海马、三斑海马和小海马等规格，均为统货。

【性味功能】性温，味甘、咸。归肝、肾经。温肾壮阳，散结消肿。用于阳痿，遗尿，肾虚作喘，症瘕积聚，跌扑损伤；外治痈肿疔疮。

【用法用量】3～9 g。内服煎汤，或浸酒。外用适量，研末敷患处。

【贮藏】置阴凉干燥处，防蛀。

【附注】常见混伪品如下所示。

1. 冠海马　海龙科动物冠海马 *Hippocampus coronatus* Temminck et Schlegel 的干燥体。体长约 10 cm，表面淡褐色。头冠特别高，约等于吻长。背部第 1、4、11 体环和第 4、10、14 尾环侧棘刺较长。

2. 商品海马体内掺伪　主要是往海马腹中或育儿囊内填充铁丝、泥沙或石蜡等物，以增加重量。应注意辨别。

海龙

Hailong

Syngnathus

本品为常用中药，始载于《本草纲目拾遗》。

【别名】海钻、小海龙。

【来源】海龙科动物刁海龙 *Solenognathus hardwickii*（Gray）、拟海龙 *Syngnathoides biaculeatus*（Bloch）或尖海龙 *Syngnathus acus* Linnaeus 的干燥体。

【产销】主产于广东、福建、山东等地。销全国。

【采收加工】多于夏、秋二季捕捞，刁海龙、拟海龙除去皮膜和内脏，洗净，晒干；尖海龙直接洗净，晒干。

【炮制】用时捣碎或切段。

【商品特征】

（1）刁海龙　体狭长而侧扁，全长 30～50 cm。表面黄白色或灰褐色。头部具管状长吻，口小，无牙，两眼圆而深陷，头部与体轴略成钝角。躯干部宽 3 cm，五棱形，尾部前方六棱形，后方渐细，四棱形，尾端卷曲。背棱两侧各有一列灰黑色斑点状色带。全体被以具花纹的骨环和细横纹，各骨环内有凸起粒状棘（习称菠萝纹）。胸鳍短宽，背鳍较长，有的不明显，无尾鳍。骨质，坚硬。气微腥，味微咸。（图 16–25）

（2）拟海龙　体长平扁，躯干部略呈四棱形，全长 20 ～ 22 cm。表面灰黄色。头部常与体轴成一直线。

（3）尖海龙　体细长，呈鞭状，全长 10 ～ 30 cm，未去皮膜。表面黄褐色。有的腹面可见育儿囊，有尾鳍。质较脆弱，易撕裂。

均以体长、头尾齐全者为佳。

本品特征可概括如下。

海龙条形体略扁，吻长口小躯有棱。

骨环粒棘菠萝纹，温肾壮阳散结肿。

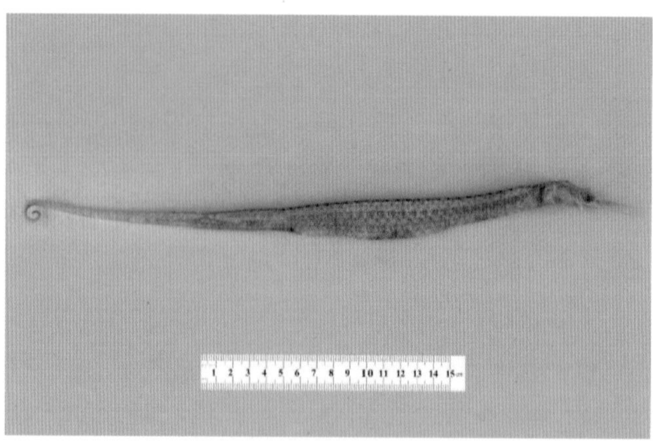

图 16-25　海龙

【主要成分】含多种氨基酸、蛋白质、脂肪酸、磷脂、甾体及多种无机元素等。如胆甾醇、肉豆蔻酸、棕榈酸、硬脂酸、N- 苯基 -β- 苯胺等。

【商品规格】统货。

【性味功能】性温，味甘、咸。归肝、肾经。温肾壮阳，散结消肿。用于肾阳不足，阳痿遗精，症瘕积聚，瘰疬痰核，跌扑损伤；外治痈肿疔疮。

【用法用量】3 ～ 9 g。内服煎汤。外用适量，研末敷患处。

【贮藏】置阴凉干燥处，防蛀。

【附注】伪品如下所示。

1. 粗吻海龙　海龙科动物粗吻海龙 *Trachyrhamphus serratus*（Temminck et Schlegel）的干燥全体，习称“海蛇”。本品呈扁细长条形，长约 25 cm。头小，吻管状。表面黄白色或灰黄色，背部具 10 多个灰褐色斑点，全体骨环明显，尾部长约为躯干部的 2 倍。

2. 海蠋鱼（棘海龙）　海龙科动物海蠋鱼 *Halicampus koilomatodon*（Bleeker）的干燥全体。本品体细长呈鞭状，吻长近头长的 1/2，头与体轴在同一直线上。眼眶突出，眼眶四周及吻背散有细小棘刺。躯干六棱形，骨环上具细小棘刺。有尾鳍，尾端不卷曲。

3. 低海龙　海龙科动物低海龙 *Syngnathus djarong* Bleeker 的干燥全体。体细长，略侧扁，全长 8 ～ 13 cm。表面棕黄色。吻短，为头长的 1/2，头与体轴在同一直线上。躯干七棱形，有尾鳍。

4. 冠海龙　海龙科动物冠海龙 *Corythoichthys fasciatus*（Gray）的干燥全体。体细长呈鞭状，长 10 ～ 14 cm，表面灰白色或灰黄色。吻短，为头长的 1/2，头与体轴在同一直线上。躯干六棱形，有淡褐色网纹形成的横带 20 余条。具尾鳍。

海螵蛸

Haipiaoxiao

Sepiae Endoconcha

本品为常用中药，原名“乌贼鱼骨”，始载于《神农本草经》，列为中品。

【别名】乌贼骨、墨鱼骨。

【来源】乌贼科动物无针乌贼 *Sepiella maindronide* Rochebrune 或金乌贼 *Sepia esculenta* Hoyle 的干燥内壳。

【产销】无针乌贼主产于浙江、福建等沿海地区。金乌贼主产于辽宁、山东、江苏等沿海地区。均销全国。

【采收加工】全年均可收集，从乌贼体内剥取内壳或捞取漂浮在海边的乌贼内壳，洗净，干燥。

【炮制】除去杂质，洗净，干燥，砸成小块。

【商品特征】

1. 药材

（1）无针乌贼　呈扁长椭圆形，中间厚，边缘薄，长 9 ～ 14 cm，宽 2.5 ～ 3.5 cm，厚约 1.3 cm。背面有磁白色脊状隆起，两侧略显微红色，有不甚明显的细小疣点；腹面白色，自尾端到中部有细密波状横层纹；角质缘半透明，尾部较宽平，无骨针。体轻，质松，易折断，断面粉质，显疏松层纹。气微腥，味微咸。

（2）金乌贼　长 13 ～ 23 cm，宽约 6.5 cm。背面疣点明显，略呈层状排列；腹面的细密波状横层纹占全体大部分，中间有纵向浅槽；尾部角质缘渐宽，向腹面翘起，末端有 1 骨针，多已断落。

均以体大、色白、完整、无杂质者为佳。

2. 饮片　不规则形或类方形小块，类白色或微黄色，气微腥，味微咸。（图 16-26）

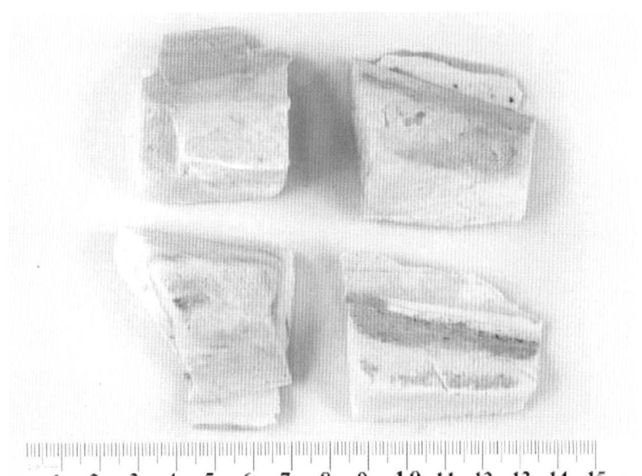

图 16-26　海螵蛸

【主要成分】含碳酸钙、甲壳质、黏液质，并含少量氯化钠及磷酸钙、磷酸镁、胶质等。

【鉴别】

1. 粉末　类白色。角质层碎块类四边形，表面具横裂纹和细密纵纹交织成的网状纹理，亦可见只有纵纹的碎块。石灰质碎块呈条形、正方形或不规则状，多具细条纹或分枝蛇形笈道。

2. 化学鉴别　取本品粉末，滴加稀盐酸，产生气泡。

【检查】重金属及有害元素：铅不得过 5 mg/kg，镉不得过 5 mg/kg，砷不得过 10 mg/kg，汞不得过 0.2 mg/kg，铜不得过 20 mg/kg。

【含量测定】滴定法。本品含碳酸钙（$CaCO_3$）不得少于 86.0%。

【商品规格】按其来源分为无针乌贼和金乌贼两种规格，均为统货。

【性味功能】性温，味咸、涩。归脾、肾经。收敛止血，涩精止带，制酸止痛，收湿敛疮。用于吐血衄血，崩漏便血，遗精滑精，赤白带下，胃痛吞酸，外治损伤出血，湿疹湿疮，溃疡不敛。

【用法用量】5 ～ 10 g。内服煎汤。外用适量，研末敷患处。

【贮藏】置干燥处。

【附注】习用品如下所示。

（1）针乌贼 *Sepia andreana* Steenstrup 的内壳，主产于山东、江苏、浙江沿海。

（2）白斑乌贼 *Sepia latimanus* Quoy et Gaimard 的内壳，主产于广东、广西沿海。

以上两种均呈长椭圆形，背面隆起，白色或浅黄白色，密被细小颗粒状凸起，腹面洁白，横纹呈圆弧形，自后端直至前端约占全长的 9/10，后端有一粗壮骨针。

鹿茸

Lurong

Cervi Cornu Pantotrichum

本品为常用中药，始载于《神农本草经》，列为中品。

【别名】青毛茸、黄毛茸。

【来源】鹿科动物梅花鹿 *Cervus nippon* Temminck 或马鹿 *Cervus elaphus* Linnaeus 的雄鹿未骨化、密生茸毛的幼角。前者习称“花鹿茸”（黄毛茸），后者习称“马鹿茸”（青毛茸）。

【产销】花鹿茸主产于吉林、辽宁、河北。马鹿茸主产于黑龙江、吉林、内蒙古、青海、新疆、四川及云南；东北产者习称“东马鹿茸”，质优，西北产者习称“西马鹿茸”。商品均销全国。

【采收加工】夏、秋二季锯取鹿茸，经加工后，阴干或烘干。

【炮制】

1. 鹿茸片 取鹿茸，燎去茸毛，刮净，以布带缠绕茸体，自锯口面小孔灌入热白醋，并不断添酒，至润透或灌酒稍蒸，横切薄片，压平，干燥。花鹿茸饮片角尖部习称“血片”“蜡片”，为圆形薄片，表面浅棕色或棕色，质坚韧。气微腥，味微咸。中上部习称“粉片”，下部习称“老角片”，为圆形或类圆形厚片，表面粉白色或浅棕色，中间有蜂窝状细孔，外皮无骨质或略具骨质，周边粗糙，红棕色或棕色，质坚脆，气微腥，味微咸。马鹿茸饮片，血片、蜡片为圆形薄片，表面灰黑色，中央米黄色，半透明，微显光泽，外皮较厚无骨质，周边灰黑色，质坚韧，气微腥，味微咸。粉片、老角片为圆形或类圆形厚片，表面灰黑色，中央米黄色，有细蜂窝状小孔，外皮较厚，无骨质或略具骨质，周边灰黑色，质坚脆，气微腥，味微咸。

2. 鹿茸粉 取鹿茸，燎去茸毛，刮净，劈成碎块，研成细粉。饮片为灰白色或米黄色粉末，气微腥，味微咸。

【商品特征】

1. 花鹿茸 呈圆柱状分枝，具有一个分枝者习称“二杠”，主枝习称“大挺”，长 17 ～ 20 cm，锯口直径 4 ～ 5 cm，离距口约 1 cm 处分出侧枝，习称“门庄”，长 9 ～ 15 cm，直径较大挺略细。外皮红棕色或棕色，多光润，表面密生红黄色或棕黄色细茸毛，上端较密，下端较疏，分岔间具 1 条灰黑色筋脉，皮茸紧贴。锯口黄白色，外围无骨质，中部密布细孔，体轻，气微腥，味微咸。具二个分枝者，习称“三岔”，大挺长 23 ～ 23 cm，直径较二杠细，略呈弓形，微扁，枝端略尖，下部多有纵棱筋及凸起疙瘩，皮红黄色，茸毛较稀而粗。二茬茸与头花茸相似，但大挺长而不圆或下粗上细，下部有纵棱筋，皮灰黄色，茸毛较粗糙，锯口外围多已骨化，体较重，无腥气。

2. 马鹿茸 较花鹿茸粗大，分枝较多，侧枝一个者习称“单门”，二个者习称“莲花”，三个者习称“三岔”，四个者习称“四岔”或更多。按产地分为“东马鹿茸”和“西马鹿茸”。东马鹿茸，“单门”大挺长 25 ～ 27 cm，直径约 3 cm，外皮灰黑色，茸毛灰褐色或灰黄色，锯口面外皮较厚，灰黑色，中部密布细孔，质嫩。“莲花”大挺长可达 33 cm，下部有棱筋，锯口面蜂窝状小孔稍大。“三岔”皮色深，质较老。“四岔”茸毛粗而稀，大挺下部具棱筋及疙瘩，分枝顶端多无毛，习称“捻头”。西马鹿茸大挺多不圆，顶端圆扁不一，长 30 ～ 100 cm，表面有棱，多皱缩干瘪，分枝较长且弯曲，茸毛粗长，灰色或灰黑色，锯口色较深，常见骨质，气腥臭，味咸。

以饱满、体轻、毛灰褐色、下部无棱线者为佳。（图 16–27）

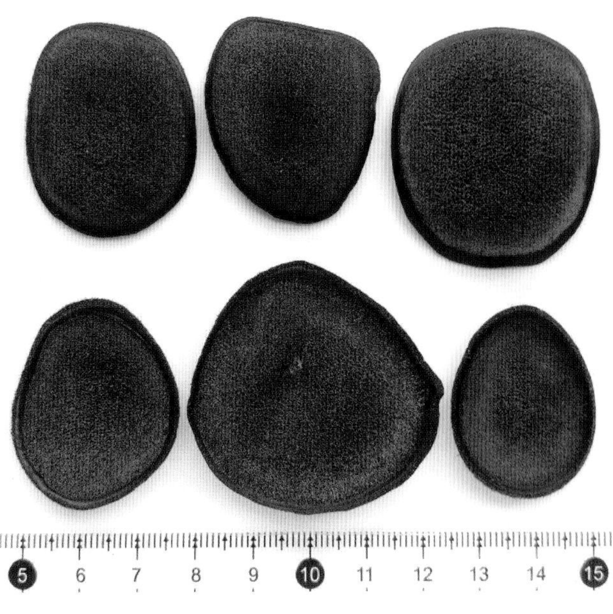

图 16–27　鹿茸

本品特征可概括如下。

鹿茸本是雄鹿角，柱状分枝披茸毛。

外皮红棕或灰黑，锯口表面蜂窝貌。

【主要成分】含有多种氨基酸、神经髓鞘磷脂、神经节苷脂、硫酸软骨素 A、雄激素、雌酮等。

【鉴别】

粉末　淡黄色或黄棕色。表皮角质层细胞淡黄色至黄棕色，表面颗粒状，凹凸不平，茸毛脱落后的毛常呈圆洞状，常碎裂，边缘较平整。茸毛多碎断，毛干中部直径 13 ～ 50 μm，表面由薄而透明的扁平细胞（鳞片）作覆瓦状排列的毛小皮所包围，细胞的游离缘指向毛尖，呈短刺状突起，隐约可见细纵直纹，皮质有棕色或灰棕色色素，髓质断续或无，灰黑色或灰棕色，毛根常与毛囊相连，基部膨大作撕裂状。骨碎片呈淡黄色或淡灰色，呈不规则形，表面有细密的纵向纹理及点状孔隙。骨陷窝较多，大多呈类圆形或类菱形，大小及排列不一，边缘骨小管隐约可见，呈放射状沟纹。横断面可见大的圆形空洞，边缘凹凸不平。未骨化组织近无色，边缘不整齐，表面不平整，具多数不规则的块状突起物，其间隐约可见条纹。角化菱形细胞少数，多散在，无色或淡黄色，具折光性。呈类长圆形，略扁，直径 9 ～ 18 μm，长 36 ～ 77 μm，侧面观呈梭形。

【商品规格】商品规格标准见表 16–2。

【性味功能】性温，味甘、咸。归肾、肝经。壮肾阳，益精血，强筋骨，调冲任，托疮毒。用于肾阳不足、精血亏虚、阳痿滑精，宫冷不孕，羸瘦，神疲，畏寒，眩晕耳鸣，耳聋，腰背冷痛，筋骨痿软，崩漏带下，阴疽不敛。

【用法用量】1 ～ 2 g；研末冲服或入丸、散。

【附注】有以下同科动物混伪物。

（1）水鹿 *Gervus unicolor* Kerr 的茸，产于广东、四川、云南。主要特征为茸角分生第 1 侧枝距大挺基部较远，第 2 侧枝距第 1 侧枝也较远，有的约 30 cm，大挺中上端及第 2 ～ 4 侧枝均呈扁圆形。皮褐色，毛茸软长而粗，且交错零乱。余同马鹿茸。

表 16–2　鹿茸商品规格

梅花鹿	二杠锯茸	一等	体呈圆柱形，具有八字分岔一个，大挺、门桩相称，短粗嫩壮，顶头钝圆。皮后红棕色或棕黄色。锯口黄白色，有蜂窝状细孔，无骨化圈。不拧嘴，不抽沟，无破皮、无悬皮、无乌皮，无存折、不臭、无虫蛀。每支重 85 g 以上
		二等	存折不超过两处，虎口以下有棱纹。每支重 65 g 以上
		三等	枝杆较瘦，兼有悬皮、乌皮、破皮不露茸，存折不超过两处，虎口以下有棱纹，每支重 45 g 以上
		四等	兼有独挺、怪角。不符合一、二、三等者均属此等
	三岔锯茸	一等	体呈圆柱形，具分岔两个，挺圆茸质松嫩，嘴头饱满。皮毛红棕色或棕黄色。不抽沟，不拧嘴，无破皮、无悬皮、无存折、无怪角。下部稍有纵棱筋，骨豆不超过茸长的 30%。不臭，无虫蛀。每支重 250 g 以上
		二等	突起纵棱筋长不超过 2 cm，骨豆不超过茸长的 40%，每支重 200 g 以上
		三等	稍有破皮不露茸，存折不超过一处，纵棱筋、骨豆较多，每支重 150 g 以上
		四等	体畸形或怪角，顶端不窜尖，皮毛色乌暗，凡不符合一、二、三等者，均属此等
	初生茸	统货	体呈圆柱形，圆头质嫩，锯口有蜂窝状细孔，不骨化、不臭、无虫蛀
	再生茸	统货	体呈圆柱形，兼有独挺
马鹿茸	锯茸	一等	质嫩的三岔、莲花、人字等茸。体呈枝岔类圆柱形。皮毛灰黑色或灰黄色。枝干粗壮，嘴头饱满。无骨豆，不拧嘴，不偏头，无破皮，不发头，不骨折，不臭，无虫蛀。每支重 275 ～ 450 g
		二等	质嫩的四岔茸，不足 275 g 重的三岔、人字茸。四岔茸嘴头不超过 13 cm，骨豆不超过主干长度的 50%，破皮长度不超过 3.3 cm
		三等	嫩五岔和三岔老茸。骨豆不超过主干长度的 60%。破皮长度不超过 4 cm
		四等	老五岔、老毛杠和嫩再生茸。体呈支岔类圆柱形或畸形。破皮长度不超过 4 cm
		五等	茸皮不全的老五岔、老毛杠、老再生茸。体呈支岔圆柱形或畸形
	锯血茸	一等（A级）	肥嫩上冲的莲花、三岔茸。不臭，无虫蛀，不骨化，茸内充分含血，分布均匀。不偏头，不抽沟，无破皮，无畸形。主枝及嘴头无折伤，茸头饱满，不空、不瘪。每支重 500 g 及以上
		二等（B级）	肥嫩上冲的莲花、三岔茸及肥嫩的四岔、人字茸。每支重 300 g 以上
		三等（C级）	不足一、二等的莲花，三岔茸、四岔茸及肥嫩的畸形茸。每支重不低于 250 g

（2）白臀鹿 *Cervus elaphus macneilli* Lydekker 的茸，产于四川。习称“草茸”，主要特征为茸体呈多分叉的圆柱形，长 10 ～ 36 cm，分叉 3 ～ 6，端顶钝圆如卵形。表面茸毛短而均匀整齐，柔和而有光泽，白色、灰白色或淡棕色。断面子眼细密而均匀，呈鲜红色、肉红色或猪肝色，气腥，微香。

（3）海南坡鹿 *Cervus eldi* Mclellande 的茸，产于海南。主要特征为主干分叉，弯曲向前。

（4）驼鹿 *Alces alces* Linnaeus 的茸，产于黑龙江。主要特征为主枝伸展成掌状，长 30 ～ 50 cm，直径 2 ～ 6 cm；侧枝 1 ～ 2 个，枝端又分数小枝，外皮灰黑色，表面密生灰棕色粗茸毛，硬而长，手摸粗糙。

（5）驯鹿 *Rangifer tarandus* Linnaeus 的茸，产于黑龙江。主要特征为主枝呈弓形，侧枝 1 ～ 2 个，枝端又分数小叉。外皮灰褐色，表面密生灰棕色茸毛，软而长，手摸柔软。

（6）白唇鹿 *Cervus albirostris* Przewalski 的茸，产于四川、青海、西藏。主要特征为茸较大，长可达 90 cm，表面显棱，多皱缩干瘪，侧枝较长而略弯曲，毛粗呈灰色或黑灰色。

（7）狍（麅子）*Capreolus capreolus* Linnaeus 的茸，产于东北、华北、西北。主要特征为茸体短小，呈树枝状，分叉 3，向前直伸。表面灰褐色或灰黄色，多有棱线，干瘦而瘪。断面灰白色，子眼细密。味微腥。

（8）赤麂 *Muntiacus muntjak* Zimmermann 的茸，产于广东、海南、广西、四川。主要特征为角短，角尖向后、向下，或向下、向内弯曲。

（9）用牛科动物山羊 *Capra higcus* Linnaeus、绵羊 *Ovis aries* Linnaeus、北山羊 *Capra sibirica* Linnaeus 或鹿等多种动物皮毛制成形似鹿茸的整套，将动物胶质灌注其内，凝固，混充鹿茸。

（10）用各种鹿角经过加工处理切制成片，伪充鹿茸片。

（11）采用蛋清、色素、骨块和动物皮毛加工的伪制品。本品为类圆形薄片，大小不等，外皮暗灰色至土褐色，切面光滑不细腻，半透明状，无蜂窝状小孔，具光泽，有的可见骨块片，质重，柔韧性差，易碎裂。

鹿角

Lujiao

Cervi Cornu

本品为常用中药，始载于《神农本草经》，列为中品。

【来源】鹿科动物马鹿 *Cervus elaphus* Linnaeus 或梅花鹿 *Cervus nippon* Temminck 已骨化的角或锯茸后翌年春季脱落的角基，分别习称“马鹿角”“梅花鹿角”“鹿角脱盘”。

【产销】主产于吉林、黑龙江、辽宁、内蒙古、青海、新疆，销全国。

【采收加工】多于春季拾取，除去泥沙，风干。

【炮制】洗净，锯段，用温水浸泡，捞出，镑片，晾干；或锯成粗末。

【商品特征】

1. 马鹿角　呈分枝状，通常分成 4 ～ 6 枝，全长 50 ～ 120 cm。主枝弯曲，直径 3 ～ 6 cm，基部盘状，上具不规则瘤状凸起，习称“珍珠盘”，周边常有稀疏细小的孔洞，侧枝多向一面伸展，第一枝与珍珠盘相距较近，第二枝靠近第一枝伸出。表面灰褐色或灰黄色，有光泽，角尖平滑，中、下部常具疣状凸起，习称“骨钉”，并具有纵棱。质坚硬，断面外圈骨质，灰白色或微带淡褐色，具蜂窝状孔。气微，味微咸。

2. 梅花鹿角　通常分成 3 ～ 4 枝，全长 30 ～ 60 cm，直径 2.5 ～ 5 cm。侧枝多向两旁伸展，第一枝与珍珠盘相距较近，第二枝与第一枝相距较远，主枝末端分成两小枝。表面黄棕色或灰棕色，枝端灰白色。枝端以下具有明显骨钉，骨钉断续排成纵棱，顶部灰白色或灰黄色，有光泽。

3. 鹿角脱盘　呈盔状或扁盔状，直径 3 ～ 6 cm（珍珠盘直径 4.5 ～ 6.5 cm），高 1.5 ～ 4 cm。表面灰褐色或灰黄色，有光泽。底面平，蜂窝状，多呈黄白色或黄棕色。珍珠盘周边常有稀疏细小的孔洞。上面略平或呈不规则的半球形。质坚硬，断面外圈骨质，灰白色或类白色。无臭、味微咸（图 16-28）。

4. 鹿角粉　饮片呈粉末状，白色或灰白色，无臭、味微咸。

【主要成分】含胶质、磷酸钙、碳酸钙及氮化物等。

【性味功能】性温，味咸。归肾、肝经。温肾阳，强筋骨，行血消肿。用于阳痿遗精，腰脊冷痛，阴疽疮疡，乳痈初起，瘀血肿痛。

【用法用量】6 ～ 15 g。

【贮藏】置干燥处。

【附注】

1. 地区习惯用药 鹿科动物驯鹿 *Rangifer tarandus* Linnaeus 的角，产于黑龙江。角的分枝分叉较多断面色较深，具蜂窝眼。

2. 伪品 有以下同科动物混伪物。

（1）水鹿角：水鹿 *Gervus unicolor* Kerr 的骨化角。本品呈分枝状，通常分为 3 叉，长 40 ～ 60 cm，直径 3 ～ 4 cm，眉叉近角盘处伸出，叉尖向上，与主枝成锐角，基部内侧稍平，外侧呈三角凹，主枝略向后倾斜，略呈扁圆，下部略呈三角状。表面灰棕色或灰褐色，骨钉密集，纵棱较多，角尖较平滑。断面外周骨质，白色或淡黄棕色，中心淡黄棕色，有细蜂窝状孔或裂隙，骨密质与骨松质交界处常有一黄棕色环。

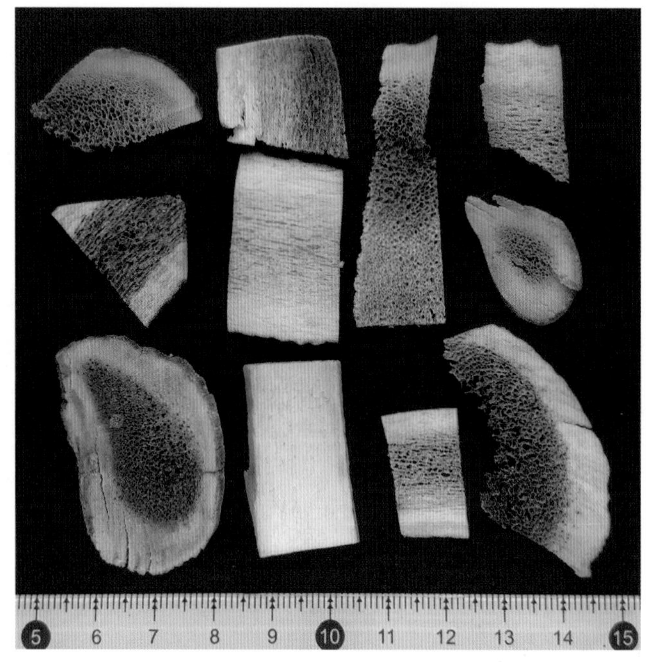

图 16-28 鹿角

（2）豚鹿角：豚鹿 *Axis porcinus* 的骨化角。本品与水鹿角类似，唯角较小，角面较平滑，通常分为 3 叉，长 18 ～ 50 cm，直径 2 ～ 3 cm，主枝较细圆。表面黄褐色、黑褐色或红棕色，具浅纵纹。断面几乎全为骨质，白色或略带青灰色斑，中部仅在偏心处有一小圆孔。

（3）坡鹿角：坡鹿 *Cervus eldi* Thomas 的骨化角。本品略呈弧状，长 35 ～ 60 cm，直径 2 ～ 3.5 cm，角柄短，长 1 ～ 2 cm，眉叉近角盘处向前伸出，与尖端向上翘起，与主枝几乎平行，有时眉叉基部上方有一小突枝。主枝自角基部向后逐渐向内、向前呈弧状弯曲伸展，其上方向后有少许分枝。表面红棕色或暗红色，骨钉较密，纵棱明显。断面外圈骨质，淡黄棕色，有细蜂窝状孔或裂隙，骨密质与骨松质交界处有一黄棕色环圈。

（4）驼鹿角：驼鹿 *Alces alces* Linnaeus 的骨化角。本品呈弧状，长 45 ～ 60 cm。角柄短，长 1 ～ 2 cm，直径 2.5 ～ 3 cm，先端向侧方伸出 7 ～ 14 cm，然后分眉叉和主枝，主枝向上和向内呈弧状伸展成扁平掌状，其上又分 3 ～ 6 枝。表面灰白色或灰褐色，有浅槽或少许骨钉。断面淡黄棕色，中心部有细蜂窝状孔或裂隙，骨密质与骨松质交界处有一青灰色环圈。

（5）小麂角：小麂 *Muntiacus reevesi* Ogilby 的骨化角。本品略呈戟状，长 10 ～ 12 cm，角柄略长（3 ～ 5 cm），角盘周围有瘤状凸起，角冠稍明显后弯，长 6 ～ 8 cm，有明显的条棱。眉叉极短小或无。表面黄棕色至红棕色。断面白色，质密。

（6）狍角：狍 *Capreolus capreolus* Linnaeus 的骨化角。本品呈弧状，长 20 ～ 40 cm，直径 2 ～ 3.5 cm。角柄短，长 1 ～ 1.5 cm，角盘周围有瘤状凸起，无眉叉，主枝下部呈柱形，一侧有众多的丘状凸起。表面灰白色或灰褐色。断面外圈骨质白色，中部有蜂窝状细孔，灰白色或灰棕色。

（7）赤鹿角：赤鹿 *Muntiacus muntjak* Zimmermann 的骨化角。本品略呈戟状，长 10 ～ 20 cm，角柄略长（5 ～ 9 cm），角盘周围有瘤状凸起，角冠稍侧扁，略弯，长 6 ～ 10 cm，有明显的条棱和断续条状凸起。眉叉短小，刺突状。表面红棕色至棕褐色。断面白色，质密。

鹿角霜

Lujiaoshuang

Cervi Cornu Degelatinatum

本品为少常用中药，曾以“鹿角白霜”之名见于《本草蒙筌》，以“鹿角霜”之名始载于《本草品汇精要》。

【别名】鹿角白霜。

【来源】鹿角去胶质的角块。

【产销】主产于吉林、辽宁、黑龙江、山东、北京等地。销全国。

【采收加工】春、秋二季生产，将骨化角熬去胶质，取出角块，干燥。

【炮制】取原药材，拣去杂质，砑成小块。用时捣碎。

【商品特征】本品呈长圆柱形或不规则的块状，大小不一。表面灰白色，显粉性，常具纵棱，偶见灰色或灰棕色斑点。体轻，质酥，断面外层较致密，白色或灰白色，内层具蜂窝状小孔，灰褐色或灰黄色。有吸湿性。气微，味淡，嚼之有黏牙感。（图16-29）

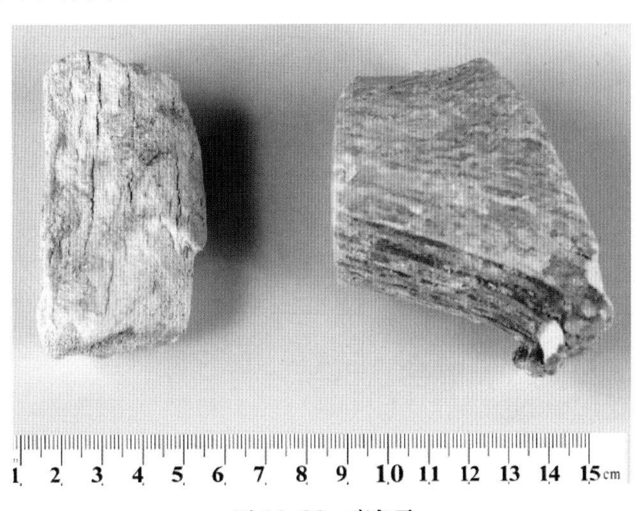

图16-29　鹿角霜

以块整齐、色白、质酥者为佳。

【主要成分】含磷酸钙、碳酸钙、氮化物及胶质等。另含天冬氨酸、苏氨酸、丝氨酸、谷氨酸等多种氨基酸。

【检查】水分不得过8.0%。

【商品规格】统货。

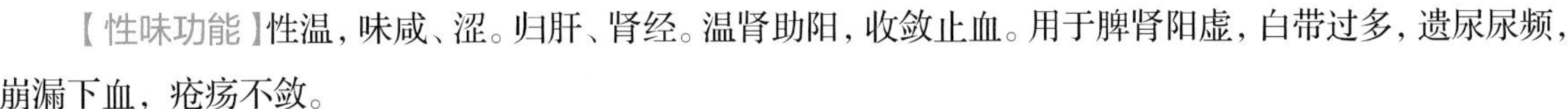

【性味功能】性温，味咸、涩。归肝、肾经。温肾助阳，收敛止血。用于脾肾阳虚，白带过多，遗尿尿频，崩漏下血，疮疡不敛。

【用法用量】9～15 g。内服煎汤，先煎。阴虚火旺者禁服。

【贮藏】置干燥处。

【附注】伪品：以其他动物的枯骨冒充鹿角霜使用。一般呈不规则块状。表面灰白色，有光滑的凹面及沟槽。断面均呈蜂窝状小孔，无骨密质与骨松质之分，小孔较大而不均匀。不黏舌，嚼之不黏牙。

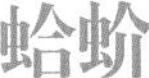

蛤蚧

Gejie

Gecko

本品为较常用中药，始载于《开宝本草》。

【别名】蛤蟹、大壁虎。

【来源】壁虎科动物蛤蚧 *Gekko gecko* Linnaeus 的干燥体。

【产销】主产于广西、广东、云南、贵州等地。销全国。

【采收加工】全年均可捕捉，除去内脏，拭净，用竹片撑开胸腹壁、四肢、头尾，使全体扁平顺直，低温干燥。再将两只合成一对，扎好。

【炮制】

1. 蛤蚧　取原药材，除去竹片，除去头足及鳞片，切成小方块。

2. 酒蛤蚧　取蛤蚧块，用黄酒拌匀，闷润，待酒被吸尽后，烘干或置炒制容器内，用文火炒干或置钢丝筛上，用文火烤热，喷适量黄酒，再置火上酥炙，如此反复多次，至松脆为度，放凉。每 100 kg 蛤蚧块用黄酒 20 kg。

【商品特征】

1. 药材　呈扁片状，头颈部及躯干部长 9 ～ 18 cm，头颈部约占 1/3，腹背部宽 6 ～ 11 cm，尾长 6 ～ 12 cm。头略呈扁三角状，两眼多凹陷成窟窿，口内有细齿，生于颚的边缘，无异型大齿。吻部半圆形，吻鳞不切鼻孔，与鼻鳞相连，上鼻鳞左右各 1 片，上唇鳞 12 ～ 14 对，下唇鳞（包括颏鳞）21 片。腹背部呈椭圆形，腹薄。背部呈灰黑色或银灰色，有黄白色、灰绿色或橙红色斑点散在或密集成不显著的斑纹，脊椎骨和两侧肋骨凸起。四足均具 5 趾；趾间仅具蹼迹，足趾底有吸盘。尾细而坚实，微现骨节，与背部颜色相同，有 6 ～ 7 个明显的银灰色环带，有的再生尾较原生尾短，且银灰色环带不明显。全身密被圆形或多角形微有光泽的细鳞。气腥，味微咸。（图 16-30）

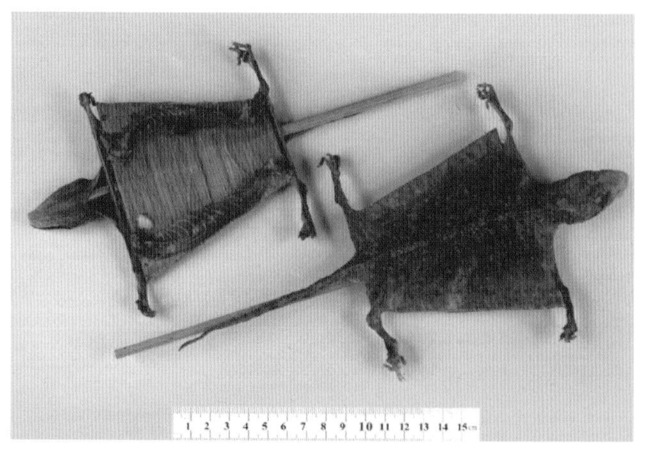

图 16-30　蛤蚧

以体大、尾全、不破碎者为佳。

本品特征可概括如下。

蛤蚧加工成扁片，背面灰黑有点斑。

足有蹼爪及吸盘，尾细长有银灰环。

2. 饮片

（1）蛤蚧　呈不规则的片状小块。表面灰黑色或银灰色，有棕黄色的斑点及鳞甲脱落的痕迹。切面黄白色或灰黄色。脊椎骨和肋骨凸起。气腥，味微咸。（图 16-31）

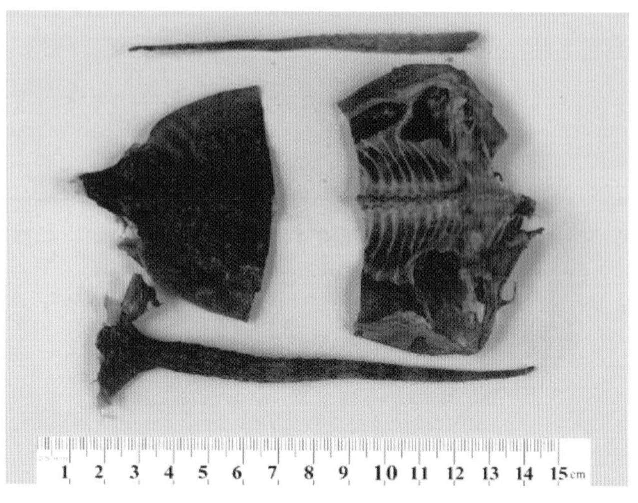

图 16-31　蛤蚧块

（2）酒蛤蚧　形如蛤蚧块，微有酒香气，味微咸。

【主要成分】含肌肽（carnosine）、胆碱、肉毒碱、鸟嘌呤、蛋白质、胆甾醇，以及甘氨酸、脯氨酸等多种氨基酸。尚含磷脂、脂肪酸及多种无机元素等。

【鉴别】

1. 粉末　淡黄色或淡灰黄色。横纹肌纤维侧面观有波峰状或稍平直的细密横纹；横断面观呈三角形、类圆形或类方形。鳞片近无色，表面可见半圆形或类圆形的隆起，略呈覆瓦状排列，布有极细小的粒状物，有的可见圆形孔洞。皮肤碎片表面可见棕色或棕黑色色素颗粒。骨碎片呈不规则碎块状，表面有细小裂缝状或针状空隙；可见裂缝状骨陷窝。

2. 化学鉴别　取本品粉末的乙醇提取液或酸水提取液，加生物碱试剂（硅钨酸、碘化铋钾、碘化汞钾等），均有沉淀反应。

3. 薄层色谱　供试品色谱中，在与蛤蚧对照药材色谱相应的位置上，显相同颜色的斑点。

【浸出物】冷浸法。稀乙醇浸出物不得少于 8.0%。

【商品规格】统货。

【性味功能】性平，味咸。归肺、肾经。补肺益肾，纳气定喘，助阳益精。用于肺肾不足，虚喘气促，劳嗽咳血，阳痿，遗精。

【用法用量】3 ～ 6 g。内服，多入丸、散或酒剂。

【贮藏】用木箱严密封装，常用花椒拌存，置阴凉干燥处，防蛀。

【附注】常见伪品如下所示。

1. 壁虎　壁虎科动物中国壁虎 *Gekko chinensis*（Gray，1842）去内脏的干燥体。本品呈扁平状；头及躯干长 7 ～ 9 cm，尾长 5 ～ 8 cm；吻鳞切鼻孔；背部褐色，粒鳞微小，散有细小疣鳞。

2. 多疣壁虎　壁虎科动物多疣壁虎 *Gekko japonicus*（Dumeril et Bibron）去内脏的干燥体，俗称小蛤蚧。本品呈扁片状，吻鳞切鼻孔，尾多断离。背部灰褐色，鳞片极细，有多数疣鳞，腹部黄白色。

3. 红点蛤蚧　鬣蜥科动物蜡皮蜥 *Leiolepis reevesii*（Gray，1831）去内脏的干燥体。本品呈扁片状，身长 20 ～ 35 cm。头近三角形，上唇具两个异形大牙。背鳞细小，镶嵌排列。体背密布橘红色圆形斑点，体侧有橘红色横斑纹，腹部灰白色，腹鳞较大。足具 5 趾，狭长而细，具锐利爪。尾粗壮，中部以后渐变细呈鞭状，尾长近体长的 2 倍。

4. 西藏蛤蚧　鬣蜥科动物喜山岩蜥 *Laudakia himalayana*（Steindachner，1867）去内脏的干燥体。本品呈扁片状，头部略呈三角形，吻鳞不切鼻孔。背鳞具棱，覆瓦状排列，腹鳞斜方形，较大，镶嵌排列。4 足趾窄长，无蹼及吸盘，均具爪。尾扁粗较长，超过体长。

蜈蚣

Wugong

Scolopendra

本品为常用中药，始载于《神农本草经》，列为下品。

【别名】百足虫、百脚。

【来源】蜈蚣科动物少棘巨蜈蚣 *Scolopendra subspinipes mutilans* L. Koch 的干燥体。

【产销】主产于湖北、浙江、安徽、江苏。湖北产者习称“金头蜈蚣”，产量为全国的 70% 左右。销全国并出口。

【采收加工】春、夏二季捕捉，用竹片插入头尾，绷直，干燥。

【炮制】

1. 蜈蚣 去头、足及竹片。

2. 焙蜈蚣 取净蜈蚣，洗净，微火焙黄，剪段。

【商品特征】

1. 药材 呈扁平长条形，长 9 ～ 15 cm，宽 0.5 ～ 1 cm，由头部和躯干部组成，全体共 22 个环节。头部暗红色或红褐色，略有光泽，头板近圆形，前端稍突出，两侧有颚肢 1 对，前端两侧有触角 1 对；齿板齿数为 5+5。躯干部第 1 背板与头板同色，其余 20 个背板为棕绿色或墨绿色，具光泽，自第 4 背板至第 20 背板上常有 2 条纵沟线；腹部淡黄色或棕黄色，皱缩；自第 2 节起，每节两侧有步足 1 对；步足黄色或红褐色，呈弯钩形，最末 1 对步足尾状，又称尾足，易脱落。质脆，断面有裂隙。气微腥，有特殊刺鼻的臭气，味辛、微咸。

以头部红褐色、背部黑绿色、有光泽、腹部棕黄色、瘪缩、头尾部齐全者为佳。

2. 饮片

（1）蜈蚣 同药材性状特征。（图 16–32）

（2）焙蜈蚣 形同蜈蚣，呈段状，表面棕褐色或灰褐色，无光泽，有焦香气。

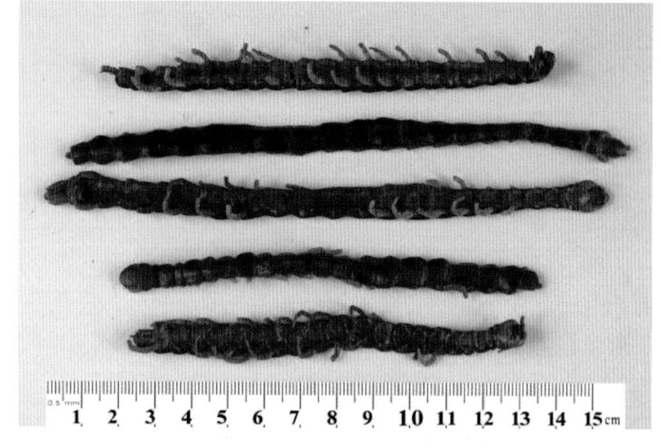

图 16–32 蜈蚣

【主要成分】含肉豆蔻酸、棕榈酸、鸟氨酸、天冬氨酸、甲硫氨酸、胆甾醇、磷脂、蚁酸、茶胺等。尚含脂肪酸、组胺样物质、溶血性蛋白等。

【鉴别】

1. 粉末 黄绿色或灰黄色。水合氯醛透化后，体壁碎片显淡黄色或近无色，表面观有多角形网格样纹理，直径 5 ～ 14 μm；散布细小圆孔及毛窝；横断面观内、外表皮纵贯较多长短不一的细微孔道。气管壁碎片较平直或略呈弧形，具棕色或深棕色的螺旋丝，排列成栅状或弧圈状。横纹肌纤维碎片无色或淡棕色，明暗相间纹理隐约可见，暗带较窄，有致密的短纵纹。刚毛长 10 ～ 15 μm，头部尖，基部微凸膨大，常断离或脱落。脂肪油滴偶见，淡黄色，散在。

2. 荧光鉴别 本品水浸液在紫外灯（254 nm）下呈亮绿色荧光。

【检查】水分不得过 15.0%。总灰分不得过 5.0%。

黄曲霉毒素：本品每 1000 g 含黄曲霉毒素 B_1 不得过 5 μg，黄曲霉毒素 G_2、黄曲霉毒素 G_1、黄曲霉毒素 B_2 和黄曲霉毒素 B_1 总量不得过 10 μg。

【浸出物】热浸法。稀乙醇浸出物不得少于 20.0%。

【商品规格】一般分为三个等级。

一等 呈扁平长条形，宽 0.5 ～ 1 cm，由头部和躯干部组成，全体共 22 个环节。长不小于 14 cm。余同药材。

二等 长不小于 12 cm。余同药材。

三等　长不小于 9 cm。余同药材。

【性味功能】性温，味辛；有毒。归肝经。息风镇痉，通络止痛，攻毒散结。用于肝风内动，痉挛抽搐，小儿惊风，中风口㖞，半身不遂，破伤风，风湿顽痹，偏正头痛，疮疡，瘰疬，蛇虫咬伤。

【用法用量】3 ～ 5 g。内服煎汤，或入丸、散。孕妇禁用。

【贮藏】置干燥处，防霉，防蛀。

【附注】我国境内蜈蚣属动物除少棘巨蜈蚣外，还分布有多个种类，主要品种有多棘蜈蚣 *S. subspinipes multidens* Newport、模棘蜈蚣 *S. subspinipes subspinipes* Leach、哈氏蜈蚣 *S. subspinipes dehaani* Brandt、墨江蜈蚣 *S. mojiangica* Zhang et Chi、黑头蜈蚣 *S. negrocapitis* Zhang et Wang 等。部分品种在不同地区或民间有药用习惯，其中墨江蜈蚣作为云南地方药材被《云南省药品标准》（1996 年版）及《云南省中药饮片标准》（2005 年版）收载；多棘蜈蚣在广西被称为“广西蜈蚣”，《中国药用动物志》（1983 年版）将其作为蜈蚣的另一来源收载。由于不同种类在形态上具有相似性，市场上蜈蚣药材常存在混淆，不同种类在药效作用上存在着一定差别，应注意鉴别。

1. 墨江蜈蚣　蜈蚣科动物墨江蜈蚣 *S.mojiangica* Zhang et Chi 的干燥体。主要分布于云南墨江及邻近的元江、镇源、红河、绿春、江城、普洱等，以碧溪、双龙、通关、新安等最多。本品呈扁平长条形，长 6 ～ 8 cm，宽 0.3 ～ 0.5 cm，多以竹签由头尾穿插支撑，竹签常宽于虫体。头部墨绿色，齿板齿数为 4+4 或 5+5。躯干部与头板同色，具光泽；尾足前股节腹面外侧棘刺 2，内侧棘刺 2，背面内侧棘刺 2。（图 16–33）

2. 多棘蜈蚣　蜈蚣科动物多棘蜈蚣 *S. subspinipes multidens* Newport 的干燥体。主要分布于广西、广东、云南、海南等地，主产于广西都安、马山、横县及云南丽江、迪庆、楚雄等地，在湖北宜昌、浙江丽水少见。本品呈扁平长条形，长 12 ～ 20 cm，宽 0.6 ～ 1.2 cm，多以竹签由头尾穿插支撑。头部红褐色，略有暗斑块，齿板齿数为 6+6。躯干部第一背板与头板同色，其余 20 个背板为棕褐色至暗褐色，具光泽；步足红褐色，第 20 步足不具跗刺；尾足前股节腹面外侧棘刺 2 ～ 3，内侧棘刺 2，背面内侧棘刺 2。（图 16–34）

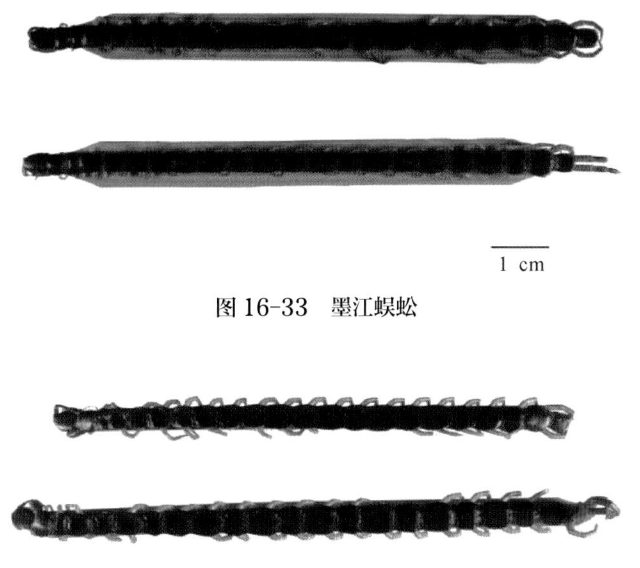

图 16–33　墨江蜈蚣

图 16–34　多棘蜈蚣

蜂房

Fengfang

Vespae Nidus

本品为常用中药，始载于《神农本草经》，列为中品。

【别名】露蜂房。

【来源】胡蜂科昆虫果马蜂 *Polistes olivaceous*（DeGeer）、日本长脚胡蜂 *Polistes japonicas* Saussure 或异腹胡蜂 *Parapolybia varia* Fabricius 的巢。

【产销】全国大部分地区均产，自产自销。

【采收加工】秋、冬二季采收，晒干，或略蒸，除去死蜂死蛹，晒干。

【炮制】除去杂质，剪块。

【商品特征】

本品呈圆盘状或不规则的扁块状，有的似莲房状，大小不一。表面灰白色或灰褐色。腹面有多数整齐的六边形房孔，孔径 3 ～ 4 mm 或 6 ～ 8 mm；背面有 1 个或数个黑色短柄。体轻，质韧，略有弹性。气微，味辛、淡。（图 16–35）

以完整、色灰白、孔小、体轻、房内无死蛹者为佳。质酥脆或坚硬者不可供药用。

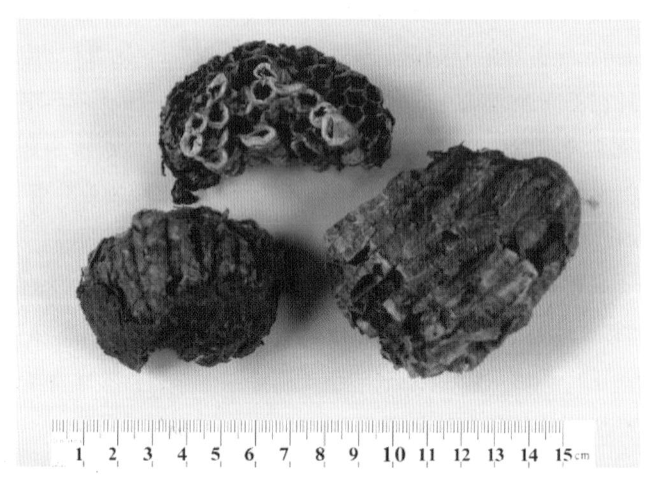

图 16–35　蜂房

【主要成分】含蜂蜡、树脂，并含有挥发油（蜂房油）、蛋白质、微量元素等。

【检查】水分不得过 12.0%。总灰分不得过 10.0%。酸不溶性灰分不得过 5.0%。

黄曲霉毒素：本品每 1000 g 含黄曲霉毒素 B_1 不得过 5 μg，含黄曲霉毒素 G_2、黄曲霉毒素 G_1、黄曲霉毒素 B_2 和黄曲霉毒素 B_1 的总量不得过 10 μg。

【商品规格】统货。

【性味功能】性平，味甘。归胃经。攻毒杀虫，祛风止痛。用于疮疡肿毒，乳痈，瘰疬，皮肤顽癣，鹅掌风，牙痛，风湿痹痛。

【用法用量】3 ～ 5 g。内服煎汤。外用适量，研末油调敷患处，或煎水漱，或洗患处。

【贮藏】置通风干燥处，防压，防蛀。

附：蜂胶，蜂蜡，蜂蜜。

蜂胶

Fengjiao

Propolis

【来源】蜜蜂科昆虫意大利蜂 *Apis mellifera* L. 工蜂采集的植物树脂与其上颚腺、蜡腺等分泌物混合形成的具有黏性的固体胶状物。

【采收加工】多为夏、秋季自蜂箱中收集，除去杂质。

【炮制】酒制蜂胶：取蜂胶粉碎，用乙醇浸泡溶解，滤过，滤液回收乙醇，晾干。

【商品特征】本品为团块状或不规则碎块，呈青绿色、棕黄色、棕红色、棕褐色或深褐色，表面或断面有光泽。20 ℃以下逐渐变硬、脆，20 ～ 40 ℃逐渐变软，有黏性和可塑性。气芳香，味微苦、略涩，有微麻感和辛辣感。

【鉴别】取本品适量，置载玻片上，用火焰加热至熔化并有轻烟产生，嗅之有树脂乳香气。放冷，深色树脂状物质周围有淡黄色或黄色蜡状物产生。

【检查】水分不得过 3.5%。总灰分不得过 8.0%。酸不溶性灰分不得过 6.0%。

重金属及有害元素：照铅、镉、砷、汞、铜测定法测定，铅不得过 8 mg/kg。

氧化时间：取本品粉末约 1 g，精密称定，置具塞锥形瓶中，精密加入乙醇 25 mL，密塞，振摇 1 h，再精密加入水 100 mL，摇匀，滤过，精密量取续滤液 0.5 mL，置 50 mL 量瓶中，用水稀释至刻度，摇匀，精密量取 10 mL，置具塞锥形瓶中，精密加入 20% 硫酸溶液 2 mL，振摇 1 min，精密加入 0.02 mol/L 高锰酸钾溶液 0.05 mL，同时，开动秒表计时，当溶液的紫红色完全消退时，停止秒表，记录的时间即为供试品的氧化时间。不得过 22 s。

【浸出物】冷浸法。乙醇浸出物不得少于 50.0%。

【含量测定】高效液相色谱法。按干燥品计，本品含白杨素（$C_{15}H_{10}O_4$）不得少于 2.0%；高良姜素（$C_{15}H_{10}O_5$）不得少于 1.0%；咖啡酸苯乙酯（$C_{17}H_{16}O_4$）不得少于 0.50%；乔松素（$C_{15}H_{12}O_4$）不得少于 1.0%。

【性味功能】性寒，味苦、辛。归脾、胃经。补虚弱，化浊脂，止消渴；外用解毒消肿，收敛生肌。用于体虚早衰，高脂血症，消渴；外治皮肤皲裂，烧烫伤。

【用法用量】0.2 ～ 0.6 g。外用适量。多入丸、散用，或加蜂蜜适量冲服。过敏体质者慎用。

【贮藏】冷藏。

蜂蜡

Fengla

Cera Flava

【来源】蜜蜂科昆虫中华蜜蜂 *Apis cerana* Fabricius 或意大利蜂 *Apis mellifera* Linnaeus 分泌的蜡。

【采收加工】将蜂巢置水中加热，滤过，冷凝取蜡或再精制而成。

【商品特征】本品为不规则团块，大小不一。呈黄色、淡黄棕色或黄白色，不透明或微透明，表面光滑。体较轻，蜡质，断面砂粒状，用手搓捏能软化。有蜂蜜样香气，味微甘。

【性味功能】性微温，味甘。归脾经。解毒，敛疮，生肌，止痛。外用于溃疡不敛，臁疮糜烂，外伤破溃，烧烫伤。

【用法用量】外用适量，熔化敷患处；常作为成药赋形剂及油膏基质。

【贮藏】置阴凉处，防热。

蜂蜜

Fengmi

Mel

【来源】蜜蜂科昆虫中华蜜蜂 *Apis cerana* Fabricius 或意大利蜂 *Apis mellifera* Linnaeus 所酿的蜜。

【采收加工】春至秋季采收，滤过。

【商品特征】本品为半透明、带光泽、浓稠的液体，白色至淡黄色或橘黄色至黄褐色，久放或遇冷渐有白色颗粒状结晶析出。气芳香，味极甜。

相对密度：本品如有结晶析出，可置于不超过 60 ℃的水浴中，待结晶全部熔化后，搅匀，冷至 25 ℃，照相对密度测定法项下的韦氏比重秤法测定，相对密度应在 1.349 以上。

【检查】水分不得过 24.0%。

酸度：取本品 10 g，加新沸过的冷水 50 mL，混匀，加酚酞指示液 2 滴与氢氧化钠滴定液（0.1 mol/L）4 mL，应显粉红色，10 s 内不消失。

淀粉和糊精：取本品 2 g，加水 10 mL，加热煮沸，放冷，加碘试液 1 滴，不得显蓝色、绿色或红褐色。

【含量测定】高效液相色谱法。本品含 5- 羟甲基糠醛，不得过 0.004%；蔗糖和麦芽糖分别不得过 5.0%；果糖（$C_6H_{12}O_6$）和葡萄糖（$C_6H_{12}O_6$）的总量不得少于 60.0%，果糖与葡萄糖含量比值不得小于 1.0。

【性味功能】性平，味甘。归肺、脾、大肠经。补中，润燥，止痛，解毒；外用生肌敛疮。用于脘腹虚痛，肺燥干咳，肠燥便秘，解乌头类药毒；外治疮疡不敛，水火烫伤。

【用法用量】15 ～ 30 g。

【贮藏】置阴凉处。

蝉蜕

Chantui

Cicadae Periostracum

本品为常用中药，以“蝉壳”之名始载于《名医别录》；“蝉蜕”之名始见于《药性论》。

【别名】蝉衣、知了壳、蝉壳。

【来源】蝉科昆虫黑蚱 *Cryptotympana pustulata* Fabricius 的若虫羽化时脱落的皮壳。

【产销】主产于山东、河南、河北、湖北、江苏、四川等地。销全国。

【采收加工】夏、秋二季收集，除去泥沙，晒干。

【炮制】取原药材，除去杂质，洗净，晒干。

【商品特征】

1. 药材 略呈椭圆形而弯曲，长约 3.5 cm，宽约 2 cm。表面黄棕色，半透明，有光泽。头部有丝状触角 1 对，多已断落，复眼突出。额部先端突出，口吻发达，上唇宽短，下唇伸长成管状。胸部背面呈十字形裂开，裂口向内卷曲，脊背两旁具小翅 2 对；腹面有足 3 对，被黄棕色细毛。腹部钝圆，共 9 节。体轻，中空，易碎。气微，味淡。

2. 饮片 同药材性状特征。（图 16–36）

【主要成分】含甲壳质、蛋白质、氨基酸、氮、灰分等。

【商品规格】统货。

【性味功能】性寒，味甘。归肺、肝经。疏散风热，利咽，透疹，明目退翳，解痉。用于风热感冒，咽痛音哑，麻疹不透，风疹瘙痒，目赤翳障，惊风抽搐，破伤风。

【用法用量】3～6 g。内服煎汤，或入丸、散。

【贮藏】置干燥处，防压。

【附注】习用品如下所示。

（1）华南蚱蝉 *Cryptotympana madarina* Distant 的蜕壳，产于广西、四川、贵州、云南。体较粗壮，前胸背板矩形，中胸背板发达，前缘较直，后缘略向内陷入，两侧缘向内深陷。

（2）蚱蟟（鸣鸣蝉）*Oncotympana maculaticollis* Motschulsky 的蜕壳，产于河北、山西、陕西、甘肃、山东、河南、湖北、四川。体稍小，中胸背板后部常见白色粉末状物。

（3）蟪蛄（褐斑蝉）*Platypleura kaempferi*（Fabricius）的蜕壳，产于华东、中南及河北、陕西等地。体较小，长1.5～2 cm，宽约1 cm，前胸板侧角突出，呈尖角状，中胸背板显4块大黑斑。

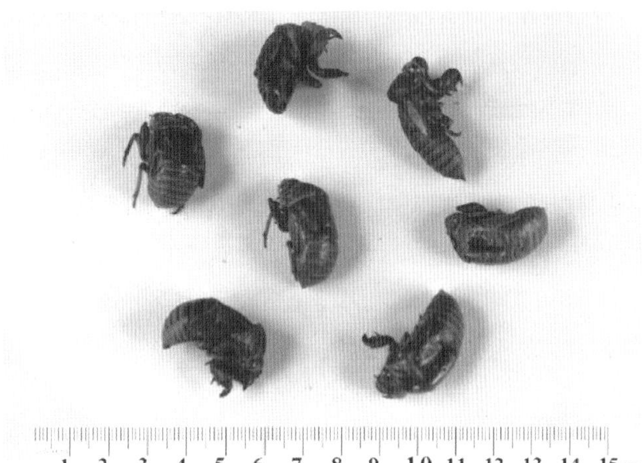

图 16-36　蝉蜕

（4）山蝉 *Cicada flammata* Dist 的蜕壳，又名金蝉衣，产于浙江、云南、四川。全形似蝉，金黄色，体较瘦，腹部上端较细，至尾端共7节，每节在近下缘处有1条显著或不显著的黑棕色横纹，尾部有尖锐针状凸起。

蕲蛇

Qishe

Agkistrodon

本品为常用中药，始载于《本草纲目》。

【别名】大白花蛇、棋盘蛇、五步蛇。

【来源】蝰科动物五步蛇 *Agkistrodon acutus*（Günther）的干燥体。

【产销】主产于浙江、江西、福建、湖北、湖南、广东等地。销全国。

【采收加工】多于夏、秋二季捕捉，剖开蛇腹，除去内脏，洗净，用竹片撑开腹部，盘成圆盘状，干燥后拆除竹片。

【炮制】

1. 蕲蛇　去头、鳞，切成寸段。

2. 蕲蛇肉　去头，用黄酒润透后，除去鳞、骨，干燥。

3. 酒蕲蛇　取净蕲蛇段，加入定量黄酒拌匀，稍闷润，待酒被吸尽后，置炒制容器内，用文火加热，炒至黄色，取出晾凉，筛去碎屑。每100 kg 蕲蛇用黄酒20 kg。

【商品特征】

1. 药材　卷呈圆盘状，盘径17～34 cm，体长可达2 m。头在中间稍向上，呈三角形而扁平，吻端向上，习称“翘鼻头”。上腭有管状毒牙，中空尖锐。背部两侧各有黑褐色与浅棕色组成的“V”形斑纹17～25个，其“V”形的两上端在背中线上相接，习称“方胜纹”，有的左右不相接，呈交错排列。腹部撑开或不撑开，灰白色，鳞片较大，有黑色类圆形的斑点，习称“连珠斑”；腹内壁黄白色，脊椎骨的棘突较高，呈刀片状上突，前后椎体下突基本同形，多为弯刀状，向后倾斜，尖端明显超过椎体后隆面。尾部骤细，末端有三角形深灰色的角质鳞片1枚。气腥，味微咸。

以头尾齐全、条大、花纹斑块明显者为佳。

本品特征可概括如下。

蕲蛇体被方胜纹，两侧黑圆念珠斑。

椎骨如刀肋骨细，佛指甲鳞位末端。

2. 饮片

（1）蕲蛇　呈段状，背部脊椎骨上突，棘突较高，呈刀片状上突。表面黑褐色或浅棕色，有鳞片痕。腹部灰白色，有黑色连珠状圆形斑纹。腹内壁黄白色。气腥，味微咸。（图16-37）

（2）蕲蛇肉　形同蕲蛇段，肉黄白色，皮黑褐色，无鳞骨。略有酒香气，味微咸。

（3）酒蕲蛇　形同蕲蛇段，表面棕褐色或黑色，略有酒香气，味微咸。

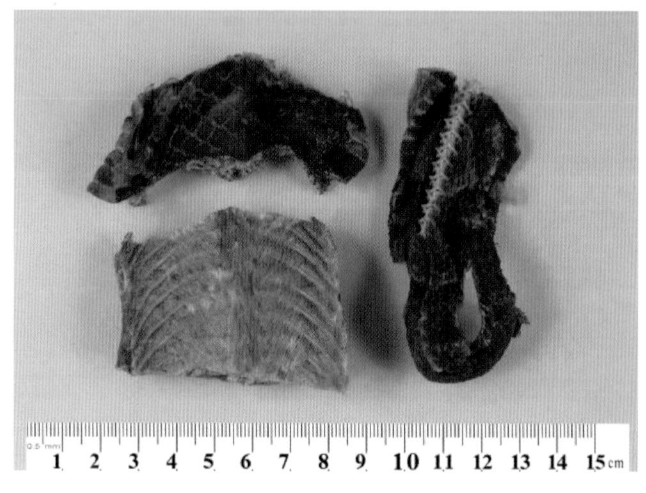

图16-37　蕲蛇

【主要成分】含蛋白质、脂肪、氨基酸、皂苷类。头部毒腺中含有大量出血性毒素，少量神经性毒素，微量溶血成分和促进血液凝固的成分。

【鉴别】

1. 显微鉴别

（1）背鳞外表面　鳞片呈黄棕色或深棕色，密布乳头状凸起，乳突呈类三角形或不规则形，内含颗粒状色素。

（2）背鳞横断面　部分真皮和表皮向外乳头状突出，使外表面呈波浪形，凸起部的真皮含有较多色素，内表面较为平直，无乳头状凸起。

2. 聚合酶链式反应法　供试品凝胶电泳图谱中，在与蕲蛇对照药材凝胶电泳图谱相应的位置上，在300～400 bp应有单一DNA条带。

【检查】水分不得过14.0%。

【浸出物】热浸法。稀乙醇浸出物不得少于10.0%。

【商品规格】统货。

【性味功能】性温，味甘、咸；有毒。归肝经。祛风，通络，止痉。用于风湿顽痹，麻木拘挛，中风口眼㖞斜，半身不遂，抽搐痉挛，破伤风，麻风，疥癣。

酒蕲蛇能增强活血祛风、通络、止痉的作用，并可矫味，减少腥气，便于粉碎和制剂。

【用法用量】3～9 g。内服煎汤，或研末吞服。

【贮藏】置干燥处，防霉，防蛀。

【附注】伪品如下所示。

（1）同科动物蝮蛇 *Agkistrodon halys*（Pallas），全国大部分地区有产。头呈三角形，颈细，背部褐色，两侧各有 1 行黑褐色圆斑。腹部灰白色，具棕褐色或黑褐色细斑点。

（2）同科动物原矛头蝮 *Protobothrops mucrosquamatus*（Cantor，1839），产于华东、中南及甘肃、四川、贵州等地。头呈三角形；覆以细鳞。体背褐色，有 1 行较大和 2 行较小的黑褐色斑纹，形似龟壳，又名龟壳花蛇。

（3）游蛇科动物百花锦蛇 *Elaphe moellendorffi*（Boettger）的干燥体。本品呈圆盘状，头盘于中央而稍翘起，头背有对称大鳞，体背灰黑色，背部有棕褐色的大斑纹交错排列，背鳞平滑或微具棱，体中部有鳞片 27 行，尾较长，尾鳞无角质鳞片。

僵蚕

Jiangcan

Bombyx Batryticatus

本品为常用中药，以“白僵蚕”之名始载于《神农本草经》，列为中品；“僵蚕”之名始见于《千金方》。

【别名】僵虫、白僵蚕。

【来源】蚕蛾科昆虫家蚕 *Bombyx mori* Linnaeus 4 ～ 5 龄的幼虫感染（或人工接种）白僵菌 *Beauveria bassiana*（Bals.）Vuillant 而致死的干燥体。

【产销】主产于江苏、浙江等地。销全国。

【采收加工】多于春、秋季生产。收集养蚕时自然感染白僵菌病死或人工接种培养的僵蚕，以石灰吸收水分后，晒干或文火烘干。

【炮制】

1. 僵蚕　取原药材，淘洗后干燥，除去杂质。

2. 麸炒僵蚕　取净僵蚕，将麸皮撒在热锅内，用武火加热，等冒烟后，加入净僵蚕，拌炒至表面黄色，取出，筛去麸皮，放凉。每 100 kg 僵蚕用麸皮 10 kg。

【商品特征】

1. 药材　略呈圆柱形，多弯曲皱缩。长 2 ～ 5 cm，直径 0.5 ～ 0.7 cm。表面灰黄色，被有白色粉霜状的气生菌丝和分生孢子。头部较圆，两侧有复眼；足 8 对凸起，体节明显，尾部略呈二分枝状。质硬而脆，易折断，断面平坦，外层白色，显粉性；中间有亮棕色或亮黑色的丝腺环 4 个（习称“胶口镜面”）。气微腥，味微咸。

以条粗、质坚、色白、断面光亮者为佳。

2. 饮片

（1）僵蚕　同药材性状特征。（图 16–38）

（2）麸炒僵蚕　形同僵蚕，表面黄棕色或黄白色，偶有焦斑，有焦麸气，味微咸。（图 16–39）

【主要成分】含蛋白质、脂肪、核苷、黄酮类等。如槲皮素、山柰酚、腺苷、尿嘧啶、白僵菌素、羟基促蜕皮甾酮等。

【鉴别】本品粉末灰棕色或灰褐色。菌丝体近无色。细长卷曲缠结在体壁中。气管壁碎片略弯曲或呈弧状，具棕色或深棕色的螺旋丝。表皮组织表面具网格样皱缩纹理以及纹理凸起形成的小尖突，有圆形毛窝，边缘黄色；刚毛黄色或黄棕色，表面光滑，壁稍厚。未消化的桑叶组织中大多含草酸钙簇晶或方晶。

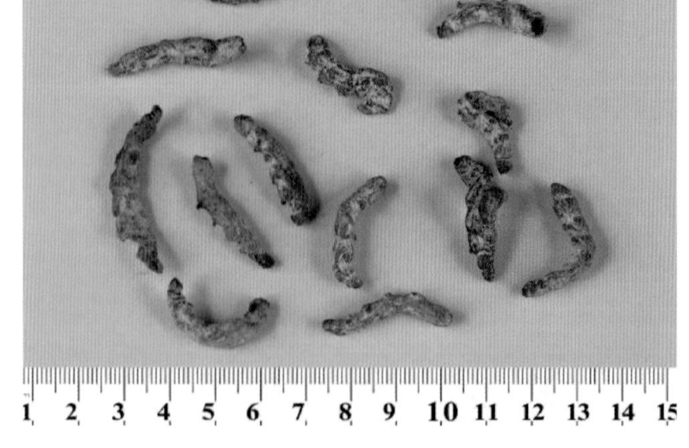
图 16-38 僵蚕

【检查】杂质不得过 3%。水分不得过 13.0%。总灰分不得过 7.0%。酸不溶性灰分不得过 2.0%。

黄曲霉毒素：本品每 1000 g 含黄曲霉毒素 B_1 不得过 5 μg，含黄曲霉毒素 G_2、黄曲霉毒素 G_1、黄曲霉毒素 B_2 和黄曲霉毒素 B_1 的总量不得过 10 μg。

【浸出物】热浸法。稀乙醇浸出物不得少于 20.0%。

【商品规格】统货。

【性味功能】性平，味咸、辛。归肝、肺、胃经。息风止痉，祛风止痛，化痰散结。用于肝风夹痰，惊痫抽搐，小儿急惊风，破伤风，中风口㖞，风热头痛，目赤咽痛，风疹瘙痒，发颐痄腮。

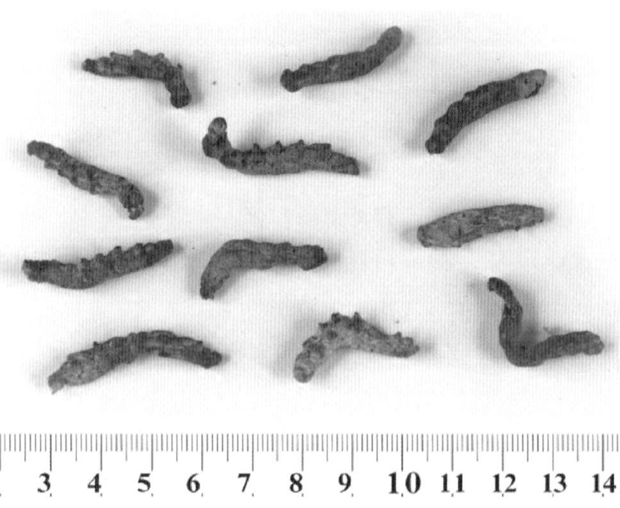
图 16-39 麸炒僵蚕

【用法用量】5 ～ 10 g。内服煎汤，或入丸、散。

【贮藏】置干燥处，防蛀。

【附注】

1. 白僵蛹 利用白僵菌 *Beauveria bassiana*（Bals.）Vuillant 接种蚕蛹成为白僵蛹。其功效与僵蚕类同。本品呈不规则块状，表面白色或黄白色。质轻脆，易碎，有霉菌味及特有的腥气。

2. 伪品 市场上曾发现，将由其他真菌感染或不明原因致死的幼蚕，用石灰粉拌后伪充僵蚕，应注意鉴别。

燕窝

Yanwo

Collocaliae Nidus

本品为少常用中药，始载于《本草逢原》。

【来源】雨燕科动物白腹金丝燕 *Collocalia esculenta* Linnaeus 或同属多种近缘燕类用唾液与少量羽茸毛混合凝结所筑成的巢窝。

【产销】主产于印度尼西亚、泰国、缅甸、日本等国。我国福建、广东、海南及南海诸岛亦有产。商品多由我国香港和东南亚国家进口，销全国。

【采收加工】春、夏二季采收，以 2、4、8 月采者佳，也有 12 月采收的。所采燕窝色白洁净、偶带茸毛者称为“白燕”，带少量茸毛、色较灰暗者称“毛燕”，带少量赤褐色血丝状物者称为“血燕”。以白燕质优。也有将燕窝加工成燕球或散燕的。

【炮制】本品不经炮制，将原药材用洁净水泡发后，用绢布包裹，加冰糖煎煮入药。

【商品特征】

（1）燕窝　呈不整齐的半月形或船形，凹陷成兜状。长 6.5 ～ 10 cm，宽 3 ～ 5 cm，表面类白色或黄白色。附于岩石的一面较平坦，外面微隆起。窝的内部粗糙，呈丝瓜络样。放大镜下可见细小羽毛。质硬而脆，断面半透明略似角质样。浸水后柔软膨胀。气微腥，味微咸，嚼之有黏滑感。（图 16–40）

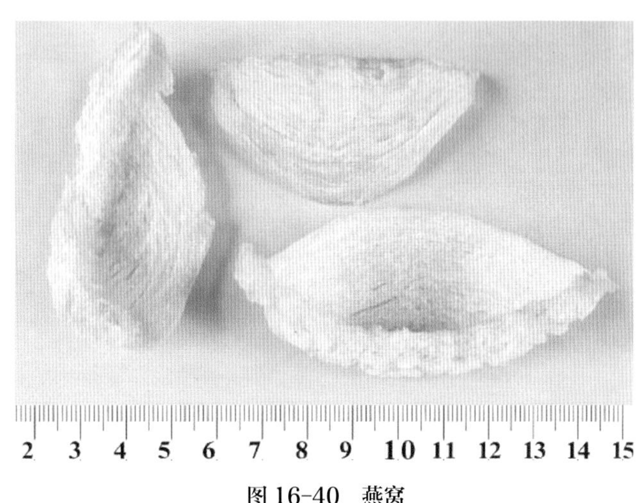

图 16–40　燕窝

（2）燕球　半球状或近方形。直径 4 ～ 4.5 cm，表面淡黄色，较粗糙，有时夹杂有极少量灰黑色细羽毛。质松脆。气微，味淡，嚼之略带黏滑感。

（3）散燕　呈碎渣样或薄片状，黄白色，质疏。

【主要成分】主含蛋白质及氨基酸。氨基酸中主要为组氨酸、精氨酸、胱氨酸、色氨酸、酪氨酸等。另含氨基己糖等。

【鉴别】

1. 外观　取本品适量浸入水中，变柔软而膨大，呈银白色，晶亮透明，有弹性；加热后，为透明的糊状溶液。

2. 荧光鉴别　将药材置紫外灯（365 nm）下观察，显蓝绿色荧光。

3. 粉末显微鉴别（甘油 – 水装片）　多为不规则块片，无色半透明，边缘多平直，或呈刀削状、锯齿状，具光泽。表面及断面具有细密的平行纹理，有时可见交叉的横向条纹，条纹平直、略弯曲或呈弧形，有的呈放射状，常可见与纹理同方向的、长短不一的细缝状、棱状裂隙，或大的圆形空洞。偶见不具纹理的小块片。

4. 化学鉴别　取本品粉末 0.1 g，加稀盐酸煮沸 10 min，溶液及样品显棕褐色或棕黑色。

【商品规格】统货。

【性味功能】性平，味甘。养阴润燥，益气补中。用于虚损，痨瘵，咳嗽，咯血，吐血，久痢。

【用法用量】5 ～ 10 g。先将燕窝用温水浸泡松软后，用镊子挑去燕毛等杂物，捞出用清水洗干净，撕成细条备用。用绢包裹加冰糖煎煮后服用，或入膏剂。

【贮藏】置干燥处，防止压碎。

【附注】伪品如下所示。

1. 琼脂加工品 系由琼脂加入调合剂制成。呈片块状，表面黄白色或黄色，略透明，具光泽，水浸后先散成碎片块，逐渐化成颗粒，不膨胀。显微镜下观察，为不规则团块，边缘平直或界线不清，表面密集棕黑色细颗粒状物，有的团块表面可见细皱纹。

2. 银耳渣伪制品 呈散碎的小片块。表面黄白色或淡黄色，略透明，稍具光泽。浸入水中膨胀较快，弹性差。显微镜下呈不规则形的片块，边缘较薄，平直或呈微波状弯曲，表面有细小密集的小凸起，呈网状或放射状排列，高倍镜下可见菌丝交织成网。

3. 猪皮伪制品 呈小块状或颗粒状或加工成半球形。表面淡黄色或黄白色，略透明，稍具光泽。用放大镜观察，可见猪皮的点状鬃眼，质脆易碎。气微，久置可闻到败油气。水泡后微膨胀，易松散似海绵状，不透明，水中加热不能混合成透明的糊状溶液。显微镜下为不规则块片，近无色或淡黄色，边缘较平整，表面光滑或具弯曲的细皱纹，不具细密平行的纹理。

鳖甲
Biejia
Trionycis Carapax

本品为常用中药，始载于《神农本草经》，列为中品。

【别名】鳖壳、团鱼壳、甲鱼壳。

【来源】鳖科动物鳖 *Trionyx sinensis*（Wiegmann）的背甲。

【产销】主产于湖北、湖南、河南、江西、浙江、安徽、江苏等地。销全国。

【采收加工】全年均可捕捉，以秋、冬二季为多，捕捉后杀死，置沸水中烫至背甲上的硬皮能剥落时，取出，剥取背甲，除去残肉，晒干。

【炮制】

1. 鳖甲 取原药材，置蒸锅内蒸 45 min，取出，放入热水中，立即用硬刷除去皮肉，洗净，晒干。另有一种方法：取原药材放于水中浸泡（不换水），盖严，至背甲上残肉和鳞皮易脱落时，取出，冲洗干净，日晒夜露约 15 天，除去腐肉及鳞皮，敲成小块，干燥。

2. 醋鳖甲 取净鳖甲块，大小分档。将砂置于锅内，以武火加热 5 ～ 10 min，将净鳖甲块投入锅内，不断翻动，炒至表面黄色，取出，筛去砂，趁热投入醋中淬制，捞出，干燥。用时捣碎。每 100 kg 鳖甲用醋 20 kg。

【商品特征】

1. 药材 呈椭圆形或卵圆形，背面隆起，长 10 ～ 15 cm，宽 9 ～ 14 cm。外表面黑褐色或墨绿色，略有光泽，具细网状皱纹及灰黄色或灰白色斑点，中间有一条纵棱，两侧各有左右对称的横凹纹 8 条，外皮脱落后，可见锯齿状嵌接缝。内表面类白色，中部有凸起的脊椎骨，颈骨向内卷曲，两侧各有肋骨 8 条，伸出边缘。质坚硬。气微腥，味淡。（图 16-41）

以块大、完整、无残肉、无腥臭味者为佳。

2. 饮片

（1）鳖甲 呈不规则的块片，大小不一，一面具蠕虫样细网状皱纹，另一面光滑，有的边缘具细齿，

断面中间有细孔。质坚硬。气微腥，味淡。（图 16–42）

（2）醋鳖甲　形同鳖甲片，深黄色，质酥脆，略具醋香气。（图 16–43）

【主要成分】含骨胶原、碳酸钙、磷酸钙、碘、维生素 D，以及精氨酸、谷氨酸等多种氨基酸。

【鉴别】薄层色谱：供试品色谱中，在与精氨酸、谷氨酸对照品色谱相应的位置上，显相同颜色的斑点。

【检查】水分不得过 12.0%

【浸出物】热浸法。稀乙醇浸出物不得少于 5.0%。

【商品规格】统货。

【性味功能】性微寒，味咸。归肝、肾经。滋阴潜阳，退热除蒸，软坚散结。用于阴虚发热，骨蒸劳热，阴虚阳亢，头晕目眩，虚风内动，手足瘈疭，经闭，癥瘕，久疟疟母。

【用法用量】9 ～ 24 g。内服煎汤，先煎；或熬膏；或入丸、散。

【贮藏】置干燥处，防蛀。

【附注】伪品如下所示。

1. 山瑞鳖背甲　鳖科动物山瑞鳖 *Palea steindachneri* Siebenrock 的背甲。本品呈椭圆形，长 7 ～ 36 cm，宽 6 ～ 21 cm。脊背中部具一条纵向浅凹沟，颈板拱形凸起，第一对肋板间具一枚锥板。骨板较厚。

2. 鼋背甲　鳖科动物鼋 *Pelochelys cantorii*（Gray，1864）的背甲。本品呈类圆形，长 15 ～ 25 cm，宽 15 ～ 25 cm。外表面白色或黑色，有不规则较粗大的蠕虫状凹坑纹理，椎板、肋板、颈板粗大，无缘板。内表面类白色，可见较大的椎骨、颈骨、肋骨。

3. 缘板鳖背甲　鳖科动物缘板鳖 *Lissemys punctata scutata*（Schoepff）的背甲。本品呈倒卵圆形，上宽下窄（似猴面）。背面浅灰褐色，密布颗粒状的点状凸起。颈板 1 块，宽翼状。内表面灰白色，颈骨略呈宽翼状，完整者可见前、后缘板（骨板）。

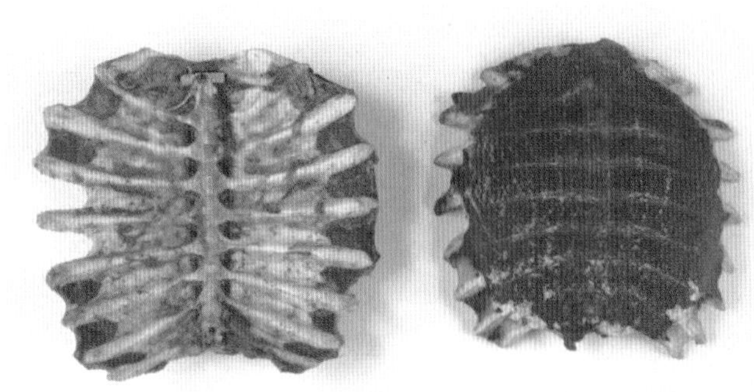

图 16–41　鳖甲

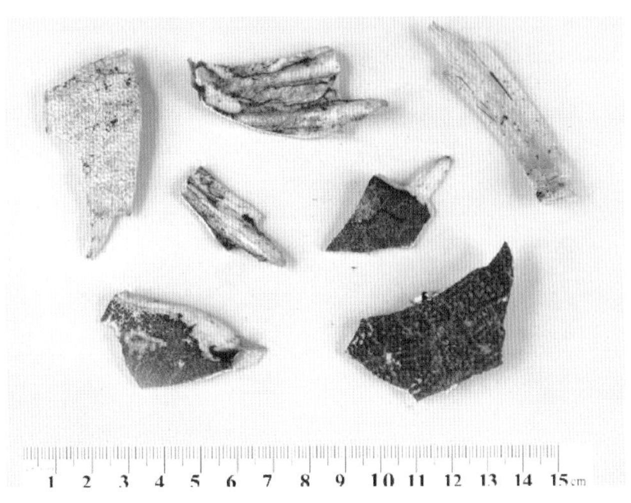

图 16–42　鳖甲块

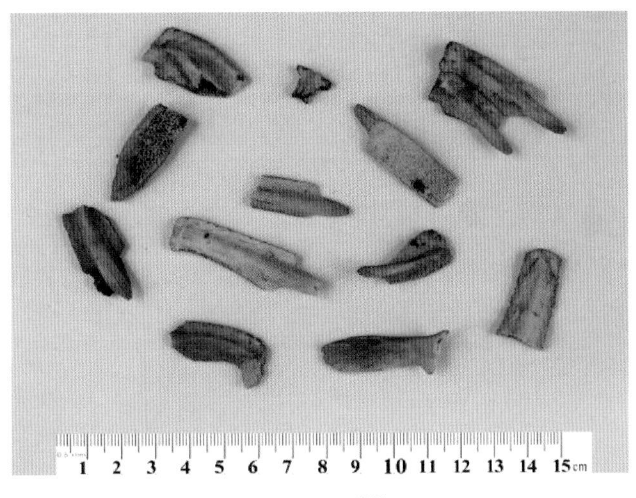

图 16–43　醋鳖甲

第十七章　矿　物　类

石膏

Shigao

Gypsum Fibrosum

本品为常用中药，始载于《神农本草经》，列为中品。

【别名】白虎、纤维石膏。

【来源】硫酸盐类矿物石膏族石膏。

【产销】主产于湖北、安徽、河南、山东、四川、贵州等地。销全国并出口。

【采收加工】采挖后，除去杂石及泥沙。

【炮制】

1. 生石膏　洗净，干燥，打碎，除去杂石，粉碎成粗粉。

2. 煅石膏　取净石膏块，置无烟炉或适宜的容器内，武火加热，煅至红透，取出晾凉，碾碎。

【商品特征】

1. 药材　纤维状的集合体，呈长块状、板块状或不规则块状。白色、灰白色或淡黄色，有的半透明。体重，质软，纵断面具绢丝样光泽。气微，味淡。（图 17–1）

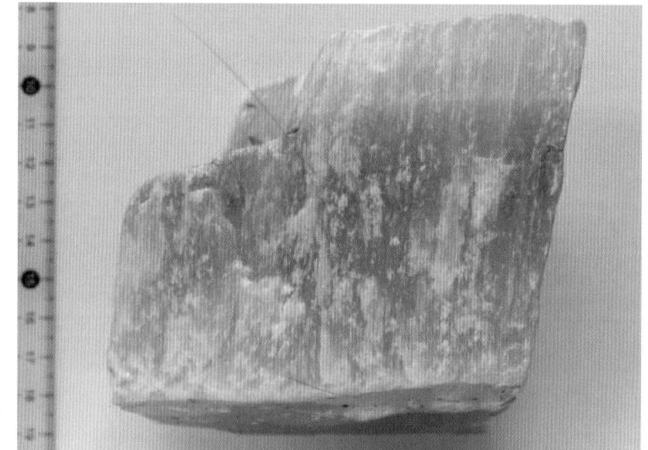

图 17–1　石膏

以块大、色白、质纯、纤维状、无杂质者为佳。

2. 饮片

（1）生石膏　粉末状。余同药材性状特征。

（2）煅石膏　白色的粉末状或酥松块状物，表面透出微红色的光泽，不透明。体较轻，质软，易碎，捏之成粉。气微，味淡。

【主要成分】主含含水硫酸钙（$CaSO_4 \cdot 2H_2O$）。常夹有有机物、硫化物等，并含少量铝、硅、镁、铁等元素。尚含氢氧化铝、二氧化硅等。煅石膏主要为无水硫酸钙（$CaSO_4$）。

【鉴别】

（1）取本品一小块（约 2 g），置具有小孔软木塞的试管内，灼烧，管壁有水生成，小块变为不透明体。

（2）取本品粉末 0.2 g，加稀盐酸 10 mL，加热使溶解，溶液显钙盐与硫酸盐的鉴别反应。

（3）取本品粉末适量，溴化钾压片法制备供试品，照红外分光光度法试验，供试品的红外吸收图谱应与二水硫酸钙对照品（$CaSO_4 \cdot 2H_2O$）具有相同的特征吸收峰。

【检查】

1. 重金属　本品含重金属不得过 10 mg/kg。

2. 砷盐　本品含砷量不得过 2 mg/kg。

【含量测定】滴定法。本品含含水硫酸钙（$CaSO_4 \cdot 2H_2O$）不得少于 95.0%；煅石膏含硫酸钙（$CaSO_4$）不得少于 92.0%。

【商品规格】统货。

【性味功能】性大寒，味甘、辛。归肺、胃经。清热泻火，除烦止渴。用于外感热病，高热烦渴，肺热喘咳，胃火亢盛，头痛，牙痛。

煅石膏能收湿，生肌，敛疮，止血。外治溃疡不敛，湿疹瘙痒，水火烫伤，外伤出血。

【用法用量】15 ～ 60 g。内服煎汤，先煎。

煅石膏外用适量，研末撒敷患处。

【贮藏】置干燥处。

龙骨

Longgu

Draconis Os

本品为常用中药，始载于《神农本草经》，列为上品。

【别名】花龙骨、土龙骨、白龙骨。

【来源】古代哺乳动物如象类、犀类、三趾马、牛类或鹿类等的骨骼的化石，或者象类门齿的化石。前者习称“龙骨”“白龙骨”或“土龙骨”，后者习称“五花龙骨”。

【产销】主产于山西、内蒙古、陕西、甘肃、河北及青海等地。销全国并出口。

【采收加工】全年可采，挖出龙骨后，除去泥土及杂质。

【炮制】

1. 龙骨　取原药材，除去泥土及杂质，打碎。

2. 煅龙骨　取刷净的龙骨，置无烟的炉火上或坩埚内，用武火加热，煅至红透，取出放凉，碾碎。

【商品特征】

1. 药材

（1）龙骨　呈骨骼状或已破碎，呈不规则块状，大小不一。表面黄白色、灰白色或淡棕色，多较平滑，有的具纹理与裂隙或棕色条纹和斑点。质坚硬，不易破碎，断面不平坦，色白，于关节处有多数蜂窝状小孔。吸湿力强，舔之有吸力。气微，味淡。

以质硬、色白、吸湿性强者为佳。

（2）五花龙骨　呈不规则块状，偶见圆筒状。大小不一，一般长 5 ～ 12 cm，宽 3 ～ 6 cm，厚 1.5 ～ 3 cm。全体淡灰白色、淡黄白色或淡棕色，杂有灰黑色、棕色或棕红色的斑块、条状花纹。表面平滑，略有光泽，有的具小裂隙。质硬，较酥脆，断面较粗糙，有层纹，吸湿性强，以舌舔之有吸力。易呈片状剥落，气微，味淡。

以有花纹、体较轻、质酥脆、分层、吸湿性强者为佳。

2. 饮片

（1）龙骨　不规则碎块。余同药材性状特征。（图 17–2）

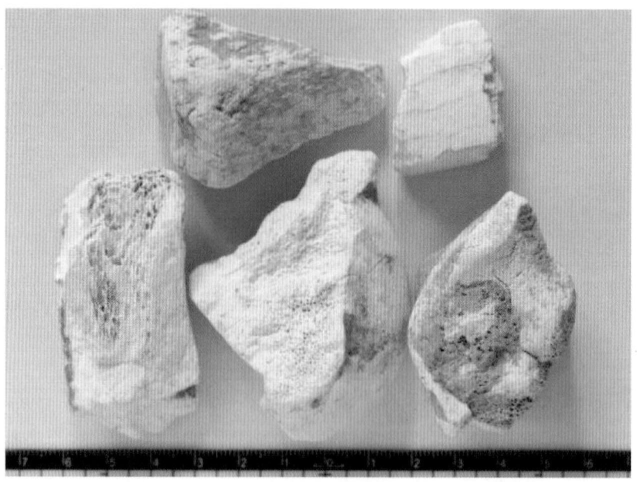

图 17-2　龙骨

（2）五花龙骨　不规则碎块。余同药材性状特征。（图 17–3）

（3）煅龙骨　呈灰白色粉末状，质疏松，黏舌性强。

【主要成分】含碳酸钙、磷酸钙，亦含铁、镁、铝、钾、钠、氯、硫酸根等。

【鉴别】

1. 灼烧　取本品，在无色火焰中灼烧，应不发烟，无异臭，不变黑。

2. 检查碳酸盐　取本品粉末约 2 g，滴加稀盐酸 10 mL，即泡沸，放出二氧化碳气体；将此气体通入氢氧化钙试液中，即产生白色沉淀。

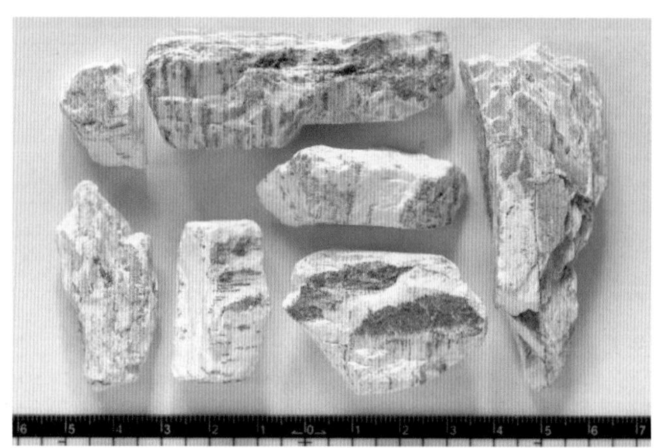

图 17-3　五花龙骨

3. 检查钙盐与磷酸盐　取上述泡沸停止后的液体，滴加氢氧化钠试液中和后，滤过，滤液照下述方法试验。

（1）取滤液 1 mL，加草酸铵试液，即产生白色沉淀；分离，所得沉淀不溶于醋酸，但溶于盐酸。

（2）取滤液 1 mL，加钼酸铵试液与稀硝酸后，加热即产生黄色沉淀；分离，沉淀能在氨试液中溶解。

【商品规格】统货。

【性味功能】性平，味甘、涩。归心、肝、肾、大肠经。镇惊安神，平肝潜阳，固涩，收敛。用于惊痫癫狂，心悸怔忡，失眠健忘，头晕目眩，自汗盗汗，遗精遗尿，崩漏带下，久泻久痢，溃疡久不收口，湿疮。

煅龙骨能增强收敛固涩、生肌的功效，用于盗汗，自汗，遗精，带下，崩漏，白带，久泻久痢，疮口不敛。

【用法用量】15 ～ 30 g。内服煎汤，或入丸、散。外用研末撒或调敷。

【贮藏】置干燥处，防尘，防潮。

【附注】常见伪品如下所示。

1. 高岭土　市售龙骨中有用高岭土伪充者。高岭土嵌在石块中，似膝形团块或骨状，并由于氧化铁、氧化锰等的渗入，可见色斑；但无骨骼构造。主含硅酸盐，遇盐酸不产生气泡。

2. 龙齿　古代哺乳动物象、犀牛、三趾马等的牙齿的化石。本品呈不规则圆锥状，略弯曲。多煅后敲碎用。本品性凉、味涩，能镇惊安神，除烦热，用于心悸，失眠。

白矾

Baifan

Alumen

本品为较常用中药，始载于《神农本草经》，列为上品。

【别名】明矾。

【来源】硫酸盐类矿物明矾石族明矾石经加工提炼制成。

【产销】主产于安徽、山西、湖北、浙江、河北等地。销全国。

【采收加工】将采集到的原矿石打碎，加水溶解，滤过，滤液加热蒸发浓缩，放冷，析出结晶。

【炮制】

1. 白矾　除去杂质。用时捣碎。

2. 枯矾　取净白矾，敲成小块，置煅锅内，用武火加热至熔化，继续煅至膨胀松泡呈白色蜂窝状固体，至完全干枯，停火，放凉后取出，可研成细粉。（应一次性煅透，中途不得停火，不要搅拌。）

另一种方法：取净白矾，220 ～ 240 ℃加热 10 min，取出放凉，可研成细粉。

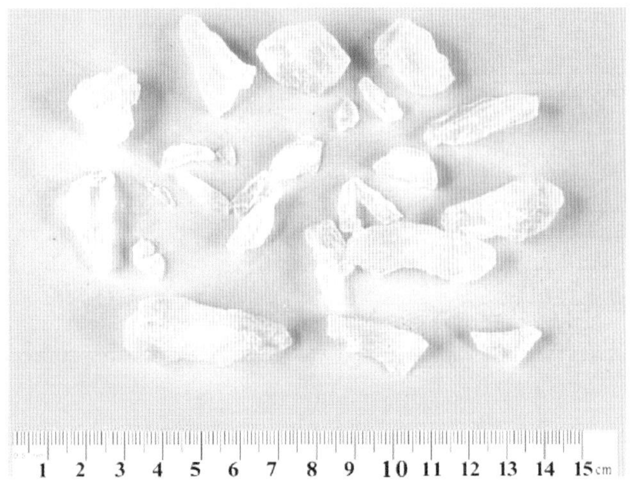

图 17-4　白矾

【商品特征】

1. 药材　呈不规则块状或粒状，无色或淡黄白色，透明或半透明。表面略平滑或棱状凹凸不平，具细密纵棱，有玻璃样光泽。质硬而脆。气微，味酸、微甘而极涩。

以无色、透明、质硬而脆、无杂质者为佳。

2. 饮片

（1）白矾　同药材性状特征。（图 17-4）

（2）枯矾　不规则蜂窝状团块或细粉，色洁白，无玻璃样光泽，质松。（图 17-5）

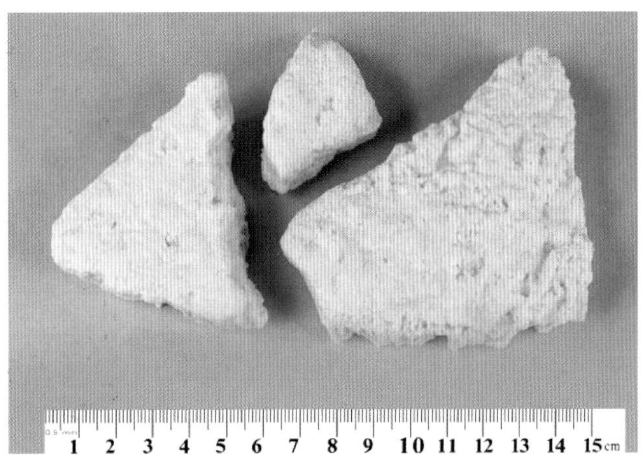

图 17-5　枯矾

【主要成分】主含含水硫酸铝钾［$KAl(SO_4)_2 \cdot 12H_2O$］。

【检查】

1. 铵盐　取本品 0.1 g，精密称定，照氮测定法测定，含铵盐以总氮（N）计，不得过 0.3%。

2. 铜盐与锌盐 取本品 1 g，加水 100 mL 与稍过量的氨试液，煮沸，滤过，滤液不得显蓝色，滤液中加醋酸使成酸性后，再加硫化氢试液，不得出现浑浊。

3. 铁盐 取本品 0.35 g，加水 20 mL 溶解后，加硝酸 2 滴，煮沸 5 min，滴加氢氧化钠试液中和至微显浑浊，加稀盐酸 1 mL、亚铁氰化钾试液 1 mL 与水适量使成 50 mL，摇匀，1 h 内不得显蓝色。

4. 重金属 重金属不得过 20 mg/kg。

【含量测定】含水硫酸铝钾［$KAl(SO_4)_2 \cdot 12H_2O$］不得少于 99.0%。

【商品规格】可分为选货与统货两个等级。

选货 呈块状，无色透明或白色半透明，质地纯净。单块直径≥ 1.0 cm。

统货 呈块状或粒状，白色半透明，带淡黄白色。大小不一。

【性味功能】性寒，味酸、涩。归肺、脾、肝、大肠经。外用解毒杀虫，燥湿止痒；内服止血止泻，祛除风痰。外治用于湿疹，疥癣，脱肛，痔疮，聤耳流脓；内服用于久泻不止，便血，崩漏，癫痫发狂。

枯矾收湿敛疮，止血化腐。用于湿疹湿疮，脱肛，痔疮，聤耳流脓，阴痒带下，鼻衄齿衄，鼻息肉。

【用法与用量】0.6 ～ 1.5 g。外用适量，研末敷或化水洗患处。

【贮藏】置干燥处。

玄明粉

Xuanmingfen

Natrii Sulfas Exsiccatus

本品为常用中药，始载于《药性论》。

【别名】白龙粉、风化硝、元明粉。

【来源】芒硝经风化干燥制得。

【产销】全国各地均产。自产自销。

【采收加工】常用的三种加工方法如下所示。

（1）将芒硝放入平底盆内或用纸包裹，置通风干燥处，令其风化，使水分消失，成为白色粉末，即得。（风化温度不宜超过 32 ℃。）

（2）将芒硝放入瓷盆（忌用铁锅）内，然后将盆放在水锅上加热，使结晶熔化，然后水分逐渐散失，成为白色粉末，即得。

（3）将芒硝溶于水中，加萝卜（5% ～ 20%）同煮，滤过，放冷结晶，再将结晶风化而成。

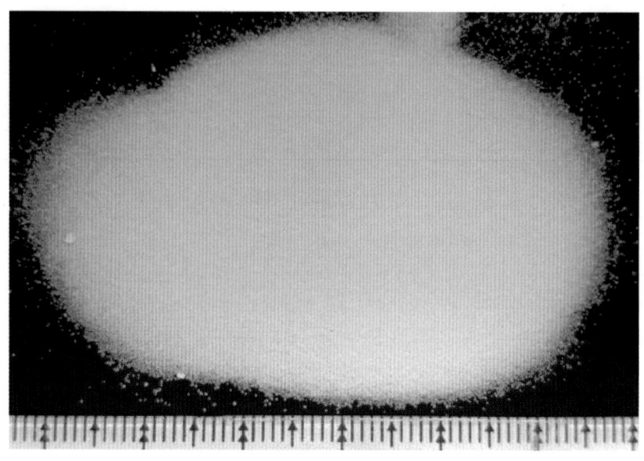

图 17-6 玄明粉

【商品特征】白色粉末。气微，味咸。有引湿性。（图 17-6）

【主要成分】主含硫酸钠（Na_2SO_4）。

【鉴别】本品的水溶液显钠盐与硫酸

盐的鉴别反应。

【检查】重金属：本品含重金属不得过 20 mg/kg。

砷盐：本品含砷量不得过 20 mg/kg。

【含量测定】按干燥品计，本品含硫酸钠（Na_2SO_4）不得少于 99.0%。

【商品规格】统货。

【性味功能】性寒，味咸、苦。归胃、大肠经。泻下通便，润燥软坚，清火消肿。用于实热积滞，大便燥结，腹满胀痛；外治咽喉肿痛，口舌生疮，牙龈肿痛，目赤，痈肿，丹毒。

【用法用量】3 ～ 9 g。溶于煎好的汤液中服用。外用适量。孕妇慎用；不宜与硫黄、三棱同用。

【贮藏】密封，防潮。

芒硝

Mangxiao

Natrii Sulfas

本品为常用中药，始载于《神农本草经》，列为上品。

【别名】皮硝、朴硝、牙硝、马牙硝。

【来源】硫酸盐类矿物芒硝族芒硝，经加工精制而成的结晶体。

【产销】全国大部分地区均有生产，多产于海边碱土地区，矿泉、盐场附近及潮湿的山洞中。销全国。

【采收加工】取天然芒硝，加水溶解，放置，沉淀，滤过，滤液加热浓缩，放冷后析出结晶，习称“皮硝”或“朴硝”。再将皮硝或朴硝重新结晶即为芒硝。

【炮制】取萝卜与水同煮，至萝卜熟透，除去萝卜，再投入适量天然芒硝共煮，至全部熔化，取出滤过或澄清以后取上清液，放冷。待结晶大部分析出，取出置避风处，适当干燥即得。取结晶母液经浓缩后可继续析出结晶，直至不再析出结晶为止。每 100 kg 天然芒硝用萝卜 20 kg。

【商品特征】本品为棱柱状、长方形（习称“牙硝”），或不规则块状及粒状（习称“朴硝”或“皮硝”）。无色透明或类白色半透明。质脆，易碎，断面呈玻璃样光泽。气微，味咸。（图 17-7、图 17-8）

【主要成分】主含含水硫酸钠（$Na_2SO_4 \cdot 10H_2O$），常夹杂微量氯化钠、钾、钙、铁、铜、锌、镁等。

【鉴别】本品的水溶液显钠盐与硫酸盐的鉴别反应。

【检查】

1. 铁盐与锌盐 取本品 5 g，加水 20 mL 溶解后，加硝酸 2 滴，煮沸 5 min，滴加氢氧化钠试液中和，加稀盐酸 1 mL、亚铁氰化钾试液 1 mL 与适量的水使成 50 mL，摇匀，放置 10 min，不得发生浑浊或显蓝色。

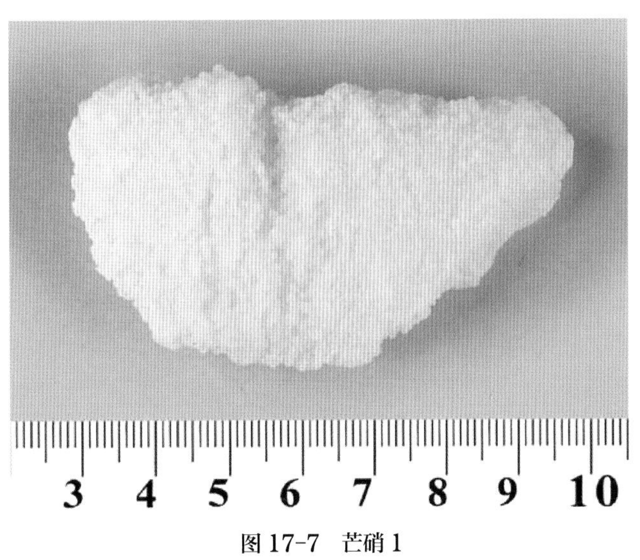

图 17-7 芒硝 1

2. 镁盐 取本品 2 g，加水 20 mL 溶解后，加氨试液与磷酸氢二钠试液各 1 mL，5 min 内不得发生浑浊。

3. 氯化物 取本品 0.20 g，与标准氯化钠溶液 7.0 mL 制成的对照液比较，不得更浓（0.035%）。

4. 干燥失重 减失重量应为 51.0% ～ 57.0%。

5. 重金属 含重金属不得过 10 mg/kg。

6. 砷盐 含砷量不得过 10 mg/kg。

7. 酸碱度 取本品 1.0 g，加水 20 mL 使溶解。取 10 mL，加甲基红指示剂 2 滴，不得显红色；另取 10 mL，加溴麝香草酚蓝指示液 5 滴，不得显蓝色。

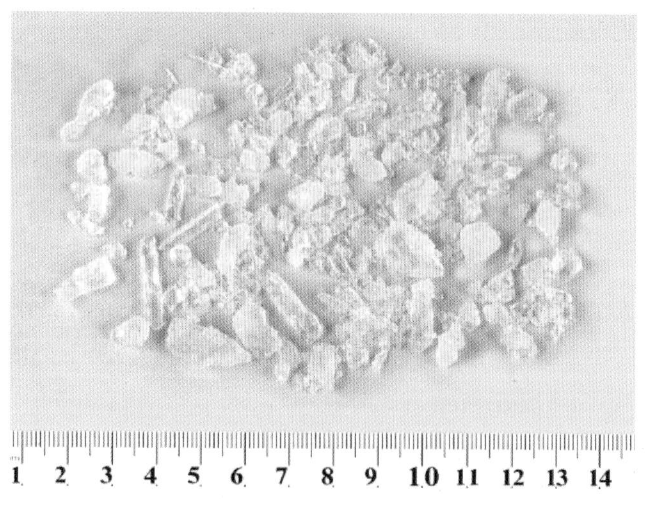

图 17-8 芒硝 2

【含量测定】重量法。按干燥品计，本品含硫酸钠（Na_2SO_4）不得少于 99.0%。

【商品规格】统货。

【性味功能】性寒，味咸、苦。归胃、大肠经。泻下通便，润燥软坚，清火消肿。用于实热积滞，腹满胀痛，大便燥结，肠痈肿痛；外治乳痈，痔疮肿痛。

【用法用量】6 ～ 12 g。一般不入煎剂，待汤剂煎得后，溶入汤剂中服用。外用适量。孕妇慎用；不宜与硫黄、三棱同用。

【贮藏】密闭，在 30 ℃以下保存，防风化。

自然铜

Zirantong

Pyritum

本品为常用中药，始载于《开宝本草》。

【别名】接骨丹。

【来源】硫化物类矿物黄铁矿族黄铁矿。

【产销】主产于湖南、四川、广东、江苏、安徽、河北、辽宁等地。销全国。

【采收加工】采挖后，除去杂石。

【炮制】

1. 自然铜 除去杂质，洗净，干燥。用时砸碎。

2. 煅自然铜 取净自然铜，置耐火容器内，用武火加热，煅至红透立即取出，投入醋液中淬制，待冷后取出，继续煅烧醋淬至表面呈黑褐色，光泽消失并酥松，取出放凉，干燥后碾碎。每 100 kg 自然铜用醋 30 kg。

【商品特征】

1. 药材 晶形多为立方体，集合体呈致密块状。表面亮淡黄色，有金属光泽；有的黄棕色或棕褐色，

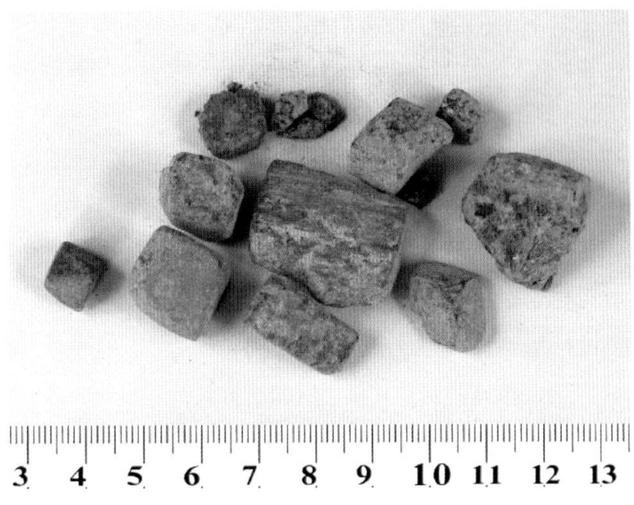

图 17-9　自然铜

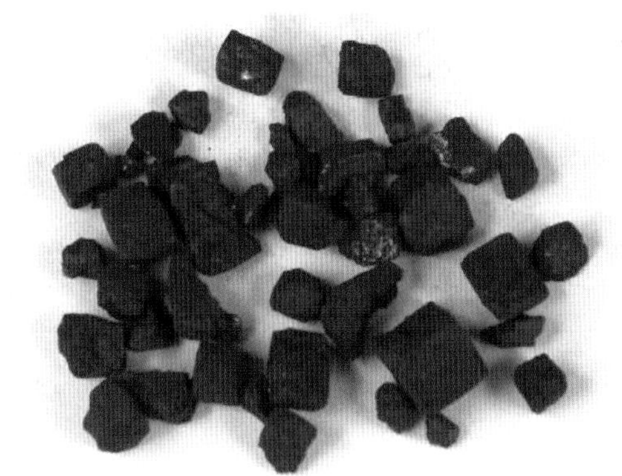

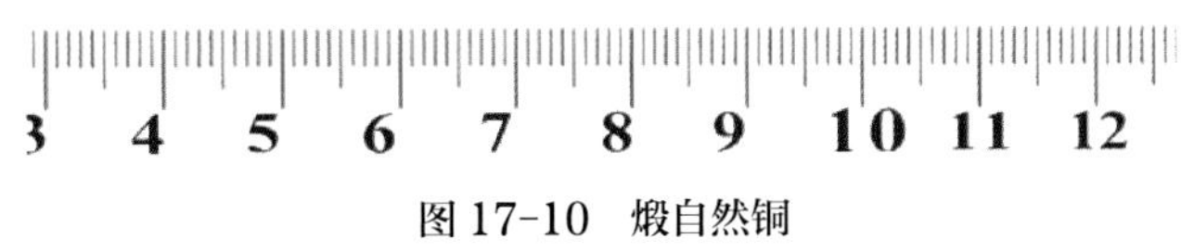

图 17-10　煅自然铜

无金属光泽。具条纹，条痕绿黑色或棕红色。体重，质坚硬或稍脆，易砸碎，断面黄白色，有金属光泽；或断面棕褐色，可见银白色亮星。（图 17-9）

2. 饮片　煅自然铜不规则碎块或粉末状，表面黑褐色，无金属光泽，质地酥脆。（图 17-10）

【主要成分】主含二硫化亚铁（FeS_2）。

【鉴别】取本品粉末 1 g，加稀盐酸 4 mL，振摇，滤过，滤液显铁盐的鉴别反应。

【含量测定】滴定法。含铁（Fe），药材应为 40.0% ～ 55.0%；煅自然铜不得少于 40.0%。

【商品规格】统货。

【性味功能】性平，味辛。归肝经。散瘀止痛，续筋接骨。用于跌打损伤，筋骨折伤，瘀肿疼痛。

【用法用量】3 ～ 9 g。多入丸、散，若入煎剂宜先煎。外用适量。

【贮藏】置干燥处。

【附注】

1. 伪品　黄铁矿经风化后而成的褐铁矿在云南个别地区作为自然铜药用，成分为 $Fe_2O_3 \cdot nH_2O$。形状与正品自然铜相似，为方块形，表面黄褐色或黑褐色，不显金属光泽。破碎后碎块仍为黑褐色，内部夹有发亮的淡黄铜色黄铁矿。

2. 来源　从矿物角度讲，自然铜的其他两种来源矿物分别如下所示。

（1）自然铜　天然铜，成分为 Cu。呈立方体，铜红色，表面常因氧化而有棕黑色被膜。条痕铜红色，显金属光泽。能溶于稀硝酸，加氨水后溶液呈深蓝色。

（2）黄铜矿　一种铜铁硫化物矿物。多呈致密块状、粒状集合体，铜黄色，表面常有蓝紫褐色斑状物。条痕绿黑色。能溶于硝酸，烧时呈铜的蓝绿色火焰。黄铜矿是工业上炼铜的主要原料。

炉甘石

Luganshi

Calamina

本品为较常用中药，始载于《本草纲目》。

【别名】甘石、浮水炉甘石。

【来源】碳酸盐类矿物方解石族菱锌矿。

【产销】多产于湖南、广西、四川等地。销全国。

【采收加工】全年均可采挖，采挖后，洗净，晒干，除去杂石。

【炮制】

1. 炉甘石 除去杂质，打碎。

2. 煅炉甘石 取净炉甘石，明煅至红透，再水飞，干燥。

3. 制炉甘石

（1）黄连汤制炉甘石 用黄连加水煎汤 2 ～ 3 次，滤过去渣，合并药液，浓缩，加入煅炉甘石细粉拌匀，吸尽后干燥。每 100 kg 炉甘石用黄连 2.5 kg。

（2）三黄汤制炉甘石 取黄连、黄柏、黄芩，加水煎汤 2 ～ 3 次，滤过去渣，加入煅炉甘石细粉拌匀，吸尽后干燥。每 100 kg 炉甘石用黄连、黄柏、黄芩各 12.5 kg。

【商品特征】

1. 药材 块状集合体，呈不规则的块状。灰白色或淡红色，表面粉性，无光泽，凹凸不平，多孔，似蜂窝状。体轻，易碎。气微，味微涩。（图 17-11）

以色白、体轻、质松者为佳。

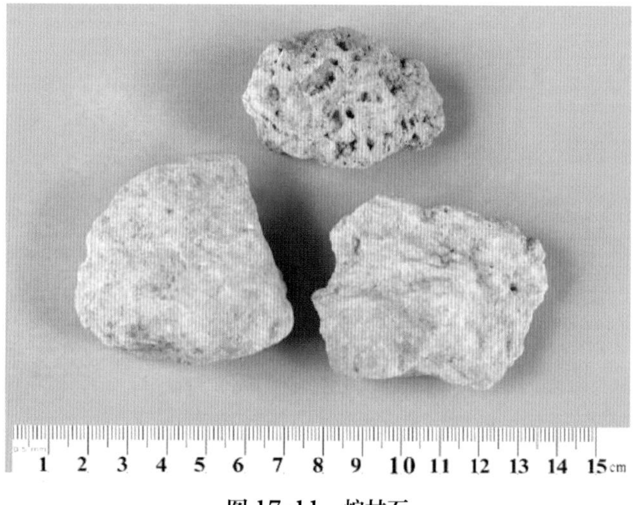

图 17-11 炉甘石

2. 饮片

（1）炉甘石 不规则碎块。余同药材性状特征。

（2）煅炉甘石 白色、淡黄色或粉红色的粉末；体轻，质松软而细腻光滑。气微，味微涩。

（3）黄连汤制炉甘石 黄色细粉，质轻松，味苦。

（4）三黄汤制炉甘石 深黄色细粉，质轻松，味苦。

【主要成分】炉甘石主含碳酸锌（$ZnCO_3$），尚含少量氧化钙、氧化镁、氧化铁以及少量钴、铜、镉、铅等。煅炉甘石主含氧化锌（ZnO）。

【鉴别】

（1）取本品粗粉 1 g，加稀盐酸 10 mL，即泡沸，产生二氧化碳气体，导入氢氧化钙试液中，即生成白色沉淀。

（2）取本品粗粉 1 g，加稀盐酸 10 mL 使溶解，滤过，滤液加亚铁氰化钾试液，即生成白色沉淀，或杂有微量的蓝色沉淀。

【含量测定】滴定法。按干燥品计，本品含氧化锌（ZnO），药材不得少于 40.0%，炉甘石不得少于 56.0%。

【商品规格】药材一般可分为两个等级。

1. 一等 白色或淡粉红色，体轻质松，表面不规则蜂窝状小孔多，氧化锌含量为 50% 及以上。

2. 二等 灰白色至深灰色，质较粗，有少量颗粒物，表面蜂窝状小孔较少，氧化锌含量为 40% ~ 49%。

【性味功能】性平，味甘。归肝、脾经。解毒明目退翳，收湿止痒敛疮。用于目赤肿痛，睑弦赤烂，翳膜遮睛，胬肉攀睛，溃疡不敛，脓水淋漓，湿疮瘙痒。

用黄连或三黄汤制，可增强清热明目、敛疮收湿的功效。

【用法用量】外用适量。水飞点眼，研末撒敷或调敷。

【贮藏】置干燥处。

秋石

Qiushi

Sal Preparatum

本品为少常用中药，始载于《本草蒙筌》。

【别名】秋丹石、秋冰、盆秋石、咸秋石。

【来源】食盐的加工品。

【产销】主产于安徽。销全国。

【采收加工】取食盐加洁净泉水煎煮，滤过，将滤液加热蒸发，干燥成粉霜，习称“秋石霜”。再将秋石霜放在有盖的瓷碗内，置炉火上煅 2 h，冷却后即凝成块状固体。

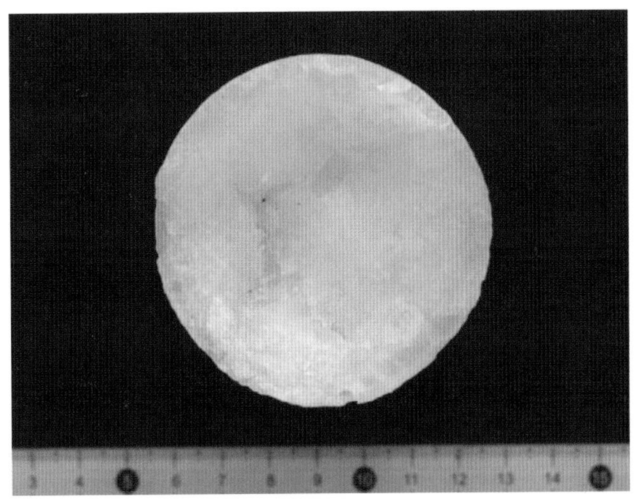

图 17-12 秋石 1

【商品特征】呈盆状或馒头状结晶性块状物，洁白或淡黄色，有光泽。质硬，味咸。（图 17-12、图 17-13）

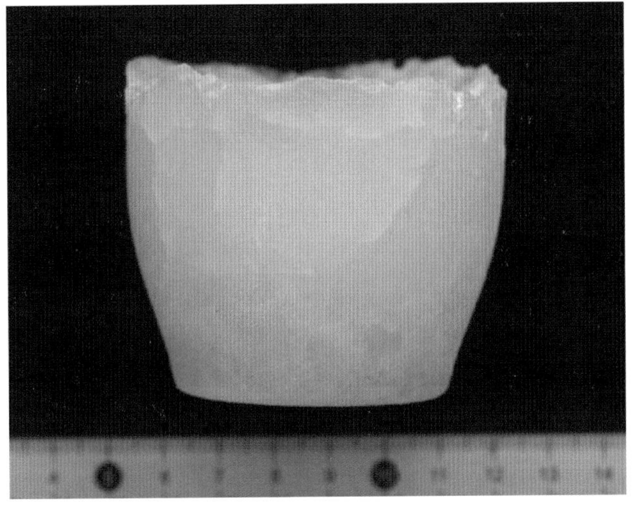

图 17-13 秋石 2

以色白、整块、有光泽、味咸者为佳。

【主要成分】主含尿酸钙和磷酸钙，尚含氯、硫酸盐、钠、钾、钙等。亦含微量的镁与硝酸盐。

【鉴别】

1. 检查钙盐 取本品粉末约 0.1 g，加稀盐酸 2 mL，使溶解，滤过，滤液加氨试液调至中性，再加草酸铵试液数滴，即发生白色沉淀；分离，沉淀不溶于醋酸，但溶于盐酸。

2. 检查磷酸盐 取本品粉末0.2 g，加碳酸钠溶液（6 mol/L）2 mL，加热，微沸，放冷后，取上清液3滴，加浓硝酸6滴，再加钼酸铵试液3滴，加热，即发生黄色沉淀；分离，沉淀溶于氨试液。

【商品规格】统货。

【性味功能】性寒，味咸。归肺、肾经。滋阴降火。用于虚劳羸瘦，骨蒸劳热，咳嗽，咳血，咽喉肿痛，遗精，尿频，白浊，带下。

【用法用量】4.5 ～ 9 g。内服，多入丸、散。外用研末撒患处。

【贮藏】置阴凉干燥处。

琥珀

Hupo

Ambrum

本品为少常用中药，始载于《雷公炮炙论》。

【别名】血琥珀，黑琥珀，煤珀。

【来源】古代松科植物的树脂埋藏地下经年久转化而成的树脂化石。从地层中挖出者称“琥珀”；从煤层中选出者称“煤珀”。

【产销】琥珀主产于云南、河南、广西、福建、贵州等地。煤珀主产于辽宁。销全国。

【采收加工】全年均可采收，从地层或煤层中挖出后，除去砂石、泥土等杂质。

【炮制】取原药材，拣净杂质，用时捣碎或研成细粉。

【商品特征】

1. 琥珀 多呈不规则块状、颗粒状或多角形，大小不一。表面血红色、黄棕色或暗棕色，近于透明。质硬而脆，断面平滑，具玻璃样光泽。气微，味淡，嚼之易碎，无砂粒感。不溶于水。摩擦起电。刮擦起粉。（图 17-14、图 17-15）

以色红、质脆、断面光亮者为佳。

2. 煤珀 呈不规则多角形块状或颗粒状（习称“琥珀米”），大小不一。表面淡黄色、红褐色或黑褐色，有光泽。质坚硬，不易碎，断面有玻璃样光泽。

以色黄棕、断面有玻璃样光泽者为佳。

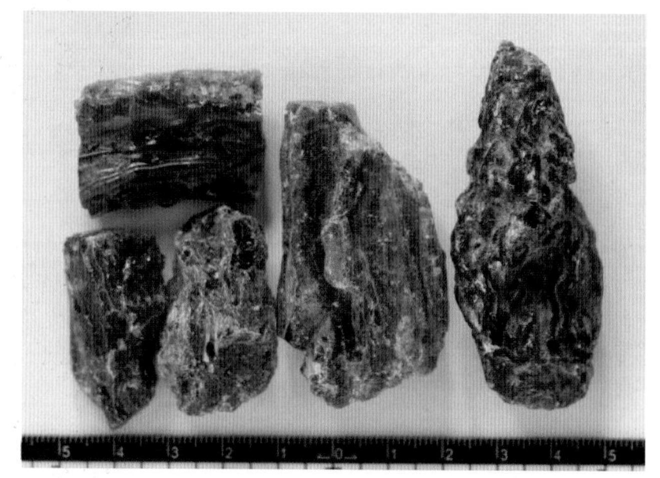

图 17-14 琥珀 1

【主要成分】含树脂、挥发油、二松香醇酸的聚酯化合物、琥珀酸等。尚含镁、钙、铁等无机元素。

【鉴别】

（1）琥珀燃之易熔，冒黑烟，刚熄灭时冒白烟，微有松香气。煤珀燃之冒黑烟，刚熄灭时冒白烟，有似煤油的臭气。

（2）取粉末 1 g，用石油醚 10 mL 振摇滤过，取滤液 5 mL，加新配制的醋酸铜试液 10 mL，振摇，石油醚层不得显蓝绿色（检查松香）。

【商品规格】煤珀为统货；琥珀一般可分为两个等级。

1. 一等　呈块状，较完整。血红色或黄棕色，断面透明或半透明。最小的单个重量不低于 2 g，或单个体积不低于 2 cm^3。

2. 二等　碎块状或颗粒状。暗棕色或黑褐色，断面略透明。大小不一。

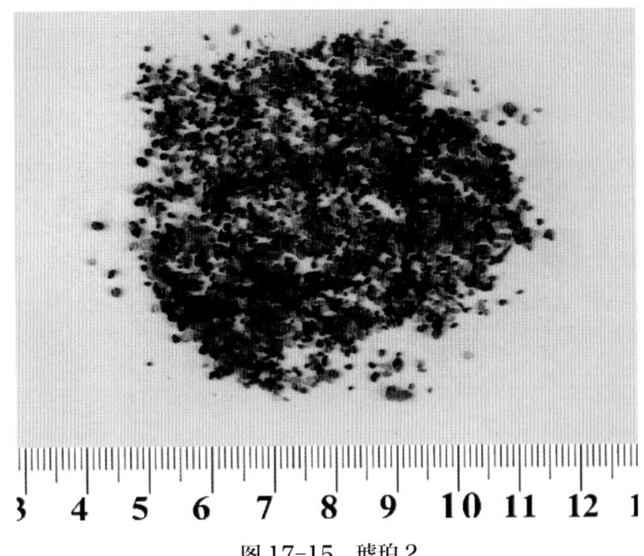

图 17-15　琥珀 2

【性味功能】性平，味甘。归心、肝、膀胱经。镇惊安神，活血散瘀，利尿通淋，主要用于心神不宁，心悸失眠，惊风，癫痫，痛经闭经，心腹刺痛，淋证等。

【用法用量】0.9 ～ 1.8 g。内服，研末吞服，或入丸、散。外用研末敷。

【贮藏】置通风、阴凉干燥处。

【附注】伪品：有玻璃、塑料及其他树脂类，应注意鉴别。玻璃类质硬，较重，有凉感。塑料类质较软，较轻，燃之有刺鼻气味。其他树脂类，一般可溶于乙醇。

紫石英

Zishiying

Fluoritum

本品为少常用中药，始载于《神农本草经》，列为上品。

【别名】氟石、荧石。

【来源】氟化物类矿物萤石族萤石。

【产销】主产于浙江、山东、黑龙江、江苏、湖北等地。销全国。

【采收加工】采挖后，除去杂石。

【炮制】

1. 紫石英　除去杂石，砸成碎块。

2. 煅紫石英　取净紫石英块，置耐火容器内，用武火加热，煅至红透，立即倒入醋中醋淬，取出，再煅淬一次，干燥，捣碎。每 100 kg 紫石英用醋 30 kg。

【商品特征】

1. 药材　块状或粒状集合体。呈不规则块状，具棱角。紫色或绿色，深浅不均，条痕白色。半透明至透明，有玻璃样光泽。表面常有裂纹。质坚脆，易击碎。气微，味淡。（图 17-16、图 17-17）

2. 饮片

（1）紫石英 不规则碎块。紫色或绿色，半透明至透明，有玻璃样光泽。气微，味淡。（图 17-18、图 17-19）

（2）煅紫石英 不规则碎块或粉末。表面黄白色、棕色或紫色，无光泽。质酥脆。有醋香气，味淡。

【主要成分】含氟化钙（萤石，CaF_2），并含少量 SiO_2、Fe_2O_3、Al_2O_3 及微量稀土元素等。尚含钙、氟、铁、氯、水、碳酸钙等。

【鉴别】

（1）取本品细粉 0.1 g，置烧杯中，加盐酸 2 mL 与 4% 硼酸溶液 5 mL，加热微沸使溶解。取溶液 1 滴，置载玻片上，加硫酸溶液（1→4）1 滴，静置片刻，置显微镜下观察，可见针状结晶。

（2）取本品，置紫外灯（365 nm）下观察，显亮紫色、紫色至青紫色荧光。

（3）取本品细粉 20 mg 与二氧化硅粉 15 mg，混匀，置具外包锡纸的橡皮塞的干燥试管中，加硫酸 10 滴。另取细玻璃管穿过橡皮塞，玻璃管下端沾水一滴，将管头塞置距试管底部约 3.5 cm 处，小心加热试管底部，见水滴上下移动时，停止加热约 1 min，再继续加热，至有浓厚的白烟放出为止。放置 2 ～ 3 min，取下塞与玻璃管，用 2 ～ 3 滴水冲洗玻璃管下端使流入坩埚内，加钼酸铵溶液[取钼酸铵 3 g，加水 60 mL 溶解后，再加入硝酸溶液（1→2）20 mL，摇匀] 1 滴，稍加热，溶液显淡黄色，放置 1 ～ 2 min 后，加联苯胺溶液（取联苯胺 1 g，加入 10% 醋酸使溶解成 100 mL）1 滴和饱和醋酸钠溶液 1 ～ 2 滴，即显蓝色或生成蓝色沉淀。

【含量测定】本品含氟化钙（CaF_2），药材不得少于 85.0%，饮片不得少于 80.0%。

【商品规格】一般分为两个等级。

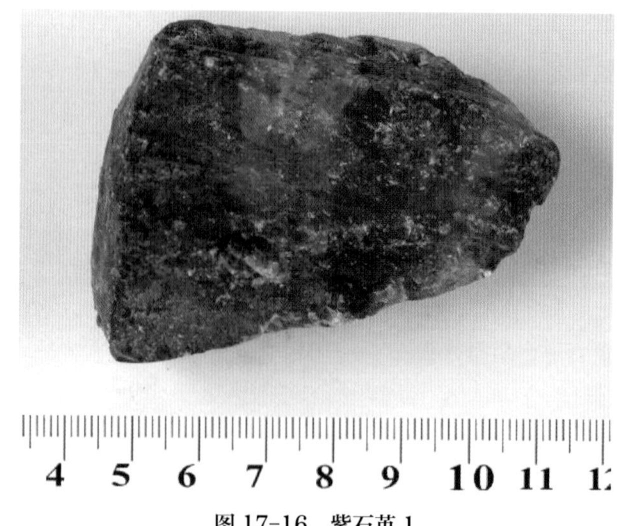

图 17-16 紫石英 1

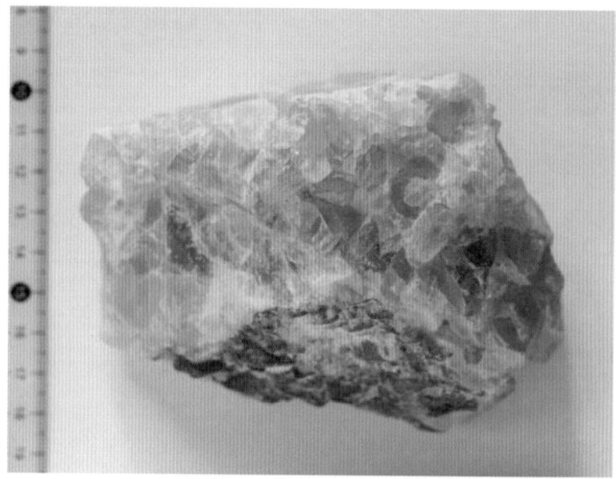

图 17-17 紫石英 2

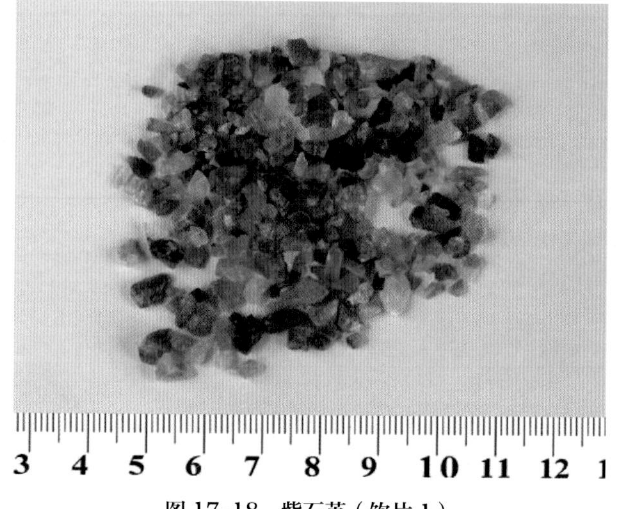

图 17-18 紫石英（饮片 1）

1. 一等　夹杂的不透明块状物（杂石）比例不高于 1 %。

2. 二等　夹杂的不透明块状物（杂石）比例不高于 3%。

【性味功能】性温，味甘。归肾、心、肺经。温肾暖宫，镇心安神，温肺平喘。用于肾阳亏虚，宫冷不孕，惊悸不安，失眠多梦，虚寒咳喘。

【用法用量】9 ～ 15 g。先煎。

【贮藏】置干燥处。

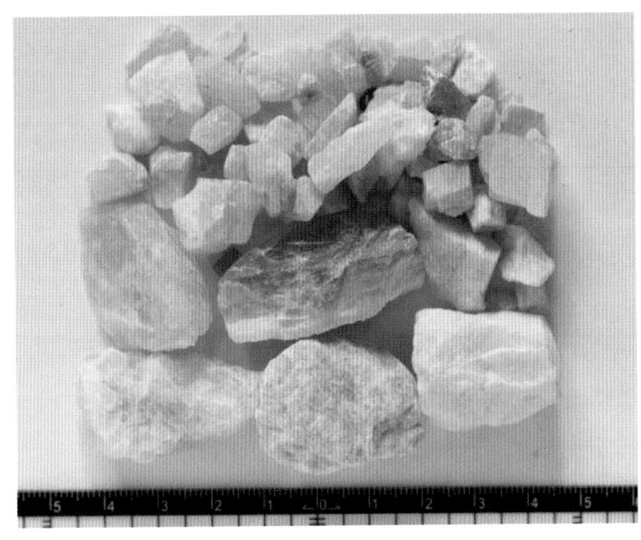

图 17-19　紫石英（饮片 2）

滑石

Huashi

Talcum

本品为常用中药，始载于《神农本草经》，列为上品。

【别名】液石、画石。

【来源】硅酸盐类矿物滑石族滑石。

【产销】主产于山东、江苏、陕西、山西、辽宁等地。销全国。

【采收加工】采挖后，除去泥沙和杂石。

【炮制】

1. 滑石　取原药材，除去杂石，砸成碎块，粉碎成细粉，或水飞，晾干。

2. 滑石粉　取净滑石，砸碎，研成细粉。或取滑石粗粉，加水少量，碾磨至细，再加适量清水搅拌，倾出上层混悬液，下沉部分再按上法反复操作数次，合并混悬液，静置沉淀，倾去上清液，将沉淀物晒干后再研细粉（水飞法）。

【商品特征】

1. 药材　多为块状集合体。呈不规则的块状。白色、黄白色或淡蓝灰色，有蜡样光泽。质软，细腻，手摸有滑润感，手指即可刮下白粉。无吸湿性，置水中不崩散。气微，味淡，微有凉感。（图 17-20）

以整洁、色青白、滑润、无杂石者为佳。

2. 饮片

（1）滑石　不规则碎块。余同药材性状特征。（图 17-21）

（2）滑石粉　白色或青白色粉末，质

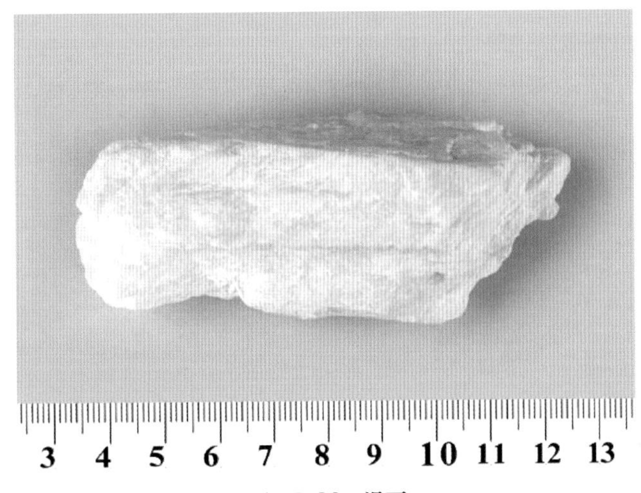

图 17-20　滑石

细腻，手捻有滑润感。（图 17–22）

【主要成分】主含含水硅酸镁［$Mg_3(Si_4O_{10})(OH)_2$］，含硅酸镁、氧化镁、二氧化硅、水等。常含有铝、铁、锰、镍和少量钾、钠、钙等元素。

【鉴别】

（1）取本品粉末约 0.2 g，置铂坩埚中，加等量氟化钙或氟化钠粉末，搅拌，加硫酸溶液 5 mL，微热，立即将悬有 1 滴水的铂坩埚盖盖上，稍等片刻，取下坩埚盖，水滴出现白色浑浊。

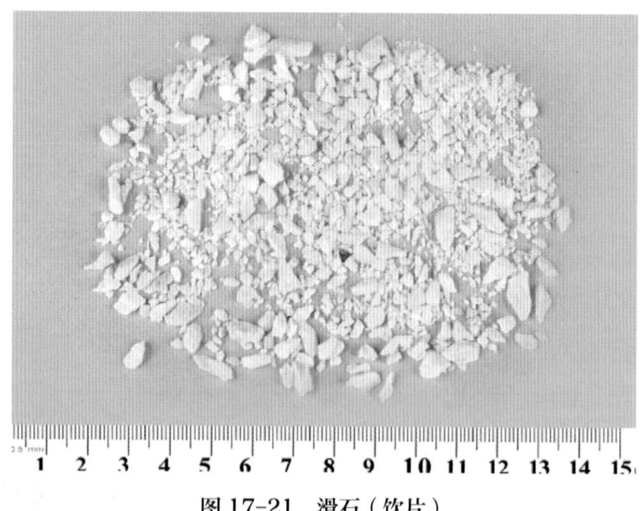

图 17-21　滑石（饮片）

（2）取本品粉末 0.5 g，置烧杯中，加入盐酸（4 → 10）10 mL，盖上表面皿，加热至微沸，不时摇动烧杯，并保持微沸 40 min，取下，用快速滤纸滤过，用水洗涤残渣 4 ～ 5 次。取残渣约 0.1 g，置铂坩埚中，加入硫酸溶液（1 → 2）10 滴和氢氟酸 5 mL，加热至冒三氧化硫白烟时，取下冷却后，加 10 mL 水使溶解。取此溶液 2 滴，加镁试剂（取对硝基偶氮间苯二酚 0.01 g 溶于 4% 氢氧化钠溶液 1000 mL 中）1 滴，滴加氢氧化钠溶液（4 → 10）使成碱性，生成天蓝色沉淀。

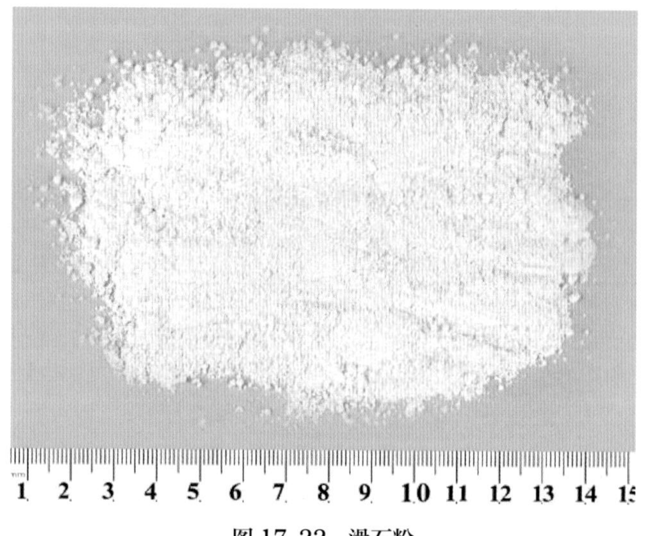

图 17-22　滑石粉

【商品规格】统货。

【性味功能】性寒，味甘、淡。归膀胱、肺、胃经。利尿通淋，清热解暑；外用祛湿敛疮。用于热淋，石淋，尿热涩痛，暑湿烦渴，湿热水泻；外治湿疹，湿疮，痱子。

【用法用量】10 ～ 20 g。先煎。外用适量。

【贮藏】置干燥处。

磁石

CiShi

Magnetitum

本品为常用中药，始载于《神农本草经》，列为中品。

【别名】慈石、灵磁石、玄石、吸铁石。

【来源】氧化物类矿物尖晶石族磁铁矿。

【产销】主产于江苏、山东、福建、河北、辽宁、安徽等地。销全国。

【采收加工】采挖后，除去杂石。

【炮制】

1. 磁石 除去杂质，砸碎，过筛。

2. 煅磁石 取净磁石，煅至红透，醋淬，研成粗粉。每 100 kg 磁石用醋 30 kg。

【商品特征】

1. 药材 块状集合体，呈不规则块状，或略带方形，多具棱角。灰黑色或棕褐色，条痕黑色，具金属光泽。体重，质坚硬，断面不整齐。具磁性。有土腥气，味淡。（图 17–23）

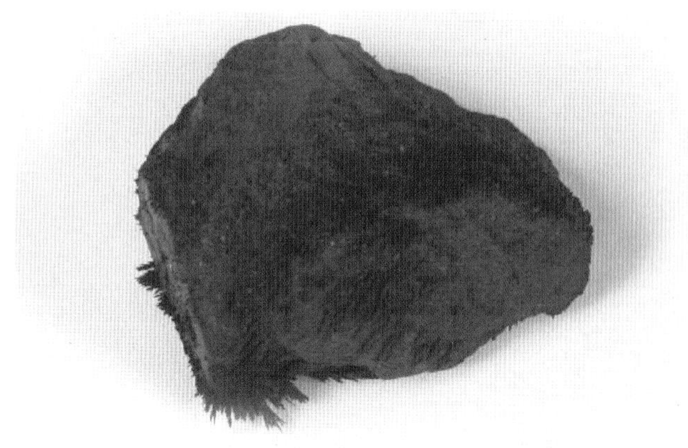

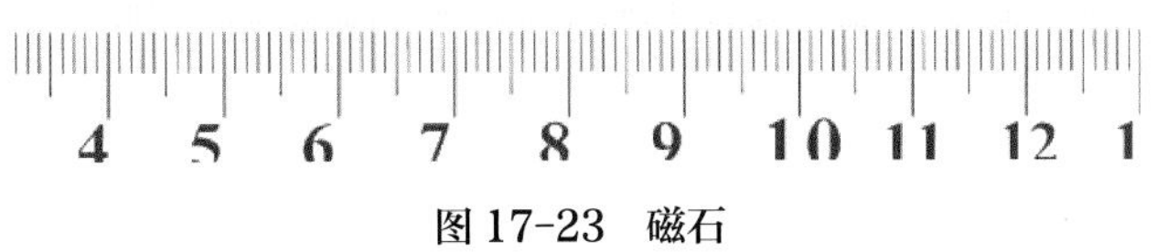

图 17-23 磁石

2. 饮片

（1）磁石 不规则的碎块。灰黑色或褐色，条痕黑色，具金属光泽。质坚硬，具磁性。有土腥气，味淡。

（2）煅磁石 褐色或黑色的粉末。质硬而酥。无磁性。有醋香气。（图 17–24）

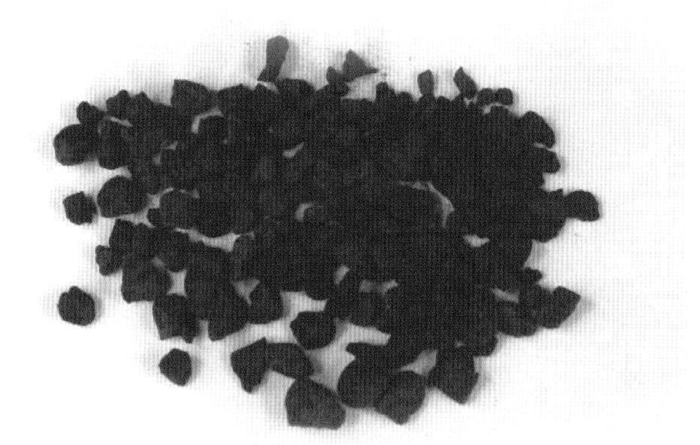

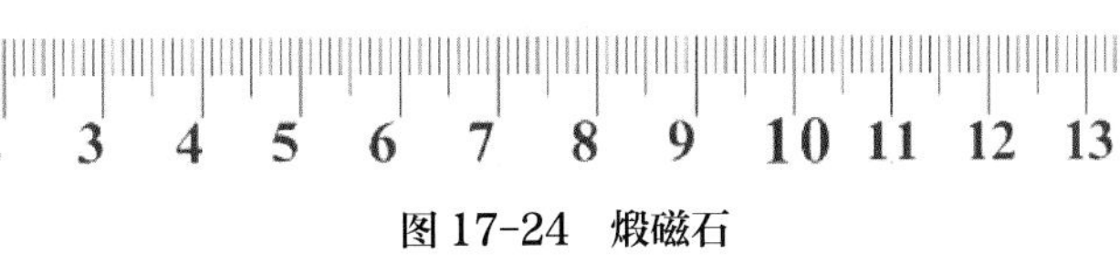

图 17-24 煅磁石

【主要成分】含四氧化三铁（Fe_3O_4）。尚含氧化铁、三氧化二铁、铁等。

【鉴别】取本品粉末约 0.1 g，加盐酸 2 mL，振摇，静置，取上清液分置 2 支试管中。于一试管中加硫氰酸铵试液，溶液显血红色；于另一试管中加亚铁氯化钾试液，生成深蓝色沉淀，分离沉淀，加稀盐酸不溶，加氢氧化钠试液变成棕色沉淀。

【含量测定】滴定法。含铁（Fe）量，药材与饮片不得少于 50.0%，煅磁石不得少于 45.0%。

【商品规格】统货。

【性味功能】性寒，味咸。归肝、心、肾经。镇惊安神，平肝潜阳，聪耳明目，纳气平喘。用于惊悸失眠，头晕目眩，视物昏花，耳鸣耳聋，肾虚气喘。

【用法用量】9 ～ 30 g。先煎。

【贮藏】置干燥处。

第十八章　其　他　类

儿茶

Ercha

Catechu

本品为少常用中药，始载于《本草纲目》。

【别名】孩儿茶、黑儿茶、儿茶膏、乌爹泥。

【来源】豆科植物儿茶 *Acacia catechu*（L. f.）Willd. 的去皮枝、干和茜草科植物钩藤儿茶 *Uncaria gambier* Roxb. 的带叶嫩枝经水煎煮浓缩的干燥煎膏。前者习称 "儿茶膏"，后者习称 "方儿茶"。

【产销】儿茶膏主产于云南西双版纳傣族自治州，国外主产于缅甸、印度。销全国各地。方儿茶主产于马来西亚及印度尼西亚等国。

【采收加工】一般在 12 月至翌年 3 月采集儿茶枝和树干，剥去外皮，将心材砍成碎片，加水煎熬，滤过，滤液浓缩成糖浆状，稍冷，倾于特制的模型中，阴干。

【商品特征】

1. 儿茶膏　方块状或不规则块状，表面黑褐色或棕褐色，平滑而微有光泽，有时可见裂纹。质硬，易碎，断面不齐整，有小孔，稍具光泽，遇水有黏性。气无，味苦涩，略回甜。

以表面棕黑色、涩味重者为佳。

2. 方儿茶　呈方块状，每边长约 3 cm，每边均向内凹陷，棱角稍偏斜。表面黑棕色，微有胶质样光泽者习称 "老儿茶"；表面茶棕色，无光泽者习称 "新儿茶"。质脆，易碎，内部浅黄棕色。气无，味苦涩。

以表面黑棕色、断面红棕色、味苦涩、无碎末及杂质者为佳。

【主要成分】儿茶膏含儿茶鞣质、儿茶素、表儿茶素、黏液质、脂肪酸、树胶及蜡等，方儿茶含儿茶鞣质、儿茶素及槲皮素、儿茶荧光素及棕儿茶碱。

【鉴别】

（1）本品粉末棕褐色。取粉末以水装片，镜检可见大量针晶束及黄棕色块状物。

（2）取粉末 0.5 g，溶于 25 mL 水中，滤过，在滤液中加入三氯化铁溶液后，呈蓝绿色。

（3）将火柴杆浸入本品水浸液中，使轻微着色，待火柴干后，再浸入盐酸中，立即取出，于火焰附近烘烤，杆上即显深红色。

（4）取儿茶粉末 0.1 g，加水 25 mL 溶解，滤过，取滤液 10 mL，加饱和溴水 5 滴，立即产生黄白色沉淀。滤液加明胶试剂，显白色，并有白色沉淀。

【检查】儿茶膏水分不得过 17%。

【含量测定】高效液相色谱法。本品含儿茶素（$C_{15}H_{14}O_6$）和表儿茶素（$C_{15}H_{14}O_6$）的总量不得少于

21.0%。

【性味功能】性微寒，味苦、涩。归肺、心经。内服清热，生津、化痰；外用收涩，敛疮，止血。用于痰热咳嗽，咯血，伤阴所致的口渴；外治溃疡久不收口，湿疹口疮，痔疮，外伤出血。

【用法用量】1 ～ 3 g；包煎，多入丸、散服；外用适量。

【贮藏】置干燥处，防潮。

【附注】黑儿茶易被掺假，其主要掺假品是豆科葫芦巴属植物皮煎煮的提取物，应注意鉴别。

天竺黄

Tianzhuhuang

Bambusae Concretio Silicea

本品为少常用中药，始载于《开宝本草》。

【别名】天竹黄、竹黄、土竹黄。

【来源】禾本科植物青皮竹 *Bambusa texilis* McClure 或华思劳竹 *Schizostachyum Chinense* Rendle 等秆内的分泌液干燥后的块状物。

【产销】主产于云南、广东、广西等地。国外产于越南、印度、印度尼西亚、新加坡、泰国、马来西亚等国。

【采收加工】秋、冬二季采收，唯云南以夏季采者为佳。

【商品特征】不规则的片状或颗粒，大小不一，表面乳白色、黄白色、灰白色或灰蓝色，半透明，略带光泽。体轻，质硬而脆，易破碎，用手触之有滑感。无臭，味淡，用舌舐之黏舌，嚼之有砂砾感。吸水性强，置水中产生气泡，但不溶解于水。

以身干、块大、色灰白、体轻质硬、吸湿力强者为佳。

【主要成分】含氧化硅、微量胆碱、氰苷、核酸酶、尿素酶、解脱酶、糖化酶、乳化酶以及氧化铅、氢氧化铅、氧化铁、氧化钙等。还含多种氨基酸、有机酸，并含生物碱。

【鉴别】

（1）取本品适量，炽灼灰化后，残渣中加盐酸 1 份与硝酸 1 份的混合液，滤过，滤液加钼酸铵试液，振摇，再加硫酸亚铁试液，即显蓝色。

（2）本品的盐酸浸出液与高锰酸钾液数滴共煮沸，使之褪色。

（3）取滤纸 1 片，加亚铁氰化钾试液 1 滴，待干后，再加本品的盐酸浸出液 1 滴、水 10 滴与 0.1% 茜素红的乙醇溶液 1 滴，用氨蒸气熏后，滤纸上可见紫色斑中有红色的环。

【检查】

（1）体积比　取本品中粉 10 g，轻轻装入量筒内，体积不得少于 35 mL。

（2）吸水量　取本品 5 g，加水 50 mL，放置片刻，用湿润的滤纸滤过，所得滤液不得过 44 mL。

【性味功能】性寒，味甘。归心、肝经。清热豁痰，凉心定惊。用于热病神昏，小儿痰热惊痫、抽搐、夜啼。

【用法用量】3 ～ 9 g。

【贮藏】密闭，置干燥处。

百草霜

Baicaoshuang

Fuligo Plantae

本品为少常用中药，始载于《图经本草》。

【别名】锅底灰、锅烟子。

【来源】柴草经燃烧后附于锅底或烟囱中的烟墨（烟灰）。

【产销】全国各地均产。自产自销。

【商品特征】本品为黑色粉末，或黏结成小颗粒状，手捻之即成粉末。质轻，入水则漂浮分散。触之黏手，无油腻感。气无，味淡、微辛。

以色黑、体轻、质白、无杂质者为佳。

【主要成分】主含碳粒。

【性味功能】散瘀止血，消积聚，化滞气。用于吐血、衄血、便血、血崩、带下，泻痢、食积、咽喉口舌诸疮。

【用法用量】0.9 ～ 4.5 g；入丸、散；外用适量，研末撒或调敷。

【附注】煤炉烟灰为纯黑色，油润，手捻有滑感，入水成团不分散，有杂质者入水下沉。不可入药。

竹沥

Zhuli

Succus Bambusae

本品为少常用中药，始载于《神农本草经》。列为中品。

【别名】竹汁、竹油、淡竹沥。

【来源】禾本科植物淡竹 *Phyllostach nigra*（Lodd.）Munro var. *henonis*（Mitf）Stapf ex Rendle 及其同属多种植物的茎用文火烤灼而流出的汁液。

【产销】全国大部分地区均产。多自产自销。

【采收加工】全年均可采制，取鲜竹杆，截成 30 ～ 50 cm 长，两端去节，劈开，架起，中部用文火烘烤，两端即有液汁流出，以器盛之。

【商品特征】青黄色或棕黄色汁液，透明。具焦香气。味淡。

以色泽透明者为佳。

【主要成分】含有机酸、酚类、氨基酸和糖类。有机酸为苯甲酸、甲酸和醋酸；酚类为愈创木酚；氨基酸为亮氨酸、异亮氨酸、脯氨酸、组氨酸等 13 种。糖类为葡萄糖、果糖、蔗糖。

【鉴别】

（1）取竹沥约 20 mL，置瓷蒸发皿中，在水浴上蒸干，有竹香气，不挥发物呈红棕色，具黏性，味甜。

（2）取竹沥 1 mL，加 0.2% 茚三酮水溶液数滴，于沸水中加热 5 min，冷却，溶液显蓝紫色。

（3）取本品 2 mL，加等量碱性酒石酸酮试液，于沸水浴中加热数分钟，有砖红色沉淀。

【性味功能】清热祛痰，镇惊利窍。用于中风痰迷，肺热痰壅，惊风，癫痫，壮热烦渴，破伤风。

【用法用量】9 ～ 12 g；入丸剂及熬膏。

冰片

Bingpian

Borneolum

本品为常用中药，始载于《唐本草》，“冰片”之名始见于《本草纲目》。

本品分梅片、艾片与合成龙脑三种。

【别名】龙脑香、梅花脑、冰片脑。

【来源】龙脑香科植物龙脑香 *Dryobalarops aromatica* Gaetner f. 的树干经蒸馏所得的结晶（习称“梅片”）；菊科植物艾纳香 *Blumea balsamifera* DC. 的叶升华所得灰白色粉状结晶（艾粉），再经压榨去油炼成块状结晶，劈削成颗粒片状，习称“艾片”；用化学方法以松节油为原料合成的为合成龙脑（冰片），习称“机制冰片”（*Borneolum synthericum*）。

【产销】梅片均为进口，主产于印度尼西亚的苏门答腊等地。艾片主产于贵州、广东、广西等地。合成龙脑主产于天津、上海、广州、南京等地。销全国。

【商品特征】

1. 梅片 半透明片状或颗粒状结晶，直径 0.1 ～ 0.7 cm、厚 0.1 ～ 0.2 cm。类白色，质松脆，易碎。气清香而特异，味清凉。燃烧时无黑烟或微有黑烟。

以片大而薄、色白、质松脆、气清香纯正者为佳。

2. 艾片 半透明稍厚的片状结晶。色白，质略坚硬，无层纹。气清香，味辛凉。燃烧时有浓黑烟，无残迹遗留。

以片大、均匀、色白、质松脆、气清香者为佳。

3. 合成龙脑 呈无色透明或白色半透明薄片状松脆结晶。表面有如冰的裂纹，质松脆成层，可以剥离成薄片，手捻即碎。气清香、味辛凉，燃烧时发生浓烟，并有带光的火焰。

以片大整洁、色白、气清香者为佳。

【主要成分】主要含龙脑，又称为樟醇。梅片主要含右旋龙脑，艾片主要含左旋龙脑，而合成龙脑主要含其消旋体。

【鉴别】取本品少许，加乙醇数滴使溶解，加新制的 1% 香草醛硫酸溶液 1 ～ 2 滴，即显紫色。

【检查】重金属不得过百万分之五，含砷量不得过百万分之二。

【性味功能】开窍醒神，清热止痛。用于热病神昏、惊厥，中风痰厥，气郁暴厥，中恶昏迷，目赤，口疮，咽喉肿痛，脓耳。

【用法用量】0.15 ～ 0.3 g；入丸、散用；外用研粉点敷患处。

【附注】天然冰片（右旋龙脑），为《中国药典》（2020 年版）收载品。本品为樟科植物樟 *Cinnamomum camphora*（L.）Presl 的新鲜枝、叶经提取加工制成。本品为白色结晶性粉末或片状结晶。气清香，味辛、凉。具挥发性，点燃时有浓烟，火焰呈黄色。

海金沙

Haijinsha

Lygodii Spora

本品为较常用中药，始载于《证类本草》。

【别名】海金砂。

【来源】海金沙科植物海金沙 *Lygodium japonicum*（Thunb.）Sw. 的干燥成熟孢子。

【产销】主产于湖北、湖南、广东、浙江等地。销全国。

【采收加工】秋季孢子未脱落时采割藤叶，晒干，搓揉或打下孢子，除去藤叶。

【商品特征】呈粉末状，棕黄色或浅棕黄色。体轻，手捻有光滑感，置手中易由指缝滑落。取少量，撒于火上，即发出轻微爆鸣及明亮的火焰。气微，味淡。（图 18-1）

以色棕、体轻、手捻光滑、燃烧时爆鸣者为佳。

【主要成分】含黄酮类、萜类、甾体类、挥发油、酚酸及其糖苷等。如田蓟苷（tilianin）、山柰酚 -7-*O*-α-L- 吡喃鼠李糖苷、山柰酚、对香豆酸、香草酸、罗汉松甾酮 C、松甾酮苷 A（ponasteroside A）、木栓酮、油酸甲酯、反角鲨烯等。

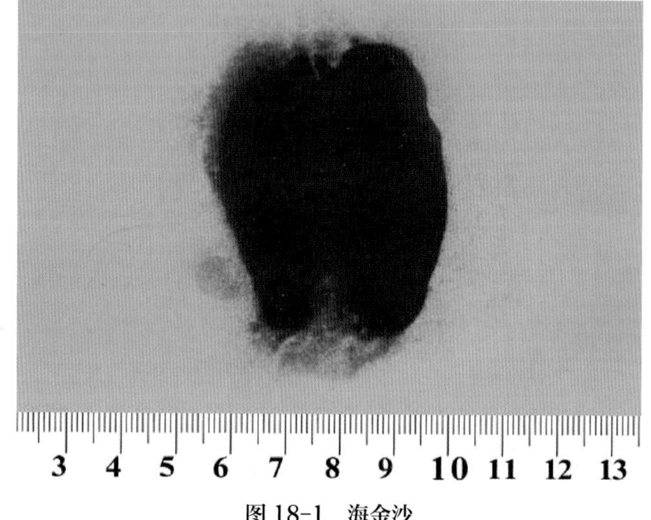

图 18-1 海金沙

【鉴别】

1. 粉末 棕黄色或浅棕黄色。孢子为四面体、三角状圆锥形，顶面观呈三面锥形，可见三叉状裂隙，侧面观呈类三角形，底面观呈类圆形，直径 60 ～ 85 μm，外壁有颗粒状雕纹。

2. 薄层色谱 供试品色谱中，在与海金沙对照药材色谱相应的位置上，显相同颜色的荧光斑点。

【检查】总灰分不得过 16.0%。

【商品规格】统货。

【性味功能】性寒，味甘、咸。归膀胱、小肠经。清利湿热，通淋止痛。用于热淋，石淋，血淋，膏淋，尿道涩痛。

【用量用法】6 ～ 15 g。内服煎汤，包煎。

【贮藏】置干燥处。

【附注】

（1）市场上海金沙常混有大量泥沙、砖粉等杂质，应注意鉴别。

（2）海金沙藤：海金沙的带叶藤茎，别名“洗肝草”。本品茎细长，淡黄棕色或灰褐色。质脆，断面深棕色，有淡黄色木心。不育羽片尖三角形，长宽几乎相等，皱缩易碎；孢子叶叶缘处有卵形的孢子囊。气无，味淡。用于小便不利、黄疸、腮腺炎、乳痈。用量为 15 ～ 30 g；外用鲜品，适量捣敷。

（3）柳叶海金沙 *Lygodium salicifolium* Presl 的带叶藤茎，福建称加吊藤。羽片宽 1 ～ 1.5 cm。

芦荟

Luhui

Aloe

本品为少常用中药，始载于《开宝本草》。

【别名】象胆、油葱。

【来源】百合科植物芦荟 *Aloe vera L.var.chinensis*（Haw）berger.、库拉索芦荟 *Aloe barbadensis* Miller 及好望角芦荟 *Aloe ferax* Miller 或其他同属近缘植物叶的汁液浓缩的干燥品。

【产销】芦荟主产于广东、海南、云南、广西等地。销全国。库拉索芦荟产于南美洲北岸，好望角芦荟产于南非，二者均为进口商品。

【商品特征】本品为不规则团状块或破碎的颗粒，红棕色或深褐色，有的带绿色，质硬或松脆，破碎面可见纹理。有特殊臭气，味极苦。

均以气味浓、溶于水后无杂质者为佳。

【主要成分】主含蒽醌类衍生物，主要有芦荟苷、异芦荟苷、芦荟大黄素等；此外，尚含树脂等。

【鉴别】

（1）取本品粉末 0.5 g，加水 50 mL，振摇，滤过，取滤液 5 mL，加硼砂 0.2 g，加热使溶解，取溶液数滴，加水 30 mL，摇匀，显绿色荧光，置紫外灯（365 nm）下观察，显亮黄色荧光；另取滤液 2 mL，加硝酸 2 mL，摇匀，库拉索芦荟显棕红色，好望角芦荟显黄绿色；另取滤液 2 mL，加等量饱和溴水，生成黄色沉淀。

（2）取本品粉末 0.1 g，加三氯化铁试液 5 mL 与稀盐酸 5 mL，振摇，置水浴锅中加热 5 min，放冷，加四氯化碳 10 mL，缓缓振摇 1 min，分取四氯化碳层 6 mL。加氨试液 3 mL，振摇，氨液层显玫瑰红色至樱红色。

【检查】水分不得过 12.0%。总灰分不得过 4.0%。

【含量测定】高效液相色谱法。按干燥品计，含芦荟苷（$C_{21}H_{22}O_9$），库拉索芦荟不得少于 16.0%；好望角芦荟不得少于 6.0%。

【性味功能】性寒，味苦。归肝、胃、大肠经。泻下通便，清肝泻火、杀虫疗疳。用于热结便秘，小儿疳积，惊痫抽搐。外治癣疮。

【用法用量】2 ～ 5 g；外用适量，研末敷患处。孕妇慎用。

【贮藏】置阴凉干燥处。

参考文献

[1] 尚志钧 . 神农本草经校注 [M]. 北京：学苑出版社，2008.

[2] 陶弘景 . 尚志钧辑校 . 名医别录（辑校本）[M]. 北京：人民卫生出版社，1986.

[3] 苏颂编撰 . 尚志钧辑校 . 本草图经 [M]. 合肥：安徽科学技术出版社，1994.

[4] 唐慎微著 . 郭君双等校注 . 证类本草 [M]. 北京：中国医药科技出版社，2011.

[5] 国家药典委员会 . 中华人民共和国药典 1963 年版一部 [S]. 北京：人民卫生出版社，1964.

[6] 国家药典委员会 . 中华人民共和国药典 1977 年版一部 [S]. 北京：人民卫生出版社，1978.

[7] 国家药典委员会 . 中华人民共和国药典 1985 年版一部 [S]. 北京：人民卫生出版社，1985.

[8] 国家药典委员会 . 中华人民共和国药典 1990 年版一部 [S]. 北京：人民卫生出版社，1990.

[9] 国家药典委员会 . 中华人民共和国药典 1995 年版一部 [S]. 北京：化学工业出版社，1995.

[10] 国家药典委员会 . 中华人民共和国药典 2000 年版一部 [S]. 北京：化学工业出版社，2000.

[11] 国家药典委员会 . 中华人民共和国药典 2005 年版一部 [S]. 北京：化学工业出版社，2005.

[12] 国家药典委员会 . 中华人民共和国药典 2010 年版一部 [S]. 北京：化学工业出版社，2010.

[13] 国家药典委员会 . 中华人民共和国药典 2015 年版一部 [S]. 北京：中国医药科技出版社，2015.

[14] 中华人民共和国卫生部药政管理局 . 全国中药炮制规范 [S]. 北京：人民卫生出版社，1988.

[15] 国家药典委员会 . 中华人民共和国药典中药材显微鉴别彩色图鉴 [M]. 北京：人民卫生出版社，2009.

[16] 中国科学院中国植物志编辑委员会 . 中国植物志 [M]. 北京：科学出版社，1979.

[17] 《全国中草药汇编》编写组 . 全国中草药汇编（上册）[M].2 版 . 北京：人民卫生出版社，2000.

[18] 国家中医药管理局《中华本草》编委会 . 中华本草 [M]. 上海：上海科学技术出版社，1999.

[19] 湖北省食品药品监督管理局 . 湖北省中药饮片炮制规范 [S]. 武汉：湖北科学技术出版社，2009.

[20] 南京中医药大学 . 中药大辞典 [M].2 版 . 上海：上海科学技术出版社，2009.

[21] 陈士林，林余霖 . 中国药材图鉴（第二卷）[M]. 北京：中医古籍出版社，2008.

[22] 陈士林，林余霖 . 中药饮片标准图鉴 [M]. 福州：福建科学技术出版社，2013.

[23] 高学敏 . 中药学 [M].2 版 . 北京：中国中医药出版社，2007.

[24] 龚千锋 . 中药炮制学 [M].9 版 . 北京：中国中医药出版社，2012.

[25] 金世元 . 金世元中药材传统经验鉴别 [M]. 北京：中国中医药出版社，2010.

[26] 康廷国 . 中药鉴定学 [M].9 版 . 北京：中国中医药出版社，2012.

[27] 吕侠卿 . 中药炮制大全 [M]. 湖南：湖南科学技术出版社，1999.

[28] 卢赣鹏 .500 味常用中药材的经验鉴别 [M]. 北京：中国中医药出版社 .1999.

[29] 毛维伦，余南才，许腊英 . 常用饮片工艺及标准 [M]. 武汉：湖北人民出版社，2006.

[30] 彭成 . 中华道地药材 [M]. 北京：中国中医药出版社，2011.

[31] 冉懋雄，郭建民 . 现代中药炮制手册 [M]. 北京：中国中医药出版社，2002.

[32] 冉先德 . 中华药海（精华本）[M]. 北京：东方出版社，2010.

[33] 王孝涛 . 历代中药炮制法汇典（古代部分）[M]. 南昌：江西科学技术出版社，1998.

[34] 肖培根，连文琰 . 中药植物原色图鉴 [M]. 北京：中国农业出版社，1999.

[35] 徐国钧 . 中药材粉末显微鉴定 [M]. 北京：人民卫生出版社，1986.

[36] 徐国钧，何宏贤，徐珞珊，等 . 中国药材学 [M]. 北京：中国医药科技出版社，1996.

[37] 叶定江，原思通 . 中药炮制学辞典 [M]. 上海：上海科学技术出版社 .2005.

[38] 张贵君 . 现代中药材商品通鉴 [M]. 北京：中国中医药出版社，2001.

[39] 张贵君 . 中药商品学 [M].3 版 . 北京：人民卫生出版社，2016.

[40] 郑万功 . 中药性状鉴别歌诀 [M]. 北京：华夏出版社，1990.

[41] 郑宏钧，詹亚华 . 现代中药材鉴别手册 [M]. 北京：中国医药科技出版社，2001.